Fundamentos para el tratamiento del dolor agudo

UN ENFOQUE INTERDISCIPLINARIO

Fundamentos para el tratamiento del dolor agudo

UN ENFOQUE INTERDISCIPLINARIO

Alan David Kaye, MD, PhD, DABA, DABPM, DABIPP, FASA

Vice Chancellor of Academic Affairs,
Chief Academic Officer, and Provost
Pain Program Fellowship Director
Professor
Departments of Anesthesiology and Pharmacology,
Toxicology, and Neurosciences
Louisiana State University Health Sciences Center
Shreveport, Louisiana

Richard D. Urman, MD, MBA, FASA

Associate Professor of Anesthesia
Department of Anesthesiology, Perioperative and Pain Medicine
Brigham and Women's Hospital
Boston, Massachusetts

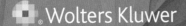
. Wolters Kluwer

Philadelphia · Baltimore · New York · London
Buenos Aires · Hong Kong · Sydney · Tokyo

Av. Carrilet, 3, 9a. planta, Edificio D
Ciutat de la Justícia
08902 L'Hospitalet de Llobregat
Barcelona (España)
Tel.: 93 344 47 18
Fax: 93 344 47 16
Correo electrónico: consultas@wolterskluwer.com

Revisión científica:
Dr. Gabriel E. Mejia Terrazas
Médico Anestesiólogo,
Posgrados en Algología y en Anestesia Regional
Maestro en Ciencias Médicas
Candidato a Doctor en Ciencias Médicas

Dirección editorial: Carlos Mendoza
Traducción: Wolters Kluwer
Editora de desarrollo: María Teresa Zapata
Gerente de mercadotecnia: Pamela González
Cuidado de la edición: Teresa Parra Villafaña
Maquetación: Punto 5 Diseño, Silvia Plata Garibo
Adaptación de portada: Zasa Design
Impresión: Quad / Impreso en México

A mi esposa, la Dra. Kim Kaye, por ser la mejor esposa que un hombre puede pedir en su vida.

A mi madre, Florence Feldman, que mientras soportaba toda una vida de dolor y sufrimiento con siete cirugías de espalda, me enseñó cosas tremendas sobre el dolor, a realizar tareas con la máxima calidad y a alcanzar mis sueños y metas.

A mi hermano, el Dr. Adam M. Kaye, Pharm D, por su cariñoso apoyo y ayuda durante los últimos 50 años.

A todos mis profesores y colegas de la University of Arizona en Tucson, la Ochsner Clinic en New Orleans, del Massachusetts General Hospital/Harvard School of Medicine en Boston, Tulane School of Medicine en New Orleans, Texas Tech Health Sciences Center en Lubbock, LSU School of Medicine en New Orleans y LSU School of Medicine en Shreveport.

Alan David Kaye, MD, PhD, DABA, DABPM, DABIPP, FASA
Vice Chancellor of Academic Affairs, Chief Academic Officer, and Provost Pain Program Fellowship Director Professor, Department of Anesthesiology and Pharmacology, Toxicology, and Neurosciences Louisiana State University School of Medicine Shreveport, Louisiana

---

A mis pacientes, quienes me inspiraron a escribir este libro para ayudar a otros profesionales a mejorar su atención.

A mis mentores por su estímulo y apoyo.

A mis estudiantes y aprendices para que puedan utilizar esta guía para comprender mejor las necesidades de estos pacientes.

A mi familia: mi esposa, la Dra. Zina Matlyuk, y mis hijas Abigail e Isabelle, que hacen que todo esto sea posible y valga la pena, cada día.

Richard D. Urman, MD, MBA
Associate Professor of Anesthesia Department of Anesthesiology, Perioperative and Pain Medicine Harvard Medical School/Brigham and Women's Hospital Boston, Massachusetts

Colaboradores

EDITOR ASOCIADO

Elyse M. Cornett, PhD
Assistant Professor and Director of Research
Department of Anesthesiology
Department of Pharmacology, Toxicology &
    Neuroscience
LSU Health Shreveport
Shreveport, Louisiana

COLABORADORES

Priya Agrawal, DO
Anesthesiologist, Pain Management Physician
Department of Anesthesiology, and Perioperative
    and Pain Medicine
Alameda Health System
Oakland, California

Oscar A. Alam Mendez, MD
Assistant Professor
Department of Anesthesiology
The University of Mississippi Medical Center
Jackson, Mississippi

Belal Alammar, MD
Resident
Department of Anesthesiology
Tulane University School of Medicine
New Orleans, Louisiana

Mahmoud Alkholany, MD
Consultant in Pain Medicine and Anaesthesia
Liverpool University Hospitals
Liverpool, United Kingdom

Varsha D. Allampalli, MD
Assistant Professor
Department of Anesthesiology
Louisiana State University Health Sciences
Shreveport, Louisiana

Matthew B. Allen, MD
Instructor
Department of Anaesthesia
Harvard Medical School
Boston, Massachusetts

Amy S. Aloysi, MD, MPH
Associate Professor
Department of Psychiatry
Icahn School of Medicine at Mount Sinai
New York, New York

Mark R. Alvarez, BS
Medical Student (4th year)
School of Medicine
Louisiana State University Health Sciences
    Center at Shreveport
Shreveport, Louisiana

Kapil Anand, MD, MBA
Associate Clinical Professor
Department of Anesthesiology, Perioperative &
    Pain Medicine
Stanford University School of Medicine
Stanford, California

Samuel P. Ang, MD
Resident Physician
Department of Anesthesiology, Perioperative
    Care, and Pain Medicine
NYU Langone Health
New York, New York

Boris C. Anyama, MD
Resident Physician
Department of Anesthesiology & Perioperative
    Medicine
University of Pittsburgh Medical Center
Pittsburgh, Pennsylvania

Melinda Aquino, MD
Assistant Professor
Department of Anesthesiology
Albert Einstein College of Medicine
Montefiore Medical Center
Bronx, New York

Brett L. Arron, MD
East Coast Surgery Center
Daytona Beach, Florida

Katherine C. Babin, BS, MD
Medical Student
LSU Health Shreveport
Shreveport, Louisiana

William C. Bidwell, MD
Resident Physician
Department of Emergency Medicine & Family
   Medicine
Louisiana State University Health Sciences–
   Shreveport
Shreveport, Louisiana

Megan A. Boudreaux, BS
Medical Student
Medical School
Louisiana State University School of Medicine–
   Shreveport
Shreveport, Louisiana

Taylor Marie Boudreaux, BS
Medical Student
School of Medicine
Louisiana State University
New Orleans, Louisiana

Carley E. Boyce, BS
Medical Student
Louisiana State University, HSC New Orleans
New Orleans, Louisiana

Joel Castellanos, MD, FAAPMR
Assistant Professor of Pain Medicine and
   Medical Director of Inpatient Rehabilitation
Department of Anesthesiology
University of California, San Diego
San Diego, California

John N. Cefalu, MD, MS
Anesthesiologist
Case Western University/University Hospitals
   and Clinics
School of Medicine
Case Western Reserve University
Cleveland, Ohio

Kheng Sze Chan, MD, PhD
Resident
Department of Anesthesiology, Perioperative,
   and Pain Medicine
Brigham and Women's Hospital
Harvard Medical School
Boston, Massachusetts

Melissa Chao, MD, MPH
Anesthesiology
Columbia University Irving Medical Center
New York, New York

Erica V. Chemtob, BS
Medical Student
School of Medicine and Health Sciences
The George Washington University
Washington, District of Columbia

Lindsey Cieslinski, DO
Resident Physician
Department of Anesthesiology
Tulane University School of Medicine
New Orleans, Louisiana

Alexandra Cloutet, BS
Medical Student
Department of Anesthesiology
Louisiana State University Health Sciences
Shreveport, Louisiana

Oren Cohen, MD
PGY3 Resident
Department of Anesthesiology
Louisiana State University
New Orleans, Louisiana

Elyse M. Cornett, PhD
Assistant Professor and Director of Research
Department of Anesthesiology
Department of Pharmacology, Toxicology &
   Neuroscience
LSU Health Shreveport
Shreveport, Louisiana

Madelyn K. Craig, MD
Resident Physician
Department of Anesthesia
Louisiana State University Health Science Center
New Orleans, Louisiana

Kelly S. Davidson, MD
Staff Anesthesiologist
Department of Anesthesia
United States Air Force
Eglin Air Force Base, Florida

Kelsey De Silva, MD
Resident Physician
Department of Anesthesiology
University of North Carolina Hospitals
Chapel Hill, North Carolina

Anis Dizdarevic, MD
Assistant Clinical Professor
Department of Anesthesiology and Pain
   Medicine
Columbia University Irving Medical Center
New York, New York

Randi E. Domingue, BS
School of Medicine
Louisiana State University Health Sciences
    Center Shreveport
Shreveport, Louisiana

Kevin A. Elaahi, MD
Resident
Department of Anesthesiology
Montefiore Medical Center/Albert Einstein
    COM
Bronx, New York

Ahmad Elsharydah, MD, MBA
Professor of Anesthesiology and Pain
    Management
Department of Anesthesiology and Pain
    Management
University of Texas Southwestern Medical
    Center at Dallas
Dallas, Texas

Lauren K. Eng, MD
Resident Physician
Department of Ophthalmology
Tulane University
New Orleans, Louisiana

Matthew R. Eng, MD
Associate Professor
Department of Anesthesiology
Louisiana State University Health Science
    Center
New Orleans, Louisiana

Kiana Fahimipour, MD
Resident Physician
Department of Anesthesiology
LSU Health Sciences Center New Orleans
New Orleans, Louisiana

Maged D. Fam, MBChB, MSc
Resident Physician
Department of Anesthesiology
Virginia Commonwealth University
Richmond, Virginia

Fadi Farah, MD
Assistant Professor
Department of Anesthesiology
Albert Einstein School of Medicine
Montefiore Medical Center
Bronx, New York

John J. Finneran IV, MD
Associate Professor of Anesthesiology and
    Associate Program Director, Anesthesiology
    Residency
Department of Anesthesiology
University of California, San Diego
San Diego, California

Antolin S. Flores, MD
Associate Professor
Anesthesiology
Wexner Medical Center at the Olio State University
Columbus, Ohio

Anna Formanek, MD
Pediatric Anesthesia Fellow
Boston Children's Hospital
Boston, Massachusetts

Caroline Galliano, BS
Medical Student
Louisiana State University School of Medicine
New Orleans, Louisiana

Juan Gabriel Garcia, MD
Anesthesiology Resident
Department of Anesthesiology and Pain
    Management
University of Texas Southwestern Medical
    Center
Dallas, Texas

Sonja A. Gennuso, MD
Assistant Professor
Department of Anesthesiology
LSU Health Shreveport
Shreveport, Louisiana

Clifford Gevirtz, MD, MPH
Adjunct Associate Professor
Department of Anesthesiology
Louisiana State University
New Orleans, Louisiana

Sameer K. Goel, MD
Resident
Department of Anesthesia
Virginia Commonwealth University
Richmond, Virginia

Savitri Gopaul, FNP-BC
Nurse Practitioner
VCU Health System
Richmond, Virginia

Leonid Gorelik, MD
Associate Professor
Anesthesiology
Ohio State University Wexner Medical Center
Columbus, Ohio

Karina Gritsenko, MD
Program Director, Regional Anesthesia and
  Acute Pain Medicine Fellowship
Director of Medical Student Regional Anesthesia
  and Inpatient Pain Medicine Rotation
Associate Professor
Departments of Anesthesiology, Family, &
  Social Medicine, and Physical Medicine &
  Rehabilitation
Montefiore Medical Center
Albert Einstein College of Medicine
Bronx, New York

Stephanie Guzman, MD
Assistant Professor of Clinical Anesthesiology
Department of Anesthesiology
Louisiana State University Health Sciences
  Center
New Orleans, Louisiana

Hannah W. Haddad, BS
Medical Student
Kansas City University
Kansas City, Missouri

Tyson Hamilton, DO
College of Osteopathic Medicine
Rocky Vista University
Ivins, Utah

Chance M. Hebert
Medical Student
Louisiana State University Health–Shreveport
Shreveport, Louisiana

Aimee Homra, MD
Clinical Assistant Professor
Department of Anesthesiology
Louisiana State University
New Orleans, Louisiana

Sarahbeth R. Howes, BS
Medical Student, Class of 2022
Louisiana State University Medical Center–
  Shreveport
Shreveport, Louisiana

G. Jason Huang, MD
Division of Family Medicine
HCA Houston Healthcare West
Houston, Texas

Jake Huntzinger, DO
Resident Physician
Department of Anesthesiology and Perioperative
  Medicine
Medical University of South Carolina
Charleston, South Carolina

Farees Hyatali, MD
Montefiore Medical Center
Jamaica, Queens, New York

Jonathan S. Jahr, MD, PhD
Professor Emeritus of Anesthesiology and
  Perioperative Medicine
David Geffen School of Medicine at UCLA
Ronald Reagan UCLA Medical Center
Los Angeles, California

Dominika James, MD
Associate Professor of Anesthesiology & Pain
  Medicine
Anesthesiology
University of North Carolina, Chapel Hill
Chapel Hill, North Carolina

Vijayakumar Javalkar, MD
Assistant Professor
Department of Neurology
LSU Health Shreveport
Shreveport, Louisiana

Mark R. Jones, MD
Interventional Pain Medicine of the South
Knoxville, Tennessee

Maryam Jowza, MD
Associate Professor
Department of Anesthesiology
University of North Carolina
Chapel Hill, North Carolina

Vijay Kata, MS
Medical Student
Department of Anesthesiology
LSUHSC New Orleans
New Orleans, Louisiana

Simrat Kaur, DO
Department of Anesthesiology
Virginia Commonwealth University Medical Center
Richmond, Virginia

**Alan David Kaye, MD, PhD, DABA, DABPM,
DABIPP, FASA**
Vice-Chancellor of Academic Affairs, Chief
  Academic Officer, and Provost
Tenured Professor of Anesthesiology and
  Pharmacology, Toxicology, and Neurosciences
Pain Fellowship Program Director
LSU School of Medicine
Shreveport, Louisiana

Neil Kelkar, BS
College of Medicine – Phoenix
University of Arizona
Phoenix, Arizona

Jamie Kitzman, MD
Assistant Professor
Department of Anesthesiology and Pediatrics
Emory University
Atlanta, Georgia

Gopal Kodumudi, MD, MS
Anesthesiology Resident
Department of Anesthesiology
Louisiana State University
New Orleans, Louisiana

Carmen Labrie-Brown, MD
Associate Professor of Anesthesiology
LSU
New Orleans, Louisiana

Olabisi Lane, MD, PharmD
Assistant Professor
Department of Anesthesiology
Emory University School of Medicine
Atlanta, Georgia

Victoria L. Lassiegne, BS
Medical Student
Department of Anesthesiology
LSUHSC New Orleans
New Orleans, Louisiana

Ken Lee, MD
Fellow
Department of Anesthesiology
Brigham and Women's Hospital
Boston, Massachusetts

Henry Liu, MD
Professor of Anesthesiology and Perioperative
   Medicine
Department of Anesthesiology and Perioperative
   Medicine
Pennsylvania State University College of
   Medicine
Milton S. Hershey Medical Center
Hershey, Pennsylvania

Stewart J. Lockett, BS, MD
Medical Student
School of Medicine
Louisiana State University
Shreveport, Louisiana

Franciscka Macieiski, MD
LSU Shreveport Medical Center
Shreveport, Louisiana

Kunal Mandavawala, MD
Resident
Department of Anesthesiology, Perioperative,
   and Pain Medicine
Brigham and Women's Hospital
Clinical Fellow
Harvard Medical School
Boston, Massachusetts

Caitlin E. Martin, MD, MPH, FACOG
Director of OBGYN Addiction Services
Virginia Commonwealth University
Richmond, Virginia

Maria Michaelis, MD, FASA
Associate Professor
University of Nebraska Medical Center
Omaha, Nebraska

Benjamin Cole Miller, MS
Medical Student
Department of Anesthesiology
LSUHS Shreveport
Shreveport, Louisiana

Sumitra Miriyala, MPH, PhD, MBA, FAHA
Associate Professor
Department of Cellular Biology and Anatomy
Louisiana State University Health Sciences
Shreveport, Louisiana

Luke Mosel, DO
Resident Anesthesiologist
Department of Anesthesia
Ochsner LSU Shreveport
Shreveport, Louisiana

Brian M. Nelson, MD
Family Medicine Resident
Fort Belvoir Community Hospital
Fort Belvoir, Virginia

Linh T. Nguyen, BS
Medical Student
LSU Health Shreveport
Shreveport, Louisiana

Yvonne Nguyen, MD
Resident Physician
Department of Anesthesiology
Virginia Commonwealth University Health System
Richmond, Virginia

Chikezie N. Okeagu, MD
Resident Physician
Department of Anesthesiology
Louisiana State University Health Sciences
    Center
New Orleans, Louisiana

Aimee Pak, MD
Assistant Professor
Department of Anesthesiology
University of Oklahoma Health Sciences Center
Oklahoma City, Oklahoma

Wesley R. Pate, MD
Resident Physician
Department of Urology
Boston Medical Center
Boston, Massachusetts

Dharti Patel, PharmD
Pain Management Clinical Pharmacist
Department of Pharmacy
Virginia Commonwealth University Health System
Richmond, Virginia

Stephen P. Patin, MPH
Medical Student (MS4)
School of Medicine
LSU Health Shreveport
Shreveport, Louisiana

Alex D. Pham, MD
Anesthesiologist
Department of Anesthesiology
Louisiana State University School of Medicine
New Orleans, Louisiana

Taylor L. Powell, MS
Medical Student, Class of 2024
School of Medicine
Louisiana State University Health Shreveport
Shreveport, Louisiana

Praveen Dharmapalan Prasanna, MBBS,
FCARCSI
Associate Professor
Department of Anesthesiology
Virginia Commonwealth University
Richmond, Virginia

Anand M. Prem, MD
Associate Professor of Anesthesiology
Medical Director, University Pain Clinic
Department of Anesthesiology
University of Mississippi Medical Center
Jackson, Mississippi

Devin S. Reed, MD
Resident
Department of Anesthesiology
University of Mississippi
Jackson, Mississippi

Christopher Reid, MD
Assistant Professor of Surgery and Director of
    Medical Student Plastic Surgery Education
Division of Plastic Surgery
Department of Surgery
University of California, San Diego
San Diego, California

Beth Ren, BS
MS4
Department of Anesthesiology
Tulane University
New Orleans, Louisiana

Nicole Rose Rueb, BS
Department of Medicine
School of Medicine
Louisiana State University Health Science
    Center
New Orleans, Louisiana

Stuart M. Sacks, MD
Resident Physician
Department of Anesthesiology, Perioperative,
    and Pain Medicine
Brigham and Women's Hospital
Boston, Massachusetts

Orlando John Salinas, MD, DABA
Associate Professor–Clinical Anesthesiology
Department of Anesthesiology
Louisiana State University
New Orleans, Louisiana

Karla Samaniego, MD
Intern
Department of Surgery
Texas Tech University Health Sciences Center
    School of Medicine
Lubbock, Texas

Scott A. Scharfenstein, MD
Physician
Anesthesiology
LSU Health New Orleans
New Orleans, Louisiana

Erica Seligson, MD
Resident Physician
Department of Anesthesiology, Perioperative,
    and Pain Medicine
Brigham and Women's Hospital
Boston, Massachusetts

Naum Shaparin, MD, MBA
Professor and Vice Chair, Business Affairs
Director, Multidisciplinary Pain Program
Department of Anesthesiology
Montefiore Medical Center/Albert Einstein
    College of Medicine
Bronx, New York

Meredith K. Shaw, MD
Resident Physician
Department of Anesthesiology
Louisiana State University Health Sciences Center
New Orleans, Louisiana

Islam Mohammad Shehata, MD
Assistant Lecturer
Department of Anesthesia
Faculty of Medicine
Ain Shams University
Cairo, Egypt

Sahar Shekoohi, PhD
Post Doctoral Fellow
Department of Anesthesiology
Louisiana State University Health Sciences
    Center
Shreveport, Louisiana

Marian Sherman, MD
Assistant Professor
Department of Anesthesiology and Critical Care
    Medicine
George Washington University School of
    Medicine and Health Sciences
Washington, District of Columbia

Harish Siddaiah, MD, FASA
Associate Professor
Department of Anesthesiology and Critical Care
Ochsner LSU Health
Shreveport, Louisiana

Andrea E. Stoltz, BS
Medical Student
Louisiana State University School of Medicine,
    New Orleans
New Orleans, Louisiana

Winston Suh, BS
Medical Student
LSU Health Shreveport
Shreveport, Louisiana

Shilen P. Thakrar, MD
Assistant Professor
Department of Anesthesiology
VCU Health System
Richmond, Virginia

Tina S. Thakrar, MD, MBA
Child and Adolescent and Adult Psychiatrist
Clinical Psychiatry Lead
Nystrom & Associates, Ltd.
New Brighton, Minnesota

George Thomas, BS
Medical Student
Department of Neurosurgery
George Washington University
Washington, District of Columbia

Lisa To, MD
Assistant Professor
Department of Anesthesia and Pain
    Management
University of Texas Southwestern
Dallas, Texas

Bryant W. Tran, MD
Associate Professor
Department of Anesthesiology
Virginia Commonwealth University
Richmond, Virginia

Natalie P. Tukan, MD
Resident Physician
Department of Anesthesiology
Brigham and Women's Hospital
Boston, Massachusetts

Richard D. Urman, MD, MBA
Associate Professor of Anesthesia
Director, Center for Perioperative Research
Harvard Medical School/Brigham and Women's
    Hospital
Boston, Massachusetts

Stephanie G. Vanterpool, MD, MBA, FASA
Assistant Professor
Department of Anesthesiology
University of Tennessee Graduate School of
    Medicine
Knoxville, Tennessee

Dev Vyas, MD
Anesthesia Resident
Department of Anesthesiology
Tulane University School of Medicine
New Orleans, Louisiana

William A. Wall, BS
MD Candidate
LSU School of Medicine
New Orleans, Louisiana

Eileen A. Wang, MD
Clinical Fellow
Department of Anesthesiology and Pain
    Medicine
UC Davis Health
Sacramento, California

Marissa Webber, MD
Clinical Instructor of Anesthesiology
Department of Anesthesiology
Weill Cornell Medical College/New York
    Presbyterian Hospital
New York, New York

Cassandra M. Armstead-Williams, MD
Assistant Professor
Department of Anesthesiology
Louisiana State University, Health Science
    Center
New Orleans, Louisiana

Blake Winston, DO
Resident Physician
Department of Anesthesiology
Tulane University
New Orleans, Louisiana

Ashley Wong, DO
Fellow Physician
Department of Anesthesiology
Montefiore Medical Center/Albert Einstein
    College of Medicine
Bronx, New York

Anna Woodbury, MD, MSCR, CAc
Associate Professor
Department of Anesthesiology and Pain
    Medicine
Emory University
Atlanta, Georgia

Jennifer S. Xiong, MD
Resident Physician
Department of Anesthesiology, Perioperative,
    and Pain Medicine
Harvard Medical School
Boston, Massachusetts

Lindsey K. Xiong, MS
Medical Student, Class of 2023
Tulane University School of Medicine
New Orleans, Louisiana

Nellab Yakuby, MD
Clinical Faculty and RAAPM Fellow
Department of Anesthesiology
University of California, Irvine
Orange, California

Justin Y. Yan, MD
Resident Physician
Department of Anesthesiology
LSU Health New Orleans
New Orleans, Louisiana

Prólogo para el libro
Fundamentos para el tratamiento del dolor agudo

Se calcula que cada año se realizan más de 230 millones de intervenciones quirúrgicas en todo el mundo. En el paciente quirúrgico, el dolor agudo está directamente implicado en la satisfacción, la recuperación, la morbilidad e incluso la mortalidad del paciente. Durante muchos años, el dolor agudo ha estado rezagado en cuanto a tratamientos eficaces y los efectos secundarios de los opioides, una de las principales estrategias de tratamiento, eran bien conocidos por provocar potencialmente depresión respiratoria, retraso en la recuperación y el alta, y efectos no deseados como náusea, vómito y adicción a los opioides.

No hace mucho tiempo, nuestra esperanza de vida era mucho más corta y no se disponía de los tratamientos quirúrgicos que ahora son habituales. Históricamente, decenas de miles de personas murieron a causa de la peste, causada por un organismo fácilmente tratable con antibióticos de sulfonamida. Es un hecho sorprendente que la disentería fuera la mayor causa de muerte de los soldados de la Confederación y de la Unión durante la Guerra Civil estadounidense. Algunas de nuestras mayores figuras de la historia tuvieron vidas acortadas relacionadas con lo que ahora consideraríamos estados tratables. George Washington murió de epiglotis bacteriana aguda y el poeta Lord Byron falleció a una edad temprana por un ataque epiléptico. Harry Houdini murió de apendicitis aguda y Arthur Ashe a causa de una transfusión de sangre que le provocó una infección por el virus de la inmunodeficiencia humana. Solo el año pasado, se calcula que 16 500 personas murieron en Estados Unidos por una hemorragia gastrointestinal silenciosa mediada por medicamentos antiinflamatorios no esteroideos, lo que demuestra que en la actualidad todavía nos queda un largo camino por recorrer.

Sobre todo durante los últimos 50 años hemos aumentado de forma espectacular nuestra comprensión de las enfermedades, los tratamientos quirúrgicos y los estados de dolor. En este sentido, la tecnología para proporcionar un tratamiento eficaz del dolor también ha crecido de manera significativa. El desarrollo de fármacos ha permitido aumentar la vida de los pacientes, reducir el dolor y mejorar la calidad de vida. Los milagros y procedimientos mediados por fármacos son habituales y rutinarios en nuestras prácticas médicas.

En la última década hemos asistido a la catalogación completa de todo el genoma humano y al aumento de las dianas farmacológicas hasta superar por mucho el millar de sitios. Nos encontramos constantemente en un nuevo comienzo con los fármacos, incluso en nuestros campos de la anestesia y la medicina del dolor. Las relaciones de actividad estructural y los complejos análisis tridimensionales de las dianas terapéuticas han producido nuevos avances. Hace menos de 50 años se identificó el primer receptor de opioides. En los últimos años hemos aumentado de manera considerable el conocimiento de los opioides endógenos y de los receptores opioides de subgrupos en todo el cuerpo. La bupivacaína liposomal permite aliviar el dolor durante cerca de 4 días. Con todos estos conocimientos, nuestro futuro verá en última instancia mejores agentes dirigidos a los estados de dolor agudo y crónico. Es un momento emocionante lleno de esperanza en la medicina moderna y en nuestro campo. La anestesia nunca ha sido más segura gracias, en parte, al desarrollo de fármacos.

En años recientes hemos asistido a cambios considerables en el tratamiento del dolor agudo que han dado lugar a una reducción del consumo de opioides y a estancias hospitalarias más cortas gracias a una serie de estrategias que incluyen las técnicas de recuperación mejorada tras la cirugía y los bloqueos nerviosos guiados por ultrasonido. La evolución de estas técnicas es notable y cuenta con el apoyo de las partes interesadas, como los cirujanos, los administradores, la enfermería y, por supuesto, el personal de anestesia.

La investigación en curso ha permitido disponer de fármacos y tecnologías aún más novedosos en el tratamiento del dolor agudo. Dado que históricamente se prescribían grandes cantidades de opioides a muchos pacientes, y que un subconjunto de estas personas acababa enganchado a los analgésicos, todo esto es digno de mención e importante para la sociedad. El gobierno estadounidense ha intervenido y los 50 estados han aprobado leyes para limitar los analgésicos en las primeras 1-2 semanas después de las intervenciones quirúrgicas. Como resultado, esto ha aumentado aún más la necesidad de un tratamiento eficaz del dolor agudo en todas las disciplinas quirúrgicas.

En este libro de vanguardia sobre el tratamiento del dolor agudo hemos creado una obra de fácil lectura dividida en muchos capítulos, no solo para los clínicos en ejercicio de diferentes disciplinas, sino también para estudiantes de medicina, internos, residentes y becarios. La historia nos ofrece lecciones y pistas para estar mejor preparados para nuestro presente y futuro. Debemos seguir siendo críticos con las expectativas de calidad y estandarización de nuestros medicamentos para mantener una biodisponibilidad y unos resultados terapéuticos adecuados. Es una época dorada para los fármacos y la tecnología que afecta directamente al tratamiento del dolor agudo. Debemos seguir mejorando la calidad de vida en este planeta, un paciente a la vez.

Alan David Kaye, MD, PhD, DABA, DABPM, DABIPP, FASA
Vice Chancellor of Academic Affairs, Chief Academic Officer,
and Provost Pain Program Fellowship Director
Professor, Department of Anesthesiology and Pharmacology,
Toxicology, and Neurosciences
Louisiana State University School of Medicine
Shreveport, Louisiana

Richard D. Urman, MD, MBA
Associate Professor of Anesthesia
Director, Center for Perioperative Research
Harvard Medical School/Brigham and Women's Hospital
Boston, Massachusetts

Prefacio

La primera edición de *Fundamentos para el tratamiento del dolor agudo. Un enfoque interdisciplinario* pretende ofrecer una actualización oportuna en el campo del tratamiento del dolor agudo y continuar con la misión de proporcionar un libro conciso, actualizado, basado en la evidencia y profusamente ilustrado para estudiantes, aprendices y clínicos en activo. El libro abarca de forma exhaustiva una sólida lista de temas enfocados a mejorar la comprensión en el campo del tratamiento del dolor agudo, con énfasis en los recientes avances en las prácticas clínicas, la tecnología y los procedimientos. Nos hemos esforzado por conseguir un formato sencillo y accesible que evite el lenguaje enciclopédico y las largas discusiones centradas en la anestesia y las estrategias de tratamiento del dolor.

A medida que la práctica del tratamiento del dolor agudo se reconoce cada vez más como una subespecialidad importante de la anestesia, existe un interés creciente por parte de los profesionales actuales por evolucionar sus técnicas y conocimientos neuraxiales, regionales y anestésicos para optimizar las habilidades y la práctica clínica. Este libro contiene todos los temas esenciales necesarios para que el profesional pueda evaluar rápidamente al paciente y estratificar su riesgo, decidir el tipo de plan analgésico más adecuado, su viabilidad y seguridad, y proporcionar una consulta experta a otros miembros del equipo. Hemos hecho especial hincapié en las imágenes claras y detalladas, en las últimas técnicas e ilustraciones y en un formato de fácil lectura con aspectos prácticos y clínicamente relevantes del tratamiento del dolor agudo. Los colaboradores de los capítulos son expertos nacionales e internacionales en la materia, y el tamaño compacto del libro facilita su transporte en el entorno clínico.

Nosotros, como médicos, debemos esforzarnos constantemente por mejorar para ofrecer la mejor atención a nuestros numerosos pacientes cada día. ¡Esperamos que disfrute de nuestro libro!

Alan David Kaye, MD, PhD
Shreveport, Louisiana

Richard D. Urman, MD, MBA, FASA
Boston, Massachusetts

Agradecimientos

A la Dra. Elyse Cornett, PhD, por sus numerosas contribuciones para ayudar a crear este libro.

Contenido

SECCIÓN IV Modalidades de tratamiento   285

SECCIÓN I

Principios básicos

Anatomía y fisiología del dolor agudo: vías del dolor y neurotransmisores

Alex D. Pham, Orlando John Salinas, Matthew R. Eng, Samuel P. Ang, Mark Jones, Elyse M. Cornett y Alan David Kaye

Introducción

El dolor es la experiencia subjetiva del cuerpo humano en respuesta a un daño tisular real o potencial.[1] Esta respuesta desagradable tiene una función protectora al alertar al cuerpo de un peligro potencial y proporcionar un medio de autoconservación.[2] El dolor puede clasificarse como agudo o crónico. Aunque las definiciones pueden variar, el dolor agudo suele durar entre 3 y 6 meses y es de duración limitada. El dolor agudo suele tener una aparición repentina causada por estímulos nocivos y sigue a algún tipo de lesión en el cuerpo. Este dolor se resuelve tan pronto como se cura la lesión inicial. El dolor agudo puede ser el resultado de una cirugía, una enfermedad o lesiones específicas en el cuerpo.

Los estímulos nocivos del entorno pueden provocar la activación de varios nociceptores y estos generan entonces la transmisión de una señal al asta dorsal de la médula espinal por parte de las neuronas. En este lugar, la señal puede ser modulada antes de ser enviada al sistema nervioso central y modificada aún más por diversos neurotransmisores. El resultado es la percepción del dolor por parte del cerebro.[3]

El conocimiento de la anatomía básica, la fisiología y los neurotransmisores implicados en la percepción del dolor agudo permite su diagnóstico, tratamiento y resolución adecuados. Además, la comprensión de estos mecanismos es valiosa para orientar el desarrollo de nuevas intervenciones terapéuticas dirigidas a diversas partes de la vía del dolor.[3]

Conceptos básicos: percepción del dolor

El dolor es el resultado de una vía activada que es señalada por los estímulos nocivos y los nociceptores. Estos últimos son receptores que se encuentran en todo el cuerpo para percibir los estímulos nocivos; se activan y transmiten potenciales de acción mediante nervios que se conectan a la médula espinal. El procesamiento de los estímulos potencialmente peligrosos para el organismo por parte de los nociceptores y las vías nerviosas es realizado por el sistema nervioso central y el sistema nervioso periférico. Esto se conoce como el concepto de nocicepción y puede comunicar estímulos mecánicos, térmicos o químicos nocivos.

La percepción e interpretación del dolor se describe como un proceso de cuatro partes: transducción, transmisión, modulación y percepción.[4] La transducción del dolor es la estimulación del nociceptor hasta la activación de la terminación nerviosa sensorial. La transmisión del dolor se refiere a la señal de dolor transmitida a lo largo de la vía nerviosa y medular desde el nociceptor hacia el cerebro. El proceso de modulación describe la alteración de la señal de dolor a medida que asciende por la médula espinal y a través del cerebro. Una contextualización de los estímulos nocivos y las circunstancias puede alterar la señal de dolor a través de este proceso de modulación. Por último, la percepción del dolor es la recepción de la señal de dolor del cerebro y da lugar a una comprensión del mensaje y a una respuesta física o emocional concurrente.

Las señales de dolor viajan como impulsos de potencial de acción a lo largo de una vía nociceptiva que recorre el nervio periférico, la médula espinal y el cerebro.[5] Un canal de sodio activado por voltaje media la conducción de estas señales de dolor a lo largo de un axón aferente. Cada una de las neuronas aferentes primarias termina en el cuerno dorsal de la médula espinal. En este lugar, activan las células transmisoras del dolor de segundo orden en el cuerno dorsal de la materia gris. A continuación, la señal se decusa o cruza al otro lado de la médula espinal, subiendo por el tracto espinotalámico hacia el tálamo y el cerebro. El tracto espinotalámico es la vía principal por la que viajan las señales de dolor a lo largo de la médula espinal.

Aferentes nociceptores primarios

Los nociceptores de todo el cuerpo dan lugar a dos tipos diferentes de fibras de dolor: las fibras C no mielinizadas y las fibras A delta (Aδ).[4] Las fibras C no mielinizadas tienen un diámetro menor, de 0.4 a 1.2 mm, y conducen a una velocidad lenta, de 0.5 a 2.0 m/s.[6] Más lentas que las fibras Aδ, las fibras C transmiten dolor, localización imprecisa y ardor.[7] Las fibras C, responsables de cerca de 70% de la transmisión del dolor, son mucho más numerosas que las fibras Aδ. Estas últimas son fibras mielinizadas más gruesas con una velocidad de conducción rápida.[8] Las fibras Aδ transmiten la localización exacta del dolor agudo y punzante.[4]

Los nociceptores activan los potenciales de acción en función de una serie de sustancias que se liberan del tejido dañado. En respuesta a estímulos mecánicos, térmicos o químicos, se liberan las siguientes sustancias: globulina y proteínas quinasas, ácido araquidónico, histamina, factor de crecimiento nervioso, sustancia P, péptido relacionado con el gen de la calcitonina, potasio, serotonina, acetilcolina, solución ácida, ATP y ácido láctico.[4] La globulina y las proteínas quinasas pueden ser liberadas a causa de dolor severo en el tejido dañado. El ácido araquidónico también se libera en respuesta al tejido dañado. A través de una vía bioquímica, el metabolismo a prostaglandinas da lugar a una cascada de proteína quinasa A mediada por la proteína G. El ácido acetil salicílico actúa para bloquear la formación de prostaglandinas por parte del ácido araquidónico. La liberación de histamina por el daño tisular también activa los nociceptores para activar los potenciales de acción del dolor. El daño tisular y la inflamación pueden provocar la liberación de la sustancia P y del péptido relacionado con el gen de la calcitonina. Además de la activación de los nociceptores, provocan vasodilatación y, después, edema tisular. El daño tisular causa la liberación de potasio y una disminución del pH tisular. La serotonina, la acetilcolina y el ATP también se liberan durante el daño tisular y provocan la excitación de los nociceptores. Por último, los espasmos musculares y el ácido láctico pueden producir la activación de los nociceptores durante la hiperactividad muscular o la restricción del flujo sanguíneo a un músculo.

Después de que los nociceptores respondan a los estímulos nocivos, un potencial de acción transmite una señal de dolor al sistema nervioso central. Dentro de la materia gris del sistema nervioso central, existe un sistema de 10 capas denominadas láminas de Rexed.[5] Los axones nociceptivos entran en la médula espinal a través de las raíces dorsales y se proyectan hacia el asta dorsal. A continuación, las señales se ramifican, formando el tracto de Lissauer, que se ramifica hacia los tractos medulares ascendentes y descendentes antes de entrar en el asta dorsal. Dentro del asta dorsal, las neuronas del dolor se organizan en diferentes láminas Rexed. La lámina I de Rexed se denomina zona marginal y transmite la sensación de dolor y de temperatura. Las láminas II de Rexed se denominan sustancia gelatinosa y transmiten la sensación de dolor, temperatura y tacto ligero. Las láminas de Rexed III/IV son el núcleo propio y retransmite la sensación mecánica y de temperatura al cerebro. Las neuronas de primer orden del tracto espinotalámico hacen sinapsis en estas áreas.

Transmisión del dolor a nivel de la médula espinal, el tronco cerebral y la corteza cerebral

Las vías espinotalámicas incluyen los tractos espinotalámico anterolateral, espinorreticular y espinomesencefálico. Las fibras nerviosas rápidas (Aδ) y lentas (C) constituyen dos vías principales dentro del tracto espinotalámico. Las vías de conducción rápida y lenta también se conocen como tractos neoespinotalámicos y paleoespinotalámicos[9] (ver fig. 1.1).

Los aferentes nociceptivos primarios (neuronas de primer orden) llevan la información relativa al dolor y la temperatura desde la periferia hasta la médula espinal. Estos aferentes primarios son fibras Aδ mielinizadas de conducción rápida o fibras C no mielinizadas de conducción lenta. Las fibras Aδ rápidas (~ 20 m/s) transmiten información sobre el dolor agudo, punzante o bien localizado. Las fibras C lentas (~ 0.5-2 m/s) difunden información sobre el tacto crudo, la temperatura, los productos químicos o el dolor poco localizado. Tanto los aferentes nociceptivos primarios rápidos como los lentos hacen sinapsis en el asta dorsal de la médula espinal. El asta dorsal está dividida en seis áreas citológicamente distintas conocidas como láminas de Rexed.[10] La lámina I contiene las neuronas secundarias (de segundo orden) del núcleo de la zona marginal. La lámina II contiene las neuronas secundarias de la sustancia gelatinosa. Las láminas III y IV contienen las neuronas terciarias (de tercer orden) del núcleo propio.

Los aferentes nociceptivos Aδ rápidos hacen sinapsis en la lámina I o cerca de ella (zona marginal); los axones aferentes secundarios que surgen de las neuronas de la zona marginal cruzan la comisura blanca anterior y ascienden por el tracto espinotalámico lateral (en su mayoría) y anterior

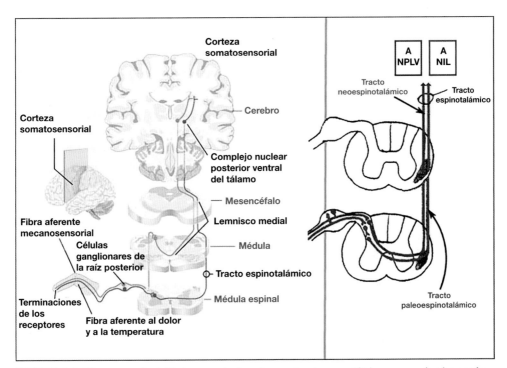

FIGURA 1.1 El tracto espinotalámico, que incluye los nociceptores periféricos que ascienden por la médula espinal y el tronco cerebral a la corteza somatosensorial. La columna dorsal/lemnisco medial (propiocepción/mecanosensorial) también se muestra en *amarillo*. NPLV, núcleo posterolateral ventral; NIL, núcleo intralaminar; neoespinotalámico, fibras rápidas/Aδ; paleoespinotalámico, fibras lentas/C. (Byrne JH, Dafny N, eds. *Neuroanatomy Online: An Electronic Laboratory for the Neurosciences.* Department of Neurobiology and Anatomy, McGovern Medical School at The University of Texas Health Science Center at Houston [UTHealth]. http://nba.uth.tmc.edu/neuroanatomy. © 2014 hasta la fecha, todos los derechos reservados).

contralateral y hacen sinapsis en las neuronas terciarias situadas en el núcleo posterolateral ventral del tálamo. Los axones terciarios que se proyectan desde el núcleo posterolateral ventral se dirigen entonces a la corteza somatosensorial primaria en el giro postcentral del lóbulo parietal.

Los aferentes nociceptivos primarios lentos C hacen sinapsis en la lámina II del asta dorsal (sustancia gelatinosa). A continuación, los axones de segundo orden se proyectan una corta distancia desde las neuronas de la sustancia gelatinosa para hacer sinapsis en el núcleo propio ipsilateral de las láminas III y IV o cerca de él. Los axones aferentes terciarios se proyectan entonces desde el núcleo propio y cruzan la comisura blanca anterior para entrar en los tractos espinotalámicos contralaterales anterior (principalmente) y lateral. Los aferentes terciarios del núcleo propio que componen el tracto espinotalámico salen para terminar en la formación reticular medular y pontina. Se cree que la formación reticular es responsable de los niveles de atención y conciencia y puede desempeñar un papel en la modulación de la respuesta al dolor.[11] Muchas de las aferentes terciarias del núcleo propio que componen el tracto espinomesencefálico abandonan el tracto espinotalámico para terminar en la zona gris periacueductal (ZGPA) del mesencéfalo en la protuberancia rostral y el mesencéfalo inferior. Se cree que el tracto espinomesencefálico desempeña un papel importante en la inhibición del dolor. Cuando las células ZGPA se activan, se cree que actúan como un sistema de supresión del dolor que libera opioides endógenos y otros neurotransmisores para inhibir la transmisión del dolor a nivel de la médula espinal (sustancia gelatinosa).[12] Las restantes aferentes terciarias del tracto espinomesencefálico continúan hasta el tálamo, donde hacen sinapsis en los núcleos centromediales o en el núcleo parafascicular dentro de los núcleos intralaminares del tálamo. Los axones aferentes de 4o. (neurona de cuarto orden) de los núcleos intralaminares se proyectan entonces de forma difusa por toda la corteza cerebral, de ahí su asociación con el dolor sensorial poco localizado.

La vía trigeminal espinal del cerebro es un análogo del tracto espinotalámico de la médula; transmite información sensorial sobre el dolor, la temperatura y el tacto crudo desde la cabeza y el cuello. Las aferencias nociceptivas primarias transportadas por los nervios craneales V, VII, IX y X se unen al tracto espinotrigeminal en la protuberancia media, la protuberancia caudal, la médula superior y la médula media, respectivamente. El tracto espinotrigeminal recibe estas aferencias primarias de los nervios craneales durante su curso caudal en el tronco cerebral, terminando en el núcleo trigeminal espinal. Dicho núcleo se extiende por todo el tronco cerebral (mesencéfalo, protuberancia y médula) y hasta la médula espinal cervical alta. La mayoría de las aferencias secundarias del núcleo trigeminal espinal se decusa de inmediato y viaja contralateral y rostralmente en el tronco cerebral hacia el tálamo en el tracto nervioso conocido como tracto trigeminotalámico ventral. En su recorrido por el tronco cerebral hasta el tálamo, las aferencias secundarias del tracto trigeminotalámico ventral se ramifican y, junto con las aferencias espinorreticulares que ascienden desde la médula espinal, terminan en las formaciones reticulares medulares y pontinas. Los aferentes secundarios restantes del tracto trigeminotalámico ventral terminan entonces en los núcleos ventrales posteromediales e intralaminares del tálamo. Los aferentes terciarios se proyectan entonces desde el núcleo posteromedial ventral del tálamo y terminan en la zona ventrolateral del giro postcentral. Los aferentes terciarios del núcleo intralaminar del tálamo terminan de forma difusa en múltiples regiones corticales[13] (ver fig. 1.2).

Las neuronas de rango dinámico amplio se encuentran y comprenden muchas neuronas situadas en el asta dorsal de la médula espinal. Pueden ser neuronas de proyección o interneuronas para respuestas polisinápticas. Reciben la entrada de una amplia gama de modalidades sensoriales (Aδ, C, fibra A no nociva) y procesan continuamente las señales ambientales (es decir, nociceptores/propiocepción) e internas (es decir, interneuronas/tallo cerebral descendente). Esta actividad somestésica puede ayudar a discriminar entre distintos grados de entrada nociceptiva. Las neuronas de rango dinámico amplio poseen grandes campos receptivos con zonas de umbral alto y bajo. Demuestran una plasticidad que les permite modificar el tamaño de su campo receptivo. Las fibras nociceptivas específicas, por el contrario, tienen un campo receptivo más pequeño que no demuestra plasticidad, y reciben entradas solo de las fibras Aδ y C.[14]

La percepción del dolor no se limita a una zona específica del cerebro. Involucra a múltiples estructuras neuronales entre las que se encuentran los nociceptores, los tractos espinotalámicos, la

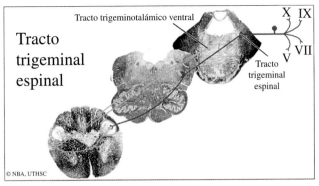

FIGURA 1.2 El tracto trigeminal espinal del tronco cerebral. Los nociceptores primarios hacen sinapsis en el núcleo trigeminal de la médula caudal, y los aferentes secundarios se proyectan rostralmente a través de la médula y el puente de Varolio. (Byrne JH, Dafny N, eds. *Neuroanatomy Online: An Electronic Laboratory for the Neurosciences.* Department of Neurobiology and Anatomy, McGovern Medical School at The University of Texas Health Science Center at Houston [UTHealth]. http://nba.uth.tmc.edu/neuroanatomy. © 2014 hasta el presente, todos los derechos reservados).

corteza somatosensorial, las proyecciones talámicas (relevo sensorial), la corteza prefrontal (planificación del comportamiento complejo y toma de decisiones), la corteza cingulada (proporciona una descripción emocional del dolor y ayuda a coordinar la respuesta) y la corteza de la ínsula (vincula la emoción con la acción). Es posible considerar un sistema fluido que puede explicar por qué las experiencias de dolor son individualizadas. El dolor crónico procedente de factores nociceptivos o no nociceptivos puede provocar una activación prolongada de la matriz del dolor.[15] Las neuronas de segundo orden no son específicas de lo nociceptivo, mientras que las de tercer orden, asociadas a los sistemas orbitofrontal y límbico, modifican la experiencia del dolor en función de diversos factores, como las creencias, las emociones y las expectativas.[16] Esta interpretación individual multifactorial y única de los estímulos nociceptivos se denomina matriz del dolor.

Modulación del dolor: ¿aumentar o disminuir las señales de dolor?

Tanto las vías ascendentes como las descendentes pueden modular las señales nociceptivas. Existen receptores de opioides en el asta dorsal de la médula espinal y la unión a estos receptores provoca la hiperpolarización de estas neuronas. El resultado es la inhibición del disparo y la prevención de la liberación de la sustancia P, bloqueando así la transmisión de señales nociceptivas ascendentes.[17]

Juntas, la GPA y la médula ventromedial rostral (MVR) forman un bucle regulador que controla la vía descendente de modulación del dolor. Este bucle puede facilitar o inhibir el dolor, dependiendo de las células del sistema que se activen. La GPA es una zona de materia gris en el cerebro medio que rodea el acueducto cerebral. Recibe entradas de varias regiones del sistema límbico y desempeña un papel importante en el control de la modulación descendente del dolor. La GPA se proyecta a las neuronas serotoninérgicas de la MVR y al *locus coeruleus* (LC), una parte del cerebro implicada en las respuestas fisiológicas al estrés. La MVR incluye el núcleo del *rafe magnus* (miembro del grupo rostral de los núcleos del rafe, la principal localización de la producción de serotonina en el cerebro), y otros núcleos adyacentes. El MVR recibe entradas del hipotálamo, la amígdala, la ínsula y la GPA. Las células del MVR se proyectan al asta dorsal de la médula espinal, a las neuronas simpáticas preganglionares y al canal central.[18] Utilizando estas conexiones, la MVR trabaja de manera conjunta con la GPA para actuar como centro de control primario que modula las vías descendentes de la transmisión nociceptiva.[19]

La MVR contiene cuatro tipos de células. Un grupo de células conocido como "células ON" aumenta la frecuencia de disparo cuando se asocia con una señal nociceptiva, facilitando la percepción del dolor. Por otro lado, el grupo de "células OFF" detiene su disparo en respuesta a los estímulos nocivos y aumenta su disparo en respuesta a los opioides. Se supone que inhiben la transmisión nociceptiva. Un tercer grupo de células neutras no muestra ninguna respuesta significativa a los estímulos nociceptivos. Por último, un cuarto grupo de neuronas serotoninérgicas puede desempeñar un papel esencial en la modulación emocional y la modulación nociceptiva al disminuir las señales de dolor. La activación de la vía descendente inhibitoria provoca la liberación de serotonina (procedente de la MVR) y norepinefrina (producida por el LC) desde los axones a nivel espinal. Esto, a su vez, provoca la liberación de encefalinas en el asta dorsal de la médula espinal, lo que resulta en la inhibición de la transmisión de señales nociceptivas ascendentes en el asta dorsal de la médula espinal.[20]

Se cree que la sustancia P y la neuroquinina-1 (NK-1) son otros neurotransmisores importantes que participan en la modulación de las señales nociceptivas. La sustancia P se libera en el asta dorsal de la médula espinal en respuesta a los estímulos nocivos. Tanto la sustancia P como los receptores NK-1 se encuentran en niveles elevados dentro de la MVR y se cree que están implicados en la modulación descendente de las señales nociceptivas.[21]

Se ha teorizado que, en un organismo que funciona de forma saludable, existe una cantidad significativa de modulación inhibitoria descendente, lo que impide la percepción del dolor en la línea de base. Sin embargo, puede haber un aumento de la modulación facilitadora o una disminución de la modulación inhibidora descendente de las señales nociceptivas en determinados individuos, lo que da lugar a un desequilibrio de la transmisión de las señales nociceptivas. Estudios recientes sugieren que la disminución de la modulación inhibitoria descendente se encuentra en individuos con dolor crónico. Además, una pérdida de la inhibición descendente puede dar lugar a un dolor disfuncional.[22]

Neurotransmisores inhibidores y excitadores/neuropéptidos del dolor

El sistema somatosensorial puede ser increíblemente complejo y en él intervienen varias vías y neurotransmisores del dolor. En este capítulo hablaremos de los neurotransmisores más importantes que intervienen en el proceso del dolor agudo. Los principales neurotransmisores excitatorios de los que trataremos son el glutamato y el aspartato. Junto a ellos, analizaremos los principales neurotransmisores inhibidores, incluyendo el GABA y la glicina. Discutiremos los diferentes tipos de neuropéptidos que pueden ser inhibidores y excitadores. Dada la evolución de las investigaciones sobre las vías del dolor y las posibles dianas novedosas en el sistema nervioso periférico y central, esperamos obtener una mejor comprensión de los neurotransmisores de la vía del dolor agudo.

Neurotransmisor excitador del dolor

Las principales neuronas excitadoras implicadas en la transmisión del dolor son el glutamato y el aspartato. Estos neurotransmisores se encuentran en toda la vía somatosensorial, empezando por las neuronas aferentes hasta las de segundo orden y el tálamo.[23] Otro neurotransmisor excitatorio del que se hablará es el ATP.

Hay varias sinapsis de dolor que utilizan múltiples tipos de receptores de glutamato, incluyendo cuatro clases totales: NMDA, AMPA, kainato y receptores metabotrópicos.[24] Los receptores AMPA, kainato y NMDA son ionotrópicos.[24] Los receptores metabotrópicos son receptores acoplados a proteínas G, lo que significa que ejercen sus efectos a través de sistemas de segundos mensajeros.[25] La activación de estos receptores provoca acciones neuromoduladoras. Los receptores metabotrópicos están presentes en diferentes niveles de las vías del dolor que regulan la transmisión de la señalización nociceptiva.[26] Los receptores kainato y AMPA son ionotrópicos, lo que significa que cuando se activan, aumentan la permeabilidad de la membrana para el sodio y el potasio.[24] Ambos tipos de receptores son responsables de mediar una gran parte de la señalización rápida del dolor aferente para cualquier estímulo.[23] El glutamato facilita la transmisión de la señalización del dolor a través de las fibras Aδ y C.[27]

Los receptores NMDA también están distribuidos de manera amplia por la vía somatosensorial y se expresan en varios tipos de neuronas sensoriales.[28] Los receptores NMDA son ionotrópicos y cerrados por voltaje, lo que aumenta la permeabilidad de la membrana para el calcio.[24] Se activan mediante una estimulación extensa o prolongada a través de las vías somatosensoriales, eliminando finalmente el magnesio del canal, lo que bloquea su inhibición.[23] Los receptores NMDA están implicados en la sensibilización central, lo que lleva incluso a un aumento de la sensibilización en las neuronas del cuerno dorsal. Esto conduce a un aumento de la despolarización prolongada, a una activación de umbral más bajo y a un mayor tamaño del campo receptivo.

Estudios anteriores han demostrado que la actividad de los receptores NMDA presinápticos puede potenciar la señalización excitatoria de las neuronas del asta dorsal en la columna vertebral en los terminales aferentes primarios. Además, a nivel postsináptico, los receptores NMDA pueden potenciar la excitabilidad al tiempo que disminuyen la inhibición en las sinapsis mediante el aumento de la proteólisis del cotransportador-2 K^+-Cl^-.[29] La relación de sensibilización de NMDA y glutamato puede verse influida por otros factores, como la liberación de bradiquinina, que provoca un aumento de la liberación de glutamato por parte de las neuronas y los astrocitos. Esto puede exacerbar aún más un estado de sensibilidad al dolor severo conocido como dolor de sensibilización central.[23]

Los transportadores de glutamato se encuentran en las membranas gliales y pueden contribuir a empeorar la liberación de glutamato.[23,30] Por ejemplo, los transportadores de glutamato, el transportador de glutamato-1 (GLT-1) y el transportador de glutamato-aspartato (GLAST) se suprimen en la neuropatía inducida por la quimioterapia, lo que provoca un aumento del glutamato espinal. Esto acaba provocando un aumento de los niveles en el espacio extracelular que se encuentra en las sinapsis celulares.[23]

Los receptores metabotrópicos de glutamato son receptores acoplados a proteínas G que son activados por el glutamato.[24] Están implicados en cambios a largo plazo y no son canales iónicos, sino que activan una cadena bioquímica que altera las proteínas, incluidos los canales iónicos. Estos acontecimientos pueden acabar provocando alteraciones en la excitabilidad de las sinapsis. Estos receptores pueden encontrarse en las neuronas pre y postsinápticas, incluyendo el cerebelo, la corteza cerebral y el hipocampo.[31] En particular, todos los receptores de glutamato metabotrópicos (excepto el receptor mGlu6) se encuentran dentro de las vías nociceptivas para modular la transmisión del dolor. También están implicados en la inducción y el mantenimiento de la sensibilización central.[32]

Los receptores de glutamato metabotrópicos se clasifican en tres grupos principales (I, II, III). La función principal del grupo I es aumentar la actividad del receptor NMDA. En el grupo I interviene Gq/11, lo que conduce a la liberación de trisfosfato de inositol (IP3) y de diacilglicerol (DAG), lo que conduce a la liberación de calcio y a la activación de la proteína quinasa C (PKC), respectivamente. Los receptores metabotrópicos del grupo II conducen a una disminución de la actividad del receptor NMDA. Están implicados a través de Gi/Go conduciendo a una reducción de la actividad del AMP y de la PKA.[23]

Está aceptado de manera amplia que la activación de los receptores metabotrópicos del grupo I en los aferentes nociceptores de la periferia y la médula espinal promueve el dolor. Sin embargo, estudios anteriores han implicado que los receptores del grupo I en la región supraespinal pueden provocar un aumento o una disminución de la nocicepción. Por ejemplo, los agonistas de clase I disminuyen la nocicepción en la amígdala. Los antagonistas en esta zona tuvieron efectos similares. En el tálamo, el agonista de clase I potenció la respuesta nociceptiva del tálamo. En la GPA, los moduladores alostéricos positivos disminuyeron la respuesta nociceptiva.[32]

El aspartato es un neurotransmisor excitatorio implicado en el dolor.[23] Estudios anteriores apoyan su papel en la modulación de las neuronas específicas nociceptivas y la alteración del umbral en la inflamación y el dolor neuropático en ratones.[33] El D-aspartato se define como un agonista del receptor NMDA. Boccella y cols. habían realizado un estudio con ratones que carecían de una enzima metabolizadora del aspartato, la D-aspartato oxidasa, lo que provocó concentraciones elevadas de D-aspartato en estos ratones.[33] Descubrieron que los ratones que carecían de la enzima tenían una mayor actividad evocada de las neuronas implicadas en la nocicepción localizadas en el cuerno dorsal de la médula espinal en la zona lumbar.[33] Además, se comprobó que presentaban una notable disminución del umbral de los dominios mecánico y térmico. Los ratones que carecen de esta enzima parecían tener un comportamiento nociceptivo peor a la prueba de la formalina en este estudio.[33]

El ATP también se ha implicado en el papel de la transmisión del dolor, en particular a través de los receptores P2X.[34] Estos se distribuyen entre las fibras dolorosas centrales y periféricas. En concreto, se localizan en las fibras aferentes primarias que hacen sinapsis en las neuronas del asta dorsal (láminas V y II). Esto provoca un aumento de la liberación de glutamato.[23] Estudios anteriores con antagonistas selectivos de los receptores P2 apoyan el concepto de que el ATP inicia y mantiene el dolor crónico.[35] Tsuda y cols. 2003 habían demostrado que la estimulación del receptor P2X4 de las células microgliales es necesaria para la alodinia táctil. El aumento de los receptores P2X4 también se observó en las células microgliales en los estados de dolor neuropático.[34] Cuando el ATP se une a los receptores P2 de las células microgliales, estas sufren un cambio morfológico. Este cambio conduce a una regulación al alza de los receptores de citoquinas y de los receptores P2. Después, estas células gliales activadas liberan moléculas inflamatorias (NGF, NO y citoquinas), lo que provoca un dolor prolongado. Estudios anteriores han demostrado que los ratones *knockout* que no tienen P2X4 y P2X7 tienen una respuesta reducida a la sensación térmica y mecánica. Los P2X2 y P2X3 han sido implicados en las fibras nerviosas involucradas en los cánceres de cabeza y cuello.[23]

Neurotransmisores inhibitorios

Los dos principales neurotransmisores inhibidores del sistema somatosensorial son el GABA y la glicina. Anatómicamente, a nivel de la columna vertebral, la glicina es la más activa.[27] En comparación, el GABA es dominante por encima de estos niveles.[23]

El GABA se encuentra en la médula espinal en las láminas I, II y III. Las tres clases de receptores GABA son $GABA_A$, $GABA_B$ y $GABA_C$. El receptor $GABA_A$ es un canal iónico cerrado por un ligando que se une a un canal de cloruro que puede verse afectado por el alcohol, las benzodiacepinas y los barbitúricos.[23,36] Este receptor puede verse afectado por un agonista del $GABA_A$ como el muscimol y un antagonista como la gabacina.[23] Cabe destacar que los receptores $GABA_A$ se asocian a los nociceptores de las fibras C y a las grandes fibras mielinizadas que provocan alodinia tras la inyección intradérmica de capsaicina.[23] En estudios anteriores, en animales *naive*, los agonistas y antagonistas de los receptores $GABA_A$ condujeron a estados de antinocicepción y pronocicepción, respectivamente.[37] Además, los receptores $GABA_A$ pueden encontrarse presinápticamente en los terminales aferentes y postsinápticamente en las neuronas del asta dorsal. La inhibición de estos receptores puede producir dolor con alodinia.[38]

Los receptores $GABA_B$ son acoplados a proteínas G que se asocian a la apertura de canales de afluencia de potasio, a la inhibición de los canales de calcio y a la activación de la adenil ciclasa. Los receptores $GABA_B$ pueden encontrarse en diversas localizaciones, tanto periféricas como centrales. Algunos ejemplos son la médula espinal, el tálamo y el tronco cerebral. El GABA puede alterar la señalización nociceptiva a nivel del asta dorsal a través de los receptores $GABA_A$ y $GABA_B$. Los receptores $GABA_B$ localizados en la médula espinal modulan la actividad de las neuronas del asta dorsal y de las terminales aferentes primarias peptidérgicas. Presinápticamente, cuando los receptores $GABA_B$ se activan, pueden bloquear los receptores de glutamato y de sustancia P. Cabe destacar que en un estudio realizado con ratones que carecían de receptores $GABA_B$, estos mostraron una menor sensibilidad a la estimulación mecánica nociceptiva y al calor y solidificaron la presencia del dolor mediado por $GABA_B$. Además, la activación de los receptores $GABA_B$ en la médula espinal y el tálamo ventrolateral está asociada a los efectos antinociceptivos del baclofeno. Por último, se descubrió que la inhibición por GABA se reducía a nivel de la médula espinal en los estados de dolor neuropático, lo que acaba provocando una excitación elevada y contribuye a la sensibilización central. Se demostró que el baclofeno produce antinocicepción en los animales neuropáticos. De manera interesante, se descubrió que el trasplante intraespinal de precursores de interneuronas que liberan GABA afectaba positivamente a la alodinia neuropática.[39]

Neuropéptidos

Estos compuestos también contribuyen a la vía somatosensorial y al dolor; pueden ser excitadores o inhibidores y son muy diversos. En comparación con la acción de los neurotransmisores, los neuropéptidos no actúan tan rápido y tienen un inicio de acción más lento y una mayor duración del efecto. Los principales neuropéptidos implicados en el dolor son la sustancia P, la neuroquinina A, las encefalinas y la somatostatina.[23]

La sustancia P (SP) y la neuroquinina A se clasifican como los dos principales neuropéptidos excitadores. Ejercen sus efectos a través de los receptores de neuroquinina 1 y 2, conocidos como NK1R y NK2R, respectivamente. Ambos péptidos se encuentran en las neuronas a nivel de la médula espinal y en los niveles supraespinales, incluido el tálamo, con concentraciones notables en las neuronas aferentes primarias.[23] La sustancia P y la neuroquinina A pertenecen a la familia de las taquicininas. Aunque ambas se unen a los receptores de neuroquinina (NKR), la sustancia P se une de manera preferente a los receptores de neuroquinina 1 (NK1), y la neuroquinina A, a los NK2, ambos pertenecientes a la familia de los GPCR.[40] Con los estímulos nocivos, estos neuropéptidos se liberan tras la estimulación continuada de los nociceptores C. El mecanismo de acción es a través de la difusión de estos neuropéptidos en el cuerno dorsal, lo que lleva a una posible interacción con varias sinapsis.[23] Aunque ambos neuropéptidos están muy implicados en la señalización del dolor nociceptivo, muchas investigaciones sobre la sustancia P han revelado su mayor implicación en la señalización del dolor.

La sustancia P puede encontrarse en el asta dorsal de la médula espinal, la amígdala y la sustancia negra. La sustancia P es creada por las neuronas del ganglio de la raíz dorsal, almacenada en vesículas y transferida rápidamente por el axón hacia los nervios espinales y periféricos. Durante los estados inflamatorios y las lesiones de los nervios periféricos, se ha demostrado que los fenotipos de las neuronas cambian. Las fibras aferentes primarias responsables de la liberación de la sustancia P regulan al alza los receptores NK1 en el asta dorsal. Los NKR interactúan con la fosfolipasa C, lo cual da lugar a vías de segundo mensajero, genera en última instancia la despolarización de las membranas y contribuye a la actividad de los receptores AMPA y NMDA. También se ha descubierto que la SP afecta a la expresión de moléculas inflamatorias, citoquinas y factores de transcripción como el factor nuclear potenciador de la cadena de luz kappa de las células B activadas (NF-KB), un factor que conduce a la activación de compuestos proinflamatorios y al desarrollo de hiperalgesia. En modelos de dolor en ratas, la expresión del receptor NK1 estaba regulada al alza en las neuronas de la médula espinal. Además, en los estados inflamatorios, la estimulación con capsaicina provocó la endocitosis de los NKR en las neuronas de la médula espinal, lo que condujo a una liberación prolongada de la sustancia P.[40]

Los principales neuropéptidos inhibidores son la somatostatina y las encefalinas y pueden encontrarse en varias localizaciones, incluidos los tractos descendentes de varios núcleos del tronco cerebral que se proyectan al cuerno dorsal y en los niveles espinales, incluidas las neuronas del cuerno dorsal.[23] La somatostatina inhibe la inflamación neurogénica. Los análogos farmacológicos de la somatostatina provocaron efectos antiinflamatorios agudos que se especulan a través de la inhibición de la liberación de mediadores inflamatorios en las terminales nerviosas sensoriales peptídicas y de los mastocitos.[41] Las neuronas inhibidoras de la somatostatina redujeron la actividad de las neuronas piramidales V corticales, uno de los marcadores del dolor neuropático en este estudio. Se comprobó que la activación farmacológica de las células que expresan somatostatina redujo la hiperactividad de las neuronas piramidales y la alodinia.[42]

Las encefalinas pertenecen a las familias de péptidos opioides endógenos. Las neuronas que producen encefalinas se encuentran en una amplia distribución del organismo. Pueden encontrarse en la médula espinal en las láminas I, II y V y en la GPA. También pueden hallarse concentradas en zonas del hipotálamo y del globo pálido. Participan en muchos procesos fisiológicos y afectan a los sistemas gastrointestinal, respiratorio, cardiovascular y somatosensorial.[43]

Las encefalinas ejercen su efecto a través de los receptores mu, delta y kappa. Los receptores mu se encuentran sobre todo en el sistema nervioso central, los delta se distribuyen en la médula espinal y los kappa se encuentran en la médula espinal. Las encefalinas tienen una mayor afinidad por el receptor opioide delta, y los receptores opioides mu y kappa le siguen en afinidad. Los receptores son receptores acoplados a la proteína G con efectos descendentes que conducen a la reducción de la afluencia de potasio y calcio. La activación de los receptores mu en el cerebro medio conduce a la activación de la vía descendente inhibitoria del núcleo reticular paragigantocelular y de la GPA.[44]

Hay varios neurotransmisores y neuropéptidos que intervienen en el dolor. Los péptidos excitadores esenciales incluyen el glutamato, el aspartato, con la adición de ATP como factor contribuyente.

Los neurotransmisores inhibidores primarios incluyen el GBA y la glicina. Los neuropéptidos también están implicados, incluyendo la sustancia P, la neuroquinina A, las encefalinas y la somatostatina. Los neurotransmisores y los neuropéptidos que intervienen en el dolor agudo pueden ser complejos, y es preciso seguir investigando si queremos comprender de manera plena el dolor agudo y las vías nociceptivas.

Conclusión

Desde un punto de vista evolutivo, el dolor es un mecanismo de protección desarrollado para prevenir daños en los tejidos y comunicar amenazas al cuerpo humano. Esta experiencia desagradable y subjetiva puede alterar el comportamiento para evitar más daños y promover la curación. El dolor suele clasificarse en agudo o crónico. El dolor agudo es una respuesta normal e inmediata a los estímulos nocivos y suele ser el resultado de algún tipo de lesión en el cuerpo.[2] Este tipo de dolor surge de forma repentina después de un determinado traumatismo y tiene una duración autolimitada (de 3-6 meses).

Los estímulos nocivos del entorno pueden activar vías complejas en el cuerpo humano que conducen a la percepción del dolor en el sistema nervioso central. La anatomía y la fisiología implicadas en la percepción del dolor son bastante complejas. Se han descrito numerosas vías y neurotransmisores que transmiten y modifican las señales de dolor en diversas partes del cuerpo. Estas señales modificadas se transmiten finalmente al cerebro y se perciben como una experiencia dolorosa.[3]

Es importante tener una comprensión fundamental de la anatomía, la fisiología y los neurotransmisores implicados en el dolor agudo. Esta comprensión permite el diagnóstico adecuado de la localización y la gravedad de la lesión. Además, ayuda a guiar los planes de tratamiento y nos permite controlar la resolución de las lesiones y el daño tisular. Por último, un conocimiento profundo de estos mecanismos ayudará al desarrollo y la mejora futuros de las intervenciones de tratamiento disponibles para el dolor agudo.[45]

REFERENCIAS

1. Williams ACDC, Craig KD. Updating the definition of pain. *Pain*. 2016;157:2420-2423. https://pubmed.ncbi. nlm.nih.gov/27200490/
2. Nesse RM, Schulkin J. An evolutionary medicine perspective on pain and its disorders. *Philos Trans R Soc B Biol Sci*. 2019;374(1785):20190288. https://royalsocietypublishing.org/doi/10.1098/rstb.2019.0288
3. Meyr AJ, Steinberg JS. The physiology of the acute pain pathway. *Clin Podiatr Med Surg*. 2008;25:305-326. https://pubmed.ncbi.nlm.nih.gov/18486847/
4. Lee GI, Neumeister MW. Pain: pathways and physiology. *Clin Plast Surg*. 2020;47(2):173-180.
5. Steeds CE. The anatomy and physiology of pain. *Surgery*. 2016;34(2):55-59.
6. Hudspith MJ. Anatomy, physiology and pharmacology of pain. *Anaesthesia & Intensive Care Medicine*. 2016;17:425-430.
7. Steeds CE. The anatomy and physiology of pain. *Surgery (Oxford)*. 2009:507-511.
8. Bourne S, Machado AG, Nagel SJ. Basic anatomy and physiology of pain pathways. *Neurosurg Clin N Am*. 2014;25(4):629-638.
9. Byrne JH, Dafny N, eds. *Neuroanatomy Online: An Open Access Electronic Laboratory for the Neurosciences* [Internet]. Department of Neurobiology and Anatomy—The University of Texas Medical School at Houston. Acceso en noviembre 10, 2020. https://nba.uth.tmc.edu/ neuroanatomy/
10. Rexed B. The cytoarchitectonic organization of the spinal cord in the cat. *J Comp Neurol*. 1952;96(3):415-495. https://pubmed.ncbi.nlm.nih.gov/14946260/
11. Martins I, Tavares I. Reticular formation and pain: the past and the future. *Front Neuroanat*. 2017;11:51. www. frontiersin.org
12. Hemington KS, Coulombe MA. The periaqueductal gray and descending pain modulation: why should we study them and what role do they play in chronic pain? *J Neurophysiol*. 2015;114(4):2080-2083. https:// pubmed.ncbi.nlm.nih.gov/25673745/
13. Brodal P. *The Central Nervous System* [Internet]. Oxford University Press; 2010:196-200. Acceso en noviembre 10, 2020. http://oxfordmedicine.com/view/10.1093/med/9780190228958.001.0001/med-9780190228958
14. AI B. *The Senses: A Comprehensive Reference*. Vol. 5. Elsevier; 2008:331-338. Acceso en noviembre 10, 2020. https://www.elsevier.com/books/the-senses-a-comprehensive-reference/basbaum/978-0-12-370880-9

15. Moseley GL. A pain neuromatrix approach to patients with chronic pain. *Man Ther.* 2003;8(3):130-140.

16. Garcia-Larrea L, Peyron R. Pain matrices and neuropathic pain matrices: a review. *Pain.* 2013;154(suppl1):S29-S43. https://pubmed.ncbi.nlm.nih.gov/24021862/

17. Kline IV RH, Wiley RG. Spinal μ-opioid receptor-expressing dorsal horn neurons: role in nociception and morphine antinociception. *J Neurosci.* 2008;28(4):904-913. https://www.jneurosci.org/content/28/4/904

18. Mason P. Rostral ventromedial medulla. En: *Encyclopedia of Pain* [Internet]. Springer; 2013:3419-3421. Acceso en noviembre 10, 2020. https://link.springer.com/referenceworkentry/10.1007/978-3-642-28753-4_3849

19. Heinricher MM. Pain modulation and the transition from acute to chronic pain. *Adv Exp Med Biol.* 2016;904:105-115.

20. Budai D, Khasabov SG, Mantyh PW, Simone DA. NK-1 receptors modulate the excitability of on cells in the rostral ventromedial medulla. *J Neurophysiol.* 2007;97(2):1388-1395. https://pubmed.ncbi.nlm.nih.gov/17182914/

21. Brink TS, Pacharinsak C, Khasabov SG, Beitz AJ, Simone DA. Differential modulation of neurons in the rostral ventromedial medulla by neurokinin-1 receptors. *J Neurophysiol.* 2012;107(4):1210-1221. https://pubmed.ncbi.nlm.nih.gov/22031765/

22. Ossipov MH, Morimura K, Porreca F. Descending pain modulation and chronification of pain. *Curr Opin Support Palliat Care.* 2014;8:143-151. ncbi.nlm.nih.gov/pmc/articles/PMC4301419/?report=abstract

23. Nouri KH, Osuagwu U, Boyette-Davis J, Ringkamp M, Raja SN, Dougherty PM. Neurochemistry of somatosensory and pain processing. En: Benzon HT, Raja SN, Liu SS, Fishman SM, Cohen SP, eds. *Essentials of Pain Medicine.* 4a. ed. Elsevier; 2018:11-20.e2.

24. Purves D, Augustine GJ, Fitzpatrick D, et al. *Neuroscience.* 2a. ed. Sinauer Associates; 2001.

25. Niswender CM, Conn PJ. Metabotropic glutamate receptors: physiology, pharmacology, and disease. *Annu Rev Pharmacol Toxicol.* 2010;50:295-322.

26. Goudet C, Magnaghi V, Landry M, Nagy F, Gereau RW IV, Pin JP. Metabotropic receptors for glutamate and GABA in pain. *Brain Res Rev.* 2009;60(1):43-56.

27. Goud DJ. *Neuroanatomy.* 5a. ed. Lippincott Williams and Wilkins;2014.

28. Raja SN, Sivanesan E, Guan Y. Central Sensitization, *N*-methyl-D-aspartate receptors, and human experimental pain models: bridging the gap between target discovery and drug development. *Anesthesiology.* 2019;131(2):233-235.

29. Laumet GO, Chen S-R, Pan H-L. NMDA *Receptors and Signaling in Chronic Neuropathic Pain.* Humana Press Inc; 2017:103-110.

30. Shigeri Y, Seal RP, Shimamoto K. Molecular pharmacology of glutamate transporters, EAATs and VGLUTs. *Brain Res Rev.* 2004;45(3):250-265.

31. López-Bendito G, Shigemoto R, Fairén A, Luján R. Differential distribution of group I metabotropic glutamate receptors during rat cortical development. *Cereb Cortex.* 2002;12(6):625-638.

32. Pereira V, Goudet C. Emerging trends in pain modulation by metabotropic glutamate receptors. *Front Mol Neurosci.* 2019;11:464.

33. Boccella S, Vacca V, Errico F, et al. D-Aspartate modulates nociceptive-specific neuron activity and pain threshold in inflammatory and neuropathic pain condition in mice. *Biomed Res Int.* 2015;2015:905906.

34. Toulme E, Tsuda M, Khakh BS, et al. On the role of ATP-Gated P2X receptors in acute, inflammatory and neuropathic pain. En: Kruger L, Light AR, eds. *Translational Pain Research: From Mouse to Man.* CRC Press/Taylor & Francis; 2010. Capítulo 10. https://www.ncbi.nlm.nih.gov/books/NBK57271/

35. Gerevich Z, Illes P. P2Y receptors and pain transmission. *Purinergic Signal.* 2004;1(1):3-10.

36. Sigel E, Steinmann ME. Structure, function, and modulation of GABA(A) receptors. *J Biol Chem.* 2012;287:40224-40231.

37. Potes CS, Neto FL, Castro-Lopes JM. Inhibition of pain behavior by GABA(B) receptors in the thalamic ventrobasal complex: effect on normal rats subjected to the formalin test of nociception. *Brain Res.* 2006;1115(1):37-47. doi:10.1016/j.brainres.2006.07.089

38. Price TJ, Prescott SA. Inhibitory regulation of the pain gate and how its failure causes pathological pain. *Pain.* 2015;156(5):789-792.

39. Malcangio M. GABA(B) receptors and pain. *Neuropharmacology.* 2018;136:102-105.

40. Zieglgänsberger W. Substance P and pain chronicity. *Cell Tissue Res.* 2019;375(1):227-241.

41. Helyes Z, Pintér E, Németh J, et al. Anti-inflammatory effect of synthetic somatostatin analogues in the rat. *Br J Pharmacol.* 2001;134(7):1571-1579.

42. Cichon J, Blanck TJJ, Gan W-B, Yang G. Activation of cortical somatostatin interneurons prevents the development of neuropathic pain. *Physiol Behav.* 2018;176(1):139-148.

43. Shenoy SS, Lui F. Biochemistry, endogenous opioids. En: *StatPearls* [Internet]. StatPearls Publishing; 2021.

44. Cullen JM, Cascella M. Physiology, enkephalin. En: *StatPearls* [Internet]. StatPearls Publishing; 2021.

45. Bell A. The neurobiology of acute pain. *Vet J.* 2018;237:55-62. https://pubmed.ncbi.nlm.nih.gov/30089546/

2

Neurobiología del dolor agudo

Alex D. Pham, Madelyn K. Craig, Devin S. Reed, William C. Bidwell,
William A. Wall, Kiana Fahimipour, Brian M. Nelson, Alan David Kaye
y Richard D. Urman

Introducción

El dolor, aunque subjetivo, puede seguir de manera objetiva la vía nociceptiva que comienza con el estímulo inicial y conduce a lo que percibimos como dolor. Este fenómeno puede describirse como nocicepción, la cual se define como "la codificación y el procesamiento de los estímulos nocivos en el sistema nervioso".[1] Aunque el dolor ofrece a nuestro sistema protección frente a las amenazas, también puede ser indeseado. Los estímulos pueden ser químicos, térmicos, mecánicos, neurogénicos e inflamatorios y conducen a la activación de las vías somatosensoriales y nociceptivas y, por último, al sistema nervioso central (SNC).[1] El dolor es un fenómeno increíblemente complejo, por lo que es imprescindible que expliquemos la neurobiología del dolor agudo y sus entrañas. Exploraremos el proceso fisiológico desde los estímulos iniciales en la periferia, la transducción y transmisión a través de la médula espinal y hasta los niveles supraespinales. Explicaremos la biología de los estados inflamatorios y del dolor agudo así como la modulación descendente del dolor y los fenómenos perjudiciales de la sensibilización central que implica la neuroplasticidad con la hiperalgesia y la alodinia asociadas.[1,2] Esperamos que a través de este capítulo podamos ofrecer a nuestros lectores una comprensión completa de las vías nociceptivas para mejorar el tratamiento del dolor agudo.[1,3]

Neurobiología del dolor en la periferia de la médula espinal

La nocicepción se define como el proceso periférico de codificación y procesamiento de los estímulos nocivos, los cuales activan un nociceptor o una neurona de localización periférica que conduce a la eventual realización del dolor. Los nociceptores se caracterizan en función del tipo de estímulo al que responden, con una clasificación basada en si en general responden a estímulos térmicos, mecánicos o químicos, pero también pueden clasificarse como polimodales, silenciosos y mecano-térmicos.[4] El tipo de receptor se basa en su localización, incluyendo la piel, las articulaciones y las vísceras. La nocicepción se desglosa aún más y se caracteriza por el tipo de fibra nerviosa, con sus propiedades basadas en la velocidad de transmisión del axón y el diámetro de la fibra.[5]

La presencia o ausencia de mielina, que actúa como aislante, es responsable de una transmisión más rápida. El grado de mielinización puede variar. Las fibras mielinizadas actúan como un aislante que envía una señal que se interrumpe en los nodos de Ranvier pero tiene una velocidad de transmisión más rápida. Las fibras no mielinizadas proporcionan una conducción continua más lenta. Las fibras A son mielinizadas y las fibras C son no mielinizadas.[5] Las fibras C son axones no mielinizados de pequeño diámetro agrupados en fascículos; están rodeadas de células de Schwann y soportan velocidades de conducción más lentas, mientras que las fibras A son axones mielinizados y soportan velocidades de conducción más rápidas y median en el dolor de aparición rápida.[5]

Las fibras A se caracterizan además en función de las propiedades motoras y sensoriales, desglosándose en alfa, beta, delta y omega, que corresponden a sus propiedades y se relacionan con la velocidad en función de la mielinización y el grosor del axón. Por otra parte, las propiedades sensoriales se caracterizan en función de los receptores con los que se relacionan las fibras como tipo 1a, 1b, II, III y IV.

El proceso por el que un estímulo nocivo se convierte en una señal dolorosa incluye varios pasos. Las terminaciones nerviosas periféricas no están encapsuladas, son seudounipolares y surgen del ganglio de la raíz dorsal (GRD) o del ganglio del trigémino con inervación periférica en la piel y central en una neurona de segundo orden.[5] El proceso de transducción de la señal tiene lugar cuando este estímulo nocivo en el que intervienen las terminaciones nerviosas libres (fibras C y A delta) conduce a la apertura de canales cerrados de iones, que a su vez la convierten en una señal electroquímica al realizar cambios en el potencial de la membrana, abriendo después canales adicionales, y la eventual despolarización del nervio aferente. Dichos aferentes primarios llevan este estímulo desde la periferia hasta el SNC, donde terminan de forma predominante en las láminas I, II y V del asta dorsal en neuronas de relevo e interneuronas locales.[4,5] Los principales canales transductores del dolor nociceptivo incluyen los canales iónicos sensibles al ácido (CISA), los receptores de potencial transitorio (TRP, por sus siglas en inglés), los canales de cationes y los canales de sodio activados por voltaje. Los CISA son canales de sodio no sensibles al voltaje e inducidos por proteínas que detectan los cambios de pH y se han asociado a la epilepsia, la depresión, la migraña y el dolor neuropático.[6] Los canales TRP son un grupo de canales con diferentes funciones y respuestas a los moduladores. Algunos ejemplos son el TRPV1, que responde permitiendo el paso de iones de calcio y es potenciado por el calor, la acidez y la capsaicina, y el TRPA1, que es sensible a los estímulos térmicos, mecánicos y químicos.[7] Los canales de sodio activados por voltaje (Nav) desempeñan un papel principal en la generación de un potencial de acción al estar muy implicados en la transformación de la transducción a la transmisión.[7] Otros canales comunes activados por voltaje son los de calcio y potasio.[5] Los mencionados CISA y TRP despolarizan los canales Nav dando lugar a la formación de un potencial de acción. La despolarización de la membrana conduce a la afluencia de iones de sodio extracelular, que a su vez provoca un aumento del potencial de membrana que conduce a un umbral por el que se genera un potencial de acción.[7]

Los nociceptores responden a muchos mediadores diferentes, inflamatorios y no inflamatorios, lo que se corresponde tanto con el tipo de receptor como con la localización dentro del cuerpo. Entre los mediadores inflamatorios comunes se encuentran el 5-HT, las cininas, la histamina, los factores de crecimiento nerviosos, el trifosfato de adenosina, la PG, el glutamato, los leucotrienos, el óxido nítrico, la NE y los protones, mientras que entre los mediadores no inflamatorios se encuentran el péptido relacionado con el gen de la calcitonina, el GABA, los péptidos opioides, la glicina y los cannabinoides.[6]

Biología de las señales periféricas del dolor: transmisión de la señal

Para que los estímulos nocivos sean percibidos, primero deben transducirse en las terminaciones nerviosas de la periferia y luego transmitirse a lo largo del axón nervioso hasta el asta dorsal de la médula espinal. Se han identificado numerosos canales iónicos y receptores vinculados a la proteína G que se cree que desempeñan un papel en la transducción y transmisión de los estímulos nocivos. Un grupo de canales iónicos denominados canales iónicos receptores de potencial transitorio (canales TRP) transducen los estímulos nocivos permitiendo la entrada de cationes que conducen a la despolarización y a la generación de un potencial de acción que se transmite a continuación por el axón hasta la médula espinal. Diferentes tipos de estímulos (por ejemplo, temperatura, químicos y presión mecánica/intensa) activan distintos subtipos de canales TRP. El canal TRP vanilloide 1 (TRPV1) y el canal TRP melastatina 8 (TRPM8) responden a los estímulos de calor y frío, respectivamente. Varios canales TRP son polimodales y responden a estímulos de temperatura y químicos. Los siguientes canales TRP también responden a estímulos químicos potencialmente nocivos: TRPV1, el receptor de la capsaicina, y TRPM8, el receptor del mentol. El olor acre del isoflurano es transducido por el canal TRP ankyrin 1 (TRPA1), el receptor de la mostaza y el ajo.[1] Los canales de potasio de dos poros (K2P-KCNK), los canales de potasio activados por voltaje y los canales de sodio activados por voltaje son otros termotransductores que modulan la respuesta a los estímulos de temperatura. TREK-1 y TRAAK, ambos parte de la familia de canales de potasio KCNK, se encuentran en algunas fibras C y se propone que modulan la excitabilidad del receptor.[8] Varias clases de canales de sodio se expresan en las neuronas sensoriales; sin embargo, los Nav 1.7, 1.8 y 1.9 se encuentran de manera predominante en los nociceptores. Se han encontrado mutaciones en estos receptores en trastornos dolorosos e insensibilidades al dolor. No se han identificado positivamente los transductores mecano-sensoriales, aunque se han propuesto varios canales. Los canales de degenerina/sodio epitelial (DEG/ENac); los canales TRPV1, TRPV4 y TRPA1; los canales KCNK y los canales iónicos sensibles al ácido (CISA) son proteínas candidatas que se cree que desempeñan un papel en la hipersensibilidad mecánica.[8] Los receptores opioides, cannabinoides, GABAB y alfa-2 son algunos de los receptores vinculados a la proteína G que participan en la antinocicepción y que actúan reduciendo la entrada de calcio a través de la modulación de los canales de calcio.[1] Los canales de sodio y potasio activados por voltaje también participan en la modulación de la señal. El aumento del potencial de acción se produce a través de los canales de sodio, mientras que la disminución se produce a través de los canales de potasio.[9] Un conjunto de potenciales de acción codifica la intensidad del estímulo nocivo.[5] Los canales de calcio activados por voltaje también participan en la transmisión de los estímulos nocivos. Una subunidad moduladora del canal de calcio se encuentra altamente expresada en las fibras C, en especial después de una lesión nerviosa. Esta es la diana de la gabapentina.[1] Los canales de calcio de tipo N y T que se encuentran en las fibras C están regulados al alza tras una lesión nerviosa en trastornos como la neuropatía diabética.[8] Una vez que el potencial de acción ha alcanzado el asta dorsal, la señal se transduce de nuevo para ser transmitida al cerebro.

Biología del proceso inflamatorio y cómo afecta al sensorial del dolor

Durante la inflamación, las células del sistema inmunitario y del sistema circulatorio migran a los lugares de la lesión liberando mediadores inflamatorios. Estos mediadores incluyen citocinas; quimiocinas; proteínas de fase aguda; péptidos, como la bradicinina; eicosanoides, como las prostaglandinas, y aminas vasoactivas, como la serotonina (tabla 2.1). Los macrófagos activados que participan en el aumento de la inflamación segregan citocinas proinflamatorias IL-1beta, IL-6 y el factor de necrosis tumoral (FNT)-alfa (fig. 2.1). Se sabe que estas tres citocinas están implicadas

TABLA 2.1 MEDIADORES INFLAMATORIOS IMPLICADOS EN EL DOLOR

1. Citocinas:
   - IL-1beta
   - IL-6
   - FNT-alfa
2. Quimiocinas:
3. Proteínas de fase aguda
4. Péptidos:
   - Bradicinina
5. Eicosanoides
   - Prostaglandinas
   - PGE_2
   - IGP_2
6. Aminas vasoactivas
   - Serotonina

De Zhang JM, An J. Cytokines, inflammation, and pain. *Int Anesthesiol Clin.* 2007;45:27-37. https://doi.org/10.1097/AIA.0b013e318034194e; Choi SI, Hwang SW. Depolarizing effectors of bradykinin signaling in nociceptor excitation in pain perception. *Biomol Ther.* 2018;26:255-267. https://doi.org/10.4062/biomolther.2017.127.

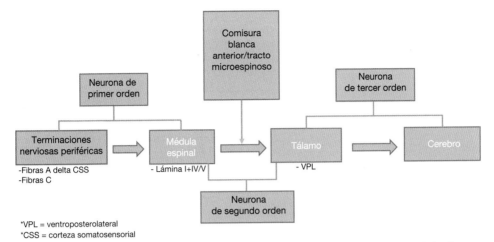

FIGURA 2.1 Proceso inflamatorio de los macrófagos al dolor patológico. (De Zhang JM, An J. Cytokines, inflammation, and pain. *Int Anesthesiol Clin.* 2007;45:27-37. https://doi.org/10.1097/ AIA.0b013e318034194e; Choi SI, Hwang SW. Depolarizing effectors of bradykinin signaling in nociceptor excitation in pain perception. *Biomol Ther.* 2018;26:255-267. https://doi.org/10.4062/ biomolther.2017.127).

en el proceso del dolor patológico al activar los receptores sensoriales nociceptivos. La IL-1beta, por ejemplo, se expresa en las neuronas nociceptivas del GRD y se ha comprobado que aumenta la PGE$_2$ y la sustancia P en las células gliales y neuronales.[10] La bradicinina, uno de los principales mediadores del dolor durante la inflamación, altera las funciones eléctricas de las neuronas sensoriales nociceptoras aumentando su excitabilidad, por lo que contribuye en gran medida a la generación y exacerbación del dolor. También sensibiliza eléctricamente a las neuronas nociceptoras mediadoras del dolor. Se ha planteado la hipótesis de que la bradicinina puede aumentar la despolarización de canales iónicos efectores específicos expresados en las neuronas nociceptoras mediante la señalización intracelular a través de receptores acoplados a proteínas G. La apertura de los canales iónicos TRPV1, TRPA1 y ANO1 está implicada en el papel de efector despolarizante en la inducción directa del disparo neuronal por la bradicinina.[11]

Las prostaglandinas, otro importante mediador inflamatorio del dolor, se forman cuando el ácido araquidónico es liberado de la membrana plasmática por la fosfolipasa A$_2$ y después metabolizado a través de la vía de la ciclooxigenasa (COX-1/COX-2) para liberar prostaglandinas. La prostaglandina E$_2$ (PGE$_2$) y la PGI$_2$ tienen el mayor impacto entre los prostanoides en el procesamiento de las señales de dolor. La PGE$_2$, una prostaglandina abundante, muestra actividades biológicas versátiles como la participación en la regulación de la presión arterial, la fertilidad y las respuestas inmunitarias. En los procesos inflamatorios, la PGE$_2$ desempeña un gran papel en todos los procesos que conducen a los signos clásicos de la inflamación: dolor, enrojecimiento e hinchazón.[12] Los cuatro subtipos identificados de receptores de PGE$_2$ son EP$_1$, EP$_2$, EP$_3$ y EP$_4$. Estos receptores funcionan a través de la señalización acoplada a la proteína G. El EP$_1$ provoca la activación de la fosfolipasa C, produciendo IP$_3$ y diacilglicerol, seguido de la movilización del calcio y la activación de la proteína cinasa C. Mientras que la estimulación agonista de los receptores EP$_2$ y EP$_4$, que están acoplados a la proteína G$_s$, activa la adenil ciclasa generando AMP (AMPc) y luego la proteína cinasa A. La acción de la PGE$_2$ en sitios centrales (cerebro y médula espinal) y en la neurona sensorial periférica produce dolor. Es interesante que hay un aumento de la expresión de los receptores de EP$_1$ durante la lesión del nervio del plexo braquial, la avulsión del GRD lesionado y los neuromas dolorosos. La activación de la vía EP$_1$ puede provocar la movilización del calcio citosólico en esta asta dorsal espinal, que está implicada en la fase tardía del dolor inflamatorio inducido por la carragenina. Las intervenciones farmacológicas dirigidas a las señales ascendentes y descendentes de la PGE$_2$ se utilizan como estrategias terapéuticas para aliviar el dolor.[12] La PGI$_2$ es otro mediador inflamatorio que provoca edema y dolor. Sus acciones actúan a través de la vía de señalización de los receptores IP-AMPc, que puede mediar el dolor durante la inflamación aguda. El ARNm del receptor IP está presente en las neuronas del GRD, incluidas las que expresan la sustancia P, un marcador del dolor nociceptivo. Este receptor también puede estar implicado en la transmisión del dolor espinal como resultado de la inflamación periférica. Se ha planteado la hipótesis de que la formación de PGI$_2$ también es inducida por la bradicinina.[12,13] Otro mediador de la inflamación es la 5-HT (serotonina), e investigaciones recientes han demostrado que la sensibilidad al dolor se ve reforzada por la activación de las neuronas 5-HT de la médula ventral rostromedial.[13]

La inflamación provoca la sensibilización de los nociceptores polimodales. El umbral de excitación disminuye de modo que incluso los estímulos normalmente inocuos pueden activar las fibras para provocar una respuesta, y los estímulos nocivos provocan una respuesta aún más fuerte en comparación con el estado no sensibilizado. La sensibilización periférica hace que las neuronas nociceptoras del SNC se vuelvan hiperexcitables, generando el dolor nociceptivo fisiopatológico: la hiperalgesia y el dolor nociceptivo. En general, los mediadores inflamatorios pueden inducir la sensibilización periférica cambiando las propiedades de respuesta de los canales iónicos mediante la activación del sistema de segundos mensajeros.[14]

Neurobiología a nivel de transmisión de la médula espinal

La transmisión de señales de dolor forma parte de la respuesta de supervivencia. La transmisión nociceptiva es un ciclo aferente que se inicia en la neurona primaria periférica a partir de los estímulos nocivos. Los estímulos periféricos deben provocar una despolarización umbral para generar un potencial axónico. Estas neuronas aferentes primarias, cuyos cuerpos celulares residen en los ganglios vecinos de la raíz dorsal, entran en la médula espinal como raíces dorsales —viajando rostral o caudalmente varios niveles en los tractos de Lissauer— antes de hacer sinapsis con las neuronas secundarias en el cuerno dorsal.

Las neuronas aferentes primarias tienen un patrón de terminación distintivo dentro del cuerno dorsal de la médula espinal. El asta dorsal se divide clásicamente en láminas, que se corresponden con lugares sinápticos aferentes específicos. Los estímulos no nocivos —como el estiramiento— viajan por las fibras A-beta y hacen sinapsis con las interneuronas en la lámina III.[6] Los estímulos nocivos de los nociceptores térmicos o mecánicos viajan por las fibras A-delta o por las fibras C no mielinizadas. Las fibras A-delta terminan en la lámina I y en la lámina IV/V. Las fibras C terminan en la lámina II o sustancia gelatinosa, donde estimulan el neurotransmisor sustancia P.[6] Estas fibras influyen en las señales de dolor y en la respuesta modulando las neuronas ascendentes y descendentes que se cruzan en el asta dorsal de la médula espinal. Ambos tipos de neuronas nociceptoras permanecen en silencio en la homeostasis durante la ausencia de estímulos dolorosos.

La mayoría de las neuronas aferentes primarias hace sinapsis con las interneuronas en estas láminas del asta dorsal, lo que permite una amplia modulación de las señales de entrada. Las sinapsis de las interneuronas son un punto donde se liberan varios neurotransmisores y pueden estimular una serie de reacciones, definidas por los efectos farmacológicos de la señal. El intercambio excitatorio puede provocar la liberación de la sustancia P, que se une a los receptores NK1 postsinápticos, o la liberación de glutamato, que puede unirse a diversos receptores.[6,15] En última instancia, estas excitaciones desencadenan una afluencia masiva de calcio y la despolarización de la interneurona.[15] Los neurotransmisores inhibitorios —como la glicina, el GABA, los endocannabinoides y las encefalinas— proporcionan una inhibición tónica en el cuerno dorsal. La glicina y el GABA pueden atenuar las vías excitatorias. Las encefalinas inhibidoras se unen a los receptores mu de las aferentes primarias en el cuerno dorsal, lo que permite atenuar directamente las señales de entrada.[15] Los opioides exógenos adicionales suelen ser el pilar de la terapia analgésica. La suma de esta compleja comunicación dinámica dentro del asta dorsal determina la señal de salida a lo largo de las vías ascendentes hacia el cerebro.

Las vías ascendentes de las láminas I y IV/V del asta dorsal se decusan en la comisura blanca anterior y ascienden cranealmente en el tracto espinotalámico hasta el núcleo ventral posterolateral contralateral del tálamo y hasta la corteza somatosensorial. El tracto espinotalámico consta de dos partes: el tracto espinotalámico lateral —que se centra en la sensación de dolor y temperatura— y el tracto espinotalámico anterior —que transporta la información de la sensación de presión—.[15] Otras señales aferentes que hacen sinapsis en el asta dorsal superficial se propagan a través del tracto parabraquial hacia las regiones del hipocampo del cerebro. Estos tractos son responsables de la memoria y de los componentes emocionales asociados a la nocicepción.[15]

Los tractos descendentes —como el corticoespinal y el rubroespinal— se distribuyen en la cara caudal de la médula, viajando caudalmente en la columna posterior hasta el cuerno dorsal antes de salir como nervio espinal. Los tractos rubroespinales integran la información con el reflejo de retirada inicial en la lámina VI. Este reflejo espinal inicial permite una rápida retirada motora ante los estímulos nocivos, incluso antes del reconocimiento consciente del daño, para proteger un daño mayor. El tracto rubroespinal transporta indirectamente señales reguladoras desde el cerebro y el cerebelo para inhibir los músculos extensores y promover la actividad flexora, lo que conduce a una retracción ante los estímulos nocivos.[15]

Concepto de sensibilización central

La comprensión médica moderna de la sensibilización central comenzó en 1983, cuando los experimentos demostraron un aumento de la excitabilidad de las neuronas motoras más allá de la respuesta prevista.[16] La comprensión de la sensibilización central requiere a menudo una percepción poco intuitiva de que una exposición repetida a un estímulo tiene el potencial de aumentar realmente la respuesta y amplificar aún más una línea de base. En la actualidad, la International Association for the Study of Pain la define de manera fundamental como "un aumento de la capacidad de respuesta de las neuronas nociceptivas del SNC a su entrada aferente normal o subumbral".[16]

Es probable que la sensibilización central se produzca como parte de un mecanismo protector más amplio del dolor para generar una retirada refleja con el fin de que, en última instancia, el cuerpo tenga tiempo para curarse.[16,17] Sin embargo, cuando se aplica al dolor crónico, el SNC tiene el potencial de crear la experiencia de una sensibilidad aumentada a través de la hiperalgesia y la alodinia y, por lo tanto, la respuesta al dolor ya no es protectora.[16] Estas sensibilidades aumentadas forman parte de la plasticidad neuronal que promueve un aumento de la eficacia sináptica y de la excitabilidad de la membrana. Los efectos pueden entonces reclutar muchas vías nociceptivas para incluir la sobreactivación de las fibras A-beta ascendentes que conducen a una mayor respuesta al dolor.[16]

Este fenómeno disfuncional puede atribuirse en gran medida al cuerno dorsal si se observan los cambios moleculares dentro de las neuronas aferentes primarias. Los cambios acumulados aumentan la excitabilidad de la membrana, facilitan la fuerza sináptica y disminuyen las influencias inhibitorias en las neuronas del asta dorsal.[16,17] Estos cambios son el resultado de dos fases distintas. En primer lugar, el glutamato, el transmisor de las neuronas aferentes primarias, depende de la fosforilación y se une a múltiples receptores en las neuronas postsinápticas. La más aplicable a la sensibilización es la activación por parte del glutamato del receptor de N-metil-D-aspartato. El glutamato elimina el bloqueo de voltaje de Mg^{2+} en el NMDAR y permite una afluencia de Ca^{2+} para luego despolarizar y activar numerosas vías intracelulares. Esto se debe a que el Ca^{2+} liberado fosforila aún más los receptores NMDA aumentando tanto la actividad como la densidad de los receptores, lo que conduce a la hiperexcitabilidad postsináptica. La segunda fase que promueve un cambio más duradero en la hipersensibilidad es la transcripción de nuevas proteínas y se describe en las lesiones patológicas. Como ejemplo, la inflamación sostenida puede generar la producción de un exceso de ciclooxigenasa-2 también en las neuronas del asta dorsal con la consiguiente producción de prostaglandina E2 que da lugar a la hiperalgesia inflamatoria. Este no es un ejemplo aislado, ya que la inflamación puede inducir un cambio fenotípico en las neuronas sensoriales primarias cuando se exponen a un exceso de factor de crecimiento nervioso. A nivel de la transcripción, se produce un cambio en el receptor α-amino-3-hidroxi-5-metil-4-isoxazolpropiónico (AMPA) del GluR2 impermeable al Ca^{2+} al GluR1 permeable al Ca^{2+}. El AMPAR ahora activado con una mayor disponibilidad de Ca^{2+} puede entonces activar vías de señalización previamente silenciosas a un estado activo y potenciar la sensibilización central duradera.[16,17]

Concepto de modulación del dolor

A medida que las señales de dolor se propagan por el cuerpo, pueden alterarse antes de que el dolor sea interpretado y percibido en el cerebro. Esta es la base de por qué ciertos estímulos nocivos producen respuestas diferentes en distintos individuos y por qué la nocicepción no siempre se correlaciona con la experiencia del dolor. Hay muchas formas de modular las señales de dolor, pero en esta sección nos centraremos en algunas de las principales teorías, como la del control de la compuerta y los mecanismos moduladores de los opioides endógenos y exógenos, la función autonómica y los aminoácidos.

En 1965, Ronald Melzack y Charles Patrick Wall propusieron una teoría revolucionaria que pretendía ofrecer un modelo del dolor que englobara muchas de las teorías opuestas de su época.[18] El modelo se denominó "Teoría del control de la compuerta" e incluía muchos aspectos de los modelos de dolor más populares, como las teorías de la especificidad y del patrón. Melzack y Wall creían que las fibras del dolor y del tacto hacían sinapsis en dos regiones diferentes dentro del cuerno dorsal de la médula espinal, la sustancia gelatinosa y un grupo de células que denominaban células de "transmisión". La estimulación a nivel de la piel producirá una señal que se obtendrá a través de aferentes primarios y se transmite a la sustancia gelatinosa o a células dentro del cuerno dorsal de la médula espinal. Se sugiere que la sustancia gelatinosa actúa como una compuerta que modula la transmisión de las señales de las neuronas aferentes primarias a las células de transmisión. Sobre esta compuerta actúan muchas estructuras corticales y subcorticales, además de las fibras grandes y pequeñas que transportan señales antinociceptivas y pronociceptivas, respectivamente. Si las señales nociceptivas de las fibras pequeñas superan la inhibición provocada por las fibras grandes, se puede experimentar la sensación de dolor.[19]

Uno de los primeros y más estudiados mecanismos de modulación del dolor es el efecto de los opioides endógenos y exógenos. Ambos opioides ejercen un efecto analgésico a través de interacciones con diversos receptores opioides: receptores μ-, δ- y κ-opioides, receptores de nocicepción o huérfanos FQ y receptores huérfanos similares a los receptores opioides.[19] Una vez unidos a estos receptores, los opioides inhiben los canales de calcio y potasio, impidiendo en última instancia la liberación de neurotransmisores del dolor. Existen varios opioides endógenos en el cerebro, como las endorfinas, las encefalinas y las dinorfinas, que producen efectos antinociceptivos al actuar sobre sus respectivos receptores opioides. La liberación de estas moléculas cerebrales endógenas es parte de la razón por la que los individuos que acaban de sufrir experiencias traumáticas, como una colisión automovilística, no experimentan dolor al inicio.[19] Por el contrario, los opioides exógenos se han convertido en algo en extremo útil en el tratamiento del dolor inflamatorio. Mediante la activación periférica de los receptores opioides en las fibras A-delta y C de los ganglios de la raíz dorsal, estos fármacos provocan una potente respuesta analgésica; sin embargo, cuando actúan a nivel central, provocan importantes efectos secundarios y propiedades adictivas que resultan preocupantes.

El sistema nervioso autónomo está vinculado a la modulación del dolor a través de las vías dopaminérgica, serotonérgica y noradrenérgica. Aunque se cree que la dopamina desempeña un papel vital en la modulación del dolor, las especificidades de su acción aún no están claras y se están investigando de manera activa. Se cree que la dopamina actúa sobre los receptores tipo D2 y de potasio en la amígdala, lo que provoca una disminución de la liberación de glutamato. La disminución de la secreción de glutamato conduce a su vez al cierre de los canales de calcio intracelulares y a la disminución de la nocicepción.[19] En cuanto a las vías serotoninérgicas y noradrenérgicas, sirven como actores clave en las vías descendentes de la modulación del dolor; para entender en realidad cómo las áreas corticales y subcorticales influyen en la modulación del dolor a través de estas vías, hay que explicar los papeles de la zona gris periacueductal (ZGPA) del cerebro medio y de la médula rostroventromedial (RVM). Reconocida como una de las primeras regiones cerebrales implicadas en la modulación del dolor, la ZGPA del cerebro medio puede ejercer un efecto antinociceptivo endógeno. Después de muchos estudios tempranos que incluían el uso de opioides y la estimulación eléctrica de esta zona en animales, esta ZGPA se ha establecido como la fuente de la inhibición del dolor mediada por los opioides. Recibe entradas de sitios corticales así como de las astas dorsales de la médula espinal a través de los núcleos parabraquiales y tiene interacciones recíprocas con la RVM.

La RVM es igualmente importante para la modulación descendente del dolor. Aparte de su interacción con ZGPA, la RVM también recibe entradas del tálamo, el *locus coeruleus* noradrenérgico y la región parabraquial y transmite señales a las astas dorsales y al núcleo caudal del trigémino. El impacto de esta zona en la modulación descendente del dolor es multifacético, con sistemas que inhiben y facilitan el dolor. En estudios con animales se ha demostrado que un desequilibrio entre estos sistemas es la causa subyacente del dolor patológico.[20] Aunque la RVM contiene vías serotoninérgicas, GABAnérgicas y glicinérgicas que se proyectan a la médula espinal, se especula que la liberación de serotonina es responsable de los efectos pronociceptivos y antinociceptivos. El efecto de la 5-hidroxitriptamina espinal depende por completo del subtipo de receptor al que se une la molécula, siendo los receptores $5\text{-}HT_{1A}$, $5\text{-}HT_{1B}$, $5\text{-}HT_{1D}$ y $5\text{-}HT_7$ los que inhiben el dolor y los $5\text{-}HT_{2A}$ y $5\text{-}HT_3$ los que lo facilitan.[20]

Las proyecciones noradrenérgicas actúan en la modulación descendente del dolor y se originan en regiones como el *locus coeruleus* y los núcleos noradrenérgicos pontinos de Kölliker-Fuse. Tras la estimulación de estas regiones, se libera norepinefrina en el líquido cefalorraquídeo de la columna vertebral, que modula un efecto antinociceptivo a través de los receptores α2 adrenérgicos presinápticos y postsinápticos. Los estudios demuestran que la respuesta analgésica encontrada a partir de la actividad de los agonistas α2 en la columna vertebral es sinérgica con la administración de opioides y que la activación de los receptores α1 puede incluso promover el dolor.[20] En definitiva, las diversas vías descendentes que facilitan e inhiben el dolor trabajan de manera constante al unísono para crear un estado de base de la nocicepción que puede ser fácilmente influenciado por la enfermedad, las lesiones y la inflamación.

El último mecanismo modulador que se discutirá es el de los aminoácidos inhibidores, sobre todo el GABA y la CCK. Se cree que el GABA, un aminoácido inhibidor que se encuentra en el SNC, inhibe la nocicepción mediante procesos moduladores descendentes. La pérdida de GABA y, por lo tanto, de su inhibición nociceptiva, conduce al desarrollo de ciertos tipos de dolor, como el inflamatorio y el neuropático.[19] Por el contrario, la CCK, que es un aminoácido inhibidor que suele liberarse tras la ingesta de alimentos, puede facilitar el dolor a través de sus interacciones en la RVM y ciertas moléculas como los cannabinoides y los opioides.

Conclusión

La neurobiología del dolor agudo puede implicar complejos mecanismos celulares y moleculares.[1] A partir del estímulo inicial procedente de la periferia, el dolor implica varias fases que incluyen la transducción, la transmisión, la modulación y la percepción que conducen a los estímulos nocivos.[1-3] Los receptores periféricos responden a diferentes estímulos transmitiendo distintos tipos de información (temperatura, mecánica, nocicepción) a diferentes láminas del asta dorsal.[1,2] Hay una variedad de tractos ascendentes y descendentes implicados en la transmisión y modulación del dolor que debemos seguir explorando. Además, hay regiones supraespinales implicadas, como las cortezas somatosensoriales primarias y secundarias.[2] La neurobiología del dolor agudo es compleja y sigue evolucionando. Nuestro objetivo es ofrecer una comprensión completa de las vías nociceptivas que conducen al dolor agudo.

REFERENCIAS

1. Bell A. The neurobiology of acute pain. *Vet J.* 2018;237:55-62. https://doi.org/10.1016/j.tvjl.2018.05.004
2. Ringkamp M, Dougherty PM, Raja SN. Anatomy and physiology of the pain signaling process. En: *Essentials of Pain Medicine*. 4a. ed. Elsevier; 2018:3-10.e1. http://dx.doi.org/10.1016/B978-0-323-40196-8.00001-2
3. Giordano J. The neurobiology of pain. *Pain Manag A Pract Guid Clin Sixth Ed.* 2001;353:1089-1100.
4. *Pain Principles (Section 2, Chapter 6) Neuroscience Online: An Electronic Textbook for the Neurosciences*. Department of Neurobiology and Anatomy —The University of Texas Medical School at Houston. n.d. Acceso en octubre 21, 2020. https://nba.uth.tmc.edu/neuroscience/m/s2/chapter06.html

5. Dubin AE, Patapoutian A. Nociceptors: the sensors of the pain pathway. *J Clin Investig.* 2010;120:3760-3772. https://doi.org/10.1172/JCI42843

6. Yam MF, Loh YC, Tan CS, Adam SK, Manan NA, Basir R. General pathways of pain sensation and the major neurotransmitters involved in pain regulation. *Int J Mol Sci.* 2018;19. https://doi.org/10.3390/ijms19082164

7. McEntire DM, Kirkpatrick DR, Dueck NP, et al. Pain transduction: a pharmacologic perspective. *Expert Rev Clin Pharmacol.* 2016;9:1069-1080. https://doi.org/10.1080/17512433.2016.1183481

8. Basabaum AI, Bautista DM, Scherrer G, Julius D. Cellular and molecular mechanisms of pain. *Cell.* 2009;2:267-284. https://doi.org/10.1016/j.cell.2009.09.028.Cellular

9. Fenton BW, Shih E, Zolton J. The neurobiology of pain perception in normal and persistent pain. *Pain Manag.* 2015;5:297-317. https://doi.org/10.2217/pmt.15.27

10. Zhang JM, An J. Cytokines, inflammation, and pain. *Int Anesthesiol Clin.* 2007;45:27-37. https://doi.org/10.1097/AIA.0b013e318034194e

11. Choi SI, Hwang SW. Depolarizing effectors of bradykinin signaling in nociceptor excitation in pain perception. *Biomol Ther.* 2018;26:255-267. https://doi.org/10.4062/biomolther.2017.127

12. Ricciotti E, Fitzgerald GA. Prostaglandins and inflammation. *Arterioscler Thromb Vasc Biol.* 2011;31:986-1000. https://doi.org/10.1161/ATVBAHA.110.207449

13. Bannister K, Dickenson AH. What do monoamines do in pain modulation? *Curr Opin Support Palliat Care.* 2016;10:143-148. https://doi.org/10.1097/SPC.0000000000000207

14. Schaible HG, Ebersberger A, Natura G. Update on peripheral mechanisms of pain: beyond prostaglandins and cytokines. *Arthritis Res Ther.* 2011;13:210. https://doi.org/10.1186/ar3305

15. Urch DC. Normal pain transmission. *Rev Pain.* 2007;1:2. https://doi.org/10.1177/204946370700100102

16. Latremoliere A, Woolf CJ. Central sensitization: a generator of pain hypersensitivity by central neural plasticity. *J Pain.* 2009;10:895-926. https://doi.org/10.1016/j.jpain.2009.06.012

17. Woolf CJ. Central sensitization: implications for the diagnosis and treatment of pain. *Pain.* 2011;152:S2. https://doi.org/10.1016/j.pain.2010.09.030

18. Moayedi M, Davis KD. Theories of pain: from specificity to gate control. *J Neurophysiol.* 2013;109(1):5-12. https://doi.org/10.1152/jn.00457.2012

19. Kirkpatrick DR, Mcentire DM, Hambsch ZJ, et al. Therapeutic basis of clinical pain modulation. *Clin Transl Sci.* 2015;8(6):848-856. https://doi.org/10.1111/cts.12282

20. Isenberg-Grzeda E, Ellis J. Editorial supportive care and psychological issues around cancer. *Curr Opin Support Palliat Care.* 2015;9(1):38-39. https://doi.org/10.1097/SPC.0000000000000055

3

Evaluación y medición del dolor

Alan David Kaye, Alex D. Pham, Chikezie N. Okeagu y Elyse M. Cornett

Introducción

Evaluar el dolor puede ser una tarea difícil. Debido a la naturaleza subjetiva del dolor y a los retos que supone la selección y aplicación de diversos tipos de instrumentos de evaluación del dolor, esta última puede dar lugar a resultados poco fiables o sesgados.[1] De hecho, la evaluación y el informe del dolor pueden ser un proceso subjetivo y estar influidos por el paciente, el observador, la realización de la prueba, el estatus socioeconómico, el origen étnico del paciente, el nivel de comodidad de este y otras variables.[2] Dadas estas dificultades, es esencial un estudio de los métodos de evaluación del dolor existentes. En el siguiente capítulo se estiman las modalidades actuales de evaluación del dolor en adultos, en la población pediátrica y en poblaciones especiales, incluidos los pacientes con discapacidades cognitivas/no verbales.

Herramientas comunes de evaluación en la población adulta

Escala visual análoga

La escala visual análoga (EVA) es una escala lineal que mide la magnitud de la intensidad del dolor (fig. 3.1). Está diseñada para pacientes > 8 años. Abarca una línea horizontal escalada con un espectro que va desde el dolor leve que empieza por la izquierda hasta el aumento de la intensidad hacia el extremo derecho de la línea horizontal.[2] La línea suele tener una longitud de 10 cm, y cada lado de la línea termina en los extremos: sin dolor o con dolor intenso. Cabe destacar que la línea puede presentarse de forma horizontal o vertical.[1] En términos de utilización, el paciente marca su dolor en la línea del espectro de la escala.[3]

Los resultados de la mayoría de los estudios implican que hay poca diferencia entre las escalas de dolor; sin embargo, se ha demostrado que la EVA es superior en comparación con la escala de valoración numérica (EVN) o la escala de valoración verbal (EVV).[1] La EVA ha demostrado estar asociada a diferentes comportamientos del dolor y a la puntuación a nivel de proporción.[1] Además, ha demostrado ser sensible a las modalidades de tratamiento.[1] También se ha observado que, mediante la EVA, la intensidad del dolor evaluada en dos puntos temporales distintos muestra una diferencia precisa en la magnitud del dolor.[3]

Existen otras versiones de la EVA: una de ellas se conoce como la EVA mecánica, que utiliza un marcador que se puede deslizar y que se "superpone" a la línea horizontal. Esta EVA horizontal se describe como si estuviera dibujada en una regla y puede puntuarse según el reverso, que tiene números para la escala.[1] Estudios anteriores han revelado que la EVA mecánica tiene una prometedora fiabilidad test-retest.[3]

La EVA tiene sus propias desventajas. En primer lugar, es difícil aplicarla a individuos que experimentan dificultades perceptivo-motoras.[1] Esto está presente en los pacientes que experimentan dolor

Figuras: herramientas comúnmente utilizadas para calificar el dolor

Escala visual análoga

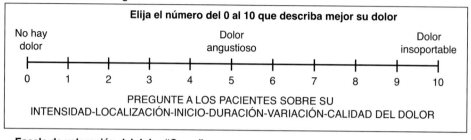

Escala de valoración del dolor "Caras"

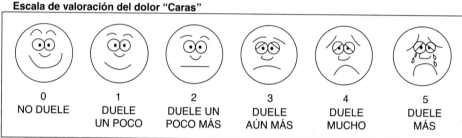

FIGURA 3.1 Imagen de la EVA. (Gould D, et al. Visual Analogue Scale (VAS). *J Clin Nurs.* 2001;10:697-706).

crónico. En segundo lugar, los individuos que suelen utilizar una regla para medir la intensidad del dolor deben tener en cuenta los centímetros o milímetros para evaluar la magnitud de su dolor.[1] Esto puede requerir mucho tiempo, con la posibilidad de introducir un sesgo en la escala. Además, los pacientes que padecen una discapacidad cognitiva pueden aumentar las tasas de incumplimiento.[1]

La escala visual análoga se ha utilizado para medir el dolor en adultos: presenta índices de no cumplimentación superiores a la media en los pacientes de edad avanzada.[1] Los estudios anteriores atribuyen las tasas de fracaso entre las poblaciones de edad avanzada a tres categorías principales: el grado de capacidad motora, el nivel de deterioro de la capacidad cognitiva y el nivel de educación.[4] En efecto, la EVA requiere el pensamiento conceptual del dolor y la capacidad de mover una marca de lápiz hacia la zona que representa su nivel de dolor apropiado.[4] En la población de edad avanzada se recomienda utilizar la EVV en lugar de la EVA, ya que estudios anteriores han demostrado que tiene menos respuestas de error.[1]

Escala de valoración numérica

La EVN permite medir el dolor haciendo que el usuario marque con un círculo los números (fig. 3.2). Estos números pueden variar y oscilar entre 0 y 10, 0 y 20, o 0 y 100. Los extremos de cada

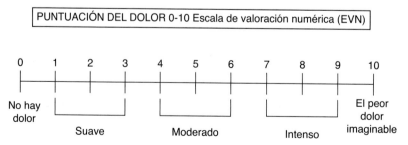

FIGURA 3.2 Imagen de la EVN. (Melzack R. The McGill Pain Questionnaire: major properties and scoring methods. *Pain.* 1975;1(3):277-299. doi:10.1016/0304-3959(75)90044-5)

escala incluyen el 0, que significa un estado de ausencia de dolor, y el número más alto se correlaciona con un estado de alta intensidad de dolor.[3] La EVN es similar a la EVV en el sentido de que tiene datos positivos que respaldan su validez. Estudios anteriores han demostrado que la EVN se corresponde bien con los tratamientos de medición del dolor. Esta escala puede administrarse de manera escrita u oral. Sus ventajas son que se entiende bien, no es difícil de usar y puede puntuarse con facilidad.[1] Los pacientes que sufren múltiples síntomas de dolor parecen preferir la EVN.[2]

Las desventajas de esta prueba son que carece de cualidades de relación en comparación con la EVA o la escala de valoración gráfica (EVG).[3] Un ejemplo de ello es el citado por Lazaridou y cols. en el sentido de que los intervalos iguales en la EVN pueden quizá no reflejar la intensidad del dolor.[1] Esto significa que la distancia de intervalo entre 9 y 7 puede no ser equivalente a la distancia de intervalo de 3 y 1.[1] Otra desventaja es el "anclaje", que implica que los pacientes pueden a veces "anclar" su dolor en el límite superior de la escala, lo que puede cambiar la forma en que califican sus intensidades de dolor.[1]

Escalas de valoración verbal

La EVV mide el dolor a través de un espectro de adjetivos (fig. 3.3), los cuales se enumeran desde la menor intensidad de dolor hasta la mayor.[3] A las personas que realizan la prueba se les pide que elijan el adjetivo adecuado que represente con exactitud su dolor.[1] Cada adjetivo está asociado a un sistema de puntuación.[1] Además, la EVV no se limita a los adjetivos. Otras formas de EVV abar-

Categoría de ansiedad	Evaluación de pacientes	Evaluación del anestesista
Suave	**EVV** **Media:** 2.46 **Mediana:** 2 **Rango:** 0-7 **DE:** ±1.71	**EVV** **Media:** 2.43 **Mediana:** 2 **Rango:** 0-6 **DE:** ±1.49
	FPS **La cara más común:** 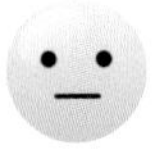	**FPS** **La cara más común:** 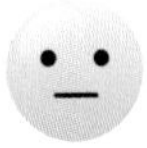
Moderado	**EVV** **Media:** 5.61 **Mediana:** 5 **Rango:** 2-8 **DE:** ±1.52	**EVV** **Media:** 5.82 **Mediana:** 6 **Rango:** 3-9 **DE:** ±1.30
	FPS **La cara más común:** 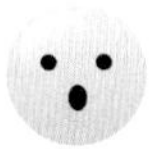	**FPS** **La cara más común:** 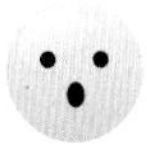
Intenso	**EVV** **Media:** 8.82 **Mediana:** 9 **Rango:** 6-10 **DE:** ±1.33	**EVV** **Media:** 9 **Mediana:** 9 **Rango:** 7-10 **DE:** ±0.93
	FPS **La cara más común:** 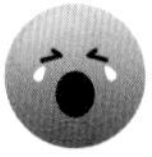	**FPS** **La cara más común:** 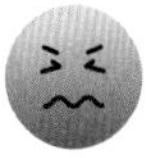

DE = Desviación estándar

FIGURA 3.3 Ejemplo de EVV.

can el uso de frases y una escala de calificación conductual en la que el paciente puede describir la intensidad de su dolor mediante frases.[1,3]

La escala de valoración verbal tiene muchas ventajas. En primer lugar, es sencilla de utilizar y fácil de administrar y puntuar. En segundo lugar, su validez para medir el dolor está respaldada.[1] En tercer lugar, las tasas de cumplimiento son positivas y, al parecer, se deben a que no es difícil de comprender.[1] Puede aplicarse a la población de edad avanzada. Los resultados de la EVV se correlacionan bien con diferentes tipos de herramientas de medición del dolor.[1] La escala de valoración verbal es análoga a la EVA en este sentido.[3]

La escala de valoración verbal tiene algunas desventajas. Es posible que la EVV no tenga un número adecuado de respuestas entre las que elegir, ya que los pacientes pueden tener dificultades para escoger la respuesta más precisa para representar su dolor.[3] Además, la precisión de la prueba puede verse comprometida, ya que los intervalos entre cada palabra de la escala pueden no estar ponderados de forma diferente desde la perspectiva del paciente. Esto puede dar lugar a dificultades a la hora de calificar con precisión la intensidad del dolor y los cambios en el mismo.[3] Otra limitación de la EVV es que, para que esta prueba funcione, el paciente debe conocer y comprender las palabras que le proporciona esta evaluación del dolor.[1]

Cuestionario del dolor de McGill

El cuestionario del dolor de McGill (MPQ, por sus siglas en inglés) mide el dolor a través de varios aspectos y se considera exhaustivo. Pone a prueba el dolor de los pacientes basándose en tres aspectos: cognitivo-evaluativo, afectivo y sensorial. Este cuestionario consta de una lista de 78 palabras que pueden dividirse en 20 secciones.[1] Cada sección consta de descriptores que están ordenados de menor a mayor intensidad. Las secciones están numeradas en función de los tres aspectos mencionados antes. Por ejemplo, las secciones 1 a 10 corresponden a lo sensorial. Las secciones 11 a 15 representan el componente afectivo.[1] Las secciones 16 son la parte evaluativa del cuestionario.[1] Las secciones 17 a 20 son los aspectos diversos del dolor. Se pide a los pacientes que elijan las palabras que mejor se correlacionan con la intensidad de su dolor.[1] Una vez elegidas, las palabras seleccionadas se traducen en un índice de dolor. Las palabras elegidas por los pacientes se suman y se les asigna una clasificación.[1] El MPQ también incluye la medición de la intensidad actual del dolor con base en una escala de 1 a 5.[2]

En la práctica clínica también se utiliza una versión más corta del MPQ. Se trata de 15 palabras o descriptores que pertenecen a la categoría sensorial y afectiva. La categoría sensorial se compone de 11 descriptores y la afectiva de 4. Se califican en una escala de magnitud que va de 0 a 3-0 (siendo 0 "ninguno" a 3 "la experiencia de dolor más intenso").[1,2]

Según los informes, el MPQ corto ha sido comparable al MPQ original.[2] El MPQ corto puede ser más fácil de utilizar en comparación con el MPQ original, ya que es más breve de administrar.[2] Esta versión del MPQ es beneficiosa para pacientes obstétricas y quirúrgicos.[2] El MPQ corto ha demostrado ser tan sensible como para mostrar las diferencias debidas a los tratamientos.[2] Por último, esta versión puede ser más fácil para los pacientes geriátricos.[1]

Inventario breve del dolor

El inventario breve del dolor (BPI, por sus siglas en inglés) se creó para evaluar a los pacientes con cáncer. Sin embargo, con el paso del tiempo, esta herramienta de evaluación comenzó a utilizarse para pacientes con dolor no oncológico/crónico. Está disponible en una versión larga y otra corta. La versión larga incluye 17 ítems, y la corta, 9[5] (fig. 3.4).

El formulario largo requería un periodo más largo de 1 semana para medir la interferencia y la intensidad del dolor. Esta versión indagaba sobre el uso de medicamentos y evaluaba los descriptores que pudieran informar con precisión sobre su dolor.[6] Las preguntas de la versión larga incluían las técnicas para mitigar el dolor y la duración y el porcentaje de alivio del dolor asociados.[6] Como

Fecha: _____ / _____ / _____   Hora: _____

Nombre: _____ _____ _____
         Apellido paterno   Apellido materno   Nombre

1) A lo largo de nuestra vida, la mayoría de nosotros hemos tenido dolores de vez en cuando (como pequeños dolores de cabeza, esguinces y dolores de muelas). ¿Ha tenido hoy otros dolores además de estos tipos de dolor cotidianos?

   1. Sí   2. No

2) En el diagrama, sombree las zonas donde le duelen los pies, ponga una X en la zona que más le duela.

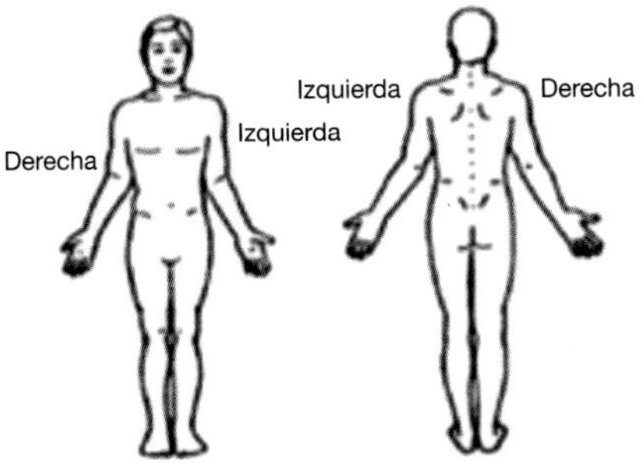

3) Por favor, califique rodeando el número que mejor describa su dolor en su **peor** momento en las últimas 24 horas.

0	1	2	3	4	5	6	7	8	9	10

No hay dolor   Un dolor tan intenso como el que pueda imaginar

4) Por favor, califique su dolor rodeando con un círculo el número que mejor describa su dolor al menos en las últimas 24 horas.

0	1	2	3	4	5	6	7	8	9	10

No hay dolor   Un dolor tan intenso como el que pueda imaginar

5) Por favor, califique su dolor rodeando el número que mejor describa su dolor en **promedio.**

0	1	2	3	4	5	6	7	8	9	10

No hay dolor   Un dolor tan intenso como el que pueda imaginar

6) Por favor, califique su dolor rodeando con un círculo el número que indique cuánto dolor tiene en **este momento.**

0	1	2	3	4	5	6	7	8	9	10

No hay dolor   Un dolor tan intenso como el que pueda imaginar

7) ¿Qué tratamientos o medicamentos está recibiendo para su dolor?

_____

8) En las últimas 24 horas, ¿cuánto **alivio** le han proporcionado los tratamientos o medicamentos para el dolor? Por favor, marque con un círculo el porcentaje que más muestre el alivio que ha recibido.

0%	10	20	30	40	50	60	70	80	90	100%

No hay alivio   Alivio completo

9) Marque con un círculo el número que describa cómo, durante las últimas 24 horas, el dolor ha **interferido** con su:

   A. Actividad general

0	1	2	3	4	5	6	7	8	9	10

No interfiere   Interfiere por completo

   B. Estado de ánimo

0	1	2	3	4	5	6	7	8	9	10

No interfiere   Interfiere por completo

   C. Capacidad para caminar

0	1	2	3	4	5	6	7	8	9	10

No interfiere   Interfiere por completo

   D. Trabajo normal (incluye tanto el trabajo fuera de casa como las tareas domésticas)

0	1	2	3	4	5	6	7	8	9	10

No interfiere   Interfiere por completo

   E. Relaciones con otras personas

0	1	2	3	4	5	6	7	8	9	10

No interfiere   Interfiere por completo

   F. Sueño

0	1	2	3	4	5	6	7	8	9	10

No interfiere   Interfiere por completo

   G. Disfrutar de la vida

0	1	2	3	4	5	6	7	8	9	10

No interfiere   Interfiere por completo

FIGURA 3.4 Ejemplo de escala BPI. El Inventario Breve del Dolor es un cuestionario médico utilizado para medir el dolor, desarrollado por el Grupo de Investigación del Dolor del Centro Colaborador de la OMS para la Evaluación de los Síntomas en la Atención al Cáncer.

se comprobó que esta versión tomaba demasiado tiempo, en especial si se utilizaba de manera repetida, se elaboró la versión corta.[6]

La versión corta es más común y se describirá a continuación.[5] Esta versión del BPI evalúa el dolor mediante dos categorías principales. La primera es la puntuación de la intensidad del dolor y la segunda, la interferencia del dolor.[5] La puntuación de la intensidad del dolor se basa en las cuatro opciones que describen el nivel del dolor. Esto incluye el dolor actual, el dolor medio, el menor dolor y el peor dolor. Cada una de estas opciones se valora con una puntuación de 0, que significa sin dolor, o hasta una puntuación alta de 10, que significa el dolor más intenso.[5] La puntuación total posible puede ser desde 0 hasta la puntuación máxima de 40.[5] La parte de la interferencia del dolor del inventario está diseñada a través de siete categorías, las cuales incluyen el trabajo, la actividad general, la actividad anímica, la capacidad para caminar, las relaciones, el disfrute de la vida y el sueño.[6] A estas categorías se les asigna un valor de 0, que significa que no hay interferencia, o de 10, que significa que interfiere por completo. En este inventario la puntuación total puede ser de 0 a 70.[5]

Población pediátrica

Escala de dolor infantil neonatal

La escala de dolor infantil neonatal (NIPS, por sus siglas en inglés) es una herramienta de evaluación del dolor que se utiliza con frecuencia y que ha demostrado ser fiable con una alta vali-

TABLA 3.1 EJEMPLO DE NIPS

Parámetro	Encontrando	Puntos
Expresión facial		
	Relajado	0
	Hace muecas	1
Llanto		
	Sin llanto	0
	Lloriquea	1
	Vigoroso	2
Patrones respiratorios		
	Relajado	0
	Cambio en la respiración	1
Brazos		
	Restringidos	0
	Relajados	0
	Doblados	1
	Extendidos	1
Piernas		
	Restringidas	0
	Relajadas	0
	Dobladas	1
	Extendidas	1
Estado de excitación		
	Dormido	0
	Despierto	0
	Melindroso	1

NIPS: Total de puntos para los 6 parámetros, donde la puntuación mínima es 0 y la máxima es 7.

Motta Gde C, Schardosim JM, Cunha ML. Neonatal Infant Pain Scale: cross-cultural adaptation and validation in Brazil. *J Pain Symptom Manage.* 2015;50(3):394-401. https://doi.org/10.1016/j.jpainsymman.2015.03.019

dez[1,2] (tabla 3.1). Esta prueba incluye la detección y medición de conductas de dolor. Esto incluye el estado de excitación, el movimiento de los brazos, la respiración, el movimiento de las piernas, la expresión facial y el llanto.[1] Cada categoría consta de sus propias subcategorías. Por ejemplo, la categoría de "expresión facial" incluye "relajado", con una puntuación de 0, y "hace muecas", con una puntuación de 1.[2] La categoría de "llanto" consta de "sin llanto", con una puntuación de 0, a "vigoroso", con una puntuación de 2.[2] El NIPS puede oscilar entre 0 y 7. Una puntuación sumatoria > 3 es un indicador de la presencia de dolor.[2]

Escala de Oucher

La escala de Oucher es una herramienta de autoinforme indicada para niños de 3 a 12 años[7] (fig. 3.5). Incluye una escala de dolor de 0 a 10 y una escala de imágenes que consiste en caras de niños que expresan diferentes estados dolorosos.[7] Los niños mayores (de 8 a 12 años) pueden utilizar esta escala al igual que la de valoración numérica. El cero significa "no hay dolor" y el 10 es el más intenso, es decir, "el mayor dolor que se pueda tener". La escala fotográfica se utiliza para los niños más pequeños.[7] La fotografía inferior muestra la cara de un niño sin expresión de dolor, mientras que la fotografía situada en la parte superior de la escala muestra la expresión de un niño con dolor intenso.[7]

La escala de Oucher incluye versiones diversas para incluir otros orígenes étnicos en la parte fotográfica. Estas versiones incluyen rostros de caucásicos, afroamericanos y de la etnia hispana.[7] Se ha demostrado que la escala de dolor de Oucher presenta una alta validez, en especial con las versiones hispana y afroamericana.[7] Ha habido informes positivos de la versión afroamericana con niños que tienen anemia falciforme. Los resultados de las pruebas tuvieron una consistencia posi-

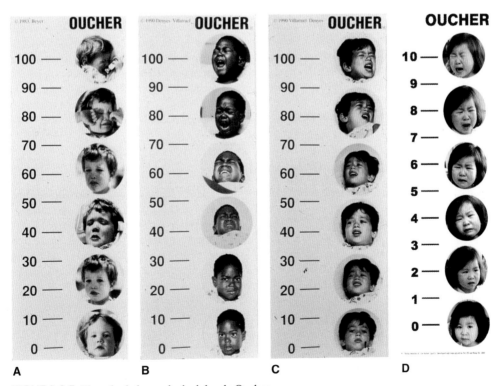

FIGURA 3.5 Ejemplo de la escala de dolor de Oucher.

Escala de dolor con caras: revisada

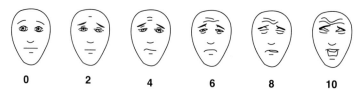

| 0 | 2 | 4 | 6 | 8 | 10 |

FIGURA 3.6 Ejemplo de escala de dolor con caras.

tiva con otras herramientas de evaluación del dolor, incluidas las escalas análogas visuales y la herramienta de los trozos de dolor.[7] También se ha informado que la escala de Oucher puede detectar la alteración del dolor tras el uso de analgésicos en estos pacientes.[7]

La escala de Oucher tiene varias limitaciones. La validez puede no ser sólida cuando se aplica a niños más pequeños, de entre 3 y 4 años.[2] Las escalas numéricas pueden ser un reto para estos grupos. Además, la producción de esta escala puede ser costosa, ya que hacer varias versiones con fotografías en color puede no ser económico.[7]

Escala de dolor con caras

La escala de dolor con caras incluye una escala horizontal de caras de dibujos animados que simbolizan la intensidad del dolor (fig. 3.6). De izquierda a derecha, la escala aumenta en magnitud.[2] Esta escala es para edades de 3 a 12 años, y en ella se califica el dolor de 0 a 6. El cero significa "ningún dolor" y el 6 "el mayor dolor posible". Esta escala tiene sus limitaciones, como que no es la preferida por la población pediátrica y el hecho de que no se escaló de 0 a 10.[2] Por ello, se elaboró otra versión de la escala de dolor con caras, conocida como Faces Pain Scale-Revised (FPS-R).[2]

La versión revisada tiene varias diferencias, entre ellas que la escala no incluye lágrimas ni sonrisas. En comparación, la versión revisada consiste en caras de género neutro que consisten en muecas.[2,8] Las escalas están numeradas de izquierda a derecha en orden creciente como 0, 2, 4, 6, 8 y 10, siendo 0 ningún dolor y 10 el peor dolor con la mueca correspondiente. Esta escala puede utilizarse en los grupos de edad entre 4 y 12 años.[2] Otros informes afirman que puede utilizarse con la mayoría de los niños mayores de 8 años.[9] Por último, esta escala puede administrarse en 47 idiomas.[2]

Perfil del dolor del lactante prematuro

El perfil del dolor del lactante prematuro (PIPP, por sus siglas en inglés) es una escala validada que se utiliza para evaluar el dolor agudo en los recién nacidos (tabla 3.2). El modelo multidimensional incluye siete ítems utilizados para la evaluación del dolor, tres conductuales (incluyendo las expresiones faciales), dos fisiológicos (incluyendo la frecuencia cardiaca y la saturación de oxígeno) y dos contextuales (edad gestacional y estado de comportamiento).[10] Cada ítem se califica en una escala de 4 puntos que va de 0 a 3, por lo que 21 es la puntuación máxima que puede recibir un bebé prematuro.

Escala de dolor infantil neonatal

El NIPS, por sus siglas en inglés, es otro método validado que se utiliza para evaluar el dolor agudo en los neonatos. Este método en particular utiliza seis categorías de comportamiento diferentes para medir el dolor en los neonatos.[11] Los criterios observados en la escala son las expresiones faciales, el llanto, los patrones de respiración, el movimiento de los brazos, el movimiento de las piernas y el nivel de alerta. La indicación de dolor en un bebé es cualquier puntuación de 3 o superior.

TABLA 3.2 **EJEMPLO DE ESCALA PIPP**

Escala PIPP				
Indicadores	**0**	**1**	**2**	**3**
GA en semanas	≥ 36 semanas	32-35 semanas y 6 días	28-31 semanas y 6 días	< 28 semanas
Observar al neonato durante 15 s				
Alerta	Activo	Silencio	Activo	Quieto
	Despierta	Despierta	Duerme	Duerme
	Ojos abiertos	Ojos abiertos	Ojos abiertos	Ojos abiertos
	Movimientos faciales presentes	No hay movimientos faciales	Movimientos faciales presentes	No hay movimientos faciales
Registre la FC y la SpO$_2$				
FC máxima	↑ De 0 a 4 lpm	↑ De 5 a 14 lpm	↑ De 15 a 24 lpm	↑ ≥ 25 lpm
Saturación mínima	↓ De 0 a 2.4%	↓ De 2.5 a 4.9%	↓ 5 a 7.4%	↓ ≥ 7.5%
Observar al neonato durante 30 s				
Frente fruncida	Ausente	Mínimo	Moderado	Máxima
Ojos apretados	Ausente	Mínimo	Moderado	Máxima
Surco nasolabial	Ausente	Mínimo	Moderado	Máxima

Stevens B, Johnston C, Petryshen P, Taddio A. Premature Infant Pain Profile: development and initial validation. *Clin J Pain.* 1996;12(1):13-22. doi:10.1097/00002508-199603000-00004

Sistema de codificación facial neonatal

El sistema de codificación facial neonatal (NFCS, por sus siglas en inglés) se basa solo en la presencia o ausencia de expresiones faciales asociadas al dolor en el paciente infantil. Se puntúa en una escala que va de 0 a 8; una puntuación de 2 o más indica dolor[12] (ver tabla 3.3).

TABLA 3.3 **EJEMPLO DE NFCS**

Acciones faciales	0 punto	1 punto
Abultamiento de las cejas	Ausente	Presente
Apretón de ojos	Ausente	Presente
Profundización del surco nasolabial	Ausente	Presente
Labios abiertos	Ausente	Presente
Estiramiento de la boca (horizontal o vertical)	Ausente	Presente
Tensión de la lengua	Ausente	Presente
Protuberancia de la lengua	Ausente	Presente
Temblor de barbilla	Ausente	Presente
Puntuación máxima de 8 puntos, considerando el dolor ≥ 3.		

Grunan RVE, Craig KD. Pain expression in neonates: facial action and cry. *Pain.* 1987;28:395-410.

TABLA **3.4** EJEMPLO DE N-PASS

	Recomendación de enfermería para la terapia		
	Disminución	No hay cambio	Aumento
Dolor: en desacuerdo (n = 40)			
Puntuación N-PASS < 2 (n)	0	0	3
Puntuación N-PASS > 2 (n)	0	37	0
Dolor: de acuerdo (n = 178)			
Puntuación N-PASS < 2 (n)	6	170	0
Puntuación N-PASS > 2 (n)	0	0	2
Sedación: en desacuerdo (n = 33)			
Puntuación N-PASS < 2 (n)	0	0	3
Puntuación N-PASS > 2 (n)	1	29	0
Sedación: de acuerdo (n = 185)			
Puntuación N-PASS < 2 (n)	2	182	0
Puntuación N-PASS > 2 (n)	0	0	1

La escala de dolor, agitación y sedación neonatal (N-PASS, por sus siglas en inglés) es una herramienta desarrollada en la Loyola University por Patricia Hummel, RNC, MA, APN/CNP, y Mary Puchalski, RNC, MS, APN/CNS.

Escala de dolor, agitación y sedación neonatal

La escala de dolor, agitación y sedación neonatal (N-PASS, por sus siglas en inglés) se desarrolló para evaluar el dolor agudo prolongado y la sedación en todos los lactantes (tabla 3.4). Esta escala se basa en cinco criterios conductuales y fisiológicos para la evaluación del dolor, que incluyen el llanto y la irritabilidad, el estado de la conducta y la expresión facial.[13] Cada elemento se califica por separado para el dolor (0, 1, 2) y la sedación (0, −1, −2). La parte de la evaluación del dolor se clasifica como "dolor/agitación", ya que a nivel clínico son muy difíciles de diferenciar. Una puntuación de dolor alta es indicativa de comportamientos intensos, mientras que una puntuación de sedación baja es indicativa de un nivel de sedación más profundo. Los bebés prematuros reciben puntos adicionales en función de la edad gestacional debido a su limitada capacidad para mostrar y mantener las manifestaciones conductuales del dolor. Una puntuación total > 3 sugiere un nivel de dolor moderado/intenso, mientras que una puntuación < 4 sugiere un dolor leve. La N-PASS es fiable a la hora de evaluar el dolor de los lactantes tanto en el periodo posoperatorio como en caso de ventilación.

CRIES

La CRIES (por sus siglas en inglés) utiliza una escala de 10 puntos para evaluar el dolor posoperatorio en la población de pacientes neonatales midiendo cinco criterios diferentes: el llanto, la necesidad de oxígeno suplementario para mantener una $SpO_2 > 95\%$, el aumento de las constantes vitales (en específico la frecuencia cardiaca y la presión arterial), la expresión facial y el insomnio[14] (tabla 3.5). Una puntuación > 4 sugiere un dolor de moderado a intenso. En este caso, los pacientes pueden necesitar analgesia adicional.

Poblaciones pediátricas especiales: discapacidad no verbal/cognitiva

r-FLACC

Existen varias modalidades de evaluación observacional del dolor para la evaluación de población pediátrica no verbal o con discapacidades cognitivas. El método revisado de cara, piernas, actividad, llanto y consolabilidad (r-FLACC, por sus siglas en inglés) es una de estas herramientas (tabla 3.6).

TABLA **3.5** EJEMPLO DE ESCALA CRIES

	0	1	2
Llanto	No	Tono alto	Inconsolable
Requiere oxígeno para la saturación > 95%	No	< 30%	> 30%
Aumento de los signos vitales	Frecuencia cardiaca y presión arterial inferiores o iguales al estado preoperatorio	Aumento de la frecuencia cardiaca y la presión arterial < 20% del estado preoperatorio	Aumento de la frecuencia cardiaca y de la presión arterial > 20% del estado preoperatorio
Expresión	Ninguno	Mueca	Mueca/gruñido
Insomnio	No	Se despierta a intervalos frecuentes	Constantemente despierto

Krechel SW, Bildner J. CRIES: a new neonatal postoperative pain measurement score. Initial testing of validity and reliability. *Paediatr Anaesth.* 1995;5(1):53-61. doi:10.1111/j.1460-9592.1995.tb00242.x

TABLA **3.6** EJEMPLO DE ESCALA r-FLACC

FLACC-REVISADO (los descriptores revisados para los niños con discapacidades aparecen entre corchetes)			
Categorías	0	1	2
Cara	Ninguna expresión o sonrisa en particular	Mueca o ceño ocasionalmente fruncido, retraído, desinteresado [Parece triste o preocupado]	Mueca o ceño fruncido constante, mentón tembloroso o constante, mandíbula apretada [Cara de angustia: expresión de miedo o pánico]
Piernas	Posición normal o relajada	Inquietos, intranquilos, tensos [Temblores ocasionales]	Patadas o piernas levantadas [Aumento marcado de espasticidad, temblores constantes o sacudidas]
Actividad	Acostado tranquilamente, la posición normal se mueve con facilidad	Retorciéndose, moviéndose tenso de un lado a otro [Ligeramente agitado (por ejemplo, cabeza de un lado a otro, agresividad); poco profundo, entablillado, respiraciones, suspiros intermitentes]	Arqueada, rígida o con sacudidas [Agitación severa golpeando la cabeza; escalofríos (no rigores); retención de la respiración, jadeo o inhalación brusca; entablillado grave]
Llanto	No llora (despierto o dormido)	Gemidos o quejidos: queja ocasional [Exabruptos o gruñidos ocasionales]	Llantos constantes, gritos o sollozos, quejas frecuentes [Exabruptos repetidos, gruñidos constantes]
Consolabilidad	Contento, relajado	Se tranquiliza cuando se le toca, se le abraza o se le habla ocasionalmente, se distrae	Dificultad para consolar o reconfortar [Apartar al cuidador, resistirse a los cuidados o a las medidas de confort]

Merkel S, et al. The FLACC: a behavioral scale for scoring postoperative pain in young children. *Pediatr Nurse.* 1997;23(3):293-297.

Este método se utilizó para observar a estos pacientes en cinco categorías, incluyendo cara, piernas, actividad, llanto y consolabilidad. A cada categoría se le asigna una puntuación de 0 a 2 con una puntuación máxima total de 10.[2] La versión revisada es diferente de la original, ya que permite añadir "descriptores abiertos" para cualquier desviación de la actividad habitual de los pacientes.[2]

La versión revisada también incluye descriptores mejorados y alineados para los pacientes con IC.[15] Según se informa, estos cambios se centraron más en la categoría de actividad y piernas, dos categorías que tuvieron un menor acuerdo por parte de los observadores anteriores en la versión original.[15] Por último, se puede evaluar cualquier cambio en el comportamiento del dolor con respecto a la línea de base.[15] Esta prueba tiene una fiabilidad y validez positivas en muchos grupos con deficiencias.[2] Se informó que el r-FLACC tenía una mayor utilidad clínica en comparación con otras herramientas de evaluación, como la versión de Comprobación del Dolor en Niños No Comunicantes (NCCPC-PV, por sus siglas en inglés) y la evaluación de la intensidad del dolor en Niños No Verbales y en Enfermería (NAPI, por sus siglas en inglés).[16]

Lista de comprobación del dolor infantil no comunicado-versión posoperatoria

La lista de comprobación del dolor infantil no comunicado-versión posoperatoria (NCCPC-PV, por sus siglas en inglés) es otra herramienta de evaluación para la población pediátrica no verbal. Esta herramienta de evaluación del dolor utiliza seis categorías, las cuales incluyen extremidades, cuerpo, actividad facial, social y vocal.[2] Estas categorías abarcan 27 ítems en total, y a cada uno se le asigna un número de 0 a 3. Cero significa "nada" y 3 "muy a menudo". Esta prueba requiere que la persona que la realiza observe al paciente durante un periodo de 10 minutos para puntuar.[2] Según se informa, la mayor validez se atribuyó a las secciones vocal y facial. Una posible desventaja fue que se cuestionó su generalización ya que esta herramienta se probó entre pacientes posoperatorios.[2]

Perfil del dolor pediátrico

El perfil del dolor pediátrico (PDP) ha demostrado tener una fiabilidad y validez positivas entre la población pediátrica con deterioro cognitivo en el ámbito hospitalario y domiciliario (tabla 3.7). Esta evaluación sigue un total de 20 categorías que incluyen el estado de ánimo, la consolabilidad, el tono, las expresiones de la cara, el cuerpo y el movimiento corporal.[15] Se puntúan en una escala Likert de 4 puntos con una puntuación total disponible de 0 a 60. La puntuación se basa en la frecuencia de los eventos a lo largo de un periodo de observación de 5 minutos.[2]

El PDP se utiliza para evaluar el dolor en un día supuestamente "bueno" y "malo" en términos de dolor. La información se utiliza, además del historial de dolor del paciente, para ayudar a establecer una línea de base del dolor.[2] La desventaja del PDP es que los datos en el entorno agudo son limitados y tal vez deban reevaluarse.[2] Además, deben realizarse estudios adicionales sobre su viabilidad y dificultad de uso en la práctica.[15] En particular, puede ser necesario invertir algo de tiempo para enseñar a los cuidadores y a los padres a utilizar esta herramienta de evaluación del dolor y llevar a cabo esta modalidad con evaluaciones continuas del dolor.[2]

Escala visual análoga

La EVA también puede utilizarse en la población pediátrica (fig. 3.1). Esta escala puede ser apropiada para niños mayores de 8 años.[2] Se ha informado que la EVA muestra una validez y fiabilidad positivas para los niños mayores de 6 años (capítulo sobre el dolor en PDF). Cabe destacar que estudios anteriores han demostrado que los niños prefieren la Escala de dolor de caras a la EVA.[2]

TABLA **3.7** **EJEMPLO DE PDP**

En el último _____ Nombre _____	En absoluto	Un poco	Bastante	Mucho	No se puede evaluar	Puntuación
Era alegre	3	2	1	0		
Era sociable o receptivo	3	2	1	0		
Parecía retraído o deprimido	0	1	2	3		
Lloró/gimió/gruñó/chilló o gimió	0	1	2	3		
Fue difícil de consolar o reconfortar	0	1	2	3		
Se autolesiona, por ejemplo, se muerde o se golpea la cabeza	0	1	2	3		
Era reacio a comer/difícil de alimentar	0	1	2	3		
Tenía el sueño alterado	0	1	2	3		
Mueca/cara de asco/torpeza de ojos	0	1	2	3		
Frunce el ceño/tiene el ceño fruncido/ parece preocupado	0	1	2	3		
Parecía asustado (con los ojos bien abiertos)	0	1	2	3		
Aprieta los dientes o hace movimientos con la boca	0	1	2	3		
Estaba inquieto/agitado o angustiado	0	1	2	3		
Tensión/rigidez o espasmos	0	1	2	3		
Se flexionó hacia adentro o llevó las piernas hacia el pecho	0	1	2	3		
Tiende a tocar o frotar zonas concretas	0	1	2	3		
Se resiste a ser trasladado	0	1	2	3		
Se aleja o se estremece cuando se le toca	0	1	2	3		
Girado y volteado/cabeza inclinada/ espalda arqueada	0	1	2	3		
Tuvo movimientos involuntarios o estereotipados/se puso nervioso/se asustó o tuvo convulsiones	0	1	2	3		
Total						

Hunt A, Goldman A, Seers K, et al. Clinical validation of the paediatric pain profile. *Dev Med Child Neurol.* 2004;46(1): 9-18. doi:10.1017/s0012162204000039

Conclusión

Existen varios métodos para la evaluación del dolor que se han desarrollado a lo largo de décadas y que proporcionan los mayores beneficios de la práctica clínica para cada población. No existe un método de evaluación del dolor perfecto. En la práctica clínica, el médico debe apreciar los puntos fuertes y débiles relativos de cada método.

REFERENCIAS

1. Lazaridou A, Elbaridi N, Edwards RR, Berde CB. Chapter 5—Pain assessment. En: *Essentials of Pain Medicine*. 4a. ed. Elsevier; 2018:39-46.e1.
2. Patel VB, DeZure CP. Ch 37: Measurement of Pain. En: Abd-Elsayed A, ed. *Pain: A Review Guide*. 1a. ed. Springer; 2019:149.
3. Haefeli M, Elfering A. Pain assessment. *Eur Spine J.* 2006;15(Suppl 1):17-24.
4. Herr KA, Garand L. Assessment and measurement of pain in older adults. *Clin Geriatr Med.* 2001;17(3):457-478.
5. Poquet N, Lin C. The Brief Pain Inventory (BPI). *J Physiother.* 2016;62(1):52.
6. Cleeland C. *Brief Pain Inventory User Guide.* 2017:1-66.
7. Huguet A, Stinson JN, McGrath PJ. Measurement of self-reported pain intensity in children and adolescents. *J Psychosom Res.* 2010;68(4):329-336.
8. The Faces Pain Scale - Revised: What this means for patients [Internet]. TriHealth. 2014 [citado en marzo 11, 2020]. https://www.trihealth.com/cancer/the-faces-pain-scale-revised-what-this-means-for-patients
9. IASP - International Association for the Study of Pain. *Faces Pain Scale Revised—Home [Internet].* [Citado en marzo 11, 2020]. https://www.iasp-pain.org/Education/Content.aspx?ItemNumber=1519
10. Stevens BJ, Gibbins S, Yamada J, et al. The Premature Infant Pain Profile-Revised (PIPP-R): initial validation and feasibility. *Clin J Pain.* 2014;30(3):238-243.
11. Desai A, Aucott S, Frank K, Silbert-Flagg J. Comparing N-PASS and NIPS: improving pain measurement in the neonate. *Adv Neonatal Care.* 2018;18(4):260-266.
12. Peters JWB, Koot HM, Grunau RE, et al. Neonatal Facial Coding System for assessing postoperative pain in infants: item reduction is valid and feasible. *Clin J Pain.* 2003;19(6):353-363.
13. Hummel P, Puchalski M, Creech SD, Weiss MG. Clinical reliability and validity of the N-PASS: Neonatal Pain, Agitation and Sedation Scale with prolonged pain. *J Perinatol.* 2008;28(1):55-60.
14. Krechel SW, Bildner J. CRIES: a new neonatal postoperative pain measurement score. Initial testing of validity and reliability. *Paediatr Anaesth.* 1995;5(1):53-61.
15. Abu-Saad H. The assessment of pain in children. *Issues Compr Pediatr Nurs.* 1981;5(5-6):327-335.
16. Voepel-Lewis T, Malviya S, Tait AR, et al. A comparison of the clinical utility of pain assessment tools for children with cognitive impairment. *Anesth Analg.* 2008;106(1):72-78.

4

Epidemiología y factores críticos en control inadecuado del dolor agudo y estrategias eficaces de tratamiento en la medicina moderna

Alan David Kaye, Chance M. Hebert, Katherine C. Babin, Winston Suh, Taylor Marie Boudreaux, Andrea E. Stoltz y Elyse M. Cornett

Introducción

El dolor es un fenómeno que afecta a muchas personas. Mientras que múltiples respuestas al dolor actúan como señales de advertencia de diversos procesos de enfermedad o estímulos externos perjudiciales que afectan al organismo, el dolor incontrolado puede ser debilitante y predisponer a los individuos a otros problemas en el futuro. A pesar de los conocimientos cada vez más amplios sobre la fisiopatología del dolor, las normas actuales de tratamiento del dolor a menudo se quedan muy cortas a la hora de proporcionar a los pacientes un alivio adecuado.

Con más de 313 millones de individuos en todo el mundo que se someten a una operación quirúrgica hospitalaria o electiva en 2012, esto deja a una gran población vulnerable a la disfunción física, social y psicológica, ya que los efectos del dolor no tratado impregnan todas las facetas de la vida. Las asociaciones entre el tratamiento inadecuado del dolor agudo y el aumento de la morbilidad, el deterioro de la calidad de vida y los elevados costos de la atención sanitaria están bien documentadas.[1] Las repercusiones del dolor no controlado también se extienden hasta afectar a los familiares, amigos y compañeros de trabajo de los pacientes, creando consecuencias de gran alcance.[2] Más de 80% de los pacientes refirió haber experimentado algún grado de dolor posoperatorio, y hasta 60% progresó hasta sufrir dolor crónico. Reconocer las poblaciones con mayor riesgo de desarrollar tanto dolor posoperatorio grave como dolor crónico es imprescindible para mejorar los resultados y disminuir la carga del sistema sanitario en general. Entre estos grupos de riesgo se encuentran las mujeres, las minorías raciales, los niños y los adultos mayores.[1]

Además, el dolor es uno de los principales factores que contribuyen a las visitas al departamento de emergencias (DE) en Estados Unidos. Las visitas al nivel de urgencias por exacerbaciones del dolor crónico tratado de forma inadecuada también hacen proliferar los crecientes costos de la atención sanitaria.[3] En 2008, en Estados Unidos el costo anual combinado del dolor agudo y crónico se estimaba entre 560 y 635 mil millones de dólares si se tiene en cuenta la pérdida de productividad y la discapacidad, además de los costos directos de la atención sanitaria. Entre los principales trastornos que contribuyen a ello se encuentran la artritis, la lumbalgia y la cefalea, que a menudo provocan la discapacidad permanente de muchos pacientes.[2] Promover una gestión primaria adecuada de estos problemas podría aliviar tanto el sufrimiento indebido de los pacientes como la tensión en el ya sobrecargado sistema sanitario.

Tradicionalmente, el dolor quirúrgico se gestionaba de forma exclusiva como una entidad posoperatoria, con opioides como protocolo de tratamiento principal. El abordaje actual está cambiando hacia uno agresivo y multidisciplinario que incluye antiinflamatorios preoperatorios y bloqueos nerviosos en combinación con opioides para dirigirse a las vías incluso antes de que comience el dolor. En última instancia, esto puede permitir la disminución del dolor percibido, la mejora de la calidad de los resultados y la reducción de las hospitalizaciones.[4]

Factores de riesgo de un dolor controlado de forma inadecuada

Dolor posoperatorio

Un estudio realizó una revisión sistémica sobre la prevalencia, las consecuencias y las posibles prevenciones del dolor asociado a los procedimientos quirúrgicos. En concreto, se realizó una encuesta a nivel nacional en Estados Unidos para observar cuántas personas que se habían sometido a una intervención quirúrgica en los últimos 5 años experimentaban dolor posoperatorio. De los 300 adultos incluidos en el estudio, 86% experimentó dolor posoperatorio, y 75% de esos pacientes padeció un dolor entre moderado e intenso. Aunque el tamaño de la muestra de este estudio específico puede ser pequeño, representa con exactitud a la población, ya que, según el Institute of Medicine de Estados Unidos, ~ 80% de los pacientes que se somete a procedimientos quirúrgicos experimentará algún dolor posoperatorio.[1] Dado que existe una prevalencia tan alta de dolor relacionada con el dolor controlado de manera inadecuada en los pacientes, se han realizado múltiples estudios para determinar si existían factores de riesgo preoperatorios, que crearan una mayor probabilidad de experimentar dolor posoperatorio y el desarrollo de dolor crónico también conocido como cronificación del dolor. En conjunto, los estudios han descubierto que, además de la participación de los analgésicos/anestésicos y el tipo de procedimiento, otros factores de riesgo eran el dolor preoperatorio, la edad temprana, el sexo femenino, el aumento de la ansiedad y el tamaño de la incisión.[1] En relación con la legislación estatal estadounidense que limita el tratamiento del dolor agudo con opioides por lo regular a 5-7 días, han florecido las técnicas de recuperación mejorada después de la cirugía. Algunas de ellas han incluido una variedad de medicamentos administrados de manera perioperatoria, como el paracetamol, agentes gabapentinoides, antiinflamatorios no esteroideos, agonistas alfa-2, ketamina y otros que han sido evaluados para reducir el consumo de opioides posoperatorios y el tiempo de hospitalización de los pacientes, así como los bloqueos nerviosos guiados por ultrasonidos. En general, los pacientes que tienen un mejor manejo del dolor agudo tendrán más posibilidades de no desarrollar muchos de los problemas relacionados con los estados de dolor crónico. Por todas estas razones, el manejo excelente del dolor agudo, que no existía en décadas anteriores, ha mejorado de forma significativa con muchos beneficios fisiológicos, una mayor satisfacción del paciente y la posibilidad de reducir la probabilidad de desarrollar estados de dolor crónico y, por lo tanto, de utilizar opioides. La reducción del uso de opioides a largo plazo disminuye el potencial de adicción, dependencia física, sobredosis y muerte.

Dolor crónico/cáncer

El cuidado de los pacientes con cáncer u otras enfermedades que causan dolor crónico suele tener un precio importante y puede abrumar al paciente con la carga de pagar el tratamiento. Muchas veces, los pacientes diagnosticados de cáncer no pueden trabajar, lo que puede dar lugar a problemas financieros, psicológicos y tensiones en las relaciones familiares. El tratamiento del dolor del cáncer ha demostrado ser inadecuado y desafiante para muchos pacientes y ha provocado disparidades en la atención sanitaria. Un estudio reveló que 7% de los 511 pacientes informó de un índice de manejo del dolor negativo en las clínicas de atención primaria y secundaria. Este índice se calcula mediante la potencia analgésica menos la intensidad media del dolor. La mayoría de los pacientes que informó de un índice de manejo del dolor negativo expuso la realidad de que el manejo actual es inadecuado.[5] Un segundo estudio realizado en Ammán, Jordania, tuvo un diseño transversal para descubrir cualquier factor de riesgo en los pacientes que se correlacionara con un mayor riesgo de control inadecuado del dolor. Del total de 800 pacientes encuestados, 56.4% de ellos declaró tener una puntuación de dolor superior a 4 sobre 10 al moverse. La administración de medicamentos preoperatorios y de opioides/anestésicos posoperatorios disminuyó de modo significativo el riesgo de que el paciente con cáncer experimentara un control inadecuado del dolor. En concreto, si los medicamentos se administran solo por vía intravenosa, el paciente seguirá teniendo un alto riesgo de control inadecuado del dolor. Sin embargo, si se administran por vía oral e intravenosa, el paciente experimenta un menor riesgo.[6] Otra cuestión que todavía se está evaluando a nivel clínico son los efectos demostrados de los opioides que causan una inhibición relacionada con la dosis de las células asesinas naturales, lo que en teoría puede aumentar la propagación de las células cancerosas permitiendo una propagación más rápida del cáncer. Por lo tanto, se están estudiando las estrategias de mejores prácticas para los pacientes con cáncer a fin de determinar las mejores recetas para los procedimientos quirúrgicos oncológicos y los consiguientes resultados óptimos y la longevidad del propio cáncer.

Dolor agudo

Los pacientes con dolor agudo suelen recibir un mal control del dolor o ningún tratamiento cuando acuden a urgencias. Se llevó a cabo un estudio observacional prospectivo de 4 semanas con 3 000 pacientes para determinar la eficacia de la intervención farmacológica en una variedad de intensidades de dolor. Se llegó a la conclusión de que la mayoría de los pacientes encontró alivio con la administración de analgésicos, como antiinflamatorios no esteroideos, opioides o anestésicos. Sin embargo, la razón de la prevalencia constantemente alta del control inadecuado del dolor está relacionada con la inexactitud de la notificación del dolor y la subestimación de la intensidad del dolor por parte del personal de enfermería.[7] En este sentido, por desgracia, los pacientes de los servicios de urgencias se cuestionan a menudo si su dolor agudo es real y si el motivo por el que acuden a recibir atención tiene más que ver con cuestiones de farmacodependencia que con estados de dolor reales.

Consecuencias del dolor mal controlado

Cada año, millones de estadounidenses buscan tratamiento en los servicios de urgencias por episodios de dolor agudo. Se estima que el dolor es el síntoma primario más reportado, atribuyendo 45.4% de las visitas al DE, y la mayoría de los pacientes califican su dolor de moderado a intenso.[8,9] Las causas agudas de dolor pueden ser generadas por diversas fuentes, como un traumatismo, una enfermedad o un dolor posoperatorio.[10] Con el advenimiento del mayor uso de intervenciones quirúrgicas, el tratamiento del dolor agudo es cada vez más importante. Sin embargo, cabe preguntarse si el dolor se está tratando de manera adecuada.[11] Existen muchos obstáculos para el tratamiento adecuado del dolor, como la falta de formación sobre el tema tanto de los médicos como de los estudiantes de medicina, la falta de educación de los pacientes, los efectos secundarios de los medicamentos para el dolor y la subjetividad de la escala de medición del dolor.[12] Un estudio demostró que la prevalencia del dolor en los servicios de urgencias era de 70.7%, y solo 32.5% de esos pacientes recibía terapia farmacológica para tratar el dolor.[7] En general, esta falta de control del dolor en el periodo agudo puede tener consecuencias perjudiciales a largo plazo para los pacientes.

Las consecuencias de un control inadecuado del dolor van más allá del propio dolor.[13] Una de ellas es la reducción de la calidad de vida, que se manifiesta de diversas maneras, como la alteración del sueño, el aumento de la somnolencia diurna y el deterioro del funcionamiento físico.[14] Otro estudio demostró que los pacientes con dolor clasificado como "intenso" en el posoperatorio inmediato tenían hasta 6 meses de menor movilidad que aquellos con un dolor inicial menos importante.[15] Este cambio en la calidad de vida también puede alterar la salud psicológica del paciente, interfiriendo en el estado de ánimo y el disfrute de la vida hasta 6 meses después del episodio de dolor agudo.[16]

Un mal control del dolor también puede afectar a la economía. Los pacientes con un dolor mal controlado en el momento de su ingreso o en el posoperatorio inmediato tienden a tener una mayor duración de la estancia hospitalaria, tiempo hasta el alta, tasas de readmisión y tiempo antes de la deambulación.[1] En el momento del reingreso, el dolor es la principal queja, con un costo medio de 1 869 dólares por visita. En Estados Unidos, el costo anual para la sociedad de las afecciones de dolor crónico, de las cuales muchas pueden deberse a un dolor agudo mal controlado, se estima en ~ 560-635 mil millones de dólares.[2]

También hay otras consecuencias para la salud del paciente. La afectación cardiaca, incluidos los infartos de miocardio y la isquemia coronaria, es más probable en los pacientes con un dolor mal controlado. La hipoventilación, la disminución de la capacidad vital funcional y las infecciones pulmonares son también complicaciones ampliamente conocidas del mal control del dolor. Otros efectos pueden ser la reducción de la motilidad gastrointestinal y el riesgo de íleo, el aumento de la retención urinaria, los trastornos de la coagulación, el deterioro de la función inmunitaria y la cicatrización de las heridas, que son factores importantes que hay que tener bajo control sobre todo en los pacientes posoperatorios.[17]

Por último, una consecuencia importante pero poco conocida del dolor agudo mal controlado es el dolor quirúrgico crónico persistente. Este se define como el dolor que dura más de 3 meses después de una intervención quirúrgica y llega a ser de 50% en quienes se someten a una operación de mama.[18] Los factores de riesgo para ello son la genética, el nivel de dolor preoperatorio, el tipo de cirugía e incluso la ansiedad preoperatoria.[19-22] Se sabe poco sobre el mecanismo de acción de este dolor crónico asociado al dolor agudo mal controlado, pero se acepta que implica la sensibilización periférica y central del sistema nervioso por estímulos nocivos repetitivos o prolongados, como el del dolor agudo no tratado.[17] Por estas razones, las técnicas de analgesia multimodal y preventiva se han hecho populares, y muchas de las estrategias se han codificado como componentes fiables de las técnicas de recuperación mejorada tras la cirugía.

Estudios clínicos importantes y mejoras para el dolor no controlado

Controlar de forma adecuada el dolor se vuelve en particular difícil cuando se trata de pacientes con consumo de opioides y farmacodependencia. Raub y cols. realizaron una revisión narrativa basada en casos que analizaba el tratamiento del dolor agudo en pacientes hospitalizados con dependencia de opiáceos, mientras que Quinlan y cols. analizan el tratamiento del dolor agudo en pacientes con síndrome de farmacodependencia.[23,24] Ambos coincidieron en que el tratamiento del dolor agudo en pacientes con opiáceos requiere una serie de pasos, como proporcionar una analgesia adecuada, prevenir la abstinencia y realizar una planificación adecuada del alta. Ambos analizaron también el tratamiento del dolor agudo en pacientes con terapias asistidas por medicación, en especial con buprenorfina. Sin embargo, como agonista opioide parcial, crea un "efecto techo" y, por lo tanto, limita la unión y el potencial máximo de los agonistas opioides completos que controlan de manera inadecuada el dolor.[1,2] Así pues, aunque la interrupción de la buprenorfina y el inicio de un agonista opioide completo se han considerado antes como una opción favorable, ambos afirmaron el beneficio del mantenimiento de la buprenorfina con el aumento concomitante de la dosis de agonistas opioides completos para el control adecuado del dolor. Estudios recientes apoyan esta vía de manejo.[25]

Mura y cols. también realizaron un estudio observacional prospectivo de 4 semanas de duración en un servicio de urgencias urbano de segundo nivel para evaluar la prevalencia y la intensidad del dolor (utilizando la escala de valoración numérica [EVN]) en un entorno de este tipo, junto con las causas y las soluciones a la oligoanalgesia o el control insuficiente del dolor.[7] Se ha estudiado previamente la debilidad de escalas como el Índice de manejo del dolor (IMD) y la incapacidad de señalar de forma consistente el dolor controlado de forma inadecuada, pero otros estudios también han demostrado que otras escalas como la escala visual análoga (EVA) y la EVN pueden utilizarse y son relativamente fiables en el entorno de urgencias.[26,27] En el artículo de Mura, dos causas clave del tratamiento inadecuado señaladas fueron que a los pacientes simplemente no se les ofrecía tratamiento o se marchaban antes de ver a un clínico debido a la mala evaluación de ese dolor y a la percepción de que ese dolor era exagerado.[7] En vista de ello, sugerencias como la utilización de la EVA/EVN en el momento del triaje con el establecimiento de protocolos de analgesia y la formación adecuada de los profesionales sanitarios para mejorar la evaluación y la actitud hacia el tratamiento del dolor han demostrado ser exitosas.[28] En resumen, el control adecuado del dolor comienza en el momento del preingreso, que requiere que el médico concilie la medicación y evalúe de forma adecuada al paciente, y continúe hasta el alta con planes adecuados para el tratamiento del dolor.

Conclusión

Más de 100 millones de estadounidenses viven con dolor crónico, y el dolor agudo es el síntoma número uno de ingreso en el hospital.[29] El tratamiento de cualquier paciente con dolor agudo se ve agravado por los antecedentes de dolor crónico. El dolor agudo puede anunciar un nuevo diagnóstico o el empeoramiento de un estado de dolor crónico preexistente o un proceso de enfermedad. Por ello, el dolor ha sido etiquetado como "el quinto signo vital", lo que pone de manifiesto la importancia de un reconocimiento y un tratamiento adecuados.[29] Sin embargo, los obstáculos inminentes, como la minimización del dolor por parte de los médicos, la falta de formación, la ausencia de enfoques de tratamiento holísticos, la dependencia de la medicación y la falta de una clasificación estándar, son barreras para el tratamiento. Estas han provocado malos resultados en los pacientes a largo plazo y han costado miles de millones al sistema sanitario.[2]

Esto ha provocado el desarrollo de protocolos basados en la evidencia, descubrimientos de medicamentos, investigaciones y guías de práctica clínica. Los estudios de Raut y cols. y Quinlan coinciden de manera unánime en que el tratamiento del dolor, en particular en un paciente con adicción a los opiáceos o síndrome de farmacodependencia, requiere un enfoque gradual. Concluyen que la buprenorfina de mantenimiento con un agonista opiáceo completo (frente a la idea antes aceptada de interrumpir e iniciar un agonista opiáceo completo) permite un mejor control del dolor en esta población.[23,24] Estos estudios ponen de relieve la importancia de un control adecuado del dolor, en especial porque esta población de pacientes suele estar infratratada.

Otro estudio pretendía poner de manifiesto la falta de una clasificación estándar utilizando las escalas de dolor más populares. Por ejemplo, la escala IMD se construye a partir de puntuaciones clasificadas como 0 (sin dolor), 1 (1-4, dolor leve), 2 (5-6, dolor moderado) o 3 (7-10, dolor intenso) y luego se resta el nivel más potente del fármaco analgésico prescrito, que se clasifica como 0 (sin analgesia), 1 (sin opioides), 2 (opioides débiles) o 3 (opioides fuertes). Un IMD ≥ 0 indica un tratamiento adecuado.[30] Los estudios han demostrado que, debido a la naturaleza altamente subjetiva del IMD, este ha resultado poco beneficioso en la práctica.[26] Otros estudios, sin embargo, han destacado la EVA y la EVN como herramientas fiables para medir el dolor agudo.[27] Estos estudios destacan la importancia de evaluar y categorizar el dolor.

El control del dolor es un problema importante y complejo que afecta a los pacientes, al personal sanitario y al sistema de salud en su conjunto. Para lograr un control óptimo del dolor, primero hay que reconocer las barreras que se oponen a un control eficaz. A continuación, hay que dedicar estudios e investigaciones a desbaratar estas barreras. Luego, los hallazgos deben llevarse a la práctica clínica. Así pues, la clave del éxito del control del dolor es, en última instancia, la educación de médicos, enfermeras, pacientes y ejecutivos. Con la investigación continua y los estudios clínicos, esperamos mejorar los resultados de los pacientes, los costos de la atención sanitaria y gestionar mejor el dolor agudo y crónico.

REFERENCIAS

1. Gan TJ. Poorly controlled postoperative pain: prevalence, consequences, and prevention. *J Pain Res.* 2017;10:2287-2298.
2. Institute of Medicine (US) Committee on Advancing Pain Research Care, and Education. Pain as a Public Health Challenge. *Relieving Pain in America: A Blueprint for Transforming Prevention, Care, Education, and Research.* National Academies Press (US); 2011. https://www.ncbi.nlm.nih.gov/books/NBK92516/
3. Keating L, Smith S. Acute pain in the emergency department: the challenges. *Rev Pain.* 2011;5(3):13-17.
4. Johnson Q, Borsheski RR, Reeves-Viets JL. A review of management of acute pain. *Mo Med.* 2013;110(1):74-79.
5. Majedi H, Dehghani SS, Soleyman-Jahi S, et al. Assessment of factors predicting inadequate pain management in chronic pain patients. *Anesthesiol Pain Med.* 2019;9(6):e97229.
6. El-Aqoul A, Obaid A, Yacoub E, Al-Najar M, Ramadan M, Darawad M. Factors associated with inadequate pain control among postoperative patients with cancer. *Pain Manag Nurs.* 2018;19(2):130-138.
7. Mura P, Serra E, Marinangeli F, et al. Prospective study on prevalence, intensity, type, and therapy of acute pain in a second-level urban emergency department. *J Pain Res.* 2017;10:2781-2788.
8. Chang H-Y, Daubresse M, Kruszewski SP, Alexander GC. Prevalence and treatment of pain in EDs in the United States, 2000 to 2010. *Am J Emerg Med.* 2014;32(5):421-431.
9. Johnston CC, Gagnon AJ, Fullerton L, Common C, Ladores M, Forlini S. One-week survey of pain intensity on admission to and discharge from the emergency department: a pilot study. *J Emerg Med.* 1998;16(3):377-382.
10. Apfelbaum JL, Chen C, Mehta SS, Gan TJ. Postoperative pain experience: results from a national survey suggest postoperative pain continues to be undermanaged. *Anesth Analg.* 2003;97(2):534-540.
11. Guru V, Dubinsky I. The patient vs. caregiver perception of acute pain in the emergency department. *J Emerg Med.* 2000;18(1):7-12.
12. Sinatra R. Causes and consequences of inadequate management of acute pain. *Pain Med.* 2010;11(12):1859-1871.

13. Strassels SA, McNicol E, Wagner AK, et al. Persistent postoperative pain, health-related quality of life, and functioning 1 month after hospital discharge. *Acute Pain.* 2004;6:95-104. https://www.sciencedirect.com/science/article/pii/S1366007104000725

14. Pavlin DJ, Chen C, Penaloza DA, Buckley FP. A survey of pain and other symptoms that affect the recovery process after discharge from an ambulatory surgery unit. *J Clin Anesth.* 2004;16:200-206.

15. Morrison SR, Magaziner J, McLaughlin MA, et al. The impact of post-operative pain on outcomes following hip fracture. *Pain.* 2003;103(3):303-311.

16. VanDenKerkhof EG, Hopman WM, Reitsma ML, et al. Chronic pain, healthcare utilization, and quality of life following gastrointestinal surgery. *Can J Anaesth.* 2012;59(7):670-680.

17. Joshi GP, Ogunnaike BO. Consequences of inadequate postoperative pain relief and chronic persistent postoperative pain. *Anesthesiol Clin North Am.* 2005;23:21-36.

18. Kehlet H, Jensen TS, Woolf CJ. Persistent postsurgical pain: risk factors and prevention. *Lancet.* 2006;367(9522):1618-1625.

19. Hanley MA, Jensen MP, Ehde DM, Hoffman AJ, Patterson DR, Robinson LR. Psychosocial predictors of long-term adjustment to lower-limb amputation and phantom limb pain. *Disabil Rehabil.* 2004;26:882-893.

20. Katz J, Poleshuck EL, Andrus CH, et al. Risk factors for acute pain and its persistence following breast cancer surgery. *Pain.* 2005;119:16-25.

21. Tasmuth T, Estlanderb AM, Kalso E. Effect of present pain and mood on the memory of past postoperative pain in women treated surgically for breast cancer. *Pain.* 1996;68:343-347.

22. Diatchenko L, Slade GD, Nackley AG, et al. Genetic basis for individual variations in pain perception and the development of a chronic pain condition. *Hum Mol Genet.* 2005;14:135-143.

23. Raub JN, Vettese TE. Acute pain management in hospitalized adult patients with opioid dependence: a narrative review and guide for clinicians. *J Hosp Med.* 2017;12:375-379. https://www.journalofhospitalmedicine.com/jhospmed/article/136497/hospital-medicine/acute-pain-management-hospitalized-adult-patients-opioid

24. Quinlan J, Cox F. Acute pain management in patients with drug dependence syndrome. *Pain Rep.* 2017;2(4).

25. Macintyre PE, Russell RA, Usher KAN, Gaughwin M, Huxtable CA. Pain relief and opioid requirements in the first 24 hours after surgery in patients taking buprenorphine and methadone opioid substitution therapy. *Anaesth Intensive Care.* 2013;41(2):222-230.

26. Sakakibara N, Higashi T, Yamashita I, Yoshimoto T, Matoba M. Negative pain management index scores do not necessarily indicate inadequate pain management: a cross-sectional study. *BMC Palliat Care.* 2018;17:102.

27. Bijur PE, Latimer CT, Gallagher EJ. Validation of a verbally administered numerical rating scale of acute pain for use in the emergency department. *Acad Emerg Med.* 2003;10:390-392.

28. Stalnikowicz R, Mahamid R, Kaspi S, Brezis M. Undertreatment of acute pain in the emergency department: a challenge. *Int J Qual Health Care.* 2005;17(2):173-176.

29. Tompkins DA, Hobelmann JG, Compton P. Providing chronic pain management in the "Fifth Vital Sign" Era: historical and treatment perspectives on a modern-day medical dilemma. *Drug Alcohol Depend.* 2017;173(Suppl 1):S11-S21.

30. Mejin M, Keowmani T, Rahman SA, et al. Prevalence of pain and treatment outcomes among cancer patients in a Malaysian palliative care unit. *Pharm Pract.* 2019;17(1):1397.

5

Influencias genéticas en la percepción y el manejo del dolor

Belal Alammar, Beth Ren, Blake Winston, Dev Vyas, Taylor Marie Boudreaux, Neil Kelkar, George Thomas, Elyse M. Cornett y Alan David Kaye

Introducción

Los recientes avances en la secuenciación genómica de la biología molecular han revolucionado la medicina y han hecho surgir la perspectiva de una atención médica precisa y personalizada. La compleja interacción entre la variabilidad de la respuesta al dolor y la diversidad farmacogenómica constituye un reto dinámico para el tratamiento del dolor. Ahora, con la finalización del proyecto Mapa del Genoma Humano en 2003 y la ampliación en curso de la Human Pain Genetics Database (HPGDB), la comprensión del campo de la variabilidad de la respuesta al dolor interindividual se ha ampliado con rapidez.

La HPGDB es un inventario global de las influencias genéticas en la percepción y la tolerancia del dolor.[1] Al 2018, la HPGDB había incorporado 294 estudios revisados por pares que informaban de un total de 434 variantes genéticas asociadas a la experiencia del dolor.[1] Este capítulo se centrará en las variantes genéticas que han sido reconocidas por su fuerte asociación con la modulación del dolor (como el receptor opioide mu 1, la catecol-O-metiltransferasa [COMT], el transportador de casete de unión a adenosina trifosfato B1 [ABCB1] y el CYP2D6) y en cómo la comprensión de estas variantes genéticas podría utilizarse para guiar la atención al paciente.[2]

El dolor es una experiencia compleja y multivariable. El fenotipo del dolor de un paciente se ve afectado tanto por la predisposición genética inherente como por factores ambientales entrelazados, como el estado socioeconómico, la salud mental y las comorbilidades médicas.[3] Se calcula que la heredabilidad del fenotipo del dolor oscila entre 25 y 50%.[4] En raras ocasiones, las afecciones del dolor, como las neuropatías sensoriales y autonómicas hereditarias de los tipos I a V, pueden ajustarse a la herencia mendeliana clásica (ver la tabla 5.1).[5] Sin embargo, para la mayoría de las variantes genéticas asociadas al dolor, la herencia se considera no mendeliana.[5]

La International Association for the Study of Pain define el dolor como "una experiencia sensorial y emocional desagradable asociada a una lesión real o potencial o descrita en los términos de dicha lesión".[6] El dolor nociceptivo agudo por lo regular se desencadena a partir de una lesión tisular directa y cumple una función fisiológica de protección para advertir de un daño potencial.[7] Cuando los tejidos dañados se curan, se espera que el dolor agudo se resuelva; sin embargo, para un segmento de la población, el dolor persiste y se convierte en una condición patológica crónica.[8]

En contraste con la función fisiológica protectora del dolor agudo, el dolor crónico es más bien un proceso patológico perjudicial. Según el Institute of Internal Medicine en 2011, el dolor crónico es una verdadera epidemia de salud pública, que afecta a 116 millones de estadounidenses con un costo sanitario anual de 600 000 millones de dólares.[9] La fisiopatología del dolor crónico implica un complejo mecanismo neuroplástico que tiene lugar antes y después de la lesión.[10] Estudios recientes se han centrado en la intrincada interacción de varios factores implicados en el desarrollo del dolor crónico: la predisposición genética, la modulación del factor de crecimiento nervioso, la activación microglial y la regulación de la proteína cinasa activada por el monofosfato de 5'.[10] La terapia dirigida a estos mecanismos del dolor crónico puede prevenir o alterar este proceso neuroplástico.[10]

TABLA 5.1 EN LA NEUROPATÍA SENSORIAL Y AUTONÓMICA HEREDITARIA LOS TIPOS I-V SE ADHIEREN A LA HERENCIA MENDELIANA

Neuropatía sensorial y autonómica hereditaria	Variante genética	Herencia
Tipo I	*SPTLC1*	Autosómico dominante
Tipo II	*HSN2*	Autosómico recesivo
Tipo III	*IKBKAP*	Autosómico recesivo
Tipo IV	*NTRK1*	Autosómico recesivo
Tipo V	*trkA*	Autosómico recesivo

De James S. Human pain and genetics: some basics. *Br J Pain*. 2013;7:171-178. https://doi.org/10.1177/2049463713506408

Condiciones de dolor influenciadas por factores genéticos

Un campo de interés actual son los polimorfismos genéticos y cómo estas variantes pueden afectar a los receptores, transportadores y enzimas que pueden causar alteraciones en la sensibilidad al dolor en las afecciones de dolor crónico. La nocicepción puede modularse en distintos sitios anatómicos a nivel celular, y las diferencias en la variación genómica que tienen un impacto en estos sitios se han relacionado con aquellas en la percepción del dolor para varias condiciones conocidas.[11-13] Cuatro afecciones en las que se han observado diferencias en la sensibilidad al dolor son el dolor musculoesquelético inducido por catecolaminas, el dolor lumbar (DL), la fibromialgia y el síndrome de fatiga crónica (SFC).[14]

La elevación de las hormonas catecolamínicas (p. ej., dopamina, epinefrina, norepinefrina) está asociada a las condiciones de dolor musculoesquelético crónico. Las diferencias notables en la percepción del dolor están relacionadas con el gen COMT, que codifica la COMT, enzima responsable de la descomposición de las catecolaminas tanto periféricas como centrales.[14-16] Se ha observado que los pacientes con la COMT inhibida o regulada a la baja presentan una mayor activación de los receptores adrenérgicos beta-2 y beta-3, lo que conduce a una mayor expresión de la IL-6, que es proinflamatoria.[16] Estos receptores específicos provocan una menor actividad de las catecolaminas en otros procesos y provocan hiperalgesia y alodinia.[14]

El dolor lumbar es la primera causa de discapacidad en el mundo industrializado.[14] En relación con la naturaleza compleja del DL, está implicado en condiciones psicológicas, mecánicas y patológicas.[14] Un gen implicado en la respuesta al dolor debido al DL es el IL-1, cuyos polimorfismos muestran diferencias en la intensidad y la duración del dolor cuando se controla la edad.[14,17-19] Una causa específica del DL que resulta interesante para estudiar las influencias genéticas es la hernia intervertebral (HIV). Varios polimorfismos de un solo nucleótido en genes implicados en la transmisión del dolor se han relacionado con la hernia discal.[18,20,21] Los estudios demuestran que los polimorfismos específicos también podrían desempeñar un papel en el pronóstico y la resolución de los síntomas.[12,18] Otros biomarcadores y variantes genéticas que se han relacionado con el DL y la HIV son la IL-6 y la IL-1Ra (un inhibidor de la IL-1).[14,19]

Los pacientes que padecen fibromialgia manifiestan dolores y molestias, irritabilidad y falta de concentración. Es probable que la etiología subyacente sea una anomalía en el sistema de procesamiento del sistema nervioso central.[5,22] Los pacientes con fibromialgia suelen informar de diferencias significativas en la intensidad del dolor, los antecedentes familiares y las afecciones relacionadas, lo que sugiere un componente genético subyacente.[23] Los estudios demuestran que los polimorfismos específicos de la COMT, la dopamina-4, la serotonina 5-HT y un transportador de serotonina se han relacionado con mayor frecuencia con los pacientes que declaran padecer fibromialgia.[23]

El síndrome de fatiga crónica se caracteriza por ser un trastorno de dolor debilitante que se presenta con al menos 6 meses de fatiga severa, disfunción autonómica y malestar posesfuerzo, dolor muscular/articular, dificultades cognitivas y para dormir.[14,24] Los pacientes con SFC pueden presentarse con o sin fibromialgia.[14] Se acepta que el SFC tiene una predisposición genética debido a las altas tasas de predisposición familiar.[25,26] Dos genes que podrían estar implicados en la gravedad de esta afección son el TH2 y el HTT; estos son responsables de la descomposición del triptófano y de la síntesis de la serotonina, y de la eliminación de los metabolitos de la serotonina de las células, respectivamente.[27] Se han encontrado variantes alélicas más largas del HTT en las personas con SFC que en las que no lo padecen, lo que afecta a la eficacia de la transcripción del 5-HTT.[14]

Genética y terapia con opioides

El tratamiento por lo regular más prescrito para el dolor agudo y crónico son las terapias basadas en opioides. El uso indebido de estos es frecuente en 21-29% de los pacientes a los que se les prescriben, y 9% de los pacientes desarrolla un trastorno por consumo de sustancias. En Estados Unidos, mueren 128 personas al día por sobredosis relacionadas con los opioides. Una gran variación en el alivio que los pacientes experimentan con los opiáceos puede desempeñar un papel en el uso excesivo del fármaco y la posterior sobredosis. Las diferencias genéticas representan entre 30 y 76% de la variación de la respuesta a los opioides.[28]

Las enzimas del citocromo P450 metabolizan los opioides, y las variaciones de estas enzimas son quizá las más estudiadas en relación con el metabolismo de los opioides. La CYP2D6 es la principal enzima del citocromo P450 (CYP) que activa los opioides de los profármacos o descompone los sustratos resultantes para su eliminación. Los opioides que son profármacos activados por el CYP2D6 incluyen la codeína, la oxicodona, la hidrocodona y el tramadol. Los opioides que se metabolizan para su excreción por el CYP2D6 incluyen la petidina, la morfina y la metadona. Los fenotipos del CYP2D6 incluyen a los metabolizadores lentos, intermedios, normales y ultrarrápidos. Los metabolizadores lentos y ultrarrápidos de los profármacos dan lugar a una disminución de la eficacia y los ultrarrápidos, a un aumento de los efectos adversos. Los metabolizadores lentos de los fármacos en sus sustratos de eliminación conducen a un aumento de los efectos adversos, mientras que los metabolizadores ultrarrápidos conducen a una disminución de la eficacia. El cribado de los alelos del CYP2D6 en los pacientes y el ajuste de la dosis prescrita pueden mejorar el tratamiento del dolor. Las enzimas CYP3A4 y CYP3A5 afectan de igual forma al metabolismo de ciertos opioides como el fentanilo, aunque los estudios muestran un impacto variable en la eficacia que no por fuerza promueve el cribado de alelos.[29]

Se ha demostrado que otros genes afectan a la respuesta analgésica a los opioides. El receptor opioide mu 1 y el receptor opioide delta 1 (OPRD1) son receptores opioides en el tejido humano. El alelo A118G en el ORM1 y el alelo T921C en el OPRD1 reducen la respuesta analgésica a la oxicodona al disminuir la expresión del receptor. El ABCB1, también conocido como proteína 1 de resistencia a los fármacos (MDR1), funciona como receptor de salida en la barrera hematoencefálica para el aclaramiento de los opioides, más estudiado para la morfina y la oxicodona. El alelo C3453T en el ABCB1 provoca una disminución de salida y un aumento de los efectos adversos de los opioides. La COMT es una enzima que metaboliza los neurotransmisores catecolamínicos intracelulares, como la dopamina, un neurotransmisor fundamental para la adicción a los opioides. El alelo A158G de la COMT disminuye la actividad de esta y los niveles extracelulares de dopamina, lo que conduce a una menor adicción a los opioides.[30]

En el futuro, las nuevas terapias y herramientas genéticas pueden ofrecer alternativas a las terapias con opioides en el tratamiento del dolor. Las terapias de interferencia de ARN y ADN pueden silenciar ciertos genes del dolor. Por ejemplo, el silenciamiento del canal de sodio activado por voltaje 1.7 (SCN9A) disminuye el dolor en roedores con quemaduras o cáncer de huesos, aunque a costa de inducir respuestas inmunitarias no deseadas. Los oligonucleótidos antisentido pueden dirigirse al procesamiento del ARNm del SCN9A, aunque la captación por parte de las células de estos terapéuticos es inconsistente. Las repeticiones palindrómicas cortas agrupadas y espaciadas (CRISPR-Cas9) con un Cas9 "muerto" pueden reprimir de manera temporal los genes de la percepción del dolor, aunque el vector de entrega y el empaquetado comprimido del vector siguen siendo objeto de estudio. Los costos de fabricación y los tediosos procesos de aprobación de medicamentos siguen dificultando el rápido desarrollo de estas prometedoras terapias génicas para el tratamiento del dolor, pero pueden ser el futuro de dicho tratamiento.

Genética y terapia no opiácea

Antiinflamatorios no esteroideos

Los antiinflamatorios no esteroideos (AINE) son los analgésicos más utilizados por su falta de efectos adictivos. Pueden provocar importantes hemorragias gastrointestinales, así como efectos renales y cardiovasculares negativos. Los AINE funcionan inhibiendo la síntesis de prostaglandinas a través de las enzimas ciclooxigenasas 1 y 2. Están en especial asociados a los polimorfismos del CYP2C9, que modulan el aclaramiento de estos medicamentos. El CYP2C9 se ha estudiado de forma amplia y se han descubierto 61 alelos variantes. Pueden estar presentes en casi todas las poblaciones. El polimorfismo con función normal es el CYP2C9*1.[30] Los que presentan una función disminuida son CYP2C9*2 (*5, *8, *11). Por último, los alelos que se presentan sin función son el CYP2C9*3 (*6, *13). Se heredan dos alelos y la función de la enzima puede variar según la combinación presente. Además, la enzima se comporta de manera dependiente del sustrato y debe estudiarse con una variedad de dosis para comprenderla plenamente. Los AINE son metabolizados sobre todo por los riñones, pero primero se transforman a nivel hepático a través del citocromo p450 en las isoformas CYP2C9, 1A2 y 3A4. El algoritmo del Clinical Pharmacogenetics Implementation Consortium indica que se elijan AINE no metabolizados por la enzima CYP29 (p. ej., aspirina, ketorolaco, naproxeno, sulindac) o que se reduzca la dosis para evitar el daño renal en aquellos con una función enzimática insuficiente.[30]

El celecoxib, el flurbiprofeno, el ibuprofeno y el lornoxicam presentan vidas medias más cortas en los reguladores normales (RN) del CYP2C9. Además, un metaanálisis de cinco estudios mostró que el CYP2C9*1/*2 no tenía ningún efecto sobre la exposición al celecoxib. Los estudios actuales sugieren, en reguladores normales e intermedios, iniciar con la dosis aprobada. Los reguladores intermedios con una puntuación de actividad de al menos 1.5 pueden metabolizar de forma comparable a los reguladores normales. Los que tienen una puntuación de actividad de 1 o menos y los no reguladores tienen una función enzimática significativa mucho menor y, por lo tanto, tienen vidas medias prolongadas y concentraciones plasmáticas de AINE más altas, lo que conlleva un mayor riesgo de toxicidad. Los estudios han demostrado un aumento de la concentración de celecoxib en 60% y del ibuprofeno en 40%. Se sabe poco sobre otros medicamentos, pero se recomienda que los reguladores intermedios con una escala de actividad inferior a 1 empiecen con una dosis inferior a la sugerida y la aumenten según sea clínicamente necesario. Estos pacientes deben ser vigilados para detectar disfunciones renales y cardiacas. Se ha documentado que los malos reguladores tienen un aumento de casi 400% en la concentración de celecoxib. Para estos pacientes, la FDA sugiere iniciar con 25-50% de la dosis sugerida. Además, la titulación no debe iniciarse hasta que se haya alcanzado un estado estable.[30]

El meloxicam tiene una vida media más larga que el ibuprofeno y el celecoxib y, como resultado, el deterioro de la función CYP2C9 provoca concentraciones mucho mayores de meloxicam. A los reguladores normales e intermedios, aquellos con una función de actividad de 1.5, se les recomienda empezar con la dosis estándar efectiva más baja. Los reguladores intermedios con una actividad más baja tienen un aumento de 80% de la concentración del fármaco. Estos individuos deben comenzar la terapia con la mitad de la dosis más baja sugerida o considerar alternativas. Los reguladores lentos tienen una vida media > 100 horas y deben comenzar con una alternativa clínicamente eficaz.[31]

El piroxicam y el tenoxicam tienen vidas medias extremadamente largas y cualquier paciente con una capacidad de regulación inferior a la normal, incluidos los reguladores intermedios, debe iniciar una terapia alternativa. El aceclofenaco, la aspirina, el diclofenaco, la indometacina, el lumiracoxib, el metamizol, la nabumetona y el naproxeno no se ven muy afectados por las enzimas CYP2C9. Por lo tanto, el algoritmo del Clinical Pharmacogenetics Implementation Consortium indica que se consideren dichos medicamentos para aquellos que necesiten terapias alternativas.[31]

Ketamina

La ketamina es un antagonista del receptor *N*-metil-D-aspartato y proporciona una parte de su efecto analgésico a través de los receptores opioides μ y δ. En su estado farmacéutico, la ketamina se encuentra en sus formas R(–)- y S(+)-enantiómero, siendo el S(+)-enantiómero más activo farmacológicamente. Ambos isómeros de la ketamina son transformados a nivel hepático por el citocromo P450, en concreto mediante las isoenzimas CYP2B6, CYP2C9 y CYP3A4.

Las variaciones genéticas del CYP2B6, CYP2C9 y CYP3A4 se han implicado en la variación del metabolismo de la ketamina. El CYP2B6*6 es una mutación conocida del gen codificado por el CYP2B6, que puede disminuir el metabolismo de ciertos fármacos. La variante CYP2B6*6 puede dar lugar a una tasa mucho menor de metabolismo en estado estacionario, lo que da lugar a concentraciones plasmáticas más elevadas.[32] También se ha asociado con un aumento significativo de la somnolencia; sin embargo, no se ha encontrado un aumento de las tasas de efectos psicodélicos inducidos por la ketamina durante la emersión con esta mutación.[33]

Lidocaína

La lidocaína pertenece a una clase de anestésicos locales llamados aminoamidas, y puede utilizarse en una gran variedad de aplicaciones, desde la anestesia tópica hasta el bloqueo de nervios periféricos, pasando por la anestesia epidural. Las aminoamidas tienen una variedad de objetivos moleculares en el cuerpo, pero actúan de manera predominante bloqueando de forma reversible la conducción nerviosa mediante el bloqueo de la entrada de iones de sodio en los canales de sodio dependientes del voltaje. Los propios canales de sodio están formados por subunidades alfa y beta, y diferentes subtipos de canales de sodio se expresan en distintos tejidos del organismo. En teoría, las variaciones genéticas que podrían repercutir en la eficacia de la lidocaína podrían afectar la duración de la acción del fármaco, por medio de una variación en la unión de la proteína al canal de sodio, o por medio de su metabolismo. Las amidas se metabolizan por biotransformación enzimática en el hígado, sobre todo por la enzima CYP1A2, que está codificada por los genes del citocromo P450 1A2 o CYP1A2, y las variaciones dentro de estos genes CYP1A2 podrían tener implicaciones significativas en la farmacocinética de la lidocaína. Sin embargo, las implicaciones de que las variaciones genéticas tengan un impacto en la eficacia de la lidocaína son aún más amplias, con un estudio realizado en 2005 por Liem y cols. quienes investigaron una asociación entre las variaciones en el receptor de melanocortina-1 (MC1R) y la resistencia a la analgesia proporcionada por la lidocaína subcutánea, con los resultados de su estudio demostrando que los sujetos con pelo rojo (mutaciones MCR1) eran más sensibles al dolor térmico y más resistentes a los efectos de la lidocaína subcutánea.[34]

Conclusión

El tratamiento por lo regular más prescrito para el dolor agudo y crónico son las terapias basadas en opioides. La gran variación en el alivio que los pacientes experimentan con los opioides puede influir en el uso excesivo del fármaco y la posterior sobredosis. Las diferencias genéticas representan entre 30 y 76% de la variación de la respuesta a los opioides. Las enzimas del citocromo P450 metabolizan los opioides y la variación de estas enzimas es quizá la más estudiada en relación con el metabolismo de los opioides. Las enzimas CYP3A4 y CYP3A5 afectan de igual forma al metabolismo de ciertos opioides como el fentanilo, aunque los estudios muestran un impacto variable en la eficacia que no por fuerza promueve el cribado de alelos. Varios otros genes pueden afectar la respuesta analgésica a los opioides. La COMT es una enzima que metaboliza los neurotransmisores catecolamínicos intracelulares, como la dopamina, un neurotransmisor fundamental para la adicción a los opioides. El alelo A158G de la COMT disminuye la actividad de la COMT y los niveles extracelulares de dopamina, lo que conduce a una menor adicción a los opioides. En el futuro, las nuevas terapias y herramientas genéticas pueden ofrecer alternativas a las terapias con opioides en el tratamiento del dolor. Las terapias de interferencia de ARN y ADN pueden silenciar ciertos genes del dolor. Los costos de fabricación y los tediosos procesos de aprobación de medicamentos siguen dificultando el rápido desarrollo de estas prometedoras terapias génicas para el tratamiento del dolor, pero pueden ser el futuro de dicho tratamiento. Los AINE son uno de los analgésicos más utilizados por su falta de efectos adictivos. El celecoxib, el flurbiprofeno, el ibuprofeno y el lornoxicam presentan vidas medias más cortas en los reguladores normales (RN) del CYP2C9. El meloxicam tiene una vida media más larga que el ibuprofeno y el celecoxib y, como resultado, el deterioro de la función CYP2C9 provoca concentraciones mucho mayores de meloxicam. El piroxicam y el tenoxicam tienen vidas medias extremadamente largas, y cualquier paciente con una capacidad de regulación inferior a la normal, incluidos los reguladores intermedios, debe iniciar una terapia alternativa. La ketamina es un antagonista del receptor *N*-metil-D-aspartato y proporciona una parte de su efecto analgésico a través de los receptores opioides μ y δ. Se han implicado variaciones genéticas del CYP2B6, CYP2C9 y CYP3A4 en la variación del metabolismo de la ketamina. La lidocaína pertenece a una clase de anestésicos locales denominados aminoamidas, y puede utilizarse en una gran variedad de aplicaciones, desde la anestesia tópica hasta el bloqueo de nervios periféricos, pasando por la anestesia epidural. En resumen, el dolor es una sensación multifacética y compleja. El fenotipo del dolor de un paciente se ve afectado tanto por la predisposición hereditaria como por complicados factores ambientales, como la situación socioeconómica, la salud mental y las comorbilidades médicas. Las investigaciones recientes sugieren la intrincada interacción de muchos procesos implicados en el desarrollo del dolor crónico, como la predisposición genética, la regulación del factor de crecimiento nervioso, la activación microglial y la regulación de la proteína cinasa activada por monofosfato de adenosina. La terapia dirigida a estas vías del dolor crónico puede ser capaz de detener o modificar este proceso neuroplástico.

REFERENCIAS

1. Meloto CB, Benavides R, Lichtenwalter RN, et al. Human pain genetics database: a resource dedicated to human pain genetics research. *Pain.* 2018;159(4):749-763. doi:10.1097/j.pain.0000000000001135
2. Fernandez Robles CR, Degnan M, Candiotti KA. Pain and genetics. *Curr Opin Anaesthesiol.* 2012;25(4): 444-449. doi:10.1097/ACO.0b013e3283556228.
3. Mogil JS. Pain genetics: past, present and future. *Trends Genet.* 2012;28:258-266.
4. Nielsen CS, Knudsen GP, Steingrimsdottir OA. Twin studies of pain. *Clin Genet.* 2012;82:331-340.
5. James S. Human pain and genetics: some basics. *Br J Pain.* 2013;7:171-178.
6. The International Association for the Study of Pain Definition of Pain Task Force. IASP. *Proposed New Definition of Pain.* 2019.
7. Crofford LJ. Chronic pain: where the body meets the brain. *Trans Am Clin Climatol Assoc.* 2015;126:167-183.
8. Mifflin KA, Kerr BJ. The transition from acute to chronic pain: understanding how different biological systems interact. *Can J Anesth.* 2014;61:112-122.
9. Institute of Medicine. Relieving pain in America: a blueprint for transforming prevention. *Care Educ Res.* 2011;181:397-399. https://doi.org/10.7205/MILMED-D-16-00012
10. Cohen I, Lema MJ. What's new in chronic pain pathophysiology. *Can J Pain.* 2020;4(4):13-18. doi:10.1080/24740527.2020.1752641
11. Meng W, Adams MJ, Reel P, et al. Genetic correlations between pain phenotypes and depression and neuroticism. *Eur J Hum Genet.* 2020;28(3):358-366. https://doi.org/10.1038/s41431-019-0530-2
12. Vehof J, Zavos HMS, Lachance G, Hammond CJ, Williams FMK. Shared genetic factors underlie chronic pain syndromes. *Pain.* 2014;155(8):1562-1568. https://doi.org/10.1016/j.pain.2014.05.002
13. Tsepilov YA, Freidin MB, Shadrina AS, et al. Analysis of genetically independent phenotypes identifies shared genetic factors associated with chronic musculoskeletal pain conditions. *Commun Biol.* 2020;3(1):329. https://doi.org/10.1038/s42003-020-1051-9
14. Fincke A. *Genetic Influences on Pain Perception and Treatment.* n.d. Recuperado en abril 29, 2021, de https://www.practicalpainmanagement.com/resources/genetic-influences-pain-perception-treatment
15. Diatchenko L, Slade GD, Nackley AG, et al. Genetic basis for individual variations in pain perception and the development of a chronic pain condition. *Hum Mol Genet.* 2005;14(1):135-143. https://doi.org/10.1093/hmg/ddi013
16. Nackley-Neely AG, Tan KS, Fecho K, et al. Catechol-O-methyltransferase inhibition increases pain sensitivity through activation of both β2 and β3 adrenergic receptors. *Pain.* 2007;128(3):199-208. https://doi.org/10.1016/j.pain.2006.09.022
17. Solovieva S, Leino-Arjas P, Saarela J, Luoma K, Raininko R, Riihimäki H. Possible association of interleukin 1 gene locus polymorphisms with low back pain. *Pain.* 2004;109(1):8-19. https://doi.org/10.1016/j.pain.2003.10.020

18. Tegeder I, Lötsch J. Current evidence for a modulation of low back pain by human genetic variants. *J Cell Mol Med.* 2009;13(8b):1605-1619. https://doi.org/10.1111/j.1582-4934.2009.00703.x

19. Bjorland S, Moen A, Schistad E, Gjerstad J, Røe C. Genes associated with persistent lumbar radicular pain: a systematic review. *BMC Musculoskelet Disord* 2016;17:500. https://doi.org/10.1186/s12891-016-1356-5

20. Margarit C, Roca R, Inda MDM, et al. Genetic contribution in low back pain: a prospective genetic association study. *Pain Pract.* 2019;19(8):836-847. https://doi.org/10.1111/papr.12816

21. Kurzawski M, Rut M, Dziedziejko V, et al. Common missense variant of SCN9A gene is associated with pain intensity in patients with chronic pain from disc herniation. *Pain Med Malden Mass.* 2018;19(5):1010-1014.

22. Chang PF, Arendt-Nielsen L, Graven-Nielsen T, Chen ACN. Psychophysical and EEG responses to repeated experimental muscle pain in humans: pain intensity encodes EEG activity. *Brain Res Bull.* 2003;59(6):533-543. https://doi.org/10.1016/s0361-9230(02)00950-4

23. Buskila D. Genetics of chronic pain states. *Best Pract Res Clin Rheumatol.* 2007;21(3):535-547. https://doi.org/10.1016/j.berh.2007.02.011

24. Sapra A, Bhandari P. Chronic fatigue syndrome. En: StatPearls. StatPearls Publishing; 2021. http://www.ncbi.nlm.nih.gov/books/NBK557676/

25. Hickie I, Bennett B, Lloyd A, Heath A, Martin N. Complex genetic and environmental relationships between psychological distress, fatigue and immune functioning: a twin study. *Psychol Med.* 1999;29(2):269-277. https://doi.org/10.1017/s0033291798007922

26. Hickie I, Kirk K, Martin N. Unique genetic and environmental determinants of prolonged fatigue: a twin study. *Psychol Med.* 1999;29(2):259-268. https://doi.org/10.1017/s0033291798007934

27. Narita M, Nishigami N, Narita N, et al. Association between serotonin transporter gene polymorphism and chronic fatigue syndrome. *Biochem Biophys Res Commun.* 2003;311(2):264-266. https://doi.org/10.1016/j.bbrc.2003.09.207

28. Vega-Loza A, Van C, Moreno AM, Aleman F. Gene therapies to reduce chronic pain: are we there yet? *Pain Manage.* 2020;10(4):209-212. https://doi.org/10.2217/pmt-2020-0021

29. Bugada D, Lorini LF, Fumagalli R, Allegri M. Genetics and opioids: towards more appropriate prescription in cancer pain. *Cancers.* 2020;12(7). https://doi.org/10.3390/cancers12071951

30. Singh A, Zai C, Mohiuddin AG, Kennedy JL. The pharmacogenetics of opioid treatment for pain management. *J Psychopharmacol.* 2020;34(11):1200-1209. https://doi.org/10.1177/0269881120944162

31. Theken KN, Lee CR, Gong L, et al. Clinical pharmacogenetics implementation consortium guideline (CPIC) for CYP2C9 and nonsteroidal anti-inflammatory drugs. *Clin Pharmacol Ther.* 2020;108(2):191-200. https://doi.org/10.1002/cpt.1830

32. Wang PF, Neiner A, Kharasch ED. Stereoselective ketamine metabolism by genetic variants of cytochrome P450 CYP2B6 and cytochrome P450 oxidoreductase. *Anesthesiology.* 2018;129(4):756-768. https://doi.org/10.1097/ALN.0000000000002371

33. Dinis-Oliveira RJ. Metabolism and metabolomics of ketamine: a toxicological approach. *Forensic Sci Res.* 2017;2(1):2-10. https://doi.org/10.1080/20961790.2017.1285219

34. Liem EB, Joiner TV, Tsueda K, Sessler DI. Increased sensitivity to thermal pain and reduced subcutaneous lidocaine efficacy in redheads. *Anesthesiology.* 2005;102(3):509-514.

6

Diseño de un plan integral de tratamiento del dolor agudo

Marian Sherman y Stephanie G. Vanterpool

Introducción

Un plan de tratamiento integral del dolor para un manejo óptimo del mismo debe abordar todas las causas del dolor y la limitación funcional de un paciente. Para ello, el clínico debe tener un proceso claro para identificar y abordar las causas subyacentes del dolor. Como cada paciente es único, es probable que el mismo plan de tratamiento, la misma dosis o el mismo enfoque no funcionen de forma similar para todos los pacientes. Aunque la mayoría de los clínicos reconoce hoy día que el dolor mal controlado es un resultado sanitario común y no resuelto,[1,2] muchos médicos informan de un conocimiento inadecuado del tratamiento clínico del dolor. En concreto, los clínicos informan que las facultades de medicina carecen de una estructura de cursos dedicada a la comprensión y el tratamiento del dolor y que los planes de estudio hacen poco hincapié en la evaluación de los conocimientos sobre el dolor y la competencia clínica relacionada.[3] Es imperativo que la futura formación médica amplíe y eleve la calidad de la educación sobre el tratamiento del dolor para abordar el impacto negativo en la salud pública del dolor mal controlado. En este momento, para llenar esta laguna, presentamos un proceso mediante el cual los médicos pueden tanto identificar las causas aplicables del dolor y la limitación funcional en sus pacientes como desarrollar un plan colaborativo e integral para abordar esas causas.

En primer lugar, debemos profundizar en por qué es fundamental identificar con precisión todas las causas subyacentes del dolor para un tratamiento óptimo del mismo. Un paciente que presenta un dolor agudo puede tener múltiples causas en juego. Estas pueden ser fisiológicas, como la inflamación estéril que se observa en un brote de gota, o anatómicas, como la fractura del hueso en el caso de una lesión musculoesquelética. También pueden contribuir las causas funcionales relacionadas con una mala postura, la mecánica corporal o la inmovilidad prolongada. Por último, también debemos ser conscientes de cualquier causa psicosocial del dolor que pueda contribuir a la percepción de este, la catastrofización y la respuesta al tratamiento.

Si un paciente con múltiples etiologías de dolor se presenta para el tratamiento del dolor agudo y no se identifican y abordan de manera adecuada todas las causas, ese paciente corre el riesgo de desarrollar un sufrimiento prolongado y una discapacidad a mediano y largo plazos. Por ello, el desarrollo de un plan de tratamiento integral debe comenzar con la comprensión y el diagnóstico preciso de las causas subyacentes del dolor. Es nuestra responsabilidad como clínicos garantizar que todas las causas del dolor se diagnostiquen con precisión y se traten de forma específica.

Estados y mecanismos del dolor

En su histórico artículo "Toward a Mechanism-Based Approach to Pain Diagnosis" ("Hacia un enfoque basado en los mecanismos para el diagnóstico del dolor"), Vardeh y cols. destacan que la comprensión de los procesos patológicos subyacentes asociados al dolor es clave para mejorar el tratamiento de los pacientes.[4] Cuanto más específica sea la identificación de los estados y mecanismos de dolor aplicables en un determinado paciente, más específico será el plan de tratamiento que pueda desarrollarse. Un plan de tratamiento que se dirija solo a un estado de dolor cuando hay más de uno presente, o que solo se dirija a un mecanismo de dolor, o, peor aún, que sea por completo no dirigido en su enfoque, quizá dará como resultado un alivio subóptimo, y potencialmente producirá consecuencias adicionales no deseadas. De hecho, hemos visto el resultado de esto en la actual epidemia de opioides, ya que se han utilizado medicamentos opioides no dirigidos para intentar tratar el dolor de forma indiscriminada, sin tener en cuenta los estados y mecanismos de dolor subyacentes, y a menudo con efectos secundarios no deseados y un alivio general subóptimo.

A continuación, se presenta un breve análisis de los estados y mecanismos del dolor, que se utilizará para fundamentar las recomendaciones de tratamiento que se presentan más adelante en este capítulo.

Estados de dolor

La International Association for the Study of Pain recién actualizó la definición de "dolor" de la siguiente manera: "Una experiencia sensorial y emocional desagradable asociada a un daño tisular real o potencial, o descrita en términos de dicho daño".[5] Los diferentes estados de dolor se definen en función de la duración, la etiología o la percepción de la experiencia dolorosa.[6] En este capítulo, centraremos la discusión de los estados de dolor en la etiología subyacente, entendiendo que estas etiologías pueden estar presentes tanto en las presentaciones de dolor agudo como crónico.

Existen cuatro estados de dolor generales ampliamente aceptados: el nociceptivo, el inflamatorio (estéril o infeccioso), el neuropático y el central/disfuncional.[4] Las pruebas clínicas subyacentes, los signos y los síntomas que permiten identificar estos estados de dolor se destacan en la tabla 6.1. Aunque estos criterios no son muy específicos, ya que no existe una norma de oro para diagnosticar estos estados de dolor, los signos y síntomas resaltados ayudarán al clínico a discernir las características clave en las que debe basar sus esfuerzos de diagnóstico.

En la mayoría de los casos, puede haber más de un estado de dolor al mismo tiempo. Por ejemplo, un paciente con diabetes mal controlada que presenta una hernia discal lumbar aguda puede estar experimentando tanto dolor nociceptivo por la hernia como también dolor neuropático crónico por la neuropatía diabética periférica. Por esto, es importante tratar de aclarar todos los estados de dolor aplicables en un determinado paciente.

Mecanismos del dolor

Una vez identificado el estado de dolor, el siguiente paso para determinar el tratamiento específico adecuado es identificar el mecanismo por el que se transmite y percibe el dolor. Comprender el mecanismo del dolor es fundamental para orientar la selección de las opciones de tratamiento farmacológico. Al adaptar el tratamiento farmacológico seleccionado al mecanismo por el que se transmite el dolor, los médicos pueden proporcionar a los pacientes un alivio más específico y eficaz, al tiempo que evitan o minimizan las opciones de tratamiento inespecíficas, como los opiáceos.

Los cinco mecanismos del dolor son los siguientes: transducción nociceptiva, sensibilización periférica, actividad ectópica, sensibilización central y desinhibición central.[4] La tabla 6.2 destaca los criterios de diagnóstico clínico y los ejemplos específicos de cada mecanismo de dolor. Al igual

TABLA 6.1 ESTADOS DE DOLOR

Estado del dolor	Patología	Síntomas
Nociceptivo	Evidencia de un traumatismo nocivo (mecánico, térmico, químico)	Dolor localizado en la zona del estímulo/daño articular
Inflamatorio	Evidencia de inflamación (estéril o infecciosa)	Enrojecimiento, calor, hinchazón de la zona afectada
Neuropático	Evidencia de daño nervioso sensorial	Ardor, hormigueo o dolor espontáneo parecido a una descarga; parestesias, disestesias
Disfuncional/ centralizado	Dolor en ausencia de patología detectable	No hay estímulo nocivo identificable, inflamación o daño neural; evidencia de aumento de la amplificación o reducción de la inhibición

Modificado de la tabla 1 en Vardeh D, Mannion R, Woolf C. Toward a mechanism-based approach to pain diagnosis. *J Pain.* 2016;17(9):T50-T69. doi:10.1016/j.jpain.2016.03.001. Revisión (utilizada con permiso escrito).

TABLA 6.2 EJEMPLOS DE MECANISMOS GENERALES DEL DOLOR Y TRATAMIENTO ESPECÍFICO

Mecanismo del dolor	Criterios de diagnóstico clínico	Ejemplo clínico	Ejemplo de tratamiento específico
Transducción nociceptiva	Dolor proporcional en respuesta a un estímulo nocivo identificable	Compresión mecánica de la raíz nerviosa	Eliminar los estímulos mecánicos
Sensibilización periférica	Hiperalgesia primaria por disminución de la transducción umbral del terminal nociceptor	Artritis reumatoide, celulitis	Antiinflamatorios (p. ej., AINE, COXIB); inmunosupresor
Actividad ectópica	Dolor espontáneo en ausencia de un desencadenante evidente, aliviado por el bloqueo local del nervio	Neuralgia del trigémino	Bloqueadores de los canales de Na, bloqueadores de los canales de Ca
Sensibilización central	Hiperalgesia secundaria; suma temporal, alodinia	Síndrome de dolor regional complejo (SDRC)	Antagonistas del NMDA (p. ej., ketamina)
Desinhibición central	Hiperalgesia secundaria, alodinia	Fibromialgia	Agonistas de la subunidad GABA-A Inhibidores duales de la captación de aminas (p. ej., IRSN)

Adaptado de la tabla 2 en Vardeh D, Mannion R, Woolf C. Toward a mechanism-based approach to pain diagnosis. *J Pain*. 2016;17(9):T50-T69. doi:10.1016/j.jpain.2016.03.001. Revisión (utilizada con permiso escrito).

que ocurre con los estados de dolor, los criterios de diagnóstico de los mecanismos de dolor no son muy específicos, son una guía para ayudar al clínico a discernir qué mecanismos están presentes. Es importante tener en cuenta que, al igual que puede haber múltiples estados de dolor presentes de manera simultánea, lo mismo puede decirse de los mecanismos de dolor.

Sintetizar el plan integral del dolor

En muchos contextos de dolor agudo, la causa principal del dolor puede ser obvia: dolor posquirúrgico, dolor postraumático, etc. Sin embargo, en aquellas situaciones en las que la presentación del dolor es más compleja o multifactorial, disponer de un método para sintetizar toda la información aplicable puede ser en extremo valioso. Se puede considerar una plantilla de evaluación que incluya la identificación de los estados de dolor subyacentes, los mecanismos, las causas y los respectivos tratamientos específicos para cada causa, a fin de garantizar que el plan sea exhaustivo y eficaz. En la tabla 6.3 se muestra un ejemplo de una plantilla de evaluación de este tipo.

Educación del paciente y establecimiento de expectativas

Se ha demostrado una fuerte asociación entre las expectativas de los pacientes en cuanto a la recuperación y los resultados clínicos. En particular, las expectativas positivas de los pacientes están relacionadas con la reducción del dolor tras el tratamiento médico.[7] Por ello, los médicos deben educar a los pacientes sobre los planes de tratamiento del dolor y establecer expectativas claras y positivas para optimizar la recuperación y mejorar los resultados de los pacientes. La construcción de una relación terapéutica con el paciente incluye la educación de las causas del dolor, una breve explicación del manejo de la medicación o de los procedimientos intervencionistas y, lo que es más importante, una discusión de las expectativas realistas para el alivio del dolor y la recuperación funcional. Para establecer unas expectativas realistas del paciente, el médico debe dirigir una conversación clara sobre el grado previsto de alivio del dolor y ofrecer una descripción cualitativa de la línea de tiempo y la trayectoria del alivio del dolor.

Cada vez hay más literatura que sugiere que las expectativas de los pacientes antes del tratamiento predicen una gran cantidad de resultados de salud en múltiples disciplinas médicas.[8,9] Esta correlación se observa de forma similar en los resultados del tratamiento del dolor, donde se reconoce que las expectativas del paciente antes del tratamiento son predictores de los resultados del

TABLA **PLANTILLA DE COMPONENTES DE UNA EVALUACIÓN INTEGRAL DEL DOLOR**

Identificación del paciente:	Descripción del paciente (nombre, edad, antecedentes clínicos relevantes).
Queja de dolor:	Localización y cronicidad.
Estado(s) de dolor presente(s):	(Seleccione todas las que correspondan): nociceptivo, inflamatorio, neuropático, central/disfuncional.
Mecanismo(s) de dolor presente(s):	(Seleccione todas las que correspondan): transducción nociceptiva, sensibilización periférica, actividad ectópica, sensibilización central, desinhibición central.
Causa(s) del dolor:	(Seleccione todo lo que corresponda): fisiológica, anatómica, funcional, psicosocial (especifique y explique según sea necesario) —p. ej., anatómica, dolor posquirúrgico tras una artroplastia total de cadera, o fisiológica y anatómica debido a una hernia discal con síntomas radiculares y actividad ectópica del nervio—.
Justificación del plan de tratamiento:	Aborde cada causa, estado y mecanismo con el plan de tratamiento integral y multimodal (MITT): • Medicamentos (dirigidos a la causa fisiológica) • Intervenciones (dirigidas a la causa anatómica) • Terapia física (dirigida a la limitación funcional) • Tratamiento psicosocial (dirigido a la comorbilidad psicosocial)

tratamiento analgésico. Se ha demostrado que las intervenciones cognitivas de aplicación sencilla mejoran la eficacia del tratamiento del dolor. En concreto, se ha demostrado que la sugestión verbal, el condicionamiento y las imágenes mentales inducen las expectativas del paciente.[10] Mediante el uso de la sugestión verbal y el condicionamiento verbal, los clínicos pueden inducir las expectativas del paciente sobre el alivio del dolor y, por lo tanto, optimizar potencialmente la eficacia del plan de tratamiento del dolor (la tabla 6.4 resume las intervenciones de expectativas de los autores).

Los pacientes con dolor crónico inscritos en programas de tratamiento multidisciplinar también demuestran que las expectativas del paciente antes del tratamiento están fuertemente relacionadas con los resultados del mismo. En particular, los pacientes que poseen altas expectativas positivas de alivio del dolor y mejora de la calidad de vida experimentan una respuesta superior al tratamiento analgésico.[11] Lo contrario también es cierto, de modo que los pacientes que esperan tener dolor suelen tenerlo.[12] Para optimizar la respuesta al tratamiento del dolor, el clínico debe discutir varios puntos cuando colabore con los pacientes para establecer expectativas realistas (resumidas en la tabla 6.5).

Medicamentos: dirigidos a la causa fisiológica

Como se ha señalado antes en el capítulo, el tratamiento del dolor es multifacético. Un enfoque exitoso incorpora la farmacología, el proceso intervencionista en determinados pacientes, los pasos detallados para la recuperación física y la exploración de los recursos psicosociales del paciente. Empezando por la farmacología, la elección de medicamentos adecuados y eficaces para el dolor depende de la comprensión de la fisiología del mismo. El dolor agudo lo experimentan los pacientes que se someten a una intervención quirúrgica, sufren una lesión traumática o enferman de forma aguda. A nivel molecular, la experiencia sensorial del dolor surge de la activación de los nociceptores

TABLA **6.4** **INTERVENCIONES DE EXPECTATIVAS**

Las intervenciones breves de expectativa pueden aliviar el dolor agudo del procedimiento.
Información precisa sobre las expectativas de alivio del dolor.
Haga hincapié en los resultados positivos *previstos* de una intervención analgésica.
Haga hincapié en los resultados positivos *esperados* de una intervención analgésica.
Incluya la discusión de los posibles efectos secundarios negativos.

De Peerdeman KJ, van Laarhoven AIM, Keij SM, et al. Relieving patients' pain with expectation interventions. *Pain*. 2016;157(6):1179-1191. doi:10.1097/j.pain.0000000000000540

TABLA **6.5** PUNTOS DE DISCUSIÓN PARA LAS EXPECTATIVAS ANALGÉSICAS

Aspectos destacados por el clínico para una breve discusión sobre las expectativas analgésicas.

Será necesaria cierta tolerancia al dolor; es poco probable que alivie el dolor por completo.

Revise la medicación y los procedimientos que pueden ser apropiados para aliviar el dolor.

Proporcionar sugerencias sobre métodos alternativos para aliviar el dolor.

Trace la trayectoria prevista de tiempo para la recuperación.

Explorar el reingreso a la función física de base o la mejora de la misma.

Identificar los sistemas de apoyo.

(receptores especializados situados en el lugar del tejido lesionado) que convierten los estímulos térmicos, mecánicos y químicos en señales eléctricas. Tras la transducción nociceptiva, la señal eléctrica se transmite desde el SNP, a través de las fibras A-delta y las fibras C, hasta el SNC, donde la señal se modula y se percibe como dolor. Entre los mediadores comunes de la transducción nociceptiva se encuentran las prostaglandinas, la sustancia P, la bradicinina y la histamina; por lo tanto, los medicamentos que se dirigen a estos mensajeros serán más útiles para la interrupción de la señal a nivel de la transducción nociceptiva. También pueden utilizarse medicamentos coadyuvantes que actúen como estabilizadores de la membrana. La figura 6.1 ilustra las vías fisiológicas del dolor y destaca las opciones farmacológicas complementarias para diseñar una estrategia integral de tratamiento del dolor.

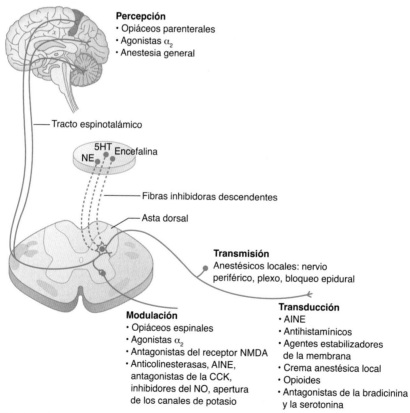

FIGURA 6.1 Vías fisiológicas del dolor y opciones farmacológicas. Phys/pharm pain diagram copyright: de Anesthesia Key, referencia vía https://www.google.com/search?q=neural+transduction+transmission+modulation+perception&rlz=1C1GCEB_enUS911US911&sxsrf=ALeKk03THZo6ISqATgPWPmQhb9HHLeyUAQ:1601826268725&source=lnms&tbm=isch&sa=X&ved=2ahUKEwiuwfTto5vsAhWwiOAKHcD-CLgQ_AUoAXoECBoQAw&biw=1222&bih=524#imgrc= n5YQ4skZe4A87M

Un enfoque bien considerado para el tratamiento del dolor agudo es una estrategia multimodal que incorpora dos o más fármacos que actúan por mecanismos diferentes para proporcionar analgesia. Estos fármacos pueden administrarse por la misma vía o por vías diferentes (es decir, por vía oral, sistémica intravenosa, bloqueo nervioso periférico o central y transdérmica). La American Society of Anesthesiologist's Practice Guidelines for Perioperative Acute Pain aconseja que un plan analgésico multimodal comience con un régimen de COXIB, AINE o paracetamol durante todo el día, a menos que esté contraindicado. Los regímenes de dosificación deben administrarse para optimizar la eficacia al tiempo que se minimiza el riesgo de acontecimientos adversos. La elección del medicamento, la dosis, la vía y la duración de la terapia deben ser individualizadas.[1] Cuando los no opioides solos o en combinación son insuficientes, se recomienda considerar con cuidado los opioides para mejorar el control del dolor. Estos deben prescribirse en formulación oral cuando sea posible, a las dosis efectivas más bajas y durante la menor duración posible. Siempre es prudente hablar de los efectos secundarios y las complicaciones relacionadas con los opioides, incluidos los peligros del mal uso y el desarrollo de tolerancia y adicción. Cuando se considere el tratamiento de un nuevo dolor agudo en pacientes con condiciones de dolor crónico preexistente, es necesario dirigirse al alivio del dolor agudo y, al mismo tiempo, es imperativo continuar como de costumbre con todos los medicamentos para el dolor crónico. La tabla 6.2 destaca las opciones de medicación adecuadas en función de la etiología diagnosticada del dolor.

Intervenciones (bloqueo nervioso regional): dirigirse a la causa anatómica

Cuando el dolor agudo está localizado en una región anatómica discreta, puede ser apropiado considerar el bloqueo nervioso regional para proporcionar un alivio del dolor específico. Por lo regular, estos escenarios clínicos implican un traumatismo o una lesión en una extremidad o en la región toracoabdominal. Se puede consultar a los anestesistas o a los médicos del dolor para la colocación del bloqueo nervioso regional. Los bloqueos nerviosos dirigidos pueden realizarse como inyecciones únicas con una duración limitada del alivio del dolor, o el especialista puede optar por colocar un catéter perineural para ampliar la duración del tratamiento. El bloqueo nervioso periférico, un valioso componente del tratamiento multimodal del dolor, ha demostrado que reduce el uso de opiáceos y ofrece un alivio del dolor superior en comparación con la terapia dominada por los opioides.[13] Además de las ventajas bien reconocidas de reducir la náusea, el vómito, el estreñimiento y la depresión respiratoria, el alivio del dolor con opioides también reduce el nivel de sedación del paciente y preserva el estado de alerta y la claridad de la función cognitiva. Un paciente alerta se desenvuelve con mayor seguridad en las actividades de la vida diaria y está más capacitado para participar en las actividades de recuperación, como la fisioterapia. La tabla 6.6 identifica las regiones anatómicas para las que el bloqueo nervioso dirigido puede proporcionar alivio del dolor.

Fisioterapia: dirigirse a la causa funcional

Con la administración de la medicación y quizá con la intervención del procedimiento, se cumple el objetivo principal del tratamiento clínico del dolor, a saber, reducir el dolor a un nivel manejable para que el paciente pueda iniciar la recuperación funcional. En otras palabras, cuando el síntoma del dolor está suficientemente controlado, de manera que el paciente es capaz de participar de manera activa en la fisioterapia, se inicia la restauración funcional. El restablecimiento de la función física mediante la rehabilitación es una transición necesaria que mejora la probabilidad de que el control del dolor y la función física sean duraderos. La fisioterapia se centra en las limitaciones funcionales del dolor. Conocer con claridad la línea de base funcional previa del paciente y sus limitaciones ayudará a informar a la fisioterapia sobre los objetivos y las expectativas. Esto puede lograrse mediante evaluaciones funcionales formales o informales por parte de los médicos, la enfermería o la fisioterapia. El fisioterapeuta no solo facilita la recuperación física, sino que también puede fomentar la recuperación emocional y la resiliencia. El especialista identifica claramente los objetivos del tratamiento, incorpora pequeños intervalos alcanzables de aumento del nivel de actividad y, al hacerlo, demuestra la adaptación y la recuperación.

TABLA **6.6**	LOCALIZACIÓN ANATÓMICA DEL DOLOR Y BLOQUEO DEL NERVIO CORRESPONDIENTE

Localización anatómica del dolor	Bloqueo de nervios periféricos dirigido
Extremidad superior	Bloqueo del plexo braquial
Extremidad inferior (muslo anterior, pierna media)	Bloqueo del nervio femoral
Extremidad inferior (muslo/pierna posterior, pie)	Bloqueo del nervio ciático (subglúteo, poplíteo)
Cadera, extremidad inferior (anterior, lateral del muslo)	Bloqueo de fascia iliaca
Analgesia toracoabdominal, cavidad y pared torácica anterior/posterior	Bloqueo del nervio paravertebral torácico
Cadera, cavidad y pared abdominal	Bloqueo de los nervios paravertebrales lumbares
Pared abdominal	Bloqueo del plano transverso del abdomen
Vísceras y pared abdominal	Bloqueo del cuadrado lumbar

Terapia psicosocial: dirigirse a la causa psicosocial

Está claro que no todos los pacientes necesitarán una intervención psicológica formal como parte de un plan de rehabilitación; sin embargo, el clínico debe tener en cuenta las comorbilidades psicológicas o psicosociales, así como las habilidades de afrontamiento, a la hora de diseñar un plan de tratamiento del dolor individualizado. Dos respuestas conductuales extremas para afrontar el dolor son la confrontación y la evitación.[14] El marco psicosocial de un paciente puede influir en el éxito del plan de tratamiento del dolor. Por ejemplo, un paciente que confía en que el dolor agudo puede tratarse y superarse y posee un sistema de creencias positivo tiene más probabilidades de enfrentarse y lograr la recuperación. Por el contrario, un paciente que muestra patrones cognitivos y conductuales coherentes con la catastrofización del dolor (y rechaza la posibilidad de aliviarlo) tiene más probabilidades de perpetuar el miedo y la persistencia del deterioro funcional. La incorporación de equipos de atención psicológica o interdisciplinaria beneficiará a aquellos pacientes cuyo tratamiento exitoso depende del apoyo psicosocial formal.

Por último, la evaluación de los factores de riesgo del paciente asociados al uso indebido de opioides es otra consideración importante a la hora de elaborar un plan integral contra el dolor. Los opioides se utilizan de manera habitual en la terapia multimodal del dolor y, en el contexto de la actual epidemia de opioides en Estados Unidos, es pertinente y responsable examinar a los pacientes en busca de características asociadas a su uso prolongado.[15] Para revisar las comorbilidades médicas y psicológicas que pueden aumentar el riesgo del uso prolongado de opioides o de su abuso, los clínicos pueden incorporar los factores de riesgo (identificados en la tabla 6.7) en una serie de preguntas de cribado.

Abordar estos riesgos en una fase temprana, durante la formulación de un plan de tratamiento del dolor, es útil para establecer las expectativas de uso de los opioides de baja dosis y corta duración. La comunicación y la evaluación de los riesgos pueden mejorar el cumplimiento del plan de tratamiento general y producir mejores resultados analgésicos.

Conclusión

El diseño de un plan integral de tratamiento del dolor para un manejo óptimo del mismo requiere un diagnóstico adecuado de la etiología del dolor, la evaluación de la limitación funcional del paciente y la selección de las modalidades de tratamiento multimodal, incluidos los medicamentos y el procedimiento intervencionista. La aplicación satisfactoria del plan integral requiere establecer unas expectativas realistas para el paciente, detallar un plan de recuperación gradual y contar con los profesionales adecuados para apoyar las necesidades físicas y psicosociales. Dado que cada

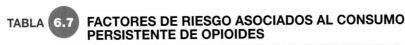

TABLA **6.7** FACTORES DE RIESGO ASOCIADOS AL CONSUMO PERSISTENTE DE OPIOIDES

Factores de riesgo asociados al nuevo uso persistente de opioides tras la cirugía
Consumo de tabaco
Trastornos por abuso de alcohol y sustancias
Ansiedad/depresión
Trastornos del estado de ánimo
Lumbalgia/dolor de cuello
Dolor preoperatorio/condiciones de dolor centralizado

paciente es único, el plan de tratamiento exitoso debe ser individualizado. En este capítulo se ha presentado un enfoque básico para la elaboración de un plan de tratamiento del dolor que puede utilizarse para atender a todos los pacientes que presenten dolor agudo.

REFERENCIAS

1. Practice guidelines for acute pain management in the perioperative setting: an updated report by the American Society of Anesthesiologists Task Force on Acute Pain Management. *Anesthesiology.* 2012;116:248-273. https://doi.org/10.1097/ALN.0b013e31823c1030
2. Devin CJ, McGirt MJ. Best evidence in multimodal pain management in spine surgery and means of assessing postoperative pain and functional outcomes. *J Clin Neurosci.* 2015;22(6):930-938.
3. Shipton EE, Bate F, Garrick R, Steketee C, Shipton EA, Visser EJ. Systematic review of pain medicine content, teaching, and assessment in medical school curricula internationally. *Pain Ther.* 2018;7(2):139-161. doi:10.1007/s40122-018-0103-z
4. Vardeh D, Mannion R, Woolf C. Toward a mechanism-based approach to pain diagnosis. *J Pain.* 2016;17(9):T50-T69.
5. https://www.iasp-pain.org/PublicationsNews/NewsDetail.aspx?ItemNumber=10475
6. https://anesth.unboundmedicine.com/anesthesia/view/ClinicalAnesthesiaProcedures/ 728417/all/ Definition_and_Terminology
7. Bishop FL, Yardley L, Prescott P, Cooper C, Little P, Lewith GT. Psychological covariates of longitudinal changes in back-related disability in patients undergoing acupuncture. *Clin J Pain.* 2015;31(3):254-264. doi:10.1097/AJP.0000000000000108
8. Mondloch MV, Cole DC, Frank JW. Does how you do depend on how you think you'll do? A systematic review of the evidence for a relation between patients' recovery expectations and health outcomes. *CMAJ.* 2001;165(2):174-179. http://proxygw.wrlc.org/login?url=https://www-proquest-com.proxygw.wrlc.org/docview /205003247?accountid=11243
9. Sohl SJ, Schnur JB, Montgomery GH. A meta-analysis of the relationship between response expectancies and cancer treatment-related side effects. *J Pain Symptom Manage.* 2009;38(5):775-784. doi:10.1016/j.jpainsymman.2009.01.008
10. Peerdeman KJ, van Laarhoven AIM, Keij SM, et al. Relieving patients' pain with expectation interventions. *Pain.* 2016;157(6):1179-1191. doi:10.1097/j.pain.0000000000000540
11. Cormier S, Lavigne GL, Choinière M, Rainville P. Expectations predict chronic pain treatment outcomes. *Pain.* 2016;157(2):329-338. doi:10.1097/j.pain.0000000000000379
12. Bayman EO, Parekh KR, Keech J, Larson N, Mark VW, Brennan TJ. Preoperative patient expectations of postoperative pain are associated with moderate to severe acute pain after VATS. *Pain Med.* 2019;20(3):543-554.
13. Kumar K, Kirksey MA, Duong S, Wu CL. A review of opioid-sparing modalities in perioperative pain management: methods to decrease opioid use postoperatively. *Anesth Analg.* 2017;125(5):1749-1760. doi:10.1213/ANE.0000000000002497.
14. Schofferman J. Restoration of function: the missing link in pain medicine? *Pain Med.* 2006;7(suppl_1):S159-S165. https://doi.org/10.1111/j.1526-4637.2006.00131.x
15. Brummett CM, Waljee JF, Goesling J, et al. New persistent opioid use after minor and major surgical procedures in US adults. *JAMA Surg.* 2017;152(6):e170504. doi:10.1001/jamasurg.2017.0504

7

Placebo y nocebo, entender su papel en la medicina del dolor

Clifford Gevirtz

Introducción

El placebo, que en latín significa "voy a complacer", es una intervención médica simulada que podría producir una mejora real o percibida, lo que, a su vez, se denomina "efecto placebo".

En la investigación médica, los placebos funcionan como grupo de control en múltiples diseños de estudios científicos experimentales. Dependen del uso de un engaño controlado y medido para su efecto. Entre las formas habituales de placebo se encuentran las pastillas inertes, la cirugía simulada y la colocación de agujas al azar que transmiten información falsa al paciente.[1] Otro ejemplo sería la inyección de solución salina o aire en el espacio epidural. En un procedimiento común de placebo, se da al paciente una pastilla inerte y se le dice que puede mejorar su estado, pero no se le dice que la pastilla es, de hecho, inerte. Una intervención de este tipo puede hacer que el paciente crea que el tratamiento cambiará su estado, y esta creencia puede producir a su vez una percepción subjetiva de un efecto terapéutico, haciendo que el paciente sienta que su estado ha mejorado.

El efecto placebo señala la importancia de la percepción y cómo nuestro sistema nervioso central puede producir un efecto profundo en ausencia de una intervención externa real. Sin embargo, cuando se utiliza como tratamiento en la práctica clínica del dolor, el engaño que supone el uso de placebos crea una importante dicotomía entre el juramento hipocrático y la honestidad de la relación médico-paciente.

La American Osteopathic Association[2] ha publicado un documento de postura que prohíbe de manera específica el uso del placebo como parte de la terapia. Del mismo modo, el Parliamentary Committee on Science and Technology del Reino Unido[3] ha declarado que "...la prescripción de placebos... suele basarse en cierto grado de engaño al paciente" y que "prescribir placebos puros es mala medicina. Su efecto es poco fiable e imprevisible y no puede constituir la única base de ningún tratamiento en el Servicio Nacional de Salud".

El plan de estudios de la American Board of Anesthesiology sobre el tratamiento del dolor requiere que todos los profesionales del dolor comprendan el papel del placebo y del nocebo en la práctica médica histórica y su uso actual en la investigación clínica.

Historia

La palabra *placebo* deriva de una traducción latina de la Biblia realizada por San Jerónimo,[4] en el Salmo 114: "Agradaré al Señor en la tierra de los vivos".

Los placebos se utilizaron por primera vez en un contexto medicinal en el siglo XVIII. En 1785, el *New Medical Dictionary* definió *placebo* como un "método o medicina común". Los placebos estuvieron muy extendidos en la medicina hasta el siglo XX, y en ocasiones fueron avalados como engaños necesarios. En 1903, el doctor Richard Clarke Cabot, profesor de la Harvard Medical School, dijo que le habían educado en el uso de placebos, pero acabó diciendo: "todavía no he encontrado ningún caso en el que una mentira no haga más daño que bien". A partir de este momento, el uso de placebos como parte de un régimen regular de medicina disminuyó rápidamente.

En un artículo de referencia, "El poderoso placebo", el doctor Henry Beecher,[5] presidente fundador del Departamento de Anestesiología del Massachusetts General Hospital y de la Harvard Medical School, revisó el efecto placebo y sus efectos clínicamente importantes. Documentó varios efectos dramáticos en ensayos clínicos. Este punto de vista fue muy cuestionado cuando, en 2001, una revisión más sistemática[6] de ensayos clínicos concluyó que no había pruebas de efectos importantes a nivel clínico, excepto, quizás, en el tratamiento del dolor y algunos resultados subjetivos. En fecha más reciente, una revisión Cochrane sobre el uso de placebos[7] llegó a conclusiones similares. La mayoría de los estudios ha atribuido la diferencia desde el punto de partida hasta el final del ensayo a un efecto placebo, pero los revisores recientes han tratado de examinar los estudios que tenían grupos con placebo y sin tratamiento, para distinguir el efecto placebo de la progresión natural de la enfermedad. Sin embargo, aunque los efectos del placebo pueden ser de corta duración, incluso una breve medida de alivio del dolor puede tener algún beneficio para el paciente.

Definición clínica del placebo

Un *placebo* se ha definido como "una sustancia o procedimiento... que carece objetivamente de actividad terapéutica específica para la condición que se está tratando". De acuerdo con esta definición, una gran variedad de cosas pueden ser placebos y mostrar un efecto placebo. Muchas sustancias administradas por cualquier medio pueden actuar como placebos, incluyendo píldoras, lociones, cremas, inhalantes e inyecciones. Dispositivos como las unidades de estimulación nerviosa eléctrica transcutánea y las máquinas de ultrasonidos pueden actuar como placebos cuando se colocan en zonas en las que no se espera ningún efecto terapéutico. La cirugía y los procedimientos intervencionistas simulados, los electrodos intracraneales simulados y la acupuntura simulada —ya sea con agujas simuladas o colocadas en puntos que no son de acupuntura— han mostrado efectos placebo. Incluso la presencia del médico, con una bata blanca dentro de la habitación del paciente, se ha considerado como un placebo. Esto se ha demostrado en un estudio sobre la recuperación del paciente, en el que la recuperación percibida por él se produjo antes cuando el médico sugirió que el paciente "estaría mejor en unos días". El estudio también demostró que la recuperación se produce antes cuando el paciente recibe el tratamiento y el médico le dice que "el tratamiento seguramente le hará mejorar", en lugar de palabras negativas como "no estoy seguro de que el tratamiento que le voy a dar tenga efecto".

Respuesta al placebo: mecanismos e interpretación

Este fenómeno de respuesta placebo está relacionado con la percepción y las expectativas del paciente; si la sustancia se considera útil, puede curar, pero si se considera perjudicial, puede causar efectos negativos, lo que se conoce como efecto *nocebo* (*vide infra*). Los mecanismos básicos de los efectos placebo se han investigado desde 1978, cuando se demostró que el antagonista opioide naloxona podía bloquear los analgésicos placebo,[8] lo que sugiere que están implicadas las acciones de los opioides endógenos.

Expectativa y condicionamiento

Los placebos ejercen un efecto de "expectativa", por el que una sustancia inerte que el paciente cree que es un fármaco tiene efectos similares a los del fármaco real. Pueden actuar de forma similar a través del condicionamiento clásico, en el que un placebo y un estímulo real se utilizan de manera simultánea hasta que el placebo se asocia con el efecto del estímulo. Tanto el condicionamiento como las expectativas desempeñan un papel en el efecto placebo, y hacen varios tipos de contribuciones. El condicionamiento tiene un efecto más duradero y puede influir en las primeras etapas

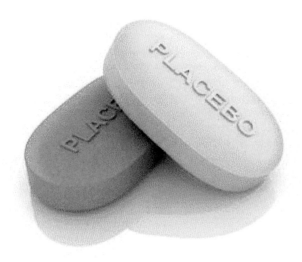

FIGURA 7.1 Píldoras con
etiqueta de placebo.

del procesamiento de la información. El efecto de expectativa puede potenciarse a través de factores como el entusiasmo del médico, las diferencias de tamaño y color de las píldoras de placebo o el uso de otros inventos como las inyecciones. En un estudio,[9] la respuesta al placebo aumentó de 44 a 62% cuando el médico trató a los pacientes con "calidez, atención y confianza". Se ha demostrado que los efectos de expectativa se producen con una serie de sustancias. Los que piensan que un tratamiento funcionará muestran un efecto placebo más fuerte que los que no lo creen, como se ha demostrado en varios estudios sobre acupuntura.

Dado que el efecto placebo se basa en las expectativas y el condicionamiento, desaparece si se le dice al paciente que sus expectativas son irreales o que la intervención placebo es ineficaz. Una reducción del dolor condicionada puede desaparecer del todo cuando se explica su existencia. Por ejemplo, un placebo descrito como relajante muscular provocará una relajación muscular y, si se describe como lo contrario, causará un aumento de la tensión muscular.

Dado que los placebos dependen de la percepción y la expectativa, varios factores que cambian la percepción pueden aumentar la magnitud de la respuesta placebo. Por ejemplo, los estudios han demostrado que el color y el tamaño de la píldora de placebo marcan la diferencia, ya que las píldoras de "color cálido" (p. ej., rojo, amarillo) funcionan mejor como estimulantes, mientras que las de "color frío" (p. ej., azul, morado) lo hacen como depresoras (fig. 7.1). Las cápsulas parecen ser más eficaces que los comprimidos, y el tamaño puede marcar la diferencia. Un grupo de investigadores[10] ha demostrado que las píldoras más grandes aumentan el efecto, mientras que otros[11] han argumentado que el efecto depende del entorno cultural. Si el médico es del mismo grupo social que el paciente y pueden compartir un vínculo común, puede demostrarse un efecto mayor. Más píldoras, la marca, la experiencia anterior con píldoras similares y un precio más elevado aumentan el efecto de las píldoras placebo. La inyección y la acupuntura parecen tener un efecto mayor que las píldoras.

El efecto placebo puede funcionar de forma selectiva. Si se aplica una crema placebo analgésica en una mano, reducirá el dolor solo en esa mano y no en otra parte del cuerpo. Si a una persona se le da un placebo con un nombre o apodo, y responde positivamente, el paciente lo hará de la misma manera en una ocasión posterior a ese placebo con ese mismo nombre, pero no si se utiliza otro.

Efecto placebo y cerebro

La resonancia magnética (IRM) funcional se ha utilizado para estudiar la analgesia por placebo y ha revelado una activación neuronal en las cortezas cingulada anterior, frontal e insular; el núcleo accumbens; la amígdala y la materia gris periacueductal. Estos centros corticales superiores parecen proyectar estímulos hacia la médula espinal en respuesta al placebo. Estas respuestas al placebo también muestran un aumento de la actividad dopaminérgica y opioide mu en el circuito de respuestas de recompensa y comportamiento motivado del núcleo accumbens. Por el contrario, las respuestas nocebo antianalgésicas se asocian a una disminución de la actividad en esta parte del cerebro con una menor liberación de opioides y dopamina. La activación placebo analgésica modifica el procesamiento en el tronco cerebral al potenciar la inhibición descendente a través de la materia gris periacueductal que actúa sobre los reflejos nociceptivos espinales, mientras que los nocebos antianalgésicos actúan de forma opuesta.

En resumen, las imágenes funcionales con analgesia de placebo demuestran que la respuesta al placebo se produce por un proceso cortical superior-inferior dependiente de áreas corticales frontales que generan y mantienen expectativas cognitivas. Las vías dopaminérgicas pueden subyacer a estas expectativas. La patología que no depende de una regulación mayor "descendente" o de base cortical (p. ej., la lesión de la médula espinal o la neuralgia posherpética) puede ser menos propensa a la mejora relacionada con el placebo.

Otros estudios sobre el efecto placebo, en particular sobre la analgesia placebo, se han centrado en gran medida en el sistema opioide endógeno. Las respuestas analgésicas al placebo inducidas por manipulaciones de los mecanismos psicológicos (condicionamiento y expectativas) son total o parcialmente reversibles por el antagonista opioide naloxona,[12] indicando la implicación del sistema opioide. Pruebas adicionales[13] muestran que los mecanismos y sistemas no opioides (como la serotonina, la secreción hormonal y las respuestas inmunitarias) también están implicados.

Recién se ha demostrado que las sugestiones nocebo de aumento del dolor pueden producir una hiperalgesia concurrente y una estimulación de las respuestas del eje hipotálamo-hipofisario-suprarrenal (HPA, por sus siglas en inglés)[14] tal y como se refleja en el aumento de las concentraciones plasmáticas de la hormona adrenocorticotrópica y el cortisol. Tanto la hiperalgesia nocebo como la hiperactividad HPA son antagonizadas por el diazepam, lo que sugiere que la ansiedad tratable con benzodiacepinas contribuye de forma importante a ambas respuestas. La administración del antagonista de los receptores mixtos de la colecistocinina (CCQ) de tipo A/B, la proglumida, bloquea por completo la hiperalgesia del nocebo pero no tiene ningún efecto sobre la hiperactividad del HPA, lo que sugiere que existe una participación selectiva de la CCQ en el componente hiperalgésico, pero no ansiógeno, del efecto nocebo.

Es importante señalar que ni el diazepam ni la proglumida tienen efectos analgésicos, es decir, en ausencia de hiperalgesia inducida por el nocebo. Estos hallazgos sugieren que existe una estrecha relación entre la ansiedad y la hiperalgesia nocebo, y ponen de manifiesto el papel clave de los sistemas colecistonérgicos como sustrato de esta relación. Cuando se consideran estos hechos en conjunto, podemos concluir que la analgesia por placebo y la hiperalgesia por nocebo dependen, respectivamente, de la activación de sistemas endógenos opioides y colecistonérgicos funcionalmente opuestos.

Paradigma "abierto-oculto"

La aplicación clínica del placebo se está reevaluando a la luz de los conocimientos que hemos obtenido de la neurobiología y la imagen clínica. El poder de su aplicación clínica se ha demostrado con claridad en el paradigma abierto-oculto, en el cual el paciente puede recibir un tratamiento de la forma clínica normal "abierta", administrado por el clínico a la vista del paciente, o de forma "oculta", sin que el paciente sepa que se le está dando el tratamiento. La administración abierta de un tratamiento es mucho más eficaz que la oculta para el manejo del dolor.

El clínico debe comprender que el efecto global de la administración de un fármaco es una combinación de la acción farmacológica del mismo y del contexto psicosocial en el que se administra. El paradigma abierto-oculto subraya la importancia de la expectativa de recibir un tratamiento y el contexto en el que se administra, que incluye los mecanismos del placebo.

El poder de la expectativa y el potencial para explotarla a nivel clínico se demostró de forma espectacular en un ensayo aleatorio de administración de fármacos. Wager y cols.[15] examinaron los efectos de la expectativa en la actividad metabólica regional del cerebro. En este estudio controlado se manipularon las expectativas de los sujetos de forma que un grupo de pacientes se sometió a la administración abierta de un fármaco que sabían que era un estimulante, y el otro grupo de pacientes recibió el mismo fármaco cuando esperaba un placebo. Aunque ambos grupos recibieron la misma dosis del mismo fármaco estimulante y tuvieron idénticas concentraciones plasmáticas de este, hubo diferencias significativas en la actividad metabólica regional del cerebro demostradas por IRM funcional entre los que esperaban un estimulante y los que esperaban un placebo. La modificación de las expectativas de los sujetos no solo alteró la actividad metabólica cerebral regional, sino que también modificó el "subidón" percibido por los sujetos en respuesta al fármaco, lo que demuestra una vez más el poder de las expectativas para alterar las respuestas neurobiológicas que pueden mejorar la respuesta al tratamiento farmacológico.

Muchos pacientes con dolor tienen un curso natural de la enfermedad en el que los síntomas fluctúan, lo que hace difícil diferenciar entre una respuesta placebo o nocebo y el curso natural de la enfermedad a nivel de paciente individual. Del mismo modo, muchos "efectos secundarios" por lo regular ocurren con o sin farmacoterapias (p. ej., la cefalea), lo que hace que a menudo sea difícil desentrañar, a nivel de paciente individual, entre un evento adverso emergente del tratamiento que es una respuesta nocebo o uno que ha ocurrido al margen del tratamiento.

Consecuencias negativas del placebo

Es importante reconocer que los placebos pueden provocar efectos secundarios asociados al tratamiento real. Por ejemplo, los pacientes a los que ya se les ha administrado un opioide pueden mostrar depresión respiratoria cuando se les da un placebo.

Los síntomas de abstinencia también pueden producirse tras el tratamiento con placebo. Esto se demostró tras la interrupción del estudio de la Women's Health Initiative[16] de la terapia de sustitución hormonal para el tratamiento de los síntomas de la menopausia. Las mujeres del brazo de placebo habían estado inscritas durante una media de 5.7 años. De las que tomaron el placebo, 40% informó síntomas de abstinencia moderados o graves, en comparación con 63% de las participantes que recibió el reemplazo hormonal.

Placebos en la investigación clínica

El formulario de consentimiento informado, en especial en los ensayos cruzados cuando se informa a los participantes de que recibirán un placebo en algún momento del ensayo, puede influir tanto en los efectos adversos como en la eficacia terapéutica. Varios tipos de diseños de ensayos pueden ser en particular susceptibles de confundir los resultados debido a los efectos del placebo.

El diseño cruzado tiene la ventaja de utilizar a cada paciente como su propio control, eliminando los problemas creados por la variabilidad entre los sujetos. Sin embargo, los pacientes que reciben el tratamiento activo en el primer brazo del ensayo tendrán efectos placebo más intensos cuando se les administre la intervención de control. Esto parece ser un efecto condicionante que se produce a pesar del uso de un periodo de lavado para eliminar los efectos farmacológicos continuos de un medicamento.

Rothman y Michels[17] han sugerido de manera puntual: "el código de regulaciones federales bajo el que opera la Federal Drug Administration es bastante ambiguo sobre la aceptabilidad de los controles de placebo". En un lugar, la agencia sugiere que deben evitarse. Sin embargo, la normativa continúa sugiriendo que se incluyan tanto controles de placebo como de tratamiento activo en un estudio: "sin embargo, un estudio de tratamiento activo puede incluir grupos de tratamiento adicionales, como un control de placebo…".[18]

En la práctica, los funcionarios de la FDA consideran que los controles con placebo son el estándar de oro. Además, las directrices para la evaluación clínica de muchos fármacos, en especial los analgésicos, requieren grupos de placebo.

El Code of Conduct for Research Involving Humans en Canadá[19] establece que el uso de placebos por sí solos en los ensayos clínicos es éticamente inaceptable cuando existen terapias o intervenciones eficaces. Al proponer un ensayo controlado con placebo, es necesario que el investigador demuestre que no existen "terapias claramente eficaces" para la enfermedad en cuestión. Los comités institucionales de ética de la investigación deben verificar estos hechos consultando a expertos externos y a clínicos no implicados en el estudio y la literatura médica. Algunos estudios se diseñan de forma que al principio se utiliza el placebo y luego se introduce la medicación eficaz, es decir, hay un ligero retraso en la administración del tratamiento eficaz. En la mayoría de las condiciones de dolor, un retraso de una semana no perjudicará de manera grave al paciente y aclarará la magnitud del efecto placebo.

Nocebo y efecto nocebo

En contraste con el efecto placebo, las sustancias inertes también tienen el potencial de causar efectos negativos a través del "efecto nocebo" (del latín *nocebo* que significa "haré daño"). En este efecto, la administración de una sustancia inerte tiene consecuencias negativas.

Un nocebo hace que los pacientes se sientan peor con muchos síntomas inespecíficos, los más comunes son la sedación, la cefalea, los mareos leves, el malestar y las molestias estomacales. Muchos profesionales de la salud no son conscientes del nocebo; sin embargo, esta reacción adversa puede hacer que muchos pacientes abandonen los ensayos clínicos, dejen de tomar los medicamentos que necesitan o acaben utilizando otros medicamentos que complican su tratamiento.

El efecto nocebo puede ser el resultado de un condicionamiento, por ejemplo, cuando los pacientes sienten náusea al volver a entrar en una habitación en la que antes han recibido quimioterapia. Los medicamentos y las salas en las que se administran, así como otros factores ambientales como las habitaciones demasiado cálidas, pueden adoptar características simbólicas que tienen efectos nocebo. El color rojo se asocia con la estimulación y el azul con la sedación; así, las píldoras rojas y las azules pueden producir esas marcadas respuestas como efectos secundarios no deseados. Los rumores contagiosos e infundados son otra fuente de respuestas nocebo. Muchas personas, que han oído hablar de alergias a diversos medicamentos, piensan de manera errónea que son alérgicas a estos medicamentos basándose en los rumores e informan de sus reacciones (p. ej., son alérgicos a la penicilina porque les produjo malestar estomacal).

Aunque cualquiera puede experimentar un efecto nocebo, parece que un pequeño segmento de la población responderá con fuerza tanto a los nocebos como a los placebos. En un experimento, se pidió a los sujetos de tres grupos que mantuvieran una mano en agua helada durante todo el tiempo que pudieran.[20] A un grupo se le dijo que esto podría tener efectos beneficiosos durante un periodo de hasta 5 minutos (instrucción de placebo). Al segundo grupo se le dijo que podría ser perjudicial, por lo que el experimento se detendría después de, como máximo, 5 minutos como precaución (instrucción nocebo). Al tercer grupo solo se le dijo que se estaban probando sus respuestas al frío (instrucción neutra). Las personas que indicaron una alta ansiedad ante el dolor en un cuestionario antes del experimento tuvieron las respuestas más pronunciadas, según el tiempo que mantuvieron las manos en el agua fría, no solo ante la instrucción nocebo sino también con la opuesta, la duración del tiempo en el placebo.

Cualquier persona con ansiedad, depresión o hipocondría que inicie una terapia corre el riesgo de desarrollar más síntomas en respuesta a los intentos de curación o consuelo. En este caso, el efecto nocebo puede estar relacionado con la somatización. Los trastornos somatomorfos, identificados por síntomas físicos recurrentes e inexplicables desde el punto de vista médico, tienen su fundamento en los trastornos del estado de ánimo y de la personalidad, así como en las circunstancias sociales. Las reacciones somatomorfas también pueden verse reforzadas y amplificadas por la percepción de las ventajas de ser tratado como un inválido. Esta ganancia secundaria debe considerarse como otra forma de respuesta nocebo.

Los pacientes necesitan ayuda para comprender y tolerar, minimizar o ignorar las respuestas nocebo y otras somatomorfas. Estas respuestas pueden actuar siempre que los efectos secundarios de un medicamento u otro tratamiento sean vagos y ambiguos, o que el paciente haya esperado que le cause problemas. Se puede preguntar a los pacientes sobre anteriores experiencias decepcionantes con procedimientos médicos. Si un paciente dice que es en particular sensible a los medicamentos, el médico puede señalar que anticipar los malos efectos puede ser una profecía autocumplida. Puede ayudar a enfatizar los límites de la medicina y explicar la estrecha relación entre las emociones y las sensaciones físicas, en especial en lo que se refiere a las hormonas del estrés. Por encima de todo, al prescribir cualquier medicamento u otro tratamiento, el médico debe actuar siempre de forma que se establezca la confianza y se promueva la participación y la cooperación del paciente.

Conclusión

El placebo y el nocebo son factores importantes tanto en la práctica clínica como en la investigación clínica. Nuestra comprensión del papel del placebo ha evolucionado desde su uso engañoso en la práctica médica hace más de 100 años hasta convertirse en un factor importante que contribuye al alivio del dolor en la actualidad. Sin embargo, existe una necesidad insatisfecha de reconocer su importante impacto en las interacciones cotidianas con nuestros pacientes. El simple hecho de dedicar unos minutos a animar y reforzar esperanzas y objetivos para nuestros pacientes con dolor puede tener efectos espectaculares.

R E F E R E N C I A S

1. Colloca L, Barsky AJ. Placebo and nocebo effects. *N Engl J Med.* 2020;382(6):554-561.
2. Nichols KJ, Galluzzi KE, Bates B, et al. AOA's position against use of placebos for pain management in end-of-life care. *J Am Osteopath Assoc.* 2005;105:2-5.
3. UK Parliamentary Committee Science and Technology Committee. *Evidence Check 2: Homeopathy.* House of Commons London: The Stationery Office Limited; 2010.
4. Psalm 116:9. Vulgate version by Jerome, "Placebo Domino in regione vivorum," "I shall please."
5. Beecher HK. The powerful placebo. *J Am Med Assoc.* 1955;159:1602-1606.
6. Hróbjartsson A, Gøtzsche PC. Is the placebo powerless? An analysis of clinical trials comparing placebo with no treatment. *N Engl J Med.* 2001;344:1594-1602.
7. Laursen DRT, Hansen C, Paludan-Müller AS, Hróbjartsson A. Active placebo versus standard placebo control interventions in pharmacological randomised trials. *Cochrane Database Syst Rev.* 2020;(7):MR000055. doi:10.1002/14651858.MR000055
8. Benedetti F. The opposite effects of the opiate antagonist naloxone and the cholecystokinin antagonist proglumide on placebo analgesia. *Pain.* 1996;64:535-543.
9. Howe LC, Goyer JP, Crum AJ. Harnessing the placebo effect: exploring the influence of physician characteristics on placebo response. *Health Psychol.* 2017;36(11):1074.
10. Ongaro G, Kaptchuk TJ. Symptom perception, placebo effects, and the Bayesian brain. *Pain.* 2019;160(1):1-4. doi:10.1097/j.pain.0000000000001367
11. Wolf BB, Langley S. Cultural factors and the response to pain: a review. *Am Anthropol.* 2009;70:494-501.
12. Scott DJ, Stohler CS, Egnatuk CM, et al. Placebo and nocebo effects are defined by opposite opioid and dopaminergic responses. *Arch Gen Psychiatry.* 2008;65:220-231.
13. Lanotte M, Lopiano L, Torre E, et al. Expectation enhances autonomic responses to stimulation of the human subthalamic limbic region. *Brain Behav Immun.* 2005;19:500-509.
14. Oken BS. Placebo effects: clinical aspects and neurobiology. *Brain.* 2008;131:2812-2823.
15. Zunhammer M, Spisák T, Wager TD, Bingel U. Meta-analysis of neural systems underlying placebo analgesia from individual participant fMRI data. *Nat Commun.* 2021;12(1):1-11.
16. Ockene JK, Barad DH, Cochrane BB, et al. Symptom experience after discontinuing use of estrogen plus progestin. *JAMA.* 2005;294:183-193.
17. Rothman KJ, Michels KB. The continuing unethical use of placebo controls. *N Engl J Med.* 1994;331:394-398. http://www.nejm.org/toc/nejm/331/6/
18. U.S. Food and Drug Administration. Revisado en april 1, 2010. CFR– Code of Federal RegulationsTitle21. http:// www.accessdata.fda.gov/scripts/cdrh/cfdocs/cfcfr/CFRSearch.cfm?fr=314.126
19. Canada Tri-Council Working Group on Ethics. *Code of Conduct for Research Involving Humans ("Final" Version).* Minister of Supply and Services; 1997.
20. Staats P, Hekmat H, Staats A. Suggestion/placebo effects on pain: negative as well as positive. *J Pain Symptom Manage.* 1998;15:235-243.

8

Analgesia preventiva y dolor quirúrgico

Islam Mohammad Shehata, Mahmoud Alkholany, Elyse M. Cornett
y Alan David Kaye

Introducción

La lesión tisular provocada por la incisión quirúrgica es un estímulo nocivo que conduce a la formación de una "sopa inflamatoria", lo que provoca la estimulación de los nociceptores. Los estímulos nocivos generan dos tipos de alteraciones en la capacidad de respuesta del sistema nervioso basadas en su plasticidad: la sensibilización periférica y la central. La sensibilización periférica se produce en el lugar de la inflamación en curso, mediada por las citocinas y quimiocinas liberadas por los tejidos lesionados y las células inmunitarias para reducir el umbral de la terminal aferente del nociceptor periférico.[1] Estos mediadores dan lugar a una transducción modificada y a una mayor conducción de los impulsos nociceptivos hacia el sistema nervioso central. El aluvión nociceptivo procedente de los nociceptores en el lugar de la lesión viaja a través de las pequeñas fibras mielinizadas A y no mielinizadas C, aumentando la excitabilidad de las neuronas nociceptivas dentro del sistema nervioso central. Esta sensibilización central dependiente de la actividad (*wind-up*) amplifica los efectos de las entradas periféricas. Puede causar una hiperexcitabilidad central, que explica la persistencia a largo plazo del dolor más allá del estímulo agresor.[2] Por lo tanto, la supresión del acontecimiento iniciador debería evitar los cambios secundarios y, en consecuencia, reducir la experiencia de dolor posterior.

Definición

No existe una definición consensuada de analgesia preventiva. Sin embargo, esta puede definirse en sentido amplio como una modalidad antinociceptiva que se ha administrado antes de una lesión o un estímulo nocivo, incluida la incisión quirúrgica, impidiendo el establecimiento de la sensibilización central y abarcando tanto los periodos de la cirugía como el posoperatorio inicial.[3] De este modo, la analgesia preventiva reduce el dolor quirúrgico agudo y minimiza potencialmente el riesgo de desarrollar un dolor posquirúrgico crónico.[4]

Esto contrasta con la analgesia preventiva, en la que un analgésico tiene un efecto preventivo si su administración conduce a una reducción del dolor o del consumo de analgésicos que se extiende más allá de su duración de acción esperada (por lo regular 5.5 vidas medias).[5] Por lo tanto, la analgesia preventiva se refiere al efecto de la intervención sobre la duración esperada de la analgesia, sin importar el momento de la intervención relacionado con la lesión.

Mecanismo de la analgesia preventiva

El dolor patológico (dolor provocado por la cirugía) es diferente del dolor fisiológico; es de mayor intensidad y de propagación más rápida. Además, los estímulos de baja intensidad pueden activarse debido a la sensibilización periférica y central que provocan la alodinia e hiperalgesia posquirúrgica.[6] Para comprender el mecanismo propuesto de la analgesia preventiva para evitar el dolor posoperatorio es importante conocer las vías inhibitorias ascendentes y descendentes del dolor y los neurotransmisores y receptores.[7] La analgesia preventiva puede actuar dirigiéndose a estos diferentes niveles antes de la incidencia de los estímulos nocivos. En consecuencia, puede adelantarse a la modulación neurofisiológica y bioquímica del sistema somatosensorial inducida por la lesión y reducir la hiperexcitabilidad y el desarrollo del dolor posoperatorio y crónico. Esta teoría está respaldada por estudios en animales e investigaciones de laboratorio *in vitro* e *in vivo*.[8,9]

Fisiología subyacente

Hay cuatro procesos distintos en la vía sensorial: transducción, transmisión, modulación y percepción. Cada uno de ellos presenta un objetivo potencial para la terapia analgésica utilizada en la analgesia preventiva.[10]

Transducción

Las sustancias químicas y las enzimas llamadas prostanoides (prostaglandinas, leucotrienos e hidroxiácidos) se liberan de los tejidos dañados, aumentando la transducción de los estímulos dolorosos. Bloquear la liberación de esos mediadores antes de la incisión quirúrgica podría reducir potencialmente el riesgo de dolor perioperatorio y de sensibilización periférica.[10]

Transmisión en el asta dorsal

Varios mediadores están implicados en la transmisión de los estímulos dolorosos desde las fibras A-delta y C a las neuronas de orden secundario en las láminas de Rexed en el asta dorsal de la médula espinal. Estos mediadores incluyen la sustancia P, el péptido relacionado con el gen de la calcitonina.[11,12] La sustancia P induce la liberación de aminoácidos excitatorios, como el aspartato y el glutamato, que actúan sobre los receptores AMPA (ácido 2-amino-3-hidroxi-5-metil-4-isoxazol-propiónico) y NMDA (*N*-metil-D-aspartato) contribuyendo al desarrollo del fenómeno *wind-up* bloquear la liberación/acción de esos mediadores antes de la incisión quirúrgica podría disminuir el riesgo de hiperexcitabilidad, el desarrollo de la sensibilización central y el dolor crónico.

Percepción

La activación de las estructuras supraespinales implicadas en la discriminación sensorial y el componente emocional-afectivo del dolor está mediada por los AEE, por ejemplo, el glutamato.[13] Sin embargo, los neurotransmisores implicados en el procesamiento central de la información nociceptiva aún no se han dilucidado, lo que representa un área de investigación y desarrollo futuros.

Modulación

La modulación representa la interacción entre las vías excitatorias y las inhibitorias descendentes en el asta dorsal de la médula espinal, por ejemplo, el gris periacueductal. Los neurotransmisores, como la norepinefrina, la serotonina y las sustancias similares a los opioides (endorfinas), participan en las vías inhibitorias del tronco cerebral que modulan el dolor en la médula espinal, de ahí el efecto antinociceptivo de los antidepresivos, que inhiben la recaptación de noradrenalina y serotonina y el efecto de los opioides.[14] El ácido gamma-aminobutírico y la glicina son dos importantes neurotransmisores inhibidores que actúan en el asta dorsal. El bloqueo de alguno de ellos puede provocar alodinia al eliminar los inhibidores que controlan los receptores NMDA.[15]

Modalidades de analgesia preventiva

La analgesia multimodal se refiere al tratamiento del dolor mediante una combinación de fármacos analgésicos con diferentes modos de acción farmacológica.[16] La combinación de agentes farmacológicos que actúan en uno o más sitios de la vía del dolor (sitios periféricos, espinales o supraespinales) supone un efecto aditivo con un mejor alivio del dolor y menos efectos secundarios.[17,18] Las diferentes modalidades de analgesia preventiva incluyen los no opioides, los opioides y la analgesia regional (tabla 8.1).

TABLA 8.1 MODALIDADES DE ANALGESIA PREVENTIVA

Ruta	Fármaco	Mecanismo de acción	Dosis	Comentarios
Oral				
	Gabapentina	Análogos estructurales del ácido γ-aminobutírico se unen a la subunidad α2δ de los canales de calcio dependientes de voltaje y modifican la acción de un subconjunto de receptores de glutamato sensibles al N-metil-D-aspartato, del canal M, de la neurexina-1α y de las proteínas trombospondinas	400 mg	Sedación, náusea y vómito especialmente en los ancianos y en pacientes con insuficiencia renal
	Pregabalina		150 mg	
	Celecoxib	Inhibidores selectivos de la COX-2	200 mg	Aumento del riesgo cardiovascular en pacientes isquémicos
Intravenoso				
No opioides				
	Paracetamol	Un fármaco de acción central, que suprime la síntesis de prostaglandinas y la ciclooxigenasa (COX)	1 g	Medicamento bien tolerado
	AINE	Inhiben las enzimas COX-1 y COX-2		• Disfunción plaquetaria • Disfunción renal • Úlcera péptica
	Ketamina	Antagonista del receptor de N-metil-D-aspartato y se une al ácido γ-aminobutírico, al colinérgico y al canal de sodio activado por voltaje	0.15-0.5 mg/kg	Efectos secundarios psicotomiméticos
	Sulfato de magnesio	Antagonista de los canales de calcio y de los receptores de N-metil-D-aspartato	50 mg/kg	Reducción de la necesidad de propofol (inducción y mantenimiento), agentes de bloqueo neuromuscular y fentanilo

(Continúa)

TABLA 8.1 MODALIDADES DE ANALGESIA PREVENTIVA (*Continuación*)

Ruta	Fármaco	Mecanismo de acción	Dosis	Comentarios
Opioides	Agonista de los receptores opioides	Agonista de los receptores mu, kappa y delta		• Depresión respiratoria posoperatoria
Regional				• Retención de orina
Agentes intratecales y epidurales	Agentes receptores de opioides (morfina)			• Íleo • Náusea y vómito • Temblor
Infiltración de la herida quirúrgica	Bupivacaína, levobupivacaína, bupivacaína liposomal	Anestésicos locales amidados que inactivan los canales de sodio dependientes de voltaje		• No existe un riesgo significativo de infección de la herida
Bloqueo de nervios periféricos				• Toxicidad sistémica por anestésico local: sistema nervioso central y sistema cardiovascular (paro cardiaco)

No opioides

Paracetamol

El paracetamol, *N*-acetil-*p*-aminofenol, es un fármaco de acción central que suprime la síntesis de prostaglandinas y la ciclooxigenasa (COX) de forma similar a los agentes antiinflamatorios no esteroideos (AINE), en particular los inhibidores selectivos de la COX-2. Es un fármaco analgésico (para el dolor leve) y antipirético común con menores propiedades antiinflamatorias periféricas y mejor tolerancia que los AINE.[19] Muchos estudios muestran resultados prometedores del paracetamol preventivo (1 g) para diferentes tipos de cirugía. El paracetamol preventivo disminuyó la puntuación del dolor, reduciendo así el consumo de opioides y la duración de la estancia hospitalaria.[20-22]

Medicamentos antiinflamatorios no esteroideos

Los antiinflamatorios no esteroideos actúan inhibiendo tanto la enzima COX-1 como la COX-2. Sin embargo, esta no selectividad conduce a la inhibición de la función plaquetaria normal y a la toxicidad gastrointestinal, que son efectos secundarios desfavorables.[23] El papel analgésico preventivo de los AINE es controvertido, con una tendencia a la no significación estadística de los AINE sistémicos intravenosos preincisionales frente a los posincisionales.[24] Sin embargo, muchos estudios han encontrado que los inhibidores selectivos de la COX-2 tienen resultados más satisfactorios de la analgesia preventiva en la disminución del dolor posoperatorio y del consumo de opioides, en especial el celecoxib (200 mg orales).[25-27] Cabe destacar que los inhibidores selectivos de la COX-2 no afectan al tromboxano A2, que provoca un estado protrombótico y vasoconstricción. Por lo tanto, se ha demostrado que los inhibidores selectivos de la COX-2 se asocian a eventos cardiacos, en particular en pacientes con cardiopatías isquémicas.[28]

Antagonistas del receptor del *N*-metil-D-aspartato

Ketamina

La ketamina tiene propiedades analgésicas, antiinflamatorias y antidepresivas. Se une a diversos receptores; el *N*-metil-D-aspartato (que desempeña un papel importante en la prevención del fenómeno *wind-up*), el ácido γ-aminobutírico, el colinérgico y el canal de sodio activado por voltaje, que proporciona un efecto anestésico local.[29] Un metaanálisis de estudios controlados aleatorios evaluó la analgesia preventiva de la ketamina, que no favoreció el tratamiento previo.[24] Sin embargo, recientemente muchos estudios demostraron el papel definitivo de la ketamina preincisional para disminuir la puntuación del dolor posoperatorio temprano y el consumo de opioides (rango de dosis 0.15-0.5 mg/kg) sin efectos deletéreos.[30-32]

Sulfato de magnesio

Otro antagonista del receptor NMDA bien reconocido es el sulfato de magnesio, el cual tiene muchas funciones reconocidas en medicina como analgésico, anticonvulsivo y antiarrítmico. Estas acciones se atribuyen a la interferencia con los canales de calcio y el *N*-metil-D-aspartato.[33] Además, el magnesio tiene una función antagonista α-adrenérgica y puede inhibir la liberación de catecolaminas, disminuyendo así la nocicepción periférica. El papel analgésico preventivo del sulfato de magnesio (50 mg/kg) se ha comprobado en muchos estudios, que mostraron una menor puntuación del dolor, la disminución del consumo de opioides y la prevención del dolor neuropático crónico.[34-36] Sin embargo, en esta dosis, el sulfato de magnesio puede reducir la necesidad de anestesia y prolongar el bloqueo neuromuscular con los agentes relajantes musculares no despolarizantes.[37]

Gabapentinoides

Los gabapentinoides, como análogos estructurales del ácido γ-aminobutírico, poseen propiedades antiepilépticas, ansiolíticas y antinociceptivas al interactuar con diferentes sitios de unión. El principal sitio de unión es la subunidad α2δ de los canales de calcio dependientes de voltaje. Además, recién se ha descubierto que la gabapentina puede modificar la acción de un subconjunto de receptores de glutamato sensibles al *N*-metil-D-aspartato, del canal M, de la neurexina-1α y de las proteínas trombospondinas mediante su unión a la α2δ-1.[38,39] Por ello, los gabapentinoides se utilizan como terapia coadyuvante en muchas indicaciones clínicas relacionadas con el dolor neuropático y el dolor crónico.

Diferentes estudios evaluaron la eficacia de la administración oral preoperatoria de gabapentina (300-1 200 mg) y demostraron que era eficaz para controlar el dolor posoperatorio agudo como medicamento ahorrador de opioides.[40] Sin embargo, un estudio prospectivo, aleatorizado y controlado con placebo demostró que 400 mg de gabapentina por vía oral puede ser la dosis óptima sin que se aprecien beneficios al aumentar la dosis en comparación con 800 y 1 200 mg.[41] En cuanto a la pregabalina, una dosis oral de 150 mg es eficaz para la analgesia preventiva, como han demostrado muchos estudios.[42,43] La mayoría de los estudios registró la somnolencia, la náusea y el vómito como efectos adversos comunes del gabapentinoide, en especial en los pacientes frágiles de edad avanzada y en los que tienen una insuficiencia renal.

Opioides

A pesar del papel bien establecido de la terapia con opioides en el tratamiento del dolor moderado a intenso, una revisión sistemática de su papel analgésico preventivo no mostró ninguna mejora en el control del dolor posoperatorio.[44] Además, la hiperalgesia inducida por opioides es un fenómeno bien conocido que se ha relacionado con el uso perioperatorio de un opioide potente y de corta duración como el remifentanilo. La hiperalgesia inducida por los opioides puede exagerar el dolor posoperatorio y provocar una neuroplasticidad excitatoria, que en teoría puede dar lugar a un dolor crónico.[45] Por lo tanto, la aplicación de la analgesia multimodal con su efecto ahorrador de opioides puede disminuir los efectos desfavorables de los opioides. Estos efectos secundarios incluyen depresión respiratoria posoperatoria, retención urinaria, íleo, náusea y vómito, y escalofríos.[46]

Analgesia regional

Varios estudios confirmaron los efectos analgésicos preventivos de diferentes modalidades de analgesia regional, incluyendo la epidural (opioide, bupivacaína y la combinación de ambas), el bloqueo nervioso, la espinal y la infiltración local en el sitio quirúrgico.[47] Las cirugías estudiadas fueron de extremidades inferiores, ginecología, torácica y abdominal.

Infiltración de la herida quirúrgica

Una de las modalidades más prometedoras para la analgesia preventiva es la infiltración con anestésicos locales en la zona de la herida quirúrgica previa a la incisión. La infiltración de la herida con anestésicos locales es un componente no opiáceo bien establecido de la analgesia multimodal. Es fácil de realizar y resulta eficaz para disminuir las puntuaciones de dolor posoperatorio y el consumo de opioides.[48] Además, ningún estudio ha demostrado que la infiltración de la herida con anestésicos locales se asocie a un mayor riesgo de infección de la herida quirúrgica. La infiltración de la herida con anestésicos locales antes de la incisión se ha estudiado de manera amplia, en especial en la cirugía mayor, como la abdominal.[49,50] En muchos estudios comparativos, el control del dolor posoperatorio fue comparable al de las técnicas neuraxiales y los opioides intravenosos.[51,52] La infiltración local combinada en la herida antes y después de la incisión mostró mejores resultados que cada una por separado.[53]

Analgesia neuraxial

Los opioides intratecales y epidurales, en particular la morfina, mostraron un papel considerable en el control del dolor posoperatorio sin un aumento de los efectos adversos.[54,55] Sin embargo, no existen pruebas sólidas sobre su papel en la reducción de la sensibilización central. Además, se supone que no dificulta la entrada aferente inflamatoria durante el periodo posoperatorio temprano.[48] Por lo tanto, la combinación de la analgesia regional con los fármacos antihiperalgésicos puede mejorar el éxito de la analgesia multimodal.

Conclusión

El objetivo teórico de la analgesia preventiva es reducir el dolor posoperatorio, disminuir el consumo de analgésicos y limitar la neuromodulación patológica relacionada con el dolor durante todo el periodo perioperatorio (tanto de la incisión como de la inflamación posterior).[56] La utilidad clínica de la analgesia preventiva ha resultado ser controvertida. No hay pruebas claras de su eficacia por muchas razones, las cuales incluyen la falta de consistencia en la investigación, las diferencias en el diseño de los ensayos clínicos, las dificultades para bloquear por completo las entradas nociceptivas y el uso de muchos resultados diferentes en los ensayos clínicos.[56,57]

Por ello no debemos centrarnos en el momento de la intervención analgésica en relación con el acceso quirúrgico, sino en la duración de su efecto y su eficacia para controlar el dolor perioperatorio y prevenir la sensibilización.[58] Esto introduce el concepto más amplio de analgesia protectora o preventiva, que se refiere a la aplicación de un plan analgésico multimodal (mecanismos diferentes pero de acción sinérgica) que es capaz de tener un efecto prolongado más allá de la duración de la acción de los medicamentos individuales, al margen del momento en que se produzca en relación con el acceso quirúrgico.[7,59] Por lo tanto, el plan analgésico ideal debe ser personalizado para cada paciente comenzando de forma preventiva y con el mantenimiento del efecto obtenido a lo largo del periodo perioperatorio para prevenir la sensibilización central y disminuir el riesgo de desarrollar dolor crónico posquirúrgico.

REFERENCIAS

1. Silva RL, Lopes AH, Guimarães RM, Cunha TM. CXCL1/CXCR2 signaling in pathological pain: role in peripheral and central sensitization. *Neurobiol Dis.* 2017;105:109-116.
2. Neblett R. The central sensitization inventory: a user's manual. *J Appl Biobehav Res.* 2018;23(2):e12123.
3. Kissin I, Weiskopf RB. Preemptive analgesia. *J Am Soc Anesthesiol.* 2000;93(4):1138-1143.
4. Carroll I, Hah J, Mackey S, et al. Perioperative interventions to reduce chronic post-surgical pain. *J Reconstr Microsurg.* 2013;29(4):213-222.
5. Katz J, Clarke H, Seltzer ZE. Preventive analgesia: quo vadimus? *Anesth Analg.* 2011;113(5):1242-1253.
6. Kuner R. Central mechanisms of pathological pain. *Nat Med.* 2010;16(11):1258-1266.
7. Dahl JB, Møiniche S. Pre-emptive analgesia. *Br Med Bull.* 2005;71(1):13-27.
8. Kissin I, Lee SS, Bradley EL Jr. Effect of prolonged nerve block on inflammatory hyperalgesia in rats: prevention of late hyperalgesia. *Anesthesiology.* 1998;88:224-232.
9. Brennan TJ, Umali EF, Zahn PK. Comparison of pre-versus post-incision administration of intrathecal bupivacaine and intrathecal morphine in a rat model of postoperative pain. *Anesthesiology.* 1997;87:1517-1528.

10. Kelly DJ, Ahmad M, Brull SJ. Preemptive analgesia I: physiological pathways and pharmacological modalities. *Can J Anaesth*. 2001;48(10):1000-1010. doi:10.1007/BF03016591

11. Murase K, Randic M. Actions of substance P on rat spinal dorsal horn neurons. *J Physiol (Lond)*. 1984;346:203-217.

12. Skofitsch G, Jacobowitz DM. Calcitonin gene-related peptide coexists with substance P in capsaicin sensitive neurons and sensory ganglia of the rat. *Peptides*. 1985;6:747-754.

13. Jensen TS, Yaksh TL. Brainstem excitatory amino acid receptors in nociception: microinjection mapping and pharmacological characterization of glutamate-sensitive sites in the brainstem associated with algogenic behavior. *Neuroscience*. 1992;46:535-547.

14. Fields HL, Heinricher MM, Mason P. Neurotransmitters in nociceptive modulatory circuits. *Ann Rev Neurosci*. 1991;14:219-245.

15. Yaksh TL. Behavioral and autonomic correlates of the tactile evoked allodynia produced by spinal glycine inhibition: effects of modulatory receptor systems and excitatory amino acid antagonists. *Pain*. 1989;37:111-123.

16. Chaparro L, Wiffen PJ, Moore RA, et al. Combination pharmacotherapy for the treatment of neuropathic pain in adults. *Cochrane Database Syst Rev*. 2012;2012:CD008943.

17. Gilron I, Jensen TS, Dickeson AH. Combination pharmacotherapy for management of chronic pain: from bench to bedside. *Lancet Neurol*. 2013;12(11):1084-1095.

18. Remy C, Marret E, Bonnet F. Effects of acetaminophen on morphine side-effects and consumption after major surgery: meta-analysis of randomized controlled trials. *Br J Anaesth*. 2005;4:505-513.

19. Graham GG, Davies MJ, Day RO, Mohamudally A, Scott KF. The modern pharmacology of paracetamol: therapeutic actions, mechanism of action, metabolism, toxicity and recent pharmacological findings. *Inflammopharmacology*. 2013;21(3):201-232.

20. Arici S, Gurbet A, Türker G, Yavaşcaoğlu B, Sahin S. Preemptive analgesic effects of intravenous paracetamol in total abdominal hysterectomy. *Agri*. 2009;21(2):54-61.

21. Arslan M, Celep B, Çiçek R, Kalender HÜ, Yılmaz H. Comparing the efficacy of preemptive intravenous paracetamol on the reducing effect of opioid usage in cholecystectomy. *J Res Med Sci*. 2013;18(3):172.

22. Hassan HI. Perioperative analgesic effects of intravenous paracetamol: preemptive versus preventive analgesia in elective cesarean section. *Anesth Essays Res*. 2014;8(3):339.

23. Tacconelli S, Bruno A, Grande R, Ballerini P, Patrignani P. Nonsteroidal anti-inflammatory drugs and cardiovascular safety–translating pharmacological data into clinical readouts. *Expert Opin Drug Saf*. 2017;16(7):791-807.

24. Ong CK, Lirk P, Seymour RA, Jenkins BJ. The efficacy of preemptive analgesia for acute postoperative pain management: a meta-analysis. *Anesth Analg*. 2005;100(3):757-773.

25. Kashefi P, Honarmand A, Safavi M. Effects of preemptive analgesia with celecoxib or acetaminophen on postoperative pain relief following lower extremity orthopedic surgery. *Adv Biomed Res*. 2012;1:66.

26. Al-Sukhun J, Al-Sukhun S, Penttilä H, Ashammakhi N, Al-Sukhun R. Preemptive analgesic effect of low doses of celecoxib is superior to low doses of traditional nonsteroidal anti-inflammatory drugs. *J Craniofac Surg*. 2012;23(2):526-529.

27. Kaye AD, Baluch A, Kaye AJ, Ralf G, Lubarsky D. Pharmacology of cyclooxygenase-2 inhibitors and preemptive analgesia in acute pain management. *Curr Opin Anesthesiol*. 2008;21(4):439-445.

28. Martín Arias LH, Martín González A, Sanz Fadrique R, Vazquez ES. Cardiovascular risk of nonsteroidal anti-inflammatory drugs and classical and selective cyclooxygenase-2 inhibitors: a meta-analysis of observational studies. *J Clin Pharmacol*. 2019;59(1):55-73.

29. Zanos P, Moaddel R, Morris PJ, et al. Ketamine and ketamine metabolite pharmacology: insights into therapeutic mechanisms. *Pharmacol Rev*. 2018;70(3):621-660.

30. Lee J, Park HP, Jeong MH, Son JD, Kim HC. Efficacy of ketamine for postoperative pain following robotic thyroidectomy: a prospective randomised study. *J Int Med Res*. 2018;46(3):1109-1120.

31. Ye F, Wu Y, Zhou C. Effect of intravenous ketamine for postoperative analgesia in patients undergoing laparoscopic cholecystectomy: a meta-analysis. *Medicine*. 2017;96(51):e9147.

32. Yang L, Zhang J, Zhang Z, Zhang C, Zhao D, Li J. Preemptive analgesia effects of ketamine in patients undergoing surgery. A meta-analysis. *Acta Cir Bras*. 2014;29(12):819-825.

33. Verma VK, Kumar A, Prasad C, Hussain M. Effect of single-dose magnesium sulfate on total postoperative analgesic requirement in patients receiving balanced general anesthesia—a prospective, randomized, placebo controlled study. *Indian J Clin Anaesth*. 2019;6(1):148-151.

34. Kiran S, Gupta R, Verma D. Evaluation of a single-dose of intravenous magnesium sulphate for prevention of postoperative pain after inguinal surgery. *Indian J Anaesth*. 2011;55(1):31.

35. Omar H. Magnesium sulfate as a preemptive adjuvant to levobupivacaine for postoperative analgesia in lower abdominal and pelvic surgeries under epidural anesthesia (randomized controlled trial). *Anesth Essays Res*. 2018;12(1):256.

36. Ghezel-Ahmadi V, Ghezel-Ahmadi D, Schirren J, Tsapopiorgas C, Beck G, Bölükbas S. Perioperative systemic magnesium sulphate to minimize acute and chronic post-thoracotomy pain: a prospective observational study. *J Thorac Dis.* 2019;11(2):418.

37. Rodríguez-Rubio L, Nava E, Del Pozo JS, Jordán J. Influence of the perioperative administration of magnesium sulfate on the total dose of anesthetics during general anesthesia. A systematic review and meta-analysis. *J Clin Anesth.* 2017;39:129-138.

38. Taylor CP, Harris EW. Analgesia with gabapentin and pregabalin may involve *N*-methyl-D-aspartate receptors, neurexins, and thrombospondins. *J Pharmacol Exp Ther.* 2020;374(1):161-174.

39. Manville RW, Abbott GW. Gabapentin is a potent activator of KCNQ3 and KCNQ5 potassium channels. *Mol Pharmacol.* 2018;94(4):1155-1163.

40. Penprase B, Brunetto E, Dahmani E, Forthoffer JJ, Kapoor S. The efficacy of preemptive analgesia for postoperative pain control: a systematic review of the literature. *AORN J.* 2015;101(1):94-105.

41. Tomar GS, Singh F, Cherian G. Role of preemptive gabapentin on postoperative analgesia after infraumbilical surgeries under subarachnoid block—a randomized, placebo-controlled, double-blind study. *Am J Ther.* 2019;26(3):e350-e357.

42. Eman A, Bilir A, Beyaz SG. The effects of preoperative pregabalin on postoperative analgesia and morphine consumption after abdominal hysterectomy. *Acta Med Mediter.* 2014;2014(30):481.

43. Kim JH, Seo MY, Hong SD, et al. The efficacy of preemptive analgesia with pregabalin in septoplasty. *Clin Exp Otorhinolaryngol.* 2014;7(2):102.

44. Møiniche S, Kehlet H, Dahl JB. A qualitative and quantitative systematic review of preemptive analgesia for postoperative pain relief: the role of timing of analgesia. *Anesthesiology.* 2002;96(3):725-741.

45. Simonnet G. Preemptive antihyperalgesia to improve preemptive analgesia. *Anesthesiology.* 2008;108(3):352-354.

46. Lavand'homme P, Steyaert A. Opioid-free anesthesia opioid side effects: tolerance and hyperalgesia. *Best Pract Res Clin Anaesthesiol.* 2017;31(4):487-498.

47. Kelly DJ, Ahmad M, Brull SJ. Preemptive analgesia II: recent advances and current trends. *Can J Anesth.* 2001;48(11):1091.

48. Scott NB. Wound infiltration for surgery. *Anaesthesia.* 2010;65:67-75.

49. Kong M, Li X, Shen J, Ye M, Xiang H, Ma D. The effectiveness of preemptive analgesia for relieving postoperative pain after video-assisted thoracoscopic surgery (VATS): a prospective, non-randomized controlled trial. *J Thorac Dis.* 2020;12(9):4930.

50. Cantore F, Boni L, Di Giuseppe M, Giavarini L, Rovera F, Dionigi G. Pre-incision local infiltration with levobupivacaine reduces pain and analgesic consumption after laparoscopic cholecystectomy: a new device for day-case procedure. *Int J Surg.* 2008;6:S89-S92.

51. Wongyingsinn M, Kohmongkoludom P, Trakarnsanga A, Horthongkham N. Postoperative clinical outcomes and inflammatory markers after inguinal hernia repair using local, spinal, or general anesthesia: a randomized controlled trial. *PLoS One.* 2020;15(11):e0242925.

52. Relland LM, Tobias JD, Martin D, et al. Ultrasound-guided rectus sheath block, caudal analgesia, or surgical site infiltration for pediatric umbilical herniorrhaphy: a prospective, double-blinded, randomized comparison of three regional anesthetic techniques. *J Pain Res.* 2017;10:2629.

53. Fouladi RF, Navali N, Abbassi A. Pre-incisional, post-incisional and combined pre-and post-incisional local wound infiltrations with lidocaine in elective caesarean section delivery: a randomised clinical trial. *J Obstet Gynaecol.* 2013;33(1):54-59.

54. Wang Y, Guo X, Guo Z, Xu M. Preemptive analgesia with a single low dose of intrathecal morphine in multilevel posterior lumbar interbody fusion surgery: a double-blind, randomized, controlled trial. *Spine J.* 2020;20(7):989-997.

55. Aglio LS, Abd-El-Barr MM, Orhurhu V, et al. Preemptive analgesia for postoperative pain relief in thoracolumbosacral spine operations: a double-blind, placebo-controlled randomized trial. *J Neurosurg Spine.* 2018;29(6):647-653.

56. Gottschalk A, Smith DS. New concepts in acute pain therapy: preemptive analgesia. *Am Fam Physician.* 2001;63(10):1979.

57. Grape S, Tramèr MR. Do we need preemptive analgesia for the treatment of postoperative pain? *Best Pract Res Clin Anaesthesiol.* 2007;21(1):51-63.

58. Pogatzki-Zahn EM, Zahn PK. From preemptive to preventive analgesia. *Cur Opin Anesthesiol.* 2006;19(5):551-555.

59. Rosero EB, Joshi GP. Preemptive, preventive, multimodal analgesia: what do they really mean? *Plast Reconstr Surg.* 2014;134(4S-2):85S-93S.

9

Dolor como experiencia subjetiva multidimensional

Yvonne Nguyen, Amy S. Aloysi y Bryant W. Tran

Introducción

Al margen de la cultura, la edad o la experiencia vital, el dolor es un sentimiento con el que todas las personas pueden relacionarse. Los avances científicos han dado forma a nuestra comprensión del dolor, pero sus manifestaciones no siempre son predecibles. Las evaluaciones del dolor se simplifican en exceso con puntuaciones numéricas, pero en realidad la experiencia varía entre cada persona, problema médico y situación. En 1979, la International Association for the Study of Pain definió el dolor como "una experiencia sensorial y emocional desagradable asociada a una lesión real o potencial o descrita en los términos de dicha lesión".[1] A medida que aumenta nuestra comprensión del dolor, muchos han cuestionado si esta definición sigue siendo suficiente. Ahora se considera que el dolor es una experiencia subjetiva y multidimensional. Las percepciones de un individuo moldean su procesamiento de las experiencias. Esto incorpora factores que van más allá de las experiencias sensoriales y emocionales tal y como se definieron antes (fig. 9.1).

Procesamiento fisiológico del dolor

Con los avances tecnológicos, nuestra comprensión del dolor ha evolucionado. Antes, se creía que el cerebro y el procesamiento sensorial del dolor formaban parte del procesamiento talámico o solo del procesamiento sensorial. Sin embargo, los estudios anatómicos que incluyen aquellos de imagen como la resonancia magnética funcional y la tomografía por emisión de positrones han revelado varias áreas corticales implicadas en el dolor. Varios estudios coinciden en que las cortezas parietal, insular y cingulada anterior desempeñan un papel importante en la percepción del dolor agudo y es probable que cada una de ellas procese diferentes aspectos del dolor.[2-4] Esto nos lleva a pensar que el dolor no debe considerarse como dos ramas distintas de componentes sensoriales físicos frente a los de comportamiento emocional. Más bien, estos elementos interactúan entre sí dentro de las redes neuronales dando lugar a un dolor multidimensional. Estos estudios revelan múltiples cambios fisiológicos que se producen en respuesta a los impulsos dolorosos. Por ejemplo, el flujo cerebral aumenta en regiones específicas en respuesta a estímulos dolorosos en humanos y animales. Los estudios de imagen funcional reflejan respuestas diferentes cuando se introduce un dolor agudo en un lugar con dolor crónico frente a un dolor agudo en un lugar sin dolor.[5] Estos hallazgos apuntan a un complejo procesamiento fisiológico del dolor que va más allá de las vías neurológicas del dolor tradicionalmente enseñadas (fig. 9.2).

Experiencia individual del dolor

La experiencia del dolor, como muchas otras condiciones médicas, varía entre cada paciente. Si se observan los datos objetivos de los estudios de imágenes funcionales, los hallazgos siguen apoyando las diferencias individuales en la percepción del dolor.[6] Más allá de las diferencias fisiológicas, hay varios factores que alteran la experiencia del dolor, como los antecedentes familiares, las culturas, el

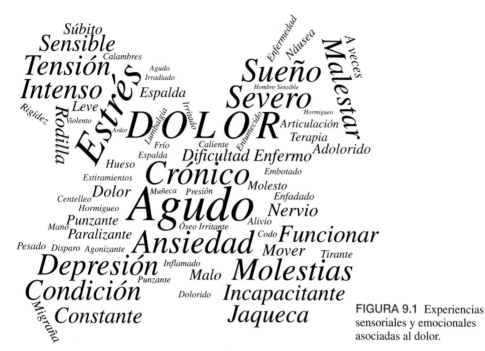

FIGURA 9.1 Experiencias sensoriales y emocionales asociadas al dolor.

género y la psicología. Los estudios han descubierto que los antecedentes familiares pueden moldear la experiencia del dolor de un individuo. Los modelos parentales influyen en la respuesta de un individuo, incluida la reacción al dolor, y afectan a la frecuencia con la que un paciente puede informar del dolor. Esto es un reflejo de los mecanismos de afrontamiento aprendidos a lo largo de la infancia ante los factores de estrés. Los antecedentes familiares de dolor pueden servir como factor de predicción de la experiencia de dolor de un paciente y son un área de interés importante a la hora de considerar el tratamiento, en particular en las poblaciones pediátricas.[7,8] Puede sugerir una dirección futura para el manejo del dolor y las técnicas de afrontamiento de la familia en lugar de fijarse en el nivel individual.

Al examinar las diferencias de género en la experiencia del dolor, varios estudios han descubierto que las mujeres experimentan más dolor crónico con mayor incidencia de migrañas, fibromialgia y dolor lumbar. Sin embargo, cuando se examina el dolor agudo, como el posoperatorio, la diferencia clínica entre hombres y mujeres es mínima.[9] En los estudios que investigan las diferencias de sexo en la percepción del dolor, las mujeres tienden a tener una modulación más fuerte ante el dolor, con mayores respuestas inhibitorias a los estímulos dolorosos repetidos. Ellas suelen tener una mayor conciencia de su dolor, pero esto no se traduce en una mayor frecuencia de dolor declarado.[10] Se han ofrecido muchas teorías para explicar los diferentes umbrales y respuestas al dolor entre hombres y mujeres, pero aún no se entiende del todo.[9] Muchos argumentan que los factores socioeconómicos y culturales pueden sesgar los datos sobre las diferencias de género ante el dolor, dado que la mayoría de los estudios se centran en grupos de muestra de cultura homogénea. Esta sigue siendo un área de estudio importante, ya que tanto las mujeres como los hombres responden de forma diferente a las intervenciones contra el dolor. Con el fin de optimizar el tratamiento del dolor tanto en el ámbito agudo como en el crónico, es necesario realizar investigaciones adicionales para comprender mejor la contribución del género al dolor multidimensional.

La genética de la medicina del dolor ha suscitado un mayor interés en la última década, ya que este campo de la medicina se ha orientado hacia el tratamiento personalizado. En el pasado, las variantes del citocromo P-450 se han enseñado y discutido de manera clásica en el campo de la anestesia, ya que muchos medicamentos se someten al metabolismo hepático. Por ejemplo, está ampliamente establecido que las variantes del CYP2D6, una enzima del citocromo P-450, afectan la respuesta del paciente a la codeína debido a su papel en el metabolismo de la codeína a su forma activa, la morfina.[11] Muchos han investigado los elementos genéticos del receptor de la melanocortina 1, que por lo regular se asocia con el pelo rojo, y su efecto sobre los analgésicos y la sedación.

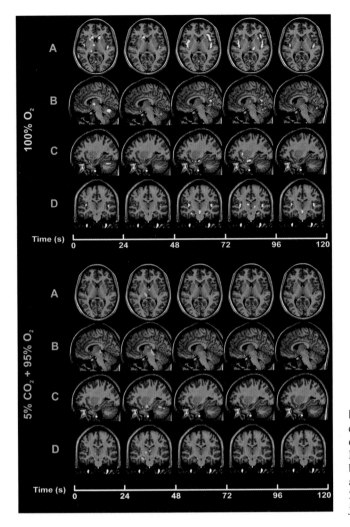

FIGURA 9.2 IRM funcional que demuestra el procesamiento del dolor. (Macey PM, Woo MA, Harper RM. Hyperoxic brain effects are normalized by addition of CO2. PLoS Med. 2007;4(5):e173. doi:10.1371/journal.pmed.0040173)

En fechas recientes, los estudios genéticos han ofrecido una mayor perspectiva, en especial en los trastornos de dolor crónico, y pueden utilizarse en el futuro para predecir las necesidades de dolor posoperatorio. Uno de los genes más estudiados es el COMT, un gen asociado a la codificación de la catecol-*O*-metiltransferasa, que desempeña un papel importante en las vías adrenérgicas. Está vinculado en varios trastornos de dolor crónico, y algunos polimorfismos se han relacionado con un mayor riesgo de dolor crónico. Otros polimorfismos de genes como ADRB2, HTR2A, SLC6A4 y SERPINA1 sugieren un importante vínculo genético entre los trastornos psicológicos y la predisposición al dolor crónico.[12] Estos polimorfismos subrayan los impactos fisiológicos de los trastornos psicológicos. A medida que se amplíe la investigación sobre los elementos genéticos del dolor, se podrá arrojar más luz sobre los fenotipos clínicos asociados a los polimorfismos y orientar la respuesta de los pacientes a los agentes farmacológicos con potencial de modulación genética del dolor. Esto puede conducir a una era de terapias individualizadas con una modulación del dolor específica basada en datos genéticos, con un mayor control del dolor, efectos adversos mínimos y una mejor integración del tratamiento de los trastornos psicológicos.

Elementos psicológicos del dolor

El dolor es una experiencia sensorial que, por definición, está profundamente entrelazada con la experiencia emocional. La propia palabra latina "dolor" tiene una doble dimensión, ya que contempla tanto los aspectos corporales como los mentales de su significado. El aspecto psíquico del *dolor* puede traducirse como "una designación general de todo sentimiento doloroso y opresivo (dolor, angustia, pena, tribulación, aflicción, pesar, angustia, problema, vejación, mortificación, disgusto)".[13]

El estímulo del dolor procedente de la periferia se procesa en regiones cerebrales intrínsecamente vinculadas a los centros emocionales, lo que da lugar a sentimientos de ansiedad, miedo, tristeza y depresión. Se cree que la región en la que tiene lugar el procesamiento emocional de la nocicepción es el córtex insular anterior, donde se produce la interocepción, o conciencia del estado corporal.[14] En particular, la región de la corteza insular rostro agranular tiene múltiples conexiones con las cortezas límbicas y media los aspectos afectivos del dolor.[14]

El dolor es una experiencia singularmente subjetiva, y las experiencias pasadas del paciente, su personalidad y sus expectativas colorean la manifestación de los síntomas. La experiencia psicológica del dolor impulsa un deseo de escapar o alejarse del estímulo nocivo: la sensación, la emoción y la cognición están implicadas.[14] Un paciente puede sentirse incapaz de escapar del dolor, por lo tanto atrapado, centrándose cada vez más en él con la depresión, la ansiedad e incluso la ideación suicida. La depresión y la ansiedad son comorbilidades comunes del dolor crónico, que afectan a casi 70% de los pacientes con dolor crónico y se asocian a mayores tasas de discapacidad.[15]

Una distorsión cognitiva común en la experiencia del dolor es la "catastrofización", en la que se prevén los peores resultados, con la consiguiente amplificación de la angustia. La catastrofización del dolor se caracteriza por magnificar la amenaza del estímulo del dolor, los sentimientos de impotencia y la incapacidad de dejar de pensar en el dolor, antes, durante o después del encuentro.[16] Esta catastrofización se asocia a una serie de resultados negativos, como puntuaciones de dolor más elevadas, peor adaptación e incluso niveles de dolor posoperatorio agudo.[17]

El dolor agudo puede evolucionar hacia el dolor crónico, definido como el que dura más de 3 meses. El proceso de cronificación del dolor puede estar asociado a cambios en la conectividad funcional de los circuitos insulares.[14] Las intervenciones tempranas en los primeros meses pueden ser útiles para prevenir la angustia y el sufrimiento en los síndromes de dolor.[18] Entre los factores asociados a la disminución de las puntuaciones de dolor y a una mejor adaptación se encuentran la autoeficacia, las estrategias de afrontamiento del dolor, la disposición al cambio y la aceptación.[18] Las intervenciones psicológicas, incluida la terapia cognitivo-conductual, pueden ayudar a proporcionar estas habilidades a los pacientes para reducir la carga de la discapacidad derivada de los dolores agudo y crónico.

Abordaje multidimensional del dolor

Mientras se sigue investigando sobre el dolor para comprender mejor los diferentes elementos que conducen a la presentación del mismo, es importante tener en cuenta estas otras facetas para su tratamiento. La salud mental es un componente vital del bienestar de una persona, pero a menudo se pasa por alto en las evaluaciones clínicas. Desempeña un papel importante en el curso clínico del paciente y en su experiencia del dolor. Sin embargo, el dolor suele considerarse un marcador muy objetivo, en blanco y negro. Por lo regular se califica en una escala de hasta 10, pero en realidad, la comprensión del dolor de un paciente suele ir más allá de un valor numérico. Esta cuestión se hace muy evidente en los entornos de cuidados paliativos, en los que el dolor suele ser el síntoma más común, y su manejo es el objetivo del bienestar de sus pacientes. Los centros de cuidados paliativos se han esforzado en desarrollar encuestas de evaluación del dolor para dilucidar mejor la etiología del dolor de sus pacientes y su impacto en su calidad de vida.[19] Se han desarrollado evaluaciones del dolor más descriptivas para comprender el dolor de un paciente fuera del entorno de los cuidados paliativos en un intento de cambiar la forma en que se evalúa el dolor de forma rutinaria, y cuando se comparan con las puntuaciones de dolor tradicionales, se ha descubierto que son mejores herramientas para guiar el abordaje multidimensional del dolor.[20] Los componentes clave que incluyen estas nuevas evaluaciones son la depresión, la ansiedad, la calidad de vida y el impacto en la vida.

Aunque es difícil ofrecer "profilaxis" para el dolor, sí es posible ofrecer expectativas. Cuando se prescriben medicamentos para el dolor, los pacientes pueden alejarse sin comprender el grado en que un medicamento puede ayudar o los importantes efectos secundarios que puede conllevar la medicación. Estas son conversaciones importantes que hay que incorporar al tratamiento del dolor.

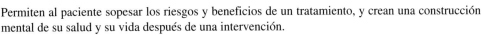

Permiten al paciente sopesar los riesgos y beneficios de un tratamiento, y crean una construcción mental de su salud y su vida después de una intervención.

El dolor es un campo que sigue evolucionando. A medida que lo haga, es posible que se comprendan mejor otras dimensiones del dolor y se puedan tratar. Hasta entonces, es importante investigar cada elemento del dolor y comprender la salud mental del paciente.

REFERENCIAS

1. Merskey H, Albe Fessard D, Bonica JJ, et al. Pain terms: a list with definitions and notes on usage. Recommended by the IASP subcommittee on taxonomy. *Pain.* 1979;6:249-252.
2. Talbot JD, Marrett S, Evans AC, et al. Multiple representations of pain in human cerebral cortex. *Science.* 1991;251:1355-1358.
3. Jones AKP, Derbyshire SWG. PET imaging of pain-related somatosensory cortical activity. En: Bromm B, Desmedt JE, eds. *Pain and the Brain: From Nociception to Cognition, Advances in Pain Research and Therapy.* Lippincott-Raven; 1995.
4. Derbyshire SWG, Jones AKP, Gyulai F, et al. Pain processing during three levels of noxious stimulation produces differential patterns of central activity. *Pain.* 1997;73:431-445.
5. Apkarian AV, Krauss BR, Fredrickson BE, et al. Imaging the pain of low back pain: functional magnetic resonance imaging in combination with monitoring subjective pain perception allows the study of clinical pain states. *Neurosci Lett.* 2001;299:57-60.
6. Peyron R, García-Larrea L, Grégoire MC, et al. Parietal and cingulate processes in central pain. A combined positron emission tomography (PET) and functional magnetic resonance imaging (fMRI) study of an unusual case. *Pain.* 2000;84(1):77-87.
7. Edwards PWB, Zeichner A, Kuczmierczyk AR, et al. Familial pain models: the relationship between family history of pain and current pain experience. *Pain.* 1985;21(4):379-384.
8. Schanberg LE, Anthony KK, Gil KM, et al. Family pain history predicts child health status in children with chronic rheumatic disease. *Pediatrics.* 2001;108(3):E47.
9. Fillingim RB, King CD, Ribeiro-Dasilva MC, et al. Sex, gender, and pain: a review of recent clinical and experimental findings. *J Pain.* 2009;10(5):447-485.
10. Koutantji M, Pearce SA, Oakley DAB. The relationship between gender and family history of pain with current pain experience and awareness of pain in others. *Pain.* 1998;77(1):25-31.
11. Ulrike MS, Lehnen K, Höthker F, et al. Impact of CYP2D6 genotype on postoperative tramadol analgesia. *Pain.* 2003;105(1):231-238.
12. Diatchenko L, Fillingim RB, Smith SB, et al. The phenotypic and genetic signatures of common musculoskeletal pain conditions. *Nat Rev Rheumatol.* 2013;9(6):340-350.
13. Lewis & Short: Latin-English Dictionary. Ed. Charles Short. 1879. Oxford University Press. https://www.latinitium.com/latin-dictionaries?t=lsn14669,do130,do157
14. Lu C, Yang T, Zhao H, et al. Insular cortex is critical for the perception, modulation, and chronification of pain. *Neurosci Bull.* 2016;32(2):191-201.
15. de Heer EW, Gerrits MM, Beekman AT, et al. The association of depression and anxiety with pain: a study from NESDA. *PLoS One.* 2014;9(12):e115077.
16. Quartana PJ, Campbell CM, Edwards RR. Pain catastrophizing: a critical review. *Expert Rev Neurother.* 2009;9(5):745-758.
17. Sobol-Kwapinska M, Bąbel P, Plotek W, Stelcer B. Psychological correlates of acute postsurgical pain: a systematic review and meta-analysis. *Eur J Pain.* 2016;20(10):1573-1586.
18. Keefe FJ, Rumble ME, Scipio CD, et al. Psychological aspects of persistent pain: current state of the science. *J Pain.* 2004;5(4):195-211.
19. Hølen JC, Hjermstad MJ, Loge JH, et al. Pain assessment tools: is the content appropriate for use in palliative care? *J Pain Symptom Manage.* 2006;32(6):567-580.
20. van Boekel RLM, Vissers KCP, van der Sande R, et al. Moving beyond pain scores: multidimensional pain assessment is essential for adequate pain management after surgery. *PLoS One.* 2017;12(5):e0177345.

10

Predicción y prevención del dolor posoperatorio persistente

Alan David Kaye, Nicole Rose Rueb, Lindsey K. Xiong, Stewart J. Lockett, Victoria L. Lassiegne y Elyse M. Cornett

Introducción

El dolor posoperatorio persistente (DPOP) es un dolor crónico que dura al menos 3 meses después de la cirugía; no puede atribuirse a ninguna otra causa, como una infección o un cáncer, y debe distinguirse de cualquier dolor anterior a la cirugía.[1,2] Puede ocurrir después de una variedad de procedimientos, incluyendo herniorrafias y cesáreas, toracotomías, mastectomías radicales e histe-rectomías.[3] Se produce en 10-50% de los pacientes. El DPOP grave afecta hasta a 2-10% de todos los adultos sometidos a cirugía. Sus posibles etiologías incluyen la inflamación persistente o el daño a los nervios periféricos que da lugar a un dolor neuropático.

El dolor inflamatorio se define como aquel que se produce en respuesta a una lesión tisular y a una inflamación; es el resultado de la liberación de mediadores inflamatorios que conducen a un umbral más bajo de los nociceptores, lo que provoca un aumento de la excitabilidad neuronal. El dolor neuropático está causado por lesiones nerviosas que provocan una transmisión aberrante a la médula espinal y al cerebro. Dos de los determinantes más importantes para el desarrollo del DPOP son la lesión nerviosa iatrogénica que conduce al dolor neuropático y la gravedad del dolor preoperatorio del paciente.[4] El dolor preoperatorio intenso se asocia con una entrada noci-ceptiva sostenida que conduce a cambios en el sistema nervioso central. La entrada nociceptiva sostenida puede verse potenciada por los opioides, lo que conduce a una respuesta de dolor posopera-torio exagerada.[5] Otros factores de riesgo para el desarrollo del DPOP son la gravedad del dolor posoperatorio, las cirugías múltiples, la edad temprana, el género femenino, el lugar de la cirugía y las influencias genéticas y psicológicas.[2]

Los predictores del desarrollo del DPOP no pueden limitarse a una causa clara y es difícil de predecir en relación con los componentes psicológicos, emocionales, de comportamiento y las influencias genéticas.[6] Los métodos para reducir la incidencia del DPOP pueden tener lugar en el preoperatorio, el perioperatorio y el posoperatorio. En el preoperatorio, los pacientes con un alto riesgo de desarrollar DPOP deben ser identificados y recibir un tratamiento individualizado del dolor.[7] En el perioperatorio, deben aplicarse, siempre que sea posible, técnicas para evitar el daño a los nervios. En el posoperatorio, debe abordarse el tratamiento del dolor agudo, ya que existe una correlación entre la intensidad de este dolor en el paciente y su predilección por desarrollar DPOP.[4] Las investigaciones anteriores sobre el DPOP se han centrado en la farmacoterapia y en la modalidad de los fármacos, incluyendo la analgesia controlada por el paciente y los métodos de administra-ción espinal. Sin embargo, el DPOP suele tratarse de forma inadecuada. El enfoque de la investi-gación se ha desplazado hacia la evaluación del aumento de la respuesta del paciente al dolor y la respuesta inadecuada del paciente a los analgésicos. Los métodos para evaluar el dolor preopera-torio incluyen la prueba sensorial cuantitativa (PSC), que evalúa las respuestas cuantificables del dolor a los estímulos mecánicos, térmicos o eléctricos.[5] La PSC mide los umbrales de dolor para cuantificar mejor la hiperalgesia.[8] Puede ser una fuente valiosa para predecir el dolor posoperatorio.[6]

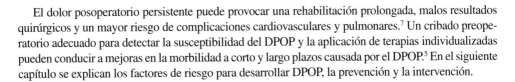

El dolor posoperatorio persistente puede provocar una rehabilitación prolongada, malos resultados quirúrgicos y un mayor riesgo de complicaciones cardiovasculares y pulmonares.[7] Un cribado preoperatorio adecuado para detectar la susceptibilidad del DPOP y la aplicación de terapias individualizadas pueden conducir a mejoras en la morbilidad a corto y largo plazos causada por el DPOP.[5] En el siguiente capítulo se explican los factores de riesgo para desarrollar DPOP, la prevención y la intervención.

Factores de riesgo del dolor posoperatorio persistente

Los factores de riesgo del DPOP incluyen factores genéticos, demográficos, psicosociales, de dolor, comorbilidades médicas y quirúrgicos.[9]

Factores de riesgo demográficos

La menor edad se asocia a un mayor riesgo de DPOP en múltiples tipos de cirugía, como la de mama, la cardiaca y la de reparación de hernias.[9-15] Pocos estudios sitúan el género femenino como factor de riesgo para el dolor posoperatorio.[9,16-18] Sin embargo, los análisis más recientes muestran datos equívocos sobre el género como factor de riesgo significativo para el DPOP, lo que justifica una mayor investigación.[9,13,15,19-21]

Factores de riesgo genéticos

La diana genética más estudiada para el DPOP es el gen COMT, que codifica la enzima catecol-*O*-metiltransferasa y se ha estudiado de manera repetida en relación con el dolor experimental, el dolor crónico y el dolor posoperatorio agudo.[9,22-26] Sin embargo, solo unos pocos estudios han demostrado una asociación significativa entre los polimorfismos del gen COMT y el DPOP, y ello solo en presencia de otro factor de riesgo, la catastrofización del dolor.[25,27-29]

Comorbilidades médicas

Las comorbilidades médicas preoperatorias, su número y gravedad pueden ser importantes predictores del DPOP en múltiples tipos de cirugía, con un énfasis en el aumento del número en especial importante para predecir los resultados.[30-32]

Factores psicosociales

Los factores psicosociales, como la depresión, la ansiedad de rasgo y de estado, la catastrofización del dolor y el estrés se han implicado a menudo en el desarrollo del DPOP. Sin embargo, los metaanálisis han mostrado resultados equívocos sobre la magnitud de su efecto.[33-38] La catastrofización del dolor, como factor de riesgo clave, se define como la propensión a magnificar la amenaza del dolor y a sentirse impotente en el contexto de los estímulos dolorosos.[32-34,39-42] En un metaanálisis, Theunissen y cols. discernieron que 55% de los estudios incluidos encontraron que la ansiedad preoperatoria y la catastrofización del dolor eran predictores estadísticamente significativos del DPOP, sin que ningún estudio apoyara un efecto inverso y todos los estudios con tamaños de muestra más grandes indicaran una correlación positiva.[9,33] Junto con un metaanálisis más reciente de Giusti y cols., los investigadores plantean una asociación débil, aunque estadística y clínicamente significativa, entre la depresión, la ansiedad de estado, la ansiedad de rasgo, la autoeficacia y la catastrofización del dolor y el DPOP.[33,35,37]

Dolor como factor de riesgo

El dolor se ha identificado de manera repetida como el factor de predicción más fuerte del DPOP en múltiples tipos de cirugía. El dolor preoperatorio, su duración, localización e intensidad, es un factor de riesgo importante para el desarrollo del dolor posoperatorio agudo (DPOA) y el DPOP.[4,9,12,14,17,21,26,34,38,43] En múltiples estudios de reparación de hernias, el dolor preoperatorio se ha asociado a una mayor incidencia de DPOP.[12,44,45] Se han encontrado correlaciones similares en poblaciones de amputación con el dolor preamputación y el dolor posamputación del miembro fantasma y en el dolor preoperatorio de la mama y el dolor fantasma de la mama tras la mastectomía.[46-48] Además, en la literatura se ha hecho hincapié en el DPOA y su relación con el DPOP en los distintos tipos de cirugía.[9,14,43,49,50] La conexión entre el dolor preoperatorio general, el dolor preoperatorio relacionado con la zona quirúrgica, el DPOA y el DPOP es compleja, ya que el dolor preoperatorio puede ser atribuible a múltiples factores de riesgo, incluidas otras comorbilidades médicas, y el DPOA puede deberse a una mayor susceptibilidad al dolor, ya sea como consecuencia de un mal tratamiento del dolor preoperatorio o posoperatorio.[9,34,36,49] Además, Willingham y cols. descubrieron que las complicaciones médicas en el posoperatorio eran los predictores independientes más fuertes del DPOA y se asociaban con un aumento del doble del riesgo de desarrollarlo, lo que sugiere además que el dolor posoperatorio se cronifica en el DPOA.[15]

Factores de riesgo quirúrgico

La ubicación y las técnicas quirúrgicas, la duración (> 3 horas), el volumen de la unidad quirúrgica del hospital, la manipulación intraoperatoria de los nervios, el uso de un enfoque convencional frente al laparoscópico y la isquemia tisular se han implicado en el aumento del riesgo de DPOP; sin embargo, los estudios tampoco parecen ser concluyentes en cuanto a la magnitud del efecto de estos factores de riesgo.[9,14,36,44,51-56]

Prevención del dolor posoperatorio persistente

Modificación de los tratamientos quirúrgicos

Los tratamientos quirúrgicos deben utilizarse a discreción de los médicos como último paso del manejo de los trastornos leves o los eventos altamente sintomáticos y potencialmente mortales. El primer método preventivo del DPOP es evitar la cirugía siempre que sea posible. Si la cirugía está indicada, varias modificaciones pueden ayudar a evitar el DPOP. Una de ellas es disminuir el número de nervios disecados y retraídos en una cirugía.[3] Un mayor número de nervios disecados y resecados tiene una correlación positiva con la gravedad del DPOP.[3] Para disminuir el número de neuropatías, deben implementarse cirugías mínimamente invasivas. Estas decisiones quirúrgicas incluyen el abordaje quirúrgico (video *vs.* abierto), el tipo de incisión (transversal *vs.* la línea media) o el tipo de movimiento (retracción o resección).[3] Además, deben utilizarse cirugías menos extensas que incluyan la reducción del tiempo, las heridas menos invasivas y el tiempo bajo anestesia.

Tratamientos farmacológicos

Los anticonvulsivos gabapentina y pregabalina son tratamientos de primera línea para el dolor neuropático y se han estudiado como posible tratamiento del DPOP.[3] Los estudios muestran que la gabapentina y la pregabalina proporcionan un efecto analgésico preventivo.[3] Los tricíclicos y los antidepresivos, así como los inhibidores de la recaptación de serotonina-norepinefrina, se utilizan para tratar el dolor crónico con la asociación común de la depresión con este dolor, pero a nivel clínico no muestran ningún efecto significativo con el DPOP.[3] Los antiinflamatorios no esteroideos y el paracetamol son beneficiosos para tratar el dolor agudo, pero no se ha demostrado su prevención del DPOP. Los esteroides tienen efectos antiinflamatorios y parecen tener un efecto positivo en los ensayos clínicos, aunque todavía hay mucha controversia.[57]

Intervención preventiva y perioperatoria del dolor

Los opioides epidurales y espinales proporcionan una desensibilización de las terminaciones nerviosas durante un breve tiempo, pero no son del todo eficaces.[58] El bloqueo analgésico preoperatorio disminuye de modo significativo el dolor agudo en el posoperatorio.[58] Se han estudiado técnicas de analgesia regional que incluyen la sensibilización periférica, la infiltración en la herida y los bloqueos del nervio intercostal para tratar el DPOP.[3] Sin embargo, aunque todas ellas son eficaces para tratar el dolor agudo, ninguna muestra importancia clínica para tratar el DPOP.[3]

Los esteroides tienen un efecto sobre el eje hipotálamo-hipofisario-suprarrenal, y las pruebas sugieren que la disminución de la actividad de dicho eje se asocia con malos resultados después de algunas cirugías.[57] Además, los antagonistas del NMDA se asocian a una disminución clínicamente significativa de la DPOP hasta 6 meses, en el posoperatorio. Los agonistas alfa-2, como la clonidina, se han utilizado perioperatoriamente para tratar el dolor agudo. Esto tal vez se debe a los efectos antisensibilizantes y antiinflamatorios de estos fármacos. Además, algunas pruebas sugieren que tienen un efecto preventivo sobre el DPOP.[3] Los opioides son los analgésicos de elección para el control del dolor intraoperatorio y posoperatorio. Por desgracia, tienen una fuerte correlación con el fenómeno conocido como "dolor fantasma", el cual es un dolor que puede irradiarse desde una parte del cuerpo que ya no está ahí o que actualmente no tiene sensación o sensibilidad. Sin embargo, en las circunstancias correctas, los opioides pueden considerarse un tratamiento preventivo, ya que protegen contra el dolor posoperatorio intenso, que es un factor de riesgo para el DPOP.[3]

Tratamientos psicológicos

Se han identificado sistemáticamente factores de riesgo psicológicos prequirúrgicos para el DPOP.[38] Una revisión sistémica realizada en 2009 por Kinrichs-Rocker descubrió que la depresión, la vulnerabilidad psicológica, el estrés y la vuelta tardía al trabajo tienen una probable correlación con el DPOP.[3] En una terapia de aceptación y compromiso (TAC) se enseña a los pacientes una forma consciente de responder al dolor posoperatorio que les capacita para superar el ciclo negativo del dolor, la angustia y evitar el uso de opioides para promover la calidad de vida.[38] Los datos de los resultados clínicos sugieren que los pacientes que recibieron la atención del especialista en dolor terapéutico reducen su dolor y el uso de opioides, pero los que también recibieron la TAC tuvieron una mayor disminución del uso diario de opioides e informaron de menos dolor y depresión.[38] La intervención TAC consiste en la catastrofización del dolor, la educación sobre él, la reorientación del dolor y la relajación con un audio pregrabado.[38] Estos estudios muestran una correlación prometedora en los métodos terapéuticos psicológicos y el DPOP.

Estudios clínicos significativos

Dado que un control suficiente del dolor puede mejorar los resultados y la satisfacción de los pacientes, muchos estudios han centrado su atención en el desarrollo de herramientas para predecir qué pacientes tienen un alto riesgo de sufrir DPOP. Un estudio se propuso comprobar con qué precisión el rendimiento de las pacientes en una prueba de dolor tónico en frío podía predecir el desarrollo de dolor posoperatorio mediante técnicas de aprendizaje automático supervisado.[2] Se realizó un seguimiento de 900 mujeres durante 3 años después de la cirugía de cáncer de mama, y se incluyeron 763 en el análisis final de los datos. Se pidió a las pacientes que sumergieran las manos en agua fría (2-4 °C) durante el máximo tiempo tolerado, pero sin exceder los 90 segundos. Se registró el tiempo transcurrido hasta la retirada y se calificó su dolor de 0 a 10 mediante una escala de valoración numérica. Se enviaron encuestas a las mujeres en distintos momentos durante los 3 años posteriores a su intervención, y la información de las encuestas se recogió y analizó mediante un programa informático. De las 763 mujeres, 61 informaron de un DPOP, y el análisis derivado del aprendizaje automático supervisado calculó que el valor predictivo negativo (VPN) de este modelo experimental de predicción del dolor era de 95%, lo que sugiere que la prueba sería útil para excluir a las pacientes del desarrollo del dolor persistente.[2] Así, los investigadores sugieren el uso de las respuestas de las pacientes a la inmersión en agua fría como biomarcador para la exclusión del desarrollo de dolor posoperatorio.[2] Sin embargo, el valor predictivo positivo de la prueba fue de 10%, lo que indica un elevado número de falsos positivos, lo que significa que no sería la mejor prueba para determinar quiénes experimentarán dolor persistente después de la cirugía.

Los autores del mismo estudio, que utilizaron el análisis supervisado por máquinas para la predicción del dolor posoperatorio, también usaron el software para desarrollar un cuestionario más corto que los disponibles en la actualidad para predecir el desarrollo del dolor posoperatorio. Los cuestionarios que se utilizan hoy día son muy largos y exigen una cantidad de tiempo y concentración importantes a los pacientes. Este tipo de cuestionarios tienen como objetivo evaluar ciertos factores psicológicos, que pueden actuar como marcadores modificables de quién desarrollará o no un dolor posoperatorio sostenido.[3] Los predictores aprendidos por máquina se entrenaron primero con varios cuestionarios que contenían ítems psicológicos, de los que se sabe que están correlacionados con el dolor, y produjeron un formulario combinado de 7 ítems que funcionaba igual que una encuesta de 69 preguntas para predecir el dolor posoperatorio.[3] Esta encuesta más corta demostró tener un VPN de 95%; por lo tanto, al igual que la prueba comentada antes, sería útil para excluir a los pacientes de desarrollar un dolor posoperatorio persistente.

Otro estudio investigó una sencilla puntuación de riesgo preoperatorio para el dolor después de la cirugía de cáncer de mama. Se seleccionaron cuatro parámetros, que incluían (1) dolor preoperatorio en la zona quirúrgica, (2) antecedentes de depresión, (3) edad < 50 años y (4) dolor esperado de alta intensidad (> 6/10).[4] A continuación se llevó a cabo un estudio observacional prospectivo para evaluar la capacidad predictiva de la puntuación de riesgo en 200 mujeres sometidas a cirugía por cáncer de mama. La puntuación se basó en los coeficientes del modelo de regresión logística. Una puntuación total ≥ 2/5 predice un riesgo de desarrollar dolor a los 4 meses superior a 30%.[4] El siguiente paso en la predicción del dolor posoperatorio sería ampliar la investigación para incluir diferentes tipos de cirugía y aplicar modelos de riesgo para estos pacientes. Ver la tabla 10.1.

Conclusión

El dolor posoperatorio persistente es el que se desarrolla al menos 3 meses después de una intervención quirúrgica y es una continuación del dolor posoperatorio agudo o sigue a un periodo asintomático. El DPOP se localiza dentro del campo quirúrgico o dentro de un dermatoma que fue afectado durante la cirugía. Por último, el DPOP no puede estar causado por un factor identificable, como un dolor que estuviera presente antes de la operación, un cáncer o una infección.[1,2] El DPOP es difícil de tratar a pesar de los avances en anestesia y reduce en gran medida la calidad de vida del paciente, causando limitaciones tanto funcionales como psicológicas. El dolor posoperatorio agudo puede conducir al DPOP a través de la sensibilización central, que provoca una reducción del umbral mecánico de los nociceptores. Las respuestas exageradas de los nociceptores a los estímulos nocivos provocan hiperalgesia y alodinia.[3,14]

El dolor posoperatorio persistente es difícil de tratar, por lo que el mejor tratamiento que se ofrece es el control de los síntomas más que la modificación de la enfermedad. La prevención es uno de los mejores métodos para reducir la incidencia del DPOP. Los cirujanos tienen una gran responsabilidad para evitar las lesiones nerviosas intraoperatorias. Deben tener una mayor conciencia durante las disecciones y la retracción para disminuir el daño a los nervios. Los cirujanos deben emplear técnicas para reducir las respuestas inflamatorias al daño nervioso, que pueden dar lugar a un dolor neuropático crónico. También pueden emplearse técnicas mínimamente invasivas para reducir aún más el riesgo de daño nervioso ya que estas han demostrado reducir la incidencia del DPOP. En un estudio de Fletcher, las tasas de DPOP en las colecistectomías laparoscópicas son solo de 8.8, *vs.* 28% en las colecistectomías abiertas.[59] Históricamente, no se ha identificado de manera adecuada a los pacientes con mayor riesgo de desarrollar DPOP.[4] Un análisis más profundo de los parámetros preoperatorios de los pacientes, como el género, la edad, las afecciones preexistentes y los aspectos cognitivos, emocionales y culturales que contribuyen a la variabilidad del dolor, ayudará a que los estudios futuros identifiquen los factores de riesgo más significativos para desarrollar DPOP. Los factores de riesgo perioperatorios, como la duración y el tipo de cirugía, la cantidad de daño nervioso y la gravedad y duración del dolor posoperatorio agudo, también deberían cuantificarse para identificar a los pacientes de riesgo. Hasta que la identificación y la intervención adecuadas se conviertan en la norma para prevenir el DPOP, el control del dolor preoperatorio y posoperatorio debe ser una prioridad, ya que la gravedad de estos dolores suele predecir la susceptibilidad de un paciente a desarrollar DPOP.[2] El tratamiento agresivo del dolor preoperatorio es esencial debido a la neuroplasticidad que sigue a un traumatismo agudo, que puede transformar el dolor agudo en crónico.[60]

TABLA **ESTUDIOS CLÍNICOS IMPORTANTES RELACIONADOS CON EL DOLOR POSTQUIRÚRGICO**

Autor (año)	Grupos estudiados e intervención	Resultados y recomendaciones	Conclusiones
Ramsay (2000)[58]	Se trata de una revisión que analiza la importancia de un adecuado control del dolor posoperatorio en todos los pacientes quirúrgicos.	El documento sugiere que si hay un control inadecuado del dolor posoperatorio, esto puede conducir a un aumento de la morbilidad y la mortalidad.	Las nuevas técnicas quirúrgicas, la analgesia farmacológica y la concienciación del médico y la enfermera son elementos clave que deben aprovecharse para ayudar a reducir el dolor posoperatorio.
Lotsch (2017)[61]	Se trata de un estudio realizado con 763 mujeres a las que se les hizo una prueba de dolor tónico por frío para comprobar su correlación con el dolor posoperatorio tras una operación de cáncer de mama. Las pacientes sumergieron sus manos en agua fría (24 °C) y calificaron el dolor en una escala de 0 a 10.	Los datos se analizaron mediante un paquete de software de aprendizaje automático, y se descubrió que 61 mujeres tenían dolor posoperatorio persistente. La prueba tuvo un VPN de 95%, lo que la hace útil para excluir el desarrollo de dolor posoperatorio. El VPP fue solo de 10%, lo que significa que también existe una elevada tasa de falsos positivos.	La prueba de dolor tónico en frío puede proporcionar una forma de excluir a quienes no experimentarán un dolor posoperatorio persistente con una precisión de 95%.
Lotsch (2018)[62]	Se utilizó el aprendizaje automático supervisado para generar una versión corta de un cuestionario que tuviera el mismo rendimiento predictivo de la persistencia del dolor que las encuestas largas completas en una cohorte de 1 000 mujeres a las que se les hizo un seguimiento durante 3 años después de la cirugía de cáncer de mama.	Un conjunto de siete preguntas de las psicológicas originales, proporcionó los parámetros de rendimiento predictivo equivalentes a los cuestionarios completos para el desarrollo del dolor posoperatorio persistente. La versión de siete preguntas ofrece una identificación más corta y precisa de mujeres en las que la persistencia del dolor posoperatorio es improbable (~ 95% VPN).	Utilizando un enfoque de aprendizaje automático, se propone una lista corta de siete ítems recogidos del Inventario de Depresión de Beck (BDI, por sus siglas en inglés) y del Inventario de Ansiedad Estado-Rasgo (STAI, por sus siglas en inglés) como base para una herramienta de predicción de la persistencia del dolor tras la cirugía de cáncer de mama.
Dereu (2018)[63]	Estudio observacional prospectivo que puso a prueba la capacidad predictiva de una puntuación de cuatro ítems para el dolor persistente en 200 pacientes programadas para una cirugía de cáncer de mama. Los cuatro ítems incluidos en la puntuación eran (1) dolor preoperatorio en la zona quirúrgica, (2) antecedentes de depresión, (3) edad < 50 años y (4) dolor esperado de alta intensidad (> 6/10).	Los puntos para esta puntuación se basaron en los coeficientes del modelo de regresión logística. Una puntuación ≥ 2/5 puntos pronostica un riesgo de desarrollar dolor clínicamente importante a los 4 meses > 30%, con un área bajo la curva-característica operativa del receptor de 0.81.	Se estudiaron los factores de riesgo conocidos para el dolor persistente en pacientes programadas para una cirugía de cáncer de mama, y construyeron una puntuación de riesgo preoperatorio tan sencilla como para seleccionar a las pacientes de alto riesgo en futuros estudios de prevención.

En resumen, el DPOP sigue siendo un problema para todos los implicados, el paciente, los cirujanos, los especialistas en el tratamiento del dolor y los anestesiólogos. A pesar de los avances farmacológicos, el DPOP sigue siendo un problema: es difícil de tratar y los tratamientos no ofrecen una cura, sino, en el mejor de los casos, un control de los síntomas. Una intervención agresiva contra el dolor pre y posoperatorio y la investigación para cuantificar los parámetros que pueden predecir la susceptibilidad de un paciente al DPOP son métodos que pueden utilizarse para prevenir la incidencia del DPOP.

REFERENCIAS

1. Werner MU, Kongsgaard UE. I. Defining persistent post-surgical pain: is an update required? *Br J Anaesth.* 2014;113(1):1-4.
2. Williams G, Howard RF, Liossi C. Persistent postsurgical pain in children and young people: prediction, prevention, and management. *Pain Rep.* 2017;2(5):e616.
3. Thapa P, Euasobhon P. Chronic postsurgical pain: current evidence for prevention and management. *Korean J Pain.* 2018;31(3):155-173.
4. Kehlet H, Jensen TS, Woolf CJ. Persistent postsurgical pain: risk factors and prevention. *Lancet.* 2006;367(9522):1618-1625.
5. Werner MU, Mjöbo HN, Nielsen PR, Rudin Å, Warner DS. Prediction of postoperative pain: a systematic review of predictive experimental pain studies. *Anesthesiology.* 2010;112(6):1494-1502.
6. Raja SN, Jensen TS. Predicting postoperative pain based on preoperative pain perception: are we doing better than the weatherman? *Anesthesiology.* 2010;112(6):1311-1312.
7. Abrishami A, Wong J. Preoperative pain sensitivity and its correlation with postoperative pain and analgesic consumption: a qualitative systematic review. *Anesthesiology.* 2011;114(2):445-457.
8. Martinez V, Fletcher D, Bouhassira D, Sessler DI, Chauvin M. The evolution of primary hyperalgesia in orthopedic surgery: quantitative sensory testing and clinical evaluation before and after total knee arthroplasty. *Anesth Analg.* 2007;105(3):815-821.
9. Schug SA, Bruce J. Risk stratification for the development of chronic postsurgical pain. *Pain Rep.* 2017;2(6):e627.
10. Kroman N, Jensen M-B, Wohlfahrt J, Mouridsen HT, Andersen PK, Melbye M. Factors influencing the effect of age on prognosis in breast cancer: population based study. *BMJ.* 2000;320(7233):474-479.
11. Poleshuck EL, Katz J, Andrus CH, et al. Risk factors for chronic pain following breast cancer surgery: a prospective study. *J Pain.* 2006;7(9):626-634.
12. Poobalan AS, Bruce J, King PM, Chambers WA, Krukowski ZH, Smith WCS. Chronic pain and quality of life following open inguinal hernia repair. *Br J Surg.* 2001;88(8):1122-1126.
13. Gjeilo KH, Klepstad P, Wahba A, Lydersen S, Stenseth R. Chronic pain after cardiac surgery: a prospective study. *Acta Anaesthesiol Scand.* 2010;54(1):70-78.
14. Bruce J, Quinlan J. Chronic post surgical pain. *Rev Pain.* 2011;5(3):23-29.
15. Willingham M, Rangrass G, Curcuru C, et al. Association between postoperative complications and lingering post-surgical pain: an observational cohort study. *Br J Anaesth.* 2020;124(2):214-221.
16. Thomas T, Robinson C, Champion D, McKell M, Pell M. Prediction and assessment of the severity of postoperative pain and of satisfaction with management. *Pain.* 1998;75(2-3):177-185.
17. Perkins FM, Kehlet H. Chronic pain as an outcome of surgery. *Anesthesiology.* 2000;93(4):1123-1133.
18. Kalkman JC, Visser K, Moen J, Bonsel JG, Grobbee ED, Moons MKG. Preoperative prediction of severe postoperative pain. *Pain.* 2003;105(3):415-423.
19. Caumo W, Schmidt AP, Schneider CN, et al. Preoperative predictors of moderate to intense acute postoperative pain in patients undergoing abdominal surgery. *Acta Anaesthesiol Scand.* 2002;46(10):1265-1271.
20. Taillefer M-C, Carrier M, Bélisle S, et al. Prevalence, characteristics, and predictors of chronic nonanginal postoperative pain after a cardiac operation: a cross-sectional study. *J Thorac Cardiovasc Surg.* 2006;131(6):1274-1280.
21. Johansen A, Schirmer H, Stubhaug A, Nielsen CS. Persistent post-surgical pain and experimental pain sensitivity in the Tromso study: comorbid pain matters. *Pain.* 2014;155(2):341-348.
22. Diatchenko L, Slade GD, Nackley AG, et al. Genetic basis for individual variations in pain perception and the development of a chronic pain condition. *Hum Mol Genet.* 2005;14(1):135-143.
23. Diatchenko L, Nackley AG, Slade GD, et al. Catechol-O-methyltransferase gene polymorphisms are associated with multiple pain-evoking stimuli. *Pain.* 2006;125(3):216-224.
24. Kambur O, Kaunisto MA, Tikkanen E, Leal SM, Ripatti S, Kalso EA. Effect of Catechol-o-methyltransferasegene (COMT) variants on experimental and acute postoperative pain in 1,000 women undergoing surgery for breast cancer. *Anesthesiology.* 2013;119(6):1422-1433.

25. Hoofwijk DMN, van Reij RRI, Rutten BP, Kenis G, Buhre WF, Joosten EA. Genetic polymorphisms and their association with the prevalence and severity of chronic postsurgical pain: a systematic review. *Br J Anaesth.* 2016;117(6):708-719.

26. Montes A, Roca G, Sabate S, et al. Genetic and clinical factors associated with chronic postsurgical pain after hernia repair, hysterectomy, and thoracotomy: a two-year multicenter cohort study. *Anesthesiology.* 2015;122(5):1123-1141.

27. Rut M, Machoy-Mokrzynska A, Rcławowicz D, et al. Influence of variation in the catechol-O -methyltransferase gene on the clinical outcome after lumbar spine surgery for one-level symptomatic disc disease: a report on 176 cases. *Acta Neurochir (Wien).* 2014;156(2):245-252.

28. George SZ, Wallace MR, Wright TW, et al. Evidence for a biopsychosocial influence on shoulder pain: pain catastrophizing and catechol-O-methyltransferase (COMT) diplotype predict clinical pain ratings. *Pain.* 2008;136(1):53-61.

29. Hoofwijk DMN, van Reij RRI, Rutten BPF, et al. Genetic polymorphisms and prediction of chronic postsurgical pain after hysterectomy—a subgroup analysis of a multicenter cohort study. *Acta Anaesthesiol Scand.* 2019;63(8):1063-1073.

30. Peters ML, Sommer M, Kleef M, van Marcus MAE. Predictors of physical and emotional recovery 6 and 12 months after surgery. *Br J Surg.* 2010;97(10):1518-1527.

31. Gerbershagen HJ, Dagtekin O, Rothe T, et al. Risk factors for acute and chronic postoperative pain in patients with benign and malignant renal disease after nephrectomy. *Eur J Pain.* 2009;13(8):853-860.

32. Forsythe ME, Dunbar MJ, Hennigar AW, Sullivan MJ, Gross M. Prospective relation between catastrophizing and residual pain following knee arthroplasty: two-year follow-up. *Pain Res Manag.* 2008;13(4):335-341.

33. Theunissen M, Peters ML, Bruce J, Gramke H-F, Marcus MA. Preoperative anxiety and catastrophizing: a systematic review and meta-analysis of the association with chronic postsurgical pain. *Clin J Pain.* 2012;28(9):819-841.

34. Katz J, Seltzer Z. Transition from acute to chronic postsurgical pain: risk factors and protective factors. *Expert Rev Neurother.* 2009;9(5):723-744.

35. Hinrichs-Rocker A, Schulz K, Järvinen I, Lefering R, Simanski C, Neugebauer EAM. Psychosocial predictors and correlates for chronic post-surgical pain (DPOP)—a systematic review. *Eur J Pain.* 2009;13(7):719-730.

36. VanDenKerkhof EG, Peters ML, Bruce J. Chronic pain after surgery: time for standardization? A framework to establish core risk factor and outcome domains for epidemiological studies. *Clin J Pain.* 2013;29(1):2-8.

37. Giusti EM, Lacerenza M, Manzoni GM, Castelnuovo G. Psychological and psychosocial predictors of chronic postsurgical pain: a systematic review and meta-analysis. *Pain.* 2021;162(1):10-30.

38. Weinrib AZ, Azam MA, Birnie KA, Burns LC, Clarke H, Katz J. The psychology of chronic post-surgical pain: new frontiers in risk factor identification, prevention and management. *Br J Pain.* 2017;11(4):169-177.

39. Osman A, Barrios FX, Gutierrez PM, Kopper BA, Merrifield T, Grittmann L. The Pain Catastrophizing Scale: further psychometric evaluation with adult samples. *J Behav Med.* 2000;23(4):351-365.

40. Osman A, Barrios FX, Kopper BA, Hauptmann W, Jones J, O'Neill E. Factor structure, reliability, and validity of the Pain Catastrophizing Scale. *J Behav Med.* 1997;20(6):589-605.

41. Quartana PJ, Campbell CM, Edwards RR. Pain catastrophizing: a critical review. *Expert Rev Neurother.* 2009;9(5):745-758.

42. Sullivan MJL, Bishop SR, Pivik J. The Pain Catastrophizing Scale: development and validation. *Psychol Assess.* 1995;7(4):524-532.

43. Althaus A, Hinrichs-Rocker A, Chapman R, et al. Development of a risk index for the prediction of chronic post-surgical pain. *Eur J Pain.* 2012;16(6):901-910.

44. Liem SL, Van Duyn B, Van Der Graaf JMV, Van Vroonhoven JMV. Recurrences after conventional anterior and laparoscopic inguinal hernia repair: a randomized comparison. *Ann Surg.* 2003;237(1):136-141.

45. Wright D, Paterson C, Scott N, Hair A, O'Dwyer PJ. Five-year follow-up of patients undergoing laparoscopic or open groin hernia repair. *Ann Surg.* 2002;235(3):333-337.

46. Karanikolas M, Aretha D, Tsolakis I, et al. Optimized perioperative analgesia reduces chronic phantom limb pain intensity, prevalence, and frequency a prospective, randomized, clinical trial. *Anesthesiology.* 2011;114(5):1144-1154.

47. Krøner K, Knudsen UB, Lundby L, Hvid H. Long-term phantom breast syndrome after mastectomy. *Clin J Pain.* 1992;8(4):346-350.

48. Nikolajsen L, Ilkjaer S, Krøner K, Christensen JH, Jensen TS. The influence of preamputation pain on postamputation stump and phantom pain. *Pain.* 1997;72(3):393-405.

49. Gerbershagen HJ. Transition from acute to chronic postsurgical pain. *Schmerz.* 2013;27(1):81-96.

50. Roth RS, Qi J, Hamill JB, et al. Is chronic postsurgical pain surgery-induced? A study of persistent postoperative pain following breast reconstruction. *Breast.* 2018;37:119-125.

51. Fregoso G, Wang A, Tseng K, Wang J. Transition from acute to chronic pain: evaluating risk for chronic postsurgical pain. *Pain Physician.* 2019;22(5):479-488.

52. McGreevy K, Bottros MM, Raja SN. Preventing chronic pain following acute pain: risk factors, preventive strategies, and their efficacy. *Eur J Pain Suppl.* 2011;5(2):365-372.

53. Wildgaard K, Ravn J, Kehlet H. Chronic post-thoracotomy pain: a critical review of pathogenic mechanisms and strategies for prevention. *Eur J Cardiothorac Surg.* 2009;36(1):170-180.

54. Peters ML, Sommer M, de Rijke JM, et al. Somatic and psychologic predictors of long-term unfavorable outcome after surgical intervention. *Ann Surg.* 2007;245(3):487-494.

55. Cerfolio RJ, Price TN, Bryant AS, Sale Bass C, Bartolucci AA. Intracostal sutures decrease the pain of thoracotomy. *Ann Thorac Surg.* 2003;76(2):407-411; discussion 411-412.

56. Tasmuth T, Blomqvist C, Kalso E. Chronic post-treatment symptoms in patients with breast cancer operated in different surgical units. *Eur J Surg Oncol.* 1999;25(1):38-43.

57. Richebé P, Capdevila X, Rivat C. Persistent postsurgical pain: pathophysiology and preventative pharmacologic considerations. *Anesthesiology.* 2018;129(3):590-607.

58. Ramsay MA. Acute postoperative pain management. *Proc (Bayl Univ Med Cent).* 2000;13:244-247.

59. Fletcher D, Stamer UM, Pogatzki-Zahn E, et al. Chronic postsurgical pain in Europe: an observational study. *Eur J Anaesthesiol.* 2015;32(10):725-734.

60. Kraychete DC, Sakata RK, Lannes L de OC, Bandeira ID, Sadatsune EJ. Postoperative persistent chronic pain: what do we know about prevention, risk factors, and treatment. *Braz J Anesthesiol.* 2016;66(5):505-512.

61. Lötsch J, Ultsch A, Kalso E. Prediction of persistent post-surgery pain by preoperative cold pain sensitivity: biomarker development with machine-learning-derived analysis. *Br J Anaesth.* 2017;119(4):821-829. doi:10.1093/bja/aex236

62. Lötsch J, Sipilä R, Tasmuth T, et al. Machine-learning-derived classifier predicts absence of persistent pain after breast cancer surgery with high accuracy. *Breast Cancer Res Treat.* 2018;171(2):399-411. doi:10.1007/s10549-018-4841-8

63. Dereu D, Savoldelli GL, Combescure C, Mathivon S, Rehberg B. Development of a simple preoperative risk score for persistent pain after breast cancer surgery: a prospective observational cohort study. *Clin J Pain.* 2018;34(6):559-565. doi:10.1097/AJP.0000000000000575

11

Funcionamiento de un servicio de manejo del dolor posoperatorio

Alex D. Pham, Matthew R. Eng, Oscar A. Alam Mendez, Oren Cohen, Alan David Kaye y Richard D. Urman

Introducción

El dolor posoperatorio es un problema importante; hasta 86% de los pacientes lo experimenta y 75% de ellos lo declara de naturaleza moderada a intensa.[1] De hecho, Tennant y cols. reportaron que más de la mitad de los pacientes informó un manejo inadecuado del dolor tras sus propios casos.[2] El tratamiento del dolor posoperatorio es fundamental por varias razones. Dado que la epidemia de opioides ha cobrado casi 450 000 vidas por sobredosis de opioides ilícitos y de prescripción desde 1999 hasta 2018, el papel de los opioides y la atenuación del dolor posoperatorio es crucial.[3] El exceso de prescripción de opioides se reconoce ahora como un factor importante de su abuso.[4] Además, existe la preocupación de que el dolor agudo pueda convertirse en crónico.[4] Se ha visto que algunas cirugías específicas, como la reparación de hernias inguinales, la toracotomía y la cirugía de mama, aumentan el riesgo de que el dolor posoperatorio agudo se convierta en dolor crónico.[5] El dolor posoperatorio es uno de los factores más citados para los ingresos inesperados en el hospital, así como el retraso en el alta.[5] Teniendo en cuenta estos factores y el hecho de que el control del dolor posoperatorio puede ser un reto, es necesario establecer un servicio eficaz de tratamiento del dolor posoperatorio.

En este capítulo debatiremos y revisaremos (1) los modelos actuales de tratamiento del dolor posoperatorio, (2) las estrategias generales de tratamiento del dolor posoperatorio, (3) la utilidad de un especialista en dolor *in situ*, (4) las herramientas de medición periódica del dolor, (5) la educación continua sobre el dolor del paciente y del equipo implicado, (6) la adopción de directrices analgésicas como las de recuperación acelerada después de la cirugía (ERAS, por sus siglas en inglés), (7) los planes de documentación/seguimiento y (8) la importancia de mantener la comunicación entre el equipo implicado en el cuidado del paciente. Nuestro objetivo es que seamos capaces de revisar las directrices y los modelos actuales para dirigir de manera eficaz un servicio de manejo del dolor posoperatorio con el fin de optimizar el control del dolor posoperatorio de nuestros pacientes.

Modelos actuales de tratamiento del dolor posoperatorio

El control del dolor en el entorno perioperatorio tiene una influencia directa en los resultados quirúrgicos. Un paciente que experimenta un dolor no aliviado tendrá una menor satisfacción general y dificultades para participar en las sesiones de rehabilitación. Esto conducirá a una recuperación prolongada y a un aumento de la morbilidad, la mortalidad y el riesgo de desarrollar un dolor persistente después de la cirugía.[6-8] Por este motivo, se crea un servicio de dolor agudo (SDA) como equipo multidisciplinar centrado en el tratamiento del dolor y en la mejora de la capacidad funcional del paciente en las fases preoperatoria, intraoperatoria y posoperatoria.

Un SDA está formado por un grupo de proveedores médicos motivados que tienen conocimientos en anestesia regional y analgesia multimodal. Ellos elaboran además un plan analgésico y realizan bloqueos periféricos o neuraxiales en el entorno perioperatorio.[9,10] Sin embargo, este grupo podría beneficiarse de otras especialidades médicas que podrían ayudar a crear un enfoque completo para tratar a los pacientes.

La evolución hacia un servicio formalizado implicará la organización de un equipo multidisciplinario (anestesiólogos, enfermeras, cirujanos, trabajadores sociales, fisioterapeutas y terapeutas ocupacionales) con objetivos bien definidos en términos de analgesia y capacidad funcional del paciente.[11-13] Esto implica la asignación de recursos financieros, estructurales y de personal para racionalizar la atención al paciente mediante protocolos específicos que den lugar a una baja variabilidad y esfuerzo, con una atención de alto rendimiento.[10]

No todos los protocolos pueden aplicarse de manera estricta en todas las situaciones. En algunos casos, deben hacerse cambios en el plan original adaptados a cada paciente. Estas circunstancias pueden ser el tipo de cirugía, los antecedentes médicos, la historia de la medicación y el deseo del paciente. La adaptación a estas variaciones requiere un conocimiento profundo del tratamiento del dolor, la farmacología y la analgesia multimodal (incluido el tratamiento intervencionista del dolor, como los bloqueos nerviosos neuraxiales o periféricos) para seleccionar el plan más adecuado y seguro.

Las competencias esenciales de un SDA moderno fueron descritas en 2002 por N. Rawal en un editorial publicado en Regional Anesthesia and Pain Medicine, y siguen siendo los objetivos centrales de la disciplina en la actualidad.[14] (1) El SDA debe estar disponible las 24 horas del día para ofrecer consultas e intervenciones para el dolor agudo grave; (2) los líderes del equipo deben hacer rondas con los pacientes y evaluar la gravedad del dolor y la eficacia del tratamiento; (3) el equipo de SDA debe consistir en la comunicación entre los equipos quirúrgicos, las enfermeras de la sala, los fisioterapeutas y los terapeutas ocupacionales, y el farmacólogo en nombre de la recuperación del paciente; (4) el equipo de SDA debe dedicarse a la formación continua de todos los proveedores médicos, en relación con la seguridad y la analgesia; (5) la educación continua del paciente sobre las expectativas y los tratamientos disponibles; (6) el equipo de SDA debe someterse a auditorías periódicas y controles de calidad para garantizar el mejor sistema de SDA posible.

Desde la década de 1990, el número de cirugías ambulatorias en Estados Unidos ha aumentado más de 100%,[15,16] y se espera que el número de procedimientos quirúrgicos ambulatorios en ese país crezca de ~ 129 millones de procedimientos en 2018 a ~ 144 millones en 2023. El SDA debe proporcionar un manejo óptimo del dolor posoperatorio a los pacientes que se someten a procedimientos ambulatorios.

Lo complejo en esta situación es ser eficiente con la utilización del tiempo y los recursos en un centro de alta demanda. En un periodo breve, el equipo de SDA debe identificar a los pacientes que corren el riesgo de sufrir un mayor dolor posoperatorio (pacientes con dolor crónico, antecedentes de abuso de sustancias y cirugías ortopédicas) y desarrollar para cada paciente una estrategia óptima de control del dolor que evite las visitas a urgencias, los retrasos en el alta y los reingresos no planificados (por náusea, vómito o dolor no controlados; sobresedación con depresión respiratoria, o complicaciones relacionadas con la anestesia regional).[5] Por estas razones, es imprescindible la aplicación de la analgesia multimodal (incluyendo técnicas regionales y catéteres de bloqueo nervioso periférico) para minimizar las necesidades de opioides. En el posoperatorio inmediato, la náusea, el vómito y el dolor deben tratarse de forma agresiva con medicamentos de rescate. Debe evaluarse la eficacia de los bloqueos nerviosos y las posibles complicaciones.

Tras el alta, la instrucción de continuar con los analgésicos no opioides debe ser la primera línea. En los casos en que los opioides estén justificados, solo deben prescribirse opioides de acción corta. En el caso de pacientes con dolor crónico, la medicación debe ser individualizada y se aconseja un seguimiento temprano en la clínica de dolor crónico.[5] Cuando se utilice un catéter nervioso para el control del dolor en régimen ambulatorio, el paciente debe recibir instrucciones específicas y claras sobre el mantenimiento del catéter nervioso y las expectativas al retirarlo. El personal de la SDA debe ponerse en contacto telefónico con el paciente a diario hasta que se suspenda el catéter.

Estrategias generales de tratamiento

El dolor se define como una experiencia sensorial y emocional desagradable asociada a una lesión real o potencial o descrita en los términos de dicha lesión.[17] La percepción del dolor puede ser complicada y estar dictada por diversas variables.[18] Un buen manejo del dolor en el periodo perioperatorio no solo es humano, sino que, además, un dolor mal controlado se ha relacionado con un aumento de la morbilidad y la mortalidad[17,19-22] secundario a la incapacidad de participar en la rehabilitación temprana, el retraso del alta, la prolongación de los tiempos de recuperación,[19] y el aumento del riesgo de dolor posoperatorio persistente[23] que contribuyen con la crisis de opioides a la que nos enfrentamos.

La nocicepción es el proceso de un estímulo nocivo como resultado de cuatro procesos principales: transducción, transmisión, modulación y percepción. La transducción es la conversión del estímulo en una señal o impulso eléctrico por parte de un nociceptor periférico. La transmisión es la propagación del impulso desde la periferia hasta el sistema nervioso central. La modulación es la amplificación o amortiguación de las señales mediante la liberación de neuropéptidos excitadores o inhibidores en el asta dorsal de la médula espinal. La percepción es el procesamiento de la señal por la corteza sensorial.[24] Muchos medicamentos para disminuir el dolor se dirigen a una o varias áreas de la percepción del dolor. Consulte la tabla 11.1 para conocer completas las opciones generales de tratamiento.

Los opioides son, con mucho, el tratamiento principal del dolor nociceptivo de moderado a intenso, en especial en situaciones relacionadas con el cáncer. Un estudio retrospectivo realizado en 380 hospitales de Estados Unidos mostró que cerca de 95% de los pacientes quirúrgicos fue tratado con opioides.[25]

La razón de su popularidad es secundaria a su eficacia para disminuir el dolor, a sus múltiples formas de administración y formulaciones (oral, intravascular, transdérmica, sublingual, rectal, subcutánea, intramuscular, transnasal o neuraxial), a que no tienen efecto techo, a que tienen diferentes modos de administración (programada, según necesidad, analgesia controlada por el paciente o infusión continua) y a que han sido fármacos muy estudiados.

El principal mecanismo de acción para la analgesia es a través del agonismo de los receptores opioides: μ, κ y δ localizados en el sistema nervioso periférico y central. Están acoplados a la proteína G y, cuando se activan, producen una reducción de la excitabilidad neuronal por hiperpolarización en las neuronas capaces de transducir, modular y percibir el dolor. Esta activación también explica sus conocidos efectos secundarios: depresión respiratoria, sedación, euforia y disminución de la motilidad gastrointestinal.[26] Estos efectos secundarios son responsables del aumento de la morbilidad, la mortalidad y la duración de la estancia[17,19,20] después de la cirugía. Esto ha generado la necesidad de un cambio en el manejo a la hora de abordar la analgesia posoperatoria.

La analgesia multimodal tiene como objetivo reducir la dependencia de los opioides en el periodo perioperatorio mediante la combinación de agentes analgésicos con diferentes mecanismos de acción, que actúan en conjunto para conseguir una mejor analgesia, disminuyen el consumo de opioides, y en consecuencia reducen sus efectos secundarios asociados.[27] Los fármacos más utilizados son los antiinflamatorios no esteroideos (AINE), el paracetamol, los gabapentinoides, los antagonistas NMDA y los anestésicos locales.

Los antiinflamatorios no esteroideos como el ketorolaco, el ibuprofeno o el celecoxib interfieren en la transmisión y percepción del dolor. Ejercen su efecto inhibiendo la enzima ciclooxigenasa 1 (COX-1) o la ciclooxigenasa 2 (COX-2) en el nociceptor periférico y en el asta dorsal. Como conse-

TABLA 11.1 RESUMEN DE LAS ESTRATEGIAS GENERALES DE TRATAMIENTO[17-39]

1. Opioides (orales, intravasculares, transdérmicos, sublinguales, rectales, subcutáneos, intramusculares, transnasales o neuraxiales)
2. Analgesia multimodal
   i. AINE
      - Ketorolaco
      - Ibuprofeno
      - Celecoxib
   ii. Acetaminofeno
   iii. Gabapentinoides
      - Pregabalina
      - Gabapentina
   iv. Anestésicos locales (epidural, espinal, perineural)
   v. Ketamina

cuencia, se bloquea la producción de prostaglandinas a partir del ácido araquidónico, lo que disminuye la inflamación. Los AINE han demostrado que reducen las necesidades de opioides en el dolor leve o moderado y aumentan la satisfacción del paciente.[28-30] Los efectos secundarios relacionados son producto de su propio mecanismo de acción; al inhibir la COX-1, la disminución de la producción de prostaglandinas E2 (PGE2) hace que la mucosa gástrica sea propensa a las úlceras gástricas; la disminución de la PGE2 junto con la prostaglandina I2 (PGI2) deteriora el flujo sanguíneo renal aumentando el riesgo de desarrollar o empeorar la insuficiencia renal; el bloqueo de la COX-1 de las plaquetas disminuye la formación de tromboxano A2 e interfiere en la agregación plaquetaria y la hemorragia. Los inhibidores selectivos de la COX-2, como el celecoxib, tienen la ventaja de no aumentar el riesgo de hemorragia ni de ulceración gastrointestinal; sin embargo, la evidencia ha demostrado un leve aumento del riesgo de eventos cardiovasculares.[31]

El paracetamol está dentro de los medicamentos analgésicos y antipiréticos. Aunque su principal mecanismo de acción no está bien definido, disminuye la producción de prostaglandinas a nivel central en el cerebro (al bloquear la COX-1 y la COX-2). Los estudios han demostrado la posibilidad de una forma variante, la COX-3.[32] Asimismo, confirman sus beneficios en la disminución de las necesidades de opioides.[30] A diferencia de los AINE, el paracetamol carece de propiedades antiinflamatorias periféricas y puede, por lo tanto, tomarse en combinación con los AINE. Esta combinación podría ser más eficaz que los AINE o el paracetamol por separado para disminuir el consumo de opioides.[33] Aunque el paracetamol tiene un buen perfil de seguridad, la hepatotoxicidad es un riesgo cuando las dosis diarias superan los 4 000 mg.

Los gabapentinoides (pregabalina y gabapentina) participan en la modulación del dolor al inhibir la subunidad alfa-2-delta de los canales de calcio activados por voltaje en el asta dorsal.[31] Aunque su uso no está indicado en el periodo perioperatorio, han demostrado tener un efecto ahorrador de opioides al reducir las puntuaciones de dolor en las primeras 24 horas después de la cirugía y mejorar el dolor neuropático.[34] Hay pruebas de que disminuyen el dolor persistente posoperatorio al inhibir la sensibilización central.[33] El aumento de la sedación y los trastornos visuales son algunos de los efectos secundarios.

Los anestésicos locales se han utilizado de manera amplia para la cirugía torácica y abdominal mediante bloqueos nerviosos epidurales, espinales o periféricos. Los anestésicos locales interfieren en la transducción y transmisión del estímulo doloroso al bloquear los canales de sodio e impedir la despolarización neuronal.

La analgesia epidural ha demostrado mejorar los resultados quirúrgicos al disminuir la pérdida de sangre quirúrgica, la incidencia de eventos tromboembólicos, el dolor posoperatorio y mejorar la función pulmonar,[23] aunque estos hallazgos han sido cuestionados por otros autores.[35,36] En comparación con la analgesia controlada por el paciente, la analgesia epidural ha demostrado lograr un mejor control del dolor en las primeras 72 horas del posoperatorio en múltiples ensayos controlados aleatorios.[19] Entre las complicaciones habituales de la colocación de un catéter epidural se encuentran la hipotensión, la retención urinaria y la analgesia inadecuada, que pueden darse en 27% de los pacientes tras la epidural lumbar y en 32% tras la torácica.[19] La principal indicación de la analgesia epidural es la cirugía extensa en un paciente de alto riesgo, mientras que en la cirugía mínimamente invasiva, su beneficio es más controvertido.

Las inyecciones de anestesia local perineural son muy eficaces y son superiores a la analgesia opioide intravenosa. Múltiples ensayos controlados aleatorios demostraron que las técnicas de anestesia regional pueden prevenir el dolor persistente en el posoperatorio de la toracotomía y la cirugía del cáncer de mama y reducir la náusea, el vómito y la sedación posoperatorios asociados al uso de opioides.[17] Pero a pesar de estas sólidas pruebas, la anestesia regional tiene una escasa utilización.[37]

La ketamina está resurgiendo en el manejo del posoperatorio en dosis subanestésicas. Su mecanismo de acción es complejo e implica el antagonismo de los receptores NMDA, los receptores μ-opioides, los receptores muscarínicos, los receptores monoaminérgicos y los receptores de ácido γ-aminobutírico.[38] Ha demostrado disminuir el consumo de morfina, las puntuaciones de dolor y la náusea posoperatoria en cirugías abdominales mayores cuando se administra en bolo durante la cirugía y se continúa en infusión durante 48 horas en el posoperatorio.[38,39] El principal reto de este tratamiento son los efectos secundarios psicotimiméticos.

Utilidad del especialista en dolor *in situ* (dolor agudo/especialista regional)

Un SDA eficaz puede beneficiar la utilización de los recursos del hospital, la economía del mismo y, lo que es más importante, la experiencia y la satisfacción del paciente.[40] Tanto si un paciente es quirúrgico como si experimenta un dolor agudo durante su hospitalización, un servicio dirigido por un especialista en dolor puede ser beneficioso. Se ha demostrado la rentabilidad y la reducción de la duración de la estancia hospitalaria en varias poblaciones de pacientes.[40-42] Entre las complicaciones que surgen en los pacientes con un mal control se encuentran el íleo posoperatorio, el estreñimiento, la náusea/el vómito, el prurito, la depresión respiratoria y el delirio.[43] La náusea y el vómito inducidos por la anestesia o la medicación para el dolor son una amenaza aún mayor para el paciente que el propio dolor.[44] El tratamiento del dolor guiado por expertos puede reducir la duración de la estancia hospitalaria, mejorar el control del dolor, mejorar la satisfacción del paciente y reducir las complicaciones de la terapéutica con analgésicos.

Los procedimientos analgésicos de anestesia regional también desempeñan un papel importante en el funcionamiento de un servicio del dolor.[43,45] La realización de procedimientos regionales selectivos para el dolor puede reducir la necesidad de medicación opioide del paciente. Los pacientes de cirugía ortopédica pueden beneficiarse de los bloqueos de las extremidades superiores o de las inferiores. Los bloqueos de las extremidades superiores incluyen el bloqueo nervioso interescalénico, nervioso supraclavicular, nervioso infraclavicular o nervioso axilar. Los bloqueos de los nervios de las extremidades inferiores incluyen el bloqueo del nervio femoral, del nervio safeno, el bloqueo iPACK, el bloqueo PENG o el bloqueo del nervio ciático poplíteo. El dolor abdominal puede tratarse con una variedad de bloqueos nerviosos que incluyen el del plano transverso del abdomen, de la vaina del recto, del cuadrado lumbar o del erector espinal. Los bloqueos nerviosos regionales pueden realizarse como procedimientos de una sola dosis con un alivio del dolor que puede durar de horas a días o como catéteres continuos que pueden proporcionar alivio a través de una bomba de infusión. El bloqueo neuraxial también puede ser beneficioso para los pacientes al reducir el dolor de las extremidades inferiores o el dolor abdominal. Consulte en la figura 11.1 las ventajas de contar con un especialista en dolor en el lugar.

Los pacientes que toman opioides crónicos suponen un reto para los médicos de admisión.[46,47] El riesgo de infratratamiento del dolor del paciente o de sobredosis es una amenaza constante. Un espe-

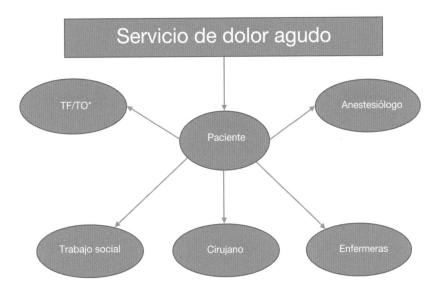

*TF/TO = Terapia física/Terapia ocupacional

FIGURA 11.1 Beneficios del especialista en dolor agudo.[40-47]

cialista del servicio del dolor con más experiencia proporciona planes de tratamiento que son seguros y eficaces. Además, las consecuencias negativas éticas, psicológicas y fisiológicas pueden derivarse de un dolor mal manejado. A menudo se emplea un enfoque multimodal de técnicas anestésicas regionales, AINE, anticonvulsivos y otros medicamentos para el dolor no basados en opioides.

Evaluación periódica del dolor de los pacientes/retroalimentación/instrumentos de evaluación del dolor

Un equipo de SDA depende de un educador de pacientes eficaz y de una evaluación precisa del dolor.[40] Un educador de pacientes eficaz prepara al paciente para que esté informado de las diferentes opciones de tratamiento, los efectos secundarios y las expectativas. Hay que presentar a los pacientes para que sepan qué medicamentos para el dolor se han prescrito, la frecuencia y su beneficio esperado. Debe explicarse bien el calendario de los analgésicos de rutina y de los analgésicos de rescate según la gravedad del dolor. Muchas instituciones implementan un tablero de comunicación con escalas de dolor y planes de manejo del dolor para facilitar la capacitación. También se debe educar a los pacientes con respecto a los efectos secundarios y las posibles complicaciones de la toma de analgésicos. Un educador eficaz debe informar al paciente de los riesgos tanto de tratar el dolor en exceso como de no tratarlo. Por último, deben explicarse las expectativas del paciente en cuanto a los medicamentos o los procedimientos de intervención para el dolor. Por ejemplo, muchos medicamentos o bloqueos nerviosos regionales intervencionistas pueden no proporcionar un alivio completo del dolor. Hacer coincidir las expectativas del paciente con el resultado esperado de una terapéutica mejora la confianza y la satisfacción del paciente con el tratamiento del dolor.

La evaluación precisa del dolor es fundamental para el tratamiento adecuado del mismo.[48-50] Los pacientes han tenido históricamente dificultades para comunicar o cuantificar la cantidad de dolor que experimentan. Deben utilizarse regularmente herramientas de registro de enfermería para hacer un seguimiento de los niveles de dolor de los pacientes. Estas herramientas incluyen la escala de valoración numérica (EVN) y las cuatro P (por las siglas en inglés de presencia, dolor, posición y necesidades personales). La EVN de 11 puntos va de 0 (sin dolor) a 10 (el peor dolor imaginable). Las descripciones cualitativas de la EVN pueden traducirse como 0-3 dolor leve, 4-6 dolor moderado y 7-10 dolor intenso. Los intervalos regulares de evaluación por parte del personal de enfermería mejoran el diagnóstico y el tratamiento del dolor cada 2 horas durante el día y cada 4 horas durante la noche. Otra medida muy utilizada es la escala visual análoga. En lugar de cuantificar un número relacionado con el dolor, el paciente identifica un punto en una línea horizontal. El lado izquierdo de la línea corresponde a la ausencia de dolor, y el lado derecho de la línea corresponde a un dolor muy intenso.

Educación continua sobre dolor para anestesiólogos, cirujanos, enfermeras y pacientes

Para una atención óptima del paciente, es esencial un enfoque del tratamiento del dolor basado en el equipo.[51] Todos los miembros del equipo de atención sanitaria deben ser partes interesadas en la comunicación y el manejo del tratamiento del dolor del paciente. Los anestesiólogos, los cirujanos, las enfermeras y los pacientes tienen papeles únicos. El anestesiólogo o especialista en dolor es el consultor experto que puede proporcionar planes de tratamiento farmacológico y procedimientos de intervención para tratar el dolor del paciente. El cirujano también debe participar en el tratamiento del dolor del paciente. La planificación preoperatoria puede permitir al equipo planear para los pacientes que puedan tener un mayor dolor posoperatorio previsto. De manera intraoperatoria, debe aplicarse la infiltración de anestésicos locales de acción prolongada para reducir el dolor posoperatorio. En el posoperatorio, el cirujano debe vigilar de cerca el manejo del dolor del paciente, lo que puede ayudar a guiar un plan de manejo del dolor después del alta. Las enfermeras son fundamentales en un equipo de manejo del dolor agudo. Ellas proporcionan educación sobre las expectativas del manejo del dolor, las herramientas de evaluación del dolor y las terapias disponibles que el médico ha ordenado.

Desarrollo y adopción de directrices analgésicas: protocolo para la recuperación acelerada después de la cirugía (ERAS)

Los protocolos de recuperación acelerada después de la cirugía son directrices basadas en la evidencia que pretenden reducir el tiempo de recuperación después de un procedimiento quirúrgico centrándose en el asesoramiento preoperatorio, la prevención de infecciones, la nutrición, la analgesia multimodal, la prevención de náusea/vómito posoperatorios, las estrategias de conservación de la sangre y la movilización temprana.

La mejora de la recuperación tras la cirugía representa un importante cambio de paradigma en los cuidados perioperatorios que requiere la coordinación de múltiples disciplinas como la clínica preanestésica, el personal de enfermería, los fisioterapeutas, los anestesiólogos y los cirujanos.

En la visita preoperatoria al consultorio, los pacientes y sus familias deben ser educados sobre su papel activo en el proceso de recuperación y las próximas experiencias y expectativas perioperatorias; esto mejora la ansiedad del paciente y la percepción del dolor, lo que conduce a una disminución de la medicación ansiolítica y a un mejor manejo del dolor posoperatorio.[52] Los pacientes deben recibir instrucciones sobre las pautas de ayuno, que incluyen 6 horas para los sólidos y una carga de carbohidratos líquidos 2 horas antes de la cirugía;[52,53] debe reconocerse y corregirse la anemia; debe recomendarse el abandono del tabaco y el alcohol para mejorar el estado metabólico y las posibles complicaciones respiratorias.[53-55]

El día de la cirugía y el uso de ansiolíticos debe reservarse para casos claros de angustia del paciente o en situaciones previas al procedimiento, es decir, bloqueo epidural o de nervios periféricos. Cuando esté indicada la sedación, deben evitarse los opioides de acción prolongada o las benzodiacepinas debido a su mayor riesgo de prolongar la estancia.[56] El uso del calentamiento por aire forzado debe comenzar en la sala preoperatoria 30-60 minutos antes de la inducción para promover la eutermia durante la cirugía. La hipotermia aumenta el riesgo de infección, la pérdida de sangre y las necesidades de oxígeno.[57]

El uso de opioides, en particular los de acción prolongada, conlleva muchos efectos secundarios como depresión respiratoria, sedación, retención urinaria y estreñimiento que aumentan la morbilidad y la mortalidad.[6,30,52,53] Por esta razón, es imperativo disminuir los requerimientos de opioides implementando un enfoque multimodal para lograr la analgesia durante todo el periodo perioperatorio, con el uso de anestesia regional, gabapentinoides, AINE, acetaminofeno, antagonista de los receptores NMDA y agonista alfa-2.[19,30,55]

Durante el periodo operatorio, debe prestarse especial atención a la prevención de la hipotermia con la continuación del calentamiento forzado por aire; a los eventos tromboembólicos mediante la administración de medios mecánicos y farmacológicos como la compresión neumática intermitente y la heparina no fraccionada o de bajo peso molecular, respectivamente; a la sobrecarga de líquidos con una estrategia de terapia dirigida a objetivos cuando sea posible, y a la prevención de náusea, vómito e infecciones perioperatorias.

En el periodo posoperatorio, se ha descubierto que el íleo es un factor independiente y principal para un alta prolongada.[58-60] Es consecuencia de una liberación de mediación inflamatoria secundaria al estrés quirúrgico,[61] al uso de opioides y a la sobrecarga de líquidos. Para evitar que esto ocurra, debe utilizarse la cirugía laparoscópica siempre que sea posible, y el proveedor debe programar objetivos de movilización posoperatoria diarios. Además, el uso de la epidural media, la masticación de chicles y la prevención de la sobrecarga de líquidos[62] son componentes importantes del protocolo ERAS.

La mejora de la recuperación después de la cirugía representa un reto para los cuidados perioperatorios tradicionales del paciente,[53,63] y, como tal, su adhesión ha sido un proceso lento. Implica un equipo multidisciplinar comprometido que debe superar las barreras institucionales, financieras, de personal y del paciente, para desarrollar y aplicar protocolos estandarizados adecuados.[61]

A pesar de las importantes pruebas que indican que los protocolos ERAS mejoran los resultados, como la disminución de la duración de la estancia del paciente, la mejora de la analgesia y la satisfacción del paciente, el acortamiento del retorno a la función intestinal y la disminución de las complicaciones y los reingresos en general,[52,53,55,56,62] su éxito está en relación directa con el cumplimiento del protocolo.[53,64-66] Esto subraya la importancia de contar con un equipo de ERAS cohesionado y centrado en la formación continua para diseñar y auditar los protocolos y su cumplimiento.[67]

Importancia de la documentación sobre el seguimiento y plan diario de los pacientes internos y externos

Un aspecto que a menudo se pasa por alto y se valora poco en el tratamiento eficaz del dolor posoperatorio del paciente es el seguimiento y el plan diario del paciente interno y externo. A menudo, el fracaso de un tratamiento suficiente del dolor puede deberse a una documentación deficiente de las evaluaciones del dolor iniciales y posteriores (y, por lo tanto, una descripción precisa de la mejora del dolor a lo largo del tiempo), una evaluación precisa del tipo y la localización del dolor, la eficacia y la respuesta a los medicamentos ya administrados, y un plan preciso y conciso para avanzar. Esto puede dividirse en tres categorías: (1) calidad de la ronda/el seguimiento, (2) documentación precisa de la eficacia del tratamiento del dolor y (3) un plan claro/conciso para avanzar. La implementación efectiva de esto en el proceso de manejo del dolor posoperatorio puede reducir de manera drástica el uso excesivo de narcóticos y las tasas de readmisión, aumentar la satisfacción del paciente y optimizar la movilización temprana, es decir, una recuperación más rápida. En general, estas sencillas implementaciones conducen a una disminución de las complicaciones, como las pulmonares y cardiacas, la trombosis venosa profunda, el desarrollo de dolor crónico, la dependencia de los opioides y la posterior adicción. En particular, en el ámbito de la hospitalización, esto conduce a una reducción del costo de la atención y a tiempos de alta más rápidos.[20]

La calidad de las rondas y el seguimiento del paciente posoperatorio en el marco del tratamiento del dolor proporciona una base fundamental para mejorar el control del dolor y la satisfacción. La herramienta de evaluación del dolor aceptada a nivel nacional en Estados Unidos es la escala de dolor de 10 puntos, en la que 1 es el dolor mínimo y 10 el máximo. La limitación obvia de esta herramienta es la naturaleza subjetiva de la respuesta del paciente y el momento de la respuesta en relación con la dosis de medicación, la comida o el sueño más recientes del paciente. Por lo tanto, se puede implementar una parte objetiva a la herramienta mediante la evaluación de la mejora clínica del paciente, como la comodidad de la respiración, la movilización, el apetito y el estado de ánimo general.[20] Dado que estas características dependen en gran medida de la hora de la última dosis de medicación del paciente, la introducción de un protocolo estandarizado que utilice un enfoque interdisciplinario con enfermeras, terapeutas respiratorios y fisioterapeutas para documentar de forma intermitente una evaluación subjetiva y objetiva del dolor puede ofrecer una valiosa tendencia del dolor del paciente que, de otro modo, no se evaluaría con la ronda diaria del proveedor. Un estudio en el que se analizaron 720 registros de enfermería para la documentación del tratamiento del dolor en pacientes posoperatorios descubrió que la documentación de las enfermeras sobre el tratamiento del dolor presentaba importantes limitaciones, entre ellas, declaraciones subjetivas vagas que a menudo omitían la naturaleza, la ubicación o la duración del dolor ($n = 430$, 60%). Se descubrió que casi la mitad de los registros ofrecía un objetivo de cuidados que no ofrecía ningún dato medible y rara vez implementaban una puntuación del dolor. Cuando se implementaron las puntuaciones del dolor, no se informó de forma consistente en relación con la administración de medicamentos analgésicos y, por lo tanto, no ofrecieron datos útiles para adaptar el tratamiento del dolor.[68] Aunque este estudio se centró en las enfermeras, la documentación de calidad debería ser un esfuerzo interdisciplinario. La aplicación de un protocolo estandarizado que utilice datos subjetivos y objetivos puede ofrecer mejoras significativas en los resultados y la satisfacción de los pacientes.

Se ha investigado mucho sobre la utilización de los diarios de dolor autoinformados en el marco del tratamiento del dolor en pacientes externos y la planificación del seguimiento. Aunque son eficaces, en la práctica se han identificado dos limitaciones importantes: (1) el cumplimiento por parte del paciente y (2) los cambios de régimen dirigidos por el proveedor en función de la información recibida. Con la generalización de los RME, un estudio de Marceau y cols. en el que se utilizaron diarios electrónicos del dolor frente a los diarios en papel antes aceptados, demostró que los pacientes informaron con más frecuencia de que un proveedor sugería cambios en el régimen de medicación basándose en las entradas del paciente ($P < .05$), y que los pacientes eran más comprensivos con su condición, sus síntomas y su mejora general.[69] Gran parte de la investigación sobre los diarios electrónicos del dolor se centra en el dolor crónico, por lo que aún no se conoce su eficacia en el ámbito del dolor agudo.

Importancia de la comunicación y la organización entre el SDA: servicio de dolor para pacientes internos, cirujanos, personal preoperatorio/intraoperatorio, personal posoperatorio, seguridad del paciente y uso eficiente de los recursos (humanos, farmacológicos y de tiempo) como prioridad

Como ya se ha comentado, la importancia de la documentación interdisciplinaria proporciona una piedra angular para el manejo eficaz del dolor agudo en el paciente posoperatorio que conduce a una mejora significativa de los resultados y a una disminución de las complicaciones. Del mismo modo, también se ha demostrado que la comunicación interdisciplinaria en el entorno preoperatorio, intraoperatorio y posoperatorio mejora los resultados generales.

Un estudio analizó la comunicación preoperatoria con el paciente sobre la evolución del dolor a lo largo del proceso de recuperación, el uso de las endorfinas como analgesia natural, la eficacia de los medicamentos no opioides y los efectos negativos de los opioides. El grupo experimental recibió educación preoperatoria, mientras que el control no. Se comprobó que 90% del grupo experimental rechazó las prescripciones de opioides posoperatorios, mientras que 100% del grupo de control las cumplió. El grupo de control informó de puntuaciones medias de dolor mucho mayores ($P < .05$) y de una duración del dolor significativamente mayor ($P < .005$).[70]

Una comunicación adecuada entre los servicios de dolor de los pacientes hospitalizados y los cirujanos puede mejorar de forma significativa el dolor posoperatorio y, por lo tanto, disminuir las complicaciones posoperatorias. Dicha comunicación puede incluir la discusión de las opciones disponibles para los bloqueos nerviosos preoperatorios, las limitaciones de la analgesia con opioides, las opciones para los bloqueos nerviosos posoperatorios y mucho más. La comunicación multidisciplinaria es un pilar en la implementación de un SDA exitoso. Un SDA eficaz pone en práctica directrices de enfermería organizadas y estructuradas y protocolos de tratamiento del dolor que ofrecen un cierre a las lagunas de conocimiento que, de otro modo, limitarían el tratamiento del dolor posoperatorio.[71] Un estudio de intervención sobre la implantación de un SDA observó una reducción significativa de las puntuaciones de dolor de la EVA (escala visual análoga) entre 671 pacientes quirúrgicos ($P < .001$).[71] Este estudio se centró durante un periodo de 3 años en el desarrollo de un manual de calidad que se distribuyó al personal de la sala de cirugía, a los cirujanos y a los anestesiólogos, y que delimitó las responsabilidades entre la jerarquía del personal que un paciente encontrará a lo largo de su estancia. El modelo estandarizó el manejo del dolor perioperatorio del centro y permitió mejorar la comunicación entre cirujanos, anestesiólogos y enfermeras.

Importancia de disponer de múltiples canales de comunicación: poder ser localizado por múltiples servicios, responder a las consultas y llevar a cabo un seguimiento de los pacientes internos y externos

En 2001, la Joint Commission estadounidense sugirió la implantación del dolor como quinto signo vital. Más que nunca, la eficacia del tratamiento del dolor en el ámbito de la hospitalización se había popularizado como una mejora notable en los resultados positivos de los pacientes. Un SDA eficaz proporciona un servicio interdepartamental multidisciplinario en el que un hospital puede confiar para disminuir la dependencia de los opioides, reducir el tiempo de recuperación general y aumentar la satisfacción del paciente. Hemos asistido a una rápida evolución del papel del tratamiento del dolor agudo, que comenzó como un servicio perioperatorio y se ha convertido en un servicio de consulta en todo el hospital. Estos cambios han llevado a la implantación de otras especialidades en el modelo de SDA, como la medicina de las adicciones, la psiquiatría, la MF&R y la medicina del dolor crónico.[72] El objetivo final de este servicio es abordar y discutir los riesgos y beneficios del control del dolor intervencionista frente al farmacológico y ofrecer un tratamiento que reduzca el sufrimiento y la morbilidad adicionales. En 2005, Rawal habló de los requisitos básicos que hacen de la implantación de un SDA un recurso hospitalario eficaz. Uno de estos requisitos exige el uso de un especialista en control del dolor las 24 horas del día como consultor.[10] Estos cambios en el modelo de SDA ofrecen una expansión del servicio desde una especialidad perioperatoria hasta un servicio de consultoría de manejo del dolor en todo el hospital.

Conclusión

El control del dolor posoperatorio es un reto. Dada la epidemia de opioides que está cobrando miles de vidas y el hecho de que el dolor agudo puede convertirse en crónico, en especial en las cirugías de alto riesgo, el control del dolor posoperatorio es fundamental.[3,5] El dolor posoperatorio ha provocado retrasos en el alta y en el ingreso hospitalario.[5] El dolor posoperatorio intenso también se asocia a complicaciones pulmonares y cardiovasculares.[5] Teniendo en cuenta estos factores, es necesario que se presente un tratamiento del dolor posoperatorio eficiente y eficaz para estos pacientes con el fin de optimizar el control del dolor posoperatorio.

REFERENCIAS

1. Ismail S, Siddiqui AS, Rehman A. Postoperative pain management practices and their effectiveness after major gynecological surgery: an observational study in a tertiary care hospital. *J Anaesthesiol Clin Pharmacol.* 2018;34:478-484.
2. Tennant F, Ciccone TG. New guidelines for post-op pain management. *Pract Pain Manag.* 2016. https://www.practicalpainmanagement.com/resources/news-and-research/new-guidelines-post-op-pain-management
3. Understanding the Epidemic [Internet]. Centers for Disease Control and Prevention. https://www.cdc.gov/drugoverdose/epidemic/index.html
4. The Lancet. Best practice in managing postoperative pain. *Lancet.* 2019;393(10180):1478. http://dx.doi.org/10.1016/S0140-6736(19)30813-X
5. Vadivelu N, Kai AM, Kodumudi V, Berger JM. Challenges of pain control and the role of the ambulatory pain specialist in the outpatient surgery setting. *J Pain Res.* 2016;9:425-435.
6. Rodgers A, Walker N, Schug S, et al. Reduction of postoperative mortality and morbidity with epidural or spinal anaesthesia: results from overview of randomised trials. *BMJ.* 2000;321:1493-1497.
7. Kehlet H, Holte K. Effect of postoperative analgesia reduces on surgical outcome. *Br J Anaesth.* 2001;87:62-72.
8. Beattie WS, Badner NH, Choi P. Epidural analgesia reduces postoperative myocardial infarction: a meta-analysis. *Anesth Analg.* 2001;93:853-858.
9. Le-Wendling L, Glick W, Tighe P. Goals and objectives to optimize the value of an acute pain service in perioperative pain management. *Tech Orthop.* 2017;32:200-208.
10. Rawal N. Organization, function, and implementation of acute pain service. *Anesthesiol Clin North Am.* 2005;23:211-255.
11. Cronin AJ, Keifer JC, Davies MF, et al. Postoperative sleep disturbance: influences of opioids and pain in humans. *Sleep.* 2001;24(1):39-44.
12. Wu CL, Richman JM. Postoperative pain and quality of recovery. *Curr Opin Anaesthesiol.* 2004;17(5):455-460.
13. Taylor RS, Ullrich K, Regan S, et al. The impact of early postoperative pain on health-related quality of life. *Pain Pract.* 2013;13(7):515-523.
14. Rawal N. Acute pain services revisited—good from far, far from good? *Reg Anesth Pain Med.* 2002;27:117-121.
15. Rapp SE, Ready LB, Nessly ML. Acute pain management in patients with prior opioid consumption: a case-controlled retrospective review. *Pain.* 1995;61(2):195-201.
16. US Outpatient Surgical Procedures Market by Surgical Procedure Type, Patient Care Setting - US Forecast to 2023. https://www.researchandmarkets.com/research/tfnm9z/united_states?w=5
17. Rawal N. Current issues in postoperative pain management. *Eur J Anaesthesiol.* 2016;33(3):160-171.
18. Hanoch Kumar K, Elavarasi P. Definition of pain and classification of pain disorders. *J Adv Clin Res Insight.* 2016;3:87-90. doi:10.15713/ins.jcri.112
19. Lee B, Schug SA, Joshi GP, Kehlet H; PROSPECT Working Group. Procedure-specific pain management (PROSPECT)—An update. *Best Pract Res Clin Anaesthesiol.* 2018;32:101-111.

20. Ramsay MA. Acute postoperative pain management. *Proc (Bayl Univ Med Cent).* 2000;13:244-247.
21. Sharrock NE, Cazan MG, Hargett MJ, Williams-Russo P, Wilson PD Jr. Changes in mortality after total hip and knee arthroplasty over a ten-year period. *Anesth Analg.* 1995;80:242-248.
22. Katz J, Jackson M, Kavanagh BP, Sandler AN. Acute pain after thoracic surgery predicts long-term post-thoracotomy pain. *Clin J Pain.* 1996;12:50-55.
23. Garimella V, Cellini C. Postoperative pain control. *Clin Colon Rectal Surg.* 2013;26:191-196.
24. Levy BF, Tilney HS, Dowson HM, Rockall TA. A systematic review of postoperative analgesia following laparoscopic colorectal surgery. *Colorectal Dis.* 2010;12(1):5-15.
25. Oderda G, Gan T. Effect of opioid-related adverse events on outcomes in selected surgical patients. *J Pain Palliat Care Pharmacother.* 2013;27:62-70.
26. Minami M, Satch M. Molecular biology of the opioid receptors: structures, functions and distributions. *Neurosci Res.* 1995;23:121-145.
27. Savarese JJ, Tabler NG Jr. Multimodal analgesia as an alternative to the risks of opioid monotherapy in surgical pain management. *J Healthc Risk Manag.* 2017;37(1):24-30.
28. Hu G, Huang K, Hu Y, et al. Single-cell RNA-seq reveals distinct injury responses in different types of DRG sensory neurons. *Sci Rep.* 2016;6:31851.
29. Djouhri L, Lawson SN. A beta-fiber nociceptive primary afferent neurons: a review of incidence and properties in relation to other afferent A-fiber neurons in mammals. *Brain Res Brain Res Rev.* 2004;46(2):131-145.
30. Gupta A, Bah M. NSAIDs in the treatment of postoperative pain. *Curr Pain Headache Rep.* 2016;20(11):62.
31. Obeng OA, Hamadeh I, Smith M. Review of opioid pharmacogenetics and considerations for pain management. *Pharmacotherapy.* 2017;37(9):1105-1121.
32. Osterweis M, Kleinman A, Mechanic D, eds. *Pain and Disability: Clinical, Behavioral, and Public Policy Perspectives.* National Academies Press; 1987:204.
33. Mishriky BM, Waldron NH, Habib AS. Impact of pregabalin on acute and persistent postoperative pain: a systematic review and meta-analysis. *Br J Anaesth.* 2015;114(1):10-31.
34. Marret E, Kurdi O, Zufferey P, et al. Effects of nonsteroidal antiinflammatory drugs on patient-controlled analgesia morphine side effects: meta-analysis of randomized controlled trials. *Anesthesiology.* 2005;102(6):1249-1260.
35. Pöpping DM, Elia N, Van Aken HK, et al. Impact of epidural analgesia on mortality and morbidity after surgery. Systematic review and meta-analysis of randomized controlled trials. *Ann Surg.* 2014;259:1056-1067.
36. Leslie K, Myles P, Devereaux P, et al. Neuraxial block, death and serious cardiovascular morbidity in the POISE trial. *Br J Anaesth.* 2013;111:382-390.
37. Chandrasekharan NV, Dai H, Turepu KL, et al. COX-3, a cyclooxygenase-1 variant inhibited by acetaminophen and other analgesic/antipyretic drugs: cloning, structure, and expression. *Proc Natl Acad Sci U S A.* 2002;99:13926-13931.
38. Schwenk ES, Viscusi ER, Buvanendran A, et al. Consensus guidelines on the use of intravenous ketamine infusions for acute pain management from the American Society of Regional Anesthesia and Pain Medicine, the American Academy of Pain Medicine, and the American Society of Anesthesiologists. *Reg Anesth Pain Med.* 2018;43:456-466.
39. Radvansky BM, Shah K, Parikh A. Role of ketamine in acute postoperative pain management: a narrative review. *Biomed Res Int.* 2015;2015.
40. Werner MU, Nielsen PR. The acute pain service: present and future role. *Curr Anaesth Crit Care.* 2007;18:135-139. doi:10.1016/j.cacc.2007.03.017
41. Lee A, Chan SKC, Ping Chen P, Gin T, Lau ASC, Hung Chiu C. The costs and benefits of extending the role of the acute pain service on clinical outcomes after major elective surgery. *Anesth Analg.* 2010;111:1042-1050. doi:10.1213/ANE.0b013e3181ed1317
42. Watcha MF, White PF. Economics of anesthetic practice. *Anesthesiology.* 1997;86:1170-1196. doi:10.1097/00000542-199705000-00021
43. Hopkins PM. Does regional anaesthesia improve outcome? *Br J Anaesth.* 2015;115:ii26-ii33. doi:10.1093/bja/aev377
44. Cao X, White PF, Ma H. An update on the management of postoperative nausea and vomiting. *J Anesth.* 2017;31:617-626. doi:10.1007/s00540-017-2363-x
45. Herrick MD, Liu H, Davis M, Bell JE, Sites BD. Regional anesthesia decreases complications and resource utilization in shoulder arthroplasty patients. *Acta Anaesthesiol Scand.* 2018;62:540-547. doi:10.1111/aas.13063
46. Salama-Hanna J, Chen G. Patients with chronic pain. *Med Clin North Am.* 2013;97:1201-1215. doi:10.1016/j.mcna.2013.07.005
47. Moseley GL. A pain neuromatrix approach to patients with chronic pain. *Man Ther.* 2003;8:130-140. doi:10.1016/S1356-689X(03)00051-1
48. Williamson A, Hoggart B. Pain: a review of three commonly used pain rating scales. *J Clin Nurs.* 2005;14:798-804. doi:10.1111/j.1365-2702.2005.01121.x
49. Herr K, Coyne PJ, Key T, et al. Pain assessment in the nonverbal patient: position statement with clinical practice recommendations. *Pain Manag Nurs.* 2006;7:44-52. doi:10.1016/j.pmn.2006.02.003

50. Song W, Eaton LH, Gordon DB, Hoyle C, Doorenbos AZ. Evaluation of evidence-based nursing pain management practice. *Pain Manag Nurs.* 2015;16:456-463. doi:10.1016/j.pmn.2014.09.001

51. Chou R, Gordon DB, De Leon-Casasola OA, et al. Management of postoperative pain: A clinical practice guideline from the American pain society, the American society of regional anesthesia and pain medicine, and the American society of anesthesiologists' committee on regional anesthesia, executive committee, and administrative council. *J Pain.* 2016;17:131-157. doi:10.1016/j.jpain.2015.12.008

52. Lassen K, Soop M, Nygren J, et al.; Enhanced Recovery After Surgery (ERAS) Group. Consensus review of optimal perioperative care in colorectal surgery: Enhanced Recovery After Surgery (ERAS) Group recommendations. *Arch Surg.* 2009;144(10):961-969.

53. Pędziwiatr M, Mavrikis J, Witowski J, Adamos A, Major P, Nowakowski M. Current status of Enhanced Recovery After Surgery (ERAS) protocol in gastrointestinal surgery. *Med Oncol.* 2018;35:95.

54. Ljungqvist O. To fast or not to fast before surgical stress. *Nutrition.* 2005;21:885-886.

55. Kahokehr A, Sammour T, Zargar-Shoshtari K, et al. Implementation of ERAS and how to overcome the barriers. *Int J Surg.* 2009;7:16-19.

56. Fearon KC, Ljungqvist O, Von Meyenfeldt M, et al. Enhanced recovery after surgery: a consensus review of clinical care for patients undergoing colonic resection. *Clin Nutr.* 2005;24(3):466-477.

57. de Brito Poveda V, Clark AM, Galvão CM.: A systematic review on the effectiveness of prewarming to prevent perioperative hypothermia. *J Clin Nurs.* 2013;22:906-918.

58. Hoffmann H, Kettelhack C. Fast-track surgery—conditions and challenges in postsurgical treatment: a review of elements of translational research in enhanced recovery after surgery. *Eur Surg Res.* 2012;49:24-34.

59. Hah JM, Bateman BT, Ratliff J, et al. Chronic opioid use after surgery: implications for perioperative management in the face of the opioid epidemic. *Anesth Analg.* 2017;125(5):1733-1740.

60. Brat GA, Agniel D, Beam A, et al. Postsurgical prescriptions for opioid naive patients and association with overdose and misuse: retrospective cohort study. *BMJ.* 2018;360:j5790.

61. Luckey A, Wang L, Jamieson PM, Basa NR, Million M, Czimmer J. Corticotropin-releasing factor receptor 1-deficient mice do not develop postoperative gastric ileus. *Gastroenterology.* 2003;125:654-659.

62. Marret E, Remy C, Bonnet F. Meta-analysis of epidural analgesia versus parenteral opioid analgesia after colorectal surgery. *Br J Surg.* 2007;94:665-673.

63. Pearsall EA, Meghji Z, Pitzul KB, et al. A qualitative study to understand the barriers and enablers in implementing an enhanced recovery after surgery program. *Ann Surg.* 2015;261:92-96.

64. Segerdahl M, Warren-Stomberg M, Rawal N, et al. Clinical practice and routines for day surgery in Sweden: results of a nation-wide survey. *Acta Anaesthesiol Scand.* 2008;52:117-124.

65. Wind J, Polle SW, Fung Kon Jin PHP, et al. Systematic review of enhanced recovery programmes in colonic surgery. *Br J Surg.* 2006;93:800-809.

66. Spanjersberg WR, Reurings J, Keus F, van Laarhoven CJ. Fast track surgery versus conventional recovery strategies for colorectal surgery. *Cochrane Database Syst Rev.* 2011;(2):CD007635.

67. Nadler A, Pearsall EA, Victor JC, Aarts M-A, Okrainec A, McLeod RS. Understanding surgical residents' postoperative practices and barriers and enablers to the implementation of an Enhanced Recovery After Surgery (ERAS) Guideline. *J Surg Educ.* 2014;71:632-638.

68. Shoqirat N, Mahasneh D, Dardas L, et al. Nursing documentation of postoperative pain management: a documentary analysis. *J Nurs Care Qual.* 2019;34(3):279-284.

69. Marceau LD, Link C, Jamison RN, Carolan S. Electronic diaries as a tool to improve pain management: is there any evidence? *Pain Med.* 2007;8(suppl_3):S101-S109. https://doi.org/10.1111/j.1526-4637.2007.00374.x

70. Sugai DY, Deptula PL, Parsa AA, et al. The importance of communication in the management of postoperative pain. *Hawaii J Med Public Health.* 2013;72(6):180-184.

71. Bardiau FM, Taviaux NF, Albert A, Boogaerts JG, Stadler M. An intervention study to enhance postoperative pain management. *Anesth Analg.* 2003;96(1):179-185. doi: 10.1213/00000539-200301000-00038

72. Upp J, Kent M, Tighe PJ. The evolution and practice of acute pain medicine. *Pain Med.* 2013;14(1):124-144. https://doi.org/10.1111/pme.12015

12

Papel de la educación del paciente y la familia

Ahmad Elsharydah y Maria Michaelis

El dolor posoperatorio sigue siendo un problema importante en la atención de la salud ya que una proporción considerable de pacientes experimenta un dolor intenso después de la cirugía y el tratamiento del dolor en casa es un reto. Existen varias barreras para el tratamiento eficaz del dolor, que afectan tanto a los pacientes como a los profesionales de la salud.[1] La educación del paciente es una forma útil de superar muchas de estas barreras. Abordar el dolor posoperatorio y la forma de estructurar la educación del paciente, desde el ingreso hasta el alta, es importante para la experiencia y la recuperación del mismo. La educación del paciente sobre el dolor posoperatorio, impartida por profesionales de la salud cualificados, puede ayudar en la recuperación posoperatoria, mejorando de manera potencial los resultados del paciente. En este capítulo, exploraremos la importancia de la educación del paciente y la familia en relación con el tratamiento del dolor agudo y su efecto en los resultados, las responsabilidades del paciente y la familia para un mejor control del dolor, las expectativas realistas del control del dolor y la participación del paciente y la familia en las actividades de recuperación. Además, hemos añadido una sección en la que se analizan las consideraciones especiales para el paciente pediátrico.

Importancia de la educación del paciente y la familia para el tratamiento del dolor agudo

La educación del paciente y de su familia en relación con el manejo del dolor agudo después de una lesión o una intervención quirúrgica desempeña un papel importante en el éxito del control del dolor y agiliza la recuperación. Una educación oportuna y adecuada también disminuye la ansiedad y la preocupación del paciente por el dolor posoperatorio. Una encuesta a pacientes había mostrado que más de la mitad de los encuestados estaban preocupados por experimentar dolor después de la cirugía y que esto hizo que algunos de ellos incluso la pospusieran.[2] El énfasis en la educación del paciente y la familia no es nuevo. En 1992, el Department of Health and Human Services de Estados Unidos publicó la Guía de Práctica Clínica sobre el Dolor Agudo,[3] que destacaba la importancia de la educación del paciente y la familia para el tratamiento del dolor agudo. Los elementos esenciales de la educación sobre el dolor (mostrados en la fig. 12.1), tal como se indica en estas directrices, incluyen informar al paciente de lo siguiente:

- Prevenir y controlar el dolor es importante para su cuidado.
- Hay muchas intervenciones disponibles para controlar el dolor; los analgésicos (opioides y no opioides) son los más eficaces para controlar el dolor agudo.
- Algunas personas tienen miedo de consumir opioides por los efectos secundarios y el riesgo de adicción. Los efectos secundarios pueden controlarse de manera eficaz con la medicación. El riesgo de adicción cuando se utilizan opioides para controlar el dolor agudo es extremadamente bajo.
- Su responsabilidad para lograr un buen control del dolor es informarnos cuando experimente dolor o cuando cambie la naturaleza o el nivel del mismo.
- El alivio total del dolor no suele ser posible; sin embargo, trabajaremos con usted para mantener el dolor a un nivel que le permita realizar las actividades necesarias para recuperarse y volver a casa.

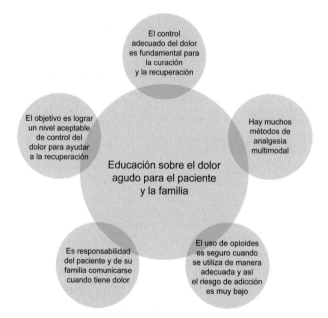

FIGURA 12.1 Los elementos esenciales de la educación del paciente y la familia en relación con el manejo del dolor agudo.

Es bueno establecer objetivos para el manejo del dolor durante la hospitalización y después del alta. Estos objetivos se centran en los requisitos funcionales durante el periodo de recuperación tras la cirugía o la lesión. Ejemplos de los requisitos funcionales son la deambulación, la fisioterapia y la respiración profunda. Estas actividades promueven la recuperación y mejoran los resultados. La mejor manera de establecer estos objetivos es con la coordinación entre los médicos, el personal de enfermería, el paciente, los familiares y otros proveedores de atención médica que participan en los tratamientos y la recuperación del paciente.[4] Una dimensión del plan es establecer un nivel de dolor tolerable y aceptable durante estas actividades, como la fisioterapia o los cambios de apósito. El conocimiento del historial de dolor del paciente es fundamental para crear un plan eficaz de manejo del dolor para la hospitalización actual o el periodo de recuperación en casa.

Expectativas realistas del paciente para el tratamiento del dolor agudo

Las expectativas de los pacientes pueden ser un concepto difícil de cuantificar, pero el establecimiento de unas expectativas adecuadas desempeña un papel importante en los resultados de los pacientes, en especial en la satisfacción general del paciente con su experiencia quirúrgica y el control del dolor. Además, la naturaleza de las expectativas del paciente puede ser a veces difícil de definir, pero por lo regular implica la anticipación del paciente a un acontecimiento, como un aumento de la función articular después de la cirugía.[5] Además, a menudo existe una brecha entre lo que esperan el médico y el paciente. Reconocer esta brecha por adelantado, antes de la cirugía, puede minimizar las consecuencias negativas de las expectativas no satisfechas. Varios factores, como la edad, el género y el estado de salud, también pueden influir en lo que se espera de la recuperación del paciente tras la cirugía.[6] El conocimiento de estos factores por parte de los profesionales de la salud también puede agilizar y suavizar la recuperación, lo que redundará en una mayor satisfacción general del paciente.

Brecha de expectativas entre el paciente y los proveedores de atención médica

Las discrepancias entre lo que los pacientes y sus médicos esperan del tratamiento médico están bien documentadas en la literatura médica. Incluso en la comprensión básica de lo que constituye "calidad de vida", las percepciones del médico y del paciente pueden ser muy divergentes. Si las cuestiones relativas a la calidad de vida y las perspectivas potencialmente divergentes no se reconocen ni se integran en la evaluación del paciente, puede producirse una falta de comprensión sobre la eficacia del tratamiento o incluso una falta de cumplimiento.[7] Un estudio examinó la brecha de expectativas entre los pacientes de prótesis articulares para comprender su naturaleza: 168 pacientes sometidos a una artroplastia total de cadera o de rodilla respondieron un cuestionario sobre sus expectativas acerca de cómo afectaría la cirugía los niveles de dolor, la función y el bienestar general. Al mismo tiempo, sus cirujanos contestaron un cuestionario idéntico sobre sus propias expectativas para sus pacientes. El estudio reveló una brecha sustancial entre las expectativas de estos dos grupos, ya que 52.5% de los pacientes tenía expectativas que superaban las de su cirujano.[5] Una forma de minimizar esta brecha es una conversación franca entre el cirujano y el paciente antes de la intervención, que incluya un análisis exhaustivo de los riesgos y beneficios del procedimiento. Durante esta reunión, el paciente y el médico pueden tomar en colaboración una decisión informada sobre si la cirugía es la mejor opción para sus necesidades individuales. Este proceso lleva tiempo, pero puede ayudar a los pacientes a crear expectativas realistas y a disminuir el riesgo de insatisfacción tras la cirugía.[8] Otra forma que puede ayudar a disminuir la brecha de expectativas es el uso de intervenciones psicológicas. En un estudio, los pacientes sometidos a cirugía cardiaca se sometieron a una intervención prequirúrgica basada en la psicología para ayudar a gestionar sus expectativas sobre la cirugía. En comparación con el grupo de control que no se sometió a una intervención prequirúrgica, estos pacientes mostraron una mayor recuperación de su discapacidad, una mayor capacidad para volver al trabajo y una mayor calidad de vida mental.[9]

Responsabilidades del paciente y de la familia

Hay muchas cosas que los familiares/cuidadores aportan cuando se trata del tratamiento del dolor agudo. A menudo, estas personas son las que mejor conocen al paciente. Saben qué tipo de mecanismos de afrontamiento posee ya el paciente y, del mismo modo, saben dónde hay algunas lagunas para poder afrontar el dolor posoperatorio. Un aspecto importante sobre el que hay que educar al paciente y a la familia es que la comunicación sobre el dolor no controlado o los cambios en las características del dolor son esenciales para abordarlos antes de que dificulten la recuperación y la rehabilitación. Además, el paciente y la familia deben saber que el dolor no controlado puede conducir a un dolor posoperatorio persistente y, en ocasiones, a un dolor crónico difícil de manejar.

Además, es imprescindible que los pacientes y sus familiares se involucren plenamente en el proceso de recuperación. Los métodos no farmacológicos que incluyen la mejora de los conocimientos de los pacientes y sus familiares en el manejo y control del dolor pueden reducir las experiencias de dolor de los pacientes. Un estudio destinado a investigar los efectos de la intervención educativa orientada a la familia sobre el dolor posoperatorio después de la cirugía ortopédica mostró una disminución de la gravedad del dolor y del uso de opioides en la cohorte de pacientes que recibieron una intervención educativa preoperatoria y posoperatoria con la asistencia de los familiares, en comparación con un grupo de control.[5]

Métodos para la educación sobre el control del dolor del paciente y la familia

Una educación eficaz sobre el manejo del dolor puede comenzar ya en la planificación de la cirugía en la clínica quirúrgica o en la clínica preoperatoria de anestesia. El proceso educativo consta de tres etapas. En primer lugar, el profesional de salud tiene que evaluar las necesidades educativas del paciente y las posibles barreras para el aprendizaje. A continuación, deben establecerse objetivos educativos razonables y alcanzables antes de iniciar el siguiente paso de educación y enseñanza. Por último, debe evaluarse de forma periódica la comprensión del paciente. Existen varios métodos para la educación del paciente y su familia en el manejo del dolor. La enseñanza va desde la instrucción en persona durante las visitas preoperatorias de cirugía y anestesia hasta el uso de materiales educativos escritos o visuales, como folletos o videos. La decisión del equipo de salud sobre el método a utilizar depende de la configuración de sus consultas, la disponibilidad de estos métodos y las necesidades específicas de los pacientes. Por ejemplo, en el caso de las cirugías ambulatorias menores, la mayor parte de la educación puede establecerse por teléfono la víspera de la cirugía y un breve recordatorio por parte de la enfermera que da el alta.

Educación sobre el uso de opioides y sus riesgos

Aumentar la conciencia de los pacientes sobre la importancia y los métodos de eliminación adecuada de los medicamentos tiene un efecto significativo en el comportamiento y la disposición de los pacientes para la eliminación adecuada de los opioides no utilizados después de una lesión o cirugía y puede mejorar los programas de devolución de medicamentos que pueden promover e incentivar a más pacientes a utilizar los servicios.[10] Los participantes que recibieron asesoramiento sobre la eliminación de opioides tenían más probabilidades de haber eliminado los medicamentos opioides no utilizados.[11] La difusión del folleto educativo mejoró la eliminación de los opioides no utilizados después de la cirugía. Esta intervención de bajo costo y fácil aplicación puede mejorar la eliminación de los opioides no utilizados y, en última instancia, disminuir la cantidad de opioides en exceso que circulan en nuestras comunidades.[12]

Algunos pacientes tienen miedo de utilizar opioides para el control del dolor agudo por su temor a los efectos secundarios y a la adicción. Por lo tanto, parte de la educación de los pacientes y sus familias consiste en asegurarles que los opioides siguen siendo una parte esencial de su tratamiento del dolor, en especial después de procedimientos quirúrgicos extensos y dolorosos y de traumatismos importantes. Los efectos secundarios de los opioides pueden manejarse con éxito, y el riesgo de adicción es extremadamente bajo si el opioide se utiliza de manera adecuada. La educación sobre el uso de opioides tiene consecuencias conductuales positivas, que pueden reducir el riesgo de abuso[13] y mejorar la eliminación de los opioides no utilizados.[14] Además, la educación del paciente sobre el concepto de analgesia multimodal aumenta la utilización de analgésicos no opioides y disminuye la necesidad de opioides.

Tratamiento del dolor agudo en el paciente pediátrico

El Grupo de Trabajo sobre el Tratamiento del Dolor Agudo de la American Society of Anesthesiologists (ASA)[15] considera que la atención óptima de los lactantes y niños (incluidos los adolescentes) requiere una atención especial a la naturaleza biopsicosocial del dolor. Esta población específica de pacientes presenta diferencias de desarrollo en su experiencia y expresión del dolor y el sufrimiento, y en su respuesta a la farmacoterapia analgésica. Los cuidadores, tanto en el hogar como en el hospital, pueden tener percepciones erróneas sobre la importancia de la analgesia, así como sobre sus riesgos y beneficios. En ausencia de una fuente de dolor clara o de un comportamiento de dolor evidente, los cuidadores pueden suponer que el dolor no está presente y aplazar el tratamiento. Los métodos seguros para proporcionar analgesia se infrautilizan en los pacientes pediátricos por temor a la depresión respiratoria inducida por los opioides. El componente emocional del dolor es en particular fuerte en los bebés y los niños. La ausencia de los padres, los objetos de seguridad y el entorno familiar pueden causar tanto sufrimiento como la incisión quirúrgica. El miedo de los niños a las inyecciones hace que la vía intramuscular u otras vías invasivas de administración de fármacos sean aversivas. Incluso la valiosa técnica de la analgesia tópica antes de las inyecciones puede no disminuir este miedo. Una variedad de técnicas puede ser eficaz para proporcionar analgesia a los pacientes pediátricos. Muchas son las mismas que para los adultos, aunque algunas (por ejemplo, la analgesia caudal) se utilizan más en los niños.

Es necesario un tratamiento agresivo y proactivo del dolor para superar la histórica de infratratamiento del dolor en los niños. El cuidado perioperatorio de los niños que se someten a procedimientos dolorosos o a una intervención quirúrgica requiere una evaluación y una terapia del dolor adecuadas para su desarrollo. La terapia analgésica debe depender de la edad, el peso y la comorbilidad. A menos que esté contraindicado, la terapia analgésica debe incluir un enfoque multimodal. Siempre que sea posible, deben aplicarse técnicas conductuales, en especial importantes para abordar el componente emocional del dolor.

Es fundamental educar a los cuidadores sobre la consideración especial de la analgesia perioperatoria óptima para sus pequeños y los métodos disponibles para proporcionar un buen alivio del dolor. Los niños mayores que entienden las instrucciones deben ser incluidos en la discusión sobre el manejo del dolor desde el principio.

En resumen, la educación del paciente y de su familia respecto a la importancia del control del dolor después de una cirugía o lesión, las terapias disponibles para el dolor, sus responsabilidades durante el periodo de recuperación respecto al control del dolor y su participación en las actividades de recuperación tienen un papel fundamental para alcanzar un control del dolor seguro y aceptable. Esto al final conduce a una mayor satisfacción del paciente y a mejores resultados. El personal de salud debe reconocer también las consideraciones especiales para el tratamiento del dolor agudo del paciente pediátrico. Como proveedores de asistencia sanitaria, nuestro objetivo general para los pacientes de todas las edades debe ser la recuperación completa y el control óptimo del dolor para llegar a ella.

REFERENCIAS

1. Ingadótti B, Zoëga S. Role of patient education in postoperative pain management. *Nurs Stand.* 2017;32:50-63.
2. Apfelbaum JL, Chen C, Mehta SS, Gan TJ. Postoperative pain experience: results from a national survey suggest postoperative pain continues to be undermanaged. *Anesth Analg.* 2003;97:534-540.
3. Carr DR, Jacox AK, Chapman CR, et al. *Acute Pain Management: Operative or Medical Procedures and Trauma*, No 1. U.S. Dept. of Health and Human Services; 1992. AHCPR Pub No 92-0032; Public Health Service.
4. Gittell JH, Fairfield KM, Bierbaum B, et al. Impact of relational coordination on quality of care, postoperative pain and functioning, and length of stay: a nine-hospital study of surgical patients. *Med Care.* 2000;38:807-819.
5. Ghomlawi HM, Fernando NF, Mandl LA, et al. How often are patient and surgeon recovery expectations for total knee arthroplasty aligned? Results of a pilot study. *HSS J.* 2011;7:229-234.
6. Achaval MS, Kallen MA, Amick B, et al. Patent expectations about total knee arthroplasty outcomes. *Health Expect.* 2015;19:299-308.
7. Janse AJ, Gemke RJ, Viterwaal CS, van der Turl I, Kimpen JL, Sinnema G. Quality of life: patients and doctors don't always agree: a meta-analysis. *J Clin Epidemiol.* 2004;87:653-661.
8. Choi YJ, Ra HJ. Patient satisfaction after total knee arthroplasty. *Knee Surg Relat Res.* 2016;28:1-15.
9. Rief W, Shedden-Mora MC, Laferton JA, et al. Preoperative optimization of patient expectations improves long-term outcome in heart surgery patients: results of the randomized controlled PSY-HEART trial. *BMC Med.* 2017;15:4.
10. Buffington DE, Lozicki A, Alfieri T, Bond TC. Understanding factors that contribute to the disposal of unused opioid medication. *J Pain Res.* 2019;12:725-732.
11. Varisco TJ, Fleming ML, Bapat SS, Wanat MA, Thornton D. Health care practitioner counseling encourages disposal of unused opioid medications. *J Am Pharm Assoc (2003).* 2019;59:809-815.
12. Hasak JM, Roth Bettlach CL, Santosa KB, Larson EL, Stroud J, Mackinnon SE. Empowering post-surgical patients to improve opioid disposal: a before and after quality improvement study. *J Am Coll Surg.* 2018;226:235-240.
13. Hero JO, McMurtry C, Benson J, Blendon R. Discussing opioid risks with patients to reduce misuse and abuse: evidence from 2 surveys. *Ann Fam Med.* 2016;14:575-577.
14. Lewis ET, Cucciare MA, Trafton JA. What do patients do with unused opioid medications? *Clin J Pain.* 2014;30:654-662.
15. American Society of Anesthesiologists Task Force on Acute Pain Management. Practice guidelines for acute pain management in the perioperative setting: an updated report by the American Society of Anesthesiologists Task Force on Acute Pain Management. *Anesthesiology.* 2012;117:248-273.

Órganos y sistemas

13

Dolor agudo relacionado con el corazón y diagnóstico diferencial

Kunal Mandavawala, Stuart M. Sacks y Kheng Sze Chan

Dolor cardiaco médico

Cardiopatía isquémica

Una de las presentaciones más comunes del dolor agudo de origen cardiaco entra en la categoría de cardiopatía isquémica, que incluye la angina de pecho estable y los síndromes coronarios agudos (SCA). El dolor que se produce se debe a un estrechamiento o a la oclusión completa de una de las arterias coronarias o de sus ramas, lo que provoca un desequilibrio entre el suministro de sangre y la demanda de oxígeno y, por lo tanto, una perfusión inadecuada del tejido miocárdico. Los cuatro factores principales que determinan la demanda de oxígeno son la frecuencia cardiaca, la presión arterial sistólica (poscarga), la tensión o estrés de la pared miocárdica (precarga) y la contractilidad miocárdica. El suministro de oxígeno al miocardio está influido por el diámetro de las arterias coronarias, la presión de perfusión coronaria y la frecuencia cardiaca. Esta última es relevante, ya que el flujo de las arterias coronarias se produce sobre todo en la diástole, que se acorta con el aumento de la frecuencia cardiaca.[1]

Anatomía de las arterias coronarias

El suministro de sangre al tejido miocárdico procede de las arterias coronarias, que se ramifican de la aorta como arterias coronarias izquierda y derecha. La arteria coronaria izquierda se ramifica además en la arteria descendente anterior izquierda y la arteria circunfleja izquierda (ACI). La arteria coronaria derecha da lugar a la arteria descendente posterior (ADP), que proporciona suministro de sangre a la pared posterior e inferior del ventrículo izquierdo, en 70-80% de la población, a la que se denomina con circulación coronaria dominante derecha. Entre 5 y 10% de la población tiene una circulación coronaria dominante izquierda, en la que la ADP se origina en la ACI; entre 10 y 20% tiene una circulación coronaria codominante, en la que la ADP es suministrada tanto por la ACI como por la arteria coronaria derecha.[2] Esto resulta relevante, ya que la ADP emite ramas que irrigan el nodo auriculoventricular.

Angina estable

Diagnóstico

La angina de pecho estable es el resultado de lesiones ateroscleróticas fijas que provocan el estrechamiento de una o más arterias coronarias. Los pacientes con angina de pecho estable suelen experimentar un dolor o sensación de presión en la zona subesternal, que puede irradiarse al brazo izquierdo, el hombro o la mandíbula, por el mecanismo del dolor referido.[3] El dolor asociado a esta afección no suele estar presente en reposo, sino que se produce de manera previsible con la actividad física o el estrés emocional. El dolor y otros síntomas asociados, que pueden incluir disnea de esfuerzo, fatiga o náusea (denominados "equivalentes anginosos"), remiten con el reposo o la nitroglicerina.[4] Por lo regular, el paciente tendrá dificultades para localizar el dolor en un lugar concreto.

Si los síntomas están presentes durante al menos 2 meses sin cambios en la gravedad, el carácter o los factores desencadenantes, entonces se define que el paciente tiene una angina crónica estable.[5]

El diagnóstico de la angina estable por lo regular se realiza mediante la historia y la exploración física, así como el ECG y los estudios de laboratorio. La historia suele ilustrar el dolor torácico u otros equivalentes anginosos, que surgen con la actividad o el estrés y remiten con el reposo o la nitroglicerina. Si se obtiene un ECG durante la época de los síntomas anginosos, a menudo mostrará una depresión del segmento ST, pero un ECG puede ser normal cuando el paciente está asintomático. Por lo tanto, la prueba de esfuerzo se realiza a menudo en pacientes que están asintomáticos en el momento de la evaluación inicial.[6]

En cuanto a los estudios de laboratorio, los biomarcadores cardiacos (por ejemplo, troponina, CK-MB) también pueden ser útiles. Sin embargo, en un paciente con verdadera angina de pecho estable, estos marcadores tienden a ser negativos, ya que el aumento de los biomarcadores suele indicar una lesión miocárdica y, por lo tanto, un diagnóstico de SCA.[7]

Tratamiento

El tratamiento médico del dolor asociado a la angina de pecho estable tiene dos componentes: (1) la prevención de los síntomas anginosos y (2) el tratamiento de los síntomas agudos.

Existen múltiples medicamentos que se utilizan de manera habitual como terapia antianginosa e incluyen los betabloqueantes, los bloqueadores de los canales de calcio, los nitratos y el medicamento más nuevo, la ranolazina. Pueden utilizarse como monoterapia, pero la terapia combinada suele ser necesaria para un control óptimo de los síntomas.

Los betabloqueantes suelen utilizarse como tratamiento de primera línea, ya que la disminución resultante de la frecuencia cardiaca conlleva tanto un aumento de la oferta (mayor tiempo diastólico) como una disminución de la demanda; esta última también puede atribuirse a una disminución de la contractilidad miocárdica.

Si los pacientes no pueden tolerar un betabloqueante, pueden utilizarse otras terapias como los nitratos de acción prolongada o los bloqueadores de los canales de calcio.

Los bloqueadores de los canales de calcio pueden utilizarse como monoterapia o como terapia combinada, y su mecanismo de alivio del dolor es el resultado de la vasodilatación coronaria y periférica y la reducción de la contractilidad.

Los nitratos de acción prolongada reducen el tiempo de aparición de la angina y mejoran la tolerancia al ejercicio.

La terapia combinada también puede ser útil,[8] y la ranolazina, un bloqueador de los canales de sodio, puede añadirse en caso de que fallen otras terapias.

La piedra angular del tratamiento de los síntomas anginosos agudos es el uso de nitratos de acción corta, que se administran por vía sublingual. Si los nitratos no consiguen aliviar el dolor, surge la preocupación por la progresión hacia un SCA.

Revascularización

La revascularización mediante una intervención coronaria percutánea (ICP) suele estar indicada para los pacientes a los que les falla la terapia médica o no la toleran. Para aquellos que no tienen control de los síntomas con la terapia médica, la ICP suele mejorar los síntomas.[9] También pueden estar indicadas otras intervenciones, como el injerto de derivación de la arteria coronaria (IDAC), en función de la gravedad y la localización de las lesiones coronarias; sin embargo, estas directrices están fuera del alcance de este libro.

Otras modalidades de tratamiento

Epidural torácica

Se ha demostrado que el bloqueo simpático cardiaco mediante el uso de anestesia epidural torácica dilata las arterias coronarias y se ha utilizado para el control del dolor en pacientes con angina inestable. Ha demostrado ser eficaz, ya que el dolor percibido por la isquemia miocárdica está mediado por los nervios aferentes simpáticos.[9] La anestesia epidural torácica también se ha utilizado de manera eficaz en pacientes con angina refractaria con una mejora significativa de la calidad de vida.[10]

Contrapulsación externa mejorada

Esta es una terapia no invasiva aprobada por la FDA para la angina refractaria. El mecanismo de acción es similar al de un balón de contrapulsación intraaórtico en el sentido de que se aplica un pulso de presión vigoroso durante la diástole para permitir una mejor perfusión coronaria. Sin embargo, a diferencia del balón de contrapulsación intraaórtico, esto se consigue mediante manguitos de presión arterial externos, en lugar de un dispositivo interno. Los estudios han demostrado que la contrapulsación externa mejorada quizá se traduzca en una mayor calidad de vida como resultado de la mejora de los síntomas anginosos. Hay pruebas de clase IIb que apoyan su uso.[11]

Revascularización transmiocárdica con láser

Es un tratamiento utilizado para la angina refractaria cuando no está indicado el IDAC o la ICP. El mecanismo propuesto es que la revascularización transmiocárdica con láser estimula la angiogénesis, lo que se traduce en una reducción de los síntomas anginosos. Se ha demostrado que reduce las puntuaciones de angina, aumenta el tiempo de tolerancia al ejercicio y mejora la percepción de la calidad de vida de los pacientes.[12]

Estimulación de la médula espinal

Se están investigando otras modalidades de tratamiento para la angina de pecho refractaria. Esto incluye el uso de la estimulación de la médula espinal, que se describió por primera vez como terapia para la angina crónica refractaria en 1987.[13] Se trata de una terapia que estimula la médula espinal para aliviar el dolor mediante una corriente de bajo voltaje. El mecanismo propuesto es a través de la teoría del "control de la compuerta" del dolor, y se propone que la estimulación eléctrica "cierra la compuerta" e inhibe la conducción de las señales de dolor al cerebro desde la fuente inicial.[14] En la actualidad, el uso de la estimulación de la médula espinal sigue siendo una recomendación de clase IIb con un nivel de evidencia de B y C.[15]

Síndromes coronarios agudos

Diagnóstico

Las tres presentaciones de los SCA incluyen la angina inestable (AI), el infarto agudo de miocardio sin elevación del ST (IAMSEST) y el infarto agudo de miocardio con elevación del ST (IAMCEST). En los pacientes que tienen angina conocida, hay varias presentaciones que deben hacer sospechar de un SCA: angina en reposo durante más de 20 minutos, angina de nueva aparición que limita de modo significativo la actividad y angina creciente que es más frecuente, más larga o que ocurre con menos esfuerzo que los episodios anteriores.

La angina inestable se diagnostica en pacientes que presentan cualquiera de las presentaciones anteriores, con o sin cambios en el ECG, y que NO tienen biomarcadores cardiacos detectables como la troponina.

El infarto de miocardio sin elevación del ST es clínicamente difícil de diferenciar de la AI, pero se presenta con troponinas elevadas como factor diferenciador.

El infarto de miocardio con elevación del ST se presenta con síntomas de isquemia miocárdica además de una elevación del ST o un nuevo bloqueo de rama izquierda en el ECG, así como con biomarcadores cardiacos elevados.[16]

El mecanismo del dolor asociado al SCA es idéntico al de la angina estable, pero el dolor asociado al SCA es persistente.

Tratamiento

El tratamiento de estos pacientes es una combinación de tratamiento médico, que incluye el alivio del dolor, +/− la revascularización. Los medicamentos que se administran a los pacientes en los que se sospecha un SCA incluyen aspirina de 325 mg, nitroglicerina sublingual +/− intravenosa, betabloqueo (si el paciente no presenta signos de insuficiencia cardiaca o bradicardia), morfina (para el dolor), heparina y atorvastatina.

Para los pacientes con diagnóstico de IAMCEST, la revascularización es el núcleo del tratamiento. La ICP primaria es el tratamiento preferido, pero puede utilizarse la fibrinólisis si no está disponible la ICP y la fibrinólisis no está contraindicada. Todos los pacientes deben recibir además una terapia antiplaquetaria dual y anticoagulación (al margen de si se utiliza la fibrinólisis).[17]

La intervención quirúrgica se realiza con poca frecuencia en pacientes con IAMCEST y se suele ver tras una ICP fallida o complicada, en pacientes en choque cardiogénico o en aquellos con complicaciones mecánicas del IM.

En el caso de los pacientes con diagnóstico de AI o IAMSEST, todos los pacientes deben recibir una terapia antiplaquetaria dual y anticoagulación, al margen de que se realice una ICP.[18] En caso de que estos pacientes reciban una revascularización, la ICP es lo habitual, aunque en aquellos con enfermedad multivaso se suele preferir el IDAC.[19]

Si el SCA se asocia al consumo de cocaína, hay que asegurarse de evitar el uso de betabloqueantes, y se pueden utilizar benzodiacepinas para aliviar los síntomas.

Angina vasoespástica

La angina vasoespástica es una afección alternativa, resultado del vasoespasmo en pacientes que pueden o no tener lesiones coronarias obstructivas. A nivel clínico se presenta con una angina de reposo asociada a una elevación o depresión del ST en el ECG, y el dolor suele responder con rapidez a los nitratos sublinguales. El diagnóstico tiene tres componentes: la respuesta a los nitratos, los cambios isquémicos transitorios en el ECG sin causa evidente y la evidencia angiográfica de espasmo de las arterias coronarias. Los factores de riesgo y los desencadenantes incluyen ciertas drogas como la cocaína.

El tratamiento crónico se centra en la prevención de las recidivas y suele incluir el uso de bloqueadores de los canales de calcio. Los nitratos de acción prolongada son de segunda línea para el tratamiento crónico. Deben evitarse los betabloqueantes no selectivos debido a la posibilidad de estimulación alfa sin oposición de los vasos coronarios.[20]

Pericarditis/miocarditis aguda

El pericardio es un saco fibroelástico que rodea el corazón y que está compuesto por dos capas: una fibrosa exterior y una serosa interior. El líquido pericárdico está contenido entre estas dos capas.

La pericarditis aguda es el resultado de la inflamación del saco pericárdico. Los pacientes con pericarditis aguda suelen presentar un dolor torácico de aparición repentina que puede describirse como agudo y pleurítico (que empeora con la tos o la inspiración), y que mejora al sentarse e inclinarse hacia adelante, lo cual alivia el dolor mediante una reducción de la presión sobre el pericardio parietal. El dolor asociado a esta afección también puede irradiarse a la cresta del trapecio. La irradiación del dolor se debe al dolor referido.[21]

En los países desarrollados, se presume que la causa más común es de origen viral, y la pericarditis suele seguir a un síndrome gripal o gastrointestinal. En los países en desarrollo, la tuberculosis es la causa más común. Otras causas son las enfermedades autoinmunes como el lupus eritematoso sistémico, el hipotiroidismo, la radiación, el cáncer y el síndrome de lesión poscardiaca, que puede manifestarse después de procedimientos como la ICP, la inserción de un marcapasos o la sustitución de la válvula aórtica por vía percutánea. Sin embargo, a menudo no se encuentra una causa y la mayoría de los casos se clasifican como idiopáticos.

El diagnóstico implica una combinación de historia, examen físico, laboratorio y estudios de imagen. La historia implica un dolor torácico con las características ya descritas. En la exploración física, los pacientes pueden presentar un roce pericárdico que puede oírse con el paciente inclinado hacia adelante como resultado de la fricción causada por la inflamación entre las capas del pericardio. Los hallazgos del ECG muestran clásicamente una elevación difusa del ST y una depresión del PR.

En caso de que los pacientes tengan una afectación del miocardio, la troponina puede estar elevada pero no indica el pronóstico en estos pacientes.[22] Si hay una afectación grave del miocardio, el movimiento de la pared del VI puede estar muy deprimido. Los marcadores inflamatorios, como la VSG y la PCR, están elevados en la mayoría de los casos, pero no son específicos de esta enfermedad. Los estudios han demostrado, sin embargo, que la PCR de alta sensibilidad identifica a los pacientes que tienen un mayor riesgo de recurrencia.[23]

Las imágenes también ayudan al diagnóstico, y a menudo lo único que se necesita es una ecocardiografía. Las imágenes pueden ayudar a identificar complicaciones como el taponamiento y la pericarditis constrictiva, así como a identificar y cuantificar cualquier derrame pericárdico asociado. También pueden utilizarse para evaluar la función miocárdica en el marco de una posible afectación del miocardio.[24]

La medicación antiinflamatoria es el principal tratamiento para la pericarditis aguda y su dolor asociado. Los antiinflamatorios no esteroideos (AINE) son el tratamiento de primera línea en estos casos. Las opciones son el ibuprofeno, la indometacina y el ketorolaco (si los pacientes no pueden tomar medicamentos orales). Si hay una enfermedad coronaria concomitante, se prefiere la aspirina a los AINE. También debe añadirse colchicina, un inhibidor de los microtúbulos, ya que se ha demostrado que reduce la "pericarditis incesante y recurrente".[25] Los esteroides se han utilizado como tratamientos de segunda o tercera línea, siendo los de baja dosis superiores a los de alta dosis, y teniendo los esteroides de baja dosis una menor tasa de fracaso del tratamiento y de recurrencia.[26] Se están realizando ensayos que investigan otros agentes antiinflamatorios, como los inhibidores de la IL-1.

Las intervenciones invasivas están indicadas para los pacientes que desarrollan un taponamiento o una pericarditis constrictiva. En caso de taponamiento cardiaco, está indicada la pericardiocentesis o una ventana pericárdica quirúrgica. Si un paciente tiene pericarditis constrictiva con inflamación activa, se intenta primero la terapia antiinflamatoria y se realiza la pericardiectomía en los casos refractarios. En caso de pericarditis constrictiva sin inflamación activa, la pericardiectomía es el tratamiento de primera línea.

Disección aórtica

Esta es una afección clínica poco frecuente que se presenta de forma aguda con un fuerte dolor de pecho o de espalda y una inestabilidad hemodinámica aguda. Lo más habitual es que las disecciones aórticas sean el resultado de un desgarro de la íntima que da lugar a una "disección" de la sangre que discurre por la túnica media y separa los tejidos a lo largo de su recorrido. Las disecciones pueden llegar hasta las arterias iliacas o incluso más allá.

Existen varias complicaciones asociadas a la disección aórtica, que pueden incluir la ruptura en el pericardio que conduce a un taponamiento, la disección aguda del anillo valvular aórtico que conduce a una regurgitación aórtica aguda, la extensión de la disección a las arterias coronarias que conduce a un infarto de miocardio y la insuficiencia renal o de otros órganos finales debido a la obstrucción de ramas como las arterias renales o las carótidas.

Hay dos clasificaciones anatómicas de la disección aórtica, la de Debakey y la de Stanford, pero el sistema de Stanford (Daily) es el más utilizado. Las disecciones que afectan a la aorta ascendente se clasifican como disecciones de tipo A, mientras que las que afectan a lugares distales a la aorta ascendente son disecciones de tipo B.

Los factores de riesgo de la disección aórtica incluyen la hipertensión (el factor más importante), el consumo de cocaína (provoca un cambio brusco de la presión arterial), los trastornos del tejido conectivo como los síndromes de Marfan o Ehlers-Danlos, el aneurisma aórtico preexistente, la válvula aórtica bicúspide, la instrumentación o cirugía aórtica, la coartación de la aorta, el síndrome de Turner y las vasculitis como la de Takayasu y la de células gigantes.[27,28]

Los pacientes con disección aórtica aguda pueden tener síntomas variables según la extensión de la disección y las estructuras afectadas. El dolor asociado a esta afección por lo regular es abrupto, como un cuchillo, y se localiza en el pecho o la espalda. Los pacientes lo describen como un dolor que nunca antes habían experimentado. Las disecciones de tipo A tienden a asociarse con más dolor en la parte anterior del tórax, mientras que las disecciones de tipo B se relacionan con más dolor en la espalda. El dolor puede irradiarse a cualquier parte del tórax o del abdomen. El síncope, la insuficiencia cardiaca o el accidente vascular cerebral pueden ser otros síntomas de presentación, aunque la disección indolora es relativamente infrecuente.

Otros síntomas que pueden observarse son la diferencia de pulso entre las extremidades debido a la extensión hasta la arteria subclavia en algunos casos. Además, los pulsos de las extremidades inferiores pueden verse afectados si la disección se extiende hasta los vasos iliacos. Los pacientes también pueden presentar déficits neurológicos focales, así como regurgitación aguda de la válvula aórtica.

El diagnóstico de la disección aórtica suele ser una combinación de la historia, la exploración física y los estudios de imagen. La angiografía por TC es el estudio de imagen más utilizado para el diagnóstico si el paciente está hemodinámicamente estable, pero también puede utilizarse la ETE. De hecho, esta se suele recomendar para el diagnóstico si el paciente está hemodinámicamente inestable, ya que esto sugiere la afectación de la aorta ascendente.[29]

El manejo varía en función de si el paciente tiene una disección aórtica de tipo A o de tipo B. En general, las disecciones de tipo A requieren una intervención quirúrgica urgente, mientras que las B deben tratarse médicamente. El manejo temprano se centra en el control del dolor y en limitar la propagación de la disección mediante una terapia de "control de impulsos". Por lo regular, esto implica controlar la presión arterial manteniendo la presión arterial sistólica entre 100 y 120 mm Hg y la frecuencia cardiaca < 60 latidos por minuto. Entre los medicamentos habituales utilizados con este fin se encuentran el esmolol o el labetalol, así como vasodilatadores como el nitroprusiato o la nicardipina. Hay que tener cuidado de que los vasodilatadores no se inicien hasta después de que se haya establecido el bloqueo beta, ya que pueden provocar una taquicardia refleja. En cuanto al control del dolor, se prefieren los opioides intravenosos.[30]

Como ya se ha dicho, una disección aórtica de tipo A es una urgencia quirúrgica. Una disección de tipo B que muestre evidencias de malperfusión se trata con un injerto de endoprótesis aórtica o con cirugía, pero una disección de tipo B sin malperfusión puede tratarse médicamente con control de impulsos e imágenes en serie.

Dolor cardiaco quirúrgico

Anatomía

Consideraciones anatómicas generales

La esternotomía mediana es la incisión más común para las cirugías a corazón abierto, ya que permite el mejor acceso al mediastino y facilita la exposición de todas las cámaras y válvulas del corazón, con excepción de la aurícula izquierda situada en la parte posterior.[31] Una esternotomía media implica una incisión longitudinal a través del esternón, que está compuesto por tres partes: el manubrio, el cuerpo y la apófisis xifoides. A grandes rasgos, la pared torácica anterior está inervada por los nervios intercostales, que están formados por las ramas anteriores de los nervios espinales T1-T11.[32] Tras salir de los agujeros intervertebrales, estos nervios se desplazan en sentido anterior entre los músculos intercostales íntimo e interno. Al pasar por la arteria mamaria interna, se elevan anteriormente y se convierten en la rama cutánea anterior de los nervios intercostales.[3] En concreto, la pared torácica anterior está inervada por las ramas cutáneas anteriores de los nervios intercostales 2o.-6o., mientras que las paredes posteriores y laterales están inervadas por los nervios intercostales 2o.-11o. Cada nervio torácico proporciona inervación a un dermatoma en forma de franja de la pared torácica, con la excepción del T1, que por lo regular suministra solo una pequeña porción de la espalda y la mayor parte del antebrazo medio.[32] La zona que recubre el manubrio y los aspectos más superiores del cuerpo esternal está inervada por el nervio supraclavicular, que surge de las raíces nerviosas C3 y C4. En la figura 13.1 se ilustra un mapa dermatomal.

Si no se requiere un acceso mediastínico completo, se pueden realizar diversas incisiones de toracotomía en lugar de una esternotomía completa. La ubicación específica de la incisión depende de la cirugía que se realice. Puede utilizarse una toracotomía anterolateral derecha para las cirugías de las válvulas tricúspide, mitral y aórtica, mientras que la toracotomía anterolateral izquierda puede utilizarse para la sustitución transapical de la válvula aórtica, así como para determinadas operaciones de *bypass* arterial coronario.[37] La anatomía relevante para la toracotomía es similar a la de la esternotomía, ya que la inervación es a través de los nervios intercostales. Sin embargo, las ramas cutáneas laterales, que atraviesan los músculos intercostales externos y el serrato anterior, son las más relevantes aquí.[38] La inervación de la pared torácica lateral es más densa que la de la pared anterior. Por ello, aunque la incisión para una toracotomía suele ser más pequeña que la esternotomía completa, la primera tiende a ser más dolorosa.[39]

Otras fuentes de dolor incisional en la cirugía cardiaca tradicional son los lugares de canulación para la derivación cardiopulmonar. Aunque se puede acceder a los sitios típicos de canulación central (es decir, la aorta ascendente y la aurícula derecha) a través de una esternotomía, hay una serie de casos en los que se pueden desear sitios de canulación periférica. Los lugares de canulación periférica más comunes son los vasos axilares y femorales. El acceso quirúrgico a la arteria axilar se produce a través de una incisión justo debajo de la clavícula. Esta zona está inervada tanto por el segundo nervio intercostal como por las raíces cervicales tercera y cuarta. La incisión para los

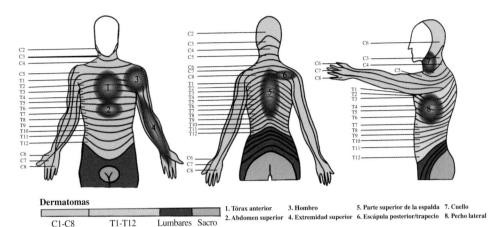

Dermatomas

C1-C8 T1-T12 Lumbares Sacro

1. Tórax anterior   3. Hombro   5. Parte superior de la espalda 7. Cuello
2. Abdomen superior 4. Extremidad superior 6. Escápula posterior/trapecio 8. Pecho lateral

Etiologías del dolor

Síndrome coronario agudo: sordo, presión, tirante; 1,2,3,4,5,6,7,8
Disección aórtica: agudo, rotura, desgarro; 1,2,5
Pericarditis aguda: pleurítica; 1,2,6,8
Hipertensión aórtica/válvula mitral/pulmonar: angina/ACS
Intoxicación por cocaína/metanfetamina: angina/ACS
Costocondritis: dolor agudo y persistente; 1
Inflamación diafragmática: sordo/agudo, tirante; 2,3
Trastornos esofágicos: 1,2,7
ERGE: ardor, opresión; 1,2,3,7
Trastornos del hígado/vesícula biliar: 1,2,3,8

Víscera perforada: agudo, 2,3
Taponamiento pericárdico: agudo, plenitud: 1
Pleuritis: pleurítico; 1,8
Neumonía: pleurítico; 1,8
Neumotórax: pleurítico; 1,8
Dolor postoracotomía/esternotomía: agudo, ardor, tirante; 1,8
Embolia pulmonar: pleurítico; 1,8
Síndrome de salida torácica: inespecífico; 3,7
Traqueobronquitis: pleurítica; 1,8
Traumatismo/compresión/fractura costal: agudo, tirante;
corresponde a la distribución local del órgano(s) y
dermatoma(s) afectado(s)

FIGURA 13.1 Distribución relativa del dolor dermatomal por etiologías. (De Klineberg E, Mazanec D, Orr D, Demicco R, Bell G, McLain R. Masquerade: medical causes of back pain. *Cleve Clin J Med.* 2007;74(12):905-913; Netterimages.com. Visceral Referred Pain. 2020. Consultado el 23 de agosto de 2020. https://www.netterimages.com/visceral-referred-pain-labeled-reynolds-2e-rehabilitation-frank-h-netter-73698.html; McConaghy J, Oza R. Outpatient diagnosis of acute chest pain in adults. 2020. Consultado el 23 de agosto de 2020. https://www.aafp.org/afp/2013/0201/p177.html; Hollander J, Chase M. Uptodate. Uptodate.com. 2020. Consultado el 7 de septiembre de 2020. https://www.uptodate.com/ contents/ evaluation-of-the-adult-with-chest-pain-in-the-emergency-department/contributors, Ref. [33-36]).

vasos femorales se produce por debajo del ligamento inguinal, que está inervado por los nervios ilioinguinal y genitofemoral.[32,38]

Consideraciones anatómicas específicas del procedimiento

Injerto de derivación de la arteria coronaria

El injerto de derivación de la arteria coronaria es la cirugía cardiaca que más se realiza en el mundo.[40] El componente de injerto del procedimiento le confiere consideraciones anatómicas adicionales para el dolor que no son relevantes en otras cirugías cardiacas. La arteria mamaria interna izquierda (AMII) se considera el vaso de *bypass* de elección, en especial para la enfermedad de la arteria coronaria descendente anterior izquierda. La extracción de la AMII suele requerir fuerzas adicionales de retracción del esternón y se ha demostrado que aumenta la intensidad del dolor posoperatorio, además de causar un mayor dolor inferior y lateral al pezón izquierdo.[41] En los casos en los que la AMII no puede tomarse o es insuficiente, suele realizarse la toma de la arteria radial o de la vena safena. La toma de la arteria radial abierta requiere una gran incisión, que suele extenderse a lo largo del antebrazo, mientras que la toma endoscópica requiere una incisión más pequeña de 3 cm proximal a la muñeca.[42] La toma de la vena safena mayor también puede realizarse de forma abierta o endoscópica, y la primera requiere una incisión mucho mayor.[43]

Técnicas percutáneas

El acceso femoral descrito como lugar de canulación periférica para el *bypass* cardiopulmonar, también es relevante para las reparaciones y sustituciones valvulares percutáneas. Las reparaciones de la válvula mitral suelen realizarse mediante el acceso a la vena femoral, mientras que las sustituciones vía percutánea de la válvula aórtica se realizan a través de la arteria femoral.[38]

Prevalencia y localización del dolor cardiaco agudo posquirúrgico

Como sugiere la anatomía comentada antes, el dolor agudo tras la cirugía cardiaca tiene muchos componentes. La incisión primaria, ya sea una esternotomía o una toracotomía, a menudo solo es responsable de una parte del dolor experimentado en el posoperatorio inmediato. Otros contribuyentes son la retracción de los tejidos, la manipulación y disección visceral, la colocación de cánulas de gran calibre, los drenajes y la inmovilización prolongada en la mesa de operaciones, así como el reposo en cama en el posoperatorio inmediato.

Un estudio prospectivo de 200 pacientes sometidos a cirugía cardiaca informó que 86.5% de los pacientes extubados tenía dolor en el día posoperatorio (DPO) 1, que aumentó a 90% en el DPO 2 y se mantuvo similar hasta el DPO 3. Para el DPO 7, 77% de los pacientes seguía informando de algún nivel de dolor. También informaron que el dolor era más intenso en el DPO 2, y solo disminuyó en 1.3 puntos en una escala de 10 puntos para el DPO 7.[44] Un estudio prospectivo de 705 pacientes informó de resultados similares, con pacientes que experimentaban un dolor significativo incluso con actividades sencillas hasta el DPO 6, incluyendo el movimiento en la cama, la respiración profunda e incluso en reposo.[45]

Los lugares más comunes de dolor en el posoperatorio inmediato son el esternón, la zona epigástrica y la mama izquierda, con 68, 31.5 y 15.5% de pacientes que experimentan dolor en esos lugares en el DPO 1, respectivamente. Otros lugares notables para el dolor en el DPO 1 son la parte superior de la espalda, el hombro izquierdo y la mama derecha. Para el DPO 7, el esternón sigue siendo el sitio más frecuente de dolor, pero ambos hombros se convierten en una queja mucho más común. Este cambio quizá se debe a la retirada de los drenajes en la pared torácica lateral y la zona epigástrica, mientras que los dolores musculares y óseos derivados de la inmovilización prolongada y el reposo en cama comienzan a hacerse más evidentes. En este estudio, el dolor de las extremidades inferiores se observó de manera exclusiva en los pacientes con extracción de vena safena y siguió siendo menos prevalente o intenso que el dolor esternal y de hombros.[44]

Modalidades de tratamiento

Opioides

Los opioides siguen siendo un pilar para el tratamiento del dolor cardiaco quirúrgico agudo, tal vez debido a su eficacia, a la relativa estabilidad hemodinámica y a la escasa preocupación por la depresión respiratoria y la sedación posoperatorias en esta población, ya que la gran mayoría llega a la UCI intubada y sedada. Históricamente, se utilizaban dosis elevadas de morfina (hasta 3 mg/kg) para la inducción de la anestesia general en pacientes de cirugía cardiaca. Sin embargo, la creciente popularidad de la anestesia cardiaca rápida ha hecho que esta técnica caiga en desuso, ya que las grandes dosis de morfina provocaban una importante depresión respiratoria posoperatoria.[46] A finales de la década de 1970, se demostró que el uso de altas dosis de fentanilo (25 µg/kg) era adecuado para la inducción y mantenimiento de la anestesia, al tiempo que era superior a la morfina en términos de estabilidad hemodinámica y tiempo hasta la extubación.[46] El sufentanilo y el remifentanilo también se han hecho cada vez más populares en cirugía cardiaca, gracias a su mayor potencia y a sus tiempos medios más cortos en función del contexto.

Otra tendencia popular en cirugía cardiaca es la reducción de la dosis de opioides intraoperatorios. Esto ha ganado popularidad debido a la creciente evidencia de la hiperalgesia inducida por estos en función de la dosis, así como a la atención estadounidense sobre la reducción del uso de opioides. Un reciente metaanálisis de 18 ensayos con 1 400 pacientes comparó los regímenes de dosis altas y bajas de opioides sobre la duración de la estancia en la UCI y un sinfín de resultados secundarios. La dosis de corte para el fentanilo fue de 20 µg/kg, 2 µg/kg para el sufentanilo, 2 mg/kg para la morfina y una dosis total de 1.7 mg o una velocidad de infusión de 0.1 µg/kg/min para el remifentanilo. Su análisis no mostró diferencias en la duración de la estancia en la UCI o en el hospital, el tiempo hasta la extubación, la necesidad de vasopresores, el infarto de miocardio o la tasa de accidentes vasculares cerebrales.[47] Aunque no comentaron en específico el dolor, las dosis utilizadas en estos estudios son eficaces para la analgesia durante la cirugía cardiaca. Esto puede ser en especial importante en el caso del remifentanilo, que ha demostrado aumentar las necesidades de opioides en el posoperatorio inmediato en comparación con el fentanilo y el sufentanilo.[48,49]

También recién se ha investigado el uso de metadona intraoperatoria. Un ECA doble ciego de 2015 con 156 pacientes sometidos a cirugía cardiaca con esternotomía media comparó el uso intraoperatorio de metadona 0.3 mg/kg con fentanilo 12 µg/kg. El uso de una dosis única de metadona redujo de forma significativa las necesidades de morfina durante las primeras 24 horas después de la cirugía, incluidas las 12 horas posteriores a la extubación, mientras que las puntuaciones de dolor en el grupo de la metadona siguieron siendo más bajas durante todo el tiempo del estudio de 72 horas.[50] Un estudio de seguimiento demostró que los pacientes que recibieron metadona intraoperatoria tuvieron menos episodios de dolor por semana al mes que sus homólogos que recibieron fentanilo.[51]

Una vez que los pacientes llegan a la unidad de cuidados intensivos, se siguen utilizando opioides para el control del dolor. Una gran fuente de debate ha sido el papel de la analgesia controlada por el paciente (ACP) frente a la más tradicional analgesia controlada por la enfermera en esta población de pacientes. Aunque la ACP no suele ser posible en el paciente de cirugía cardiaca en el posoperatorio inmediato debido a la sedación y la ventilación mecánica, la popularidad de la anestesia cardiaca rápida ha aumentado su relevancia. El uso de la ACP se ha examinado de manera amplia; un metaanálisis de 10 ECA de más de 600 pacientes concluyó que, aunque los pacientes con una ACP utilizaron más equivalentes de morfina en las 48 horas posteriores a la cirugía, tuvieron una mejora significativa en las puntuaciones de dolor. Sin embargo, es interesante que este estudio no encontró una mejora en las puntuaciones de dolor a las 24 horas.[52] Este hallazgo, junto con la mayor utilización de opioides en los grupos de ACP, sugiere que la analgesia controlada por la enfermera puede ser tan eficaz en el periodo posoperatorio temprano, cuando los cuidados de la enfermera suelen estar más controlados que cuando los pacientes están más alejados de la cirugía. Se han realizado investigaciones sobre el opioide óptimo para la ACP, pero su alcance es limitado. Un estudio comparó la ACP de morfina, fentanilo y remifentanilo iniciada al final de la cirugía tras la anestesia normalizada con bolos de fentanilo intraoperatorio. Descubrieron que, aunque los pacientes de los tres grupos tenían puntuaciones de dolor similares durante las 24 horas posteriores a la extubación, el grupo de remifentanilo tenía menos náusea y prurito que los grupos de morfina y fentanilo, respectivamente.[53] Sin embargo, este estudio es limitado en el sentido de que solo examinó a pacientes sometidos a IDAC sin bomba.

Analgesia multimodal

Los efectos secundarios relativamente comunes y preocupantes de los opioides han aumentado el interés por los regímenes multimodales de ahorro de opioides después de la cirugía. Muchos centros cuentan ahora con protocolos de "recuperación mejorada tras la cirugía cardiaca", que suelen incluir acetaminofén, gabapentinoides y AINE. Estos medicamentos se administran a veces en el preoperatorio y luego se vuelven a dosificar en el intra y posoperatorio con la esperanza de que el uso de analgésicos con diferentes mecanismos de acción tenga un efecto sinérgico.

Hay algunas pruebas de que la analgesia multimodal es eficaz en la cirugía cardiaca. Un ECA de 180 pacientes sometidos a cirugía cardiaca con esternotomía media comparó un régimen multimodal de ketorolaco, paracetamol, gabapentina y dexametasona con la morfina y el paracetamol. Ambos regímenes se iniciaron en el momento de la extubación y se continuaron durante 4 días después. Descubrieron que el grupo multimodal tenía puntuaciones de dolor mucho más bajas, así como una menor incidencia de náusea y vómito. No citaron ningún problema de seguridad con el régimen multimodal, pero sí observaron una tendencia al aumento de los niveles de creatinina en algunos pacientes del grupo multimodal.[54] Aunque es insignificante en este estudio, el riesgo de lesión renal sí parece ser significativo con el uso de AINE después de la cirugía cardiaca. Otro ECA de 180 pacientes comparó el ibuprofeno con la oxicodona después de la cirugía cardiaca y descubrió que, si bien no hubo diferencias en la mortalidad entre los dos grupos, sí hubo un aumento significativo de la tasa de lesión renal aguda, que se resolvió tras la interrupción del ibuprofeno.[55]

La ketamina es un potente anestésico y analgésico conocido por sus efectos simpaticomiméticos. Aunque el mecanismo es objeto de debate, los estudios han sugerido que la ketamina es en realidad un depresor miocárdico directo y que ejerce sus efectos simpaticomiméticos de forma indirecta a través de la liberación de catecolaminas endógenas. Como tal, el uso de la ketamina puede causar una taquicardia significativa y se ha demostrado que aumenta la demanda de oxígeno del miocardio hasta en 50% en un modelo animal. Un estudio que examinó la ketamina en la cirugía cardiaca observó una taquicardia significativa con la inducción, pero una hemodinámica general estable.[56]

Existen datos muy limitados sobre el uso de la ketamina para la analgesia después de la cirugía cardiaca. Un estudio comparó la ketamina con un placebo y descubrió una mejora en las puntuaciones de dolor y una disminución del consumo de opioides, mientras que otro descubrió que el uso de la ketamina por sí sola o cuando se combinaba con un gabapentinoide mejoraba de manera significativa el control del dolor 24 horas después de la cirugía cardiaca.[56,57] La escasez de datos sobre el uso de la ketamina en este entorno tal vez se debe en parte a los efectos simpaticomiméticos antes señalados; de hecho, las Consensus Guidelines on the Use of IV Ketamine for Acute Pain Management parecen desaconsejar su uso en estos pacientes, citando pruebas de grado C y afirmando que "la ketamina debe evitarse en individuos con enfermedades cardiovasculares mal controladas".[58]

Epidurales

Hace tiempo que se sabe que la epidural torácica tiene muchas ventajas en los pacientes sometidos a cirugía cardiaca. La colocación de una epidural en los niveles torácicos altos, además de anestesiar los nervios torácicos que dan origen a los nervios intercostales, puede provocar una simpatectomía de las fibras aceleradoras cardiacas T1-T4. Esto puede evitar la taquicardia y la liberación de catecolaminas, disminuyendo la demanda de oxígeno del miocardio. Además, se ha demostrado que el bloqueo nociceptivo a nivel espinal atenúa la respuesta al estrés quirúrgico y mejora el flujo sanguíneo coronario y la función ventricular.[59,60]

Sin embargo, la epidural torácica no se utiliza de manera amplia en esta población de pacientes, tal vez debido al temor por la posibilidad de un hematoma epidural. Un metaanálisis examinó la colocación de más de 88 000 epidurales en pacientes sometidos a cirugía cardiaca y determinó que el riesgo de hematoma epidural era de 1:3352.[61] Aunque es bajo, este riesgo es quizás hasta tres veces mayor que el de la población general. Lo más probable es que este aumento sea atribuible a la heparinización sistémica necesaria para el *bypass* cardiopulmonar. Por esta razón, las directrices más recientes de la ASRA siguen afirmando que el riesgo de la anestesia epidural en los pacientes parece ser demasiado grande para los beneficios percibidos. Sus recomendaciones para reducir aún más los riesgos son evitar la heparinización al menos 60 minutos después de la colocación y retrasar la cirugía al menos 24 horas en caso de una punción traumática.[62] Estas recomendaciones sugerirían que los pacientes deberían ser ingresados el día antes de la cirugía para la colocación de la epidural, lo que no suele ser factible en el entorno sanitario actual.

No obstante, la epidural torácica se utiliza a veces en pacientes sometidos a cirugía cardiaca y parece ser eficaz para controlar el dolor posoperatorio. Una reciente revisión Cochrane descubrió que, en comparación con los analgésicos sistémicos, las epidurales reducían el dolor durante las 72 horas posteriores a la cirugía. En concreto, citaron 10 estudios que encontraron una reducción del dolor de 1.35 puntos en una escala de 10 puntos en el periodo de 6 a 8 horas después de la cirugía. No hubo pruebas suficientes para sacar conclusiones sobre la analgesia epidural en comparación con los bloqueos nerviosos periféricos.[63]

Bloqueos nerviosos regionales

Las preocupaciones mencionadas antes sobre las epidurales torácicas, así como la creciente popularidad de los bloqueos nerviosos periféricos guiados por ultrasonidos en otras poblaciones, han llevado a la adaptación de estas técnicas para los pacientes sometidos a cirugía cardiaca. Las técnicas utilizadas en esta población de pacientes incluyen bloqueos del plano erector espinal, del plano torácico transverso, del espacio paravertebral, de los intercostales paraesternal y del nervio pectoral. En general, estas técnicas confieren un mejor perfil de seguridad, eficacia analgésica y menor preocupación por la inestabilidad hemodinámica. Cada técnica tiene consideraciones únicas, que se resumen en la tabla 13.1. La figura 13.2 resume la distribución típica de cada bloqueo.

En general, estas técnicas son eficaces, pero hay pocos datos que comparen las técnicas entre sí. Un metaanálisis reciente de 17 estudios no pudo comentar la superioridad relativa de una técnica sobre otra, pero sí afirmó que cada técnica regional descrita era al menos tan eficaz como las técnicas analgésicas convencionales para controlar el dolor después de la cirugía cardiaca.[68]

TABLA 13.1 **CONSIDERACIONES PARA VARIOS BLOQUEOS REGIONALES TRONCALES**

Bloqueo	Beneficios	Riesgos	Ubicación
Paravertebral	• Fácilmente reproducible • Perfil de seguridad mejorado • Estabilidad hemodinámica • Analgésico comparable en beneficios como la epidural • Disminución de la náusea y la retención urinaria en comparación con la epidural	• Riesgo de inyección epidural, subdural, subaracnoidea, arteria vertebral AL • Lesión nerviosa incluyendo NLS, NLR, NF, cadena simpática cervical (síndrome de Horner) • TSAL	• Se inyecta en el espacio paravertebral cerca del cuerpo vertebral donde emerge el NE del FI • Denso bloqueo somático y simpático ipsilateral a lo largo de dermatomas consecutivos por encima y por debajo de la aplicación de AL
Pectoral	• Disminución de la tos • Ahorro de opioides • Estabilidad hemodinámica • Perfil de seguridad mejorado	• Bloqueos bilaterales (aumentar el tiempo y la cantidad de AL) • TSAL • Lesión arterial toracoacromial • Lesión del nervio torácico largo • Neumotórax	• Bloqueo PEC1: se inyecta entre los músculos pectoral mayor y pectoral menor, a nivel de la 2a.-3a. costilla. Bloquea los nervios pectorales medial y lateral • Bloqueo PEC2: se inyecta entre los músculos pectoral menor y serrato anterior, a nivel de la 3a.-4a. costilla. • Bloqueo de las ramas cutáneas laterales de los nervios intercostales T2-T6 incluyendo el nervio intercostobraquial, el nervio torácico largo y los nervios intercostales
Plano del erector espinal	• Disminución de la tos • Ahorro de opioides • Estabilidad hemodinámica • Perfil de seguridad mejorado	• Bloqueos bilaterales (aumentar el tiempo y la cantidad de AL) • TSAL • Neumotórax	• AL depositado ventralmente al músculo ESP y superficial a las apófisis transversas, nivel T5. Bloquea las ramas dorsal y ventral del nervio espinal (nivel T2-T9)
Plano del serrato anterior	• Disminución de la tos • Ahorro de opioides • Estabilidad hemodinámica • Perfil de seguridad mejorado	• Bloqueos bilaterales (aumentar el tiempo y la cantidad de AL) • TSAL • Lesión arterial toracoacromial • Lesión del nervio torácico largo • Neumotórax	• Se inyecta por encima o por debajo del músculo serrato anterior, a nivel de la 4a.-6a. costilla. Bloquea las ramas cutáneas laterales de los nervios intercostales (~ T3-T9) incluyendo el nervio intercostobraquial, el nervio torácico largo, el nervio toracodorsal
Paraesternal	• Ahorro de opioides • Estabilidad hemodinámica • Perfil de seguridad mejorado *Técnicamente más fácil que el BPTT ya que el músculo torácico transverso puede ser difícil de visualizar en la ecografía si es pequeño	• Bloqueos bilaterales (aumentar el tiempo y la cantidad de AL) • TSAL • Neumotórax • Lesión nerviosa	• Se inyecta entre el pectoral mayor y los músculos intercostales externos. Bloquea las ramas anteriores de los nervios intercostales (~ T2-T7)

(Continúa)

TABLA 13.1 CONSIDERACIONES PARA VARIOS BLOQUEOS REGIONALES TRONCALES (*Continuación*)

Bloqueo	Beneficios	Riesgos	Ubicación
Plano torácico transverso	• Ahorro de opioides • Estabilidad hemodinámica • Perfil de seguridad mejorado	• Bloqueos bilaterales (aumentar el tiempo y la cantidad de AL) • TSAL • Neumotórax • Lesión nerviosa • Hemorragia/hematoma *Potencialmente difícil, proximidad a la pleura y a la AMI	• Se inyecta entre el músculo intercostal interno y el músculo torácico transverso, a nivel de la 3a.-5a. costilla. Bloquea las ramas cutáneas anteriores de los nervios intercostales (~T2-T7)

AMI: arteria mamaria interna; AL: anestesia o anestésico local; FI: foramen intervertebral; NF: nervio frénico; NE: nervio espinal; NLR: nervio laríngeo recurrente; NLS: nervio laríngeo superior; TSAL: toxicidad sistémica por anestésico local. De Chakravarthy M. Regional analgesia in cardiothoracic surgery: a changing paradigm toward opioid-free anesthesia? *Ann Cardiac Anaesth*. 2018;21(3):225; Liu H, Emelife P, Prabhakar A, et al. Regional anesthesia considerations for cardiac surgery. *Best Pract Res Clin Anaesthesiol*. 2019;33(4):387-406; Mittnacht A, Shariat A, Weiner M, et al. Regional techniques for cardiac and cardiac-related procedures. *J Cardiothorac Vasc Anesth*. 2019;33(2):532-546; Kelava M, Alfirevic A, Bustamante S, Hargrave J, Marciniak D. Regional anesthesia in cardiac surgery: an overview of fascial plane chest wall blocks. *Anesth Analg*. 2020;131(1):127-135, Ref.[64-67]

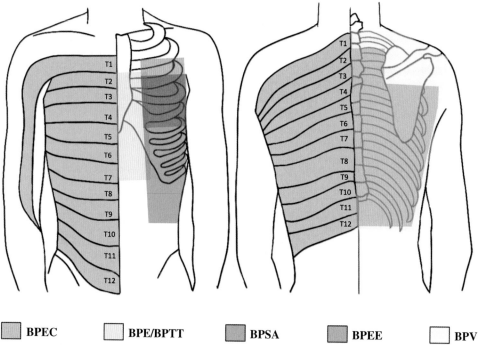

BPEC   BPE/BPTT   BPSA   BPEE   BPV

FIGURA 13.2 Diagrama anatómico de la pared torácica con la distribución prevista del bloqueo sensorial dermatomal de las respectivas técnicas de bloqueo regional. BPE: bloqueo paraesternal; BPEC: bloqueo del pectoral (PEC1 y II); BPEE: bloqueo del plano del erector espinal; BPSA: bloqueo del plano del serrato anterior; BPTT: bloqueo del plano transverso torácico; BPV: bloqueo paravertebral. (De Chakravarthy M. Regional analgesia in cardiothoracic surgery: a changing paradigm toward opioid-free anesthesia? *Ann Cardiac Anaesth*. 2018;21(3):225; Liu H, Emelife P, Prabhakar A, et al. Regional anesthesia considerations for cardiac surgery. *Best Pract Res Clin Anaesthesiol*. 2019;33(4):387-406; Mittnacht A, Shariat A, Weiner M, et al. Regional techniques for cardiac and cardiac-related procedures. *J Cardiothorac Vasc Anesth*. 2019;33(2):532-546; Kelava M, Alfirevic A, Bustamante S, Hargrave J, Marciniak D. Regional anesthesia in cardiac surgery: an overview of fascial plane chest wall blocks. *Anesth Analg*. 2020;131(1):127-135, Ref. [64-67])

Diagnóstico diferencial

Existen otras afecciones médicas que pueden imitar el dolor torácico cardiaco. Estas incluyen las de etiología pulmonar/pleural, gastrointestinal, musculoesquelética y psiquiátrica.

Las infecciones respiratorias como la neumonía o la bronquitis pueden asociarse a menudo con tos y molestias en el pecho, y los pacientes que sufren exacerbaciones del asma pueden presentar síntomas de opresión en el pecho. El tratamiento del dolor asociado a estas afecciones subyacentes suele consistir simplemente en tratar la afección en sí.

Las causas gastrointestinales incluyen la enfermedad por reflujo gastroesofágico, el espasmo esofágico, el síndrome de Boerhaave y la pancreatitis. El dolor de la enfermedad por reflujo gastroesofágico puede ser de naturaleza subesternal, imitando así los síntomas anginosos. A menudo se trata con un inhibidor de la bomba de protones o un bloqueante H2. Los medicamentos antiácidos también pueden ayudar. El espasmo esofágico es una afección que puede confundirse con la angina de pecho, ya que los síntomas pueden responder a la nitroglicerina o a los bloqueadores de los canales de calcio, al igual que la angina de pecho. Sin embargo, estos pacientes también suelen presentar síntomas de disfagia para sólidos y líquidos.[69,70]

También deben tenerse en cuenta las causas psiquiátricas del malestar torácico, ya que los pacientes que sufren ataques de pánico pueden sentir pesadez o presión en el pecho junto con una sensación de fatalidad. El tratamiento varía, pero los ISRS y las benzodiacepinas han demostrado su eficacia.

Las causas musculoesqueléticas del dolor torácico incluyen costocondritis, distensiones musculares intercostales y contusiones/fracturas de costillas tras un traumatismo. Para el dolor torácico musculoesquelético aislado, pueden probarse primero medidas no farmacológicas, como la aplicación de frío y calor. Si se necesita un tratamiento farmacológico, este suele ser con paracetamol o un AINE a dosis bajas. Para el dolor moderado, pueden utilizarse AINE orales más potentes.

La fibromialgia, la artritis reumatoide y la espondiloartritis también pueden causar dolor en la pared torácica. Las neoplasias y el síndrome torácico agudo, que se asocia a la anemia de células falciformes, también pueden ser presentaciones musculoesqueléticas del dolor torácico. El tratamiento del dolor asociado a estas afecciones es específico para cada una de ellas.

REFERENCIAS

1. Crossman DC. The pathophysiology of myocardial ischaemia. *Heart*. 2004;90(5):576-580. doi:10.1136/hrt.2003.029017
2. Gorlin R. Coronary anatomy. *Major Probl Intern Med*. 1976;11:40-58.
3. Foreman RD. Neurological mechanisms of chest pain and cardiac disease. *Cleve Clin J Med*. 2007;74:S30-S33.
4. Garratt KN. Stable angina pectoris. *Curr Treat Options Cardiovasc Med*. 2000;2(2):161-172.
5. Kaski J, Arrebola-Moreno A, Dungu J. Treatment strategies for chronic stable angina. *Expert Opin Pharmacother*. 2011;12:2833-2844.
6. Sylvén C, Beermann B, Jonzon B, Brandt R. Angina pectoris-like pain provoked by intravenous adenosine in healthy volunteers. *Br Med J (Clin Res Ed)*. 1986;293(6541):227-230. https://doi.org/10.1136/bmj.293.6541.227
7. Fihn SD, Blankenship JC, Alexander KP, et al. 2014 ACC/AHA/AATS/PCNA/SCAI/STS focused update of the guideline for the diagnosis and management of patients with stable ischemic heart disease: a report of the American College of Cardiology/American Heart Association Task Force on Practice Guidelines, and the American Association for Thoracic Surgery, Preventive Cardiovascular Nurses Association, Society for Cardiovascular Angiography and Interventions, and Society of Thoracic Surgeons. *J Am Coll Cardiol*. 2014;64(18):1929-1949. https://doi.org/10.1016/j.jacc.2014.07.017
8. Emanuelsson H, Egstrup K, Nikus K, et al. Antianginal efficacy of the combination of felodipine-metoprolol 10/100 mg compared with each drug alone in patients with stable effort-induced angina pectoris: a multicenter parallel group study. The TRAFFIC Study Group. *Am Heart J*. 1999;137(5):854-862. https://doi.org/10.1016/s0002-8703(99)70409-6
9. Bishop VS, Malliani A, Thorén P. Cardiac mechanoreceptors. En: Shepherd JT, Abboud FM, eds. *Handbook of Physiology: The Cardiovascular System, III*. Lippincott Williams & Williams; 1983:497-555.

10. Richter A, Cederholm I, Fredrikson M, Mucchiano C, Träff S, Janerot-Sjoberg B. Effect of long-term thoracic epidural analgesia on refractory angina pectoris: a 10-year experience. *J Cardiothorac Vasc Anesth.* 2012;26(5):822-828.

11. Jan R, Khan A, Zahid S, et al. The effect of enhanced external counterpulsation (EECP) on quality of life in patient with coronary artery disease not amenable to PCI or CABG. *Cureus.* 2020;12(5):e7987. https://doi.org/10.7759/cureus.7987

12. Burkhoff D, Schmidt S, Schulman SP, et al. Transmyocardial laser revascularisation compared with continued medical therapy for treatment of refractory angina pectoris: a prospective randomised trial. *Lancet.* 1999;354(9182):885-890.

13. Murphy DF, Giles KE. Dorsal column stimulation for pain relief from intractable angina pectoris. *Pain.* 1987;28:365-368.

14. Melzack R, Wall PD. Pain mechanisms: a new theory. *Science.* 1965;150:971-979.

15. Fihn SD, Gardin JM, Abrams J, et al.; American College of Cardiology Foundation/American Heart Association Task Force. 2012 ACCF/AHA/ACP/AATS/PCNA/SCAI/STS guideline for the diagnosis and management of patients with stable ischemic heart disease: a report of the American College of Cardiology Foundation/American Heart Association task force on practice guidelines, and the American College of Physicians, American Association for Thoracic Surgery, Preventive Cardiovascular Nurses Association, Society for Cardiovascular Angiography and Interventions, and Society of Thoracic Surgeons. *Circulation.* 2012;126:354-471. http://dx.doi.org/10.1161/CIR.0b013e318277d6a0

16. Thygesen K, Alpert JS, Jaffe AS, et al. Fourth universal definition of myocardial infarction (2018). *J Am Coll Cardiol.* 2018;72:2231.

17. O'Gara PT, Kushner FG, Ascheim DD. ACCF/AHA guideline for the management of ST-elevation myocardial infarction: a report of the American College of Cardiology Foundation/American Heart Association Task Force on Practice Guidelines. *J Am Coll Cardiol.* 2013;61(4):e78-e140.

18. Amsterdam EA, Wenger NK, Brindis RG, et al. 2014 AHA/ACC guideline for the management of patients with non-ST-elevation acute coronary syndromes: a report of the American College of Cardiology/American Heart Association Task Force on Practice Guidelines. *J Am Coll Cardiol.* 2014;64(24):e139-e228.

19. Eagle KA, Guyton RA, Davidoff R, et al. ACC/AHA 2004 guideline update for coronary artery bypass graft surgery: a report of the American College of Cardiology/American Heart Association Task Force on Practice Guidelines (Committee to Update the 1999 Guidelines for Coronary Artery Bypass Graft Surgery). *Circulation.* 2004;110(14):e340-e437.

20. Beltrame JF, Crea F, Kaski JC, et al. International standardization of diagnostic criteria for vasospastic angina. *Eur Heart J.* 2017;38:2565-2568.

21. Chiabrando JG, Bonaventura A, Vecchié A, et al. Management of acute and recurrent pericarditis: JACC state-of-the-art review. *J Am Coll Cardiol.* 2020;75:76.

22. Bonnefoy E, Godon P, Kirkorian G, Fatemi M, Chevalier P, Touboul P. Serum cardiac troponin I and ST-segment elevation in patients with acute pericarditis. *Eur Heart J.* 2000;21:832-836.

23. Imazio M, Brucato A, Maestroni S, et al. Prevalence of C-reactive protein elevation and time course of normalization in acute pericarditis: implications for the diagnosis, therapy, and prognosis of pericarditis. *Circulation.* 2011;123:1092-1097.

24. Klein AL, Abbara S, Agler DA, et al. American Society of Echocardiography clinical recommendations for multimodality cardiovascular imaging of patients with pericardial disease: endorsed by the Society for Cardiovascular Magnetic Resonance and Society of Cardiovascular Computed Tomography. *J Am Soc Echocardiogr.* 2013;26:965-1012.e15.

25. Imazio M, Brucato A, Cemin R, et al. A randomized trial of colchicine for acute pericarditis. *N Engl J Med.* 2013;369:1522-1528.

26. Imazio M, Brucato A, Cumetti D, et al. Corticosteroids for recurrent pericarditis: high versus low doses: a nonrandomized observation. *Circulation.* 2008;118:667-671.

27. Pape LA, Awais M, Woznicki EM, et al. Presentation, diagnosis, and outcomes of acute aortic dissection: 17-year trends from the international registry of acute aortic dissection. *J Am Coll Cardiol.* 2015;66(4):350-358. doi:10.1016/j.jacc.2015.05.029

28. Nienaber CA, Eagle KA. Aortic dissection: new frontiers in diagnosis and management: Part I: from etiology to diagnostic strategies. *Circulation.* 2003;108(5):628-635. doi:10.1161/01.CIR.0000087009.16755.E4

29. Nienaber CA, von Kodolitsch Y, Nicolas V, et al. The diagnosis of thoracic aortic dissection by noninvasive imaging procedures. *N Engl J Med.* 1993;328(1):1-9. doi:10.1056/NEJM199301073280101

30. Hiratzka LF, Bakris GL, Beckman JA, et al. 2010 ACCF/AHA/AATS/ACR/ASA/SCA/SCAI/SIR/STS/SVM guidelines for the diagnosis and management of patients with Thoracic Aortic Disease: a report of the American College of Cardiology Foundation/American Heart Association Task Force on Practice Guidelines, American Association for Thoracic Surgery, American College of Radiology, American Stroke Association, Society of Cardiovascular Anesthesiologists, Society for Cardiovascular Angiography and Interventions, Society of Interventional Radiology, Society of Thoracic Surgeons, and Society

for Vascular Medicine [corrección publicada en Circulation. 2010 julio 27;122(4):e410]. *Circulation.* 2010;121(13):e266-e369. doi:10.1161/CIR.0b013e3181d4739e

31. Zhu X. *Surgical Atlas of Cardiac Anatomy*. Springer Netherlands; 2015.
32. Moore K. *Clinically Oriented Anatomy*. 6th ed. Wolters Kluwer Health; 2009.
33. Klineberg E, Mazanec D, Orr D, Demicco R, Bell G, McLain R. Masquerade: medical causes of back pain. *Cleve Clin J Med.* 2007;74(12):905-913.
34. Netterimages.com. Visceral Referred Pain. 2020. Consultado el 23 de agosto, 2020. https://www.netterimages.com/visceral-referred-pain-labeled-reynolds-2e-rehabilitation-frank-h-netter-73698.html
35. McConaghy J, Oza R. Outpatient diagnosis of acute chest pain in adults. 2020. Consultado el 23 de agosto, 2020. https://www.aafp.org/afp/2013/0201/p177.html
36. Hollander J, Chase M. Uptodate. Uptodate.com. 2020. Consultado el 7 de septiembre de 2020. https://www.uptodate.com/contents/evaluation-of-the-adult-with-chest-pain-in-the-emergency-department/contributors
37. Sellke F, Ruel M. *Atlas of Cardiac Surgical Techniques*. 2nd ed. Elsevier; 2018.
38. Netter F. *Atlas of Human Anatomy*. 7th ed. Elsevier; 2019.
39. Ball M, Falkson SR, Adigun OO. Anatomy, angle of Louis. [Actualizado el 31 de julio de 2021]. En: *StatPearls* [Internet]. StatPearls Publishing.
40. Eisenberg E, Pultorak Y, Pud D, Bar-El Y. Prevalence and characteristics of post coronary artery bypass graft surgery pain (PCP). *Pain.* 2001;92:11-17.
41. Mueller XM, Tinguely F, Tevaearai HT, Revelly JP, Chioléro R, von Segesser LK. Pain pattern and left internal mammary artery grafting. *Ann Thorac Surg.* 2000;70(6):2045-2049. doi:10.1016/s0003-4975(00)01947-0
42. Blitz A, Osterday RM, Brodman RF. Harvesting the radial artery. *Ann Cardiothorac Surg.* 2013;2(4):533-542. doi:10.3978/j.issn.2225-319X.2013.07.10
43. Altshuler P, Welle NJ. Saphenous vein grafts. [Actualizado el 13 de febrero de 2021]. En: *StatPearls* [Internet]. StatPearls Publishing.
44. Mueller XM, Tinguely F, Tevaearai HT, Revelly JP, Chioléro R, von Segesser LK. Pain location, distribution, and intensity after cardiac surgery. *Chest.* 2000;118(2):391-396. doi:10.1378/chest.118.2.391
45. Milgrom LB, Brooks JA, Qi R, Bunnell K, Wuestfeld S, Beckman D. Pain levels experienced with activities after cardiac surgery. *Am J Crit Care.* 2004;13(2):116-125.
46. Kwanten LE, O'Brien B, Anwar S. Opioid-based anesthesia and analgesia for adult cardiac surgery: history and narrative review of the literature. *J Cardiothorac Vasc Anesth.* 2019;33(3):808-816. doi:10.1053/j.jvca.2018.05.053
47. Rong LQ, Kamel MK, Rahouma M, et al. High-dose versus low-dose opioid anesthesia in adult cardiac surgery: a meta-analysis. *J Clin Anesth.* 2019;57:57-62. doi:10.1016/j.jclinane.2019.03.009
48. de Hoogd S, Ahlers SJGM, van Dongen EPA, et al. Randomized controlled trial on the influence of intraoperative remifentanil versus fentanyl on acute and chronic pain after cardiac surgery. *Pain Pract.* 2018;18(4):443-451. doi:10.1111/papr.12615
49. Zakhary WZA, Turton EW, Flo Forner A, von Aspern K, Borger MA, Ender JK. A comparison of sufentanil vs.remifentanil in fast-track cardiac surgery patients. *Anaesthesia.* 2019;74(5):602-608. doi:10.1111/anae.14572
50. Murphy GS, Szokol JW, Avram MJ, et al. Intraoperative methadone for the prevention of postoperative pain: a randomized, double-blinded clinical trial in cardiac surgical patients. *Anesthesiology.* 2015;122(5):1112-1122.
51. Murphy GS, Avram MJ, Greenberg SB, et al. Postoperative pain and analgesic requirements in the first year after intraoperative methadone for complex spine and cardiac surgery. *Anesthesiology.* 2020;132(2):330-342. doi:10.1097/ALN.0000000000003025
52. Bainbridge D, Martin JE, Cheng DC. Patient-controlledversus nurse-controlled analgesia after cardiac surgery—a meta-analysis. *Can J Anesth.* 2006;53:492.
53. Gurbert A, Goren S, Sahin S, Uckunkaya N, Korfali G. Comparison of analgesic effects of morphine, fentanyl, and remifentanil with intravenous patient-controlled analgesia after cardiac surgery. *J Cardiothorac Vasc Anesth.* 2005;18:755-758.
54. Rafiq S, Steinbrüchel DA, Wanscher MJ, et al. Multimodal analgesia versus traditional opiate based analgesia after cardiac surgery, a randomized controlled trial. *J Cardiothorac Surg.* 2014;9:52. doi:10.1186/1749-8090-9-52
55. Qazi SM, Sindby EJ, Nørgaard MA. Ibuprofen—a safe analgesic during cardiac surgery recovery? a randomized controlled trial. *J Cardiovasc Thorac Res.* 2015;7(4):141-148. doi:10.15171/jcvtr.2015.31
56. Mazzeffi M, Johnson K, Paciullo C. Ketamine in adult cardiac surgery and the cardiac surgery Intensive Care Unit: an evidence-based clinical review. *Ann Card Anaesth.* 2015;18:202-209.
57. Anwar S, Cooper J, Rahman J, Sharma C, Langford R. Prolonged perioperative use of pregabalin and ketamine to prevent persistent pain after cardiac surgery. *Anesthesiology.* 2019;131(1):119-131. doi:10.1097/ALN.0000000000002751
58. Schwenk E, Viscusi E, Buvanendran A, et al. Consensus guidelines on the use of intravenous ketamine infusions for acute pain management from the American Society of Regional Anesthesia and Pain Medicine, the American Academy of Pain Medicine, and the American Society of Anesthesiologists. *Reg Anesth Pain Med.* 2018;43(5):456-466. doi:10.1097/AAP.0000000000000806

59. Kirnö K, Friberg P, Grzegorczyk A, Milocco I, Ricksten SE, Lundin S. Thoracic epidural anesthesia during coronary artery bypass surgery: effects on cardiac sympathetic activity, myocardial blood flow and metabolism, and central hemodynamics. *Anesth Analg*. 1994;79(6):1075-1081.

60. Hutchenson J, Sonntag H, Hill E, et al. High thoracic epidural anesthesia's effect on myocardial blood flow, oxygen consumption, myocardial work and markers of ischemia during coronary artery bypass grafting: a randomised controlled trial. *Anesth Analg*. 2006;102:SCA-13.

61. Landoni G, Isella F, Greco M, Zangrillo A, Royse CF. Benefits and risks of epidural analgesia in cardiac surgery. *Br J Anaesth*. 2015;115(1):25-32.

62. Horlocker T, Vandermeuelen E, Kopp S, Gogarten W, Leffert L, Benzon H. Regional anesthesia in the patient receiving antithrombotic or thrombolytic therapy: American Society of Regional anesthesia and pain medicine evidence-based guidelines (fourth edition). *Reg Anesth Pain Med*. 2018;43(3):263-309. doi:10.1097/AAP.0000000000000763

63. Guay J, Kopp S. Epidural analgesia for adults undergoing cardiac surgery with or without cardiopulmonary bypass. *Cochrane Database Syst Rev*. 2019;(3):CD006715. doi:10.1002/14651858.CD006715.pub3.

64. Chakravarthy M. Regional analgesia in cardiothoracic surgery: a changing paradigm toward opioid-free anesthesia? *Ann Card Anaesth*. 2018;21(3):225.

65. Liu H, Emelife P, Prabhakar A, et al. Regional anesthesia considerations for cardiac surgery. *Best Pract Res Clin Anaesthesiol*. 2019;33(4):387-406.

66. Mittnacht A, Shariat A, Weiner M, et al. Regional techniques for cardiac and cardiac-related procedures . *J Cardiothorac Vasc Anesth*. 2019;33(2):532-546.

67. Kelava M, Alfirevic A, Bustamante S, Hargrave J, Marciniak D. Regional anesthesia in cardiac surgery: an overview of fascial plane chest wall blocks. *Anesth Analg*. 2020;131(1):127-135.

68. Kar P, Ramachandran G. Pain relief following sternotomy in conventional cardiac surgery: A review of non neuraxial regional nerve blocks. *Ann Card Anaesth*. 2020;23:200-208.

69. Drenth JP, Bos LP, Engels LG. Efficacy of diltiazem in the treatment of diffuse oesophageal spasm. *Aliment Pharmacol Ther*. 1990;4:411.

70. Orlando RC, Bozymski EM. Clinical and manometric effects of nitroglycerin in diffuse esophageal spasm. *N Engl J Med* 1973;289:23.

14

Dolor agudo de origen vascular, hematológico y diagnóstico diferencial

Gopal Kodumudi, Vijay Kata, Islam Mohammad Shehata y Alan David Kaye

Introducción

El dolor agudo relacionado con los vasos sanguíneos tiene una gran variedad de etiologías, como la enfermedad arterial periférica, las vasculitis de grandes y pequeños vasos, la trombosis y la necrosis avascular (NAV). El dolor relacionado con la hematología incluye las complicaciones de la enfermedad de células falciformes (ECF), como el síndrome torácico agudo (STA) y el priapismo. El dolor que se encuentra en estos procesos de enfermedad puede ser una combinación de múltiples mecanismos (nociceptivo, inflamatorio, neuropático). Se discuten las características clínicas, los rasgos diagnósticos y el tratamiento de cada una de estas etiologías de los estados de dolor relacionados con el sistema vascular y hematológico.

Enfermedad arterial periférica

La enfermedad arterial periférica (EAP) es común e implica la aterosclerosis y la oclusión parcial o completa de las arterias de las extremidades inferiores. Se cree que entre 10 y 15% de la población y ~ 200 millones de personas en todo el mundo padecen esta enfermedad. Entre los factores de riesgo de la EAP se encuentran el tabaquismo (la asociación más fuerte) y la diabetes.[1] De todos los pacientes con esta enfermedad, solo 10-30% experimenta en realidad los síntomas de la claudicación intermitente. La aterosclerosis provoca una estenosis arterial que puede llegar a ocluir por completo la arteria. Cuando los mecanismos compensatorios, como la vasodilatación y los vasos colaterales, fallan, acaba produciéndose isquemia, cuya gravedad depende de la extensión de la oclusión. La claudicación intermitente se produce en específico cuando el flujo sanguíneo a las extremidades inferiores disminuye de manera significativa durante el esfuerzo físico pero es suficiente en reposo. La isquemia crítica es la fase terminal del flujo sanguíneo inadecuado: la disminución de la perfusión tisular provoca dolor en reposo con una eventual gangrena.

Las opciones actuales de tratamiento para la EAP incluyen la terapia antiplaquetaria, algunos anticoagulantes orales como el rivaroxaban (pero no la warfarina, que no ha demostrado ser beneficiosa para el tratamiento), la reducción de los factores de riesgo (p. ej., el control de la hipertensión y la hipercolesterolemia con IECA/ARB y estatinas), medicamentos (p. ej., cilostazol, naftidrofurilo, carnitina, buflomedil, inositol) y, por último, la revascularización.

Claudicación neurogénica

La estenosis espinal se produce cuando el canal espinal y los agujeros neurales se estrechan debido a la artritis degenerativa. Otras posibles causas que estrechan estos espacios son la artropatía de la unión facetaria, la pérdida de altura del disco y la hipertrofia del *ligamentum flavum*. Las regiones más comunes en orden descendente de frecuencia son L4-L5, L5-S1 y L3-L4.[2] Las personas mayores de 60 años se ven afectadas con mayor frecuencia por este padecimiento. La compresión directa de las raíces nerviosas y la isquemia dan lugar a la claudicación neurológica. Los posibles síntomas incluyen dolor, malestar, debilidad, entumecimiento o parestesias en la parte baja de la espalda, las nalgas y las piernas. Los síntomas se agravan al permanecer con la columna vertebral extendida (caminando, de pie). Las manifestaciones graves pueden incluir incontinencia urinaria. El dolor se alivia con la flexión lumbar hasta 20-40° (agacharse, sentarse). Las opciones de tratamiento incluyen fisioterapia, inyecciones epidurales de esteroides y cirugía.

Osteoartritis

Esta es una enfermedad articular degenerativa que constituye la causa más frecuente de debilidad crónica en los adultos mayores. El cartílago hialino entre las articulaciones se degenera debido al uso excesivo. Los síntomas incluyen dolor que empeora con el uso, disminución de la amplitud de movimiento y rigidez. Las localizaciones más comunes en las extremidades inferiores son las rodillas y las caderas.

Arteritis de células gigantes

Las vasculitis de grandes vasos, como la arteritis de células gigantes y la arteritis de Takayasu, son afecciones en las que se produce una inflamación granulomatosa de la pared de los vasos sanguíneos, en particular en la aorta y las ramas aórticas.

La arteritis de células gigantes se presenta en la población de edad avanzada, más común en las mujeres, con una edad media de diagnóstico de 72 años. La inflamación granulomatosa se presenta con mayor frecuencia en las arterias extracraneales de la cabeza, saliendo de las ramas aórticas de segundo a quinto orden.

Existe una mayor incidencia en personas de ascendencia europea del norte.[3] Todas las capas de la pared arterial pueden verse afectadas por los infiltrados granulomatosos de células gigantes multinucleadas e histiocitos. La adventicia de los vasos sanguíneos es un lugar crítico en la arteritis de células gigantes (ACG).[4]

Diagnóstico

La ACG se diagnostica con mayor frecuencia mediante una biopsia de la arteria temporal superficial en la región de la sien. Otras arterias que se incluyen son las oftálmicas, las arterias ciliares posteriores vertebrales, las arterias centrales de la retina y las arterias carótidas externas e internas. Los síntomas de la ACG incluyen dolores de cabeza que pueden ser de calidad aguda, sorda o pulsátil. Una complicación grave y una urgencia oftalmológica es la pérdida de visión de la arteria oftálmica afectada. Una visión borrosa fugaz con el ejercicio, el calor o la postura se denomina amaurosis fugax, y puede conducir a la ceguera total si no se trata de forma urgente.

Otra manifestación de la ACG es la claudicación mandibular causada por la disminución del flujo sanguíneo de las ramas extracraneales de la arteria carótida a los músculos temporales o maseteros. La ACG también puede manifestarse como fiebres y escalofríos de origen desconocido. La biopsia de la arteria temporal es el procedimiento diagnóstico de confirmación. La arteritis carotídea, subclavia, axilar y femoral, junto con la aortitis, son otras formas de arteritis de grandes vasos que se observan en la ACG.

Anomalías de laboratorio

En la mayoría de los pacientes con ACG se observa una tasa de sedimentación eritrocitaria elevada. La proteína C reactiva es también un marcador de laboratorio útil. El recuento elevado de plaquetas, la fosfatasa alcalina elevada y la anemia hipocrómica o normocrómica pueden ser otras anomalías de laboratorio.

Tratamiento de la ACG

Los glucocorticoides han sido en extremo eficaces en la disminución de la tasa de ceguera asociada a la ACG, causando un alivio por lo regular en 48 horas.[5]

Arteritis de Takayasu

La arteritis de Takayasu (AT) es una enfermedad rara que se da de forma predominante en mujeres. En la AT se produce una dilatación de la pared aórtica y un aneurisma aórtico cuando el músculo liso es sustituido por tejido fibroso debido a una poliarteritis granulomatosa en grandes arterias elásticas. En la AT, un componente principal de los infiltrados son las células T CD8 que causan una lesión tisular citolítica.

Las manifestaciones iniciales de la AT incluyen malestar, sudores nocturnos, fiebre, pérdida de apetito, dolor abdominal y pérdida de peso. La enfermedad vasooclusiva y los cambios isquémicos de las arterias vertebrales y carótidas pueden provocar síntomas como cefalea y síntomas oftalmológicos de accidente vascular cerebral.[6] Las oclusiones de las arterias subclavia y braquiocefálica pueden provocar cambios en la presión sanguínea, falta de pulso y claudicación del brazo. La aortitis de la aorta puede provocar arritmia, insuficiencia cardiaca congestiva, cardiopatía isquémica y dilatación de la aorta.

El diagnóstico de la AT con síntomas de vasooclusión e inflamación sistémica se realiza mediante imágenes vasculares de angiografía convencional. El tratamiento inmunosupresor a largo plazo con glucocorticoides es el tratamiento de elección de dosis de 40-60 mg de prednisona y es necesario para la enfermedad progresiva o recidivante.[7] También se recomiendan agentes antiplaquetarios como el ácido acetilsalicílico para complementar el tratamiento con glucocorticoides. La AT se considera una enfermedad devastadora. El tratamiento quirúrgico, como los injertos de derivación, además del tratamiento inmunosupresor con glucocorticoides, puede conducir a un mejor pronóstico.

Poliarteritis nodosa

Esta es una inflamación de las arterias de tamaño pequeño y mediano que no afecta a las de gran tamaño. La poliarteritis nodosa afecta a las arterias del riñón en más de 70% de los casos, y el tracto gastrointestinal está implicado en cerca de 50% de los casos. Las pruebas de laboratorio son inespecíficas.

Las anomalías de la conducción nerviosa pueden confirmarse con velocidades de conducción nerviosa y electromiografía. La biopsia de piel de espesor total confirma el diagnóstico. Junto con el tratamiento con glucocorticoides, se ha realizado uno simultáneo de intercambio de plasma durante 6 semanas, seguido de una terapia antiviral.[3]

Enfermedad de Buerger (tromboangeítis obliterante)

La enfermedad de Buerger (tromboangeítis obliterante [TAO]) afecta a las extremidades superiores e inferiores como una enfermedad segmentaria e inflamatoria de las arterias de pequeño y mediano calibre. A menudo se presenta con una respuesta inflamatoria sistémica.[8]

La presentación de la TAO puede producirse como dolor o claudicación de las extremidades seguido de dolor isquémico en reposo y se asocia a ulceraciones en los dedos de las manos y de los pies. Se aconseja de manera estricta dejar de fumar. La TAO es una enfermedad no aterosclerótica en la que están implicadas la media y la íntima. En la TAO, las tres capas de la pared arterial están infiltradas por células redondas. No existen pruebas de laboratorio específicas para la TAO. En la arteriografía pueden observarse pequeñas arterias colaterales alrededor de la oclusión, que se describen como un "tirabuzón" o "cola de cerdo" alrededor de las oclusiones. El tratamiento consiste en dejar de fumar. Para los síntomas, se ha utilizado el tratamiento con vasodilatadores como los bloqueadores de los canales de calcio y los análogos de las prostaglandinas.[9]

Necrosis avascular (NAV)

También se le conoce como necrosis ósea isquémica, necrosis aséptica u osteonecrosis. Implica un compromiso del suministro de sangre subcondral que puede provocar la muerte de las células óseas. Las articulaciones que soportan peso pueden colapsar cuando la epífisis de los huesos largos de estas articulaciones se ve afectada. La cadera es la articulación por lo común más afectada y suele estar asociada al uso de glucocorticoides.[10]

Otras localizaciones habituales de la NAV son la cabeza del fémur, la del húmero, la rodilla y el astrágalo. El pronóstico de las NAV es malo y muchas progresan hasta el fracaso total, lo que requiere intervenciones quirúrgicas como la artroplastia. Las complicaciones posoperatorias de mal funcionamiento de la prótesis, el compromiso neurovascular y las infecciones del sitio quirúrgico son un reto añadido.[11]

Isquemia embólica

La trombosis venosa profunda (TVP) implica la presencia de trombos en las venas de las piernas, las venas renales o las venas subclavias axilares. Las embolias pulmonares se producen cuando esos trombos se desprenden y se desplazan a los pulmones. Tras el infarto de miocardio y el ictus, la embolia pulmonar (EP) es el tercer diagnóstico cardiovascular más frecuente. La EP suele estar infradiagnosticada.[12] Los trombos embolizan hacia el lecho vascular pulmonar y aumentan la poscarga del ventrículo derecho y pueden provocar hipotensión y paro cardiaco.[13]

La incidencia de la tromboembolia puede verse incrementada por el cáncer activo, la inmovilidad, la cirugía mayor reciente, las afecciones cardiopulmonares como la insuficiencia cardiaca congestiva y la enfermedad pulmonar obstructiva crónica. Los síntomas de la EP aguda incluyen disnea súbita, síncope, taquicardia, taquipnea, hipotensión, dolor torácico pleurítico y hemoptisis. Existen marcadores de laboratorio inespecíficos para la EP. La gammagrafía de perfusión por ventilación (gammagrafía VQ) y la ATC torácica son útiles para descartar la EP. La ecografía es una herramienta poderosa en el diagnóstico de la TVP. La anticoagulación reduce la mortalidad en la TVP y la EP. La anticoagulación precoz se asocia a una reducción de la mortalidad en la embolia pulmonar aguda.[14]

Neuropatías por atrapamiento

Las neuropatías periféricas más comunes son las radiculopatías y el síndrome del túnel carpiano. La irritación o compresión de los nervios periféricos provoca neuropatías periféricas, la más común de las cuales es el síndrome del túnel carpiano. Otras neuropatías por atrapamiento comunes son el síndrome del túnel cubital y la ciática, donde se produce una compresión por una hernia discal o una irritación de la raíz nerviosa. Los factores de riesgo que contribuyen a las neuropatías por atrapamiento son la isquemia, la fibrosis, las enfermedades sistémicas, la desmielinización y las contribuciones del sistema nervioso central. La desmielinización puede ser inducida por isquemia prolongada.[15] La reducción del potencial de acción en las lesiones nerviosas por atrapamiento conduce a la pérdida de la función.[16]

La neuroinflamación puede conducir al dolor neuropático por la activación de las células inmunitarias donde se dañan las células de los axones. Se han realizado con éxito variable la fisioterapia, las intervenciones farmacológicas con inyecciones locales de esteroides y la descompresión quirúrgica, como la descompresión del túnel carpiano y la microdiscectomía lumbar para la ciática.

Síndromes de dolor de la enfermedad de células falciformes

La enfermedad de células falciformes es un grupo de trastornos de los eritrocitos causados por una mutación puntual en la cadena beta de una molécula de hemoglobina que altera la capacidad de los eritrocitos para transportar oxígeno. En la ECF, los eritrocitos adquieren forma de hoz y provocan complicaciones vasculares. Algunos de los motivos más comunes de hospitalización en pacientes con ECF son el SCA y el priapismo.

Síndrome torácico agudo

Fisiopatología

El STA es una lesión pulmonar aguda o crónica que da lugar a la aglomeración de eritrocitos falciformes y provoca un ciclo de inflamación pulmonar que conduce a crisis vasooclusivas. La fisiopatología también incluye el aumento de los niveles de la molécula de adhesión celular vascular-1, que es un receptor de adhesión endotelial, y la disminución de los niveles de óxido nítrico.[17] El STA es una afección dolorosa que se asocia a múltiples factores de riesgo, entre los que se encuentran la infección, la hiperreacción bronquial, la hipoxia, la herencia del genotipo y el uso de opiáceos.[18]

Diagnóstico clínico

El diagnóstico clínico del STA por lo regular implica la presentación de fiebre y síntomas respiratorios como dolor torácico, tos, taquipnea e hipoxemia. La radiografía de tórax de un paciente muestra un infiltrado pulmonar segmentario sin atelectasia junto con síntomas respiratorios. Las presentaciones clínicas en niños y adultos pueden variar con diferentes complicaciones y factores de presentación. En los casos de STA, los niños suelen presentar tos, fiebre, respiración dificultosa y sibilancias, mientras que los adultos son más propensos a presentaciones clínicas de disnea, dolor torácico y una posible crisis vasooclusiva.[19] Los pacientes pediátricos también mostraron niveles de hemoglobina y fracción de presión de oxígeno en la sangre arterial más bajos en el momento del diagnóstico.

Tratamiento

El objetivo de cualquier evento de STA son los cuidados de soporte con antibióticos, control del dolor, hidratación y ventilación.[19] Las ventajas de un tratamiento precoz incluyen menores tasas de mortalidad, estancias hospitalarias más cortas y menos posibilidades de recidiva. El uso de un dispositivo de espirometría incentiva para prevenir la atelectasia y la fisioterapia torácica pueden ayudar a mantener una ventilación adecuada. Debe utilizarse una cefalosporina de tercera generación para prevenir la infección neumocócica, con posible vancomicina para la infección por SARM.[17] Los analgésicos han sido importantes en el tratamiento de los episodios de STA en pacientes con ECF. El objetivo de la medicación para el dolor es lograr la analgesia al tiempo que se evita la depresión respiratoria que conduce a la hipoventilación. Un ejemplo de medicación utilizada para el STA en pacientes con ECF incluye un anticuerpo monoclonal llamado crizanlizumab que se une a la P-selectina. En una muestra de 198 pacientes, se descubrió que las crisis de dolor con dosis altas de crizanlizumab tenían una media de 1.63 crisis al año, mientras que los que recibieron un placebo tenían una media de 2.98 crisis al año.[20] Además, el uso de crizanlizumab redujo la media de días de estancia en el hospital y aumentó la media de tiempo hasta el primer episodio de crisis de dolor por STA. Estos resultados son significativos e indican que se trata de un medicamento seguro y eficaz que aumenta la calidad de vida de los pacientes con STA.

Priapismo

Otra complicación de la ECF es el priapismo, el cual es una afección que da lugar a una erección persistente del pene que no se deriva de la excitación o el deseo sexual, sino como resultado de una complicación vascular.[21] El priapismo se relacionó por primera vez con la ECF y el dolor en 1934, y con el tiempo las investigaciones han demostrado que afecta a entre una cuarta y una tercera parte de los varones a lo largo de su vida.

Fisiopatología

El priapismo en la ECF se produce debido a un problema crónico de disminución de la disponibilidad de óxido nítrico del endotelio. Esta disminución resulta de la hemoglobina hemolizada que se une al óxido nítrico libre provocando una disminución del nivel de óxido nítrico.[22] La arginasa, una enzima que descompone la L-arginina, se libera durante la hemólisis en curso e interrumpe aún más la formación de óxido nítrico a partir de la L-arginina. La disminución crónica de la producción de óxido nítrico en el endotelio provoca un descenso del GMPc y de la fosfodiesterasa 5 (PDE5), expresión que favorece el priapismo debido a la incapacidad del GMPc para relajar el cuerpo cavernoso.[22]

Diagnóstico clínico

Un recuento sanguíneo completo realizado en un paciente con ECF muestra niveles bajos de hemoglobina y un aumento de los leucocitos, las plaquetas, los reticulocitos, el volumen corpuscular medio, la bilirrubina y la hemoglobina corpuscular media que ayudan a caracterizar la gravedad del episodio de priapismo.[23] La duración de los episodios de priapismo, que se producen sobre todo por la noche, y el grado de dolor varían en cada paciente. Además, existe un diagnóstico limitado del priapismo en la ECF debido a la infradeclaración por parte de los pacientes, a la falta de conocimiento por parte de los médicos y a la insuficiencia de estudios prospectivos.[21] Otras medidas diagnósticas del priapismo son la medición de gases en sangre para distinguir entre priapismo isquémico y no isquémico, los estudios de imagen, las pruebas de laboratorio y la exploración física.

Identificar el subtipo de priapismo presente puede ayudar a crear un plan de tratamiento más específico. Los diferentes tipos de priapismo incluyen el isquémico (de bajo flujo), el no isquémico (de alto flujo) y el tartamudeo (recurrente e intermitente). El priapismo isquémico es el más común y se debe a un defecto en la salida de la sangre venosa; puede diagnosticarse midiendo la sangre venosa en los cuerpos cavernosos y mostrando una PO_2 < 30 mm Hg, una PCO_2 > 60 mm Hg y un pH < 7.25, junto con la sospecha clínica y el análisis del hemograma completo.[24] El priapismo no isquémico se debe a un aumento del flujo sanguíneo arterial en los cuerpos cavernosos; puede diagnosticarse por la presencia de un signo de compresión perineal por fístulas arteriocorporales debido al compromiso del suministro de sangre, además de la exploración física y el análisis de gases sanguíneos que revelan una PO_2 arterial, PCO_2 y pH normales. El priapismo tartamudeo es el tipo más común en los pacientes con ECF. Se produce debido a los bajos niveles de PDE5 por la disminución de la expresión de óxido nítrico, lo que provoca defectos en la relajación de los cuerpos cavernosos.[24]

En un estudio de investigación en el que se tomaron muestras de pacientes de todo Estados Unidos, se descubrió que 89% de los individuos experimentan un episodio de priapismo antes de los 20 años de edad.[25] La edad media del primer episodio fue de 12 años, el número medio de episodios fue de 15.7 y la duración de cada episodio por lo regular fue de 125 minutos.[25] Gracias a un mejor conocimiento de la fisiopatología de la enfermedad, los médicos pueden aplicar medicamentos y tratamientos que utilicen estrategias basadas en la evidencia que aumenten los resultados positivos para los pacientes con ECF.

Tratamiento

El priapismo puede durar horas, por lo que las técnicas de tratamiento eficaces, como la aspiración corporal, la inyección corporal de simpaticomiméticos, la farmacoterapia, la terapia hormonal, la derivación distal, la aspiración/drenaje del pene y la prótesis de pene, han dado resultados prometedores en los pacientes con ECF.[24] Los simpaticomiméticos provocan una vasoconstricción mediada por los receptores alfa-adrenérgicos y la contracción del músculo liso de los cuerpos cavernosos, lo que resulta en el cese de la erección.[22] Los inhibidores de la PDE5 restablecen un nivel de referencia de GMPc en los cuerpos cavernosos que soluciona la disfunción del óxido nítrico causada por la hemólisis y el compromiso del endotelio vascular en la ECF. La terapia hormonal, como la antiandrógena, los agonistas de los receptores de estrógenos y los antagonistas de la GnRH, es útil para prevenir el estado proeréctil.[22] Otras opciones de tratamiento son los líquidos intravenosos, los opioides, la alcalinización, la hidroxiurea y la exanguinotransfusión.[26] La hidroxiurea reacciona con la hemoglobina para producir óxido nítrico y restaurar el déficit de óxido nítrico creado por la hemólisis que se produce en los pacientes con ECF. Entre los métodos terapéuticos habituales que buscan los pacientes para el dolor inducido por el priapismo se encuentran las duchas calientes, la eyaculación, los analgésicos sin receta y el ejercicio físico.

R E F E R E N C I A S

1. Essa H, Torella F, Lip GYH. Current and emerging drug treatment strategies for peripheral arterial disease. *Expert Opin Pharmacother*. 2020;21:1603-1616.
2. Munakomi S, Foris LA, Varacallo M. Spinal stenosis and neurogenic claudication. En: *StatPearls* [Internet]. StatPearls Publishing; 2020. https://www.ncbi.nlm.nih.gov/books/NBK430872/
3. Weyand CM, Goronzy JJ. Vasculitides. *Primer Rheum Dis*. 2008:398-450.
4. Weyand CM, Goronzy JJ. The immune response of GCA leans towards a T cell mediated immune pathology. Medium- and large-vessel vasculitis. *N Engl J Med*. 2003;349:160-169.
5. Hayreh SS, Zimmerman B, Kardon RH. Visual improvement with corticosteroid therapy in giant cell arteritis. Report of a large study and review of literature. *Acta Ophthalmol Scand*. 2002;80(4):355-367.
6. Arnaud L, Haroche J, Mathian A, Gorochov G, Amoura Z. Pathogenesis of Takayasu's arteritis: a 2011 update. *Autoimmun Rev*. 2011;11(1):61-67.
7. Liang P, Hoffman GS. Advances in the medical and surgical treatment of Takayasu arteritis. *Curr Opin Rheumatol*. 2005;17(1):16-24.
8. Olin JW. Thromboangiitis obliterans: 110 years old and little progress made. *J Am Heart Assoc*. 2018;7(23):e011214.
9. Fazeli B, Dadgar Moghadam M, Niroumand S. How to treat a patient with thromboangiitis obliterans: a systematic review. *Ann Vasc Surg*. 2018;49:219-228.
10. Weinstein RS. Glucocorticoid-induced osteonecrosis. *Endocrine*. 2012;41:183-190.
11. Franceschi F, Franceschetti E, Paciotti M, et al. Surgical management of osteonecrosis of the humeral head: a systematic review. *Knee Surg Sports Traumatol Arthrosc*. 2017;25(10):3270-3278.
12. Weinberg AW, Jaff MR, Tapson VF. Pulmonary embolism: an international crisis. *Endovasc Today*. 2019:3-4.
13. Piazza G, Goldhaber SZ. Acute pulmonary embolism: part I: epidemiology and diagnosis. *Circulation*. 2006;114(2):e28-e32.
14. Smith SB, Geske JB, Maguire JM, Zane NA, Carter RE, Morgenthaler TI. Early anticoagulation is associated with reduced mortality for acute pulmonary embolism. *Chest*. 2010;137(6):1382-1390.
15. Gupta R, Rowshan K, Chao T, Mozaffar T, Steward O. Chronic nerve compression induces local demyelination and remyelination in a rat model of carpal tunnel syndrome. *Exp Neurol*. 2004;187:500-508.
16. Tampin B, Vollert J, Schmid AB. Sensory profiles are comparable in patients with distal and proximal entrapment neuropathies, while the pain experience differs. *Curr Med Res Opin*. 2018;34:1899-1906.
17. Jain S, Bakshi N, Krishnamurti L. Acute chest syndrome in children with sickle cell disease. *Pediatric Allergy Immunol Pulmonol*. 2017;30(4):191-201.
18. Farooq S, Omar MA, Salzman GA. Acute chest syndrome in sickle cell disease. *Hosp Pract*. 2018;46(3):144-151.
19. Friend A, Girzadas D. Acute chest syndrome. En: *StatPearls* [Internet]. StatPearls Publishing; 2020. https://www.ncbi.nlm.nih.gov/books/NBK441872/
20. Ataga KI, Kutlar A, Kanter J, et al. Crizanlizumab for the prevention of pain crises in sickle cell disease. *N Engl J Med*. 2017;376(5):429-439.
21. Arduini GA, Marqui AB. Prevalence and characteristics of priapism in sickle cell disease. *Hemoglobin*. 2018;42(2):73-77.
22. Anele UA, Morrison BF, Burnett AL. Molecular pathophysiology of priapism: emerging targets. *Curr Drug Targets*. 2015;16(5):474-483.
23. Alkindi S, Almufargi SS, Pathare A. Clinical and laboratory parameters, risk factors predisposing to the development of priapism in sickle cell patients. *Exp Biol Med*. 2019;245(1):79-83.
24. Shigehara K, Namiki M. Clinical management of priapism: a review. *World J Mens Health*. 2016;34(1):1-8. doi:10.5534/wjmh.2016.34.1.1.
25. Mantadakis E, Cavender JD, Rogers ZR, Ewalt DH, Buchanan GR. Prevalence of priapism in children and adolescents with sickle cell anemia. *J Pediatr Hematol Oncol*. 1999;21:518-522.
26. Kato GJ. Priapism in sickle-cell disease: a hematologist's perspective. *J Sex Med*. 2012;9(1):70-78.

15

Dolor pleural y torácico agudo: consideraciones clínicas

Benjamin Cole Miller, Megan A. Boudreaux, Erica V. Chemtob, G. Jason Huang, Elyse M. Cornett y Alan David Kaye

Introducción

El dolor pleural es un tipo de dolor torácico que está relacionado con problemas en las membranas pulmonares llamadas pleura. Suele caracterizarse por un dolor repentino, agudo, punzante o ardiente en el pecho al inhalar o exhalar.[1] El pulmón en sí es insensible al dolor, por lo que las molestias asociadas a las enfermedades respiratorias deben proceder de la pleura, el árbol traqueobronquial o la pared torácica.[2] Por ello, el dolor pleural a menudo puede simular una enfermedad cardiaca, pericárdica, abdominal y musculoesquelética.[2] Así pues, los pacientes con cualquier tipo de dolor torácico deben ser tratados con un amplio diferencial para localizar la ubicación del dolor.

En general, el dolor torácico abarca alrededor de 1% de las consultas de atención primaria cada año.[3] Este porcentaje es aún mayor en entornos como la sala de urgencias.[2] A pesar del gran número de casos, la mayoría es relativamente benigna y las causas más comunes son el dolor en la pared torácica, la esofagitis por reflujo y la costocondritis.[3] Sin embargo, en relación con la gravedad de las causas de dolor torácico, como la embolia pulmonar, el infarto de miocardio, la pericarditis, la neumonía, la disección de la aorta y el neumotórax, un examen debe centrarse en descartarlas antes de que el médico considere las causas más benignas.[4] En los pacientes con dolor torácico generalizado, el síndrome coronario agudo (SCA), que es un término utilizado para describir una serie de afecciones asociadas a la reducción del flujo al corazón, como el infarto de miocardio y la angina de pecho, es la afección más común que pone en peligro la vida.[5] Las embolias pulmonares son otra afección que compromete la vida y se presentan sobre todo como un dolor pleurítico; también pueden aparecer como un dolor en la pared torácica de acuerdo con la localización de la embolia.[6]

Las enfermedades cardiacas son hoy la principal causa de muerte en Estados Unidos, lo que hace aún más vital que los médicos no pasen por alto los signos cuando los pacientes se presentan ante ellos. Sin embargo, con un diferencial tan amplio asociado al dolor pleurítico y torácico, así como con el hecho de que aproximadamente solo el 1.5% de los pacientes que se presentan en una consulta de atención primaria con dolor torácico están relacionados con causas que ponen en peligro su vida, puede ser difícil para los médicos diferenciar las causas graves de las más benignas.[3] Por lo tanto, es importante que los médicos tomen y realicen con rapidez y precisión una buena anamnesis y un buen examen físico.[7] El curso temporal del inicio de los síntomas es la información más útil de la historia para acotar el diagnóstico diferencial, ya que a menudo las causas más letales de dolor torácico suelen tener un inicio más agudo.[1] Durante el transcurso de la historia y el examen físico, es vital identificar a los pacientes con signos de afecciones que ponen en peligro su vida y que necesitarán un trabajo adicional que incluya un electrocardiograma (ECG), una ecocardiografía o el traslado urgente al laboratorio de cateterismo.[5]

Los dolores pleuríticos y torácicos agudos son formas de dolor muy comunes y pueden asociarse a afecciones potencialmente mortales si no se reconocen y tratan de manera adecuada. Este tipo de dolor abarca una amplia gama de diagnósticos diferenciales, lo que dificulta su reconocimiento y tratamiento.[7] Por ello, cualquier tipo de dolor torácico debe evaluarse con un alto grado de sospecha que se centre en descartar las causas potencialmente mortales en primer lugar, mientras se trabaja en las causas más benignas después.[2]

Etiología, epidemiología, fisiopatología y factores de riesgo

Etiología y epidemiología

Existen muchas causas para el dolor torácico, y cada etiología requiere estudios diagnósticos y tratamientos diferentes. En el curso de la evaluación de un paciente con dolor torácico agudo, es importante diferenciar primero entre las causas emergentes y las no emergentes. Las causas emergentes de dolor torácico que ponen en peligro la vida incluyen la isquemia miocárdica, la disección de la aorta torácica, el neumotórax a tensión o la embolia pulmonar.[8]

Además de tener en cuenta qué diagnósticos son los más peligrosos, es importante recordar las causas más comunes del dolor torácico. Se calcula que este dolor es la queja principal de 5% de todas las presentaciones en los servicios de urgencias. Por lo tanto, es de suma importancia ser capaz de evaluar rápidamente a un paciente y desarrollar un plan. Las causas más comunes de las visitas al servicio de urgencias por dolor torácico son el SCA, el reflujo gastrointestinal y cuestiones musculoesqueléticas.[9]

Según un estudio realizado por Freurfaard y cols., el SCA fue la causa más común de las visitas a los servicios de urgencias en las que la queja principal era el dolor torácico. Alrededor de 31% de todas las visitas a los servicios de urgencias por dolor torácico de inicio agudo estaba relacionado con el SCA. Los aneurismas aórticos, otra patología cardiovascular, supusieron cerca de 1% de todas las visitas al servicio de urgencias. La enfermedad por reflujo gastrointestinal y las patologías musculoesqueléticas representaron 30 y 28% de los casos de dolor torácico, respectivamente. En cuanto a las patologías pulmonares, la embolia pulmonar supuso 2% de las presentaciones y la neumonía/pleuritis también representó 2% de las visitas al servicio de urgencias.[10]

Fisiopatología y factores de riesgo

Es importante comprender la fisiopatología y los diversos factores de riesgo asociados a los diferenciales del dolor torácico. La obtención de una historia clínica exhaustiva para evaluar al paciente en busca de factores de riesgo asociados a las diversas etiologías del dolor torácico guiará al médico en el diagnóstico. Una vez determinado este, la comprensión de la fisiopatología subyacente guiará el tratamiento y la intervención.

La causa más común de dolor torácico que pone en peligro la vida es el SCA. El SCA es un término general que comprende la angina inestable, el infarto agudo al miocardio sin elevación del segmento ST y el infarto agudo al miocardio con elevación del segmento ST (IAMCEST). La diferencia clave entre la angina inestable y el infarto al miocardio se basa en la presencia o ausencia de biomarcadores cardiacos en el suero del paciente. Dado que los eventos isquémicos son transitorios en la angina, los biomarcadores cardiacos como la troponina no estarán notablemente elevados. Sin embargo, en el infarto al miocardio, los biomarcadores estarán elevados, lo que indica que se ha producido una necrosis miocárdica.[11] Los principales factores de riesgo asociados al SCA son la diabetes, la hipertensión, la hiperlipidemia y los antecedentes de IM.[9]

Las causas musculoesqueléticas de dolor en la pared torácica también son bastante comunes. La característica diagnóstica clave de las causas musculoesqueléticas del dolor torácico es que el dolor es reproducible a la palpación. Una de las causas más comunes de dolor torácico musculoesquelético es la costocondritis, que es una inflamación de los cartílagos costales. La costocondritis es una afección autolimitada que no suele estar asociada a un factor desencadenante identificable; se cree que los ejercicios y actividades repetitivas pueden contribuir a su desarrollo. Debido a la naturaleza inespecífica de esta afección, es imprescindible que solo se incluya como diagnóstico de exclusión después de que se hayan descartado otras causas de dolor torácico agudo más peligrosas para la vida[12] (tabla 15.1).

TABLA **15.1** CAUSAS COMUNES DE DOLOR TORÁCICO AGUDO

Órgano o sistema	Diagnóstico	Fisiopatología	Factores de riesgo
Cardiaco	Síndrome coronario agudo	Rotura aguda de una placa aterosclerótica en una arteria coronaria con posterior formación de trombos[11]	Diabetes Antecedentes de infarto al miocardio Antecedentes familiares de enfermedades cardiacas Hipertensión Hiperlipidemia[9]
	Disección de la aorta torácica	Inflamación de la pared aórtica que provoca daños en el vaso a través de la degeneración de la túnica media y la apoptosis de las células musculares lisas, lo que a su vez provoca la separación y el flujo sanguíneo entre las capas de la pared aórtica[13]	Raza afroamericana Sexo masculino Aumento de la edad (pico de incidencia entre los 50 y los 65 años) Antecedentes de trastornos del tejido conectivo (síndrome de Marfan)[13]
	Miocarditis	Inflamación del miocardio con posterior necrosis de los miocitos relacionada con un agente infeccioso o cardiotóxico[14]	**En Estados Unidos:** las causas infecciosas comunes incluyen el parvovirus B19 y el virus del herpes humano[6] **En los países en desarrollo:** las causas infecciosas más comunes son la cardiopatía reumática secundaria a infecciones por *Streptococcus* no tratadas o la enfermedad de Chagas Los agentes cardiotóxicos más comunes son el alcohol, la cocaína y varios productos farmacéuticos[14]
Pulmonar	Neumonía	Infección del tejido pulmonar secundaria a causas virales, fúngicas o bacterianas[15]	Infección respiratoria superior reciente Hospitalización Intubación y ventilación endotraqueal Pacientes comatosos (reflejo de la tos deteriorado) Mayor susceptibilidad en la inmunodeficiencia (VIH y receptores de trasplantes de órganos) Disminución del aclaramiento mucociliar (fumadores y síndrome de Kartagener)[15]
	Neumotórax	Asociado con mayor frecuencia a la rotura de bullas o ampollas Causas iatrogénicas/traumáticas[16]	Tabaquismo Hábito corporal alto y delgado Embarazo Síndrome de Marfan EPOC Asma TB FQ Causas iatrogénicas (biopsia pleural, ventilación con presión positiva) Traumatismo[16]

Órgano o sistema	Diagnóstico	Fisiopatología	Factores de riesgo
	Embolia pulmonar	Interferencia del flujo sanguíneo en la arteria pulmonar, o sus ramas, secundaria a un trombo que comenzó en otro origen (venas profundas de las piernas) [17]	Antecedentes de trombosis venosa profunda o embolia pulmonar Uso de hormonas (anticonceptivos orales) Cirugía reciente Malignidad Estado no ambulatorio prolongado[9]
Gastrointestinal	Enfermedad por reflujo gastrointestinal	Disminución del tono del esfínter esofágico inferior (EEI)[18]	Edad avanzada Obesidad Tabaquismo Ansiedad/depresión Menos actividad física[18]
	Enfermedad de úlcera péptica	Aumento de la acidez del estómago que conduce a la destrucción del revestimiento del estómago que se extiende a la submucosa/*muscularis propria*[19]	Infección por *H. pylori* Uso de AINE Síndrome de Zollinger-Ellison Malignidad Estrés Raza afroamericana/hispana[20]
	Rotura del esófago	Desgarro de espesor total en la pared del esófago que provoca la fuga del contenido gástrico y de la saliva hacia la cavidad torácica[21]	Antecedentes de lesiones traumáticas Cuerpo extraño Causas iatrogénicas Arcadas (síndrome de Boerhaave)[21]
Musculoesquelético	Costocondritis	Inflamación de los cartílagos costales[12]	A menudo idiopático Puede ser secundario a ejercicios repetitivos Mayor frecuencia en mujeres y pacientes hispanos[22]
	Fibromialgia	Diagnóstico inespecífico de exclusión con dolor musculoesquelético difuso y sensibilidad no explicada por otro proceso patológico[23]	Género femenino Mayor incidencia en pacientes con enfermedad reumática comórbida Ansiedad/depresión[24]

Evaluación y diagnóstico

La identificación rápida y precisa de las causas del dolor torácico agudo que ponen en peligro la vida es una tarea difícil y crítica para los médicos. La evaluación y el diagnóstico de los pacientes con dolor torácico agudo pueden mejorarse al aplicar un enfoque sistemático. El primer paso en la estratificación del riesgo es realizar una historia clínica y un examen físico cuidadosos. Las pruebas diagnósticas tempranas, como los biomarcadores cardiacos, el dímero D, el electrocardiograma y la ecocardiografía, pueden reducir aún más el diferencial.

Historia y examen físico

El momento y el inicio de los síntomas son cruciales para identificar los diagnósticos que ponen en peligro la vida. Las etiologías letales suelen presentarse con un inicio agudo en cuestión de minutos, mientras que las más benignas empeoran de manera progresiva a lo largo de días o semanas. La caracterización, la irradiación y la localización del dolor son pistas para acotar aún más el diferencial. El dolor "agudo" o "punzante" es más característico de las etiologías no cardiacas, mientras que el dolor "en forma de presión" apunta hacia el infarto agudo al miocardio (IAM).[1] El dolor que se irradia a la espalda se asocia a la disección aórtica, y el que se irradia a los hombros puede apuntar a un IAM.[2] El dolor que disminuye cuando el paciente está erguido e inclinado hacia delante es típico de la pericarditis. Un examen físico específico puede reducir aún más el diferencial. La taquicardia o la taquipnea son típicas de la embolia pulmonar o del IAM. La hipotensión o la presión del pulso marcadamente ampliada deben hacer que se evalúe la disección aórtica. La neumonía provoca una disminución de los ruidos respiratorios, mientras que el neumotórax provoca una hiperresonancia. En la tabla 15.2 se detallan otros hallazgos importantes de la historia y la exploración física.

TABLA 15.2 ETIOLOGÍAS DEL DOLOR TORÁCICO QUE PONEN EN PELIGRO LA VIDA

Diagnóstico	Historia	Examen físico	Imágenes	Pruebas y cálculos
Infarto agudo al miocardio	Dolor parecido a la presión, náusea/vómito, dolor que se irradia al brazo o al hombro	Diaforesis, tercer ruido cardiaco, hipotensión	RXT normal	Niveles de troponina cardiaca, ECG con IAMCEST
Embolia pulmonar	Disnea, historia de un viaje reciente en avión, ACO, TVP previa o malignidad	Taquicardia sinusal, taquipnea, hipoxia	TAC = defecto de llenado RXT	ECG de dímero-D con esfuerzo cardiaco derecho
Disección aórtica	Sensación de desgarro, el dolor se irradia a la espalda o al abdomen	Discrepancia entre la presión arterial y el pulso radial, soplo de regurgitación aórtica	TAC	Dímero-D
Neumotórax	Disnea	Hiperresonancia a la percusión, disminución de los ruidos respiratorios, hipotensión, desviación traqueal	RXT = aire en el espacio pleural	
Neumonía	Tos, fiebre, esputo productivo o maloliente	Egofonía, roce pleural, ronquidos	RXT o TC = consolidación	CBC
Derrame pleural maligno	Antecedentes de malignidad, edad avanzada, síntomas constitucionales (sudores nocturnos, pérdida de peso)	Disminución de los ruidos respiratorios, matidez a la percusión	RXT = líquido en el espacio pleural	Citología del líquido pleural, criterios de luz para el líquido de la toracocentesis
Pericarditis	Dolor agudo, infección viral reciente o actual	Dolor torácico pleurítico que empeora al sentarse	RXT = cardiomegalia	ECG = segmentos ST cóncavos difusos hacia arriba, depresión del segmento PR sin inversión de la onda T
Rotura del esófago	Disfagia, hematemesis, hinchazón del cuello	Enfisema subcutáneo, hipotensión, neumotórax/fuga de aire persistente de la sonda de toracostomía	RXT = aire mediastínico o peritoneal libre TAC = ensanchamiento mediastínico, aire extraesofágico	Esofagrama con gastrografina (contraste hidrosoluble)

De Overview of Acute Coronary Syndromes (ACS)-Cardiovascular Disorders [Internet]. Merck Manuals Professional Edition. [Citado en mayo 2 de 2021]. https://www.merckmanuals.com/professional/cardiovascular-disorders/coronary-artery-disease/overview-of-acute-coronary-syndromes-acs

Pruebas de diagnóstico e imagen

Etiología cardiaca

Las pruebas de diagnóstico precoz para descartar un SCA incluyen los biomarcadores cardiacos, el electrocardiograma y la ecocardiografía. La prueba de troponina cardiaca de alta sensibilidad (hs-cTn) es muy precisa para detectar lesiones cardiacas, con una cuantificación precisa de la lesión en torno al percentil 99 y debe realizarse en los primeros 60 minutos.[3] El ECG debe realizarse e interpretarse en los primeros 10 minutos de la llegada.[4] La ecocardiografía transtorácica está indicada en pacientes con ACP y alta sospecha de SCA o síndromes aórticos agudos, miocarditis o pericarditis; inestabilidad hemodinámica; insuficiencia cardiaca aguda, o enfermedad cardiaca subyacente.[5] Cuando se sospecha una disección aórtica, la ecocardiografía transesofágica es la prueba de primera línea y la modalidad de imagen más sensible.[6] El ECG de ejercicio o la prueba de esfuerzo no invasiva se utilizan para los pacientes de bajo riesgo antes del alta de urgencias.[7]

Etiología no cardiaca

La angiografía por tomografía computarizada (ATC) se utiliza para examinar de forma no invasiva las arterias coronarias o pulmonares y es muy precisa. La ATC de la aorta es la imagen de primera línea preferida cuando se sospecha una disección aórtica y la ATC pulmonar es de primera línea si se sospecha una EP de alto riesgo (con choque asociado, hipotensión).[8] La radiografía de tórax debe realizarse en un plazo de 30 minutos para los pacientes con una alta sospecha de afecciones agudas potencialmente mortales, como derrame pericárdico, neumonía, EP, neumotórax o disección aórtica.[9] La ecografía pulmonar también se utiliza para detectar el neumotórax o el derrame pleural y tiene una mayor sensibilidad y especificidad (> 90%) para el líquido o el aire en comparación con la radiografía de tórax.[10] La ecografía o la TC abdominal se utilizan para investigar las causas gastrointestinales del dolor torácico agudo, como la pancreatitis, la colecistitis o el cólico biliar.

Tratamiento/manejo

El manejo y el tratamiento del dolor pulmonar y torácico agudo dependen en gran medida de la presunta etiología subyacente. Hay muchas herramientas clínicas, como la puntuación cardiaca de Marburg,[25] los hallazgos de laboratorio y las imágenes que pueden realizarse para ayudar a desarrollar los diagnósticos diferenciales, que se discuten con más detalle en la sección anterior. Las consideraciones adicionales para el tratamiento del dolor pueden incluir el impacto farmacogenómico individual[26] y las alergias a los medicamentos.[27] La ketamina no se utiliza de forma rutinaria en el tratamiento del dolor pulmonar y torácico agudo y no se discutirá aquí.

Opioides

Los opioides también se administran de forma rutinaria para controlar el dolor agudo. La morfina es uno de los fármacos más estudiados y ha sido durante mucho tiempo un elemento básico para el control del dolor, como lo demuestra la mnemotécnica MONA que se enseña a menudo.[28]

Aunque está probado para el control del dolor, existe cierta controversia en el uso rutinario de la morfina para el control del dolor en pacientes isquémicos cardiovasculares. El estudio CRUSADE de 2005 descubrió que los pacientes que sufrían un infarto al miocardio tenían peores resultados, con un mayor tamaño del infarto y un éxito de reperfusión subóptimo, cuando eran tratados con morfina en comparación con los que no lo eran.[29] Esta asociación parece haberse reproducido también en otros estudios.[30] El mecanismo biológico propuesto está relacionado con el efecto de la morfina en el retraso y la atenuación de las acciones de los medicamentos antiplaquetarios como el ticagrelor.[31,32] Sin embargo, también hay estudios contradictorios que no encontraron ningún efecto del tratamiento con morfina en los resultados del infarto de miocardio con elevación del ST.[33,34]

AINE y corticosteroides

Los antiinflamatorios no esteroideos (AINE) y los corticosteroides se han utilizado durante mucho tiempo por sus efectos antiinflamatorios y el control del dolor. La indometacina ha sido bien estudiada para el control del dolor pleural,[35,36] y el efecto de clase se ha generalizado y se administra de forma rutinaria para el dolor torácico pleurítico viral o inespecífico.[36,37]

No obstante, cabe señalar que en el caso de los AINE, en particular el naproxeno, se ha encontrado una asociación con el aumento del riesgo de IAM.[38] Existen algunas dudas sobre si la selectividad de la COX-2 desempeña un papel en el aumento del riesgo cardiovascular de los AINE; Gunter y cols. descubrieron que el rofecoxib sesgaba los datos del riesgo cardiovascular para el grupo selectivo de la COX-2.[39] También se sabe que irrita la mucosa gástrica y puede contribuir a la gastritis y a las úlceras pépticas.[40]

Debido a los importantes efectos secundarios asociados a los corticosteroides, ha disminuido su uso para el control del dolor. Sin embargo, se sigue utilizando en los casos en que no se toleran los AINE y para la pleuresía tuberculosa, ya que también puede reducir los derrames y los síntomas relacionados.[37,41]

Una alternativa que se está explorando es la colchicina. Deftereos y cols. han encontrado un posible beneficio, pero es necesario informar que se requiere un estudio adicional, ya que no tenía la potencia suficiente para alcanzar la significación estadística.[42]

Antiácidos y "coctel gastrointestinal"

El "coctel gastrointestinal" es una terapéutica popular que se administra en muchos centros de cuidados intensivos y de urgencias. Se suele utilizar para el alivio inmediato del dolor torácico agudo causado por la dispepsia y la acidez. Hay cierta variabilidad en los ingredientes, pero la mayoría de las recetas incluyen un antiácido y un anestésico local. Algunas otras incluyen un anticolinérgico como la diciclomina o Donnatal también.

El coctel gastrointestinal aumentó su popularidad y uso ya que los primeros estudios, como el de Kagan y cols., descubrieron que la adición de diciclomina era eficaz para aliviar el dolor de forma mucho más temprana y mejor que los antiácidos exclusivos para la acidez y la náusea.[43] También descubrieron después que la diciclomina sola era tan eficaz como la que se añadía a un antiácido.[44] Sin embargo, estos estudios se realizaron en el ámbito ambulatorio durante un periodo de semanas. Incluso en su momento, los resultados fueron controvertidos, ya que Stephens y cols. no encontraron tal beneficio.[45]

Se añadieron anestésicos locales a los antiácidos y anticolinérgicos como parte del coctel GI cuando se comprobó que Mylanta II solo era inferior a Mylanta II con lidocaína viscosa al 2%.[46] Se probaron anestésicos locales como la benzocaína y se comprobó que no eran inferiores a la lidocaína viscosa cuando se sustituían al coctel Maalox y Donnatal.[47] Sin embargo, Berman y cols. cuestionan por completo el uso del coctel GI, ya que no encontraron diferencias significativas entre el antiácido líquido y la adición de lidocaína o Donnatal o ambos.[48]

Una preocupación particular es el uso del coctel GI para ayudar al diagnóstico. Esto puede no ser prudente, ya que se ha demostrado que mejora la precisión del diagnóstico diferencial y no puede excluir de forma fiable la isquemia;[49] además, se han notificado casos en los que el coctel GI enmascara el dolor isquémico.[50]

Oxígeno y nitroglicerina

El oxígeno también se ha convertido en un elemento básico para ayudar a aliviar el dolor asociado a la isquemia.[28,51] Sin embargo, al igual que la morfina, hay estudios que cuestionan su uso rutinario en pacientes con infarto al miocardio en ausencia de hipoxia o hipoxemia demostrada. Hofmann y cols. descubrieron que el uso de oxígeno en los casos de sospecha de IAM con $PO_2 > 90\%$ no redujo la mortalidad total a un año. Ranchord y cols. y Abuzaid y cols. no encontraron pruebas de beneficio o perjuicio del uso de oxígeno en el IAMCEST.[52,53] Sin embargo, son preocupantes los estudios que han encontrado asociaciones que sugieren un posible daño. Aunque Cabello y cols. no encontraron asociaciones que alcanzaran el nivel de significación estadística, se observó.[51] Rawles y cols. no observaron ninguna prueba de beneficio con una mayor frecuencia de taquicardia sinusal en el grupo de oxígeno, así como informaron de vasoconstricción cerebral, renal y retiniana junto con una reducción del flujo sanguíneo coronario tras la inhalación de altas concentraciones de oxígeno.[54] Es preocupante que Stub y cols. encontraran un aumento de la tasa de infarto al miocardio recurrente en el grupo con oxígeno en comparación con el grupo sin oxígeno, un aumento de la frecuencia de arritmias cardiacas y también un incremento del tamaño del infarto al miocardio.[55]

La nitroglicerina demostró mejorar el dolor de la angina de pecho[56] y también se ha convertido en un pilar del control del dolor en la isquemia cardiovascular.[28] El tratamiento temprano con nitroglicerina se asoció a una menor incidencia de complicaciones del infarto en los primeros 10 días, definidas como ICC, extensión del infarto o muerte cardiaca. La mortalidad a los 3 meses fue menor en el grupo tratado precozmente.[57] También reduce la presión de acuñamiento capilar pulmonar y mejora el edema pulmonar resistente al tratamiento con diuréticos en la ICC tras el IM.[58]

Conclusión

Los dolores pleuríticos y torácicos son quejas comunes que se presentan a una amplia gama de especialidades médicas. La mayoría de estas presentaciones está relacionada con causas benignas; sin embargo, a menudo se presenta de forma similar a las patologías más graves. Estas últimas a menudo pueden poner en peligro la vida y requieren un examen y un tratamiento rápidos y concisos para evitar resultados negativos. Este tipo de dolor es una queja que se ve con frecuencia, que puede poner en peligro la vida, y que se presenta en todos los ámbitos médicos. Por lo tanto, es vital que los médicos y los miembros del equipo sanitario de todo tipo conozcan las diferentes presentaciones y cómo trabajarlas con precisión para salvar potencialmente la vida de estos pacientes.

Al ser el pulmón insensible al dolor, este se percibe en sistemas adyacentes como la pleura, el árbol traqueobronquial y la pared torácica. Esto puede hacer que la presentación se traslape con otras patologías. Cuando se evalúa a un individuo con dolor torácico, es importante comenzar con un gran diferencial haciendo hincapié en descartar primero las causas que ponen en peligro la vida. El dolor torácico puede estar causado por múltiples sistemas, como el cardiaco, el pericárdico, el pleural, el abdominal y el musculoesquelético. Para empezar a reducir la causa de forma oportuna, es esencial obtener una historia clínica y un examen físico completos. La agudeza del inicio de los síntomas puede indicar a menudo la gravedad de la patología subyacente. Los síntomas graves que surgen en cuestión de minutos son una indicación más ominosa de una patología que pone en peligro la vida que los síntomas que surgen a lo largo de semanas o meses. Otros factores determinantes que pueden guiar el tratamiento son la caracterización, la irradiación y la localización del dolor, ya que las etiologías se presentarán de forma un poco diferente según la causa subyacente. Al caracterizar el tipo de dolor, un médico especialista podrá identificar mejor la patología que requiere un estudio más profundo.

La historia y el examen físico dirigirán el curso de las pruebas de diagnóstico y de imagen que deben realizarse. En los pacientes con signos de alerta de dolor torácico agudo relacionado con la vida, el diagnóstico por imagen debe realizarse de forma oportuna. Las pruebas iniciales para el dolor torácico con síntomas graves incluyen un electrocardiograma, una troponina y una radiografía de tórax. Los resultados de estas pruebas determinarán el curso de acción a seguir. Para el dolor no relacionado con el corazón, la radiografía de tórax y la TAC suelen utilizarse para orientar inicialmente el tratamiento. Es fundamental que los especialistas médicos sean capaces de utilizar la información obtenida de la historia clínica y el examen físico para guiarse en la obtención de las imágenes diagnósticas necesarias. Una vez realizado el diagnóstico por imagen, el especialista médico debe saber cómo tratar la enfermedad subyacente. El tratamiento varía según la etiología. Dado que el dolor pleurítico puede traslaparse a menudo con otras etiologías, el trabajo para determinar la causa ayudará a proporcionar el tratamiento adecuado.

Los dolores pleuríticos y torácicos son causas comunes de los pacientes que buscan ayuda médica. Debido a la similitud de su presentación, puede resultar difícil diferenciar las etiologías graves de las benignas. Por ello, está en manos de los médicos especialistas abordar el dolor pleurítico y torácico de forma sistemática con el fin de descartar primero las causas que ponen en peligro la vida. Al realizar una anamnesis y un examen físico exhaustivos con el conocimiento de lo que hay que buscar, los especialistas médicos podrán determinar el diagnóstico por imagen necesario y, por lo tanto, el tratamiento que requiere el paciente.

REFERENCIAS

1. Reamy BV, Williams PM, Odom MR. Pleuritic chest pain: sorting through the differential diagnosis. *Am Fam Physician*. 2017;96(5):306-312.
2. Jones K, Raghuram A. Investigation and management of patients with pleuritic chest pain presenting to the accident and emergency department. *J Accid Emerg Med*. 1999;16(1):55-59.
3. McConaghy JR. Outpatient diagnosis of acute chest pain in adults. *Am Fam Physician*. 2013;87(3):6.
4. Johnson K, Ghassemzadeh S. Chest pain. En: *StatPearls* [Internet]. StatPearls Publishing; 2021 [citado el 14 de abril de 2021]. http://www.ncbi.nlm.nih.gov/books/NBK470557/
5. Stepinska J, Lettino M, Ahrens I, et al. Diagnosis and risk stratification of chest pain patients in the emergency department: focus on acute coronary syndromes. A position paper of the Acute Cardiovascular Care Association. *Eur Heart J*. 2020;9(1):76-89.
6. Kass SM, Williams PM, Reamy BV. Pleurisy. *Am Fam Physician*. 2007;75(9):1357-1364.
7. Jackson M, Lee R, Hodgson L, Adams N. Problem based review: pleuritic chest pain. *Acute Med*. 2012;11:172-182.
8. Chest Pain—Cardiovascular Disorders [Internet]. Merck Manuals Professional Edition [citado el 30 abril de 2021]. https://www.merckmanuals.com/professional/cardiovascular-disorders/symptoms-of-cardiovascular-disorders/chest-pain
9. Johnson K, Ghassemzadeh S. Chest pain. En: *StatPearls* [Internet]. StatPearls Publishing; 2021 [citado el 2 de mayo de 2021]. http://www.ncbi.nlm.nih.gov/books/NBK470557/
10. Fruergaard P, Launbjerg J, Hesse B, et al. The diagnoses of patients admitted with acute chest pain but without myocardial infarction. *Eur Heart J*. 1996;17(7):1028-1034.
11. Overview of Acute Coronary Syndromes (ACS)—Cardiovascular Disorders [Internet]. Merck Manuals Professional Edition [citado el 2 de mayo de 2021]. https://www.merckmanuals.com/professional/cardiovascular-disorders/coronary-artery-disease/overview-of-acute-coronary-syndromes-acs
12. Schumann JA, Sood T, Parente JJ. Costochondritis. En: *StatPearls* [Internet]. StatPearls Publishing; 2021 [citado el 2 de mayo de 2021]. http://www.ncbi.nlm.nih.gov/books/NBK532931/
13. Aortic Dissection—Cardiovascular Disorders [Internet]. Merck Manuals Professional Edition [citado el 2 de mayo de 2021]. https://www.merckmanuals.com/professional/cardiovascular-disorders/diseases-of-the-aorta-and-its-branches/aortic-dissection
14. Myocarditis—Cardiovascular Disorders [Internet]. Merck Manuals Professional Edition [citado el 2 de mayo de 2021]. https://www.merckmanuals.com/professional/cardiovascular-disorders/myocarditis-and-pericarditis/myocarditis
15. Jain V, Vashisht R, Yilmaz G, Bhardwaj A. Pneumonia pathology. En: *StatPearls* [Internet]. StatPearls Publishing; 2021 [citado el 2 de mayo de 2021]. http://www.ncbi.nlm.nih.gov/books/NBK526116/
16. McKnight CL, Burns B. Pneumothorax. En: *StatPearls* [Internet]. StatPearls Publishing; 2021 [citado el 2 de mayo de 2021]. http://www.ncbi.nlm.nih.gov/books/NBK441885/
17. Vyas V, Goyal A. Acute pulmonary embolism. En: *StatPearls* [Internet]. StatPearls Publishing; 2021 [citado el 2 de mayo de 2021]. http://www.ncbi.nlm.nih.gov/books/NBK560551/
18. Clarrett DM, Hachem C. Gastroesophageal reflux disease (GERD). *Mo Med*. 2018;115(3):214-218.
19. Narayanan M, Reddy KM, Marsicano E. Peptic ulcer disease and *Helicobacter pylori* infection. *Mo Med*. 2018;115(3):219-224.
20. Malik TF, Gnanapandithan K, Singh K. Peptic ulcer disease. En: *StatPearls* [Internet]. StatPearls Publishing; 2021 [citado el 2 de mayo de 2021]. http://www.ncbi.nlm.nih.gov/books/NBK534792/
21. Kassem MM, Wallen JM. Esophageal perforation and tears. En: *StatPearls* [Internet]. StatPearls Publishing; 2021 [citado el 2 de mayo de 2021]. http://www.ncbi.nlm.nih.gov/books/NBK532298/
22. Disla E, Rhim HR, Reddy A, Karten I, Taranta A. Costochondritis. A prospective analysis in an emergency department setting. *Arch Intern Med*. 1994;154(21):2466-2469.
23. Practitioners TRAC of G. RACGP—Musculoskeletal chest wall pain [Internet] [citado el 2 de mayo de 2021]. https://www.racgp.org.au/afp/2015/august/musculoskeletal-chest-wall-pain/
24. Bhargava J, Hurley JA. Fibromyalgia. En: *StatPearls* [Internet]. StatPearls Publishing; 2021 [citado el 2 de mayo de 2021]. http://www.ncbi.nlm.nih.gov/books/NBK540974/
25. Harskamp RE, Laeven SC, Himmelreich JC, Lucassen WAM, van Weert HCPM. Chest pain in general practice: a systematic review of prediction rules. *BMJ Open*. 2019;9(2):e027081.
26. Cornett EM, Carroll Turpin MA, Pinner A, et al. Pharmacogenomics of pain management: the impact of specific biological polymorphisms on drugs and metabolism. *Curr Oncol Rep*. 2020;22(2):18.
27. Patil SS, Sun L, Fox CJ, et al. Multiple drug allergies: recommendations for perioperative management. *Best Pract Res Clin Anaesthesiol*. 2020;34(2):325-344.

28. American Heart Association. Part 7: the era of reperfusion. *Circulation.* 2000;102(suppl_1):I-172.
29. Meine TJ, Roe MT, Chen AY, et al. Association of intravenous morphine use and outcomes in acute coronary syndromes: Results from the CRUSADE Quality Improvement Initiative. *Am Heart J.* 2005;149(6):1043-1049.
30. de Waha S, Eitel I, Desch S, et al. Intravenous morphine administration and reperfusion success in ST-elevation myocardial infarction: insights from cardiac magnetic resonance imaging. *Clin Res Cardiol.* 2015;104(9):727-734.
31. Kubica J, Adamski P, Ostrowska M, et al. Morphine delays and attenuates ticagrelor exposure and action in patients with myocardial infarction: the randomized, double-blind, placebo-controlled IMPRESSION trial. *Eur Heart J.* 2016;37(3):245-252.
32. Lapostolle F, Van't Hof AW, Hamm CW, et al. Morphine and ticagrelor interaction in primary percutaneous coronary intervention in ST-segment elevation myocardial infarction: ATLANTIC-Morphine. *Am J Cardiovasc Drugs.* 2019;19(2):173-183.
33. Bonin M, Mewton N, Roubille F, et al. Effect and safety of morphine use in acute anterior ST-segment elevation myocardial infarction. *J Am Heart Assoc.* 2018;7(4):e006833. https://www.ahajournals.org/doi/10.1161/JAHA.117.006833
34. Gwag HB, Park TK, Song YB, et al. Morphine does not affect myocardial salvage in ST-segment elevation myocardial infarction. *PLoS One.* 2017;12(1):e0170115.
35. Klein RC. Effects of indomethacin on pleural pain. *South Med J.* 1984;77(10):1253-1254.
36. Sacks PV, Kanarek D. Treatment of acute pleuritic pain. *Am Rev Respir Dis.* 1973;108(3):666-669.
37. Reamy BV, Williams PM, Odom MR. Pleuritic chest pain: sorting through the differential diagnosis. *Am Fam Physician.* 2017;96(5):7.
38. Bally M, Dendukuri N, Rich B, et al. Risk of acute myocardial infarction with NSAIDs in real world use: bayesian meta-analysis of individual patient data. *BMJ.* 2017;357:j1909.
39. Gunter BR, Butler KA, Wallace RL, Smith SM, Harirforoosh S. Non-steroidal anti-inflammatory drug-induced cardiovascular adverse events: a meta-analysis. *J Clin Pharm Ther.* 2017;42(1):27-38.
40. Hawkey CJ. Healing and prevention of NSAID-induced peptic ulcers. *Scand J Gastroenterol Suppl.* 1994;201:42-44.
41. Ryan H, Yoo J, Darsini P. Corticosteroids for tuberculous pleurisy. *Cochrane Database Syst Rev.* 2017;3(3):CD001876. http://doi.wiley.com/10.1002/14651858.CD001876.pub3
42. Deftereos S, Giannopoulos G, Angelidis C, et al. Anti-inflammatory treatment with colchicine in acute myocardial infarction: a pilot study. *Circulation.* 2015;132(15):1395-1403.
43. Kagan G, Rose R. A comparison of an antacid plus antispasmodic combination and aluminium hydroxide in dyspepsia. *Curr Med Res Opin.* 1977;5(2):200-203.
44. Kagan G, Huddlestone L, Wolstencroft P. Comparison of dicyclomine with antacid and without antacid in dyspepsia. *J Int Med Res.* 1984;12(3):174-178.
45. Stephens C, Lever L, Hoare A. Dicyclomine for idiopathic dyspepsia. *Lancet.* 1988;1:1004.
46. Welling LR, Watson WA. The emergency department treatment of dyspepsia with antacids and oral lidocaine. *Ann Emerg Med.* 1990;19(7):785-788.
47. Vilke GM, Jin A, Davis DP, Chan TC. Prospective randomized study of viscous Lidocaine versus Benzocaine in a GI cocktail for dyspepsia. *J Emerg Med.* 2004;27(1):7-9.
48. Berman DA, Porter RS, Graber M. The GI Cocktail is no more effective than plain liquid antacid: a randomized, double blind clinical trial. *J Emerg Med.* 2003;25(3):239-244.
49. Chan S, Maurice AP, Davies SR, Walters DL. The use of gastrointestinal cocktail for differentiating gastro-oesophageal reflux disease and acute coronary syndrome in the emergency setting: a systematic review. *Heart Lung Circ.* 2014;23(10):913-923.
50. Dickinson MW. The "GI Cocktail" in the evaluation of chest pain in the emergency department. *J Emerg Med.* 1996;14(2):245-246.
51. Cabello JB, Burls A, Emparanza JI, Bayliss S, Quinn T. Oxygen therapy for acute myocardial infarction. *Cochrane Database Syst Rev.* 2016;(12):CD007160.
52. Abuzaid A, Fabrizio C, Felpel K, et al. Oxygen therapy in patients with acute myocardial infarction: a systemic review and meta-analysis. *Am J Med.* 2018;131(6):693-701.
53. Ranchord AM, Argyle R, Beynon R, et al. High-concentration versus titrated oxygen therapy in ST-elevation myocardial infarction: a pilot randomized controlled trial. *Am Heart J.* 2012;163(2):168-175.
54. Rawles JM, Kenmure AC. Controlled trial of oxygen in uncomplicated myocardial infarction. *BMJ.* 1976;1(6018):1121-1123.
55. Stub D, Smith K, Bernard S, et al. Air versus oxygen in ST-segment–elevation myocardial infarction. *Circulation.* 2015;131:2143-2150.
56. Copelan HW. Nitroglycerin for angina pectoris. *JAMA.* 1978;239(22):2340.
57. Flaherty JT, Weiss JL, Silverman KJ, Weisfeldt ML. A randomized prospective trial of intravenous nitroglycerin in patients with acute myocardial infarction. *Circulation.* 1983;68(3):13.
58. Gold HK, Leinbach RC, Sanders CA. Use of Sublingual nitroglycerin in congestive failure following acute myocardial infarction. *Circulation.* 1972;46(5):839-845.

16

Dolor ortopédico agudo (fracturas, hernia discal, artritis) y diagnóstico diferencial relacionado con el dolor

Chikezie N. Okeagu, Meredith K. Shaw, Devin S. Reed y Justin Y. Yan

Introducción

El dolor ortopédico agudo, o dolor del sistema musculoesquelético, es quizá la más común de las manifestaciones de dolor agudo. El sistema musculoesquelético es amplio y está formado por todos los músculos, huesos, articulaciones y tejidos asociados, como los tendones y los ligamentos, por lo que presenta amplias localizaciones de las que puede emanar el dolor. A diferencia de otras condiciones de dolor que afectan preferentemente a personas de ciertas edades o géneros, el dolor musculoesquelético no tiene predilección por ningún grupo demográfico específico. Es probable que todas las personas del planeta hayan experimentado alguna forma de dolor agudo relacionado con su sistema musculoesquelético. Por ello, la prevención, la identificación y el tratamiento adecuados son muy importantes.

El dolor ortopédico agudo suele surgir por uno de dos mecanismos: una lesión o una intervención quirúrgica. Las lesiones musculoesqueléticas son comunes, y casi un tercio de las visitas a los servicios de urgencias es consecuencia de una lesión o un traumatismo.[1] Esto abarca una variedad de etiologías que incluyen fracturas óseas, hernias discales y esguinces, distensiones o desgarros de músculos, ligamentos y tendones. De estas, las lesiones más comunes son las de la espalda y la columna vertebral. Las siguientes más frecuentes son los esguinces, las dislocaciones y las fracturas que, combinadas con las mencionadas lesiones de espalda y columna, suponen casi 50% de todas las lesiones musculoesqueléticas.[2] El dolor agudo después de la cirugía ortopédica es también una consideración importante, ya que los procedimientos ortopédicos se consideran algunas de las cirugías más intensamente dolorosas. Esto se debe a que el periostio tiene el umbral de dolor más bajo de las estructuras somáticas profundas y, como resultado, la lesión ósea infligida durante la cirugía es más dolorosa que la lesión de otros tejidos. Como el número de procedimientos ortopédicos que se realizan cada año sigue aumentando, su contribución a la carga total de dolor musculoesquelético agudo será cada vez más importante. Kurtz y cols. prevén que entre 2005 y 2030, las artroplastias totales de rodilla, uno de los procedimientos ortopédicos más realizados, aumentarán 673% hasta alcanzar casi 3.5 millones anuales. También se prevé que esta tendencia se observe en las artroplastias totales de cadera, con un aumento previsto de 174% en ese plazo.[3]

Además del creciente número de procedimientos ortopédicos, el reciente cambio hacia más cirugías ambulatorias y un alta más temprana después de la cirugía ha transformado el aspecto del tratamiento del dolor posoperatorio. La disminución de la duración de las estancias, que antes era en gran medida una tarea de los pacientes internos relegada a los cuidadores en casa y a las enfermeras de planta, ha obligado a los cirujanos y a los anestesiólogos a idear nuevas estrategias para aliviar el dolor y permitir que los pacientes abandonen el hospital. Junto con este aumento de los procedimientos ambulatorios se ha tomado conciencia de que un mal manejo del dolor posquirúrgico predispone a los pacientes a desarrollar complicaciones posoperatorias como tromboembolismo venoso, isquemia miocárdica, complicaciones pulmonares y mala cicatrización de las heridas.[4,5] Además, el dolor agudo mal manejado suele permitir la progresión hacia el dolor crónico.[2,4] En este capítulo se presentará una visión general de los enfoques para la evaluación y el tratamiento de los pacientes con dolor ortopédico agudo relacionado con una lesión o una intervención quirúrgica.

Evaluación y educación del paciente

Una anamnesis y un examen físico exhaustivos son indispensables en la evaluación de las quejas de dolor musculoesquelético agudo. La percepción del dolor es compleja y en ella intervienen no solo la nocicepción sino también elementos sociales, emocionales y psicológicos. En consecuencia, el dolor es una experiencia altamente subjetiva, lo que hace muy difícil evaluar con precisión el nivel de malestar de un paciente. De hecho, en varios estudios no se ha encontrado ninguna asociación entre la gravedad de las lesiones musculoesqueléticas, como los esguinces de tobillo y las fracturas, y la intensidad del dolor que declaran los pacientes.[6] Por ello, se han desarrollado muchas herramientas para ayudar a evaluar el dolor de los pacientes. Aunque los formatos de estas herramientas difieren, todas tienen el mismo objetivo: ayudar a cuantificar el dolor para informar del tratamiento adecuado.

Historial y examen físico

Es importante recopilar información sobre el inicio, la posición, la calidad, la radiación, la gravedad, los factores agravantes/aliviantes y los síntomas o actividades asociados. Esto ayudará a diferenciar el dolor ortopédico relacionado con una lesión del dolor agudo resultante de otras etiologías como la gota o la artritis séptica. La etiología del dolor dictará el tratamiento. Aunque la mayoría de las causas de dolor musculoesquelético agudo se manejan de forma similar, hay algunos casos atípicos. La artritis séptica, por ejemplo, es una urgencia quirúrgica y, por lo tanto, debe identificarse rápido. Del mismo modo, aunque los pacientes con gota pueden experimentar algún beneficio de los enfoques analgésicos adoptados con otras causas de dolor musculoesquelético, también es importante que prevengan nuevos episodios con modificaciones del estilo de vida y medicamentos profilácticos.

Escalas de calificación simple del dolor

Estas escalas son muy utilizadas. En esta categoría se incluyen escalas como la escala de valoración numérica (EVN), la escala de valoración verbal (EVV), la escala visual análoga (EVA) y las escalas de valoración facial (fig. 16.1). Un componente esencial de estas escalas de dolor es la inclusión de puntos de anclaje como "ningún dolor" y "el peor dolor imaginable" en ambos extremos.[4] Esto permite al paciente sopesar sus síntomas actuales en relación con estos puntos de referencia.

Debido a su comodidad, la EVN es una de las escalas más utilizadas en medicina. La aplicación de la escala consiste en pedir a los pacientes que clasifiquen su dolor en una escala numérica, por lo regular del 0 al 10, correspondiendo el 0 a la ausencia de dolor y el 10 al peor dolor imaginable. La validez de esta escala se ha demostrado en estudios, y su sencillez permite que se administre con rapidez. Además, como solo se utilizan valores numéricos, la escala puede aplicarse de manera amplia sin necesidad de traducción. A pesar de los numerosos aspectos positivos de la escala, tiene algunas deficiencias; solo evalúa la intensidad del dolor y no proporciona una forma de evaluar las demás dimensiones del dolor (p. ej., la emocional y la psicológica). Los intervalos entre los números no son necesariamente iguales; es decir, la diferencia entre un 1 y un 2 en la escala quizá no sea la misma que la diferencia entre un 9 y un 10. Además, por lo regular se pide a los pacientes que califiquen su dolor actual o su peor nivel de dolor en las 24 horas anteriores. El uso de la escala de este modo no tiene en cuenta de forma adecuada las fluctuaciones de los síntomas de dolor.[4,7]

La EVV difiere de la EVN en que se utilizan adjetivos descriptivos como "leve", "moderado" o "grave" en lugar de un número para la calificación del dolor. Al igual que en la EVN, se utilizan como referencia puntos finales como "ningún dolor" y "dolor extremo". Del mismo modo que la

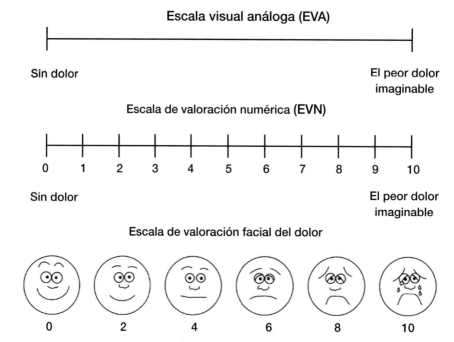

FIGURA 16.1 Herramientas de evaluación del dolor.

EVN, la EVV ha demostrado ser una herramienta de evaluación fiable. Dado que se utilizan palabras en lugar de números, puede tomar más tiempo administrarla, ya que los pacientes deben leer todas las respuestas posibles antes de elegir una. Asimismo, esto puede suponer un obstáculo cuando se trata de pacientes que no están familiarizados con el idioma en el que está escrita la escala. Como las opciones de respuesta son limitadas, los pacientes pueden tener dificultades para seleccionar el adjetivo que mejor se ajusta a su dolor. Por último, al igual que con la EVN, la diferencia entre el dolor leve y el moderado, por ejemplo, no es necesariamente la misma que la diferencia entre moderado y grave.[4,7]

La EVA es uno de los instrumentos más utilizados para la evaluación del dolor. Consiste en una línea recta cuyos puntos extremos denotan los extremos del dolor (es decir, 0 o "ningún dolor" y 10 o "el peor dolor imaginable"). Se pide a los pacientes que marquen la línea en un punto que corresponda a su nivel de dolor. La distancia entre el lado izquierdo de la escala y la marca indica el nivel de dolor del paciente. Entre las variaciones de la EVA se encuentran la EVA mecánica, en la que los pacientes utilizan un deslizador en una escala lineal en lugar de dibujar una marca, y los modelos informáticos de la EVA. A veces se añaden términos descriptivos o escalas numéricas a la EVA. En estos casos, la escala se conoce como escala de valoración gráfica. Al igual que otras escalas de calificación simples, la EVA y la escala de calificación gráfica han resultado ser herramientas válidas para evaluar el dolor. Además, las diferencias en la intensidad del dolor medidas con la EVA son representativas de la diferencia en la magnitud del dolor experimentado por el paciente. Entre las escalas de calificación única, esto es exclusivo de la EVA y presenta su mayor ventaja sobre otras herramientas. La EVA es más difícil de entender para algunos pacientes, por lo que es más susceptible de cometer errores al completarla.[4,7]

Por último, se ha comprobado que las escalas de valoración facial del dolor se correlacionan de manera positiva con otras evaluaciones de la intensidad del dolor. Se pide a los pacientes que elijan entre una selección de expresiones faciales, que representan un nivel de dolor. Al igual que la EVN, esta escala tiene la ventaja de que no es necesario que los pacientes sepan leer y escribir para completar la evaluación.[4]

Cuestionarios de evaluación del dolor

El uso de cuestionarios permite una evaluación más exhaustiva de las distintas dimensiones del dolor. El Cuestionario del Dolor de McGill es la evaluación más utilizada en esta categoría. La primera parte del cuestionario consiste en un esquema de un humano en el que los pacientes marcan la localización de su dolor. La segunda parte les permite informar de la intensidad de su dolor actual en una escala del 1 al 5. La tercera parte consta de 78 palabras en 20 secciones relacionadas con el dolor. Las distintas secciones están asociadas a diferentes componentes del dolor, a saber, afectivo, sensorial, evaluativo y misceláneo. A cada palabra se le asigna un valor en puntos, y los pacientes marcan tantas palabras como sea necesario para describir mejor su dolor. Se obtiene un índice de calificación del dolor sumando el número total de puntos. La administración del Cuestionario del Dolor de McGill puede llevar mucho tiempo y ser engorrosa. Por ello, es más habitual el uso de un Cuestionario del Dolor de McGill de formato corto que puede completarse con mucha más rapidez.[4,7,8]

Evaluación del dolor posoperatorio

En el periodo posoperatorio deben realizarse evaluaciones en serie, ya que una sola medición solo presenta una "instantánea" y puede no representar de manera adecuada el nivel de dolor del paciente. Debe elegirse un intervalo de tiempo sensato basado en la situación individual. Se puede utilizar cualquiera de las herramientas mencionadas para evaluar los síntomas de dolor de un paciente. Las mediciones posteriores deben compararse para controlar la progresión del dolor y la eficacia de las intervenciones contra el dolor.[4]

Manejo de las expectativas de los pacientes

Al margen del método que se utilice para evaluar el dolor, es vital proporcionar a los pacientes una educación adecuada sobre su enfermedad y lo que pueden esperar del tratamiento. Los pacientes y los proveedores de atención médica suelen tener una comprensión diferente de lo que se considera un tratamiento exitoso. Un estudio realizado por Ghomrawi y cols. reveló que más de 50% de los pacientes de artroplastia articular total tenían expectativas más altas que sus cirujanos con respecto al alivio del dolor posoperatorio, la función y el bienestar.[9] Cuando se trata el dolor agudo, es importante hacer que los pacientes sean conscientes de que puede no ser seguro o incluso posible eliminar por completo su dolor. Schutte y cols. llevaron a cabo un estudio en el que encuestaron a pacientes que iban a someterse a una intervención quirúrgica sobre el nivel de dolor posoperatorio que se consideraría satisfactorio. Al inicio, 41% indicó que "ningún dolor" sería el nivel adecuado de dolor posoperatorio. Después de educar a los pacientes en cuanto a la cantidad de control del dolor que podría lograrse de forma realista en el posoperatorio, > 80% estaba dispuesto a aceptar un nivel de dolor más alto.[10] Por último, es importante mantener un diálogo con el paciente durante todo el periodo posoperatorio o el curso del tratamiento del dolor musculoesquelético agudo. La recuperación puede llevar de semanas a meses, y durante ese tiempo el paciente puede experimentar síntomas de dolor fluctuantes. Los médicos deben seguir proporcionando educación, incluyendo la información más actualizada sobre los resultados esperados del tratamiento.

Tratamientos

El tratamiento del dolor agudo de las lesiones ortopédicas es mejor utilizando un régimen de analgesia multimodal. De las prescripciones de opioides, 7.7% procede de cirujanos ortopédicos, a pesar de que solo representan 2.5% de todos los médicos.[1] Una mejor comprensión del tratamiento del dolor de las lesiones ortopédicas puede ayudar a la población de pacientes a combatir la epidemia de opioides. Estos incluyen, entre otros, los analgésicos orales, los bloqueos periféricos, los bloqueos neuraxiales y las infiltraciones locales. También se ha demostrado que la terapia adicional, como el apoyo psicosocial, mejora los resultados.[1] La combinación de la analgesia con opioides con otras modalidades de tratamiento, como los antiinflamatorios no esteroideos (AINE), ha dado lugar a mejores resultados del dolor que la monoterapia con opioides.[1,2] Los opioides prescritos de manera específica por un único proveedor y a la dosis efectiva más baja durante el tiempo efectivo más corto son importantes para disminuir el uso de opioides.

Analgésicos orales

Antes de pasar a la prescripción de opioides, los analgésicos orales no opioides constituyen una buena opción para el tratamiento del dolor ortopédico agudo. Los regímenes no opioides para pacientes ingresados tras una lesión ortopédica importante incluyen ketorolaco seguido de ibuprofeno, gabapentina y paracetamol programado. Los regímenes posteriores al alta incluyen una combinación de ibuprofeno, gabapentina y paracetamol programado. Los estudios han demostrado que los AINE pueden proporcionar una analgesia equivalente en comparación con los opioides.[2] Los AINE inhiben la enzima ciclooxigenasa (COX) para evitar la formación de mediadores inflamatorios y del dolor en sentido descendente. Los mecanismos de acción de la gabapentina y el paracetamol para la analgesia siguen siendo más confusos. Se cree que la gabapentina se une a la subunidad alfa2-delta de los canales de calcio dependientes de voltaje de las neuronas del cuerno dorsal para disminuir la entrada de calcio e inhibir la función nerviosa. El paracetamol actúa en teoría disminuyendo la nocicepción del SNC.[3] La relación entre el uso de AINE y el deterioro de la curación de las fracturas se ha puesto en duda en las últimas décadas.[2] Los estudios con participantes humanos que apoyan la noción de que los AINE se correlacionan con la disminución de la curación de las fracturas han sido en gran medida poco potentes.[1,2]

Analgésicos opioides

Los opioides son los medicamentos que se recetan con más frecuencia para las lesiones ortopédicas graves; los peligros de su uso están bien documentados. Las sobredosis de fármacos se han triplicado en los últimos 15 años y los opioides representan 61% de las muertes por sobredosis.[4] Se han establecido recomendaciones y directrices para la prescripción segura de opioides. Estas incluyen la prescripción de opioides de liberación inmediata frente a los de liberación prolongada, tener un único prescriptor por paciente y ofrecer regímenes de dolor multimodal frente a la monoterapia con opioides.[1,4] El cumplimiento de estas directrices disminuye la aparición de la adicción, el abuso y la desviación. Los regímenes de medicación para pacientes hospitalizados tras una lesión ortopédica importante incluyen con frecuencia combinaciones de oxicodona/acetaminofeno e hidromorfona. Los regímenes posteriores al alta incluyen una combinación de oxicodona/acetaminofeno, hidrocodona/acetaminofeno y tramadol. Los opioides ejercen su función sobre todo mediante la unión de los receptores opioides endógenos. Estos receptores son todos acoplados a proteínas G, que inhiben la señalización neuronal del dolor.[4,5] Las directrices para la dosificación de las prescripciones de opioides se basan en la dosis diaria equivalente de morfina por día (DEM/d). Los límites máximos de dosificación de las prescripciones de opioides son 50 mg DEM/d para los médicos generales y 90 mg DEM/d para los especialistas.[4] Las prescripciones de más de 100 mg DEM/d se han relacionado con un aumento muy importante del riesgo de sobredosis de opioides.[4]

Anestesia regional

La anestesia regional, como los bloqueos nerviosos periféricos y neuraxiales, son buenos complementos de los regímenes analgésicos orales. Los bloqueos nerviosos regionales funcionan inyectando medicación analgésica alrededor de un nervio objetivo, lo que bloquea la transmisión del dolor desde cualquier fibra nerviosa descendente. Se ha demostrado que la incorporación de bloqueos regionales disminuye las puntuaciones de dolor posoperatorio, así como el uso general de opioides.[4,6] Las opciones incluyen bloqueos regionales de una sola dosis, catéteres permanentes, bloqueos regionales y bloqueos de campo. Un bloqueo nervioso de una sola dosis es una inyección de una sola vez, mientras que un catéter permanente proporciona analgesia al paciente de forma continua. Se ha demostrado que los bloqueos de una sola dosis disminuyen las puntuaciones de dolor hasta 8 horas después de la cirugía. En comparación, los bloqueos con catéteres permanentes han probado que disminuyen las puntuaciones de dolor hasta 72 horas después de la cirugía.[6] Sin embargo, la anestesia regional se asocia con el dolor de rebote y el dolor irruptivo, que pueden reducir de manera importante la eficacia de la reducción del dolor. El dolor de rebote se define como una hiperalgesia que suele producirse entre 8 y 24 horas después de que haya desaparecido el bloqueo regional.[6] El dolor irruptivo es un pico repentino de dolor cuando se sigue un régimen de dolor que antes ha controlado bien el dolor. El dolor de rebote y el dolor irruptivo pueden mitigarse con estrategias multimodales de control del dolor. Estas incluyen el uso de analgesia con opioides antes de que se espere que desaparezca el bloqueo, el uso de opciones de esteroides y AINE de manera simultánea con los bloqueos, el uso de bloqueos continuos y de soluciones adyuvantes que prolonguen los efectos del bloqueo.

La infiltración local es otra técnica analgésica utilizada en el tratamiento del dolor ortopédico agudo. Produce una pérdida de sensibilidad en una parte superficial y localizada del cuerpo. Se ha demostrado que la infiltración local es igual de eficaz para reducir las puntuaciones de dolor posoperatorio en comparación con otras modalidades de tratamiento. Una opción es la suspensión de bupivacaína liposomal, que se considera ventajosa para un bloqueo de una sola dosis o una infiltración local de hasta 72 horas de duración, similar a los catéteres permanentes, pero que permite reducir la estancia de los pacientes ortopédicos. Sin embargo, el uso de la bupivacaína liposomal solo produce una modesta disminución del consumo de opioides, acompañada de un aumento no significativo de las puntuaciones de dolor en los procedimientos de cadera y rodilla, lo que sugiere una utilidad limitada tras las operaciones ortopédicas.[7]

Analgesia controlada por el paciente

La analgesia controlada por el paciente (ACP) es un método de control del dolor que permite al paciente controlar la administración de medicamentos para el dolor por sí mismo. A menudo, se utiliza una bomba computarizada que contiene una cantidad fija de medicación prescrita por un proveedor, que puede proporcionar al paciente una tasa de infusión basal continua de la medicación o permitirle que se autoadministre dosis adicionales de la medicación para el dolor con solo pulsar un botón.[11,12] Las bombas de ACP pueden suministrar medicamentos por vía intravenosa o proporcionar la dosificación de medicamentos a través de catéteres epidurales o de otro tipo insertados por un proveedor de anestesia. Aunque las bombas de ACP tienen características de seguridad incorporadas que limitan la cantidad total de medicación analgésica que el paciente puede administrarse en un momento dado o durante el periodo de uso de la bomba, sigue habiendo preocupación por los problemas técnicos o del operador que pueden dar lugar a errores de programación que provoquen una sedación excesiva, depresión respiratoria e incluso la muerte. El uso de la bomba de ACP debe ser supervisado por un proveedor con una formación detallada.

El uso adecuado de la bomba de ACP en el manejo del dolor es imprescindible para la recuperación del paciente, ya que un tratamiento ineficaz del dolor posoperatorio puede prolongar el periodo de recuperación del paciente al provocar un aumento de la intensidad del dolor que cause un catabolismo neuroendocrino y metabólico, lo que puede dar lugar a una mala cicatrización de la herida. Esto último puede obligar al paciente a someterse a más procedimientos y retrasar las sesiones de terapia posoperatoria y, por lo tanto, la movilidad posoperatoria, contribuyendo potencialmente a otras complicaciones posoperatorias como la neumonía y la trombosis venosa profunda.[11]

Estimulación nerviosa eléctrica transcutánea

La estimulación nerviosa eléctrica transcutánea (TENS, por sus siglas en inglés) es un tratamiento complementario no farmacológico y no invasivo habitual para el dolor. La TENS intenta modular el dolor mediante el suministro de corrientes eléctricas de bajo voltaje a través de almohadillas de electrodos colocadas en la piel desde una pequeña máquina portátil que el paciente puede controlar. Se cree que la TENS actúa reduciendo el dolor percibido por el paciente mediante la activación de los receptores opioides, serotoninérgicos y muscarínicos a nivel central y de los receptores opioides y α-2 noradrenérgicos a nivel periférico a través de una vía inhibidora descendente endógena cuando la unidad estimula las fibras nerviosas aferentes periféricas de gran diámetro.[6,13] A los pacientes con un marcapasos o desfibrilador implantado, con una herida abierta en el lugar donde se aplicarían las almohadillas o con linfedema no se les debe prescribir una unidad TENS.

Un metaanálisis sobre la TENS y un complemento a otra metodología de alivio del dolor descubrió que la TENS (frente a una unidad de TENS de placebo) alrededor de la herida quirúrgica redujo de manera significativa el consumo de analgésicos posoperatorios en 26.5% (rango de −6 a 51%). Sin embargo, descubrieron que la eficacia puede depender de la amplitud de la corriente que suministra la unidad de TENS, que es controlada por el paciente.[6,14] Hay que informar a los pacientes sobre las diferencias entre la intensidad baja, en la que estos sienten una fuerte sensación pero no se produce ninguna contracción motora, y la intensidad alta, en la que se genera una contracción motora no dolorosa.[13] Varios estudios sobre la unidad TENS en el posoperatorio han determinado que el uso de la unidad TENS disminuye el dolor posoperatorio y, por lo tanto, las necesidades de analgésicos opioides en el periodo posoperatorio.[6,15-17]

Crioterapia

La crioterapia, o aplicación terapéutica controlada de una fuente externa de frío como las bolsas de hielo, las compresas de gel, la inmersión en baños de hielo o la crioterapia gaseosa con o sin compresión neumática, se utiliza para reducir la temperatura de los tejidos. Se ha demostrado que esto proporciona una reducción multifactorial de los estímulos dolorosos, lo cual aumenta la tolerancia del paciente al dolor mediante la disminución del edema tisular, de los mediadores inflamatorios, de la inundación sanguínea secundaria a la vasoconstricción y, en general, de la demanda metabólica de los tejidos impactados quirúrgicamente.[6,18-22] Los estudios han demostrado resultados contradictorios al comparar la crioterapia con el placebo en lo que respecta al control del dolor y al consumo de analgésicos en el periodo posoperatorio; sin embargo, los estudios tienden a favorecer que la crioterapia es beneficiosa para los pacientes en ambos aspectos.[6,23,24] Además, han surgido resultados no concluyentes al comparar las modalidades de crioterapia, por lo que no se prefiere ninguna terapia.[6] Sin embargo, los pacientes y los profesionales del dolor deben ser educados en las técnicas adecuadas de cada modalidad, ya que pueden producirse complicaciones, como parálisis nerviosas y congelación.[25,26]

Abordajes/conceptos de tratamiento

Abordaje multimodal

La analgesia multimodal es un método de tratamiento del dolor que utiliza múltiples clases de analgésicos con distintos mecanismos de acción para mejorar el alivio del dolor.[27] Puede incluir el uso de anestésicos locales, medicamentos opioides y no opioides, así como terapias no farmacológicas. Al utilizar un enfoque multimodal, se evitan las necesidades de dosis elevadas de un solo fármaco, con lo que se mitigan los efectos adversos dependientes de la dosis y se evita la toxicidad asociada al uso de un solo agente.[28] Es importante destacar que este tipo de enfoque puede reducir las necesidades de opioides.[27] Las investigaciones también indican que un abordaje multimodal puede mejorar los efectos de la analgesia debido a los efectos aditivos y sinérgicos.[29] Este tipo de abordaje del tratamiento del dolor puede ser personalizado, seleccionando los tratamientos adecuados en función de los antecedentes del paciente y de sus necesidades individuales.

Servicios para el dolor

Los servicios de tratamiento del dolor agudo se han hecho comunes tanto en el ámbito hospitalario como en el ambulatorio. Los servicios para el dolor están formados por cuidadores específicamente capacitados para el manejo el dolor; por lo regular están compuestos por un equipo multidisciplinar de cirujanos, farmacéuticos y enfermeras. Los niveles de dolor y las consideraciones sobre el tratamiento varían en función de las características individuales, el historial médico y el tipo de lesión o intervención quirúrgica. Por lo tanto, un plan adaptado al paciente es ideal para un tratamiento óptimo del dolor. Los servicios del dolor trabajan con los pacientes y sus familias para diseñar un plan de tratamiento personalizado, así como para facilitar la educación del paciente. Estos servicios miden el control del dolor perioperatorio, aseguran la calidad de los cuidados y gestionan las órdenes de ACP intravenosa, los bloqueos regionales y los medicamentos orales.[28]

Analgesia preventiva

La analgesia preventiva es la administración de un tratamiento analgésico antes de cualquier lesión tisular para reducir el dolor posoperatorio. Esto puede incluir la administración preoperatoria de opioides, AINE o bloqueos locales.[28] El tratamiento preventivo bloquea la detección de un estímulo doloroso o lesivo por parte de las neuronas sensoriales, incluyendo intervenciones quirúrgicas así como los estímulos producidos por los mediadores inflamatorios debido al tejido dañado.[30] Aunque la investigación clínica ofrece resultados contradictorios, hay estudios que han descubierto que la analgesia preventiva puede retrasar la primera solicitud de medicación para el dolor en la recuperación y minimizar la gravedad de los síndromes de dolor persistente.[28,31,32]

Conclusión

Como ya se ha comentado, el dolor ortopédico derivado de una lesión o de una intervención quirúrgica puede tratarse mediante una multitud de métodos. La manera más adecuada para cada paciente debe ser decidida por el proveedor de anestesiología de forma individualizada, ya que pacientes con lesiones similares pueden mostrar distintos niveles de dolor y pueden ser controlados a través de diferentes medidas con igual eficacia. Además, como ya se ha mencionado, varias técnicas tienen un éxito limitado en función de muchos factores del paciente, como la edad, el historial médico, la forma de la lesión, la localización del dolor y otros tantos. Además, el cambio hacia procedimientos quirúrgicos más ambulatorios, para la comodidad del paciente y para prevenir complicaciones posoperatorias, ha obligado al anestesiólogo a pensar en el control del dolor de una manera diferente para prevenir y tratar el dolor del paciente con más éxito. Esto a menudo incluye la utilización de un enfoque multimodal con el fin de prevenir el dolor desde su inicio y utilizar diferentes receptores del dolor para maximizar la eficacia. El uso de múltiples métodos requiere que el anestesiólogo sea competente y conozca todos los aspectos de todas las modalidades de control del dolor para poder ofrecer la mejor atención posible a sus pacientes. Optimizar el control del dolor es imperativo en todos los campos quirúrgicos; sin embargo, es de vital importancia en especial en un campo en el que la manipulación ósea y musculoesquelética temprana después de la cirugía, a menudo a través de la fisioterapia y la terapia ocupacional, es necesaria para establecer una recuperación exitosa a largo plazo.

REFERENCIAS

1. Todd KH, Ducharme J, Choiniere M, et al. Pain in the emergency department: results of the pain and emergency medicine initiative (PEMI) multicenter study. *J Pain.* 2007;8(6):460-466.
2. Ekman EF, Koman LA. Acute pain following musculoskeletal injuries and orthopaedic surgery: mechanisms and management. *J Bone Joint Surg Am.* 2004;86(6):1316-1327.
3. Kurtz S, Ong K, Lau E, Mowat F, Halpern M. Projections of primary and revision hip and knee arthroplasty in the United States from 2005 to 2030. *J Bone Joint Surg Am.* 2007;89(4):780-785.
4. Jadon A, Hospital TM. Capítulo-114 Pain Management in Orthopedic Patient. 2017;(enero 2016).
5. Tetzlaff JE. Treatment of acute pain in the orthopedic patient. *Pract Pain Manag.* 2020;4(4). https://www.practicalpainmanagement.com/treatments/pharmacological/treatment-acute-pain-orthopedic-patient
6. Hsu JR, Mir H, Wally MK, Seymour RB. Clinical practice guidelines for pain management in acute musculoskeletal injury. *J Orthop Trauma.* 2019;33(5):e158-e182.
7. Haefeli M, Elfering A. Pain assessment. *Eur Spine J.* 2006;10:S17.
8. Waldman SD. Pain assessment tools for adults. En: *Pain Review.* Elsevier; 2009:375-380.
9. Ghomrawi HMK, Ferrando NF, Mandl LA, Do H, Noor N, Gonzalez Della Valle A. How often are patient and surgeon recovery expectations for total joint arthroplasty aligned? Results of a pilot study. *HSS J.* 2011;7(3):229-234.

10. Schutte SS, Le-Wendling LT. When expectations outpace reality: a survey of patient knowledge gaps in postoperative pain management. *J Clin Anesth.* 2020;66:109942.

11. Miaskowski C. Patient-controlled modalities for acute postoperative pain management. *J Perianesth Nurs.* 2005;20(4):255-267.

12. Viscusi ER. Emerging techniques for postoperative analgesia in orthopedic surgery. *Am J Orthop.* 2004;33:13-16.

13. DeSantana JM, Walsh DM, Vance C, Rakel BA, Sluka KA. Effectiveness of transcutaneous electrical nervestimulation for treatment of hyperalgesia and pain. *Curr Rheumatol Rep.* 2008;10:492-499.

14. Bjordal JM, Johnson MI, Ljunggreen AE. Transcutaneous electrical nerve stimulation (TENS) can reduce postoperative analgesic consumption. A meta-analysis with assessment of optimal treatment parameters for postoperative pain. *Eur J Pain.* 2003;7(2):181-188.

15. Tedesco D, Gori D, Desai KR, et al. Drug-free interventions to reduce pain OR opioid consumption after total knee arthroplasty a systematic review and meta-analysis. *JAMA Surg.* 2017;152(10):e172872.

16. Rakel BA, Zimmerman MB, Geasland K, et al. Transcutaneous electrical nerve stimulation for the control of pain during rehabilitation after total knee arthroplasty: a randomized, blinded, placebo-controlled trial. *Pain.* 2014;155(12):2599-2611.

17. Mahure SA, Rokito AS, Kwon YW. Transcutaneous electrical nerve stimulation for postoperative pain relief after arthroscopic rotator cuff repair: a prospective double-blinded randomized trial. *J Shoulder Elbow Surg.* 2017;26(9):1508-1513.

18. Algafly AA, George KP. The effect of cryotherapy on nerve conduction velocity, pain threshold and pain tolerance. *Br J Sports Med.* 2007;41(6):365-369.

19. White GE, Wells GD. Cold-water immersion and other forms of cryotherapy: physiological changes potentially affecting recovery from high-intensity exercise. *Extrem Physiol Med.* 2013;2:26.

20. Adie S, Kwan A, Naylor JM, Harris IA, Mittal R. Cryotherapy following total knee replacement. *Cochrane Database Syst Rev.* 2012;(9):CD007911.

21. Nadler SF, Weingand K, Kruse RJ. The physiologic basis and clinical applications of cryotherapy and thermotherapy for the pain practitioner. *Pain Physician.* 2004;7(3):395-399.

22. Ho SSW, Coel MN, Kagawa R, Richardson AB. The effects of ice on blood flow and bone metabolism in knees. *Am J Sports Med.* 1994;22(4):537-540.

23. Wittig-Wells D, Johnson I, Samms-McPherson J, et al. Does the use of a brief cryotherapy intervention with analgesic administration improve pain management after total knee arthroplasty? *Orthop Nurs.* 2015;34(3):148-153.

24. Kuyucu E, Bülbül M, Kara A, Koçyi_it F, Erdil M. Is cold therapy really efficient after knee arthroplasty? *Ann Med Surg.* 2015;4(4):475-478.

25. Bassett FH, Kirkpatrick JS, Engelhardt DL, Malone TR, Grana W. Cryotherapy-induced nerve injury. *Am J Sports Med.* 1992;20:516-518.

26. Brown WC, Hahn DB. Frostbite of the feet after cryotherapy: a report of two cases. *J Foot Ankle Surg.* 2009; 48(5):577-580.

27. Beaussier M, Sciard D, Sautet A. New modalities of pain treatment after outpatient orthopaedic surgery. *Orthop Traumatol Surg Res.* 2016;102:S121-S124.

28. Sinatra RS, Torres J, Bustos AM. Pain management after major orthopaedic surgery: current strategies and new concepts. *J Am Acad Orthop Surg.* 2002;10:117-129.

29. Raffa RB, Pergolizzi JV, Tallarida RJ. The determination and application of fixed-dose analgesic combinationsfor treating multimodal pain. *J Pain.* 2010;11:701-709.

30. Kissin I. Preemptive analgesia. *Anesthesiology.* 2000;93:1138-1143.

31. McQuay HJ, Carroll D, Moore RA . Postoperative orthopaedic pain—the effect of opiate premedication and local anaesthetic blocks. *Pain.* 1988;33:291-295.

32. Brull SJ, Lieponis JV, Murphy MJ, Garcia R, Silverman DG. Acute and long-term benefits of iliac crest donor site perfusion with local anesthetics. *Anesth Analg.* 1992;74:145-147.

Dolor agudo relacionado con el sistema nervioso

Madelyn K. Craig, Gopal Kodumudi, Devin S. Reed, William C. Bidwell y Alan David Kaye

Introducción

El dolor agudo del sistema nervioso puede dividirse a grandes rasgos en dolor del sistema nervioso central y dolor agudo del sistema nervioso periférico. El dolor agudo del sistema nervioso central, a su vez, se clasifica en dolor del sistema nervioso central causado por etiologías primarias y secundarias. La clasificación del dolor agudo del sistema nervioso periférico depende más de las etiologías del dolor agudo del sistema nervioso periférico.

En este capítulo revisamos las diversas etiologías y los tratamientos del dolor agudo relacionado con el sistema nervioso; se analizan las causas primarias y secundarias del dolor del sistema nervioso central, la gran variedad de etiologías del dolor y el dolor causado por la patología del sistema nervioso periférico. Se revisan las características clínicas y los tratamientos del dolor agudo tanto del sistema nervioso central como del periférico.

Dolor agudo relacionado con el sistema nervioso central

La cefalea es una dolencia común; se calcula que hasta uno de cada siete estadounidenses es diagnosticado con migrañas.[1] Las migrañas, las cefaleas en racimo y las cefaleas de tipo tensional son los dolores agudos primarios más frecuentes del sistema nervioso central.

La cefalea migrañosa puede ser de intensidad moderada a grave, unilateral y estar asociada a sensibilidad a la luz y al sonido. La migraña sin aura por lo regular dura entre 3 y 72 horas, mientras que aquella con aura suele durar minutos, es unilateral y con síntomas sensoriales visuales, del lenguaje y del habla sistematizados, seguidos de cefalea y síntomas de migraña. La migraña crónica dura más de 15 días en 1 mes durante más de 3 meses, con características de migraña en un mínimo de 8 días en 1 mes.

Cefaleas en racimo

Estas son una forma de cefalea primaria poco frecuente pero grave. Las cefaleas son unilaterales con al menos un síntoma autonómico ipsilateral. Se producen a diario durante semanas o meses, con periodos de remisión que se prolongan durante meses y años. Pueden ocurrir varias veces al día o cada 2 días. Parece existir una relación entre el ataque de dolor y la vasodilatación en la cefalea en racimos.

Cefalea de tipo tensional

La cefalea de tipo tensional, también llamada de contracción muscular, suele ser bilateral, no empeora, puede durar minutos o semanas y se describe como de calidad opresiva. Puede haber fotofobia, pero normalmente no se observa náusea ni vómito.

TABLA 17.1 CARACTERÍSTICAS DE LOS DIFERENTES TIPOS DE CEFALEA

	Migraña	Tipo de tensión	Clúster
Ubicación	Adultos: unilateral en 60-70%, bifrontal o global en 30% Niños y adolescentes: bilateral en la mayoría	Bilateral de tipo tensional	Siempre unilateral, suele comenzar alrededor del ojo o la sien
Características	De inicio gradual, patrón *in crescendo*; pulsante; intensidad moderada o grave; agravada por la actividad física rutinaria	Presión o tirantez, que aumenta y disminuye	El dolor comienza rápidamente, alcanza un *crescendo* en minutos; el dolor es profundo, continuo, insoportable y de calidad explosiva
Aspecto del paciente	El paciente prefiere descansar en una habitación oscura y tranquila	El paciente puede permanecer activo o necesitar reposo	El paciente permanece activo
Duración	4-72 horas	De 30 minutos a 7 días	De 15 minutos a 3 horas
Síntomas asociados	Náusea, vómito, fotofobia, fonofobia; puede tener aura (normalmente visual pero puede implicar otros sentidos o causar déficits del habla o motores)	Ninguno	Lagrimeo ipsilateral y enrojecimiento del ojo; nariz congestionada; rinorrea; palidez; sudoración; síndrome de Horner; inquietud o agitación; síntomas neurológicos focales raros; sensibilidad al alcohol

Las cefaleas primarias agudas pueden distinguirse por varios factores; en la tabla 17.1 se explican las características de cada una de estas cefaleas primarias, incluyendo la localización, las características, la duración y los síntomas asociados.

Tratamientos

Tipo de migraña tensional

Los antiinflamatorios no esteroideos (AINE) y el paracetamol han sido durante mucho tiempo el tratamiento de elección para las migrañas y las cefaleas tensionales, pero existen otras opciones de tratamiento, como los triptanes, los antieméticos, la dihidroergotamina y los bloqueos nerviosos periféricos. Los tratamientos más recientes incluyen la neuromodulación, los antagonistas del péptido relacionado con el gen de la calcitonina (CGRP, por sus siglas en inglés) y el lasmiditan. La tabla 17.2 muestra el nivel de evidencia de varios tratamientos farmacológicos. Hay que tener en cuenta que por lo regular se evitan los opioides.

La selección de un tratamiento debe estar determinada por el inicio, la progresión, los efectos secundarios y la duración. Un gran número de migrañas se producen por la mañana con progresión durante el sueño y son difíciles de tratar en el momento en que se diagnostican, por lo que hay que considerar un tratamiento agresivo. Debe considerarse el tratamiento no oral para las cefaleas de rápida progresión, las de larga duración o las asociadas a náusea y vómito. A menudo, un mismo paciente puede presentar variabilidad en sus ataques.[2] No se recomienda un enfoque escalonado para el inicio de la terapia; la atención estratificada muestra mejores resultados.

TABLA 17.2 **NIVEL DE EVIDENCIA PARA VARIOS TRATAMIENTOS FARMACOLÓGICOS**

Nivel A	Nivel B	Nivel C	Nivel U	Otros
Analgésico Paracetamol 1 000 mg (para ataques no incapacitantes)	Antieméticos Clorpromazina IV 12.5 mg Droperidol IV 2.75 mg Metoclopramida IV 10 mg Proclorperazina IV/IM 10 mg; PR 25 mg	Antiepiléptico Valproato IV 400-1 000 mg	AINE Celecoxib 400 mg	Nivel B negativo otro Octreotide SC 100 µg
Ergots DHE Espray nasal 2 mg Inhalador pulmonar 1 mg	Ergots DHE IV, IM, SC 1 mg Ergotamina/cafeína 1/100 mg	Ergots Ergotamina 1-2 mg	Otros Lidocaína IV Hidrocortisona IV 50 mg	Nivel C de antieméticos negativos Clorpromazina IM 1 mg/kg Granisetrón IV 40-80 µg/kg
AINE Aspirina 500 mg Diclofenaco 50, 100 mg Ibuprofeno 200, 400 mg Naproxeno 500, 550 mg	AINE Flurbiprofeno 100 mg Ketoprofeno 100 mg Ketorolaco IV/IM 30-60 mg	AINE Fenazona 1 000 mg		AINE Ketorolaco trometamina espray nasal
Opioides Butorfanol espray nasal 1 mg		Opioides Butorfanol IM 2 mg Codeína 30 mg VO Meperidina IM 75 mg Metadona IM 10 mg Tramadol IV 100 mg		Analgésico Paracetamol IV 1 000 mg

(Continúa)

TABLA 17.2 NIVEL DE EVIDENCIA PARA VARIOS TRATAMIENTOS FARMACOLÓGICOS (Continuación)

Nivel A	Nivel B	Nivel C	Nivel U	Otros
Triptanes	Otros	Esteroide		
Almotriptán 12.5 mg	$MgSO_4$ IV (migraña con aura) 1-2 g	Dexametasona IV 4-16 mg		
Eletriptán 20, 40, 80 mg	Isometepteno 65 mg			
Frovatriptán 2.5 mg				
Naratriptán 1, 2.5 mg				
Rizatriptán 5, 10 mg				
Sumatriptán oral				
25, 50, 100 mg				
Espray nasal 10, 20 mg				
Parche 6.5 mg				
SC 4, 6 mg				
Zolmitriptán espray nasal 2.5, 5 mg				
Oral 2.5, 5 mg				
Combinaciones	Combinaciones	Otros		
AAC 500/500/130 mg	Codeína/paracetamol 25/400 mg	Butalbital 50 mg		
Sumatriptán/naproxeno 85/500 mg	Tramadol/paracetamol 75/650 mg	Lidocaína intranasal		
		Combinaciones de fármacos		
		Butalbital/paracetamol/cafeína/codeína 50/325/40/30 mg		
		Butalbital/paracetamol/cafeína 50/325/40 mg		

Modificado de Marmura MJ, Silberstein SD, Schwedt TJ. The acute treatment of migraine in adults: the American headache society evidence assessment of migraine pharmacotherapies. *Headache.* 2015;55(1):3-20.

Se puede elegir un enfoque no farmacológico para el tratamiento en el caso de pacientes con una respuesta pobre, una contraindicación al tratamiento farmacológico o porque el paciente solicita uno alternativo. Estas opciones incluyen la neuromodulación y los bloqueos nerviosos periféricos.

La neuroestimulación externa del trigémino/neuroestimulación transcutánea supraorbital estimula los nervios supraorbitales y supratrocleares y, en el contexto agudo, se utiliza durante 60 minutos para aliviar el dolor. La prevención de la migraña requiere 20 minutos de estimulación por la noche. La estimulación transcraneal de pulso único utiliza pulsos magnéticos en el occipucio; estos pueden detener las despolarizaciones de propagación e inhibir las vías talamocorticales del dolor. El imán se pulsa varias veces para aliviar el dolor agudo y cuatro pulsos dos veces al día como preventivo con un máximo de 17 pulsos al día. La estimulación del nervio vago utiliza un dispositivo manual que inhibe las aferencias vagales. Esto inhibe la despolarización cortical y las vías talamocorticales. Se utilizan dos ciclos de 2 minutos cada uno que se repiten de nuevo 15 minutos después si el dolor persiste.[3] Hay que tener en cuenta que los datos de la neuromodulación se extrajeron de pequeños ensayos controlados aleatorios, y aunque la neuromodulación está aprobada por la FDA para las migrañas, cumple los mismos requisitos que los tratamientos farmacológicos.

Los bloqueos nerviosos periféricos que se utilizan para el tratamiento de la migraña incluyen los bloqueos del nervio occipital y del ganglio esfenopalatino. El bloqueo del nervio occipital puede conseguirse inyectando 5 mL de bupivacaína o ropivacaína al 0.5% cerca del nervio occipital mayor y menor. El bloqueo del ganglio esfenopalatino se realiza utilizando almohadillas con punta de algodón empapadas en lidocaína al 4%. Estas se introducen a lo largo del borde superior del cornete medio hasta llegar a la mucosa.[4]

Algunas de las terapias más recientes son el lasmiditan y los antagonistas del CGRP. El lasmiditan es un agonista selectivo del receptor de serotonina 1F. Fue aprobado por la FDA en 2019 para el tratamiento agudo de las migrañas. Se recomienda una dosis inicial de 50 mg. En ataques posteriores, puede aumentarse a 100-200 mg con no más de una dosis en 24 horas. El lasmiditan tiene muchos efectos adversos, como mareos, fatiga y náusea.[5] Los antagonistas del CGRP (ubrogepant y rimegepant) modulan el dolor trigeminovascular. El rimegepant se administra en una dosis única de 75 mg/día, y el ubrogepant es de 50-100 mg con una dosis máxima de 200 mg/día.[6]

Las cefaleas en racimo por lo regular son unilaterales, se intensifican rápidamente y se asocian a síntomas autonómicos, como se indica en la tabla 17.1. Su tratamiento comienza con oxígeno y un triptán (si es intranasal, entonces se administra contralateral a la cefalea) lo antes posible. El tratamiento puede variar mucho e incluir varias de las terapias para las migrañas, ya que se basa sobre todo en datos empíricos.

Cefalea secundaria

Cualquier cefalea cuya causa sea una enfermedad subyacente se denomina cefalea secundaria. El tratamiento de cualquier cefalea secundaria tiene como objetivo principal tratar la causa subyacente.

El síntoma de presentación más común de la arteritis de células gigantes es la cefalea. Se trata disminuyendo la inflamación vascular con prednisona, normalmente 40-60 mg/día (o un esteroide equivalente) durante 2-4 semanas, seguido de la reducción de la dosis en 10 mg cada 2 semanas hasta 20 mg, luego en 2.5 mg cada 2-4 semanas hasta 10 mg, y después en 1 mg cada 1-2 meses si no se ha producido una recaída.[7]

Las cefaleas secundarias a una lesión ocupante de espacio suelen resolverse con la resección o la resolución de la lesión y deberse a un edema vasogénico, intracelular y osmótico o, con menor frecuencia, a un efecto de masa. Las estrategias para controlar el edema incluyen la terapia osmótica (manitol), los diuréticos, los glucocorticoides, la hipotermia, la hiperventilación, la restricción de líquidos y la elevación de la cabecera de la cama. La dexametasona es el esteroide preferido, siendo la dosis más habitual 4-6 mg cada 6-8 horas. Si las cefaleas persisten, pueden utilizarse los tratamientos convencionales para el dolor de cabeza, incluidos los opioides.[8]

La hemorragia subaracnoidea por lo regular se presenta con un dolor de cabeza repentino e intenso y a menudo se describe como la peor cefalea de la vida del paciente. El control del dolor de la cefalea por lo común se logra con un opioide de acción corta como la morfina. Pueden utilizarse otras terapias convencionales; sin embargo, suele evitarse la aspirina hasta después de asegurar el aneurisma. El nimodipino 60 mg cada 4 horas se utiliza para tratar el vasoespasmo. Se desconoce el mecanismo del beneficio, pero ha mostrado una mejora de los resultados.[9]

La hipertensión intracraneal idiopática presenta típicamente un patrón de cefaleas progresivas que son graves, están mal definidas y a menudo se asocian con diplopía horizontal. Se observa sobre todo en mujeres jóvenes y obesas. El tratamiento consiste en la pérdida de peso, los inhibidores de la anhidrasa carbónica y el topiramato. Las punciones lumbares seriadas pueden aliviar la cefalea y son una opción durante la evitación de la terapia médica o el embarazo, pero en general no se recomiendan. El tratamiento convencional de la cefalea migrañosa se utiliza si los tratamientos anteriores son ineficaces.[10]

La cefalea relacionada con la infección del sistema nervioso central se trata principalmente controlando la infección. El tratamiento convencional de la migraña puede utilizarse como apoyo. Se calcula que la cefalea relacionada con la trombosis venosa central requiere reposo en cama o ingreso hospitalario en 14% de los pacientes con trombosis venosa central.[11] En el caso de los pacientes con presión intracraneal elevada, el tratamiento agudo para controlar la presión intracraneal es similar al descrito en la sección sobre la hemorragia subaracnoidea. El tratamiento de la cefalea grave puede incluir topiramato, punción lumbar terapéutica o incluso derivación lumboperitoneal.[12]

Las cefaleas por abstinencia pueden producirse por el uso excesivo de medicamentos, pero sobre todo de analgésicos. Este uso excesivo puede deberse al tratamiento de las cefaleas o a otra terapia. El tratamiento es la retirada rápida del medicamento sobreutilizado. La excepción a esto es con el uso de barbitúricos, benzodiacepinas, opioides y cualquier medicamento con una contraindicación a la interrupción repentina ya que estos deben reducirse de forma gradual. Se suele proporcionar la terapia puente/de retirada que incluye muchos de los tratamientos convencionales para la migraña. La elección de la terapia puente debe determinarse en función de la medicación que se vaya a suspender para evitar la misma clase de medicamentos.[12]

Causas de la neuropatía periférica aguda

Las causas de este tipo de neuropatía incluyen las inflamatorias: hereditarias, infecciosas, metabólicas, traumáticas y tóxicas.

Neuropatía diabética periférica aguda

La neuropatía diabética periférica dolorosa es una neuropatía dolorosa común.[13] Puede observarse en cerca de 90% de los pacientes con diabetes tipos I y II.[14] La ulceración del pie, la nefropatía y la retinopatía suelen estar asociadas a la neuropatía diabética dolorosa.[15] La neuropatía dolorosa aguda es principalmente por exclusión, y el tratamiento implica un control glucémico estricto de forma profiláctica y también mediante medicamentos para el dolor. Estos incluyen un tratamiento anticonvulsivo de primera línea con gabapentina o pregabalina y antidepresivos como la duloxetina y la venlafaxina, que impiden la captación de noradrenalina y serotonina. Los opioides también se han utilizado para tratar la neuropatía diabética dolorosa con cierta evidencia clínica.[16]

De igual forma se ha utilizado la medicación tópica, como el parche de lidocaína y la capsaicina, y se ha informado de su eficacia. No se conocen del todo los mecanismos fisiopatológicos de la neuropatía diabética dolorosa o el dolor neuropático diabético. Se ha observado una relación con la hiperglucemia.[17]

La presencia de alodinia o dolor al tacto sugiere que el sistema nervioso central también puede verse afectado por la NDP. La alodinia dolorosa, los cambios de humor y la depresión pueden provocar una disminución de la calidad de vida y hacer que el tratamiento de esta enfermedad sea aún más difícil.[14]

Herpes zóster, neuralgia posherpética aguda y neuropatía periférica

El dolor agudo relacionado con la afectación nerviosa puede darse en el herpes zóster y en la neuralgia posherpética. El herpes zóster se presenta anualmente en alrededor de un millón de personas en Estados Unidos y entre 10 y 15% desarrolla neuralgia posherpética. Hay una prevalencia de por vida de una de cada tres personas que padecen herpes zóster y por eso es tan importante vacunarse para minimizar la probabilidad de padecer esta dolorosa enfermedad. El herpes zóster es más frecuente en pacientes inmunodeprimidos por enfermedades como la leucemia, la enfermedad de Hodgkin, el lupus eritematoso sistémico, la artritis reumatoide y los trasplantes de órganos.[18]

Las neuronas sensoriales primarias están afectadas por la infección de varicela-zóster. Tienen sitios de marcapasos ectópicos que son hiperexcitables y pueden causar dolor tanto en el herpes zóster como en la neuralgia posherpética. El sistema nervioso central puede exacerbar la entrada periférica que se mantiene por la actividad ectópica.[19] El herpes zóster es una reactivación del virus causante de la infección por varicela-zóster. Una complicación de la infección por herpes zóster es la neuralgia posherpética (10-15% de incidencia, por ejemplo, 100 000-150 000 casos nuevos al año en Estados Unidos). El tratamiento con analgésicos y medicamentos antivirales en las primeras 72 horas es útil para disminuir la gravedad y las complicaciones tanto en el herpes zóster como en la neuralgia posherpética.[19]

Los medicamentos para el tratamiento del dolor en el herpes zóster y la neuralgia posherpética incluyen medicamentos anticonvulsivos como la gabapentina y la pregabalina; antidepresivos tricíclicos analgésicos tópicos como la capsaicina, el tramadol y los opioides, y analgésicos orales.[20] La neuralgia posherpética se produce por la reactivación de la varicela-zóster latente. En la actualidad existen formulaciones de liberación prolongada de gabapentina (p. ej., Gralise) y pregabalina, que reducen la probabilidad de sedación y mareos.

Dolor por cáncer

El dolor oncológico, a pesar de los diversos tratamientos eficaces disponibles, sigue estando inadecuadamente controlado en cerca de 50% de los pacientes con cáncer.[21] El dolor oncológico por lesión quirúrgica en el posoperatorio puede controlarse con opioides de acción corta, AINE, anestésicos locales y paracetamol. Cuando se utilizan opioides, es esencial minimizar los efectos secundarios y optimizar la analgesia. También hay varias vías por las que se utilizan los opioides y que podrían emplearse en cada caso según lo más apropiado. Por ejemplo, la morfina puede administrarse por vía oral líquida, intravenosa, en supositorios, subcutánea, como fármaco de liberación inmediata o en formulaciones de liberación lenta modificada de acción prolongada que pueden administrarse una o dos veces al día. El fentanilo puede administrarse mediante formulaciones transnasales y transdérmicas. Otros opioides utilizados para el dolor del cáncer en múltiples formulaciones son la oxicodona, la oximorfona, la hidrocodona y la hidromorfona. El dolor oncológico de moderado a intenso también se ha tratado con tapentadol o tramadol, que se une a los receptores mu pero también bloquea la captación de monoaminas. El abuso de opioides suele tratarse con buprenorfina o metadona, y estos agentes, además de tratar la adicción a los opioides, también pueden utilizarse para el tratamiento del dolor. El uso de analgésicos coadyuvantes, la titulación de la dosis y los protocolos de seguimiento son necesarios para proporcionar una analgesia óptima y segura a los pacientes con dolor por cáncer.[22] La metadona es otro opioide que puede considerarse en pacientes con dolor por cáncer. No tiene metabolitos activos con una vida media larga de ~ 24 horas y puede utilizarse por varias vías, como la sublingual, la oral, la intravenosa, la rectal y la subcutánea, y tener un papel en la rotación de opioides.

Síndrome de Guillain-Barré

El síndrome de Guillain-Barré (SGB) es una neuropatía relacionada con el sistema inmunológico, normalmente posinfecciosa, y es una de las causas comunes de parálisis neuromuscular aguda y flácida. Se sabe que tanto las enfermedades respiratorias como las infecciones gastrointestinales están asociadas a esta enfermedad.[23] Puede observarse debilidad ascendente, proximal y distal, y disestesias sensoriales en manos y pies.[24] El dolor es una queja común en los pacientes con SGB. La relación entre la discapacidad que se produce en ellos y el dolor no está clara, y hasta en 80% de los casos pueden sufrir dolor.[25] Se observan varios tipos de dolor en los pacientes con SGB, lo que sugiere que el origen del dolor puede ser neuropático y nociceptivo. Estos tipos de dolor incluyen: visceral, artralgia, parestesia, dolor muscular, dolor ciático y de espalda, parestesia, disestesia y signos meníngeos.[26] Los fármacos que se han utilizado para el tratamiento del dolor en el SGB han sido la morfina, la dexametasona y el remifentanilo.[27]

Toxicidad de la vasculitis

La inflamación de los vasos sanguíneos debida a varias causas puede provocar más de 30 patologías de los vasos sanguíneos.[28] Cuando la causa de la vasculitis es primaria, se denomina vasculitis sistémica primaria. La etiología de la vasculitis es desconocida e incluye afecciones como la enfermedad de Takayasu; la enfermedad de Behçet; la enfermedad de Kawasaki, una enfermedad que se da en niños pequeños, y la arteritis de células gigantes, que se observa en personas mayores. En la vasculitis existe una amplia gama de síntomas que afectan a múltiples sistemas, como diplopía, pérdida de visión bilateral, púrpura, hematuria, infiltrados pulmonares, eventos isquémicos, glomerulonefritis, sinusitis y SGB.

El síndrome de Guillain-Barré es una enfermedad inflamatoria del sistema nervioso periférico mediada por el sistema inmunológico, potencialmente mortal y a menudo desencadenada por infecciones. Puede observarse debilidad sensorial y motora en las piernas, los brazos y los músculos craneales. La afectación del sistema autónomo puede provocar cambios hemodinámicos de inestabilidad de la presión arterial y arritmias cardiacas. La insuficiencia respiratoria se observa en un porcentaje significativo (20%) de los pacientes. El manejo de las complicaciones y las secuelas asociadas es fundamental.

La polineuropatía por enfermedad crítica es un síndrome que se asocia con mayor frecuencia a los pacientes con fracaso en el destete de la ventilación mecánica. Puede observarse debilidad y atrofia muscular, más distal que proximal, con preservación de la musculatura de la cara. La polineuropatía es más motora que sensorial, como demuestra la electrofisiología.[29]

El síndrome de dolor regional complejo (SDRC) es una enfermedad dolorosa que puede aparecer tras una lesión nerviosa o un traumatismo. Suele afectar a las extremidades y a menudo se asocia con comorbilidades psicológicas de aislamiento y depresión. Otros términos utilizados para describir la afección son distrofia simpática refleja, causalgia y dolor crónico. El SDRC se divide a su vez en SDRC I (antes conocido como distrofia simpática refleja), que no está asociado a una lesión nerviosa, y SDRC II (antes llamado causalgia), que está asociado a una lesión nerviosa.

El CRPS crónico puede provocar también cambios estructurales en el sistema nervioso central. Se han probado diversos tratamientos con distintos éxitos. Entre ellos se incluye el tratamiento con medicamentos como los antiinflamatorios como los AINE, los bifosfonatos y los esteroides, así como tratamientos más invasivos como los bloqueos simpáticos y la estimulación de la médula espinal.[22,30]

Las neuropatías por atrapamiento o compresión pueden producirse con la compresión de los nervios periféricos. El edema y la isquemia se producen en las fases iniciales tras la compresión de un nervio periférico, seguidos de la degeneración axonal walleriana si la compresión del nervio se prolonga. El síndrome del túnel carpiano (que se produce con el atrapamiento del nervio mediano en la muñeca), la neuropatía cubital y las neuropatías radiales son ejemplos de neuropatías por atrapamiento por compresión crónica. La compresión del nervio cutáneo lateral femoral puramente sensorial puede provocar dolor, parestesias y entumecimiento y se denomina meralgia parestésica. El síndrome del túnel tarsiano es una rara compresión del nervio tibial en el túnel tarsiano. Se ha descrito la compresión del nervio tibial por un quiste de Baker a nivel de la rodilla que provoca una neuropatía tibial proximal. Las condiciones médicas que predisponen a las neuropatías por atrapamiento son la diabetes, la acromegalia, la obesidad, la enfermedad renal crónica y el hipotiroidismo.

Neuropatía sensorial del VIH

La polineuropatía simétrica distal es una de las complicaciones neurológicas más comunes del VIH que se da en alrededor de 50% de los pacientes. Se observa una disminución de la sensibilidad de las extremidades distales, incluido el dolor y las parestesias, en una distribución de guante de calcetín y una disminución de los reflejos tendinosos profundos. Varios medicamentos para aliviar el dolor incluyen anticonvulsivos como la pregabalina, la lamotrigina y la gabapentina; antidepresivos como la duloxetina y la amitriptilina, y se han utilizado agentes tópicos como parches de lidocaína y capsaicina. El uso de la terapia antirretroviral combinada cART ha aumentado la duración de la supervivencia de los pacientes con infección por el VIH.[31]

Dolor neuropático por cáncer

Este dolor se produce por el daño directo de los nervios por los tumores cancerosos. Puede producirse debido a la compresión del nervio por el tumor y a los tratamientos tumorales como la radiación, la cirugía y la quimioterapia. Pueden verse afectados uno o varios nervios, lo que da lugar a neuropatías y plexopatías. La afectación de los nervios incluye la infiltración, el estrangulamiento por fibrosis o la compresión. El dolor suele describirse como eléctrico o quemante. También pueden presentarse manifestaciones de disminución de la sensibilidad y debilidad muscular. Los tratamientos incluyen la terapia farmacológica mediante anticonvulsivos, antidepresivos, opioides, agentes tópicos como la capsaicina y la lidocaína, y la cirugía.[32]

Neuropatías relacionadas con la deficiencia nutricional

La deficiencia nutricional puede producirse por malabsorción; desnutrición; fármacos que inhiben la nutrición y afecciones autoinmunes como la anemia perniciosa; abuso de alcohol; cirugía bariátrica, que acaba provocando malabsorción, y aumento de las pérdidas, como en la diarrea. La mayoría de las neuropatías relacionadas con la deficiencia nutricional es sensorial y depende de la duración de la exposición. El nutriente esencial tiamina es necesario como coenzima para varias enzimas que intervienen en el metabolismo de los aminoácidos y los carbohidratos y en el reflejo de la fuerza muscular. La deficiencia de tiamina puede causar beriberi seco, que puede provocar neuropatías en el sistema nervioso periférico o beriberi húmedo que afecta al sistema cardiovascular. Algunos nutrientes en exceso pueden causar neuropatías. En general, los nutrientes esenciales cuando son deficientes o están en exceso pueden provocar neuropatías.

La cobalamina, una vitamina, es un cofactor importante en la metilación, y su deficiencia puede provocar la desmielinización de las columnas laterales y dorsales y de los nervios ópticos y periféricos.[33]

Dolor neuropático central

Mielopatía compresiva

Esta mielopatía es el resultado de la compresión de la médula espinal. Existen numerosas etiologías que pueden conducir a la compresión, aquí solo se comentan algunas.

Mielopatía espondilótica cervical

Es un trastorno degenerativo progresivo de los cuerpos vertebrales y los discos intervertebrales que provoca un estrechamiento del canal espinal y de los neuroforámenes. La protrusión de los discos, los osteofitos, el engrosamiento de los ligamentos y la inestabilidad vertebral pueden provocar el estrechamiento del canal. Se han identificado varios factores de riesgo para el desarrollo de la espondilosis, como el estrechamiento congénito, los factores genéticos, el trabajo manual repetitivo y el tabaquismo. Los hombres suelen estar más afectados que las mujeres. Es la principal causa de mielopatía en pacientes mayores de 55 años. La mayoría de los pacientes con espondilosis no desarrolla síntomas. Sin embargo, los que desarrollan síntomas pueden experimentar rasgos radiculares (dolor/debilidad/parestesias/entumecimiento de las extremidades superiores), el "fenómeno de Lhermitte" con la flexión del cuello (p. ej., empeoramiento de las parestesias existentes, sensación de descarga eléctrica en las extremidades), alteración/inestabilidad de la marcha y disfunción de los esfínteres (un hallazgo tardío). En la tabla 17.3 se muestra la escala de clasificación de Nurick para la mielopatía.

Los pacientes con mielopatía de grado 0 de Nurick pueden ser tratados con terapias conservadoras que incluyen antiinflamatorios, antiespasmódicos y collarines. Por desgracia, la mitad de los síntomas de estos pacientes empeoran y requieren una intervención quirúrgica. El objetivo del tratamiento es evitar el empeoramiento de la función neurológica.

Ligamento longitudinal posterior osificado

La osificación del ligamento longitudinal posterior es el resultado de la calcificación del ligamento longitudinal posterior; puede afectar a cualquier segmento de la columna vertebral, pero es más frecuente en las regiones cervical y torácica. Se observa con mayor frecuencia en las poblaciones asiáticas y se asocia a ciertas afecciones como la artritis reumatoide. La intervención quirúrgica es casi siempre necesaria a medida que la osificación progresa. El número de niveles afectados determina si se utiliza un abordaje anterior o posterior. También puede realizarse una corpectomía.

Compresión neoplásica de la médula espinal

La columna vertebral es uno de los lugares más comunes para la metástasis de neoplasias, en especial para el cáncer de mama, pulmón, próstata y riñón. La compresión extradural en la columna torácica es la más común. Las opciones de tratamiento incluyen hormonas, quimioterapia, radioterapia, esteroides o intervención quirúrgica. Hay que tener en cuenta varios factores a la hora de decidir las opciones de tratamiento de cada paciente. Los esteroides en dosis altas tratan eficazmente el dolor vertebral secundario a la compresión metastásica de la médula espinal. La radioterapia es una opción cuando la compresión es consecuencia de una metástasis en el tejido blando epidural, de lesiones vertebrales estables o si la intervención quirúrgica está contraindicada. La intervención quirúrgica se considera cuando el paciente tiene una esperanza de vida de más de 6 meses. Otras indicaciones para la cirugía son el dolor, la inestabilidad y el déficit neurológico. Los schwannomas, el neurofibroma y los meningiomas pueden resecarse quirúrgicamente mediante laminectomía, que puede ser curativa. La radioterapia estereotáctica con acelerador lineal puede realizarse en pacientes que no pueden someterse a la cirugía, en casos de recidiva o de

TABLA 17.3 ESCALA DE CLASIFICACIÓN NURICK PARA LA MIELOPATÍA

0	Signos/síntomas de afectación de la raíz nerviosa sin evidencia de enfermedad de la médula espinal
1	Signos de enfermedad de la médula espinal sin dificultad para caminar
2	Ligera dificultad para caminar que no impide el empleo a tiempo completo
3	Dificultad para caminar que impide el empleo a tiempo completo o la capacidad de realizar las tareas domésticas pero que no requiere ayuda para caminar
4	Solo puede caminar con ayuda de un andador u otra persona
5	Atado a una silla o postrado en una cama

transformación maligna. Las lesiones intramedulares intradurales, incluidos los ependimomas, los astrocitomas, los hemangioblastomas, los lipomas, los cavernomas y los epidermoides, suelen tratarse con resección quirúrgica. La radioterapia es controvertida, pero puede considerarse para los astrocitomas de alto grado, el tumor residual tras la resección o la recidiva del tumor.

Infección de la columna vertebral

El absceso epidural es una infección rara y potencialmente devastadora que puede expandirse, comprimiendo la médula espinal y provocando síntomas graves, déficits neurológicos permanentes o incluso la muerte. Los síntomas incluyen fiebre, malestar, dolor de espalda, sensibilidad en la línea media y déficits neurológicos. La biopsia o aspiración para determinar el organismo causante es un componente esencial en el plan de tratamiento. El tratamiento conservador consiste en la administración de antibióticos por vía intravenosa, por lo regular durante al menos 6-8 semanas, posiblemente seguidos de una duración de antibióticos por vía oral. Las indicaciones para la descompresión quirúrgica incluyen los déficits neurológicos, la inestabilidad de la columna vertebral, la sepsis, las lesiones anulares y el fracaso de la terapia antibiótica. Los pacientes ancianos e inmunocomprometidos, las infecciones por SARM y la comorbilidad diabética son también indicaciones para la cirugía. Se puede optar por los antibióticos solos en el caso de los pacientes que rechazan la cirugía o que son médicamente inestables para la misma.[34]

Mielopatía por VIH

La mielopatía es menos frecuente en los pacientes con VIH que los trastornos del sistema nervioso periférico. La mielopatía asociada al VIH, también conocida como mielopatía vacuolar (MV), puede aparecer en cualquier momento, pero es más frecuente en la enfermedad no controlada. Debido a la falta de síntomas o al infradiagnóstico, no existen datos fiables sobre la incidencia y la prevalencia de la mielopatía por VIH. En un estudio, 46% de los pacientes con sida mostró MV en la autopsia. La vacuolización de la mielina en las columnas dorsal y lateral de la médula espinal torácica produce una patología similar a la degeneración combinada subaguda por deficiencia de vitamina B_{12}. Por desgracia, los niveles de cobalamina suelen ser normales en los pacientes con MV, y la administración de suplementos vitamínicos no afecta a la progresión de la enfermedad. La debilidad bilateral de las extremidades inferiores con espasticidad, la disfunción intestinal y vesical, la disfunción eréctil, la ataxia de la marcha y las alteraciones sensoriales variables se desarrollan típicamente a lo largo de semanas o meses. En este momento, el tratamiento es de apoyo y se centra en el manejo de los síntomas con agentes antiespásticos y fisioterapia.[35]

Dolor relacionado con la esclerosis múltiple

El dolor es un factor muy común en los pacientes con esclerosis múltiple, con una prevalencia estimada en torno a 60%. La cefalea, el dolor neuropático periférico, el dolor de espalda, el fenómeno de Lhermitte, los espasmos dolorosos y la neuralgia del trigémino son los síndromes de dolor más frecuentes.[36,37] El dolor en la EM puede clasificarse en dolor nociceptivo y neuropático.

El dolor nociceptivo incluye la lumbalgia, el dolor por espasticidad muscular y la neuritis óptica. El tratamiento del dolor lumbar incluye AINE, paracetamol, antidepresivos y opioides. La gabapentina es el tratamiento de primera línea para la espasticidad, seguido del baclofeno oral y los cannabinoides. El baclofeno intratecal se reserva para los pacientes con espasticidad grave que no responden a los medicamentos orales. Los esteroides en dosis altas han tenido éxito en el alivio del dolor secundario a la neuritis óptica. La gabapentina, la pregabalina, la lamotrigina, la lidocaína intravenosa y la mexiletina oral se han utilizado para tratar los espasmos tónicos dolorosos. Dado que la lidocaína intravenosa ha tenido éxito en el tratamiento de los espasmos tónicos, se sugiere que los pacientes pueden beneficiarse de la carbamazepina y la oxcarbazepina, ya que ambos son medicamentos orales que también inhiben los canales de sodio.

El dolor neuropático en la EM suele clasificarse como paroxístico (neuralgia del trigémino, signo de Lhermitte o "abrazo de la EM") o persistente (dolor disestésico en las extremidades). La neuralgia del trigémino se caracteriza por episodios recurrentes de dolor súbito, breve y similar a una descarga

eléctrica en determinadas zonas de la cara. La terapia de primera línea para la neuralgia del trigémino son los bloqueadores del canal de sodio, carbamazepina u oxcarbazepina. En la mayoría de
los casos, el fracaso del tratamiento se debe a los efectos secundarios adversos de estos medicamentos. En los pacientes que no toleran la dosis terapéutica de carbamazepina u oxcarbazepina, puede
probarse la terapia combinada con lamotrigina, baclofeno o pregabalina/gabapentina. Cualquiera de
estos medicamentos puede utilizarse también como alternativa a la carbamazepina/oxcarbazepina si
los pacientes no responden. Para aquellos que no responden a la terapia médica, puede estar justificada la intervención quirúrgica. Se ha demostrado que la descompresión microvascular proporciona
la mayor duración del alivio del dolor en comparación con otras intervenciones quirúrgicas. Otras
opciones quirúrgicas incluyen la rizotomía mediante mecanismos químicos (bloqueo con glicerina),
mecánicos (compresión con balón) o térmicos (termocoagulación por radiofrecuencia).[38]

El fenómeno de Lhermitte se caracteriza por ser una sensación transitoria de descarga eléctrica
que se irradia por la columna vertebral o las extremidades, a menudo provocada por la flexión
del cuello. Aunque no es específico de la EM, con frecuencia se asocia a ella. Los síntomas del
fenómeno de Lhermitte suelen resolverse de forma espontánea sin tratamiento. Sin embargo, las
opciones de tratamiento para los episodios recurrentes incluyen gabapentina, pregabalina, carbamazepina u oxcarbazepina. Los bloqueadores de los canales de sodio (lidocaína y mexiletina) también se han asociado a la mejora del dolor.[39]

El "abrazo de la esclerosis múltiple" o "signo de la anaconda" es una sensación de presión en
las regiones torácica y abdominal que se siente como si la agarraran o apretaran y que puede causar
limitación respiratoria o dolor al respirar. Se cree que está relacionado con el dolor neuropático de la
médula espinal o con la espasticidad de la musculatura torácica o abdominal. Las opciones de tratamiento para el origen neuropático incluyen la amitriptilina, la gabapentina, la pregabalina o tópicos
que contengan medicamentos para el dolor neuropático, AINE o anestésicos locales. Si está relacionado con la espasticidad, podría utilizarse baclofeno, tizanidina o gabapentina.

El dolor neuropático persistente se describe más como un dolor constante y ardiente en las extremidades inferiores bilaterales. La terapia de primera línea incluye los bloqueadores de los canales
de calcio, gabapentina y pregabalina; los ATC, y los ISRSN, duloxetina y venlafaxina. Los cannabinoides han demostrado aliviar el dolor neuropático en varios estudios; sin embargo, debido a los
resultados de los estudios a largo plazo que muestran altas tasas de interrupción y el riesgo de causar psicosis en individuos de alto riesgo, se han clasificado como terapia de segunda línea y su uso
se recomienda solo si fallan todos los demás tratamientos.

Dolor relacionado con la enfermedad de Parkinson

El dolor musculoesquelético es el tipo de dolor más común señalado en los pacientes con la enfermedad de Parkinson, seguido del dolor distónico. Otros tipos de dolor menos comunes observados
en los pacientes con Parkinson son los dos tipos de dolor neuropático (dolor radicular y central).
El dolor musculoesquelético se describe como un dolor o un calambre y se debe típicamente a la
rigidez muscular y a la bradicinesia grave, aunque el deterioro de la movilidad y las posturas anormales también pueden desempeñar un papel. El dolor distónico está causado por contracciones
musculares prolongadas y enérgicas que dan lugar a posturas torcidas y deformidades. El dolor
central se describe como sensaciones inexplicables de apuñalamiento, quemazón o escaldado sin
un origen radicular. El primer paso para tratar el dolor relacionado con la EP es optimizar su medicación dopaminérgica u otros antiparkinsonianos. El estudio RECOVER mostró una mejora del
dolor con el tratamiento de rotigotina, la cual se recomienda para los tres tipos de dolor relacionado con la EP (musculoesquelético, distónico y neuropático). La apomorfina se recomienda para
el dolor musculoesquelético y distónico. El paracetamol es el tratamiento de primera línea para la
mayoría de los dolores relacionados con la EP. Los opioides son opciones de tratamiento de segunda
línea. La gabapentina o la pregabalina pueden utilizarse para el dolor radicular. La duloxetina se
recomienda para el dolor neuropático central. En pacientes con dolor distónico que no responden a
la optimización del tratamiento dopaminérgico, se han utilizado inyecciones de toxina botulínica.
Las opciones quirúrgicas incluyen la estimulación cerebral profunda, la palidotomía y la estimulación medular. La estimulación cerebral profunda subtalámica se utiliza para varios tipos de dolor en

la EP, con una mejora completa del dolor distónico en la mayoría de los pacientes. El dolor distónico y algunos tipos de dolor musculoesquelético pueden tratarse con palidotomía. La estimulación medular de la columna dorsal puede ser una opción para el dolor radicular/neuropático periférico.[40]

Mielopatía posterior a la radiación

La mielopatía por radiación es una lesión de la médula espinal causada por la radiación ionizante que suele clasificarse en formas tempranas y retardadas. La mielopatía transitoria y retardada puede producirse entre semanas y unos meses después de la radiación. Se caracteriza por el signo de Lhermitte, una breve sensación de descarga eléctrica que desciende por la columna vertebral o las extremidades provocada por la flexión del cuello. Por lo general, no se requiere tratamiento, ya que los síntomas suelen resolverse de manera espontánea a lo largo de 3 a 6 meses. Si los síntomas son graves, la carbamazepina o la gabapentina pueden proporcionar cierto alivio. La mielopatía tardía puede observarse entre 6 y 12 meses después de la radioterapia. A diferencia de la mielopatía temprana inducida por la radiación, suele ser irreversible. Los síntomas pueden ser leves al inicio, como la disminución de la sensación térmica, y progresar a lo largo de varios meses, o graves, como la paraplejia de inicio agudo que se produce en cuestión de horas o días. El tratamiento más común comienza con glucocorticoides; sin embargo, ninguno de los tratamientos sugeridos proporciona consistentemente resultados efectivos a largo plazo. Otras terapias utilizadas son el bevacizumab, un anticuerpo monoclonal contra el VEGF-A, y el oxígeno hiperbárico.[41]

Dolor posinfarto

En los pacientes que han sufrido un ictus se registran varios tipos de dolor.[42] El dolor central posterior a ictus (DCPI), el dolor por espasticidad, el dolor de hombro, el síndrome de dolor regional complejo y la cefalea son los trastornos de dolor más comunes.

El dolor central posinfarto se caracteriza por una aparición gradual de la sensación dolorosa justo cuando la pérdida sensorial parece mejorar. Tres componentes del dolor conforman el DCPI: dolor constante, dolor intermitente espontáneo e hiperalgesia/alodinia. Las terapias farmacológicas incluyen ATC, ISRS, lamotrigina y gabapentina/pregabalina. También se han utilizado la lidocaína y la ketamina intravenosas. Las terapias no farmacológicas incluyen la estimulación de la corteza motora y la estimulación magnética transcraneal repetitiva. El dolor por espasticidad suele tratarse con un bloqueo neuromuscular local o con un tratamiento farmacológico, tal y como se comenta en la sección de esclerosis múltiple.

La subluxación glenohumeral y las contracturas son comunes después de un accidente vascular cerebral. Es muy importante la prevención con amplitud de movimiento pasivo y estabilización. La subluxación suele tratarse con estabilización mecánica. Las contracturas pueden tratarse con medicamentos como AINE, paracetamol, antiespasmódicos, estimulación eléctrica neuromuscular transcutánea, estimulación eléctrica funcional y toxina botulínica. Los procedimientos quirúrgicos para las contracturas incluyen la liberación de tendones, la reparación del manguito de los rotadores y la movilización escapular.

El síndrome de dolor regional complejo no tiene un tratamiento definitivo. Los tratamientos actuales se centran en reducir el dolor, mantener la movilidad de las articulaciones y restaurar la función. La terapia ocupacional y la fisioterapia son una parte integral del tratamiento del SDRC. Puede realizarse un bloqueo del nervio del ganglio estrellado para inhibir los efectos simpáticos. Otras terapias utilizadas para tratar el SDRC incluyen la desensibilización, la imaginería motora y la terapia de espejo. El tratamiento de la depresión y la ansiedad es otro componente del plan de tratamiento que no debe pasarse por alto. Los tratamientos farmacológicos incluyen memantina, gabapentina, carbamazepina, antidepresivos heterocíclicos, bifosfonatos y esteroides orales.

Dolor postraumático por lesión medular

El dolor es un hallazgo común tras una lesión medular y se clasifica como nociceptivo o neuropático. El dolor nociceptivo incluye la espasticidad y el dolor musculoesquelético, que ya se ha tratado en las secciones de esclerosis múltiple y Parkinson. El tratamiento de primera línea para el dolor neuropático incluye la gabapentina o la pregabalina y la amitriptilina en pacientes con depresión coexistente. La lamotrigina es un medicamento alternativo específico para las lesiones medulares incompletas. La lidocaína intravenosa, la ketamina y la morfina proporcionan un alivio significativo del dolor; sin embargo, estos medicamentos no son tan prácticos para el uso ambulatorio. La duloxetina ha mostrado beneficios en pacientes con dolor neuropático central. Las terapias no farmacológicas incluyen la estimulación craneal, la estimulación eléctrica neuromuscular transcutánea y la terapia cognitivo-conductual.[43,44]

Siringomielia

La siringomielia se define como un quiste o cavidad llena de líquido dentro de la médula espinal que suele encontrarse entre C2 y T9. Aunque hay varias causas de siringomielia, como la infección, la inflamación, la neoplasia y el traumatismo, lo más habitual es que se produzca con la malformación de Chiari I. Se trata de una afección crónica y progresiva que puede fluctuar en gravedad con el tiempo. El dolor es un síntoma de presentación común y puede ser radicular, irradiando a través de los hombros en una distribución en forma de capilla, entre la escápula o dolor en la médula central. Casi la mitad de los pacientes experimentará una sensación de ardor, de pinchazos o de estiramiento. El tratamiento no quirúrgico consiste en controlar el dolor y mantener la capacidad funcional y la calidad de vida. Se han utilizado analgésicos, antidepresivos, antiepilépticos y análogos del GABA para tratar el dolor o las parestesias dolorosas. Los pacientes con deterioro neurológico o dolor intratable deben ser remitidos para la descompresión quirúrgica o la colocación de una derivación. El objetivo de la intervención quirúrgica es restaurar el flujo normal de LCR.[45,46]

Encefalomielitis aguda diseminada

Es un trastorno desmielinizante inflamatorio e inmunomediado que afecta predominantemente a los tractos de materia blanca del sistema nervioso central. Suele afectar a los niños e ir precedida de una infección vírica. Se caracteriza por una encefalopatía de inicio agudo con déficits neurológicos multifocales determinados por la localización de la lesión que progresa rápidamente. Los déficits neurológicos más comunes que se observan en la EMAD incluyen signos piramidales unilaterales o bilaterales, parálisis de los nervios craneales, neuritis óptica con o sin pérdida visual, trastornos del habla, hemiplejia, ataxia, convulsiones y síndrome medular. El tratamiento estándar para la EMAD es la administración de altas dosis de corticosteroides. En los casos graves o para los pacientes que no responden a los esteroides, la plasmaféresis con o sin corticosteroides y la IGIV han mostrado algún beneficio. Se ha realizado hipotermia o craneotomía descompresiva para los casos de EMAD fulminante y edema cerebral.[47,48]

Dolor agudo del sistema nervioso

Etiologías reumáticas del dolor agudo del sistema nervioso

Las enfermedades reumáticas son una fuente común de dolor y una de las principales causas de discapacidad. A menudo se presentan como dolores articulares en las extremidades. Las terminaciones nerviosas se distribuyen en el tejido intersticial y perivascular de la cápsula articular. Los receptores articulares son de cuatro tipos. Los receptores de tipo I son corpúsculos alimentados por una pequeña fibra mielinizada que se adapta de forma lenta al estiramiento. Los receptores de tipo II son fibras mielinizadas más grandes que se adaptan rápidamente a la aceleración. Los receptores de tipo III son de mayor tamaño con extensas ramificaciones de mielina en los ligamentos con una adaptación lenta a umbrales altos. El tipo IV son fibras finas no mielinizadas y actúan como nociceptores.[49]

Al evaluar a todos los pacientes con enfermedades reumáticas, resulta útil para el diagnóstico realizar una historia clínica exhaustiva que incluya la afectación de los distintos sistemas, el alcance del dolor y cómo se ve afectada la vida de los pacientes. La exploración física incluye de forma habitual un examen minucioso de la piel y las articulaciones en busca de hallazgos externos de inflamación crónica. Los estudios de diagnóstico pueden ir desde el diagnóstico por imagen estándar hasta los análisis de sangre que evalúan los marcadores inflamatorios, los títulos de ciertos anticuerpos, la microscopía del líquido sinovial o las posibles muestras de biopsia. Sin embargo, ninguna prueba de detección es ideal para todas las enfermedades reumatológicas.

La osteoartritis se caracteriza por la pérdida progresiva del cartílago articular que provoca dolor en la articulación y limitación del movimiento, ya sea de etiología primaria idiopática o secundaria a un traumatismo o a una anomalía congénita. A medida que los condrocitos desaparecen, el hueso subcondral se engrosa formando osteofitos en los márgenes articulares, que pueden verse en las radiografías. La incapacidad de los condrocitos para mantener el equilibrio entre la síntesis y la degradación conduce a la liberación de enzimas degradativas, lo que desencadena que los macrófagos sinoviales liberen metaloproteinasas que inhiben aún más el colágeno de tipo II. La osteoartritis por lo regular afecta a las primeras articulaciones carpometacarpianas, las caderas, las rodillas y las interfalángicas.

Mientras que el dolor de la artrosis procede en gran medida de los receptores mecánicos y los nociceptores, la artritis reumatoide es inflamatoria con proliferación de la sinovia y acumulación de neutrófilos en respuesta a las citocinas. Las células B sinoviales sintetizan inmunoglobulinas, formando complejos en las cápsulas articulares, lo que desencadena la fagocitosis quimiotáctica de los leucocitos polimórficos y la liberación de una enzima proteolítica destructiva. La artritis reumatoide suele afectar más a las mujeres que a los hombres, con erosiones articulares que provocan la clásica desviación cubital metacarpiana, aunque puede afectar a múltiples sistemas orgánicos.[49] La vasculitis reumática en los vasos pequeños y medianos puede causar mononeuritis múltiple, perforación intestinal o manifestaciones cardiacas. Los componentes sinoviales de la columna cervical pueden causar inestabilidad atlantoaxial —subluxación— que puede presentarse como dolor cervical radicular o claudicante, provocar un compromiso vascular (arteria vertebral) que repercuta en la conciencia, y debe evaluarse la seguridad anestésica antes de la cirugía. El tratamiento suele comenzar con medicamentos antiinflamatorios y terapia ocupacional; sin embargo, los fármacos inmunomoduladores antirreumáticos modificadores de la enfermedad se están utilizando antes para minimizar y prevenir los cambios articulares erosivos que conducen a la discapacidad.

Las espondiloartropatías son también tipos de artritis inflamatorias, pero seronegativas para los complejos de inmunoglobulinas del FR (factor reumatoide). La espondilitis anquilosante es una entesitis, que provoca una inflamación en las inserciones de los tendones y los ligamentos, osificando los ligamentos longitudinales y los anillos discales, causando la patognomónica "columna de bambú", y perjudicando el movimiento funcional. Esto puede provocar una estenosis neuroforaminal multinivel o un síndrome de la cauda equina. La espondilitis anquilosante puede propagarse a la iritis, la fibrosis pulmonar superior y la dilatación de la aorta, perjudicando también la conducción o la función valvular. La artritis reactiva, o síndrome de Reiter, puede provocar una artropatía asimétrica que afecte predominantemente a las extremidades inferiores y activar los nociceptores de la inflamación urinaria u ocular.[50] La inflamación psoriásica puede dar lugar a anomalías articulares, cambios dermatológicos que provocan prurito y que se controlan de forma similar al sofocar la inflamación.

Las artropatías por cristales también causan dolor agudo. Los depósitos de pirofosfato cálcico dihidratado o de cristales de urato en el cartílago articular y las estructuras periarticulares pueden ser en extremo dolorosos.[49] Ambos son consecuencia de un desorden en el metabolismo del pirofosfato o de las purinas, respectivamente, que conduce a la acumulación y cristalización a bajas temperaturas en las articulaciones extremas, provocando cambios articulares inflamatorios crónicos y la formación de tofos. El pirofosfato cálcico dihidratado muestra cristales romboides cortos con una birrefringencia débil al analizar el líquido sinovial. En cambio, los cristales de urato tienen forma de aguja larga con birrefringencia fuertemente negativa a la luz polarizada. Pueden ser secundarios a la sobreproducción de metabolitos o a la deficiencia de la degradación enzimática, a la mala depuración renal, al consumo de alcohol o de un alto contenido en purinas y a los efectos farmacéuticos como los diuréticos.[49]

Otras afecciones reumatológicas que pueden provocar dolor agudo son la polimialgia reumática, la polimiositis, el síndrome de Sjögren y el lupus. Cada uno de ellos provoca una inflamación que causa dolores agudos y crónicos, al afectar a muchos sistemas orgánicos. A menudo estos síndromes pueden ser debilitantes para las funciones vitales normales. La activación de los nociceptores y mecanorreceptores transmite este dolor. La mejor manera de controlar el dolor es atacar los procesos inflamatorios subyacentes y la inmunomodulación.

Causas metabólicas del dolor agudo del sistema nervioso

Las neuropatías dolorosas de origen metabólico son numerosas; sin embargo, aquí hablaremos de las etiologías más prevalentes: diabetes, uremia y amiloidosis. El tratamiento consiste en abordar las alteraciones metabólicas subyacentes; sin embargo, la recuperación neurológica y la resolución sintomática son variables.

La neuropatía diabética suele ser una polineuropatía distal simétrica que afecta a las neuronas de forma dependiente de la longitud, lo que atribuye a la clásica progresión de las parestesias en forma de "guante o calcetín". Este dolor puede deberse a una patología en múltiples lugares del sistema nervioso. La alteración osmótica y glucémica de la mielina puede afectar a la sensibilidad y la propiocepción. También se ha demostrado la alteración de la expresión del canal de sodio en las neuronas aferentes primarias, la desregulación de las interneuronas inhibidoras en la médula espinal y la alteración de la inhibición descendente del dolor. Se han hipotetizado mecanismos similares de dolor en pacientes con síndrome metabólico, que se caracteriza por un conjunto de hallazgos: obesidad central, hiperglucemia en ayunas, hipertensión y dislipidemias: hipertrigliceridemia o lípidos de alta densidad bajos.

La neuropatía urémica es otra neuropatía periférica, atribuida a la disminución de la filtración renal y a la acumulación de productos orgánicos de desecho. Se produce en pacientes con una filtración glomerular reducida en la fase final de la enfermedad renal, y es prevalente en 60-100% de los pacientes en diálisis. La neuropatía urémica es una polineuropatía sensoriomotora simétrica distal, que afecta a las extremidades inferiores y que suele estar causada por una desmielinización axonal segmentaria. Aunque se desconoce el mecanismo exacto, es probable que la etiología multifactorial sea secundaria a desajustes electrolíticos y a la acumulación de toxinas. La hiperpotasemia y la hiperfosfatemia provocan una despolarización crónica del nervio, lo que altera los gradientes iónicos normales, y procesos mediados por el calcio que causan la muerte axonal. La acumulación de compuestos de guanidina, hormona paratiroidea y mioinositol está asociada a la actividad de los radicales libres que conducen a ella también. Los síntomas varían pero incluyen parestesias, sensaciones paradójicas de calor, hiperalgesia y síndrome de las piernas inquietas que se convierten en debilidad y atrofia muscular, equilibrio deficiente y reflejos tendinosos deteriorados. Se ha documentado una neuropatía óptica urémica que provoca un deterioro visual. La neuropatía urémica también está asociada a deficiencias vitamínicas —como la tiamina, el zinc o la biotina— que pueden causar independientemente una degradación neurológica. En general, el diagnóstico es mejor por conducción nerviosa, y el tratamiento consiste en la sustitución renal, ya sea mediante hemodiálisis o diálisis peritoneal o trasplante.[51]

La neuropatía amiloide es una manifestación temprana común de la amiloidosis, causada por la deposición extracelular de fibrillas proteináceas de bajo peso molecular en láminas beta-plegadas antiparalelas. Aunque hay muchos precursores proteicos, todos son lardáceos en la patología macroscópica y microscópica, con una birrefringencia verde manzana característica bajo luz polarizada con tinción de rojo Congo. Los monómeros de glicosaminoglicanos solubles se agregan en estructuras oligoméricas que se convierten en depósitos insolubles en una variedad de tejidos: conjuntivos, pulmonares, cutáneos, cardiacos, urinarios o nerviosos. La amiloidosis provoca una neuropatía periférica y autonómica. El impacto autonómico puede manifestarse como reflejos pupilares anormales, anhidrosis, impotencia u ortostatismo. El pronóstico puede ser sombrío; sin embargo, el tratamiento se centra en la disminución de la síntesis de transtiretina o en la estabilización de los tetrámeros para evitar su depósito, y puede haber beneficios del trasplante hepático.

REFERENCIAS

1. Burch RC, Loder S, Loder E, Smitherman TA. The prevalence and burden of migraine and severe headache in the United States: updated statistics from government health surveillance studies. *Headache.* 2015;55(1):21-34.
2. Marmura MJ, Silberstein SD, Schwedt TJ. The acute treatment of migraine in adults: the American headache society evidence assessment of migraine pharmacotherapies. *Headache.* 2015;55(1):3-20.
3. Tepper SJ. Acute treatment of migraine. *Neurol Clin.* 2019;37(4):727-742.
4. Binfalah M, Alghawi E, Shosha E, Alhilly A, Bakhiet M. Sphenopalatine ganglion block for the treatment of acute migraine headache. *Pain Res Treat.* 2018;2018:2516953.
5. Oswald JC, Schuster NM. Lasmiditan for the treatment of acute migraine: a review and potential role in clinical practice. *J Pain Res.* 2018;11:2221-2227.
6. Diener HC, Dodick D, Evers S, et al. Pathophysiology, prevention, and treatment of medication overuse headache. *Lancet Neurol.* 2019;18(9):891-902.
7. Dasgupta B, Borg FA, Hassan N, et al. BSR and BHPR guidelines for the management of giant cell arteritis . *Rheumatology (Oxford).* 2010;49(8):1594-1597.
8. Loghin M, Levin VA. Headache related to brain tumors. *Curr Treat Options Neurol.* 2006;8(1):21-32.
9. Muehlschlegel S. Subarachnoid hemorrhage. *Continuum (Minneap Minn).* 2018;24(6):1623-1657.
10. Friedman DI, Rausch EA. Headache diagnoses in patients with treated idiopathic intracranial hypertension. *Neurology.* 2002;58(10):1551-1553.
11. Ferro JM. Prognosis and treatment of cerebral vein and dural sinus thrombosis. *Clin Adv Hematol Oncol.* 2005;3(9):680-681.
12. Ferro JM, Bousser MG, Canhão P, et al. European Stroke Organization guideline for the diagnosis and treatment of cerebral venous thrombosis—Endorsed by the European Academy of Neurology. *Eur Stroke J.* 2017;2(3):195-221.
13. Boulton AJ, Vinik AI, Arezzo JC, et al. Diabetic neuropathies: a statement by the American Diabetes Association. *Diabetes Care.* 2005;28(4):956-962.
14. Schreiber AK, Nones CF, Reis RC, Chichorro JG, Cunha JM. Diabetic neuropathic pain: physiopathology and treatment. *World J Diabetes.* 2015;6(3):432-444.
15. Tesfaye S, Boulton AJ, Dickenson AH. Mechanisms and management of diabetic painful distal symmetrical polyneuropathy. *Diabetes Care.* 2013;36(9):2456-2465.
16. Watson CP, Moulin D, Watt-Watson J, Gordon A, Eisenhoffer J. Controlled-release oxycodone relieves neuropathic pain: a randomized controlled trial in painful diabetic neuropathy. *Pain.* 2003;105(1–2):71-78.
17. Oyibo SO, Prasad YD, Jackson NJ, Jude EB, Boulton AJ. The relationship between blood glucose excursions and painful diabetic peripheral neuropathy: a pilot study. *Diabet Med.* 2002;19(10):870-873.
18. Cohen JI. Herpes zoster. *N Engl J Med.* 2013;369(18):1766-1767.
19. Devor M. Rethinking the causes of pain in herpes zoster and postherpetic neuralgia: the ectopic pacemaker hypothesis. *Pain Rep.* 2018;3(6):e702.
20. Schmader K. Herpes zoster and postherpetic neuralgia in older adults. *Clin Geriatr Med.* 2007;23(3):615-632, vii-viii.
21. Caraceni A, Martini C, Zecca E, et al. Breakthrough pain characteristics and syndromes in patients with cancer pain. An international survey. *Palliat Med.* 2004;18(3):177-183.
22. Rosenblum A, Marsch LA, Joseph H, Portenoy RK. Opioids and the treatment of chronic pain: controversies, current status, and future directions. *Exp Clin Psychopharmacol.* 2008;16(5):405-416.
23. Fokke C, van den Berg B, Drenthen J, Walgaard C, van Doorn PA, Jacobs BC. Diagnosis of Guillain-Barré syndrome and validation of Brighton criteria. *Brain.* 2014;137(Pt 1):33-43.
24. Tosun A, Dursun Ş, Akyildiz UO, Oktay S, Tataroğlu C. Acute motor-sensory axonal neuropathy with hyperreflexia in Guillain-Barré syndrome. *J Child Neurol.* 2015;30(5):637-640.
25. Ruts L, Drenthen J, Jongen JL, et al. Pain in Guillain-Barré syndrome: a long-term follow-up study. *Neurology.* 2010;75(16):1439-1447.
26. Pentland B, Donald SM. Pain in the Guillain-Barré syndrome: a clinical review. *Pain.* 1994;59(2):159-164.
27. Johnson DS, Dunn MJ. Remifentanil for pain due to Guillain-Barré syndrome. *Anaesthesia.* 2008;63(6):676-677.
28. Jennette JC, Falk RJ, Bacon PA, et al. 2012 revised International Chapel Hill Consensus Conference Nomenclature of Vasculitides. *Arthritis Rheum.* 2013;65(1):1-11.
29. van Mook WN, Hulsewé-Evers RP. Critical illness polyneuropathy. *Curr Opin Crit Care.* 2002;8(4):302-310.
30. Shim H, Rose J, Halle S, Shekane P. Complex regional pain syndrome: a narrative review for the practicing clinician. *Br J Anaesth.* 2019;123(2):e424-e433.
31. Schütz SG, Robinson-Papp J. HIV-related neuropathy: current perspectives. *HIV AIDS (Auckl).* 2013;5:243-251.
32. Yoon SY, Oh J. Neuropathic cancer pain: prevalence, pathophysiology, and management. *Korean J Intern Med.* 2018;33(6):1058-1069.

33. Cai Z, Li Y, Hu Z, et al. Radiation-induced brachial plexopathy in patients with nasopharyngeal carcinoma: a retrospective study. *Oncotarget.* 2016;7(14):18887-18895.

34. Ismail A, Pop-Vicas A, Opal S. Spinal epidural abscess. *Med Health R I.* 2012;95(1):21-22.

35. Bilgrami M, O'Keefe P. *Neurologic Diseases in HIV Infected Patients.* 1st ed. Elsevier; 2014.

36. Foley KM. Opioids and chronic neuropathic pain. *N Engl J Med.* 2003;348(13):1279-1281.

37. Foley PL, Vesterinen HM, Laird BJ, et al. Prevalence and natural history of pain in adults with multiple sclerosis: systematic review and meta-analysis. *Pain.* 2013;154(5):632-642.

38. Maarbjerg S, Di Stefano G, Bendtsen L, Cruccu G. Trigeminal neuralgia—diagnosis and treatment. *Cephalalgia.* 2017;37(7):648-657.

39. Truini A, Galeotti F, Cruccu G. Treating pain in multiple sclerosis. *Expert Opin Pharmacother.* 2011;12(15):2355-2368.

40. Geroin C, Gandolfi M, Bruno V, Smania N, Tinazzi M. Integrated approach for pain management in Parkinson disease. *Curr Neurol Neurosci Rep.* 2016;16(4):28.

41. Rampling R, Symonds P. Radiation myelopathy. *Curr Opin Neurol.* 1998;11(6):627-632.

42. Wunsch H, Angus DC, Harrison DA, et al. Variation in critical care services across North America and Western Europe. *Crit Care Med.* 2008;36(10):2787-2793, e1-e9.

43. Widerström-Noga E. Neuropathic pain and spinal cord injury: phenotypes and pharmacological management. *Drugs.* 2017;77(9):967-984.

44. Paolucci S, Martinuzzi A, Scivoletto G, et al. Assessing and treating pain associated with stroke, multiple sclerosis, cerebral palsy, spinal cord injury and spasticity. Evidence and recommendations from the Italian Consensus Conference on Pain in Neurorehabilitation. *Eur J Phys Rehabil Med.* 2016;52(6):827-840.

45. Vandertop WP. Syringomyelia. *Neuropediatrics.* 2014;45(1):3-9.

46. Todor DR, Mu HT, Milhorat TH. Pain and syringomyelia: a review. *Neurosurg Focus.* 2000;8(3):E11.

47. Alper G. Acute disseminated encephalomyelitis. *J Child Neurol.* 2012;27(11):1408-1425.

48. Pohl D, Alper G, Van Haren K, et al. Acute disseminated encephalomyelitis: updates on an inflammatory CNS syndrome. *Neurology.* 2016;87(9 Suppl 2):S38-S45.

49. Gardner G. *Bonica's Management of Pain.* 4th ed. Lippincott Williams & Wilkins; 2010.

50. Jovey RD, Ennis J, Gardner-Nix J, et al. Use of opioid analgesics for the treatment of chronic noncancer pain—a consensus statement and guidelines from the Canadian Pain Society, 2002. *Pain Res Manag.* 2003;8 Suppl A:3A-28A.

51. Walk D, Backonja M. *Bonica's Management of Pain.* 4th ed. Lippincott Williams & Wilkins; 2010.

18

Sistema gastrointestinal y dolor visceral agudo

Ken Lee, Alan David Kaye y Henry Liu

Introducción

El sistema gastrointestinal (GI) consiste en un órgano tubular muscular hueco que va desde la boca hasta el ano y mide unos 9 metros de largo en los especímenes cadavéricos.[1] Sus funciones principales son: ingestión, motilidad, digestión, absorción y excreción. Conectados al intestino delgado proximal están los órganos sólidos accesorios, a saber, el hígado, la vesícula biliar y el páncreas.[1] En este capítulo nos centramos en el dolor visceral agudo no canceroso relacionado con las estructuras intraabdominales del tracto gastrointestinal. Los datos publicados por la Agency for Healthcare Research and Quality indican que el dolor abdominal es la queja médica principal más frecuente en los servicios de urgencias de Estados Unidos, con 4.5 millones de visitas en 2006 y 6 millones en 2014.[2] Esta tendencia al alza de 32%, junto con un diagnóstico diferencial más amplio, representa un importante reto para los médicos a la hora de entender y tratar a los pacientes con dolor abdominal agudo.

Neuroanatomía gastrointestinal

Inervación del tracto gastrointestinal

Las vísceras, u órganos internos, del tracto gastrointestinal están inervados por el sistema nervioso autónomo, que incluye los sistemas nerviosos entérico, simpático y parasimpático.[3] El sistema entérico está integrado en las paredes del tracto gastrointestinal y consta del plexo mientérico (Auerbach) entre las capas de músculo liso y el plexo submucoso (Meissner). Funcionan para regular la motilidad, la secreción y la perfusión y están bajo la modulación de los sistemas nerviosos simpático y parasimpático. La estimulación simpática inhibe predominantemente la función gastrointestinal, como la disminución del peristaltismo, la disminución de las secreciones luminales y la vasoconstricción de los lechos vasculares intestinales. Las fibras nerviosas simpáticas preganglionares proceden de los núcleos intermediolaterales de la médula espinal toracolumbar (T5-L2). La mayor parte de estas fibras hace sinapsis dentro de la cadena simpática, pero un subconjunto elude la cadena simpática formando nervios esplácnicos y sinapsis en grupos de ganglios en la línea media anatómica, como el plexo celiaco. Las respectivas fibras nerviosas simpáticas posganglionares hacen finalmente sinapsis en las vísceras gastrointestinales de destino, incluidos los plexos entéricos. Por el contrario, el sistema nervioso parasimpático estimula de manera predominante la función GI, como el aumento del peristaltismo y las secreciones, la relajación de los esfínteres y la vasodilatación de los lechos vasculares intestinales. Las fibras parasimpáticas preganglionares, a veces denominadas salida craneosacra, viajan dentro del nervio vago para el tracto GI proximal o surgen del asta gris lateral del cordón sacro formando el nervio esplácnico pélvico para el tracto GI distal.[1] A continuación, estas fibras hacen sinapsis en los ganglios adyacentes al órgano diana dentro de los plexos mientérico y submucoso (fig. 18.1).

Dolor visceral y vías de acceso

El dolor visceral se deriva de estímulos nocivos dentro de los propios órganos y se transmite por el sistema nervioso autónomo. Las señales de dolor del tracto gastrointestinal son percibidas primero por las terminaciones nerviosas libres de las fibras aferentes A-δ y C no mielinizadas dentro del tejido conectivo de los órganos viscerales.[4] Estas fibras aferentes viajan sobre todo dentro de las fibras simpáticas, los nervios esplácnicos y sus respectivos plexos simpáticos y hacen sinapsis en el asta dorsal de la médula espinal. El cuerpo celular de dichas fibras aferentes se encuentra dentro del ganglio de la raíz dorsal. El asta dorsal es una unión crítica en la que las señales aferentes del dolor están constantemente moduladas por las actividades de las interneuronas locales y descendentes. Desde aquí, las proyecciones de segundo orden forman haces aferentes ascendentes hacia el tronco cerebral y las estructuras del diencéfalo, como el tálamo, el hipotálamo, el gris periacueductal y la formación reticular. El tracto espinotalámico es una de estas vías del dolor (ver la fig. 18.1). Por último, las neuronas de tercer orden del tálamo envían proyecciones a la corteza somatosensorial.

Como se ha mencionado, el dolor visceral está mediado principalmente por las vías nerviosas simpáticas. Existe cierta contribución a la señalización del dolor en el tracto gastrointestinal distal, en concreto en el colon distal y el recto, a través del nervio esplácnico pélvico parasimpático.[1] Sin embargo, el sistema parasimpático desempeña un papel más fisiológico, con aferentes que señalan la plenitud, la náusea y la distensión, y eferentes que promueven las secreciones, la motilidad y la relajación del esfínter. Esto está mediado de forma principal por el nervio vago.

Dolor somático y dolor referido

El dolor somático está causado por estímulos nocivos en estructuras superficiales, como el peritoneo parietal, los músculos de la pared abdominal y la piel. El dolor somático es sensible a los tipos de lesión por aplastamiento y corte, mientras que el dolor visceral es inducido sobre todo por la inflamación, la isquemia y la distensión.[5] El dolor somático también se transmite por las terminaciones nerviosas libres de las fibras aferentes A-δ y C, pero en una distribución más densa y, por lo tanto, mejor localizada que el dolor visceral. Las fibras aferentes somáticas son transportadas por las ramificaciones ventrales de los nervios toracoabdominales y no por la vía simpática, lo que

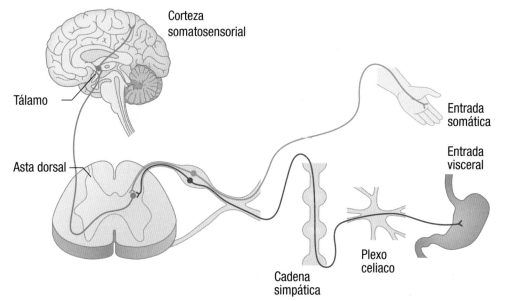

FIGURA 18.1 Vías viscerales y somáticas del dolor. La entrada visceral (*rojo*) viaja a través de un plexo prevertebral, en este caso el plexo celiaco, la cadena simpática, y hace sinapsis con neuronas de segundo orden en el asta dorsal. A continuación, asciende al tálamo para sinapsar con las neuronas de tercer orden, que finalmente sinapsan en la corteza somatosensorial. La entrada somática (*azul*) puede sinapsar en la misma interneurona del asta dorsal, dando lugar al dolor referido.

demuestra por qué los estímulos de dolor visceral se asocian a alteraciones emocionales y a la desregulación autonómica, como la náusea. Desde la médula espinal, las señales de dolor somático comparten los mismos tractos ascendentes que las señales viscerales.[5]

La convergencia de aferentes de dolor somático y visceral a nivel de la médula espinal da lugar a un fenómeno conocido como dolor referido.[5] Definido como el dolor experimentado en un lugar distante del estímulo nocivo, este proceso está mediado por aferentes somáticos y viscerales que forman sinapsis en la misma interneurona del asta dorsal (ver la fig. 18.1). Un ejemplo clásico puede ilustrarse con la isquemia miocárdica (estímulo visceral) que se presenta como dolor en el brazo izquierdo (sensación somática).

Etiologías del dolor abdominal

Respuesta inflamatoria

La inflamación es un proceso inmunológico complejo en respuesta a una lesión tisular o una infección y es la causa de la mayoría de los síndromes de dolor abdominal agudo (tabla 18.1). El proceso inflamatorio implica una intrincada interacción de células y mediadores químicos para proteger y reparar el lugar dañado. Este proceso provoca varios efectos no deseados, como enrojecimiento, hinchazón, calor y dolor. Estos signos de inflamación son, en gran medida, consecuencia de la vasodilatación y el aumento del flujo sanguíneo hacia el tejido dañado para hacer llegar los factores de reparación. Por otro lado, se cree que el dolor es un mecanismo adaptativo para fomentar la inmovilidad y, en última instancia, facilitar la reparación.[6] Varios mediadores inflamatorios son responsables de la transmisión del dolor. Al inicio, los macrófagos locales liberan los reactantes de fase aguda bradiquinina y TNF-α al producirse una lesión tisular. Está bien establecido que la bradiquinina, un péptido de nueve aminoácidos, es un mediador primario de la hiperalgesia inflamatoria a través de la activación de los receptores B1 y B2 de las terminaciones nerviosas aferentes sensoriales. De manera curiosa, los receptores B2 se expresan de forma constitutiva, mientras que los B1 son inducibles en presencia de citocinas, endotoxinas y tejidos lesionados.[7] El TNF-α, por su parte, inicia una cascada de síntesis y liberación de interleucinas que incluye la IL-6, la IL-1 y la IL-8, creando de forma adecuada un entorno de mediadores inflamatorios. La IL-6 y la IL-1β aumentan las prostaglandinas al inducir la disponibilidad de ácido araquidónico y la actividad de la ciclooxigenasa-2 (COX-2). La IL-8 estimula la liberación de aminas adrenérgicas como la norepinefrina. Tanto las prostaglandinas como las aminas adrenérgicas están implicadas en la disminución del umbral de transmisión del dolor en los aferentes sensoriales.[6]

Isquemia

El dolor isquémico está causado sobre todo por un suministro inadecuado de oxígeno. Esto se da con mayor frecuencia en las enfermedades vasculares periféricas; sin embargo, la isquemia mesen-

TABLA **18.1** COMPARACIÓN DE LAS ETIOLOGÍAS DEL DOLOR GI VISCERAL

Etiología	Mecanismos	Receptores y mediadores	Ejemplo
Inflamación	Infección Daños estructurales en la mucosa	Citocinas Prostaglandinas Aminas adrenérgicas	Enfermedad de úlcera péptica Apendicitis
Isquemia	Oclusión de los vasos mesentéricos	Acidosis láctica y radicales libres Canal iónico sensible a los ácidos	Isquemia mesentérica aguda
Obstrucción/distensión	Adherencias intraabdominales Neoplasias	Mecanorreceptores de la mucosa	Obstrucción del intestino delgado

térica es un diagnóstico asociado al dolor gastrointestinal grave. A nivel celular, la falta de oxígeno detiene la cadena de transporte de electrones y la fosforilación oxidativa del ATP. Sin ATP, la bomba de sodio-potasio no consigue mantener un gradiente electroquímico adecuado, lo que provoca daños en la membrana y la formación de especies reactivas de oxígeno.[8] Además, la hipoxia conduce al metabolismo anaeróbico y a la acidosis láctica. Las fibras sensoriales A-δ y C son estimuladas por la acidosis a través de un canal de cationes activado por H^+ denominado ASIC (por las siglas en inglés de canal de iones sensibles al ácido).[9] Varios metabolitos implicados en la isquemia, como el lactato, el ATP, el ADP y los radicales libres, pueden sensibilizar aún más las fibras aferentes a los estímulos nocivos.[10] Por último, la lesión tisular isquémica provoca una respuesta local de citocinas, y los mecanismos inflamatorios descritos antes quizá contribuyan al dolor isquémico.

Obstrucción/distención

La última fuente de dolor gastrointestinal procede de la distensión y el estiramiento de los tejidos. Esto se demuestra quizá mejor con una luz obstruida y la consiguiente distensión de las paredes del órgano proximal a la obstrucción, como un cálculo biliar que obstruye el árbol biliar o adherencias que comprimen externamente el intestino delgado. Parece que hay subconjuntos de receptores mecanosensibles diferenciados en su localización y sensibilidad. Los mecanorreceptores de la mucosa y la serosa responden principalmente a la penetración roma, mientras que los mecanorreceptores del músculo liso lo hacen al estiramiento circunferencial.[11] Además, las terminaciones nerviosas asociadas a los vasos sanguíneos intramurales también son estimuladas por el estiramiento y la distensión de las vísceras huecas.[12] A partir de estudios *in vivo*, se han caracterizado las fibras aferentes mecanosensibles de bajo y alto umbral. Las aferentes de bajo umbral representan la mayoría (75-80%) de las muestras estudiadas y se activan con presiones de distensión bajas (< 5 mm Hg) pero son capaces de percibir en el rango nocivo (25-30 mm Hg). Los aferentes de alto umbral representan la minoría (20-25%) y solo se activan con presiones que provocan dolor por encima de 25-30 mm Hg. Así, los aferentes de bajo umbral tal vez codifican las sensaciones fisiológicas normales (es decir, la saciedad), mientras que los aferentes de alto umbral dan lugar a condiciones patológicas agudas.

Es probable que los mecanorreceptores y los quimiorreceptores se traslapen en las terminaciones nerviosas de las fibras aferentes A-δ y C. Se ha demostrado en estudios con animales que los aferentes mecanosensibles no solo responden sino que son sensibilizados por traumatismos químicos y térmicos, como en el entorno de la inflamación. Sin embargo, no todos los aferentes son intrínsecamente capaces de la mecanorrecepción. Denominados aferentes mecánicamente insensibles (AMI), estos constituyen 25% de la inervación del colon del ratón.[13] De manera curiosa, pueden adquirir una mecanosensibilidad temporal tras la exposición a mediadores inflamatorios. Esto sugiere un papel integral tanto de los aferentes inherentemente mecanosensibles como de los AMI en la propagación y el mantenimiento del dolor en el proceso inflamatorio.

Diagnóstico diferencial del dolor abdominal agudo

Historia y hallazgos del examen físico

El diagnóstico diferencial del dolor abdominal agudo es amplio y la evaluación debe comenzar con la historia del paciente. La localización inicial del dolor informa sobre el posible órgano implicado basándose simplemente en la anatomía. El inicio, la duración, la gravedad y la calidad del dolor, así como los factores de exacerbación y remisión, acotan aún más el diagnóstico. Los síntomas asociados pueden dar pistas importantes, como el estreñimiento con la obstrucción del intestino delgado o la ictericia con las afecciones colestásicas. También es útil un interrogatorio exhaustivo de los antecedentes médicos, por ejemplo, el consumo excesivo de alcohol o las cirugías abdominales previas. Los síntomas que pueden señalar un deterioro clínico inminente son la fiebre alta, el vómito prolongado, el síncope y el cambio repentino de la intensidad del dolor.

La exploración física debe centrarse primero en las constantes vitales y el aspecto general para determinar con rapidez la gravedad del dolor abdominal. La taquicardia y la hipotensión sugieren un estado de choque; tanto el choque hipovolémico como el distributivo pueden verse en las urgencias gastrointestinales. También es prioritario determinar la presencia o ausencia de los signos peritoneales clásicos (defensa, rigidez, sensibilidad de rebote). Una vez que se considere clínicamente estable, examine la zona de dolor con inspección, percusión, palpación y auscultación.

Pruebas de laboratorio

La necesidad de realizar pruebas de laboratorio debe guiarse por la historia y la exploración física. Sin embargo, en la práctica, en especial en el caso de los pacientes con aspecto tóxico que llegan al servicio de urgencias, se suele enviar un amplio panel de análisis de sangre. Un panel metabólico básico evalúa las alteraciones electrolíticas y la función renal en el contexto de las pérdidas gastrointestinales y la hipovolemia. Un recuento sanguíneo completo identifica la leucocitosis y la bandemia en apoyo de la infección en curso. Las pruebas de la función hepática son importantes para las etiologías hepatobiliares, mientras que la amilasa y la lipasa ayudan a diagnosticar la pancreatitis. El análisis de orina, el cultivo de orina y la prueba de embarazo suelen obtenerse para descartar causas genitourinarias y ginecológicas.

Estudios de imagen

Existen múltiples modalidades de imagen disponibles para evaluar el dolor abdominal agudo, y las recomendaciones de cuál utilizar dependen en gran medida de la localización de los síntomas. El dolor en el cuadrante superior derecho debe evaluarse mediante ultrasonografía, a pesar de que la colescintigrafía nuclear tiene una sensibilidad y especificidad ligeramente superiores, dado su menor costo y mayor rapidez de realización.[14] El dolor en el cuadrante superior izquierdo tiene un amplio diferencial y debe evaluarse al inicio mediante tomografía computarizada (TC), aunque la endoscopia superior es razonable si se sospecha patología gástrica o esofágica a partir de la historia y la exploración física. El cuadrante inferior derecho tiene un diagnóstico probable de apendicitis que se evalúa mejor mediante TC con contraste intravenoso, mientras que el dolor del cuadrante inferior izquierdo tiene un diagnóstico probable de diverticulosis que se evalúa mejor mediante TC con contraste intravenoso y oral. Las radiografías simples son útiles como herramienta rápida para detectar aire bajo el diafragma y, por lo tanto, una perforación franca de la víscera intraperitoneal o asas intestinales dilatadas para sugerir una obstrucción intestinal. Por último, las pacientes de obstetricia siguen una vía diagnóstica diferente y suelen recurrir a la ecografía abdominal o transvaginal para evitar la exposición a la radiación.

Diagnósticos diferenciales basados en órganos comunes

Estómago

Este es el órgano más proximal del tracto gastrointestinal que se encuentra en el espacio intraperitoneal. Está perfundido por un rico suministro vascular con múltiples colaterales, lo que hace que el verdadero dolor isquémico sea un fenómeno raro.[15] Así, el dolor gástrico surge, de manera más común, de la inflamación de la mucosa en condiciones como la gastritis y las úlceras pépticas. El cuerpo gástrico es relativamente distensible, y con la cavidad oral justo anterior como válvula de alivio de la presión, la emesis suele ser un síntoma temprano, más que el dolor. La enfermedad de úlcera péptica tiene una prevalencia de 1 de cada 1 000 personas-año en la población estadounidense.[16] Entre las etiologías más comunes se encuentran el uso crónico de medicamentos antiinflamatorios no esteroideos (AINE), que conducen a una regulación a la baja de las prostaglandinas que protegen del ácido, y la infección por *Helicobacter pylori*, que provoca tanto un embotamiento de los mecanismos de defensa de la mucosa como un aumento de la producción de ácido gástrico. Los pacientes con enfermedad de úlcera péptica padecen un dolor epigástrico sordo, por lo regular asociado a la ingestión de alimentos, ya que estos estimulan la producción de ácido gástrico. El diagnóstico puede hacerse solo por la historia y la exploración física, pero a menudo se confirma con una

TABLA 18.2 DIAGNÓSTICOS DIFERENCIALES BASADOS EN ÓRGANOS COMUNES DEL DOLOR GI VISCERAL

Órgano	Diagnóstico	Signos/síntomas	Laboratorios	Imagen/procedimiento de diagnóstico
Estómago	Enfermedad de úlcera péptica	Dolor epigástrico asociado a las comidas	Prueba de antígeno fecal o de aliento de urea para *H. pylori*	Endoscopia superior
Páncreas	Pancreatitis	Dolor epigástrico constante que se irradia a la espalda	Lipasa y amilasa elevadas	TAC o RMN
Árbol hepatobiliar	Colecistitis	Dolor en el CSD, tal vez referido a la escápula D	Elevación de la VSG y la PCR	Ecografía o TAC
	Colangitis	Similar a lo anterior, es más probable que tenga fiebre y escalofríos	Elevación de las pruebas de función hepática (fosfatasa alcalina)	Ecografía o TAC o CPRM
	Hepatitis aguda	Como arriba, con posible encefalopatía, ictericia, ascitis	LFTS elevados (AST y ALT)	Biopsia de hígado
Intestinos	Obstrucción del intestino delgado	Dolor cólico periumbilical asociado a la ausencia de heces o flatos	No hay laboratorios específicos	TAC con contraste oral e intravenoso
	Isquemia mesentérica	Dolor intenso de aparición repentina	Ácido láctico elevado	Angiografía por TAC o RMN
	Diverticulitis	Dolor constante en el CII	No hay laboratorios específicos	TAC con contraste oral e intravenoso
Apéndice	Apendicitis	Dolor periumbilical mal localizado que progresa a dolor agudo CID	No hay laboratorios específicos	Ecografía o TAC

endoscopia superior (tabla 18.2). La prueba del antígeno fecal o del aliento de urea puede establecer el estado de *H. pylori*. La erosión de la úlcera en la rica vasculatura mencionada puede provocar una morbilidad y mortalidad significativas, así como una perforación transmural que cause una peritonitis franca y un abdomen agudo que requiera una intervención quirúrgica inmediata.

Páncreas

El páncreas es un órgano vital del tracto gastrointestinal, que produce potentes enzimas que se encuentran en la bilis y son importantes para la digestión de los alimentos. Como tal, cualquier daño a la integridad estructural del páncreas puede provocar una inflamación importante. La pancreatitis aguda representa una de las principales causas de ingresos hospitalarios en Estados Unidos, con más de 300 000 al año.[17] La presencia de cálculos biliares confiere el mayor riesgo de pancreatitis aguda, quizá secundario a la obstrucción del árbol biliar y al reflujo de la bilis hacia el parénquima pancreático. El consumo crónico de alcohol es la otra etiología principal, con un mecanismo propuesto de sobreproducción de enzimas por parte de las células pancreáticas. Los pacientes se presentan con una historia de dolor epigástrico asociado a náusea y vómito que persiste durante horas. El dolor suele describirse como *in crescendo* y eventualmente constante, y cerca de 50% informa de la irradiación del dolor a la espalda. No es de extrañar que la exploración física demuestre una sensibilidad epigástrica a la palpación. Los hallazgos de laboratorio de elevación de la lipasa y la amilasa séricas son sensibles y específicos de la pancreatitis aguda, en especial al principio del curso de la enfermedad. Tanto la TC como la IRM son modalidades de imagen apropiadas para evaluar la pancreatitis aguda, siendo la primera más disponible y expedita, mientras que la segunda utiliza agentes de contraste intravenosos más seguros y radiación no ionizante adecuada para las pacientes embarazadas.[18]

Vesícula biliar y árbol biliar

La vesícula biliar está situada detrás del hígado y es un lugar de almacenamiento de la bilis antes de su liberación en el duodeno. La precipitación de los productos biliares da lugar a la formación de cálculos biliares, la mayoría de los cuales contienen sobre todo colesterol y una minoría, bilirrubina en pacientes con hemólisis crónica.[19] Los cálculos biliares son muy comunes, se encuentran en alrededor de 10-15% de la población adulta de Estados Unidos, aunque por lo regular no causan síntomas significativos.[20] La colecistitis y la colangitis representan procesos inflamatorios secundarios a la obstrucción de la vesícula o del sistema de conductos biliares, en ese orden. Esta obstrucción suele ser consecuencia de los cálculos biliares, pero también puede surgir de neoplasias o estenosis. Los signos y síntomas de presentación son similares entre estas afecciones, e incluyen dolor en el cuadrante superior derecho, fiebre, escalofríos y aumento de los marcadores inflamatorios. El dolor del cuadrante superior derecho se describe como poco localizado y cólico y puede referirse a la escápula inferior derecha o a las costillas posteriores. La colangitis puede presentarse además con ictericia y las correspondientes elevaciones de las pruebas de función hepática (especialmente ALT y AST), lipasa y amilasa. El diagnóstico por imagen es imprescindible, siendo la ecografía abdominal y el TAC los más empleados. La colecistitis se caracteriza por el agrandamiento de la vesícula biliar y el engrosamiento de su pared, el líquido pericolecístico y la presencia de cálculos biliares, mientras que el hallazgo adicional de una dilatación del conducto biliar común sugiere una colangitis.[21] Las imágenes más avanzadas con la colangiopancreatografía por resonancia magnética utilizan la IRM para delinear una mayor resolución de la patología y la localización de la lesión.[22] Esta modalidad ha permitido a los clínicos reservar la colangiopancreatografía retrógrada endoscópica invasiva para realizarla solo como terapia (es decir, extraer un cálculo biliar obstructivo) en lugar de para el diagnóstico.

El hígado es un órgano importante del árbol biliar y puede sufrir una hepatitis en el marco de un cálculo biliar obstructivo. Sin embargo, la hepatitis aguda y la insuficiencia hepática por lo común son más inducidas por la sobredosis de paracetamol y la infección viral. Estos pacientes se presentan con una constelación de hallazgos, incluido el dolor en el cuadrante superior derecho, pero lo más preocupante es la encefalopatía profunda, la función sintética deprimida, la ictericia, la ascitis abdominal y la depleción del volumen intravascular.[23] El diagnóstico por imagen suele ser poco útil y se requiere una biopsia hepática para el diagnóstico definitivo.

Intestinos

Los intestinos delgado y grueso representan la mayor parte del tracto gastrointestinal, por longitud y por masa. En consecuencia, existen múltiples oportunidades de disfunción que conducen al dolor agudo, como la obstrucción del intestino delgado, la isquemia mesentérica y la diverticulitis. Las obstrucciones del intestino delgado son frecuentes, responsables en Estados Unidos de 15 de cada 100 ingresos por dolor abdominal y de 350 000 ingresos cada año.[24] Existen varias etiologías extraluminales e intraluminales para las obstrucciones mecánicas del intestino delgado. Sin embargo, la mayoría de las obstrucciones del intestino delgado se deben a adherencias intraperitoneales, tumores y hernias, que representan 80% de todos los casos. El dolor agudo de la obstrucción del intestino delgado suele ser de localización periumbilical, de naturaleza cólica y con picos cada pocos minutos relacionados con las contracciones repetidas, el aumento de la presión intraluminal y el estiramiento circunferencial de las paredes intestinales.[25] Los síntomas asociados incluyen náusea, vómito e incapacidad para expulsar el flato o las heces. En la exploración física, los pacientes pueden presentar ruidos intestinales agudos o hipoactivos, hiperresonancia a la percusión y hernias o masas a la palpación, además de sensibilidad. Los estudios de diagnóstico incluyen una imagen inicial con radiografía para detectar con rapidez asas intestinales dilatadas o aire libre intraperitoneal que indique una perforación intestinal. Un TAC abdominal, idealmente con contraste oral e intravenoso, puede proporcionar detalles adicionales como el lugar de la obstrucción, la gravedad (parcial o completa), la etiología (p. ej., masas o hernias) y los cambios inflamatorios.

La isquemia mesentérica aguda es un fenómeno menos frecuente que abarca entre 0.09 y 0.2% de los ingresos quirúrgicos; sin embargo, conlleva una elevada tasa de mortalidad de alrededor de 50%.[26] Se caracteriza por la interrupción del flujo sanguíneo al intestino, en concreto por embolia o trombosis arterial y venosa, pero también por un estado de bajo flujo no oclusivo a la vasculatura mesentérica. Los pacientes suelen presentar un dolor abdominal intenso de aparición repentina, que por lo regular es desproporcionado con respecto a los hallazgos de la exploración física, que no son destacables. Los síntomas asociados incluyen náusea, vómito y sangrado rectal. Si la sospecha clínica es lo suficiente alta y el paciente está hemodinámicamente inestable, está indicada una laparotomía emergente para resecar el intestino necrosado. De lo contrario, la angiografía por TAC o RMN son modalidades adecuadas para localizar el lugar de la oclusión.

La diverticulitis es una secuela de la diverticulosis, en la que las salidas de la pared del colon se inflaman de forma aguda. Más de la mitad de los estadounidenses mayores de 60 años tienen diverticulosis. Se cree que se desarrolla en puntos de debilidad de la pared colónica donde los vasa recta penetran en la capa muscular, en combinación con fuerzas contráctiles anormales que provocan la herniación de la mucosa y la submucosa.[27] Según las estimaciones modernas, < 5% de los pacientes con divertículos desarrolla una diverticulitis aguda. La fisiopatología de la diverticulitis no se comprende del todo. La teoría clásica de una obstrucción centrada en el cuello del divertículo que provoca un sobrecrecimiento bacteriano e isquemia ha sido cuestionada, ya que estudios recientes apuntan a la inflamación crónica y a las alteraciones del microbioma intestinal como etiologías importantes.[27,28] El dolor abdominal suele describirse como de naturaleza constante y localizado en el cuadrante inferior izquierdo, dada la mayor probabilidad de diverticulosis en el colon sigmoide.[29] La exploración física provocaría sensibilidad en la misma zona, a menos que se produzca una perforación franca que dé lugar a una inestabilidad hemodinámica y a signos peritoneales de defensa, rigidez y sensibilidad de rebote. El diagnóstico se realiza mediante TC abdominal con contraste oral e intravenoso, que revelaría la presencia de divertículos con engrosamiento de la pared intestinal, así como el encallamiento de la grasa pericolónica.[30]

Apéndice

El apéndice es una bolsa vestigial de extremo obturado que sale del intestino ciego. La apendicitis aguda es en exceso frecuente, con un riesgo de por vida de 1 de cada 15 en Estados Unidos, lo que supone un costo de unos 3 000 millones de dólares anuales para el sistema de salud.[31] Un tercio de los pacientes presenta una perforación que requiere una intervención quirúrgica urgente. Al igual que en el caso de la diverticulitis, se cree que la patogénesis surge de la obstrucción por un apendicolito, por lo común por materia fecal, cálculos, infección o neoplasias. Sin embargo, la mayoría de los pacientes con apendicitis no tiene apendicolitos en las imágenes, y los encontrados incidentalmente no desarrollan apendicitis.[32] El inicio del dolor abdominal por lo regular es periumbilical al principio y de naturaleza poco localizada, en consonancia con las vías de señalización del dolor visceral. A medida que la inflamación progresa afectando a la pared peritoneal, lo que también sugiere una perforación inminente, el dolor migra al conocido punto McBurney en el cuadrante inferior derecho. La calidad del dolor en este punto se describe como localizada y aguda, en consonancia con las vías del dolor somático. El dolor abdominal se asocia a anorexia, náusea y vómito. Para el diagnóstico pueden utilizarse tanto la TC abdominal como la ecografía abdominal.

Tratamiento del dolor visceral GI

Lo ideal es que el tratamiento primario del dolor gastrointestinal agudo sea abordar la fuente subyacente. Para las obstrucciones del intestino delgado, emplee reposo intestinal, líquidos intravenosos y, si está justificado, un enfoque quirúrgico para aliviar la obstrucción. Para la pancreatitis por cálculos biliares, proceda a la colangiopancreatografía retrógrada endoscópica para su extracción. Sin embargo, los pacientes pueden tener un dolor insoportable, que debe ser tratado de manera específica antes de que se resuelva la patología. La terapia principal sigue siendo la farmacológica, en especial la intravenosa, ya que la mayoría de las afecciones gastrointestinales requieren un estricto ayuno. Los bloqueos de nervios periféricos y otros procedimientos de intervención para el dolor se ofrecen rara vez en el contexto del dolor visceral agudo, pero se discutirán de manera breve como complementos para el control del dolor posoperatorio tras la cirugía GI y en casos de dolor crónico.

Farmacológico

Se han utilizado casi todas las clases de analgésicos en el tratamiento del dolor visceral agudo; sin embargo, faltan estudios que distingan de forma específica la eficacia en el tratamiento del dolor visceral del somático y del neuropático.[33] Dado que la transmisión del dolor visceral depende de múltiples neurotransmisores y receptores, es probable que ningún agente por sí solo proporcione una analgesia completa. El paracetamol, los AINE y los opioides son los más utilizados, aunque existe una lista exhaustiva de analgésicos útiles para tratar el dolor visceral que incluye gabapentinoides, antiespasmódicos, antidepresivos, antagonistas del N-metil-D-aspartato y agonistas del receptor alfa-2.

Tanto el paracetamol como los AINE son eficaces en el tratamiento del dolor GI visceral, con un efecto sinérgico demostrado en un modelo animal.[34,35] Se sabe que el paracetamol puede provocar un aumento de las pruebas de la función hepática incluso a la dosis recomendada, por lo que debe extremarse la precaución cuando se utilice en pacientes con lesiones hepáticas agudas por patología del árbol biliar.[36] Los AINE no deben utilizarse en el tratamiento de la gastritis o la úlcera péptica, ya que puede ser uno de los principales responsables de la lesión de la mucosa gástrica.

Los opioides tienen un papel en el dolor visceral; tienen una eficacia previsiblemente magnífica y suelen prescribirse en el servicio de urgencias o en el ingreso inicial de los pacientes que experimentan un dolor agudo intenso. Sin embargo, dado el contexto de la epidemia de opioides en Estados Unidos, los médicos son ahora cada vez más juiciosos a la hora de prescribirlos y confían más en los complementos ahorradores de opioides para el control del dolor. Los opioides alteran la motilidad gastrointestinal, así como la actividad central en la zona de activación de los quimiorreceptores, lo que favorece la náusea y el vómito. Por ello, pueden exacerbar a los pacientes con obstrucción del intestino delgado.[37] Los opioides también inducen un aumento de la presión fásica en el esfínter de Oddi y pueden provocar dolor biliar espasmódico.[38] Tradicionalmente se creía que la morfina tenía un mayor efecto sobre la presión del esfínter de Oddi. El aumento del tono del esfínter de Oddi en afecciones como el cólico biliar puede exacerbar un árbol biliar ya de por sí de alta presión; sin embargo, los opiáceos por lo común siguen utilizándose en la práctica para estas afecciones.

No farmacológico

Como ya se ha mencionado, el uso de procedimientos intervencionistas para el dolor está limitado en esta población de pacientes debido a la relativa brevedad del dolor y a la idoneidad de los agentes farmacológicos para puentearles hasta que se resuelva su condición subyacente. Hay casos en los que se ofrecen bloqueos nerviosos. Por lo regular, el dolor gastrointestinal agudo requiere una intervención quirúrgica como la apendicectomía para la apendicitis o la laparotomía exploratoria con resección intestinal para la obstrucción del intestino delgado. Según la zona quirúrgica, pueden emplearse diferentes bloqueos nerviosos —plano transverso del abdomen, vaina del recto, cuadrado lumbar—, todos ellos destinados a anestesiar ramas de los nervios sensoriales torácicos y lumbares. Estos bloqueos nerviosos periféricos del tronco son muy eficaces para mejorar el dolor posoperatorio de la incisión, ya que se transmite a través de la vía del dolor aferente somático (ver la fig. 18.1).

Por otro lado, el dolor visceral (es decir, la inflamación residual del propio órgano) queda mal cubierto por los bloqueos nerviosos periféricos y requiere el bloqueo simpático. Una vez más, estos rara vez se realizan en el contexto agudo, pero se utilizan en los pacientes que sufren dolor abdominal crónico, por ejemplo, en las neoplasias gastrointestinales y la pancreatitis crónica. Las fibras simpáticas de la mayoría de las estructuras GI, incluidos el estómago, el páncreas, el árbol biliar, el intestino delgado y el colon proximal, atraviesan el plexo celiaco, mientras que las fibras simpáticas del colon descendente, el sigmoide y el recto proximal atraviesan el plexo hipogástrico superior.[39] El bloqueo simpático de estas estructuras, guiado por fluoroscopia o TC, proporcionó un control eficaz del dolor abdominal de origen visceral. Los anestésicos locales se utilizan para el alivio temporal o como prueba antes de proceder a la neurolisis con alcohol o fenol para obtener resultados más duraderos. La estimulación de la médula espinal también ha demostrado tener resultados positivos en la mejora del dolor abdominal visceral crónico.[40]

La acupuntura es una técnica muy utilizada en la medicina tradicional china y recién se ha adaptado a algunos programas de medicina alternativa y complementaria en instituciones médicas de Estados Unidos. Consiste en la colocación de finas agujas en varios puntos de la piel para producir un efecto analgésico, que quizá se produce a través de opioides endógenos como la encefalina, la beta-endorfina y la dinorfina.[41] Ha habido múltiples ensayos controlados aleatorios, en particular en la literatura china, que documentan la eficacia de la acupuntura en el tratamiento del dolor abdominal. Por ejemplo, el tratamiento en dos puntos de acupuntura mejoró las puntuaciones de dolor en la pancreatitis aguda.[42] Sin embargo, esos estudios son criticados por estar mal diseñados y ser sesgados.[43] Por ello, la eficacia de la acupuntura sigue sin estar clara y no se ha introducido en la práctica clínica. Otras modalidades analgésicas similares a la acupuntura, que podrían funcionar con un mecanismo similar, como la estimulación nerviosa eléctrica transcutánea, son eficaces para aliviar el dolor abdominal.[44]

REFERENCIAS

1. Agur A, Dalley A, Moore K. Abdomen. En: Agur A, Dalley A, Moore K, eds. *Moore's Essential Clinical Anatomy*. 6th ed. Wolters Kluwer; 2019:253-317.
2. Moore BJ, Carol S, Owens PL. Trends in Emergency Department Visits, 2006-2014. Healthcare Cost and Utilization Project; Statistical Brief #227. Agency for Healthcare Research and Quality; septiembre 2017.
3. Mark LO, Sabouri AS. Gastrointestinal physiology and pathophysiology. En: Miller RD, Eriksson I, Fleisher LA, Wiener-Kronish JP, Cohen NH, Young WL, eds. *Miller's Anesthesia*. 9th ed. Elsevier; 2014:403-419.
4. Almeida TF, Roizenblatt S, Tufik S. Afferent pain pathways: a neuroanatomical review. *Brain Res.* 2004;1000(1–2):40-56. doi:10.1016/j.brainres.2003.10.073
5. Steeds C. The anatomy and physiology of pain. *Surgery.* 2016;34(2):55-59. doi:10.1016/j.mpsur.2015.11.005
6. Chen L, Deng H, Cui H, et al. Inflammatory responses and inflammation-associated diseases in organs. *Oncotarget.* 2017;9(6):7204-7218. doi:10.18632/oncotarget.23208
7. Golias CH, Charalabopoulos A, Stagikas D, Charalabopoulos K, Batistatou A. The kinin system—bradykinin: biological effects and clinical implications. Multiple roles of the kinin system—bradykinin. *Hippokratia.* 2007;11(3):124-128.
8. Romanelli MR, Thayer JA, Neumeister MW. Ischemic pain. *Clin Plast Surg.* 2020;47(2):261-265. doi:10.1016/j.cps.2019.11.002
9. Waldmann R, Champigny G, Bassilana F, Heurteaux C, Lazdunski M. A proton-gated cation channel involved in acid-sensing. *Nature.* 1997;386(6621):173-177. doi:10.1038/386173a0
10. Queme LF, Ross JL, Jankowski MP. Peripheral mechanisms of ischemic myalgia. *Front Cell Neurosci.* 2017;11:419. doi:10.3389/fncel.2017.00419
11. Bielefeldt K, Gebhar G. Visceral pain: basic mechanisms. En: McMahon S, Koltzenburg M, Tracey I, Turk DC, eds. *Wall & Melzack's Textbook of Pain.* 6th ed. Elsevier; 2013:703-717.
12. Humenick A, Chen BN, Wiklendt L, et al. Activation of intestinal spinal afferent endings by changes in intramesenteric arterial pressure. *J Physiol.* 2015;593(16):3693-3709. doi:10.1113/JP270378
13. Prato V, Taberner FJ, Hockley JRF, et al. Functional and molecular characterization of mechanoinsensitive "silent" nociceptors. *Cell Rep.* 2017;21:3102-3115. doi:10.1016/j.celrep.2017.11.066
14. Revzin MV, Scoutt LM, Garner JG, Moore CL. Right upper quadrant pain: ultrasound first! *J Ultrasound Med.* 2017;36:1975-1985. doi:10.1002/jum.14274
15. Tang SJ, Daram SR, Wu R, Bhaijee F. Pathogenesis, diagnosis, and management of gastric ischemia. *Clin Gastroenterol Hepatol.* 2014;12(2):246-252.e1. doi:10.1016/j.cgh.2013.07.025
16. Lin KJ, García Rodríguez LA, Hernández-Díaz S. Systematic review of peptic ulcer disease incidence rates: do studies without validation provide reliable estimates? *Pharmacoepidemiol Drug Saf.* 2011;20(7):718-728. doi:10.1002/pds.2153
17. Krishna SG, Kamboj AK, Hart PA, Hinton A, Conwell DL. The changing epidemiology of acute pancreatitis hospitalizations: a decade of trends and the impact of chronic pancreatitis. *Pancreas.* 2017;46(4):482-488. doi:10.1097/MPA.0000000000000783

18. Sun H, Zuo HD, Lin Q, et al. MR imaging for acute pancreatitis: the current status of clinical applications. *Ann Transl Med.* 2019;7(12):269. doi:10.21037/atm.2019.05.37

19. Lammert F, Gurusamy K, Ko CW, et al. Gallstones. *Nat Rev Dis Primers.* 2016;2:16024. doi:10.1038/nrdp.2016.24

20. Cao AM, Eslick GD. Epidemiology and pathogenesis of gallstones. En: Cox M, Eslick G, Padbury R, eds. *The Management of Gallstone Disease.* Springer, Cham; 2018. https://doi.org/10.1007/978-3-319-63884-3_3

21. Miura F, Okamoto K, Takada T, et al. Tokyo Guidelines 2018: initial management of acute biliary infection and flowchart for acute cholangitis. *J Hepatobiliary Pancreat Sci.* 2018;25(1):31-40. doi:10.1002/jhbp.509

22. Lee SL, Kim HK, Choi HH, et al. Diagnostic value of magnetic resonance cholangiopancreatography to detect bile duct stones in acute biliary pancreatitis. *Pancreatology.* 2018;18(1):22-28. doi:10.1016/j.pan.2017.12.004

23. Stravitz RT, Lee WM. Acute liver failure. *Lancet.* 2019;394(10201):869-881. doi:10.1016/S0140-6736(19)31894-X

24. Rami Reddy SR, Cappell MS. A systematic review of the clinical presentation, diagnosis, and treatment of small bowel obstruction. *Curr Gastroenterol Rep.* 2017;19(6):28. doi:10.1007/s11894-017-0566-9

25. Shi XZ, Lin YM, Hegde S. Novel insights into the mechanisms of abdominal pain in obstructive bowel disorders. *Front Integr Neurosci.* 2018;12:23. doi:10.3389/fnint.2018.00023

26. Bala M, Kashuk J, Moore EE, et al. Acute mesenteric ischemia: guidelines of the World Society of Emergency Surgery. *World J Emerg Surg.* 2017;12:38. doi:10.1186/s13017-017-0150-5

27. Strate LL, Morris AM. Epidemiology, pathophysiology, and treatment of diverticulitis. *Gastroenterology.* 2019;156(5):1282-1298.e1. doi:10.1053/j.gastro.2018.12.033

28. Munie ST, Nalamati SPM. Epidemiology and pathophysiology of diverticular disease. *Clin Colon Rectal Surg.* 2018;31(4):209-213. doi:10.1055/s-0037-1607464

29. Swanson SM, Strate LL. Acute colonic diverticulitis [published correction appears in Ann Intern Med. 2020 May 5;172(9):640]. *Ann Intern Med.* 2018;168(9):ITC65-ITC80. doi:10.7326/AITC201805010

30. Kandagatla PG, Stefanou AJ. Current status of the radiologic assessment of diverticular disease. *Clin Colon Rectal Surg.* 2018;31(4):217-220. doi:10.1055/s-0037-1607466

31. Ferris M, Quan S, Kaplan BS, et al. The global incidence of appendicitis: a systematic review of population-based studies. *Ann Surg.* 2017;266(2):237-241. doi:10.1097/SLA.0000000000002188

32. Khan MS, Chaudhry MBH, Shahzad N, et al. Risk of appendicitis in patients with incidentally discovered appendicoliths. *J Surg Res.* 2018;221:84-87. doi:10.1016/j.jss.2017.08.021

33. Davis MP. Drug management of visceral pain: concepts from basic research. *Pain Res Treat.* 2012;2012:265605. doi:10.1155/2012/265605

34. Tomić MA, Vucković SM, Stepanović-Petrović RM, Ugrešić ND, Prostran MS, Bosković B. Synergistic interactions between paracetamol and oxcarbazepine in somatic and visceral pain models in rodents. *Anesth Analg.* 2010;110(4):1198-1205. doi:10.1213/ANE.0b013e3181cbd8da

35. Fraquelli M, Casazza G, Conte D, Colli A. Non-steroid anti-inflammatory drugs for biliary colic. *Cochrane Database Syst Rev.* 2016;9(9):CD006390. doi:10.1002/14651858.CD006390.pub2

36. Hayward KL, Powell EE, Irvine KM, Martin JH. Can paracetamol (acetaminophen) be administered to patients with liver impairment? *Br J Clin Pharmacol.* 2016;81(2):210-222. doi:10.1111/bcp.12802

37. Kassam AF, Kim Y, Cortez AR, Dhar VK, Wima K, Shah SA. The impact of opioid use on human and health care costs in surgical patients. *Surg Open Sci.* 2020;2(2):92-95. doi:10.1016/j.sopen.2019.10.001

38. Camilleri M, Lembo A, Katzka DA. Opioids in gastroenterology: treating adverse effects and creating therapeutic benefits. *Clin Gastroenterol Hepatol.* 2017;15:1338-1349. doi:10.1016/j.cgh.2017.05.014

39. Cornman-Homonoff J, Holzwanger DJ, Lee KS, Madoff DC, Li D. Celiac plexus block and neurolysis in the management of chronic upper abdominal pain. *Semin Intervent Radiol.* 2017;34(4):376-386. doi:10.1055/s-0037-1608861

40. Kapural L, Gupta M, Paicius R, et al. Treatment of chronic abdominal pain with 10-kHz spinal cord stimulation: safety and efficacy results from a 12-month prospective, multicenter, feasibility study. *Clin Transl Gastroenterol.* 2020;11(2):e00133. doi:10.14309/ctg.0000000000000133

41. Han JS. Acupuncture and endorphins. *Neurosci Lett.* 2004;361(1–3):258-261. doi:10.1016/j.neulet.2003.12.019

42. Li J, Zhao Y, Wen Q, Xue Q, Lv J, Li N. Electroacupuncture for severe acute pancreatitis accompanied with paralytic ileus:a randomized controlled trial. *Zhongguo Zhen Jiu.* 2016;36(11):1126-1130. doi:10.13703/j.0255-2930.2016.11.002

43. Paley CA, Johnson MI. Acupuncture for the relief of chronic pain: a synthesis of systematic reviews. *Medicina.* 2020;56:6. doi:10.3390/medicina56010006

44. Chen KB, Huang Y, Jin XL, Chen GF. Electroacupuncture or transcutaneous electroacupuncture for postoperative ileus after abdominal surgery: a systematic review and meta-analysis. *Int J Surg.* 2019;70:93-101. doi:10.1016/j.ijsu.2019.08.034

19

Dolor agudo relacionado con el sistema genitourinario

Wesley R. Pate y Natalie P. Tukan

Introducción

Hay muchas causas de dolor genitourinario agudo, desde afecciones muy comunes como las infecciones del tracto urinario hasta diagnósticos más raros como la torsión testicular. En ocasiones, la etiología del dolor puede delimitarse con claridad basándose en la historia y la exploración física, mientras que otras afecciones requieren más pruebas para diferenciar las posibilidades de diagnóstico. El manejo puede variar mucho en función del diagnóstico e incluir una variedad de tratamientos que incluyen analgésicos orales y parenterales, procedimientos quirúrgicos, antibióticos y técnicas de anestesia local y regional. Este capítulo, aunque no es exhaustivo, se centrará en los antecedentes, el diagnóstico y el tratamiento de varias de las causas más importantes de dolor genitourinario agudo.

Infecciones del tracto urinario

Antecedentes

Las infecciones del tracto urinario (ITU) son una de las más comunes en los adultos. Pueden afectar al tracto urinario inferior limitado a la vejiga (cistitis) o al tracto urinario superior con infección del parénquima renal (pielonefritis).[1] Las infecciones en individuos por lo demás sanos con vías urinarias normales son las más comunes y se denominan ITU no complicadas. Las ITU complicadas se asocian a factores como tractos urinarios estructural o funcionalmente anormales, huéspedes inmunocomprometidos e infecciones nosocomiales. La infección en los varones suele considerarse una ITU complicada.[2]

Las mujeres tienen una incidencia 10 veces mayor de ITU en comparación con los hombres a lo largo de los años reproductivos hasta que disminuye a una diferencia de 2:1 en la edad adulta avanzada.[3] Se calcula que el riesgo de infección de las mujeres a lo largo de su vida es de 60%.[4] La diferencia de género en las tasas de infección puede explicarse porque las uretras cortas de las mujeres facilitan la migración de las bacterias perineales a la vejiga, mientras que las uretras más largas de los hombres tienen más capacidad para eliminar las bacterias a través de la micción antes de llegar a la vejiga.[3] La actividad sexual reciente también es un importante factor de riesgo de infección, ya que facilita aún más el tránsito de las bacterias a través de la uretra.[3] La pielonefritis suele estar causada por una infección ascendente desde el tracto urinario inferior, pero puede ser causada por una diseminación hematógena o linfática, aunque esto es muy raro en pacientes sanos y no hospitalizados.[1] En última instancia, los factores del huésped relacionados con las variaciones genéticas y las anomalías urológicas anatómicas, fisiológicas o funcionales (como la vejiga neurógena, la diabetes o la micción incompleta) desempeñan un papel importante en la probabilidad de que las bacterias que entran en la vejiga se unan a las superficies de la mucosa y causen una infección.[1,3]

Más de las tres cuartas partes de las ITU ambulatorias y más de 90% de los casos de pielonefritis en mujeres jóvenes y sanas están causadas por *Escherichia coli*, y otros bacilos gramnegativos de la flora colónica normal contribuyen a la mayoría de las infecciones restantes.[3,5] El *Staphylococcus saprophyticus* también es una bacteria causante en alrededor de 10% de las mujeres sexualmente activas.[3]

Síntomas y diagnóstico

La cistitis bacteriana aguda suele presentarse con síntomas de disuria, polaquiuria y urgencia urinaria debido a que las bacterias irritan la mucosa uretral y vesical. Otros síntomas de presentación más raros son la sensibilidad suprapúbica o la hematuria.[1] El diagnóstico diferencial de la cistitis incluye otras patologías agudas como la pielonefritis, la uretritis, los cálculos vesicales, la prostatitis bacteriana aguda (PBA) o la vaginitis. Las etiologías crónicas del tracto urinario como la cistitis intersticial, el síndrome de dolor pélvico crónico o la vejiga hiperactiva son consideraciones diagnósticas adicionales.[6]

La pielonefritis aguda se presenta con mayor frecuencia con dolor en el flanco, síntomas sistémicos como fiebre y escalofríos, y puede tener también síntomas del tracto urinario inferior, aunque la presentación puede variar mucho.[5] Además de distinguir la pielonefritis de la cistitis, el diagnóstico diferencial incluye otras causas del tracto urinario como la urolitiasis, etiologías ginecológicas como la enfermedad inflamatoria pélvica y patologías abdominales como la apendicitis o la colecistitis. La urolitiasis es en especial probable si el dolor del flanco se irradia a la ingle.[5] El aumento del flujo vaginal sugeriría que es más probable una etiología ginecológica, y el diagnóstico por imagen es importante para dilucidar la sospecha de patología abdominal.

El diagnóstico de la cistitis se realiza sobre todo mediante un análisis de orina a partir de una muestra de orina limpia de la mitad del chorro con piuria o bacteriuria en combinación con síntomas urinarios molestos. Si se identifican bacterias urinarias en ausencia de síntomas de ITU, esto se clasifica como bacteriuria asintomática en lugar de cistitis bacteriana y no requiere tratamiento, excepto en circunstancias especiales como el embarazo o en pacientes sometidos a ciertos procedimientos urológicos.[7] En los casos de sospecha de pielonefritis, también se obtiene un cultivo de orina para confirmar el patógeno y la susceptibilidad antimicrobiana.[1] El diagnóstico por imagen debe considerarse en los pacientes con más probabilidades de sufrir infecciones complicadas, como los que tienen antecedentes de urolitiasis o una anatomía anormal conocida del tracto urinario, o en aquellos con síntomas persistentes a pesar de una terapia antibiótica adecuada.[6]

Tratamiento

La piedra angular del tratamiento de las ITU es el tratamiento antimicrobiano adecuado para erradicar el organismo o los organismos causantes. Según las directrices de la IDSA, los antimicrobianos de primera línea recomendados en Estados Unidos para la cistitis aguda, dependiendo de factores como la disponibilidad y los patrones locales de resistencia, son la nitrofurantoína, el trimetoprim-sulfametoxazol y la fosfomicina. En el caso de la pielonefritis aguda, el tratamiento debe basarse siempre en las susceptibilidades antimicrobianas del cultivo de orina, con tratamiento parenteral hospitalario frente a tratamiento oral ambulatorio, dependiendo del estado clínico del paciente y de las comorbilidades.[5,8] Con un tratamiento antimicrobiano adecuado, los síntomas de la cistitis mejoran de forma notable o incluso se resuelven por completo en 24 horas, y los de la pielonefritis en unas 48 horas.[3] La persistencia de la fiebre o de los síntomas después de este tiempo hace pensar en un diagnóstico alternativo como la obstrucción por urolitiasis o el desarrollo de un absceso renal o perinéfrico.[5]

Entre las opciones para temporizar el dolor están los analgésicos como la fenazopiridina y los antiinflamatorios no esteroideos (AINE). La fenazopiridina es un colorante azoico que funciona como analgésico urinario al ejercer una acción anestésica local sobre la mucosa urinaria.[9] Varios estudios que examinan el uso de los AINE frente a los antibióticos sugieren que, aunque muchas mujeres pueden recuperarse solo con el tratamiento de los síntomas, estos se resuelven más rápido y tienen menos riesgo de progresión a pielonefritis cuando se tratan con antibióticos, lo que apunta a la utilidad de los AINE como estrategia de tratamiento complementaria, más que única.[10-12] Los pacientes con síntomas debilitantes también pueden requerir una terapia breve con medicamentos opioides.[3]

En las pacientes con ITU recurrentes, las medidas profilácticas también son importantes para controlar los síntomas, con varias opciones que dependen de la frecuencia y la gravedad de las infecciones y de las preferencias de la paciente. Estas medidas incluyen el tratamiento iniciado por la paciente al inicio de los síntomas de la ITU, la profilaxis antibiótica diaria durante entre 3 y 12 meses, o la profilaxis poscoital para las mujeres cuyas ITU están relacionadas con la actividad sexual.[13] En cuanto a las opciones no antibióticas, existen pruebas de bajo grado de que los extractos de arándano rojo pueden disminuir la tasa de ITU recurrente, ya que contienen proantocianidinas que impiden la adhesión de las bacterias al urotelio.[3,13] Otras medidas probadas, como los probióticos de lactobacilos o el aumento de la ingesta de agua, no han demostrado tener ningún efecto clínico.[13]

Urolitiasis y cólico renal

Antecedentes

La urolitiasis se refiere a la formación de cálculos urinarios, o piedras, en cualquier parte del tracto genitourinario. Lo más habitual es que estos se formen en el sistema colector que drena los riñones, y su presencia se denomina nefrolitiasis. Los problemas con los cálculos se producen cuando estos provocan la obstrucción del riñón o infecciones dentro del tracto urinario. El dolor que provocan los cálculos suele consistir en el paso de una piedra por el uréter, y hay pacientes que consideran que es la experiencia más dolorosa de su vida.

Los factores de riesgo de la urolitiasis incluyen la obesidad, los factores dietéticos, la diabetes mellitus, las características de la orina, los antecedentes familiares, ciertas condiciones genéticas y los entornos áridos.[14] El género también es importante, ya que la enfermedad de los cálculos afecta más a los hombres que a las mujeres, aunque la brecha de género se ha ido reduciendo con el tiempo. Las estimaciones de la distribución por edades de la urolitiasis muestran una importante variabilidad entre los estudios, aunque en general la enfermedad de los cálculos es poco frecuente en la población pediátrica.[15]

Un análisis reciente de los datos de la National Health and Nutrition Examination Survey de Estados Unidos estima que la prevalencia de los cálculos renales en ese país es de 8.8%, con tasas más altas en los hombres (10.6%) frente a las mujeres (7.1%).[16] Resulta interesante que el porcentaje de pacientes que forman otro cálculo en los 5 años siguientes a un episodio inicial se ha estimado en 30-40%.[17] La prevalencia e incidencia de los cálculos renales en todo el mundo, incluido Estados Unidos, ha ido en aumento. Se han sugerido varias razones para este aumento, como los cambios en los patrones de la dieta, el aumento de las tasas de obesidad y la mayor identificación de cálculos asintomáticos encontrados de manera incidental en las imágenes.[15,18] La mayoría de los cálculos está compuesta por oxalato de calcio, solo o además de fosfato de calcio, y el resto por ácido úrico, estruvita y cistina.[14]

Síntomas y diagnóstico

El dolor provocado por los cálculos urinarios varía entre los pacientes y suele ser episódico; es intermitente y se describe como "cólico" cuando el cálculo se mueve y el uréter sufre espasmos. Los cálculos suelen causar dolor cuando pasan por el uréter, a diferencia de cuando están en el riñón o inmóviles en el uréter.[19] Se desconoce por qué surge el dolor, aunque existen dos teorías: la dilatación rápida del sistema colector que comprime el parénquima renal o la extravasación urinaria.[19] El dolor también difiere en función de la ubicación del cálculo dentro del sistema urinario como reflejo del dolor referido desde los dermatomas correspondientes. Por ejemplo, en la pelvis renal y el uréter proximal, el dolor se presenta en el ángulo costovertebral y el flanco y puede confundirse con afecciones como la pielonefritis, la colecistitis o la pancreatitis aguda según el lado del cálculo. En el uréter distal, el dolor se irradia a la ingle como manifestación del dolor referido del nervio ilioinguinal o genitofemoral y debe distinguirse de afecciones como la torsión testicular o la epididimitis.[20] Un paciente con un cólico litiásico a menudo no podrá permanecer tumbado, lo que contrasta con otras patologías abdominales agudas, en las que el paciente no se mueve para evitar el dolor.[19,20]

El diagnóstico de los cálculos se realiza con imágenes, considerándose la tomografía computarizada sin contraste el estándar de oro con una sensibilidad reportada de 97% y una especificidad de 98% (fig. 19.1).[15] La obtención de imágenes con el paciente en posición prona es más informativa porque, en el caso de cálculos muy distales en la unión ureterovesical, en esa posición se puede distinguir si el cálculo sigue en el uréter o ha pasado a la vejiga.[21] La ecografía ha surgido en los últimos años, tiene una modalidad de bajo costo y sin radiación; sin embargo, su papel en pacientes

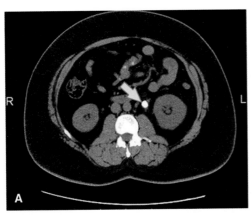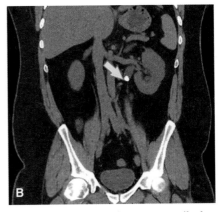

FIGURA 19.1 Imágenes de una TC con protocolo renal sin contraste de un paciente con un cálculo ureteral en el tercio proximal del uréter izquierdo (*flechas*) en las vistas (**A**) axial y (**B**) coronal. (Adaptado de Pena A, Ferretti JA. Stone disease imaging: there is more to x-rays than what we see! En: Schulsinger D, ed. *Kidney Stone Disease.* Springer; 2015).

con sospecha de cólico renal sigue siendo controvertido, ya que las sensibilidades y especificidades que se han comunicado en la literatura varían mucho.[22] Una revisión de Ray y cols. encontró una sensibilidad y especificidad agrupadas de 45 y 94%, respectivamente, para los cálculos ureterales y de 45 y 88%, en ese orden, para los cálculos renales.[23] Además, entre las situaciones que aumentan la dificultad de identificación de los cálculos mediante ultrasonografía se encuentran los cálculos < 3 mm debido a la ausencia de sombra acústica, los cálculos ureterales que pueden quedar ocultos por el gas intestinal y los cálculos que colindan con la grasa ecogénica del seno renal.[22,23] Dos grupos de pacientes en los que la AUA, la EAU y el ACR recomiendan la ecografía como modalidad de imagen de primera línea para evitar la exposición a la radiación son los pacientes pediátricos (< 14 años) y las embarazadas.[24-26] Además de las imágenes, las pruebas de laboratorio deben incluir la determinación del recuento de leucocitos y la creatinina sérica para ver si hay leucocitosis o lesión renal aguda, respectivamente. También debe obtenerse un análisis de orina y un cultivo de orina para evaluar la presencia de una infección urinaria.

Tratamiento

El tratamiento de los cálculos en el tracto urinario implica, en primer lugar, determinar si un cálculo debe tratarse médica o quirúrgicamente en el contexto agudo. Las razones para intervenir antes son los signos de sepsis urinaria con obstrucción, la lesión renal aguda que no responde a la reanimación con líquidos, la obstrucción en un riñón solitario, la incapacidad de tolerar la ingesta oral o el mal control del dolor. La intervención urgente en el contexto agudo implica la colocación de una endoprótesis ureteral o de un tubo de nefrostomía percutánea para sortear el cálculo y descomprimir el sistema colector renal.[27] Para los pacientes con cálculos ureterales no complicados de < 10 mm, las directrices de la American Urologic Association (AUA) sugieren ofrecer observación con control del dolor e hidratación agresiva de líquidos. Si el cálculo está en el uréter distal, se puede ofrecer a los pacientes una terapia médica de expulsión (TME) con la adición de bloqueadores alfa-adrenérgicos.[27] El control del dolor es crucial en este periodo, sobre todo si el cálculo se va a tratar médicamente en el transcurso de varias semanas. Las opciones para el control del dolor incluyen una variedad de analgésicos como el paracetamol, los AINE y los opioides. La elección de los agentes depende en gran medida de la evolución clínica del paciente. Los opioides intravenosos y los AINE se utilizan a menudo para controlar de forma rápida y eficaz el dolor intenso en el contexto agudo. Si el paciente va a ser tratado médicamente de forma ambulatoria, se utilizan opciones orales.[19] En el caso de los pacientes que fracasan en el tratamiento médico, ya sea porque vuelven a presentar un dolor intratable o porque no expulsan el cálculo de manera espontánea después de varias semanas, se suele recurrir a la intervención quirúrgica. Las opciones para la erradicación del cálculo dependen en gran medida de las características del mismo, de su localización y de las preferencias del paciente. Los tipos de intervención incluyen la litotricia extracorpórea por ondas de choque, la ureteroscopia y la litotricia por láser, la nefrolitotomía percutánea y, rara vez, la extracción laparoscópica y robótica de los cálculos o la nefrectomía.[27]

En los pacientes que han requerido la colocación de una endoprótesis ureteral, los efectos secundarios son en extremo frecuentes, ya que 80% de ellos presenta al menos un síntoma.[28] Entre estos se encuentran el dolor en el flanco y suprapúbico, la hematuria, la disuria, la polaquiuria, la urgencia, la infección, el vaciado incompleto, la incontinencia y la incrustación.[28,29] La etiología de estos síntomas, aunque no se comprende del todo, se cree que está relacionada con el reflujo de la orina a través de la endoprótesis durante el vaciado, así como con el movimiento de la endoprótesis dentro del riñón, el uréter y la vejiga.[30] Entre los medicamentos que tratan el dolor relacionado con la endoprótesis se encuentran los alfabloqueadores, los anticolinérgicos y la pregabalina.

Los alfabloqueadores se utilizan sobre todo para el tratamiento de la hipertensión y la hiperplasia benigna de próstata, pero tienen un uso no indicado para el dolor causado por el TEM y el *stent* ureteral.[30] La tamsulosina es un antagonista alfa-adrenérgico que se dirige a los receptores alfa$_1$, situados en el músculo liso de la próstata, el cuello de la vejiga y el uréter. Su uso en el TEM y el dolor de la endoprótesis ureteral está relacionado con la presencia de estos receptores en el uréter, con la mayor densidad en el uréter distal.[30] Su papel en la TEM está respaldado por las mencionadas directrices de la AUA/Sociedad de Endourología en las que su recomendación es específicamente para los cálculos ureterales distales < 10 mm, ya que en su metaanálisis no se demostró ningún beneficio claro para los cálculos ureterales proximales o medios.[27] Con respecto a las molestias de la endoprótesis, los alfabloqueadores ayudan a dilatar la luz ureteral, a disminuir los espasmos y la motilidad ureteral, a relajar el músculo liso trigonal, así como a reducir la presión intravesical y el reflujo mediante la relajación del cuello de la vejiga.[30] Debe asesorarse a los pacientes sobre los efectos secundarios de hipotensión ortostática, mareos, dolor de cabeza, fatiga y eyaculación retrógrada.

El papel de los anticolinérgicos en urología se utiliza predominantemente para la vejiga hiperactiva, pero también se emplean en el dolor relacionado con el *stent* ureteral. Los datos son controvertidos sobre si proporcionan un beneficio como monoterapia o en combinación con alfabloqueadores. Desde el punto de vista fisiológico, se cree que los anticolinérgicos disminuyen la hiperactividad del detrusor que se asocia a los molestos síntomas miccionales.[30] Tanto si se utilizan anticolinérgicos solos como en combinación con otros agentes, es importante tener en cuenta los efectos secundarios, que incluyen demencia, visión borrosa, dolor de cabeza, sequedad de boca, hipotensión ortostática, íleo y retención urinaria.

La pregabalina es el último agente del que han surgido pruebas recientes sobre su papel en el dolor causado por el *stent* ureteral. Un estudio de Ragab y cols. aleatorizó a 489 pacientes que se sometieron a una ureteroscopia con colocación de *stent* a una combinación de anticolinérgicos y pregabalina, a un anticolinérgico solo, a pregabalina sola y a placebo. Demostraron que todos los grupos tenían puntuaciones de síntomas más bajas que el de placebo. La hipótesis en la que se basa el papel de la pregabalina en el dolor causado por la colocación de un *stent* es que disminuye el disparo de las fibras C no mielinizadas con la irritación mecánica.[31]

Priapismo

Antecedentes

El priapismo, tal y como lo define la American Urological Association, es una erección persistente del pene que dura al menos 4 horas y que no está relacionada con la estimulación sexual o que continúa horas después.[32] Existen tres tipos de priapismo: isquémico, no isquémico y tartamudo. El priapismo isquémico se caracteriza por la venooclusión cavernosa, que es en esencia una forma de síndrome compartimental. El priapismo no isquémico tiene un elevado flujo arterial cavernoso, y el priapismo tartamudo es una forma de priapismo isquémico con periodos de detumescencia entre las erecciones dolorosas recurrentes.[32] El priapismo isquémico que dura más de 24 horas puede tener hasta 90% de riesgo de disfunción eréctil a largo plazo, por lo que son esenciales un diagnóstico y tratamiento rápidos.[33] Por el contrario, el priapismo no isquémico no es una urgencia y suele resolverse con un tratamiento conservador.

El priapismo es poco frecuente, y los estudios epidemiológicos de las dos últimas décadas citan una incidencia anual de entre 0.84 y 5.34 casos por cada 100 000 varones.[34-36] Más de 95% de los casos es de origen isquémico.[37] Históricamente, el priapismo isquémico se ha atribuido a la anemia de células falciformes en unos dos tercios de los casos pediátricos y en una cuarta parte de los casos de adultos, y una mayor proporción de casos de adultos se debe a etiologías alternativas como la iatrogenia por inyecciones intracavernosas para la disfunción eréctil o por medicamentos erectogénicos como la trazodona.[33]

Síntomas y diagnóstico

El diagnóstico del priapismo se considera inequívoco, con el objetivo principal de diferenciar entre priapismo isquémico y no isquémico. Las características clave de la historia, la exploración física y las pruebas pueden ayudar a diferenciar los distintos tipos de priapismo. El priapismo isquémico es doloroso con el pene totalmente rígido, es más probable que los pacientes tengan antecedentes de anomalías hematológicas, como la anemia de células falciformes, o antecedentes de inyecciones recientes de fármacos vasoactivos intracavernosos, y la gasometría cavernosa suele ser hipóxica, hipercárbica y acidótica.[32] Por el contrario, el priapismo no isquémico rara vez es doloroso, no provoca una erección totalmente rígida, tiene una gasometría cavernosa normal y es más probable que se asocie a una historia de traumatismo perineal reciente.[37] La ultrasonografía *doppler* en color se considera una alternativa o un complemento a la toma de muestras de gases sanguíneos cavernosos; los pacientes con priapismo isquémico tienen un flujo sanguíneo escaso o nulo en las arterias cavernosas, frente a un flujo normal o elevado en el priapismo no isquémico.[32]

Tratamiento

Las directrices de la AUA para el tratamiento del priapismo isquémico incluyen la aspiración terapéutica, con o sin irrigación, seguida de la inyección intracavernosa de simpaticomiméticos, cuyas propiedades vasoactivas facilitan la detumescencia al provocar una vasoconstricción mediada por alfa dentro de los cuerpos cavernosos.[32] El fármaco más utilizado es el agonista alfa-1 fenilefrina, ya que minimiza los efectos secundarios cardiovasculares de la absorción sistémica en comparación con otros agentes como la norepinefrina o la epinefrina. Aun así, es fundamental vigilar a los pacientes durante y después de la inyección intracavernosa, ya que pueden desarrollar efectos secundarios sistémicos como hipertensión, cefalea y bradicardia refleja. Si la aspiración y las inyecciones de simpaticomiméticos fracasan, puede considerarse la derivación quirúrgica como opción de rescate, existiendo varias opciones de procedimientos de derivación, aunque no son una opción de primera línea debido a la morbilidad y la tasa de éxito.[32] Más recientemente, la implantación temprana de una prótesis de pene está ganando adeptos como estrategia de manejo para mejorar los resultados a largo plazo en los casos de priapismo isquémico refractario, en particular para los pacientes con una duración más larga del priapismo que casi con toda seguridad desarrollarán una disfunción eréctil.[38,39]

La mayoría de los casos de priapismo no isquémico se resolverá solo con la observación y no hay ningún papel para la aspiración —aparte de para obtener una muestra de gas sanguíneo cavernoso— ni para la inyección de agentes simpaticomiméticos. Si el priapismo no se resuelve de manera espontánea o los pacientes solicitan tratamiento, puede considerarse la embolización arterial selectiva con radiología intervencionista, con la intervención quirúrgica como último recurso.[32]

Aunque evitar las complicaciones a largo plazo es el objetivo principal en el priapismo isquémico, el tratamiento del dolor es un complemento importante mientras se espera la detumescencia. Los proveedores pueden considerar la analgesia sistémica con paracetamol, AINE u opioides en dosis bajas. Para los pacientes con enfermedad de células falciformes en los que el priapismo isquémico puede ser desencadenado por una crisis de células falciformes, la analgesia con opioides y la hidratación son en particular importantes.[40] La anestesia local en forma de bloqueo del anillo o del nervio dorsal del pene puede ser útil para controlar el dolor asociado al priapismo, así como para proporcionar analgesia para las intervenciones terapéuticas de aspiración y detumescencia farmacológica.[40] El bloqueo del anillo peneano es una inyección subcutánea circunferencial de anestésico local. La técnica ha sido descrita por varios autores, incluso en un estudio comparativo para la anestesia en adultos sometidos a circuncisión, en el que se inyectaron 10 mL de una mezcla 1:1 de lidocaína al 1% y bupivacaína al 0.5% por vía subcutánea en un anillo alrededor de la base del pene, con más anestésico (~ 2/3) en la cara dorsal del pene.[41]

El bloqueo del nervio dorsal del pene, que es más selectivo, también se ha utilizado para otras múltiples afecciones del pene, como la parafimosis, el traumatismo del pene y la circuncisión.[42] Los nervios dorsales del pene se forman a partir de ramas de los nervios pudendos (S2-4) en la base del pene y viajan en profundidad hasta la fascia Buck, pero en la superficie de la túnica albugínea que recubre los cuerpos corporales, para proporcionar la inervación sensorial primaria a la piel del pene.[42,43] Tradicionalmente, el bloqueo dorsal del pene se ha realizado mediante un enfoque basado en puntos de referencia cerca del origen de los nervios dorsales. La técnica a ciegas requiere grandes volúmenes de anestésico local para lograr un efecto anestésico suficiente y conlleva el riesgo de una inyección inadvertida en los cuerpos cavernosos, una anestesia fallida o la toxicidad del anestésico local.[42] En fechas más recientes se ha utilizado una técnica guiada por ultrasonidos como alternativa al abordaje basado en puntos de referencia; anestesia con mayor precisión los nervios dorsales y minimiza los riesgos de la técnica a ciegas.

Los pasos generales incluyen la colocación de una sonda de alta frecuencia transversalmente en la base dorsal del pene con el paciente en posición supina y la identificación de la fascia de Buck superficial a los cuerpos cavernosos.[42] Se visualiza la punta de la aguja penetrando en la fascia de Buck en una aproximación en plano, y se inyecta anestésico local de pequeño volumen — < 10 mL— con visualización de la propagación entre la fascia y los cuerpos cavernosos (figs. 19.2 y 19.3).[42,43] Solo debe utilizarse anestésico local simple, ya que la adición de epinefrina aumenta el riesgo de isque-

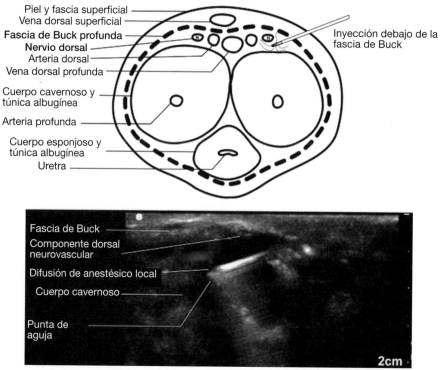

FIGURA 19.2   Panel superior. Anatomía transversal de la base del pene que muestra el lugar de inyección bajo la fascia de Buck para un bloqueo del nervio dorsal del pene. **Panel inferior.** Imagen ecográfica que muestra la colocación de la punta de la aguja por debajo de la fascia de Buck con anestésico local hipoecoica que desplaza los cuerpos cavernosos hacia abajo. (De Flores S, Herring AA. Ultrasound-guided dorsal penile nerve block for ED paraphimosis reduction. *Am J Emerg Med.* 2015;33:863.e3-865).

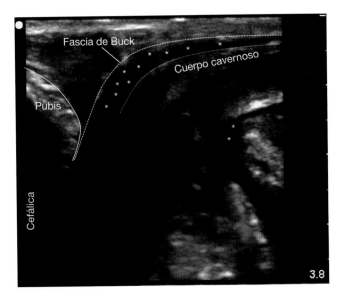

FIGURA 19.3 Imagen ecográfica del pene en una vista sagital tras la inyección de anestésico local para un bloqueo del nervio dorsal del pene. (Adaptado de Flores S, Herring AA. Ultrasound-guided dorsal penile nerve block for ED paraphimosis reduction. *Am J Emerg Med.* 2015;33:863. e3-865).

mia y necrosis del pene. Es importante destacar que la vena dorsal profunda y las arterias dorsales pareadas se encuentran entre la fascia de Buck y los cuerpos, y debe tenerse cuidado para evitar la inyección intravascular.[43] Al igual que con otros bloqueos guiados por ecografía, la aspiración y la visualización por ecografía se utilizan para confirmar la correcta colocación de la aguja. Una ventaja adicional del bloqueo del nervio dorsal del pene es que, dado que la fascia de Buck es continua alrededor de la circunferencia del pene, una sola inyección puede proporcionar anestesia circunferencial.[42]

Parafimosis

Antecedentes

La parafimosis se define como la incapacidad de reducir un prepucio retraído, más comúnmente denominado capullo. Esto contrasta con la fimosis, en la que el prepucio no puede retraerse sobre el pene. La palabra proviene del origen griego, ya que "para" significa parecido y "fimosis", amordazamiento o restricción, aunque a veces se escribe "parafimosis", ya que "phyma" significa hinchazón.[44] La parafimosis es una afección poco frecuente, con una incidencia de 0.2% en los niños no circuncidados de 4 meses a 12 años de edad y estimada en ~ 1% en los varones mayores de 16 años.[45,46]

La parafimosis es el resultado de la incapacidad de reducir el prepucio sobre el glande del pene. Esto ocurre con mayor frecuencia cuando un prepucio normal se retrae y luego se deja de forma negligente en esa posición durante un tiempo prolongado (fig. 19.4). Con menor frecuencia, una erección en pacientes con fimosis puede permitir la retracción del prepucio sobre el glande. En ambos escenarios, la piel circunferencialmente estrecha conocida como banda parafimótica, o banda prepucial, es inamovible detrás de la corona del glande.[44,47] Durante una parafimosis se producen una serie de acontecimientos fisiológicos que conducen a la hinchazón tanto del glande como del prepucio interno. La compresión de la banda parafimótica conduce a una disminución del retorno venoso, lo que provoca la tumescencia del glande y la incapacidad del prepucio para retraerse de manera espontánea. Se produce un edema tanto en el prepucio interno como en el glande debido a la congestión linfática y vascular, respectivamente. Este edema empeora el efecto de estrangulamiento y hace que sea cada vez más difícil resolver la parafimosis cuanto más tiempo esté presente.[44,47] Aunque es posible que una parafimosis prolongada provoque la necrosis del glande por el compromiso del suministro arterial, esto es poco frecuente y lo más habitual es que se produzcan erosiones y microulceraciones en la banda parafimótica constrictiva y en el prepucio interno y el glande edematosos.[44]

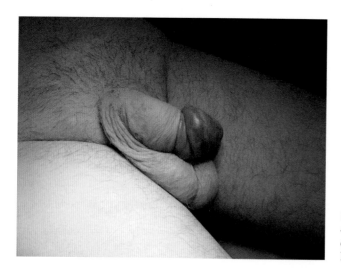

FIGURA 19.4 Parafimosis de 4 días de duración. (De http:// commons.wikimedia.org/wiki/ File:Paraphimosis.jpg).

Síntomas y diagnóstico

La parafimosis se considera una urgencia urológica debido al riesgo de isquemia y necrosis tisular con un tiempo prolongado sin reducción. Se diagnostica por la historia clínica y, sobre todo, por el examen físico que muestra un glande y un prepucio dolorosos, hinchados y edematosos.[47,48] La parafimosis se asocia a menudo con un retraso en su presentación, que se debe a la vergüenza social, a la falta de cuidadores en los ancianos o a no reconocer su presencia en los niños más pequeños.[44] Un estudio sugirió que solo 4% de los pacientes se presentó a las pocas horas, 20% a las 24 horas y la mayoría (68%) entre 2 y 4 días.[49] El diagnóstico alternativo más común es la seudoparafimosis, que describe situaciones que imitan la parafimosis debido a la hinchazón del prepucio. Entre las etiologías notificadas de este fenómeno se encuentran el *piercing* genital, el chancroide, la balanitis sifilítica, el angioedema, la picadura de insectos, la alergia de contacto por el jugo de la celidonia, el uso de anillos metálicos autoeróticos y las lesiones del pene asociadas al coito.[50-55]

Tratamiento

El tratamiento de la parafimosis se centra en la reducción del prepucio hinchado sobre el glande. Existen numerosos métodos para la reducción manual, entre los que se incluyen la reducción manual simple, el uso de adyuvantes para la reducción manual, las reducciones con instrumentos y las reducciones quirúrgicas.[44,47] La explicación detallada de estas diferentes técnicas está fuera del alcance de este capítulo, y a menudo se recomienda la consulta urológica para la asistencia en la reducción. La circuncisión en el contexto de la emergencia aguda no es muy común, ya que suturar el tejido inflamado y edematoso conduce a resultados inferiores.[44,47] La circuncisión electiva a intervalos es importante en los pacientes que quieren prevenir futuros episodios, en los que tienen fimosis o en situaciones en las que se ha producido una laceración o ulceración antes de la resolución.[44]

La reducción de la parafimosis suele ser en extremo dolorosa, por lo que, además del uso de analgésicos orales e intravenosos, existen varias técnicas anestésicas para hacer más tolerable la reducción. Estas técnicas incluyen el bloqueo del nervio dorsal del pene, el bloqueo del anillo del pene, los anestésicos tópicos o la sedación consciente. El bloqueo del nervio dorsal del pene y el bloqueo del anillo del pene se describieron antes en la sección sobre el priapismo e implican la misma técnica para la parafimosis.

En cuanto a los anestésicos tópicos y la sedación para el procedimiento, hubo un estudio de cohortes retrospectivo realizado por Burstein y Paquin en 2017 que comparó estas dos técnicas para su uso en la reducción de la parafimosis en niños < 18 años. La aplicación del anestésico tópico en este estudio incluyó el gel LET (lidocaína al 4%, epinefrina al 0.1%, tetracaína al 0.5%) o la jalea de clorhidrato de lidocaína al 2%, seguida de un vendaje oclusivo durante 30 minutos antes de la reducción de la parafimosis. La sedación para el procedimiento se aplicó en pacientes sin contraindicaciones con la dosificación de ketamina a una dosis inicial de 1-2 mg/kg con dosis posteriores según fuera necesario. No encontraron diferencias en el éxito de la reducción entre la anestesia tópica y la sedación para el procedimiento; sin embargo, la anestesia tópica dio lugar a menos acontecimientos adversos y a una menor estancia en el servicio de urgencias.[56]

Fractura de pene

Antecedentes

Una fractura de pene es una ruptura de la túnica albugínea del pene, que puede producirse al doblar el pene erecto, en general durante el coito o la masturbación forzada.[57] Es poco frecuente, con una incidencia anual estimada en Estados Unidos de poco más de 1 por cada 100 000 varones, pero es un diagnóstico importante, ya que un tratamiento tardío conlleva el riesgo de una morbilidad a largo plazo que incluye la disfunción eréctil y la deformidad del pene.[58]

Síntomas y diagnóstico

La presentación clásica de una fractura de pene es la descripción de un crujido o chasquido audible durante el coito, seguido de una detumescencia inmediata (pérdida de la erección) y de la aparición de dolor, con equimosis e hinchazón del pene observadas en la exploración física.[57] El aspecto se describe a menudo como una "deformidad en berenjena" debido a la hinchazón, la equimosis y la desviación hacia el lado del defecto en la túnica (fig. 19.5).[59] La historia y la exploración suelen ser suficientes para el diagnóstico, pero la ecografía o la resonancia magnética pueden utilizarse como modalidad de diagnóstico para buscar defectos en la túnica albugínea cuando el diagnóstico es incierto. La ecografía es cada vez más popular como opción de imagen de bajo costo y fácil de conseguir (fig. 19.6), mientras que la IRM es muy sensible y específica pero está limitada por el costo y la disponibilidad.[60,61] La uretrografía retrógrada también está indicada en casos de sospecha de lesión uretral.[62] El principal diagnóstico diferencial de una fractura de pene es la equimosis peneana o el hematoma peneano superficial, que, a diferencia de la fractura de pene, carece de disrupción de la túnica albugínea y de hematoma intracavernoso.[62]

Tratamiento

Para los pacientes en los que se sospecha una fractura de pene, las directrices de la AUA recomiendan la exploración y reparación quirúrgica urgente, incluida la evaluación de la lesión uretral concomitante, que puede estar presente hasta en una cuarta parte de los casos.[57] La principal preocupación que suscita el retraso del tratamiento quirúrgico es el mayor riesgo de complicaciones,

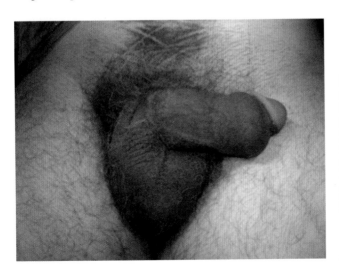

FIGURA 19.5 Aspecto clásico de "deformidad de berenjena" de una fractura de pene con hinchazón, equimosis y desviación hacia el lado del defecto. Esta fractura de pene se produjo durante el coito. (De Morey AF, Simhan J. Genital and lower urinary tract trauma. En: Partin AW, Dmochowski RR, Kavoussi LR, Peters CA, eds. *Campbell-Walsh-Wein Urology.* 12th ed. Elsevier; 2020; con permiso).

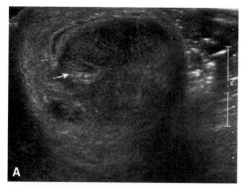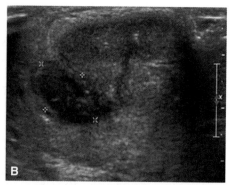

FIGURA 19.6 Examen ecográfico en un paciente con sospecha de fractura de pene. **A.** Evidencia de rotura de la túnica albugínea (*flecha*). **B.** Hematoma adyacente a la túnica rota. (De Morey AF, Simhan J. Genital and lower urinary tract trauma. En: Partin AW, Dmochowski RR, Kavoussi LR, Peters CA, eds. *Campbell-Walsh-Wein Urology.* 12th ed. Elsevier; 2020).

como el deterioro de la función eréctil o la curvatura del pene.[63] Sin embargo, algunos estudios sugieren que el retraso de la reparación quirúrgica, tras la desaparición del edema, facilita la localización y reparación menos invasiva del desgarro en la túnica albugínea y no por fuerza tiene peores resultados a largo plazo.[64-66] La analgesia tiene un papel mínimo en el tratamiento de las pacientes que se someten a una reparación inmediata, salvo como medida temporal. En el caso de aquellos a los que se les planifica una reparación quirúrgica tardía, el hielo o las compresas calientes, los antiinflamatorios y los antibióticos constituyen el pilar de la terapia preoperatoria.[66] Si se realiza un diagnóstico alternativo como la equimosis peneana o el hematoma superficial del pene, el tratamiento conservador incluye igualmente el hielo y los AINE, así como la aplicación de un vendaje compresivo durante 1 o 2 semanas, junto con la abstinencia de actividad sexual durante un mes.[62]

Torsión testicular

Antecedentes

La torsión testicular se produce cuando el testículo se tuerce alrededor del cordón espermático y provoca la interrupción del suministro de sangre al testículo, con el riesgo de isquemia e infarto si no se detecta. La torsión testicular es más común en niños y adolescentes, con una incidencia anual de 3.8 por cada 100 000 varones < 18 años, pero debe considerarse en hombres de cualquier edad con dolor o inflamación escrotal aguda.[67] La torsión es una urgencia quirúrgica, ya que la salvación del testículo afectado está fuertemente ligada al tiempo de detorsión. Casi todos los pacientes que se someten a una detorsión quirúrgica en las 6 horas siguientes al inicio de los síntomas tendrán un testículo viable, mientras que esta tasa desciende a < 60% de viabilidad después de 12 horas y en esencia a inviabilidad a las 24 horas.[68]

Existen dos categorías de torsión testicular: intravaginal y extravaginal. La torsión intravaginal consiste en la rotación del testículo alrededor del cordón espermático dentro de la túnica vaginal, a veces relacionada con una deformidad en la que el testículo no se adhiere de modo normal a la pared escrotal posterior, denominada deformidad en badajo de campana.[69] La torsión extravaginal, que es mucho más rara, se produce en neonatos de forma prenatal o posnatal y supone la torsión de todo el cordón espermático, incluida la túnica vaginal.[70] En este capítulo solo se hablará de la torsión intravaginal.

Síntomas y diagnóstico

El paciente clásico con torsión testicular se presenta con un dolor testicular intenso y de aparición repentina, a menudo con náusea o vómito asociados. Los diagnósticos diferenciales pueden incluir una variedad de patologías escrotales, pero la epididimitis y la torsión apendicular son dos de los diagnósticos más probables de los que debe distinguirse la torsión testicular.[69] Los hallazgos de

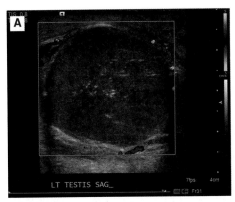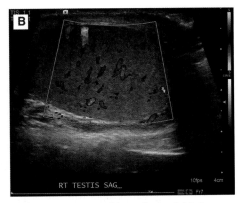

FIGURA 19.7 Ecografía escrotal Doppler en color que demuestra una torsión testicular del lado izquierdo. **A.** Testículo izquierdo sin flujo sanguíneo detectable. **B.** Testículo derecho con flujo sanguíneo normal. (De Wang J-H. Testicular torsion. *Urol Sci.* 2012;23(3):85).

la exploración consistentes con la torsión incluyen un testículo en extremo sensible y elevado, un reflejo cremastérico ausente y un cordón espermático grueso.[71] El reflejo cremastérico ausente es el hallazgo más sensible para la torsión en la exploración física.[72] En la epididimitis, las molestias suelen ser más graduales y leves que en la torsión, y es más probable que los pacientes presenten disuria y eritema o edema escrotal.[72]

La torsión apendicular, a diferencia de la torsión testicular, implica la torsión y el infarto espontáneo de los restos embriológicos conocidos como apéndices testiculares y epididimarios. Los pacientes pueden tener un dolor escrotal agudo y una hinchazón similar a la de la torsión testicular, pero es menos probable que presenten síntomas sistémicos como náusea y vómito.[69] En la exploración, los pacientes tienen una posición testicular normal y una sensibilidad aislada a la palpación en el polo superior del testículo, con la posibilidad del "signo del punto azul" por la aparición del apéndice infartado a través de la piel.[72] La torsión apendicular suele tratarse de forma conservadora con baños calientes, medicamentos antiinflamatorios y restricciones temporales de la actividad.[73]

Los pacientes cuya historia y exploración favorezcan la torsión testicular deben someterse rápido a una ecografía Doppler escrotal para evaluar la ausencia de flujo sanguíneo arterial hacia los testículos, indicativa de torsión (fig. 19.7).[68] La ecografía Doppler en color es muy sensible y específica para confirmar la sospecha de torsión testicular, con una sensibilidad estimada de 100% y una especificidad de 97%.[72]

Tratamiento

La exploración quirúrgica urgente está indicada para cualquier paciente con sospecha de torsión para la detorsión del testículo afectado, si es viable, así como la orquiopexia de ambos testículos para minimizar la posibilidad de recidiva. Los pacientes con presentaciones retardadas o a los que se les encuentra un testículo no viable en la exploración serán sometidos a una orquiectomía en lugar de una detorsión (fig. 19.8).[71] La torsión testicular es uno de los diagnósticos genitourinarios más dolorosos de forma aguda, pero el papel del tratamiento del dolor es algo limitado, ya que la exploración quirúrgica para el tratamiento definitivo debe realizarse lo antes posible tras el diagnóstico. Los medicamentos analgésicos o ansiolíticos pueden formar parte de un plan anestésico preoperatorio. Algunos médicos intentarán la detorsión manual como medida provisional para restablecer el flujo sanguíneo y aliviar el dolor mientras se espera la cirugía.[74] La realización de la detorsión manual es dolorosa, por lo que los pacientes pueden recibir medicación analgésica, sedación ligera o anestesia local mediante un bloqueo del cordón espermático antes del procedimiento.[69,75]

El bloqueo del cordón espermático se utiliza con mayor frecuencia como técnica para proporcionar anestesia al contenido escrotal en procedimientos urológicos ambulatorios como la vasovasostomía, la hidrocelectomía o la orquiectomía, pero también se ha empleado para la detorsión manual.[75,76] Al igual que muchas otras técnicas de anestesia regional, este bloqueo se realizaba his-

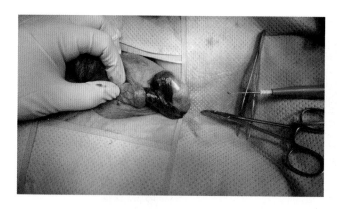

FIGURA 19.8 Aspecto intraoperatorio de testículo derecho infartado. (De Tang YH, Yeung VH, Chu PS, Man CW. A 55-year-old man with right testicular pain: too old for torsion? *Urol Case Rep.* 2017;11:74-75).

tóricamente como una inyección ciega de anestésico local basada en un punto de referencia, pero ahora está ganando popularidad la guía por ultrasonido como forma de maximizar la eficacia del bloqueo al tiempo que se minimiza el riesgo de inyección intravascular, hematoma o lesión del contenido del cordón espermático.[77]

La técnica descrita por Wipfli y cols. utiliza una sonda de alta frecuencia en orientación transversal en la unión inguinoescrotal distal al anillo inguinal superficial, y la mejor visualización se consigue con un ayudante que pellizca con suavidad el cordón espermático y tira de él hacia la superficie de la piel (fig. 19.9).[77] El cordón espermático se identifica primero como una estructura semirredonda, y después, su contenido, con la arteria testicular con flujo pulsátil en la ecografía Doppler y el conducto deferente sin flujo, aunque ambos son redondos y no compresibles (fig. 19.10). Utilizando una vista fuera de plano con el cordón espermático en eje corto, la punta de la aguja se dirige hacia el conducto deferente antes de inyectar el anestésico local, con el objetivo de llenar el cordón espermático con el anestésico local alrededor y entre la arteria testicular y el conducto deferente (fig. 19.11).[77] El anestésico local utilizado quizá dependerá de las preferencias institucionales, pero deberían ser suficientes ~ 10 mL con varios mililitros adicionales para la infiltración de la piel escrotal.[75,77]

Infecciones agudas de la próstata

Antecedentes

La prostatitis es común en los hombres, ya que se estima que entre 35 y 50% presentan síntomas a lo largo de su vida.[78] El National Institute of Health clasifica la prostatitis en cuatro categorías. La categoría 1 es la PBA, y las otras tres categorías son de naturaleza crónica o asintomática. La pros-

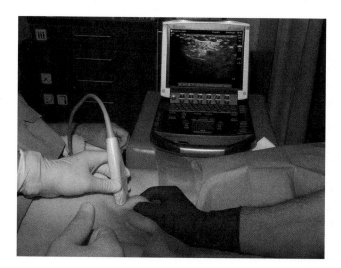

FIGURA 19.9 Posicionamiento adecuado para el bloqueo del cordón espermático guiado por ultrasonidos con orientación transversal del transductor de ultrasonidos. Obsérvese que el cordón espermático se agarra y se levanta hacia la superficie de la piel para una mejor visualización. (De Wipfli M, Birkhäuser F, Luyet C, Greif R, Thalmann G, Eichenberger U. Ultrasound-guided spermatic cord block for scrotal surgery. *Br J Anaesth.* 2011;106(2):255-259).

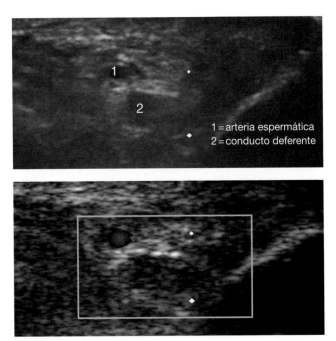

FIGURA 19.10 Imagen ecográfica del cordón espermático. **Panel superior.** Cordón espermático comprimido con arteria espermática y conducto deferente hipoecoicos. Plexo venoso comprimido y no visible. **Panel inferior.** Aplicación del Doppler color para diferenciar la arteria espermática del conducto deferente. (De Wipfli M, Birkhäuser F, Luyet C, Greif R, Thalmann G, Eichenberger U. Ultrasound-guided spermatic cord block for scrotal surgery. *Br J Anaesth.* 2011;106(2):255-259).

tatitis más frecuente (> 90%) es la categoría III, o prostatitis abacteriana crónica, también denominada síndrome de dolor pélvico crónico.[78] Esta sección está dedicada a la PBA dada la importancia de su papel en el dolor genitourinario agudo. Su distribución es bimodal y se presenta con mayor frecuencia en edades comprendidas entre los 20 y los 40 años, así como entre los 70 y los 79 años.[79] Aunque en general no es un diagnóstico común, cuando se produce, suele asociarse a un estado de inmunocompromiso, a una obstrucción de la salida de la vejiga o a una manipulación procedimental de la próstata.[80] El organismo bacteriano responsable suele ser de la familia *Enterobacteriaceae*, siendo *Escherichia coli* la responsable de 50-90% de los casos. También se han implicado organismos de transmisión sexual como *Neisseria gonorrhoeae*, *Chlamydia trachomatis* y *Ureaplasma urealyticum*. Los pacientes inmunocomprometidos tienen más probabilidades de presentar espe-

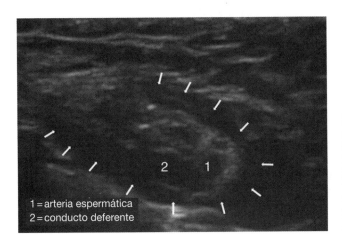

FIGURA 19.11 Aspecto ecográfico del cordón espermático tras la inyección de anestesia local (*flechas*). (De Wipfli M, Birkhäuser F, Luyet C, Greif R, Thalmann G, Eichenberger U. Ultrasound-guided spermatic cord block for scrotal surgery. *Br J Anaesth.* 2011;106(2):255-259).

cies atípicas como etiología, en concreto, *Salmonella*, *Mycobacterium*, *Staphylococcus*, y especies fúngicas *Candida* y *Cryptococcus*.[80]

Una complicación potencial de la PBA es el desarrollo de un absceso prostático, aunque las tasas de incidencia han disminuido de manera significativa en comparación con la era preantibiótica.[81] Los pacientes inmunodeprimidos corren un riesgo especial, con tasas de incidencia que oscilan entre 3 y 14%, en comparación con el 0.5% de la población general.[81,82] Es crucial identificar a los pacientes con absceso de próstata, ya que la mortalidad estimada oscila entre 3 y hasta 30%.[83]

Síntomas y diagnóstico

Los síntomas que presentan los pacientes con PBA son síntomas urinarios molestos (disuria, polaquiuria y urgencia), retención urinaria, fiebre, malestar, mialgia y dolor pélvico.[81] En la exploración física, el tacto rectal suele revelar una próstata agrandada y muy sensible.[81] La American Academy of Family Physicians desaconseja los masajes prostáticos en los pacientes en los que se sospecha que hay PBA; también recomienda que se obtenga un análisis de orina a medio camino y un cultivo de orina para identificar un organismo causante.[84] En un paciente con estado inmunodeprimido, sepsis o empeoramiento clínico a pesar de un tratamiento adecuado, las imágenes con tomografía computarizada con y sin contraste o la ecografía transrectal pueden ser útiles para identificar el absceso prostático.[80,82,85]

Tratamiento

Aunque la PBA es extremadamente dolorosa y el control inicial del dolor con AINE u opioides es beneficioso, el tratamiento definitivo se centra en una terapia antibiótica adecuada basada en los resultados del cultivo de orina y la sensibilidad a los antibióticos. Por fortuna, la mayoría de los antibióticos tiene una buena penetración en el estado agudo de la prostatitis bacteriana. Un antibiótico cuyo uso debe evitarse es la nitrofurantoína, ya que no alcanza niveles terapéuticos en la próstata.[86] La selección de un antibiótico empírico suele estar dictada por si el paciente está clínicamente estable. La piperacilina-tazobactam parenteral o una cefalosporina de tercera generación es más apropiada para un paciente más sistémicamente enfermo, mientras que una fluoroquinolona oral puede utilizarse en un paciente estable. La duración del tratamiento suele ser de 2 semanas, pero puede ampliarse a 4 semanas si el paciente tenía bacteriemia al presentarse.[86]

La prostatitis bacteriana aguda también puede estar asociada a la retención urinaria, y el paciente debe ser evaluado para la retención con una ecografía de la vejiga después de la micción, llamada volumen residual posmiccional. La colocación de una sonda uretral o suprapúbica y la consulta a urología son importantes en los casos de retención urinaria.[80] Aunque solo se han estudiado ampliamente para la prostatitis crónica, los bloqueadores alfa-adrenérgicos pueden ser beneficiosos para permitir la relajación del cuello de la vejiga que facilita un mejor vaciado de la misma y disminuye el reflujo intraprostático.[80,82]

REFERENCIAS

1. American College of Obstetricians and Gynecologists. ACOG Practice Bulletin No. 91: treatment of urinary tract infections in nonpregnant women. *Obstet Gynecol.* 2008;111(3):785-794. doi:10.1097/AOG.0b013e318169f6ef
2. Cooper KL, Badalato GM, Rutman MP. Infections of the urinary tract. En: Partin AW, Dmochowski RR, Kavoussi LR, Peters CA, eds. *Campbell-Walsh-Wein Urology.* 12th ed. Elsevier; 2020.
3. Payne CK, Potts JM. Urinary tract infection: beyond uncomplicated cystitis. En: Potts JM, ed. *Essential Urology: A Guide to Clinical Practice.* 2nd ed. Springer; 2012.
4. Foxman B, Barlow R, D'Arcy H, Gillespie B, Sobel JD. Urinary tract infection: self-reported incidence and associated costs. *Ann Epidemiol.* 2000;10(8):509-515. doi:10.1097/01.ju.0000155596.98780.82
5. Johnson JR, Russo TA. Acute pyelonephritis in adults [published correction appears in N Engl J Med. 2018 Mar 15;378(11):1069]. *N Engl J Med.* 2018;378(1):48-59. doi:10.1056/ nejmcp1702758
6. Hanno PM. Lower urinary tract infections in women and pyelonephritis. En: Hanno PM, Guzzo TJ, Malkowicz SB, Wein AJ, eds. *Penn Clinical Manual of Urology.* 2nd ed. Saunders; 2014.

7. Nicolle LE, Gupta K, Bradley SF, et al. Clinical practice guideline for the management of asymptomatic bacteriuria: 2019 update by the Infectious Diseases Society of America. *Clin Infect Dis.* 2019;68(10):e83-e110. doi:10.1093/cid/ciy1121

8. Gupta K, Hooton TM, Naber KG. International clinical practice guidelines for the treatment of acute uncomplicated cystitis and pyelonephritis in women: a 2010 Update by the Infectious Diseases Society of America and the European Society for Microbiology and Infectious Diseases. *Clin Infect Dis.* 2011;52(5):e103-e120. doi:10.1093/cid/ciq257

9. Huang Y, Li JM, Lai ZH, Wu J, Lu TB, Chen KM. Phenazopyridine-phthalimide nano-cocrystal: release rate and oral bioavailability enhancement. *Eur J Pharm Sci.* 2017;109: 581-586.doi:10.1016/j.ejps.2017.09.020

10. Gágyor I, Bleidorn J, Kochen MM, Schmiemann G, Wegscheider K, Hummers-Pradier E. Ibuprofen versus fosfomycin for uncomplicated urinary tract infection in women: randomised controlled trial. *BMJ.* 2015;351:h6544. doi:10.1136/bmj.h6544

11. Kronenberg A, Butikofer L, Odutayo A, et al. Symptomatic treatment of uncomplicated lower urinary tract infections in the ambulatory setting: randomised, double blind trial. *BMJ.* 2017;359:j4784. doi:10.1136/bmj.j4784

12. Vik I, Bollestad M, Grude N, et al. Ibuprofen versus pivmecillinam for uncomplicated urinary tract infection in women-A double-blind, randomized non-inferiority trial. *PLoS Med.* 2018;15(5):e1002569. doi:10.1371/journal.pmed.1002569

13. Anger J, Lee U, Ackerman AL, et al. Recurrent uncomplicated urinary tract infections in women: AUA/CUA/SUFU guideline. *J Urol.* 2019;202(2)282-289. doi:10.1097/ JU.0000000000002963

14. Humphreys MR, Lieske JC. Evaluation and medical management of kidney stones. En: Potts JM, ed. *Genitourinary Pain and Inflammation: Diagnosis and Management.* Humana Press; 2016.

15. Miller NL, Borofsky MS. Evaluation and medical management of urinary lithiasis. En: Partin AW, Dmochowski RR, Kavoussi LR, Peters CA, eds. *Campbell-Walsh-Wein Urology.* 12th ed. Elsevier; 2020.

16. Scales CD Jr, Smith AC, Hanley JM, Saigal CS; Urologic Diseases in America Project. Prevalence of kidney stones in the United States. *Eur Urol.* 2012;62(1):160-165. doi:10.1016/j.eururo.2012.03.052

17. Johnson CM, Wilson DM, O'Fallon WM, Malek RS, Kurland LT. Renal stone epidemiology: a 25-year study in Rochester, Minnesota. *Kidney Int.* 1979;16(5):624-631. doi:10.1038/ki.1979.173

18. Romero V, Akpinar H, Assimos DG. Kidney stones: a global picture of prevalence, incidence, and associated risk factors. *Rev Urol.* 2010;12(2–3):e86-e96.

19. Palmieri M, Dave SK. Managing your pre-operative and post-operative pain. En: Schulsinger DA, ed. *Kidney Stone Disease: Say NO to Stones!* Springer International Publishing; 2016.

20. Stoller ML. Urinary stone disease. En: McAninch JW, Lue TF, eds. *Smith & Tanagho's General Urology.* 19th ed. McGraw-Hill; 2020. Acceso en septiembre 07, 2020. https://accessmedicine-mhmedical-com.ezp-prod1. hul. harvard.edu/content.aspx?bookid =2840&sectionid=241660803

21. Meissnitzer M, Meissnitzer T, Hruby S, et al. Comparison of prone vs. supine unenhanced CT imaging in patients with clinically suspected ureterolithiasis. *Abdom Radiol (NY).* 2017;42(2):569-576. doi:10.1007/s00261-016-0918-1

22. Brisbane W, Bailey MR, Sorensen MD. An overview of kidney stone imaging techniques. *Nat Rev Urol.* 2016;13(11):654-662. doi:10.1038/nrurol.2016.154

23. Ray AA, Ghiculete D, Pace KT, Honey RJ. Limitations to ultrasound in the detection and measurement of urinary tract calculi. *Urology.* 2010;76(2):295-300. doi:10.1016/j.urology. 2009.12.015

24. Coursey CA, Casalino DD, Remer EM, et al. ACR Appropriateness Criteria® acute onset flank pain—suspicion of stone disease. *Ultrasound Q.* 2012;28(3):227-233. doi:10.1097/ RUQ.0b013e3182625974

25. Fulgham PF, Assimos DG, Pearle MS, Preminger GM. Clinical effectiveness protocols for imaging in the management of ureteral calculous disease: AUA technology assessment. *J Urol.* 2013;189(4):1203-1213. doi:10.1016/j.juro.2012.10.031

26. Türk C, Petřík A, Sarica K, et al. EAU guidelines on interventional treatment for urolithiasis. *Eur Urol.* 2015;69:475-482.

27. Assimos D, Krambeck A, Miller NL, et al. Surgical management of stones: American Urological Association/Endourological Society Guideline, PART II. *J Urol.* 2016;196(4): 1161-1169. doi:10.1016/j.juro.2016.05.091

28. Joshi HB, Okeke A, Newns N, Keeley FX Jr, Timoney AG. Characterization of urinary symptoms in patients with ureteral stents. *Urology.* 2002;59(4):511-516. doi:10.1016/ s0090-4295(01)01644-2

29. Fischer KM, Louie M, Mucksavage P. Ureteral stent discomfort and its management. *Curr Urol Rep.* 2018;19(8):64. doi:10.1007/s11934-018-0818-8

30. Koprowski C, Kim C, Modi PK, Elsamra SE. Ureteral stent-associated pain: a review. *J Endourol.* 2016;30(7):744-753. doi:10.1089/end.2016.0129

31. Ragab M, Soliman MG, Tawfik A, et al. The role of pregabalin in relieving ureteral stent-related symptoms: a randomized controlled clinical trial. *Int Urol Nephrol.* 2017;49(6):961-966. doi:10.1007/s11255-017-1561-7

32. Montague DK, Jarow J, Broderick GA, et al. American Urological Association guideline on the management of priapism. *J Urol.* 2003 (revisado en 2010);170(4):1318-1324. doi:10.1097/01.ju.0000087608.07371.ca

33. Levey HR, Segal RL, Bivalacqua TJ. Management of priapism: an update for clinicians. *Ther Adv Urol.* 2014;6(6):230-244. doi:10.1177/1756287214542096

34. Eland IA, van der Lei J, Stricker BH, Sturkenboom MJ. Incidence of priapism in the general population. *Urology.* 2001;57(5):970-972. doi:10.1016/s0090-4295(01)00941-4

35. Roghmann F, Becker A, Sammon JD, et al. Incidence of priapism in emergency departments in the United States. *J Urol.* 2013;190(4):1275-1280. doi:10.1016/j.juro. 2013.03.118

36. Earle CM, Stuckey BG, Ching HL, Wisniewski ZS. The incidence and management of priapism in Western Australia: a 16 year audit. *Int J Impot Res.* 2003;15(4):272-276. doi:10.1038/sj.ijir.3901018

37. Broderick GA, Kadioglu A, Bivalacqua TJ, Ghanem H, Nehra A, Shamloul R. Priapism: pathogenesis, epidemiology, and management. *J Sex Med.* 2010;7(1 Pt 2):476-500. doi:10.1111/j.1743-6109.2009.01625.x

38. Zacharakis E, Garaffa G, Raheem AA, Christopher AN, Muneer A, Ralph DJ. Penile prosthesis insertion in patients with refractory ischaemic priapism: early vs delayed implantation [la corrección publicada aparece en *BJU Int.* 2016 Apr;117(4):E7]. BJU Int. 2014;114(4):576-581. doi:10.1111/bju.12686

39. Ralph DJ, Garaffa G, Muneer A, et al. The immediate insertion of a penile prosthesis for acute ischaemic priapism. *Eur Urol.* 2009;56(6):1033-1038. doi:10.1016/j.eururo. 2008.09.044

40. Berger R, Billups K, Brock G, et al. Report of the American Foundation for Urologic Disease (AFUD) thought leader panel for evaluation and treatment of priapism. *Int J Impot Res.* 2001;13(suppl 5):S39-S43. doi:10.1038/sj.ijir.3900777

41. Szmuk P, Ezri T, Ben Hur H, Caspi B, Priscu L, Priscu V. Regional anaesthesia for circumcision in adults: a comparative study. *Can J Anaesth.* 1994;41(12):1181-1184. doi:10.1007/BF03020658

42. Flores S, Herring AA. Ultrasound-guided dorsal penile nerve block for ED paraphimosis reduction. *Am J Emerg Med.* 2015;33:863.e3-863.e865. doi:10.1016/j.ajem.2014.12.041

43. Rose G, Costa V, Drake A, Siadecki SD, Saul T. Ultrasound-guided dorsal penile nerve block performed in a case of zipper entrapment injury. *J Clin Ultrasound.* 2017;45(9):589-591. doi:10.1002/jcu.22459

44. Fahmy MA. Paraphimosis. En: Fahmy MA, ed. Normal and Abnormal Prepuce. *Springer International Publishing*; 2020.

45. Herzog LW, Alvarez SR. The frequency of foreskin problems in uncircumcised children. *Am J Dis Child.* 1986;140(3):254-256.

46. Bragg BN, Leslie SW. Paraphimosis. En: *StatPearls.* StatPearls Publishing; 2020.

47. Simonis K, Rink M. Paraphimosis. En: Merseburger A, Kuczyk M, Moul J, eds. *Urology at a Glance.* Springer; 2014.

48. Manjunath AS, Hofer MD. Urologic emergencies. *Med Clin North Am.* 2018;102(2):373-385. doi:10.1016/j. mcna.2017.10.013

49. Jadhav SE, Jadhav SS. Clinical study of proportion of predisposing events and causes of paraphimosis. *Indian J Appl Res.* 2013;3:373-374.

50. Jones SA, Flynn RJ. An unusual (and somewhat piercing) cause of paraphimosis. *Br J Urol.* 1996;78(5):803-804. doi:10.1046/j.1464-410x.1996.25435.x

51. Harvey K, Bishop L, Silver D, Jones T. A case of chancroid. *Med J Aust.* 1977;1(26):956-957.

52. Nadimi AE, Carver CM. Syphilis presenting with paraphimosis: painless no longer. *J Am Acad Dermatol.* 2016;74(5):AB154.

53. Mainetti C, Scolari F, Lautenschlager S. The clinical spectrum of syphilitic balanitis of Follmann: report of five cases and a review of the literature. *J Eur Acad Dermatol Venereol.* 2016;30(10):1810-1813. doi:10.1111/jdv.13802

54. Fariña LA, Alonso MV, Horjales M, Zungri ER. Balanopostitis alérgica de contacto y parafimosis por aplicación tópica de jugo de celidonia [Contact-derived allergic balanoposthitis and paraphimosis through topical application of celandine juice]. *Actas Urol Esp.* 1999;23(6):554-555.

55. Verma S. Coital penile trauma with severe paraphimosis. *J Eur Acad Dermatol Venereol.* 2005;19(1):134-135. doi:10.1111/j.1468-3083.2004.00955.x

56. Burstein B, Paquin R. Comparison of outcomes for pediatric paraphimosis reduction using topical anesthetic versus intravenous procedural sedation. *Am J Emerg Med.* 2017;35(10):1391-1395. doi:10.1016/j. ajem.2017.04.015

57. Morey AF, Brandes S, Dugi DD III, et al. Urotrauma: AUA guideline. *J Urol.* 2014 (modificado en 2017);192(2):327-335. doi:10.1016/j.juro.2014.05.004

58. Rodriguez D, Li K, Apoj M, Munarriz R. Epidemiology of penile fractures in United States Emergency Departments: access to care disparities may lead to suboptimal outcomes. *J Sex Med.* 2019;16(2):248-256. doi:10.1016/j.jsxm.2018.12.009

59. Morey AF, Simhan J. Genital and lower urinary tract trauma. En: Partin AW, Dmochowski RR, Kavoussi LR, Peters CA, eds. *Campbell-Walsh-Wein Urology.* 12th ed. Elsevier; 2020.

60. Zare Mehrjardi M, Darabi M, Bagheri SM, Kamali K, Bijan B. The role of ultrasound (US) and magnetic resonance imaging (MRI) in penile fracture mapping for modified surgical repair. *Int Urol Nephrol.* 2017;49(6):937-945. doi:10.1007/s11255-017-1550-x

61. Saglam E, Tarhan F, Hamarat MB, et al. Efficacy of magnetic resonance imaging for diagnosis of penile fracture: a controlled study. *Investig Clin Urol.* 2017;58(4):255-260. doi:10.4111/icu.2017.58.4.255

62. Metzler IS, Reed-Maldonado AB, Lue TF. Suspected penile fracture: to operate or not to operate? *Transl Androl Urol.* 2017;6(5):981-986. doi:10.21037/tau.2017.07.25

63. Bozzini G, Albersen M, Otero JR, et al. Delaying surgical treatment of penile fracture results in poor functional outcomes: results from a large retrospective multicenter European study. *Eur Urol Focus.* 2018;4(1):106-110. doi:10.1016/j.euf.2016.02.012

64. Naraynsingh V, Hariharan S, Goetz L, Dan D. Late delayed repair of fractured penis. *J Androl.* 2010;31(2):231-233. doi:10.2164/jandrol.109.008268

65. el-Assmy A, el-Tholoth HS, Mohsen T, Ibrahiem el-HI. Does timing of presentation of penile fracture affect outcome of surgical intervention? *Urology.* 2011;77(6):1388-1391. doi:10.1016/j.urology.2010.12.070

66. Nasser TA, Mostafa T. Delayed surgical repair of penile fracture under local anesthesia. *J Sex Med.* 2008;5(10):2464-2469. doi:10.1111/j.1743-6109.2008.00851.x

67. Zhao LC, Lautz TB, Meeks JJ, Maizels M. Pediatric testicular torsion epidemiology using a national database: incidence, risk of orchiectomy and possible measures toward improving the quality of care. *J Urol.* 2011;186(5):2009-2013. doi:10.1016/j.juro.2011.07.024

68. Ludvigson AE, Beaule LT. Urologic emergencies. *Surg Clin North Am.* 2016;96(3):407-424. doi:10.1016/j.suc.2016.02.001

69. Bourke MM, Silverberg JZ. Acute scrotal emergencies. *Emerg Med Clin North Am.* 2019;37:593-610.

70. Callewaert PR, Van Kerrebroeck P. New insights into perinatal testicular torsion. *Eur J Pediatr.* 2010;169(6):705-712. doi:10.1007/s00431-009-1096-8

71. Ross JH. Pediatric potpourri. En: Potts JM, ed. *Essential Urology: A Guide to Clinical Practice.* 2nd ed. Springer; 2012.

72. Kadish HA, Bolte RG. A retrospective review of pediatric patients with epididymitis, testicular torsion, and torsion of testicular appendages. *Pediatrics.* 1998;102(1 Pt 1):73-76. doi:10.1542/peds.102.1.73

73. Hills-Dunlap JL, Rangel SJ. Pediatric surgery. En: Doherty GM, ed. *Current Diagnosis & Treatment: Surgery.* 15th ed. McGraw-Hill; 2020. Acceso en julio 19, 2020.

74. Demirbas A, Demir DO, Ersoy E, et al. Should manual detorsion be a routine part of treatment in testicular torsion? *BMC Urol.* 2017;17(1):84. doi:10.1186/s12894-017-0276-5

75. Kiesling VJ, Schroeder DE, Pauljev P, et al. Spermatic cord block and manual reduction: primary treatment for spermatic cord torsion. *J Urol.* 1984;132(5):921-923. doi:10.1016/s0022-5347(17)49947-2

76. Kaye KW, Lange PH, Fraley EE. Spermatic cord block in urologic surgery. *J Urol.* 1982;128(4):720-721. doi:10.1016/s0022-5347(17)53154-7

77. Wipfli M, Birkhäuser F, Luyet C, Greif R, Thalmann G, Eichenberger U. Ultrasound-guided spermatic cord block for scrotal surgery. *Br J Anaesth.* 2011;106(2):255-259. doi:10.1093/bja/aeq301

78. Potts JM. Prostatitis and chronic pelvic pain syndrome. En: Potts JM, ed. *Essential Urology.* Springer; 2012.

79. Roberts RO, Lieber MM, Rhodes T, Girman CJ, Bostwick DG, Jacobsen SJ. Prevalence of a physician-assigned diagnosis of prostatitis: the Olmsted County Study of Urinary Symptoms and Health Status Among Men. *Urology.* 1998;51(4):578-584. doi:10.1016/ s0090-4295(98)00034-x

80. Khan FU, Ihsan AU, Khan HU, et al. Comprehensive overview of prostatitis. *Biomed Pharmacother.* 2017;94:1064-1076. doi:10.1016/j.biopha.2017.08.016

81. Ackerman AL, Parameshwar PS, Anger JT. Diagnosis and treatment of patients with prostatic abscess in the post-antibiotic era. *Int J Urol.* 2018;25(2):103-110. doi:10.1111/iju.13451

82. Reddivari AKR, Mehta P. Prostate abscess. En: *StatPearls.* Noviembre 2019. Accesso en septiembre 1, 2020. https://www.statpearls.com/kb/viewarticle/27832

83. Ludwig M, Schroeder-Printzen I, Schiefer HG, Weidner W. Diagnosis and therapeutic management of 18 patients with prostatic abscess. *Urology.* 1999;53(2):340-345. doi:10.1016/s0090-4295(98)00503-2

84. Coker TJ, Dierfeldt DM. Acute bacterial prostatitis: diagnosis and management. *Am Fam Physician.* 2016;93(2):114-120.

85. Chou YH, Tiu CM, Liu JY, et al. Prostatic abscess: transrectal color Doppler ultrasonic diagnosis and minimally invasive therapeutic management. *Ultrasound Med Biol.* 2004;30(6):719-724. doi:10.1016/j.ultrasmedbio.2004.03.014

86. Lipsky BA, Byren I, Hoey CT. Treatment of bacterial prostatitis. *Clin Infect Dis.* 2010;50(12):1641-1652. doi:10.1086/652861

20

Dolor agudo relacionado con el sistema endocrino

Erica Seligson, Matthew B. Allen y Richard D. Urman

Introducción

El dolor relacionado con las enfermedades del sistema endocrino es diverso en sus manifestaciones clínicas, su fisiopatología y su tratamiento. El siguiente capítulo describe la evaluación y el tratamiento del dolor relacionado con la diabetes, el hipoadrenalismo, la tiroiditis y la disfunción paratiroidea.

Dolor relacionado con la diabetes

La diabetes afecta a 425 millones de personas en todo el mundo, cifra que se prevé que supere los 600 millones en 2045.[1] Hasta un tercio de los pacientes con diabetes desarrollará una neuropatía diabética periférica dolorosa (NDPd), lo que la convierte en la complicación más común relacionada con la diabetes y en la forma más frecuente de neuropatía.

Características clínicas

La neuropatía diabética dolorosa (NDD) se describió al inicio, en 1885, como una "cualidad ardiente e incesante, a menudo con una exacerbación nocturna".[2] Los factores de riesgo de la neuropatía entre los diabéticos son la edad, la duración de la enfermedad y el mal control glucémico.[1] Los pacientes suelen describir una constelación de síntomas sensoriales positivos y negativos, que incluyen disestesias (es decir, dolor ardiente, punzante o similar a una descarga eléctrica), parestesias y entumecimiento. Los síntomas se presentan típicamente en una distribución simétrica, en forma de "calcetín o guante", pero pueden extenderse de manera proximal con la progresión de la enfermedad.[3] Los rasgos comunes en la exploración física incluyen el deterioro de la propiocepción y la sensación de tacto ligero, temperatura, vibración y pinchazo.[1] Los reflejos tendinosos profundos del tobillo suelen estar disminuidos o ausentes.[1]

El diagnóstico diferencial de la neuropatía periférica incluye una variedad de enfermedades sistémicas (p. ej., enfermedad renal o hepática crónica, gammapatías monoclonales, polineuropatías inflamatorias, vasculitis), efectos secundarios de los medicamentos, exposiciones tóxicas, trastornos hereditarios y deficiencias nutricionales. Las características clínicas que sugieren una causa no diabética de la neuropatía incluyen síntomas focales o asimétricos, aparición rápida, no dependencia de la duración y predominio de la debilidad motora. Los estudios de laboratorio relevantes incluyen: glucemia en ayunas, recuento sanguíneo completo, perfil metabólico completo, velocidad de sedimentación globular, vitamina B_{12} y hormona estimulante de la tiroides. Otras pruebas diagnósticas pueden incluir la detección de marcadores de enfermedad reumatológica o síndromes paraneoplásicos y pruebas de electrodiagnóstico.

Fisiopatología

La patología de la NDPd se caracteriza por una serie de mecanismos patogenéticos, muchos de los cuales se atribuyen a los efectos nocivos de la hiperglucemia y a los cambios metabólicos resultantes. Yagihashi y cols. describieron que la hiperglucemia a largo plazo provoca una cascada metabólica descendente, que consiste en la hiperactividad de la vía de los polioles, los productos finales de la glicación avanzada y el aumento de las especies reactivas del oxígeno.[4] Estos productos activan las proteínas cinasas, que comprometen tanto los microvasos endoneuriales como los tejidos neuronales, lo que en última instancia provoca cambios funcionales y estructurales de la neuropatía periférica. Además, se producen aberraciones metabólicas a nivel del nervio, que provocan reacciones inflamatorias a través de la liberación de citocinas y la migración de macrófagos para favorecer el desarrollo de la neuropatía. Por último, la inflamación media la isquemia y la reperfusión y acelera la lesión nerviosa subyacente.[4]

El desarrollo de la NDPd también parece implicar una sensibilización central y una alteración del procesamiento central del dolor. Dado que el tálamo está íntegramente implicado en la vía nociceptiva, es plausible sugerir que las alteraciones en esta zona pueden contribuir a la patogénesis de la NDPd. Algunas pruebas sugieren un desequilibrio entre los neurotransmisores excitatorios e inhibitorios en el SNC de los pacientes con NDPd; en concreto, se ha descrito una mayor proporción de glutamato/GABA en el tálamo de estos pacientes.[5]

Manejo

Aunque el control glucémico es una piedra angular del tratamiento de la diabetes, su impacto en el desarrollo del dolor neuropático es variable. El ensayo Diabetes Control and Complications Trial descubrió que un control glucémico estricto daba lugar a una reducción de 60% de la tasa de dolor neuropático en los pacientes con diabetes de tipo 1, pero no parece que ocurra lo mismo en aquellos con diabetes de tipo 2.[6] En la actualidad no hay ningún fármaco recomendado para prevenir o revertir la NDPd. Por lo tanto, el manejo se centra en el tratamiento de los síntomas con el objetivo de mejorar el estado funcional y la calidad de vida.

Las directrices de tratamiento recomiendan los siguientes como agentes de primera o segunda línea: pregabalina, gabapentina, duloxetina, venlafaxina y amitriptilina.[7] Solo la pregabalina, la duloxetina, la fluoxetina y el tapentadol están aprobados por la FDA para la NDPd (tabla 20.1).

TABLA 20.1 MEDICAMENTOS APROBADOS POR LA FDA PARA EL TRATAMIENTO DE LA NEUROPATÍA DIABÉTICA

Medicamento	Dosis de inicio	Dosis máxima	Efectos secundarios comunes	Comorbilidades favorables (basadas en el perfil de efectos secundarios/ mecanismo de acción)	Comorbilidades desfavorables (basadas en el perfil de efectos secundarios/ mecanismo de acción)
Gabapentina	100-300 mg c7/8h	1 200 mg c7/8h	Mareos, fatiga, somnolencia y ataxia	Insomnio, temblor esencial, síndrome de piernas inquietas	Trastorno por consumo de sustancias
Pregabalina	75 mg c7/12h	150 mg c7/12h			
Duloxetina	20-30 mg 7/12 h	120 mg c24h	Náuseas, sequedad de boca, somnolencia, fatiga	Depresión, ansiedad	Pacientes con riesgo de padecer el síndrome serotoninérgico (p. ej., los que toman otros medicamentos serotoninérgicos)
Amitriptilina	25 mg c24h/ noche	150 mg c24h (150 mg c24h o 75 mg c24h/noche)	Somnolencia, boca seca, estreñimiento, dificultad para orinar, mareos, disfunción sexual y cefalea		Intervalo QT prolongado, arritmia cardiaca

La elección del agente se rige por la consideración específica del paciente del perfil de efectos secundarios y las condiciones comórbidas. Para más información sobre el uso de antidepresivos y gabapentinoides para el dolor, ver el capítulo 36.

La gabapentina y la pregabalina son miméticos γ-aminobutíricos (GABA) que causan analgesia a través de la unión de alta afinidad y la modulación de las proteínas α2-δ del canal de calcio en el ganglio de la raíz dorsal.[8] La modulación de estos canales reduce el número de vesículas sinápticas que se fusionan dentro de la membrana presináptica, limitando así la liberación de neurotransmisores (GABA, glutamato, noradrenalina, sustancia P y péptido relacionado con el gen de la calcitonina) en la sinapsis. También se ha demostrado que la gabapentina inhibe la actividad de descarga ectópica de los nervios periféricos lesionados. Por último, hay algunas pruebas que apoyan sus efectos antialodínicos debido a la mejora de la entrada inhibitoria de las vías mediadas por GABA y al antagonismo tanto de los receptores NMDA como de los canales de calcio en el SNC.[9]

Una revisión sistemática y un metaanálisis de los ensayos de gabapentina para la NDPd demostraron un NNT para el beneficio (NNTB) de 5.9 para reducir la intensidad del dolor en al menos 50% en dosis de gabapentina de 1 200 mg o más.[1] Además, un estudio multicéntrico, doble ciego y controlado con placebo de 165 pacientes con NDPd informó de una reducción estadísticamente significativa de la puntuación media del dolor diario en el grupo de la gabapentina, con un NNT de 3.8.[9] Debido a la farmacocinética no lineal, la gabapentina suele iniciarse con dosis más bajas (p. ej., 100-300 mg tres veces al día) y se aumenta de modo gradual hasta que surte efecto.[10] La dosis máxima es de 1 200 mg tres veces al día.

Las pruebas de la pregabalina son igualmente sólidas. Una revisión sistemática y un metaanálisis demostraron un NNT de 7.8 para reducir el dolor en al menos 50% utilizando una dosis de pregabalina de 600 mg diarios.[11] La pregabalina es más potente que la gabapentina, suele iniciarse con una dosis de 75 mg dos veces al día y se aumenta según sea necesario hasta una dosis máxima diaria de 300 mg (aunque la dosis máxima es de 600 mg en Europa y se han aprobado dosis de pregabalina de hasta 600 mg al día para otras indicaciones). Tanto la gabapentina como la pregabalina se excretan por vía renal y requieren un ajuste de la dosis en pacientes con función renal alterada.

Casi dos tercios de los pacientes que toman gabapentinoides para el dolor neuropático informan de un efecto secundario, siendo los más comunes los mareos, la fatiga, la somnolencia y la ataxia.[11] Aunque se cree que las interacciones farmacológicas son poco frecuentes debido a la falta de unión a las proteínas y al metabolismo, la coadministración de gabapentina y pregabalina con opioides y benzodiacepinas aumenta el riesgo de sobredosis y muerte. La preocupación por el uso recreativo de los gabapentinoides ha llevado a restringir su prescripción y subraya aún más la necesidad de tener precaución al prescribir estos fármacos en pacientes con trastornos por consumo de sustancias.[1] El perfil de efectos secundarios de la gabapentina y la pregabalina las convierte en opciones racionales para los pacientes con insomnio, temblor esencial o síndrome de piernas inquietas. La interrupción aguda de los gabapentinoides puede provocar síntomas de abstinencia, como ansiedad, insomnio y cefalea, por lo que se recomienda reducir la dosis antes de la interrupción.[1]

La mirogabalina es un ligando emergente de la subunidad α2-δ para el tratamiento del dolor neuropático que ha mostrado excelentes efectos analgésicos y un perfil de seguridad en recientes ensayos controlados aleatorios. A diferencia de la gabapentina y la pregabalina, que son ligandos no selectivos para la α2-δ-1 y la α2-δ-2, la mirogabalina es más selectiva para la subunidad α2-δ-1 y puede ser una opción prometedora para el dolor neuropático en el futuro.[1]

Inhibidores de la recaptación de serotonina y norepinefrina

La duloxetina inhibe la recaptación de serotonina y norepinefrina, lo que potencia la inhibición descendente del dolor asociada a la NDPd. Varios ensayos aleatorios controlados con placebo han descubierto que la duloxetina es superior al placebo para la NDPd en dosis de 60 y 120 mg.[12] Los datos que comparan la duloxetina con otros agentes son contradictorios. Dos ECA y un análisis conjunto mostraron que era superior a la pregabalina 300 mg,[13-15] mientras que otros encontraron que tenía una eficacia similar o inferior a los gabapentinoides. El NNTB de la duloxetina 60 mg diarios para una reducción de 50% del dolor es de 5.0.

La venlafaxina es otro IRSN comúnmente utilizado en el tratamiento de la NDPd y ha demostrado ser superior al placebo en dosis de 150/225 mg; sin embargo, los estudios son pequeños y limitados, con algunos casos notificados de fibrilación auricular, náusea, cefalea e insomnio.[16] En general, los IRSN son bien tolerados. Su mecanismo de acción y su efecto clínico los convierten en opciones racionales para los pacientes con depresión o ansiedad comórbidas. Es importante destacar que la coadministración de los IRSN con fármacos serotoninérgicos, en particular el tramadol o los inhibidores de la monoaminooxidasa, aumenta el riesgo de síndrome serotoninérgico y debe evitarse.[17] A diferencia de la duloxetina, la venlafaxina no cuenta con la aprobación de la FDA para el tratamiento de la NDPd.

Amitriptilina

Entre los antidepresivos tricíclicos (ATC), la amitriptilina es la más utilizada para el tratamiento del dolor neuropático y la NDPd. El mecanismo analgésico exacto de estos agentes no se conoce bien, pero implica la inhibición de la recaptación de noradrenalina y serotonina de la hendidura sináptica, la inhibición anticolinérgica, la acción dopaminérgica indirecta y el bloqueo del canal de sodio.[18-20]

Aunque la amitriptilina se ha utilizado como agente de primera línea para el dolor neuropático durante décadas, los datos fiables que apoyan su uso son limitados. Una revisión sistemática descubrió que la amitriptilina es más eficaz que el placebo en el dolor neuropático, aunque otros metaanálisis en red han descubierto que la amitriptilina tiene la segunda eficacia más baja (solo por encima del placebo) con el proceso de seguridad más bajo y el balance beneficio-riesgo más bajo.[21] La revisión de la Cochrane Collaboration concluyó que faltan pruebas imparciales de un efecto beneficioso.[11]

La dosis para el dolor neuropático es de 10 a 25 mg, con un ajuste al alza durante un periodo de semanas hasta una dosis máxima de 75 mg diarios. Los ATC se absorben bien por vía oral y su lipofilia les permite una amplia distribución y penetración en el sistema nervioso central.[7] Sin embargo, dado su metabolismo de primer paso en el hígado, tienen una biodisponibilidad inconsistente y requieren de 6 a 8 semanas de aumento de dosis para lograr una analgesia eficaz. Los efectos secundarios se derivan en gran medida de la acción anticolinérgica e incluyen somnolencia, sequedad de boca, estreñimiento, dificultad para orinar, mareos, disfunción sexual y cefalea. La amitriptilina es arritmogénica y debe evitarse en pacientes con un intervalo QT prolongado y otras comorbilidades cardiacas.

Opioides

El tapentadol LP, que es un agonista de los receptores μ-opioides de acción central relativamente nuevo, es el cuarto y último fármaco aprobado por la FDA para su uso en el dolor neuropático en un rango de 50 a 700 mg diarios. Este fármaco inhibe la recaptación de norepinefrina y serotonina y tiene una fuerte afinidad por el receptor μ, este último interrumpe la transmisión sináptica de las señales de dolor ascendentes a nivel de la médula espinal y activa la inhibición descendente. Tres grandes ECA han demostrado una analgesia eficaz en pacientes con NDPd que tomaban tapentadol en comparación con el placebo.[22-24] El menor potencial de abuso del tapentadol en comparación con los opioides tradicionales hace que este fármaco sea una opción favorable en pacientes adultos con NDPd.

El tramadol es otro opioide sintético de acción central, pero tiene una afinidad más débil por el receptor μ-opioide en comparación con el tapentadol. En general, las pruebas que apoyan la eficacia del tramadol para aliviar la NDPd son limitadas. Los primeros estudios del fármaco eran prometedores; sin embargo, una revisión de la Cochrane Collaboration encontró que las pruebas de calidad eran bajas para su beneficio analgésico en estos pacientes; además, la incidencia de acontecimientos adversos, como el síndrome serotoninérgico, la confusión, los mareos y las convulsiones, no es insignificante. A pesar de estas deficiencias, el tramadol en dosis de 200-400 mg diarios se utiliza a menudo como terapia de segunda o tercera línea o para el dolor irruptivo, en aquellos pacientes que no respondieron o experimentaron síntomas con las terapias de primera línea.

Se desaconseja el uso de agonistas opioides tradicionales como tratamiento de primera línea para el dolor neuropático diabético. A pesar de estas recomendaciones, el uso de opioides en el tratamiento de la NDPd suele preceder al de otros fármacos. La oxicodona, la morfina y la metadona son los opioides más utilizados en el tratamiento del dolor neuropático diabético,[25] con algunos estudios que demuestran una analgesia significativa en comparación con el placebo.[26] Sin embargo, los estudios mencionados fueron de corta duración y no evaluaron el riesgo de trastorno por consumo de opioides en pacientes con NDPd. Una revisión de la Cochrane Collaboration analizó el uso de 10 opioides diferentes en pacientes con dolor neuropático y determinó una mejora en las puntuaciones medias del dolor de 1.5 puntos (sobre 10) en comparación con el placebo.[27] Como es ampliamente reconocido, estos agentes conllevan un mayor riesgo de eventos de sobredosis, desarrollo de trastorno por uso de opioides y desvío de medicamentos. Su uso a largo plazo se asocia a complicaciones sistémicas que incluyen fracturas, infartos de miocardio y disfunción endocrinológica.[28]

Se han ensayado varias terapias adicionales en pacientes con dolor neuropático, aunque las pruebas que respaldan su uso son limitadas. El valproato sódico, la carbamazepina, la oxcarbazepina, el topiramato, la lacosamida, la fenitoína, el levetiracetam y la zonisamida han sido examinados en estos pacientes sin un éxito significativo y reproducible. Una revisión Cochrane de los fármacos antiepilépticos para el dolor neuropático informó de que no había pruebas de eficacia o eran insuficientes. Más recientemente, están surgiendo pruebas de que algunos tratamientos neuroquirúrgicos, por ejemplo, la neuromodulación invasiva, pueden ser eficaces para los pacientes con NDP refractaria a la medicación. Una revisión sistemática y un metaanálisis de las pruebas existentes aportadas por dos ECA apoyan el uso de la estimulación tónica de la médula espinal (t-SCS) en el tratamiento de la NDP grave refractaria a la medicación. Esta terapia consiste en la administración de pulsos eléctricos regulares (~ 50 Hz) en las columnas dorsales, que evocan parestesias en la zona del dolor y operan mediante un mecanismo de control de la compuerta para competir con otras señales de dolor.

En general, la NDPd sigue representando un reto terapéutico, ya que su patogénesis no se comprende del todo. Los tratamientos farmacológicos son en gran medida sintomáticos;[5] todas las directrices actuales apoyan un enfoque personalizado con un inicio mínimo, que se adapte a la máxima respuesta con los menores efectos secundarios.

Dolor relacionado con los trastornos de la tiroides

Existe una pequeña población de pacientes que padecen enfermedades tiroideas dolorosas. Entre ellas, la tiroiditis subaguda (TSA) y la tiroiditis de Hashimoto dolorosa (THd) son las dos más comunes.

Características clínicas de la tiroiditis subaguda

La tiroiditis subaguda (TSA; también llamada tiroiditis de Quervain) es un trastorno inflamatorio viral autolimitado, que se observa con mayor frecuencia en mujeres de entre 40 y 50 años, con una incidencia anual de 12.1 casos por cada 100 000.[29] La TSA sigue un curso clínico imprevisible; sin embargo, la historia natural suele incluir de tres a cuatro fases a lo largo de varios meses. En la fase aguda, los pacientes se presentan con un inicio agudo de dolor tiroideo unilateral o bilateral, que se irradia a la mandíbula o a los oídos y se exacerba al toser o al mover la cabeza. La exploración física revela una glándula tiroidea agrandada y muy sensible. Son frecuentes la fiebre y los síntomas asociados a la tirotoxicosis, como las palpitaciones, la sudoración y la pérdida de peso, así como una infección de las vías respiratorias superiores precedente. Las hormonas tiroideas pasan a la circulación debido a la inflamación aguda y son responsables de un hipertiroidismo transitorio (T4 y T3 libres en suero elevadas, TSH en suero baja). Le sigue un eutiroidismo asintomático transitorio, y en la mayoría de los pacientes evoluciona una breve fase de hipotiroidismo subclínico (T4 y T3 libres normales, TSH elevada).[30] Cerca de 15% de los pacientes desarrolla un hipotiroidismo permanente que requiere una terapia de sustitución tiroidea.[29] Aunque las características clínicas de la TSA son suficientes para establecer el diagnóstico, los hallazgos de laboratorio adicionales incluyen una elevación de los marcadores inflamatorios inespecíficos (VSG y PCR), transaminasas elevadas y leucocitosis.

Manejo de la tiroiditis subaguda

Las recomendaciones de tratamiento se centran en aliviar tanto el dolor tiroideo como los síntomas de hipertiroidismo, si están presentes. El alivio sintomático para el dolor leve-moderado suele lograrse con un curso corto de AINE o ácido acetilsalicílico. Sin embargo, para los pacientes con dolor de cuello intenso o síntomas sistémicos, se recomiendan los glucocorticoides, que también pueden acortar la duración de la enfermedad.[30] Por lo regular un tratamiento de 2 a 8 semanas de prednisona oral proporciona un alivio adecuado, siendo el objetivo encontrar la dosis más baja posible que proporcione alivio y reducir la dosis en 5 a 10 mg cada semana.

Características clínicas de la tiroiditis de Hashimoto dolorosa

Por lo regular, la TSA surge en ausencia de una enfermedad tiroidea subyacente previamente conocida.[31] Se trata de una entidad distinta de la THd, que es una variante rara y una exacerbación aguda de la tiroiditis de Hashimoto. De hecho, una revisión bibliográfica de todos los informes de casos de THd desde 1957 hasta 2019 identificó solo a 70 pacientes, de manera predominante mujeres adultas jóvenes, la mayoría de las cuales tiene un historial conocido de enfermedad tiroidea como lo demuestra la presencia de anticuerpos antitiroideos. La presentación suele ser fiebre con dolor insidioso y progresivo, o dolor tiroideo agudo e intolerable en ausencia de una enfermedad viral precedente. Muchos de estos pacientes son diagnosticados al principio de forma errónea con TSA pero son reevaluados dada la escasa respuesta al tratamiento médico con AINE, glucocorticoides o levotiroxina.[32]

Manejo de la tiroiditis de Hashimoto dolorosa

La tiroidectomía total es el estándar de oro para el tratamiento de la THd y es la única intervención que demuestra un alivio a largo plazo según los informes de casos y las series de casos.[31]

Fisiopatología

En el TSA, se cree que el dolor de cuello es el resultado de una inflamación de la tiroides, ya sea por una infección vírica o por un proceso inflamatorio posviral, que acaba dañando los folículos tiroideos y activando la proteólisis de la tiroglobulina almacenada en los folículos. Este proceso también explica el hipertiroidismo bioquímico transitorio. Sin embargo, la fisiopatología del dolor relacionado con el tiroides en la THd sigue siendo desconocida. Una hipótesis popular atribuye el dolor al estiramiento capsular debido al rápido agrandamiento del tiroides; sin embargo, muchos pacientes experimentan dolor aunque el tamaño de la glándula tiroidea siga siendo el mismo o se vuelva atrófica.[31]

Por último, hay otras causas más de dolor de cuello, tanto de origen tiroideo como no tiroideo que deben excluirse. El diagnóstico diferencial del dolor de cuello relacionado con el tiroides incluye la tiroiditis infecciosa aguda (supurativa), la tiroiditis de Riedel, el linfoma tiroideo primario y la hemorragia en un nódulo tiroideo. Las causas no tiroideas del dolor de cuello incluyen el reflujo o espasmo gastroesofágico, las contracturas musculares del cuello, el dolor dental y el dolor referido por la angina de pecho.

Dolor relacionado con los trastornos de la paratiroides

Los signos y síntomas clásicos del hiperparatiroidismo primario (HPTP) reflejan los efectos combinados del aumento de la secreción de HPT y de la hipercalcemia, conocidos como "huesos, piedras, quejas abdominales y matices psiquiátricos".

Características clínicas

En Estados Unidos, el HPTP tiene una prevalencia de 0.86%, y la mayoría de los casos afecta a mujeres de 50 a 60 años.[33] La mayoría de los casos de HPTP (90%) se produce por un adenoma esporádico y benigno que produce HPT, mientras que 10% son formas familiares (adenoma múltiple o hiperplasia) y 1% por un carcinoma paratiroideo.[33]

El síntoma de presentación más común es el dolor óseo aislado, aunque el HPTP también puede causar dolor relacionado con fracturas patológicas, deformidades esqueléticas y debilidad muscular generalizada. Esta sintomatología se debe a la acción catabólica de la HPT que da lugar a una reducción de la densidad mineral ósea, por lo regular en el radio distal y la cadera y, en casos más graves, en la columna lumbar.[33] También se describen manifestaciones reumatológicas dolorosas en los pacientes con HPTP; la presencia de artralgias y mialgias que afectan de forma predominante a los músculos proximales del hombro y la pelvis suele imitar la polimialgia reumática, mientras que el dolor y la fatiga generalizados pueden llevar a un diagnóstico erróneo de fibromialgia.[34] Además de las dolencias musculoesqueléticas, los pacientes pueden sufrir dolor abdominal intenso, pancreatitis y enfermedad de úlcera péptica, ya que los niveles elevados de calcio sérico pueden provocar una reducción de la excitabilidad neuromuscular e hipergastrinemia.[33] Por último, la nefrolitiasis dolorosa es una manifestación bien descrita de la hipercalciuria del HPTP, y entre 2 y 8% de los pacientes con cálculos renales tienen un diagnóstico subyacente de HPTP.

Aunque los niveles elevados de calcio y hormona paratiroidea suelen confirmar el diagnóstico, deben realizarse pruebas de laboratorio adicionales centradas en el HPT intacto, el calcio urinario de 24 horas y la 25-hidroxivitamina D sérica para distinguir el HPT de otros procesos patológicos que pueden presentarse con dolor corporal junto con hipercalcemia. El diagnóstico diferencial incluye la malignidad oculta, tanto la hipercalcemia humoral de malignidad a través de la proteína relacionada con el HPT, como la malignidad a través de la destrucción directa del hueso, la hipercalcemia hipocalciúrica familiar, el hiperparatiroidismo secundario y las enfermedades granulomatosas.

Fisiopatología

Los niveles de calcio total en el plasma están finamente regulados por el HPT, siendo necesario un control estricto para garantizar el correcto funcionamiento de la señalización celular, la contracción muscular y la remodelación ósea. Las glándulas paratiroideas responden a las variaciones de calcio a través de los receptores sensibles al calcio de las células principales; en el HPTP, existe una actividad paratiroidea anormal con sus células que pierden la sensibilidad a la concentración de calcio, con una sobreproducción de HPT, lo que al final da lugar a la hipercalcemia.[33] Mientras que en 80-90% de los casos el diagnóstico se realiza en el contexto de una hipercalcemia *asintomática*, el resto de los pacientes experimenta una constelación de síntomas dolorosos relacionados con los efectos de la hipercalcemia.

Manejo

La cirugía paratiroidea se recomienda a todos los pacientes con síntomas clásicos o complicaciones del HPTP. En estos pacientes, la intervención quirúrgica es curativa, ya que mejora la densidad mineral ósea, con lo que disminuye el riesgo de fractura, reduce el riesgo de nefrolitiasis y mejora importantes mediciones de la calidad de vida, incluido el dolor corporal.[35]

Dolor relacionado con los trastornos de la glándula suprarrenal

Las manifestaciones dolorosas de la insuficiencia suprarrenal están menos descritas en la literatura en comparación con las de la diabetes mellitus y la enfermedad tiroidea. Como las características clínicas del hipoadrenalismo pueden ser bastante sutiles, a menudo hay un retraso en llegar al diagnóstico correcto. Además, la falta de una clasificación basada en la investigación de sus rasgos dolorosos hace que el estudio de este síndrome a nivel epidemiológico sea todo un reto.

Características clínicas

El dolor se ha descrito tanto en casos de crisis suprarrenal (también llamada insuficiencia suprarrenal aguda o crisis addisoniana) como en estados hipoadrenales más leves y crónicos. La crisis suprarrenal es una afección potencialmente mortal, definida como un deterioro agudo del estado de salud asociado a hipotensión y características que se resuelven en 1 o 2 horas tras la administración de glucocorticoides.[36] La enfermedad conlleva una tasa de mortalidad de 0.5/100 pacientes al año y surge de una deficiencia absoluta o relativa de cortisol, que en última instancia conduce a una actividad glucocorticoide tisular insuficiente para mantener la homeostasis.[36] Además del choque, cerca de un tercio de los pacientes experimenta malestar gastrointestinal, que incluye sensibilidad y defensa abdominal, náusea y vómito. También se han descrito mialgias difusas, dolores musculoesqueléticos y lumbares. En los casos de necrosis suprarrenal (causada por hemorragia, émbolos o sepsis), se producen dolores abdominales, el flanco y de espalda en hasta 85% de los pacientes.[37]

Aunque una crisis suprarrenal es la manifestación más grave de la insuficiencia suprarrenal, el hipoadrenalismo crónico también puede ser doloroso. Aunque no se reconoce a menudo, hasta 13% de los pacientes con insuficiencia suprarrenal crónica refiere síntomas musculoesqueléticos que incluyen mialgias, artralgias, rigidez, calambres musculares y dolor lumbar.[38] Varios artículos de revisión han descrito casos de hipoadrenalismo en los que los síntomas musculoesqueléticos eran la característica clínica más destacada. En 2008, Sathi y cols. describieron tres casos de insuficiencia suprarrenal, el primero en un paciente con artralgias crónicas en la rodilla; la investigación posterior del malestar, la pérdida de peso y la hipotensión crónica condujo finalmente al diagnóstico correcto de insuficiencia suprarrenal, y los síntomas se resolvieron con hidrocortisona.[39] Otros tenían una constelación de mialgias crónicas y difusas en todo el cuerpo, a menudo asociadas a deformidades en la exploración física, como contracturas en flexión. Del mismo modo, una vez realizado el diagnóstico de hipoadrenalismo, la terapia de sustitución de cortisol con hidrocortisona o fludrocortisona condujo a la resolución de los síntomas. Es importante destacar que, en estos casos, el retraso en llegar al diagnóstico correcto se empleó en descartar otras causas como el lupus eritematoso sistémico, la artritis reumatoide, la polimialgia reumática y la fibromialgia.[39] Por último, un estudio identificó a 10 pacientes con hipoadrenalismo primario idiopático con dolor torácico y abdominal como síntoma de presentación, que al final se descubrió que estaba relacionado con la serositis hipoadrenal.[40]

Como la insuficiencia suprarrenal aguda rara vez es un proceso independiente, el diagnóstico diferencial puede ser bastante amplio en función de la etiología subyacente. En los pacientes con alteración del estado mental, malestar gastrointestinal, pirexia e hipotensión, debe considerarse la posibilidad de una crisis suprarrenal. En particular, el malestar abdominal puede ser un síntoma tan predominante de una crisis suprarrenal que lleva a un diagnóstico erróneo de gastroenteritis. Las características que apoyan el hipoadrenalismo crónico incluyen fatiga crónica, debilidad muscular, dolor abdominal, hipotensión, pérdida de peso, cefalea y cambios en la piel. Como se ha descrito, a menudo es difícil hacer un diagnóstico definitivo de hipoadrenalismo crónico dada la sutileza de los síntomas; un diferencial más amplio incluye la esclerosis lateral amiotrófica, la miastenia gravis, la polimiositis, la miopatía sarcoidea, la arteritis temporal y la osteomalacia. Los rasgos concomitantes para ayudar al diagnóstico incluyen perturbaciones electrolíticas características como la hiponatremia, la hiperpotasemia y la hipoglucemia. Otras anomalías de laboratorio son la eosinofilia, la anemia normocítica normocrómica, la hipercalcemia y la aldosterona baja o normal.[39] Es importante investigar para determinar la causa precipitante de una crisis suprarrenal, ya sea una sepsis, una infección, un traumatismo, un estrés físico o emocional, un infarto de miocardio o el incumplimiento de la terapia de sustitución de glucocorticoides. En un paciente sin patología suprarrenal conocida que se presenta con hipotensión refractaria a los fluidos, los vasopresores y el manejo adecuado por lo demás, la crisis suprarrenal debe estar en la cima del diferencial.

Fisiopatología

La fisiopatología del dolor hipoadrenal en sí es poco conocida, pero en última instancia depende de la etiología subyacente. En general, la deficiencia de cortisol provoca una pérdida de la acción supresora normal de los glucocorticoides endógenos sobre las citocinas inflamatorias. El consiguiente aumento rápido de los niveles de citocinas puede precipitar el malestar y el dolor difuso.[36] Otros han postulado que las manifestaciones musculoesqueléticas dolorosas pueden deberse a un desgaste del músculo esquelético inducido por la deficiencia de corticosteroides, ya que algunos pacientes tratados con corticosteroides muestran un aumento de la proporción y el diámetro de las fibras musculares.[38] Por último, el cortisol puede influir en el procesamiento del dolor a través de los receptores de corticosteroides en el asta dorsal de la médula espinal, que desempeña un papel fundamental en la mediación de la transmisión del dolor nociceptivo.[41]

Manejo

Una vez realizado el diagnóstico de crisis suprarrenal, deben administrarse 100 mg de hidrocortisona intravenosa, seguidos de 200 mg cada 24 horas como infusión continua o en bolos de 50 mg cada 6 horas, con dosis posteriores adaptadas a la respuesta clínica.[36] Se prefiere la hidrocortisona dada su farmacocinética fisiológica de glucocorticoides, su unión a proteínas plasmáticas, su distribución tisular y sus efectos equilibrados de glucocorticoides y mineralocorticoides. Durante una crisis suprarrenal, debe administrarse líquido cristaloide de acuerdo con los protocolos de reanimación estándar con un ajuste para las comorbilidades relevantes del paciente. Se requiere un diagnóstico y manejo concomitante de la enfermedad precipitante. Después del tratamiento de la crisis suprarrenal, las dosis de hidrocortisona deben reducirse durante un periodo de 3 días hasta la dosis de mantenimiento del paciente, mientras se evalúan los acontecimientos precipitantes evitables y las estrategias de prevención.

Conclusión

Los trastornos endocrinos pueden manifestarse con diversos síntomas dolorosos. El diagnóstico y el tratamiento tempranos del desequilibrio hormonal son fundamentales para aliviar los síntomas dolorosos.

REFERENCIAS

1. Alam U, Sloan G, Tesfaye S. Treating pain in diabetic neuropathy: current and developmental drugs. *Drugs.* 2020;80(4):363-384.
2. Pavy FW. Introductory address to the discussion on the clinical aspect of glycosuria. *Lancet.* 1885;126(3250):1085-1087.
3. Raghu ALB, Parker T, Aziz TZ, et al. Invasive electrical neuromodulation for the treatment of painful diabetic neuropathy: systematic review and meta-analysis. *Neuromodulation.* 2021;24(1):13-21. 10.1111/ner.13216.
4. Yagihashi S, Mizukami H, Sugimoto K. Mechanism of diabetic neuropathy: where are we now and where to go? *J Diabetes Investig.* 2011;2:18-32.
5. Schreiber AK, Nones CFM, Reis RC, Chichorro JG, Cunha JM. Diabetic neuropathic pain: physiopathology and treatment. *World J Diabetes.* 2015;6(3):432-444.
6. Albers JW, Herman WH, Pop-Busui R, et al. Effect of prior intensive insulin treatment during the Diabetes Control and Complications Trial (DCCT) on peripheral neuropathy in type 1 diabetes during the Epidemiology of Diabetes Interventions and Complications (EDIC) Study. *Diabetes Care.* 2010;33(5):1090-1096.
7. Khdour MR. Treatment of diabetic peripheral neuropathy: a review. *J Pharm Pharmacol.* 2020;72(7):863-872.
8. Taylor CP. Mechanisms of analgesia by gabapentin and pregabalin–calcium channel alpha2-delta [Cavalpha2-delta] ligands. *Pain.* 2009;142(1-2):13-16.
9. Rose MA, Kam PC. Gabapentin: pharmacology and its use in pain management. *Anaesthesia.* 2002;57:451-462.
10. Bockbrader HN, Wesche D, Miller R, Chapel S, Janiczek N, Burger P. A comparison of the pharmacokinetics and pharmacodynamics of pregabalin and gabapentin. *Clin Pharmacokinet.* 2010;49(10):661-669.
11. Derry S, Bell RF, Straube S, Wiffen PJ, Aldington D, Moore RA. Pregabalin for neuropathic pain in adults. *Cochrane Database Syst Rev.* 2019;(1):CD007076.
12. Raskin J, Pritchett YL, Wang F, et al. A double-blind, randomized multicenter trial comparing duloxetine with placebo in the management of diabetic peripheral neuropathic pain. *Pain Med.* 2005;6(5):346-356.
13. Tesfaye S, Wilhelm S, Lledo A, et al. Duloxetine and pregabalin: high-dose monotherapy or their combination? The "COMBO-DN study"—a multinational, randomized, double-blind, parallel-group study in patients with diabetic peripheral neuropathic pain. *Pain.* 2013;154(12):2616-2625.
14. Tanenberg RJ, Clemow DB, Giaconia JM, Risser RC. Duloxetine compared with pregabalin for diabetic peripheral neuropathic pain management in patients with suboptimal pain response to gabapentin and treated with or without antidepressants: a post hoc analysis. *Pain Pract.* 2014;14(7):640-648.

15. Griebeler ML, Morey-Vargas OL, Brito JP, et al. Pharmacologic interventions for painful diabetic neuropathy:an umbrella systematic review and comparative effectiveness network meta-analysis. *Ann Intern Med.* 2014;161(9):639-649.

16. NICE. *Neuropathic pain in adults: pharmacological management in non-specialist settings* [CG173]. 2013. https://www.nice.org.uk/guidance/cg173.

17. Knadler MP, Lobo E, Chappell J, Bergstrom R. Duloxetine: clinical pharmacokinetics and drug interactions. *Clin Pharmacokinet.* 2011;50(5):281-294.

18. Lawson K. A brief review of the pharmacology of amitriptyline and clinical outcomes in treating fibromyalgia. *Biomedicines.* 2017;5(2):24.

19. Chong MS, Hester J. Diabetic painful neuropathy: current and future treatment options. *Drugs.* 2007;67(4):569-585.

20. Sindrup SH, Otto M, Finnerup NB, Jensen TS. Antidepressants in the treatment of neuropathic pain. *Basic Clin Pharmacol Toxicol.* 2005;96(6):399-409.

21. Rudroju N, Bansal D, Talakokkula ST, et al. Comparative efficacy and safety of six antidepressants and anticonvulsants in painful diabetic neuropathy: a network meta-analysis. *Pain Phys.* 2013;16(6):E705-E714.

22. Vinik AI, Shapiro DY, Rauschkolb C, et al. A randomized withdrawal, placebo-controlled study evaluating the efficacy and tolerability of tapentadol extended release in patients with chronic painful diabetic peripheral neuropathy. *Diabetes Care.* 2014;37(8):2302-2309.

23. Niesters M, Proto PL, Aarts L, Sarton EY, Drewes AM, Dahan A. Tapentadol potentiates descending pain inhibition in chronic pain patients with diabetic polyneuropathy. *Br J Anaesth.* 2014;113(1):148-156.

24. Vadivelu N, Kai A, Maslin B, Kodumudi G, Legler A, Berger JM. Tapentadol extended release in the management of peripheral diabetic neuropathic pain. *Ther Clin Risk Manag.* 2015;11:95-105.

25. Chou R, Fanciullo GJ, Fine PG, et al. American Pain Society–American Academy of Pain Medicine Opioids Guidelines Panel. Clinical guidelines for the use of chronic opioid therapy in chronic noncancer pain. *J Pain.* 2009;10(2):113-130.

26. Finnerup NB, Attal N, Haroutounian S, et al. Pharmacotherapy for neuropathic pain in adults: a systematic review and meta-analysis. *Lancet Neurol.* 2015;14(2):162-173.

27. McNicol ED, Midbari A, Eisenberg E. Opioids for neuropathic pain. *Cochrane Database Syst Rev.* 2013;(8):CD006146.

28. Paone D, Dowell D, Heller D. Preventing misuse of prescription opioid drugs. *City Health Information.* 2011;30:23-30.

29. Fatourechi V, Aniszewski JP, Fatourechi GZ, Atkinson EJ, Jacobsen SJ. Clinical features and outcome of subacute thyroiditis in an incidence cohort: Olmsted County, Minnesota, study. *J Clin Endocrinol Metab.* 2003;88:2100-2105.

30. Benbassat CA, Olchovsky D, Tsvetov G, Shimon I. Subacute thyroiditis: clinical characteristics and treatment outcome in fifty-six consecutive patients diagnosed between 1999 and 2005. *J Endocrinol Invest.* 2007;30:631-635.

31. Rotondi M, Capelli V, Locantore P, Pontecorvi A, Chiovato L. Painful Hashimoto's thyroiditis: myth or reality? *J Endocrinol Invest.* 2017;40(8):815-818.

32. Peng CC, Huai-En Chang R, Pennant M, Huang HK, Munir KM. A literature review of painful Hashimoto thyroiditis: 70 published cases in the past 70 years. *J Endocr Soc.* 2019;4(2):bvz008.

33. Oberger Marques JV, Moreira CA. Primary hyperparathyroidism. *Best Pract Res Clin Rheumatol.* 2020;34(3):101514. https://doi.org/10.1016/j.berh.2020.101514

34. Borgia AR, et al. Hiperparatiroidismo, una causa olvidada de dolor músculo-esquelético difuso. *Reumatol Clin.* 2012. http://dx.doi.org/10.1016/j.reuma.2012.02.008

35. Ambrogini E, Cetani F, Cianferotti L, et al. Surgery or surveillance for mild asymptomatic primary hyperparathyroidism: a prospective, randomized clinical trial. *J Clin Endocrinol Metab.* 2007;92(8):3114e21.

36. Rushworth RL, Torpy DJ, Falhammar H. Adrenal crisis. *N Engl J Med.* 2019;381(9):852-861.

37. Rao RH, Vagnucci AH, Amico JA. Bilateral massive adrenal hemorrhage: early recognition and treatment. *Ann Intern Med* 1989;110:227.

38. Hoshino C, Satoh N, Narita M, Kikuchi A, Inoue M. Painful hypoadrenalism. *BMJ Case Rep.* 2011;2011: bcr0120113735.

39. Sathi N, Makkuni D, Mitchell WS, Swinson D, Chattopadhyay C. Musculoskeletal aspects of hypoadrenalism: just a load of aches and pains? *Clin Rheumatol.* 2009;28(6):631-638.

40. Tucker WS Jr, Niblack GD, McLean RH, et al. Serositis with autoimmune endocrinopathy: clinical and immunogenetic features. *Medicine (Baltimore).* 1987;66:138.

41. Pinto-Ribeiro F, Moreira V, Pêgo JM, et al. Antinociception induced by chronic glucocorticoid treatment is correlated to local modulation of spinal neurotransmitter content. *Mol Pain.* 2009;5:41.

21

Dolor agudo de oído, nariz y garganta

Lauren K. Eng, Matthew R. Eng, Sahar Shekoohi, Elyse M. Cornett y Alan David Kaye

Dolor de oído

Anatomía del oído

La inflamación o la irritación de los nervios craneales V (nervio trigémino), VII (nervio facial), IX (nervio glosofaríngeo), X (nervio vago) o los nervios cervicales C1 a C3 puede provocar dolor de oído, también conocido como otalgia.[1] Esta puede clasificarse como otalgia primaria, que es el dolor de oído que resulta del propio oído, y otalgia secundaria, que es el dolor de oído que resulta de otra fuente primaria[2] (tabla 21.1). La anatomía del oído incluye el pabellón auricular, el conducto auditivo externo y el canal, la membrana timpánica y el oído medio.

Otalgia primaria

En los niños, la otalgia primaria suele ser el síntoma de presentación de una otitis media u otitis externa.[2-4] Este diagnóstico, que no suele estar presente en los adultos, tiene una mayor prevalencia entre los niños. La otitis media y la otitis externa son afecciones inflamatorias y pueden ser agudas o crónicas. La otitis media aguda se presenta con una historia reciente de enfermedad respiratoria superior y una membrana timpánica inflamada. La otitis media aguda es la causa más común de otalgia primaria en los niños. La otitis externa suele presentarse con una historia reciente de exposición al agua (es decir, natación) con presencia de drenaje o secreción del canal auditivo. La otalgia primaria también puede ser consecuencia de una intervención quirúrgica, un traumatismo, una patología o irritación de la piel, una infección viral o una quemadura solar.

Otalgia secundaria

Esta otalgia es más común en los adultos y es un dolor de oído referido como resultado de otra patología subyacente;[5] puede ser el resultado del síndrome de la articulación temporomandibular (ATM), la faringitis, la amigdalitis, causas dentales, artritis de la columna cervical o un tumor maligno que afecte a la cabeza, el cuello o el pecho. El síndrome de la ATM provoca otalgia al masticar o hablar y se acompaña de crepitación o sensibilidad en la articulación TM. Las infecciones de los senos paranasales, la faringe y las amígdalas también pueden provocar otalgia secundaria. Del mismo modo, las infecciones dentales pueden causar otalgia secundaria, en especial cuando están implicados los molares. La investigación de la otalgia secundaria debe incluir una anamnesis completa, así como un examen de la cara, la boca, la dentición, el cuello y la faringe. Debe tenerse especial consideración para descartar malignidad en los pacientes de alto riesgo. Por ejemplo, una malignidad del tórax puede causar una otalgia referida a través del nervio vago (NC X). Otras fuentes como el reflujo gastroesofágico, el dolor miofascial, los trastornos de las glándulas salivales, la sinusitis, el infarto de miocardio, la arteritis temporal o los aneurismas torácicos son posibles causas atípicas de otalgia.

TABLA 21.1 CLASIFICACIONES DE LA OTALGIA

Otalgia primaria	Otitis media
	Otitis externa
Otalgia secundaria	Síndrome de la ATM
	Faringitis
	Amigdalitis
	Etiologías dentales
	Artritis de la columna cervical
	Tumores malignos de cabeza/cuello/pecho
Neuralgias	Trigémino
	Esfenopalatina
Otalgia posquirúrgica	Miringotomía
	Mastoidectomía
	Timpanoplastia

Neuralgia

La inflamación de los nervios craneales V, VII y IX suele estar implicada en la otalgia.[5] Las neuralgias más comunes son las del trigémino y las esfenopalatinas. El dolor puede ser provocado por la palpación del oído medio y la mastoides con una exploración del oído por lo demás normal.

Otalgia posquirúrgica

La otalgia puede producirse después de procedimientos quirúrgicos en el oído y la mastoides. Los procedimientos quirúrgicos como la miringotomía/inserción de tubos, el oído medio o los procedimientos en la mastoides pueden provocar otalgia posquirúrgica.[6-9] El dolor se observa con frecuencia después de una mastoidectomía y se caracteriza por la sensibilidad a la cavidad mastoidea. Además del dolor posquirúrgico, estos procedimientos suelen ir acompañados de náusea y vómito posoperatorios. El dolor posoperatorio de los pacientes que se han sometido a una mastoidectomía o timpanoplastia suele durar hasta 2 semanas; se controla con analgésicos orales como el ibuprofeno o el paracetamol.[8] El control del dolor perioperatorio de los niños que se someten a procedimientos de miringotomía puede tratarse con fentanilo intranasal o intravenoso.[7] Además, pueden utilizarse anestésicos locales o inyecciones de esteroides para tratar el dolor posoperatorio agudo.[6]

Tratamiento del dolor agudo en la otalgia primaria

En el caso de la otalgia primaria derivada de procesos agudos como la otitis media o externa, el tratamiento incluye el uso de antimicrobianos tópicos combinados con antiinflamatorios no esteroideos orales o paracetamol. El dolor se resuelve en menos días en la población pediátrica cuando se trata con antibióticos.[10] Otras opciones para el dolor agudo asociado a la otitis media son los preparados tópicos de procaína o lidocaína, en ausencia de perforación de la membrana timpánica (MT). En la OMA con dolor persistente, si no se ha administrado un antimicrobiano tópico, debe iniciarse uno.

En el tratamiento de la otitis externa aguda, los proveedores deben recomendar analgésicos en función de la gravedad del dolor. Los pacientes con dolor persistente deben ser revaluados en busca de otras causas de otalgia o se debe recomendar una terapia antimicrobiana diferente.

Tratamiento del dolor agudo en la otalgia secundaria y el dolor referido

En el dolor referido o la otalgia secundaria, la terapia debe centrarse en el tratamiento de la fuente primaria.[2,3,5] El diagnóstico correcto de la fuente causante del dolor es, por lo tanto, lo más importante. El tratamiento inicial de la otalgia secundaria puede abordarse con AINE orales. Dado que los opioides enmascaran los signos y síntomas necesarios para el diagnóstico, deben evitarse. Se debe volver a examinar al paciente si se experimenta un dolor persistente durante 2-3 semanas a pesar del tratamiento. Para un alivio a corto plazo o si se desea un alivio del dolor en la fase inicial, debe considerarse la posibilidad de utilizar anestesia local. Para la afectación de la nasofaringe, puede considerarse el uso de aerosoles o bloqueos nerviosos específicos. Para la afectación de la laringe, el paciente puede hacer gárgaras o se puede considerar la aplicación de lidocaína transtraqueal al 4%. Para la afectación del conducto auditivo, la aplicación de anestesia local tópica o la inyección en la cuerda del tímpano han sido eficaces. Aunque es inusual, una multitud de fuentes primarias pueden presentarse como dolor de oído, por lo que una historia clínica y un examen físico exhaustivos del paciente con un diagnóstico adecuado es el comienzo más eficaz para tratar la otalgia secundaria.

Dolor de nariz

Anatomía de la nariz

La nariz externa tiene forma piramidal y está compuesta por piel, hueso nasal dorsal y cartílagos superior e inferior. Las cruras medial y lateral y la columela contribuyen a la punta de la nariz. La nariz interna incluye el tabique, que divide la nariz en dos fosas nasales. La pared lateral incluye los cornetes superior, medio e inferior.

Etiología

El dolor nasal crónico puede estar causado por diversas etiologías inflamatorias e infecciosas. El hurgado de la nariz puede provocar una infección de la mucosa nasal por *Staphylococcus aureus* que puede desarrollar ulceración, dolor y sangrado. La infección por VHS-1 también puede afectar a la mucosa nasal. Las micobacterias, la sífilis y el rinoescleroma, así como la infección por hongos pueden causar úlceras nasales con menor frecuencia. Las drogas intranasales, como la cocaína, también pueden causar llaga nasal crónica. Los pacientes inmunodeprimidos pueden desarrollar una infección por *Pseudomonas aeruginosa* que puede afectar a la mucosa nasal.[11] Los tumores benignos y malignos en la zona sinonasal y la rinitis aguda y crónica se presentan sobre todo con congestión y secreción nasal y, con menor frecuencia, con dolor nasal. Los traumatismos son una de las causas no infecciosas más comunes de dolor nasal. La sarcoidosis es una afección médica poco frecuente que puede causar inflamación y formación de granulomas y provocar dolor nasal. La perforación del tabique es otra causa infrecuente de dolor de nariz, que puede deberse a un cáncer o al abuso de la cocaína o a un efecto secundario de la rinoplastia.

Dolor de garganta agudo

Introducción

El dolor de garganta agudo es una de las quejas más comunes entre los pacientes que acuden a las clínicas. La mayoría de las faringitis agudas causadas por una infección viral es autolimitada, mientras que los síntomas suelen coincidir con los de otros tipos de faringitis agudas. Para evitar un tratamiento antibiótico inadecuado y determinar qué pacientes presentan afecciones graves, por ejemplo, obstrucción de las vías respiratorias, es necesario un enfoque sistemático integral.

Anatomía de la garganta

El esófago, la tráquea, la laringe, las amígdalas y la epiglotis se encuentran en la garganta. La faringe es un tubo muscular que se extiende hacia abajo desde la parte posterior de la nariz hasta el cuello. Se divide en tres secciones: la nasofaringe, la orofaringe y la laringofaringe, a veces conocida como hipofaringe. La epiglotis es un colgajo de tejido situado en la parte posterior del cuello, debajo de la lengua. Su función principal es cubrir la tráquea durante la alimentación, impidiendo que los alimentos entren en las vías respiratorias.[12]

Etiología

Las causas del dolor de garganta se clasifican en no infecciosas e infecciosas. Los virus respiratorios y el estreptococo del grupo A (EGA) son las causas infecciosas más comunes.

Causas infecciosas

Virus respiratorios, incluido el SARS-CoV-2

Entre 25 y 45% de los casos de faringitis aguda están relacionados con infecciones virales. Los adenovirus, los coronavirus y los rinovirus son las causas más comunes de la faringitis viral. Otros tipos de virus como el de la gripe, el de la parainfluenza, el VSR y el enterovirus son causas menos comunes de faringitis viral. Los virus respiratorios pueden causar otros síntomas, como congestión nasal, tos, estornudos y conjuntivitis con dolor de garganta. La fiebre suele ser de bajo grado en este grupo, excepto con el COVID-19.[13,14]

Estreptococo del grupo A

Aproximadamente 5-15% de las faringitis agudas está causado por el EGA, y este microbio es la causa más común de faringitis bacteriana. Los signos y síntomas de este grupo incluyen dolor de garganta, edema faríngeo, fiebre, exudados amigdalinos y linfadenopatía cervical. El EGA puede invadir más allá de la faringe y causar celulitis y abscesos y también puede estar relacionado con complicaciones inmunomediadas, por ejemplo, la fiebre reumática.[15-18]

Otras bacterias
Estreptococos de los grupos C y G

Aproximadamente 5-10% de los casos de faringitis aguda está causado por este tipo de bacterias, y su prevalencia es menos común que la de la faringitis por EGA. Los signos y síntomas son similares a los de la infección por EGA; sin embargo, no se asocian a complicaciones inmunomediadas, por ejemplo, glomerulonefritis o fiebre reumática.

Especies de *micoplasma* y *clamidia*

Estas bacterias causan faringitis agudas sobre todo en niños y adultos jóvenes, y suelen afectar también a las vías respiratorias inferiores.[19,20]

Corynebacterium diphtheriae

Este tipo de infección es poco frecuente pero debe considerarse en especial en pacientes que viajaron a zonas con un historial de vacunación desconocido. Los signos y síntomas incluyen dolor de garganta de aparición gradual, fiebre baja, linfadenopatía cervical y una membrana gris que sangra si se desprende.

VIH e infecciones de transmisión sexual
Infección aguda por el VIH

De los pacientes con infección aguda por el VIH, 40% desarrolla una faringitis aguda. Los exudados faríngeos son poco frecuentes y estos pacientes suelen presentar lesiones mucocutáneas dolorosas. En ellos también se observa fiebre y linfadenopatía cervical.

Neisseria gonorrhoeae

Este tipo de faringitis es más frecuente en los hombres homosexuales. Los signos y síntomas incluyen dolor de garganta, exudados faríngeos y linfadenopatía cervical.

Treponema pallidum

De los pacientes con sífilis secundaria, 50% presenta faringitis. En la exploración suelen observarse manchas mucosas en la mucosa oral y en la lengua cubiertas por una membrana rosa/grisácea. La erupción en las palmas de las manos y las plantas de los pies con linfadenopatía generalizada son otros síntomas comunes en esta enfermedad. Los síntomas suelen aparecer meses después de la exposición primaria.

Virus de Epstein-Barr y otros virus del herpes

Cerca de 85% de los pacientes con mononucleosis infecciosa presenta una faringitis aguda. Los signos y síntomas incluyen fiebre alta, linfadenopatía cervical posterior sensible y exudados faríngeos en parches con petequias palatinas. Los síntomas suelen ser prolongados en este grupo y a menudo duran 2-3 semanas. El CMV también puede causar faringitis aguda; sin embargo, los síntomas suelen ser más leves que los de la infección por VEB. La infección por el virus del herpes simple también puede presentarse con faringitis aguda. Los signos y síntomas más comunes en los pacientes con infección por VHS-1 son el eritema faríngeo y los exudados con linfadenopatía cervical. El VHS-2 puede presentarse con faringitis tras contactos orogenitales con síntomas similares.[20,21]

Causas no infecciosas

Los medicamentos, incluidos los inhibidores de la ECA y algunos quimioterápicos, pueden causar dolor de garganta agudo. La rinitis alérgica y la sinusitis son otras de las causas más comunes. Los pacientes con enfermedad por reflujo gastroesofágico también pueden presentar dolor de garganta agudo. El tabaquismo o la exposición al humo de segunda mano o al aire seco también pueden causar síntomas de faringitis. Los trastornos autoinmunes, como el síndrome de Behçet, la enfermedad de Kawasaki y la fiebre periódica con estomatitis aftosa, faringitis y adenitis (PFAPA, por sus siglas en inglés) son las otras causas importantes de la faringitis.[22]

REFERENCIAS

1. Önerci M, Önerci TM. Ear anatomy. En: *Diagnosis in Otorhinolaryngology*. Springer; 2009.
2. Neilan RE, Roland PS. Otalgia. *Med Clin North Am*. 2010;94(5):961-971.
3. Ely JW, Hansen MR, Clark EC. Diagnosis of ear pain. *Am Fam Physician*. 2008;77:621-628.
4. Earwood JS, Rogers TS, Rathjen NA. Ear pain: diagnosing common and uncommon causes. *Am Fam Physician*. 2018;97(1):20-27.
5. Charlett SD, Coatesworth AP. Referred otalgia: a structured approach to diagnosis and treatment. *Int J Clin Pract*. 2007;61(6):1015-1021.
6. Lawhorn CD, Bower CM, Brown RE, et al. Topical lidocaine for postoperative analgesia following myringotomy and tube placement. *Int J Pediatr Otorhinolaryngol*. 1996;35(1):19-24.
7. Dewhirst E, Fedel G, Raman V, et al. Pain management following myringotomy and tube placement: intranasal dexmedetomidine versus intranasal fentanyl. *Int J Pediatr Otorhinolaryngol*. 2014;78(7):1090-1094.
8. Watcha MF, Ramirez-Ruiz M, White PF, Jones MB, Lagueruela RG, Terkonda RP. Perioperative effects of oral ketorolac and acetaminophen in children undergoing bilateral myringotomy. *Can J Anaesth*. 1992;39(7):649-654.
9. Güven M, Kara A, Yilmaz MS, Demir D, Güven EM. Comparison of incidence and severity of chronic postsurgical pain following ear surgery. *J Craniofac Surg*. 2018;29(6):e552-e555.
10. Venekamp RP, Sanders SL, Glasziou PP, Del Mar CB, Rovers MM. Antibiotics for acute otitis media in children. *Cochrane Database Syst Rev*. 2015;(6):CD000219.
11. Gaafar HA, Gaafar AH, Nour YA. Rhinoscleroma: an updated experience through the last 10 years. *Acta Otolaryngol*. 2011;131(4):440-446.
12. Albahout KS, Lopez RA. Anatomy, head and neck, pharynx. En: *StatPearls [Internet]*. StatPearls Publishing; 2021. [Citado en agosto 17 de 2021]. http://www.ncbi.nlm.nih.gov/ books/NBK544271/

13. Huovinen P, Lahtonen R, Ziegler T, et al. Pharyngitis in adults: the presence and coexistence of viruses and bacterial organisms. *Ann Intern Med*. 1989;110(8):612-616.
14. Bisno AL. Acute pharyngitis. *N Engl J Med*. 2001;344(3):205-211.
15. Snow V, Mottur-Pilson C, Cooper RJ, Hoffman JR; American Academy of Family Physicians, American College of Physicians-American Society of Internal Medicine, et al. Principles of appropriate antibiotic use for acute pharyngitis in adults. *Ann Intern Med*. 2001;134(6):506-508.
16. Centor RM, Atkinson TP, Ratliff AE, et al. The clinical presentation of Fusobacterium-positive and streptococcal-positive pharyngitis in a university health clinic: a cross-sectional study. *Ann Intern Med*. 2015;162(4):241-247.
17. Shulman ST, Bisno AL, Clegg HW, et al. Clinical practice guideline for the diagnosis and management of group A Streptococcal pharyngitis: 2012 update by the Infectious Diseases Society of America. *Clin Infect Dis*. 2012;55(10):1279-1282. Oxford Academic [Internet]. [Citado en agosto 17 de 2021]. https://academic.oup.com/cid/ article/55/10/e86/321183
18. Llor C, Madurell J, Balagué-Corbella M, Gómez M, Cots JM. Impact on antibiotic prescription of rapid antigen detection testing in acute pharyngitis in adults: a randomised clinical trial. *Br J Gen Pract*. 2011;61(586):e244-e251.
19. Waites KB, Atkinson TP. The role of Mycoplasma in upper respiratory infections. *Curr Infect Dis Rep*. 2009;11(3):198-206.
20. Glezen WP, Clyde WA Jr, Senior RJ, Sheaffer CI, Denny FW. Group A Streptococci, mycoplasmas, and viruses associated with acute pharyngitis. *JAMA*. Nov 6 de 1967;202(6): 455-460.
21. Luzuriaga K, Sullivan JL. Infectious mononucleosis. *N Engl J Med*. 2010;362(21):1993-2000. [Citado en agosto 17 de 2021]. https://www.nejm.org/doi/full/10.1056/ nejmcp1001116
22. Renner B, Mueller CA, Shephard A. Environmental and non-infectious factors in the aetiology of pharyngitis (sore throat) [Internet]. *Inflamm Res*. 2012;61(10):1041-1052. [Citado en agosto 17 de 2021]. https://www.ncbi.nlm.nih. gov/pmc/articles/ PMC3439613/

22

Trastornos dermatológicos agudos

Jennifer S. Xiong

Introducción

Existen diversas afecciones dermatológicas agudas que pueden presentarse con síntomas de dolor cutáneo de moderado a grave. Algunos ejemplos de estos trastornos dermatológicos dolorosos son, entre otros, el síndrome de Stevens-Johnson y la necrólisis epidérmica tóxica, el pioderma gangrenoso (PG), la hidradenitis supurativa y la calcifilaxis. Se recomienda la participación de los consultores de dermatología en una fase temprana de la presentación para la orientación diagnóstica y terapéutica de todos los trastornos dermatológicos agudos. El tratamiento del dolor es un aspecto importante del manejo terapéutico en los trastornos dermatológicos agudos, y con frecuencia se guía por la escalera analgésica propuesta por la Organización Mundial de la Salud para el abordaje escalonado del tratamiento del dolor.[1]

Síndrome de Stevens-Johnson y necrólisis epidérmica tóxica

El síndrome de Stevens-Johnson y la necrólisis epidérmica tóxica (SSJ/NET) conforman un continuo de reacciones adversas cutáneas graves que se caracterizan por fiebre, alteraciones sistémicas y una importante descamación epidérmica que se asocia a una elevada morbilidad y mortalidad. El SSJ/NET suele ser desencadenado por diversos medicamentos (p. ej., sulfamidas, anticonvulsivos y antibióticos) y, por ello, el reconocimiento rápido del SSJ/NET y la retirada de los medicamentos culpables son fundamentales para el control adecuado y la reducción de la mortalidad de esta reacción grave. El pilar del tratamiento del SSJ/NET es la medida de soporte.

El síndrome de Stevens-Johnson y la necrólisis epidérmica tóxica se caracterizan por la necrosis mucocutánea dolorosa y el desprendimiento de la epidermis (fig. 22.1) y, juntos, forman parte de un continuo de la enfermedad que se clasifica en función del patrón de las lesiones y de la extensión del desprendimiento epidérmico. El SSJ se clasifica por las máculas eritematosas generalizadas con desprendimiento de la epidermis, que afectan a < 10% de la superficie corporal, mientras que la NET implica un desprendimiento de la epidermis superior a 30% de la superficie corporal. El solapamiento SSJ/NET es una tercera clasificación, que describe a los pacientes con desprendimiento epidérmico entre 10 y 30% de la superficie corporal[2] (fig. 22.2). El diagnóstico diferencial de la presentación incluye los exantemas virales, las erupciones por otros fármacos y el eritema multiforme; sin embargo, el SSJ/NET puede diferenciarse por su característico dolor cutáneo intenso.

El dolor cutáneo es una característica prominente en el SSJ/NET, con un dolor cutáneo a menudo desproporcionado con respecto a los hallazgos cutáneos. La presencia de dolor dermatológico intenso debe alertar a los médicos evaluadores para que consideren el SSJ/NET en el diferencial, ya que el reconocimiento temprano es imperativo para reducir la mortalidad. Debe realizarse una consulta dermatológica lo antes posible para orientar mejor el diagnóstico y el tratamiento. El trabajo de diagnóstico puede incluir una biopsia de piel para un examen histopatológico; sin embargo, los hallazgos histológicos no son específicos ni diagnósticos. El diagnóstico depende en gran medida de la presencia de características clínicas, que incluyen antecedentes de exposición a fármacos, pródromo de fiebre y malestar, erupción dolorosa progresiva, erosiones mucosas muy dolorosas y signo de Nikolsky positivo.[3]

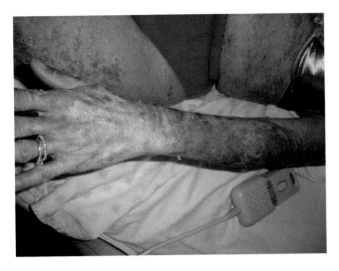

FIGURA 22.1 Descamación y desprendimiento epidérmico asociados al SSJ/NET. (De Ofoma UR, Chapnick EK. Fluconazole induced toxic epidermal necrolysis: a case report. *Cases J.* 2009;2:9071. doi:10.1186/1757-1626-2-9071).

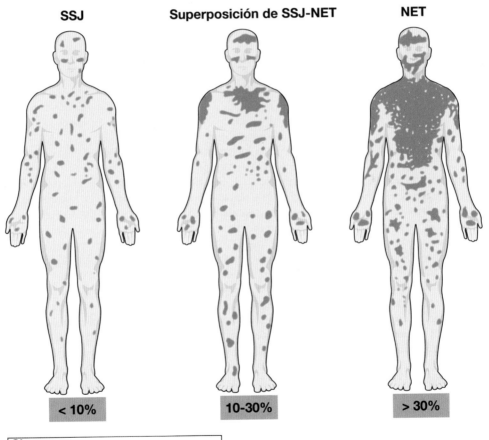

SSJ   **Superposición de SSJ-NET**   **NET**

< 10%   **10-30%**   **> 30%**

Clave:

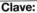 Superficie de desprendimiento epidérmico

Epidermis desprendida

SSJ Síndrome de Stevens-Johnson

NET Necrólisis epidérmica tóxica

FIGURA 22.2 Representación del SSJ, la superposición del SSJ-NET y la NET, ilustrando el porcentaje de superficie corporal afectada por el desprendimiento epidérmico. (De Harr T, French LE. Toxic epidermal necrolysis and Stevens-Johnson syndrome. *Orphanet J Rare Dis.* 2010;5:39).

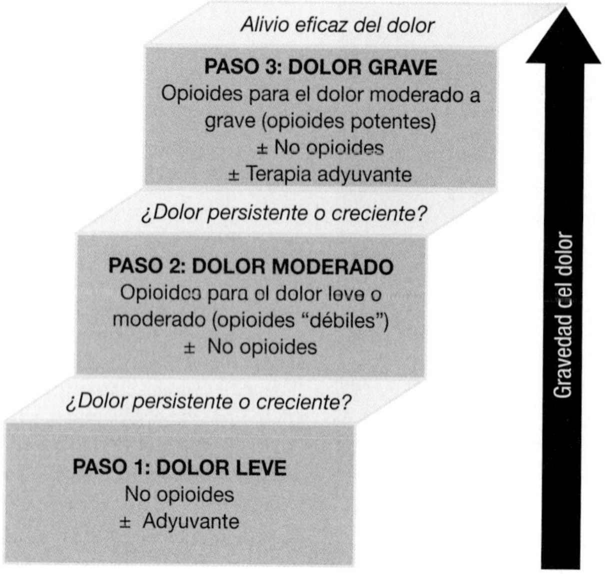

Alivio eficaz del dolor

PASO 3: DOLOR GRAVE
Opioides para el dolor moderado a
grave (opioides potentes)
± No opioides
± Terapia adyuvante

¿Dolor persistente o creciente?

PASO 2: DOLOR MODERADO
Opioides para el dolor leve o
moderado (opioides "débiles")
± No opioides

¿Dolor persistente o creciente?

PASO 1: DOLOR LEVE
No opioides
± Adyuvante

Gravedad del dolor

FIGURA 22.3 Adaptación de la escalera analgésica de la OMS. (De Samuelly-Leichtag G, Adler T, Eisenberg E. Something must be wrong with the implementation of cancer-pain treatment guidelines. A lesson from referrals to a pain clinic. *Rambam Maimonides Med J.* 2019;10(3):e0016).

El reconocimiento temprano y la retirada de la medicación sospechosa de ser la culpable es imprescindible para el control adecuado de la reacción y para la reducción de la mortalidad del SSJ/NET. La retirada temprana de la medicación culpable puede reducir el riesgo de muerte en 30% por cada día antes del desarrollo de ampollas y erosiones.[4] Los medicamentos culpables más comunes son los antibióticos (p. ej., sulfametoxazol, doxiciclina), los antiepilépticos (p. ej., lamotrigina, carbamazepina), el alopurinol y los antiinflamatorios no esteroideos (p. ej., diclofenaco).

El tratamiento del SSJ/NET consiste en cuidados de soporte, incluyendo el cuidado de las heridas, el apoyo nutricional, la prevención de infecciones y el control del dolor. De acuerdo con la gravedad de la enfermedad y del porcentaje de superficie corporal afectada, los pacientes pueden requerir el traslado a un centro de quemados o a una UCI médica con experiencia en el manejo de pacientes con SSJ/NET para recibir cuidados de soporte avanzados. El manejo del dolor es una característica importante del manejo del SSJ/NET, ya que el dolor cutáneo es una característica prominente de la reacción del SSJ/NET, con un dolor cutáneo grave a menudo desproporcionado a los hallazgos cutáneos y más grave en los sitios de desprendimiento epidérmico. El dolor cutáneo también se verá exacerbado por los procedimientos de cuidado de las heridas, como los cambios de apósitos. Aunque no se han realizado estudios que comparen diferentes regímenes analgésicos en pacientes con SSJ/NET, el tratamiento suele iniciarse basándose en la escalera analgésica de la Organización Mundial de la Salud.[5] Por lo tanto, el tratamiento del dolor del SSJ/NET depende de la intensidad del dolor, que puede describirse de forma numérica en una escala de gravedad creciente de 0 a 10. Para el dolor leve con un índice de intensidad < 4, los pacientes pueden ser tratados con analgésicos orales no opioides (p. ej., aspirina, paracetamol) que pueden complementarse con opioides orales suaves (p. ej., codeína) u opioides sintéticos (p. ej., tramadol). Para el dolor moderado a intenso con una intensidad > 4, los pacientes deben recibir opioides programados de forma regular (p. ej., morfina, fentanilo) administrados por vía enteral, por PCA o por infusión, con una revaluación regular de la puntuación del dolor durante todo el día (fig. 22.3). En el caso de un dolor intenso no controlado por los coadyuvantes estándar y los opioides parenterales, los pacientes pueden requerir sedación a base de ketamina o anestesia general.[6]

Pioderma gangrenoso

El pioderma gangrenoso es una rara dermatosis neutrofílica inflamatoria y ulcerosa que figura entre los trastornos cutáneos más dolorosos.[1]

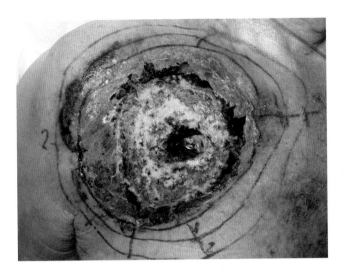

FIGURA 22.4 Gran úlcera de pioderma gangrenoso con bordes violáceos y centro necrótico. (De Inan I, Myers PO, Braun R, et al. Pyoderma gangrenosum after totally implant central venous access device insertion. *World J Surg Onc*. 2008;6:31).

La presentación del pioderma gangrenoso por lo regular comienza con pequeñas pápulas o pústulas sensibles en las extremidades inferiores que evolucionan de manera gradual a grandes úlceras dolorosas con bordes claramente violáceos socavados[7] (fig. 22.4). Los hallazgos típicos de las úlceras de PG incluyen un lugar central de necrosis con ulceración circundante de la epidermis y la dermis con un infiltrado celular inflamatorio. El PG se da con mayor frecuencia en adultos de entre 50 y 60 años, y más de 50% de los pacientes afectados por el PG padece también una enfermedad sistémica subyacente (p. ej., enfermedad inflamatoria intestinal crónica, artritis inflamatoria, neoplasia hematológica).[7] Los síntomas asociados al PG suelen incluir fiebres, mialgias y artralgias.

El diagnóstico diferencial del PG incluye ulceraciones cutáneas de aspecto similar derivadas de una infección, una neoplasia, una vasculitis y una diabetes. Las pruebas diagnósticas pueden incluir la biopsia de la lesión para determinar la presencia de un infiltrado neutrofílico; sin embargo, los hallazgos histopatológicos suelen ser variables e inespecíficos.[7] Por lo tanto, el diagnóstico del PG es, en última instancia, de exclusión después de que se hayan descartado todas las demás etiologías de la ulceración de la pierna;[1] no existen características clínicas o histológicas patognomónicas del PG.

En la actualidad no existe una terapia dirigida o un algoritmo estándar de oro publicados para el tratamiento del PG, y la práctica actual ha sido en gran medida empírica y se ha basado en datos limitados de estudios de casos y ensayos de control aleatorios. En general, los pacientes pueden ser tratados con una combinación de terapias tópicas o sistémicas que suprimen el proceso inflamatorio asociado al PG (p. ej., corticosteroides, tacrolimus tópico, ciclosporina, infliximab).[8] También se aplican medidas de cuidado de las heridas para optimizar su curación. El tratamiento del trastorno sistémico asociado también puede ayudar a reducir la gravedad del PG.

Una consideración importante del tratamiento del PG es el control del dolor. El proceso inflamatorio profundo y grave y la ulceración asociada al PG pueden dar lugar a un dolor debilitante, y los pacientes suelen describirlo como de calidad "punzante". La manipulación de la herida a causa de los repetidos cambios de apósito requeridos exacerbará aún más ese dolor. Debe aplicarse un tratamiento suficiente del dolor con medicamentos analgésicos enterales o parenterales siguiendo las directrices de la escalera analgésica de la Organización Mundial de la Salud.[5] La oxigenoterapia hiperbárica ha demostrado en varios estudios de casos que reduce de manera significativa el dolor asociado al PG al tiempo que ayuda a la cicatrización de las heridas al elevar la presión de oxígeno en las úlceras; sin embargo, la aplicación de la oxigenoterapia hiperbárica es limitada ya que es cara y no está ampliamente disponible.[9]

Hidradenitis supurativa

La hidradenitis supurativa (HS) es una enfermedad inflamatoria dolorosa que se caracteriza por lesiones dolorosas con aspecto de forúnculo que remiten, localizadas habitualmente en las zonas cutáneas intertriginosas como la axila y la ingle. Se ha hipotetizado que la patogénesis de la HS está relacionada con la oclusión folicular por la proliferación de queratinocitos ductales, lo que conduce a la hiperqueratosis folicular y al taponamiento.[10] El diagnóstico se basa en las características clínicas clásicas, y el tratamiento puede requerir analgésicos que van desde los antiinflamatorios no esteroideos hasta los opioides orales, pasando por la adición de anticonvulsivos e inhibidores selectivos de la recaptación de serotonina/inhibidores de la recaptación de serotonina-norepinefrina.

La presentación de la HS varía en cuanto a su gravedad, y la severidad del dolor está fuertemente correlacionada con la calidad de vida. La enfermedad consiste en nódulos inflamatorios dolorosos y profundos, que se presentan sobre todo en las zonas intertriginosas (p. ej., axilas, zona inguinal, regiones inframamarias, escroto, etc.) con formación de vías sinusales asociadas, comedones, abscesos olorosos y cicatrices (fig. 22.5). El diagnóstico diferencial de la HS incluye el acné vulgar, las manifestaciones abscesales de la enfermedad de Crohn, el granuloma inguinal y los piodermas foliculares. El diagnóstico de la HS se basa en una anamnesis y una exploración física minuciosas y se apoya en tres características clínicas principales: las lesiones típicas (múltiples nódulos inflamados profundos, comedones en forma de tumba, tractos sinusales, abscesos o cicatrices fibróticas), las localizaciones típicas (axilas, ingle, zonas inframamarias; a menudo de distribución bilateral) y las recaídas y la cronicidad.[11] Debido a la naturaleza dolorosa y aguda o crónica de la enfermedad, los pacientes con HS tienen un alto riesgo de sufrir depresión y ansiedad.[12]

El manejo de la HS incluye el cuidado de las heridas y de la piel, la reducción de la carga de la enfermedad y el tratamiento del dolor. El cuidado adecuado de las heridas implica el vendaje de las mismas con vaselina simple para minimizar el traumatismo cutáneo. Entre los medicamentos habituales utilizados para reducir la carga de la enfermedad se encuentran la clindamicina tópica, la tetraciclina oral, la metformina, los agentes antiandrogénicos (p. ej., la espironolactona, los anticonceptivos orales), la terapia combinada de clindamicina y rifampina, la acitretina y la dapsona oral. Los nódulos inflamatorios agudos pueden beneficiarse de las inyecciones intralesionales de corticosteroides o del desbridamiento con sacabocados.

El manejo adecuado del dolor en los pacientes con HS es imprescindible, ya que un tratamiento inadecuado del dolor puede aumentar el riesgo de ansiedad y depresión.[12] Aunque los fármacos antiinflamatorios pueden disminuir el dolor asociado a la HS, los medicamentos complementarios para el dolor, como los analgésicos tópicos y el paracetamol oral, suelen ser necesarios para controlar el dolor en los pacientes con HS. Si el manejo del dolor es inadecuado con esos agentes, puede considerarse la posibilidad de administrar opioides orales siguiendo la escalera analgésica de la Organización Mundial de la Salud. Además, los anticonvulsivos, los tricíclicos, los inhibidores selectivos de la recaptación de serotonina y los inhibidores de la recaptación de serotonina-norepinefrina poseen propiedades de alivio del dolor neuropático que no solo ofrecen un control del dolor a largo plazo en los pacientes con HS, sino que también pueden abordar cualquier depresión coexistente.[13]

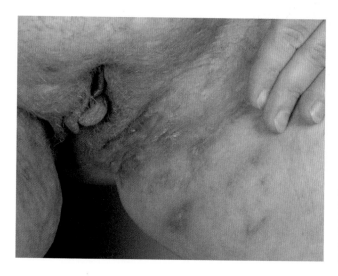

FIGURA 22.5 Hidradenitis supurativa en la zona perineal. (De Alharbi Z, Kauczok J, Pallua N. A review of wide surgical excision of hidradenitis suppurativa. *BMC Dermatol.* 2012;12:9).

Calcifilaxis

También conocida como arteriolopatía urémica calcificada, la calcifilaxis es una complicación rara y grave que se observa en pacientes con enfermedad renal terminal. Se presenta con una isquemia y necrosis de la piel insoportablemente dolorosa, secundaria a una vasculopatía de pequeños vasos dentro de la dermis y el tejido adiposo subcutáneo.[14] El tratamiento de la calcifilaxis es de apoyo, con énfasis en el manejo del dolor y los cuidados paliativos, ya que el pronóstico de la calcifilaxis es malo, con tasas de mortalidad de hasta 80%.[15]

La calcifilaxis se presenta como lesiones de necrosis isquémica dolorosa. Los lugares habituales de formación de la calcifilaxis son las zonas con mayor adiposidad, incluidas las extremidades inferiores distales y proximales, el tronco y las extremidades superiores proximales.[14] Las lesiones características de la calcifilaxis incluyen nódulos violáceos, indurados y en forma de placa que acaban progresando hasta convertirse en úlceras necróticas con escaras (fig. 22.6). El diagnóstico diferencial de la calcifilaxis incluye la necrosis por warfarina, la vasculitis, la aterosclerosis, la embolización por colesterol y la celulitis. El diagnóstico de la calcifilaxis se basa en los hallazgos del examen de la típica lesión dolorosa ulcerada con una escara negra. La biopsia de la piel también puede ser útil para confirmar el diagnóstico cuando sea incierto, por lo que la participación de los consultores de dermatología es ventajosa durante la evaluación inicial.

La patogénesis de la calcifilaxis es poco conocida, con una progresión hacia la calcificación y las lesiones subcutáneas y vasculares. El tratamiento suele consistir en una atención de apoyo que incluye el cuidado de las heridas, el tratamiento de las infecciones, el manejo de las anomalías electrolíticas, la optimización del dializado en los pacientes en diálisis y el tratamiento del dolor según las directrices de la escalera analgésica de la Organización Mundial de la Salud. El tiosulfato de sodio, que tiene propiedades quelantes del calcio y antioxidantes, también se ha convertido en una opción farmacológica emergente que actúa para aumentar la eliminación del calcio del organismo y reducir la calcificación vascular.[16] En última instancia, la presentación de la calcifilaxis es un

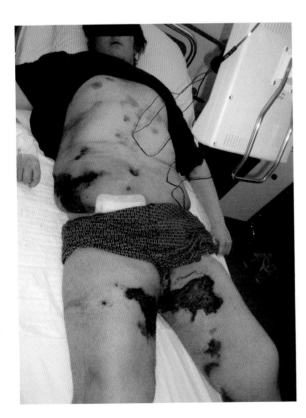

FIGURA 22.6 Calcifilaxis en extremidades inferiores bilaterales y pared abdominal. (De Tsolakidis S, Grieb G, Piatkowski A, et al. Calciphylaxis—a challenging & solvable task for plastic surgery? A case report. *BMC Dermatol.* 2013;13:1).

signo de mal pronóstico, ya que el desarrollo de úlceras de calcifilaxis se asocia con una tasa de mortalidad de hasta 80%.[15] La participación temprana de los especialistas en cuidados paliativos puede ser beneficiosa para la asistencia en el empeoramiento del pronóstico, la intensificación de los regímenes analgésicos y para la asistencia en el puente hacia los cuidados terminales.[14]

REFERENCIAS

1. Beiteke U, Bigge S, Reichenberger C, Gralow I. Pain and pain management in dermatology. *J Dtsch Dermatol Ges*. 2015;13(10):967-987.
2. Bastuji-Garin S. Clinical classification of cases of toxic epidermal necrolysis, Stevens-Johnson syndrome, and erythema multiforme. *Arch Dermatol* 1993;129(1):92-96.
3. Schwartz R, McDonough P, Lee B. Toxic epidermal necrolysis. *J Am Acad Dermatol*. 2013;69(2):187.e1-187. e16.
4. Garcia-Doval I, LeCleach L, Bocquet H, Otero X, Roujeau J. Toxic epidermal necrolysis and Stevens-Johnson syndrome: does early withdrawal of causative drugs decrease the risk of death? *Arch Dermatol*. 2000;136(3):323-327.
5. WHO. WHO's cancer pain ladder for adults. Published 2020. https://www.who.int/ cancer/palliative/painladder
6. Valeyrie-Allanore L, Ingen-Housz-Oro S, Colin A, Thuillot D, Sigal M, Binhas M. Prise en charge de la douleur dans le syndrome de Stevens-Johnson/Lyell et les autres dermatoses bulleuses étendues. *Ann Dermatol Venereol*. 2011;138(10):694-697.
7. Burns T, Breathnach S, Cox N, Griffiths C. *Rook's Textbook of Dermatology*. 8th ed. Wiley-Blackwell;2010.
8. Brooklyn T, Dunnill G, Probert C. Diagnosis and treatment of pyoderma gangrenosum. *BMJ*. 2006;333(7560):181-184.
9. Tutrone W, Green K, Weinberg J, Caglar S, Clarke D. Pyoderma gangrenosum: dermatologic application of hyperbaric oxygen therapy. *J Drugs Dermatol*. 2007;6(12): 1214-1219.
10. von Laffert M, Stadie V, Wohlrab J, Marsch W. Hidradenitis suppurativa/acne inversa: bilocated epithelial hyperplasia with very different sequelae. *Br J Dermatol*. 2010;164(2):367-371.
11. Jemec G. Hidradenitis suppurativa. *N Engl J Med*. 2012;366(2):158-164.
12. Brennan F, Carr D, Cousins M. Pain management: a fundamental human right. *Anesth Analg*. 2007;105(1):205-221.
13. Horváth B, Janse I, Sibbald G. Pain management in patients with hidradenitis suppurativa. *J Am Acad Dermatol*. 2015;73(5):S47-S51.
14. Polizzotto M, Bryan T, Ashby M, Martin P. Symptomatic management of calciphylaxis: a case series and review of the literature. *J Pain Symptom Manage*. 2006;32(2):186-190.
15. Fine A, Zacharias J. Calciphylaxis is usually non-ulcerating: risk factors, outcome and therapy. *Kidney Int*. 2002;61(6):2210-2217.
16. Yu Z, Gu L, Pang H, Fang Y, Yan H, Fang W. Sodium thiosulfate: an emerging treatment for calciphylaxis in dialysis patients. *Case Rep Nephrol Dial*. 2015;5(1):77-82.

23

Enfermedades infecciosas agudas/crónicas y neuralgia posherpética. Consideraciones sobre el tratamiento del dolor

Karla Samaniego, Varsha D. Allampalli, Alexandra R. Cloutet, Stephen P. Patin, Vijayakumar Javalkar, Elyse M. Cornett y Alan David Kaye

Introducción

El dolor se define como una experiencia sensorial y emocional desagradable asociada o parecida a un daño tisular real o potencial.[1] El dolor crónico por lo regular se define como cualquier dolor que dure más de 12 semanas. En general, el dolor es una característica de muchos procesos infecciosos como los abscesos, las infecciones del tracto urinario o cualquier infección bacteriana que provoque un proceso inflamatorio. El ámbito principal de este capítulo se centra en la neuralgia, como la neuralgia posherpética (NPH), en la que el dolor es consecuencia de la afectación de las vías neurológicas que da lugar al dolor neuropático, el cual es diferente del dolor nociceptivo. Este último es el resultado de un daño tisular que da lugar a una activación secundaria de las vías neurales. El dolor neuropático o neuralgia está relacionado con lesiones o disfunciones del sistema nervioso y puede deberse a diferentes mecanismos como la sensibilización del sistema nervioso periférico, la desaferentación o la inflamación neurogénica.[2,3]

La neuralgia posherpética es una de las neuralgias relacionadas con las infecciones más frecuentes en la práctica clínica. La incidencia del herpes zóster (HZ) es de ~ 4 casos por cada 1 000 habitantes, con una carga total de alrededor de 1 millón de casos anuales en Estados Unidos. Alrededor de 15% de los adultos con HZ desarrolla NPH, y hay ~ 150 000 casos nuevos en Estados Unidos cada año.[4] Tras la infección inicial por varicela, el virus persiste en los ganglios de la raíz dorsal y los ganglios craneales, como el ganglio geniculado. La reactivación del virus puede producirse por la reducción de la inmunidad mediada por las células debido al estrés, la enfermedad, la medicación, el envejecimiento o las causas idiopáticas que dan lugar al herpes zóster.[5]

El sello clínico de la NPH incluye una erupción consistente en pápulas eritematosas en una distribución dermatomal, seguida de un dolor lancinante o ardiente en la distribución dermatomal. Los dermatomas torácicos y lumbares suelen estar afectados. Por lo general, el dolor persiste durante 3 meses o más después del HZ.[6] En los pacientes inmunocomprometidos, se observa una afectación multidermatomal.[7] La reactivación del virus de la varicela-zóster (VVZ) en el ganglio geniculado se presenta con una erupción vesicular en la oreja acompañada de parálisis del nervio facial,[8] que se denomina síndrome de Ramsay Hunt. La reactivación del virus latente en el ganglio del trigémino con afectación de la división oftálmica del nervio trigémino da lugar al zóster ocular, que puede causar queratitis, escleritis, uveítis, retinitis y coroiditis.[9] En raras ocasiones se ha descrito la afectación de otros nervios craneales como el abducens y el nervio vago sin la típica erupción cutánea.[10] Otras complicaciones neurológicas de la infección por HZ son la encefalitis, la neuropatía motora,[11] la mielitis,[12] el accidente vascular cerebral,[13] y el síndrome de Guillain-Barré.[14] Este capítulo se centra en las enfermedades infecciosas crónicas y agudas, su evaluación, diagnóstico y diagnóstico diferencial.

Fisiopatología

El virus de la varicela-zóster es un tipo de virus del herpes humano que causa dos enfermedades distintas: la varicela y el herpes zóster. Este virus de ADN permanece latente dentro de los ganglios sensoriales tras la resolución de la varicela. Las condiciones que conducen a una disminución de la inmunidad celular provocan la reactivación del virus. El transporte del VVZ a lo largo de los nervios periféricos se asocia a una neuritis aguda.[15] Las fibras nerviosas periféricas y centrales dañadas pueden desarrollar un umbral más bajo para los potenciales de acción y descargar de manera espontánea, lo que da lugar a una sensibilización periférica.[16] Múltiples mecanismos periféricos y centrales contribuyen a la NPH. Los diferentes tipos de dolor que caracterizan a la NPH tienen quizá diferentes mecanismos subyacentes.[17]

El HZ agudo se caracteriza por una inflamación hemorrágica del nervio periférico, la raíz dorsal y el ganglio de esta raíz. La inflamación puede extenderse centralmente a la médula espinal y las leptomeninges.[18] Hay pocos datos de autopsias relacionadas con casos de NPH. Un estudio informó de cinco casos, tres con NPH grave y dos sin dolor persistente.[19] Los pacientes con dolor persistente presentaban atrofia del asta dorsal asociada y pérdida celular, axonal y de mielina con fibrosis en el ganglio sensorial. Fue interesante observar que la pérdida axonal y de mielina en el nervio o la raíz sensorial no era específica de los pacientes con dolor.

Se desconocen los neurotransmisores implicados en la causa de la NPH. El estudio *posmortem* del cuerno dorsal afectado de un paciente con NPH no pudo demostrar diferencias en los niveles de estos neurotransmisores en comparación con el lado no afectado.[20] El mismo estudio no pudo demostrar una deficiencia de receptores de opioides en el cuerno dorsal afectado. La evaluación de los perfiles de citocinas extraídos de las biopsias en sacabocados de piel de los dermatomas afectados por la NPH no encontró diferencias significativas cuando se comparó con las biopsias de piel del lado contralateral normal,[21] pero se encontró que la densidad de fibras nerviosas intraepidérmicas era menor en la piel afectada en comparación con la piel no afectada.

Epidemiología y factores de riesgo

Una de cada tres personas desarrolla HZ a lo largo de su vida.[22] Se estima que entre 5 y 20% de las personas con HZ pueden desarrollar NPH.[23] La frecuencia y la gravedad de la NPH aumentan con la edad, produciéndose en 20% de las personas de 60 a 65 años que han tenido HZ agudo y en más de 30% de las personas > 80 años.[24] Además de la edad, los factores de riesgo para desarrollar NPH tras el HZ incluyen la presencia de un pródromo (definido como dolor o sensaciones anormales antes de la aparición de la erupción), una erupción grave (definida como > 50 lesiones: pápulas, vesículas o vesículas con costra) y un dolor intenso durante la fase aguda.[25] Un metaanálisis reciente también identificó la afectación oftálmica como un factor de riesgo. Otros posibles factores de riesgo fueron el lupus eritematoso sistémico, la diabetes y los traumatismos recientes.[26] Los pacientes inmunocomprometidos tienen un mayor riesgo de reactivación del VVZ, así como de complicaciones neurológicas.[12]

Lai y Yew[27] identificaron cinco estudios ($N = 4\,169$) para su metaanálisis y demostraron que los antecedentes familiares son un factor de riesgo significativo para la infección por HZ (OR = 3.03; IC de 95%, 1.86-4.94). Un mecanismo genético propuesto tiene que ver con los antígenos leucocitarios humanos (ALH), en concreto con los ALH-A, que son los responsables de presentar péptidos a los receptores CD8$^+$ para provocar una respuesta inmunitaria. El IE6862 es una proteína del factor de transcripción del VVZ y es responsable de provocar la respuesta del CD8$^+$. Un estudio realizado por Meysman y cols.[28] descubrió que los pacientes que tenían una menor capacidad de presentación de la proteína IE62 por parte del ALH-A tenían un riesgo 60% mayor de padecer HZ.

Ser de raza negra parece ser protector contra el HZ en comparación con los caucásicos. Es posible que los individuos de raza negra tengan una exposición elevada a la varicela, lo que provoca una inmunidad mediada por células.[29] Las variaciones genéticas, las diferencias raciales en la notificación y la búsqueda de atención médica, podrían ser otras posibles explicaciones.[30]

Evaluación y diagnóstico

La neuralgia posherpética suele estar infradiagnosticada en el contexto de la atención primaria debido a la naturaleza crónica del dolor que caracteriza a esta enfermedad. En la mayoría de los casos se trata de un diagnóstico clínico y requiere una buena anamnesis y exploración física. El índice de sospecha de esta enfermedad debe aumentar también en los pacientes de edad avanzada. El riesgo de desarrollar NPH aumenta con la edad, y el Estudio del Condado de Olmsted descubrió que 73% de sus participantes con NPH tenía más de 60 años.[31] Los criterios para el diagnóstico incluyen una infección previa por HZ con una erupción unilateral en una distribución dermatomal (los nervios afectados con mayor frecuencia son el torácico, el cervical y el trigémino) y un dolor ardiente o lancinante persistente (p. ej., mayor o igual a 3 meses), alodinia, parestesia o hiperalgesia en o alrededor de la misma distribución dermatomal del cuerpo que la erupción por zóster.[32] Alrededor de 90% de las personas con NPH manifiesta alodinia. Otra manifestación común de la enfermedad es la anestesia en los dermatomas afectados. Las personas suelen informar de déficits en la sensación vibratoria, táctil, térmica y de pinchazo.[33] La comprobación de la presencia de una cicatriz cutánea también puede ser útil para las personas que no pueden recordar la presencia o la distribución de la infección por zóster.[34] Además, algunas personas informan de cambios autonómicos en la piel afectada, como un aumento de la sudoración.[34]

Al diagnosticar la NPH, es importante ser consciente de que existen variantes que no se ajustan a los criterios de diagnóstico ampliamente aceptados para esta enfermedad. Una de ellas es la denominada zóster sin herpes (ZSH), en la que los afectados por el dolor ardiente y la alodinia prolongados no informan de una erupción zóster precedente, aunque esto se considera atípico.[35] El diagnóstico del ZSH puede requerir algo más que un historial y un examen físico.

El diagnóstico de la NPH en general se realiza sin el uso de pruebas de laboratorio. Sin embargo, existen pruebas serológicas para los títulos de IgG e IgM del VVZ.[32] Estas pruebas no suelen estar justificadas para los casos típicos de NPH, ya que no son ni sensibles ni específicas. Sin embargo, pueden ser útiles en las presentaciones atípicas de la enfermedad, como la ZSH.[32] Además, puede ser difícil distinguir una lesión vesicular causada por el VVZ de una provocada por el virus del herpes simple. La tinción inmunofluorescente de los raspados de piel puede utilizarse para caracterizar el virus presente.[32]

Existen algunos biomarcadores nuevos y prometedores. Se está estudiando uno llamado galectina-3 por su papel en la patogénesis de la NPH. La galectina-3 forma parte de la familia de las lectinas de unión a galectina y tiene muchos efectos proinflamatorios en el organismo. Se ha descubierto que los niveles de este biomarcador son más altos en los pacientes con antecedentes de VVZ que desarrollaron NPH en comparación con aquellos con antecedentes de VVZ que no desarrollaron NPH. En el futuro, puede ser una valiosa herramienta de diagnóstico en la NPH atípica.[36] También hay pruebas preliminares de que la IRM puede tener utilidad en el diagnóstico de la NPH atípica, así como ayudar a diferenciar el HZ de la NPH a medida que seguimos identificando las diferencias en la actividad cerebral regional entre estas dos enfermedades.[37] Ver el cuadro 23.1.

Diagnóstico diferencial y tratamiento/manejo

En el contexto de un dolor agudo potencialmente asociado a una etiología infecciosa, deben considerarse una serie de diagnósticos diferenciales. Estos deben guiarse por la información clínica, es decir, los datos demográficos, los antecedentes de la enfermedad actual y la exploración física. Esta información puede ayudar al clínico a clasificar el tipo de dolor y, después, la posible infección causante del mismo.[38]

Con el aumento de la prevalencia de la diabetes, y debido al solapamiento de los síntomas clínicos con otras causas de dolor neuropático, la neuropatía diabética debe considerarse alta en la lista diferencial de los pacientes con dolor neuropático.[39] Deben tenerse en cuenta las afecciones crónicas del SNC, como la esclerosis múltiple, la enfermedad de Parkinson, la siringomielia y otras; las pruebas deben ampliarse tras una evaluación clínica adicional. Deben tenerse en cuenta las radiculopatías generales (p. ej., cervicales, torácicas, lumbosacras), ya que los atrapamientos nerviosos

TABLA DIAGNÓSTICO DE LA NEURALGIA POSHERPÉTICA

Historia
Edad avanzada
El paciente informa de una historia de erupción dermatológica unilateral
El dolor es de naturaleza crónica (mayor o igual a 3 meses)
El dolor interfiere con las actividades de la vida diaria

Examen físico
Presencia de cicatrices cutáneas en la distribución dermatomal
Alodinia, hiperalgesia, hipoalgesia presentes
Déficits sensoriales con estímulos táctiles, térmicos, vibratorios
Cambios autonómicos en la piel

Pruebas de laboratorio
El diagnóstico de la NPH no requiere pruebas de laboratorio
Los títulos de IgG e IgM del VVZ pueden ayudar a diagnosticar la enfermedad
La tinción por inmunofluorescencia puede distinguir entre la infección por el VVZ y el virus del herpes simple

De Nalamachu S, Morley-Forster P. Diagnosing and managing postherpetic neuralgia. *Drugs Aging.* 2012;29(11):863-869.

relacionados con estas afecciones pueden imitar el dolor neuropático de otras. Las neuropatías relacionadas con las toxinas (es decir, el alcohol, la quimioterapia, etc.) pueden identificarse mediante una historia clínica exhaustiva.[40] Las etiologías infecciosas del dolor neuropático incluyen el virus de la inmunodeficiencia humana y el HZ por VVZ reactivado.[41] En menor medida, el citomegalovirus puede causar síntomas similares y debe considerarse.

La neuralgia posherpética es tanto la complicación más común del HZ como una de las más difíciles de tratar. La mejor manera de atenderla es la prevención, en particular con la vacuna contra el HZ.[42] La vacuna, ya sea el mecanismo vivo atenuado o el mecanismo de la glicoproteína E, tiene como objetivo aumentar la inmunidad celular específica del VVZ con la esperanza de prevenir tanto la reactivación del virus como el riesgo de NPH para aquellos que sí experimentan la reactivación.[43,44] En términos generales, esta vacunación se recomienda para las personas de 50 años o más; sin embargo, los proveedores deben tener en cuenta los casos especiales.

En aquellos casos en los que no se ha conseguido prevenir el HZ (y por lo tanto la neuralgia posherpética), el tratamiento comienza con medicamentos orales y tópicos. La terapia de primera línea incluye los antidepresivos tricíclicos (ATC) orales, que tienen mecanismos para aliviar los síntomas psicológicos (inhibición de la captación de noradrenalina y serotonina) y proporcionar efectos analgésicos (bloqueo del receptor alfa-2 adrenérgico).[45] Sin embargo, los clínicos deben tener en cuenta el amplio perfil de efectos secundarios de los ATC con el estado de salud del paciente. Por esta razón, las terapias adicionales de primera línea incluyen agentes gabapentinoides como la pregabalina o la gabapentina orales y parches de lidocaína al 5%. Muchos clínicos optan por prescribir al inicio un medicamento gabapentinoide en primer lugar para evitar estos efectos anticolinérgicos, asociados a los alfabloqueadores y antihistaminérgicos.[46] Las fórmulas de liberación prolongada, como el gralise, un medicamento gastrorretentivo de liberación prolongada de gabapentina, proporcionan eficacia y reducen los efectos secundarios relacionados con la liberación lenta, lo que permite niveles sanguíneos más altos y una dosis diaria. Otros tratamientos médicos incluyen las cremas de capsaicina, muchas de las cuales se venden en las farmacias comunes; sin embargo, hay datos limitados relacionados con la eficacia. También se han utilizado los IRSN/ISRS (inhibidores de la recaptación de serotonina-norepinefrina e inhibidores selectivos de la recaptación de serotonina), aunque con resultados similares a los ATC. Las infusiones de ketamina (antagonistas del NMDA) se han hecho populares recientemente, pero los datos son en su mayoría anecdóticos en este momento.[47]

Las opciones invasivas para tratar la neuralgia posherpética incluyen las inyecciones de toxina botulínica, las inyecciones de anestésicos locales por sus efectos de bloqueo simpático, la estimulación de la médula espinal o incluso las inyecciones epidurales/intratecales. Sin embargo, los datos son limitados en cuanto a la eficacia de la mayoría de los tratamientos invasivos. Asimismo, a excepción de las inyecciones de toxina botulínica, el perfil de efectos secundarios de estos tratamientos suele ser considerable e indeseable.[48]

Conclusión

Las neuralgias derivadas de enfermedades infecciosas afectan a un gran número de personas, y es muy lamentable, en lo que respecta a la NPH, que un mayor número de ellas no reciba la tan eficaz vacuna contra el herpes zóster. La NPH es un síndrome de dolor neuropático que puede durar meses o incluso años después de la resolución del herpes zóster, suele tener altibajos y es más frecuente en las mujeres y en los ancianos. La erupción del HZ es el resultado de la reactivación del VVZ. Se calcula que uno de cada tres adultos desarrollará HZ a lo largo de su vida, lo que equivale a cerca de 1 millón de nuevos casos en Estados Unidos cada año. De los que desarrollan el HZ, alrededor de 15% o 150 000 experimentarán NPH como complicación. El dolor asociado a la NPH puede ser debilitante y tener un grave impacto en las actividades de la vida diaria y en la calidad de vida en general.

El mecanismo preciso para el desarrollo de la NPH no se conoce del todo. El daño a los nervios centrales y periféricos puede ser el resultado de la inflamación asociada a la reactivación del VVZ y puede conducir a la sensibilización periférica; sin embargo, se desconocen los neurotransmisores implicados en este proceso. Como resultado de esta sensibilización periférica, los pacientes con NPH experimentan alodinia, hiperalgesia y dolor constante o intermitente. Los factores de riesgo para el desarrollo de la NPH incluyen la edad avanzada, el estado de inmunocompromiso, el pródromo, la erupción grave y el dolor intenso durante la fase aguda del HZ. El diagnóstico de la NPH se basa en la historia y la exploración física. Los antecedentes relevantes para el diagnóstico incluyen una historia previa de erupción con el virus del HZ en una distribución dermatomal y un dolor que persiste en la misma zona dermatomal durante al menos 3 meses. La exploración física puede revelar cicatrices de una erupción anterior, así como déficits sensoriales o cambios autonómicos en la piel. Las pruebas de laboratorio están disponibles pero son innecesarias a menos que el paciente tenga una presentación atípica de NPH (p. ej., sin historia previa de erupción). En el caso de las presentaciones atípicas, el uso de un biomarcador galectina-3 y la IRM resultan prometedores para diagnosticar la NPH atípica.

El tratamiento de primera línea de la NPH incluye medicamentos orales y tópicos. Los ATC se consideran de primera línea, pero debido a su considerable perfil de efectos secundarios, otras opciones de primera línea son los gabapentinoides y los parches de lidocaína al 5%. Para quienes experimentan un dolor refractario al tratamiento con medicamentos orales o tópicos, también existen opciones de tratamiento invasivo. Entre ellas se encuentran las inyecciones de toxina botulínica, la estimulación de la médula espinal, la inyección de anestésicos locales y las inyecciones epidurales/intratecales; sin embargo, los datos sobre la eficacia de los tratamientos invasivos son limitados.

En resumen, dado que la NPH es debilitante y a menudo refractaria al tratamiento, la prevención del HZ es la forma más importante de manejo. La mejor manera de prevención es la vacuna contra el HZ, que se recomienda a las personas mayores de 50 años para prevenir la reactivación del VVZ o el desarrollo de la NPH.

REFERENCIAS

1. Raja SN, Carr DB, Cohen M, et al. The revised International Association for the Study of Pain definition of pain: concepts, challenges, and compromises. *Pain*. 2020;161(9):1976-1982.
2. Kerstman E, Ahn S, Battu S, Tariq S, Grabois M. Neuropathic pain. En: *Handbook of Clinical Neurology [Internet]*. Elsevier; 2013:175-187. https://linkinghub.elsevier.com/ retrieve/pii/B9780444529015000150
3. Nicholson B. Differential diagnosis: nociceptive and neuropathic pain. *Am J Manag Care*. 2006;12(9 Suppl):S256-S262.
4. https://www.cdc.gov/shingles/hcp/clinical overview.html#:~:text=Postherpetic %20neuralgia%20(PHN)%20is%20the,herpes%2520zoster%2520increases%2520with%2520age

5. Hadley GR, Gayle JA, Ripoll J, et al. Post-herpetic neuralgia: a review. *Curr Pain Headache Rep.* 2016;20(3):17.

6. Hadley GR, Gayle JA, Ripoll J, et al. Erratum to: post-herpetic neuralgia: a review. *Curr Pain Headache Rep.* 2016;20(4):28.

7. Lewis DJ, Schlichte MJ, Dao H. Atypical disseminated herpes zoster: management guidelines in immunocompromised patients. *Cutis.* 2017;100(5):321;324:330.

8. Jeon Y, Lee H. Ramsay Hunt syndrome. *J Dent Anesth Pain Med.* 2018;18(6):333-337.

9. Gnann JW. Varicella-zoster virus: atypical presentations and unusual complications. *J Infect Dis.* 2002;186(Suppl 1):S91-S98.

10. Joo T, Lee YC, Kim TG. Herpes zoster involving the abducens and vagus nerves without typical skin rash: a case report and literature review. *Medicine (Baltimore).* 2019;98(19): e15619.

11. Gopal KVT, Sarvani D, Krishnam Raju PV, Rao GR, Venkateswarlu K. Herpes zoster motor neuropathy: a clinical and electrophysiological study. *Indian J Dermatol Venereol Leprol.* 2010;76(5):569-571.

12. Nagel MA, Gilden D. Neurological complications of varicella zoster virus reactivation. *Curr Opin Neurol.* 2014;27(3):356-360.

13. Amlie-Lefond C, Gilden D. Varicella zoster virus: a common cause of stroke in children and adults. *J Stroke Cerebrovasc Dis.* 2016;25(7):1561-1569.

14. Kang J, Sheu J, Lin H. Increased risk of Guillain-Barré syndrome following recent herpes zoster: a population-based study across Taiwan. *Clin Infect Dis.* 2010;51(5):525-530.

15. Burke BL, Steele RW, Beard OW, Wood JS, Cain TD, Marmer DJ. Immune responses to varicella-zoster in the aged. *Arch Intern Med.* 1982;142(2):291-293.

16. Gharibo C, Kim C. Postherpetic neuralgia: an overview of the pathophysiology, presentation, and management. *Pain Medicine News.* 2011;8.

17. Fields HL, Rowbotham M, Baron R. Postherpetic neuralgia: irritable nociceptors and deafferentation. *Neurobiol Dis.* 1998;5(4):209-227.

18. Denny-Brown D. Pathologic features of herpes zoster: a note on "geniculate herpes." *Arch Neur Psych.* 1944;51(3):216.

19. Watson CPN, Deck JH, Morshead C, Van der Kooy D, Evans RJ. Post-herpetic neuralgia: further post-mortem studies of cases with and without pain. *Pain.* 1991;44(2):105-117.

20. Watson CPN, Morshead C, Van der Kooy D, Deck J, Evans RJ. Post-herpetic neuralgia: post-mortem analysis of a case. *Pain.* 1988;34(2):129-138.

21. Üçeyler N, Valet M, Kafke W, Tölle TR, Sommer C. Local and systemic cytokine expression in patients with postherpetic neuralgia. *PLoS One.* 2014;9(8):e105269.

22. Harpaz R, Ortega-Sanchez I, Seward J. Prevention of herpes zoster recommendations of the Advisory Committee on Immunization Practices (ACIP). *MMWR Recomm Rep.* 2008;6(57):1-30.

23. Klompas M, Kulldorff M, Vilk Y, Bialek SR, Harpaz R. Herpes zoster and postherpetic neuralgia surveillance using structured electronic data. *Mayo Clin Proc.* 2011;86(12):1146-1153.

24. Fashner J, Bell AL. Herpes zoster and postherpetic neuralgia: prevention and management. *Am Fam Physician.* 2011;83(12):1432-1437.

25. Nagasako EM, Johnson RW, Griffin DRJ, Dworkin RH. Rash severity in herpes zoster: correlates and relationship to postherpetic neuralgia. *J Am Acad Dermatol.* 2002;46(6):834-839.

26. Forbes HJ, Thomas SL, Smeeth L, et al. A systematic review and meta-analysis of risk factors for postherpetic neuralgia. *Pain.* 2016;157(1):30-54.

27. Lai YC, Yew YW. Risk of herpes zoster and family history: a meta-analysis of case-control studies. *Indian J Dermatol.* 2016;61(2):157-162.

28. Meysman P, De Neuter N, Bartholomeus E, et al. Increased herpes zoster risk associated with poor ALH-A immediate early 62 protein (IE62) affinity. *Immunogenetics.* 2018;70(6):363-372.

29. Schmader K, George LK, Burchett BM, Hamilton JD, Pieper CF. Race and stress in the incidence of herpes zoster in older adults. *J Am Geriatr Soc.* 1998;46(8):973-977.

30. Joon Lee T, Hayes S, Cummings DM, et al. Herpes zoster knowledge, prevalence, and vaccination rate by race. *J Am Board Fam Med.* 2013;26(1):45-51.

31. Yawn BP, Saddier P, Wollan PC, St Sauver JL, Kurland MJ, Sy LS. A population-based study of the incidence and complication rates of herpes zoster before zoster vaccine introduction. *Mayo Clin Proc.* 2007;82(11):1341-1349.

32. Gruver C, Guthmiller KB. Postherpetic neuralgia. En: *StatPearls* [Internet]. StatPearls Publishing; 2021 [citado en mayo de 2021]. http://www.ncbi.nlm.nih.gov/books/ NBK493198/

33. Bowsher D. Pathophysiology of postherpetic neuralgia: towards a rational treatment. *Neurology.* 1995;45(12 Suppl 8):S56-S57.

34. Nalamachu S, Morley-Forster P. Diagnosing and managing postherpetic neuralgia. *Drugs Aging.* 2012;29(11):863-869.

35. Gilden DH, Wright RR, Schneck SA, Gwaltney JM Jr, Mahalingam R. Zoster sine herpete, a clinical variant. *Ann Neurol.* 1994;35(5):530-533.

36. Wang T, Fei Y, Yao M, Tao J, Deng J, Huang B. Correlation between galectin-3 and early herpes zoster neuralgia and postherpetic neuralgia: a retrospective clinical observation. *Pain Res Manag.* 2020;2020.

37. Cao S, Li Y, Deng W, et al. Local brain activity differences between herpes zoster and postherpetic neuralgia patients: a resting-state functional MRI study. *Pain Physician.* 2017;20(5):E687-E699.

38. Alpay Kanitez N, Celik S, Bes C. Polyarthritis and its differential diagnosis. *Eur J Rheumatol.* 2019;6(4):167-173.

39. Forouhi NG, Wareham NJ. Epidemiology of diabetes. *Medicine.* 2014;42(12):698-702.

40. Nicholson B. Differential diagnosis: nociceptive and neuropathic pain. *Am J Manag Care.* 2006;12(9):7.

41. Gershon AA, Breuer J, Cohen JI, et al. Varicella zoster virus infection. *Nat Rev Dis Primers.* 2015;1(1):15016.

42. Lang P-O, Ferahta N. Recommandations pour le traitement et la prévention du zona et des douleurs associées chez la personne âgée. *Rev Med Interne.* 2016;37(1):35-42.

43. Weinberg A, Zhang JH, Oxman MN, et al. Varicella-Zoster virus–specific immune responses to herpes zoster in elderly participants in a trial of a clinically effective zoster vaccine. *J Infect Dis.* 2009;200(7):1068-1077.

44. Weinberg A, Lazar AA, Zerbe GO, et al. Influence of age and nature of primary infection on varicella-zoster virus–specific cell-mediated immune responses. *J Infect Dis.* 2010;201(7):1024-1030.

45. Obata H. Analgesic mechanisms of antidepressants for neuropathic pain. *Int J Mol Sci.* 2017;18(11):2483.

46. Argoff CE. Review of current guidelines on the care of postherpetic neuralgia. *Postgrad Med.* 2011;123(5):134-142.

47. Kim YH, Lee PB, Oh TK. Is magnesium sulfate effective for pain in chronic postherpetic neuralgia patients comparing with ketamine infusion therapy? *J Clin Anesth.* 2015;27(4):296-300.

48. Johnson RW, Rice ASC. Postherpetic neuralgia. *N Engl J Med.* 2014;371(16):1526-1533.

Poblaciones especiales

24

Paciente pediátrico

Lindsey K. Xiong, Cassandra M. Armstead-Williams y Sonja A. Gennuso

Introducción

La anestesia regional en pacientes pediátricos recién ha ganado popularidad. Tiene un efecto protector documentado en la reducción del estrés quirúrgico nocivo, proporciona una analgesia superior y reduce la concentración alveolar mínima de los agentes anestésicos volátiles. Hay pruebas bien establecidas que demuestran que una analgesia inadecuada en el neonato provoca cambios bioconductuales y modula las futuras respuestas al dolor en la infancia. Por ejemplo, los antiguos pacientes de cuidados intensivos neonatales expuestos a estímulos nocivos demuestran una respuesta exagerada al dolor en el córtex somatosensorial primario y en el córtex cingulado anterior, y lesión en los estudios de imagen por resonancia magnética funcional. La anestesia regional también facilita una instrumentación mínima de las vías respiratorias, lo que permite que el paciente respire de manera espontánea para algunos procedimientos quirúrgicos.[1] La tabla 24.1 resume las ventajas de la anestesia regional en los niños.

Además de proporcionar una cobertura del dolor con un uso mínimo o nulo de opioides, la anestesia regional en general es segura. Estas técnicas solo deben ser realizadas por anestesiólogos pediátricos especializados. En la anestesia regional pediátrica se emplea desde una sedación leve hasta la anestesia general porque los niños tienden a ser menos cooperativos que sus homólogos adultos.[2]

Los avances en la tecnología de los ultrasonidos han permitido a los profesionales proporcionar un alivio adecuado del dolor posoperatorio, reduciendo así el consumo de opioides, la incidencia de náusea y vómito posoperatorios y las complicaciones respiratorias (tabla 24.2). La French-Language Society of Pediatric Anesthesiologists (ADARPEF) publicó grandes estudios prospectivos que demuestran la seguridad de la anestesia regional realizada bajo anestesia general en niños. Se informa de una tasa de complicaciones de 0.12% con un intervalo de confianza de 95%. En ese porcentaje, las complicaciones fueron cuatro veces mayores en los niños menores de 6 meses que recibieron un bloqueo caudal (1.9% de 18 650 bloqueos caudales).[3,4]

Los datos adicionales del registro de la Pediatric Regional Anesthesia Network y de la National Pediatric Epidural Audit del Reino Unido apoyan una baja incidencia de complicaciones de la anestesia regional en niños. Las complicaciones más comunes estaban relacionadas con el mal funcionamiento del catéter, como la desconexión y el desplazamiento. Otras complicaciones relacionadas con las técnicas de anestesia neuraxial fueron un defecto neurológico transitorio (2.4 de cada 10 000) sin secuelas permanentes, dos casos de abscesos epidurales, un caso de cefalea posdural y cinco casos de neuropatía/radiculopatía grave con resolución en un periodo de 10 meses.[5]

Consideraciones técnicas del uso de ultrasonido en niños

La realización segura de un mayor uso de la anestesia regional en la población pediátrica requiere una formación integrada adecuada en las técnicas de punción y en las imágenes ecográficas.[6]

En los niños se recomiendan las sondas de ultrasonido de alta frecuencia de 10-15 MHz. La longitud de la superficie del transductor activo debe estar entre 25 y 30 mm. El aspecto del nervio

TABLA **24.1 VENTAJAS DE LA ANESTESIA REGIONAL EN NIÑOS**

Beneficios para el paciente	Disminución del riesgo de apnea posoperatoria en los bebés prematuros
	MAC reducido • Disminución potencial de la neurotoxicidad • Reducción del riesgo de anestesia general • Una emersión más llevadera
	Disminución de la respuesta hormonal al estrés
	Reducción de la necesidad de soporte ventilatorio posoperatorio
	Mejor manejo del dolor posoperatorio
	Disminución de la pérdida de sangre intraoperatoria
	Mejora de la función gastrointestinal y del apetito posoperatorio
	Mantenimiento de la estabilidad hemodinámica: hasta los 8 años de edad
Prestaciones hospitalarias	Reducción de la duración de la estancia
	Descarga más rápida de la primera etapa de recuperación
	Reducción de la necesidad de soporte ventilatorio posoperatorio

Las ventajas son en comparación con los pacientes que reciben anestesia generalizada.
Nota: Adaptado de NYSORA.com/foundations-of-regional-anesthesia/sub-specialities /pediatric-anesthesia.

puede ser variable; el diámetro del nervio y la frecuencia y el ángulo del haz de ultrasonidos pueden determinar si el nervio aparece como una estructura hipo o hiperecoica. En general, las estructuras neurales como los plexos, que son más centrales y compactas, tienden a generar imágenes más hipoecoicas. Por el contrario, los nervios terminales periféricos tienen un aspecto más hiperecoico. En la anestesia regional pediátrica se prefiere la técnica en plano, la cual facilita la visualización de toda la longitud de la aguja durante la colocación del bloqueo.[7]

Diferencias anatómicas y fisiológicas entre los pacientes pediátricos y los adultos

Existen diferencias anatómicas, fisiológicas y farmacocinéticas en neonatos, lactantes, niños mayores y adultos. Es más probable que se produzca un aumento de la absorción sistémica y de la acumulación de anestésicos locales en los lactantes, debido a su mayor gasto cardiaco y a su función hepática inmadura (tabla 24.3).

TABLA **24.2 VENTAJAS DEL USO DE ULTRASONIDO EN LA ANESTESIA REGIONAL PEDIÁTRICA**

Colocación más precisa de la aguja/reducción del daño al tejido
Disminución del volumen de anestesia local
Visualización de las variaciones y estructuras anatómicas
Disminución de la necesidad de un estimulador nervioso periférico
Permite el bloqueo de planos faciales
Mayor tasa de éxito en el bloqueo
Inicio más rápido del bloqueo
Sin radiación ionizante

TABLA 24.3 DIFERENCIAS CLAVE ENTRE LA ANATOMÍA PEDIÁTRICA Y LA FISIOLOGÍA ADULTA

Anatomía	Características	Preocupaciones clínicas
	Neonatos: La médula espinal termina en L3 (los adultos en L1) La línea intercristalina está en L5-S1 (los adultos en L4-L5) El saco dural termina en S3-S4 (los adultos en S2)	Mayor riesgo de punción dural al realizar la anestesia caudal Realice la anestesia espinal por debajo de L4
	Diámetro neural más corto Vaina de mielina incompleta Menos tejido conectivo alrededor del endoneuro	Mayor riesgo de bloqueo motor prolongado y aparición temprana de bloqueos tanto sensoriales como motores
	Tendones, vasos y nervios más pequeños y superficiales	Aumento del riesgo de lesiones en las estructuras neurales y circundantes

Fisiología	Características	Preocupaciones clínicas
	Componente ortosimpático lumbar deficiente en los niños	Menos riesgo de desarrollar hipotensión tras la anestesia neuraxial
	Menor concentración de glicoproteína de ácido alfa-1 en bebés < 1 año La biotransformación hepática del AL está disminuida en bebés < 9 meses	Mayor riesgo de concentración libre de anestésico local en el suero tras dosis repetidas o infusiones continuas
	Mayor gasto cardiaco: • Mayor cantidad de sodio cardiaco: canales abiertos • Mayor absorción sistémica	Mayor riesgo de toxicidad cardiaca

Nota: Adaptado de BJA Education: General Principles of Regional Anesthesia in Children. Management of local anesthetic toxicity in children.

Anestésicos locales

Los anestésicos locales son bases débiles liposolubles que actúan uniéndose al canal de sodio dependiente de voltaje. Esta unión impide la despolarización efectiva de la membrana celular y bloquea la conducción de las señales de dolor aferentes y la transmisión motora eferente. Los anestésicos locales también bloquean los canales de potasio y calcio en concentraciones más altas.

Los anestésicos locales se clasifican en ésteres o amidas. Los anestésicos locales ésteres se metabolizan rápidamente por las seudocolinesterasas plasmáticas, mientras que las amidas requieren las enzimas del citocromo P-450 del hígado para su metabolismo. La biotransformación hepática necesaria para los anestésicos locales amida es inmadura al nacer. En cambio, las seudocolinesterasas plasmáticas están presentes en los neonatos.

La albúmina sérica humana y la glicoproteína alfa-1 ácida (GPA) son dos proteínas de la sangre a las que se unen los anestésicos locales. Aunque las concentraciones de GPA son bajas en el suero, es la principal proteína que se une a los anestésicos locales. Al nacer, la concentración de GPA es baja. Los bebés y los neonatos tienen una fracción libre de anestésicos locales más elevada que los adultos. Esto quizás aumenta su riesgo de toxicidad sistémica de los anestésicos locales.

Una complicación rara y catastrófica que pone en peligro la vida de los anestésicos locales es la toxicidad sistémica de los anestésicos locales (TSAL). La mayoría de los casos se da en lactantes, con una incidencia de 0.76-1.6:10 000. El reconocimiento precoz de la TSAL es un reto porque la mayoría de los niños que recibe anestesia regional está sedada o bajo anestesia general. Según el estudio ADARPEF, un caso de TSAL dio lugar a convulsiones. Del mismo modo, la auditoría epidural del Reino Unido informó de dos fallos respiratorios y una convulsión.[8]

Es necesario identificar con rapidez la TSAL para evitar el colapso circulatorio y la muerte. La TSAL provoca manifestaciones neurológicas y cardiovasculares agudas (tabla 24.4). El manejo de las vías respiratorias, la oxigenación, la ventilación y el soporte vital son los pasos iniciales del tratamiento

TABLA **SIGNOS SISTÉMICOS DE LA TSAL**

Signos cardiovasculares
Vasoconstricción a bajas concentraciones
Vasodilatación a altas concentraciones
Efecto inotrópico negativo
Disminución de la contractilidad miocárdica
Depresión de la fase rápida de despolarización de las fibras de Purkinje
Disparo espontáneo deprimido del nodo sinoauricular

Signos del sistema nervioso central
Alteraciones auditivas y visuales
Mareo y vértigo
Temblores y contracciones musculares
Convulsiones

de la TSAL. El tratamiento posterior requiere la reanimación con la emulsión lipídica intralipid. Las recientes directrices de la Society of Pediatric Anesthesia y del comité conjunto ESRA/ASRA limitan la cantidad máxima acumulada de la terapia de reanimación lipídica a 10 mL/kg. En la tabla 24.5 se describe el tratamiento de la TSAL en pacientes pediátricos según las directrices de la Society of Pediatric Anesthesia.

Los anestésicos locales de elección en la anestesia regional pediátrica son la levobupivacaína y la ropivacaína. Los anestésicos locales amida suelen tener una mayor solubilidad en los lípidos, una mayor estabilidad a la hidrólisis, una mayor duración de la acción y una menor incidencia de reacciones alérgicas. El comité conjunto ESRA/ASRA sugiere el uso de morfina intratecal sin conservantes o de clonidina para mejorar tanto la duración de los bloqueos como la calidad de la analgesia. Para los bloqueos nerviosos periféricos, los agonistas alfa-2, la clonidina y la dexmedetomidina mejoran la analgesia posoperatoria en comparación con los anestésicos locales simples.[9]

Anestesia neuraxial en niños

Anestesia caudal y epidural

La analgesia epidural puede conseguirse a nivel torácico, lumbar o caudal. Además de un tratamiento superior del dolor posoperatorio, la analgesia epidural es beneficiosa para reducir la cantidad de hormonas del estrés circulantes, facilitar el destete de la ventilación mecánica y permitir

TABLA **DIRECTRICES DE SPA: MANEJO DE LA TSAL EN PACIENTES PEDIÁTRICOS**

Suspender la inyección de anestesia local
Pedir asistencia
Administrar oxígeno al 100%, mantener las vías respiratorias, considerar la intubación
Administrar una benzodiacepina si se producen convulsiones
Máximo 1 µg/kg de epinefrina para tratar la hipotensión
Evitar los betabloqueadores, los bloqueadores de los canales de calcio, el propofol y la vasopresina
Administrar emulsión lipídica IV al 20% 1.5 mg/kg en 1 minuto
Comience la infusión IV de emulsión lipídica al 20% a 0.25 mL/kg/min
Titule la infusión a 0.5 mL/kg/min si la estabilidad cardiovascular se ve comprometida
Repita bolos de emulsión lipídica al 20% hasta 4.5 mL/kg cada 3-5 minutos hasta que se consiga la estabilidad hemodinámica
La dosis máxima no debe superar los 10 mL/kg
Cumpla las directrices de RCP/PALS/APLS
Mantenga unas compresiones torácicas adecuadas y a veces prolongadas
Considere la posibilidad de realizar un *bypass* cardiopulmonar/ECMO si no se produce la circulación espontánea después de 6 minutos
Vigilar/corregir la hipercarbia, la hipercalemia, la acidosis

Nota: Adaptado de BJA Education: General Principles of Regional Anesthesia in Children. Management of local anesthetic toxicity in children: SPA guidelines.

una deambulación más temprana. Deben tenerse en cuenta consideraciones generales como la temperatura ambiente, la minimización de la pérdida de calor y la monitorización de los signos vitales.

Hay varias diferencias anatómicas que deben tenerse en cuenta en los niños en comparación con los adultos. El cono medular está en L3 en los neonatos y en los bebés. Esto es así hasta cerca del año de edad, cuando el cono medular está en L1 como en los adultos. Los niños también tienen un sacro más estrecho y plano. La placa sacra no se osifica hasta alrededor de los 8 años. Los niños más pequeños tienden a tener un hiato sacro más cefálico, y el saco dural puede terminar más caudalmente alrededor de S4 en los niños < 1 año de edad. Los neonatos y los lactantes tienen una pelvis proporcionalmente más pequeña en comparación con los adultos. Por lo tanto, la línea de Tuffier, la línea imaginaria que se extiende a través de la parte superior de las crestas iliacas, corresponde al interespacio L4-L5 o L5-S1 en los niños, en contraposición a L3-L4 en los adultos. Esto hace que este punto de referencia sea apropiado para todos los pacientes pediátricos.

Los niños y los neonatos tienen el doble de cantidad de líquido cefalorraquídeo (LCR), unos 4 mL/kg frente a los 2 mL/kg del adulto. La mayor parte del LCR en un niño se encuentra en el canal espinal. La médula espinal no mielinizada de los neonatos permite utilizar una menor concentración de anestésico local para lograr la analgesia.

Se pueden utilizar varias fórmulas para determinar la profundidad del espacio epidural desde la piel en los niños. Una estimación de la longitud desde la piel hasta los espacios epidurales es de 1 mm/kg de peso corporal. 0.05 multiplicado por el peso en kilogramos más 0.8 dará una estimación de la profundidad en centímetros (cm). La profundidad en centímetros también puede estimarse por la edad del niño en años. Por ejemplo, la profundidad (cm) es igual a 0.15 multiplicado por la edad en años más 1.

La analgesia puede obtenerse con una única inyección de medicamentos o con una infusión continua. El peso corporal se utiliza para predecir la difusión del anestésico local. Por lo tanto, se utiliza una dosis de volumen por peso (tabla 24.6). Por ejemplo, se puede utilizar una solución diluida de anestésico local a una dosis de 1.0 mL/kg hasta un volumen máximo de 20 mL a nivel

TABLA 24.6 RECOMENDACIONES ASRA/ESRA PARA UNA DOSIS ÚNICA DE INYECCIÓN DE AL PARA ANESTESIA NEURAXIAL Y BNP EN NIÑOS

Bloqueo de nervios	Droga y contracción	Dosis (mL/kg)
Miembro superior	Ropivacaína 0.2%, bupivacaína, levobupivacaína 0.25%	0.5-1.5
Miembro inferior	Ropivacaína 0.2%, bupivacaína, levobupivacaína 0.25%	0.5-1.5
Bloques de planos faciales	Ropivacaína 0.2%, bupivacaína 0.25%	0.2-0.75
Caudal	Ropivacaína 0.2%, levobupivacaína 0.25%	0.5-1.2
Columna vertebral	Peso < 5 kg bupivacaína hiperisobárica 0.5% Peso 5-15 kg bupivacaína hiperisobárica 0.5% Peso > 15 kg bupivacaína hiperisobárica 0.5% Tetracaína 0.5%	1 0.4 0.3 0.5-1
Adyuvantes intratecales		
	Epinefrina 1:200 000	
	Fentanilo	2 µg/kg
	Morfina sin conservantes	10-20 µg/kg
	Clonidina	1-2 µg/kg
Adyuvantes del BNP		
	Clonidina	Dosis mínima efectiva
	Dexmedetomidina	Dosis mínima efectiva

caudal. Para los niños < 20 kg, 0.5 mL/kg lograrán un nivel quirúrgico sacro, 1.0 mL/kg lograrán un nivel quirúrgico lumbar alto, 1.25 mL/kg lograrán un nivel quirúrgico torácico bajo (NYSORA). La ropivacaína al 0.1% o la bupivacaína al 0.125% a una tasa de 0.2 mg/kg/h para los neonatos y de 0.4 mg/kg/h para los niños mayores durante 48 horas ha demostrado ser una analgesia segura y eficaz y evita la toxicidad acumulativa.

La epinefrina, los opioides, la clonidina y la ketamina son adyuvantes bien estudiados para la anestesia epidural en la población pediátrica. La epinefrina 1:200 000 es útil para disminuir la tasa de absorción sistémica del anestésico local. También puede revelar una inyección intravascular inadvertida. Los opioides epidurales, como el fentanilo y la morfina, prolongan la duración de la analgesia; sin embargo, pueden provocar náusea y vómito, depresión respiratoria, comezón y retención urinaria (tabla 24.7). Por lo tanto, los coadyuvantes opioideos parecen ser más beneficiosos para los pacientes internos monitorizados. Para la anestesia caudal de inyección única, se recomiendan 2 µg/kg de fentanilo junto con la solución anestésica local. Para las infusiones epidurales continuas, 1-2 µg/mL de fentanilo junto con bupivacaína al 0.1% han demostrado su éxito en los niños. El fentanilo debe evitarse en las infusiones epidurales neonatales. Se recomienda la monitorización de la oximetría de pulso para el uso de opioides en niños, debido a la posibilidad de depresión respiratoria. Se ha sugerido el uso de 30-90 µg/kg de morfina caudal, que aumenta el nivel de bloqueo porque la morfina es una molécula hidrofílica y se extiende rostralmente. Una alternativa aceptable a los opioides epidurales para prolongar la duración de la acción de los anestésicos locales sin efectos secundarios no deseados es la clonidina. Esta estimula las vías meduloespinales noradrenérgicas descendentes e inhibe la liberación de neurotransmisores nociceptivos en el asta dorsal de la médula espinal. Para una inyección epidural única, 1-5 µg/kg de clonidina han sido eficaces. La clonidina de 0.1 µg/kg/h en infusiones epidurales es beneficiosa sin causar hipotensión ni bradicardia. Por último, las dosis bajas de ketamina sin conservantes potencian los efectos analgésicos de los anestésicos locales. Se ha utilizado 1 mg/kg de ketamina como único anestésico epidural. Se han añadido 0.23-0.5 mg/kg de ketamina a los anestésicos epidurales de inyección única sin efectos psicotomiméticos. Sin embargo, existe controversia en torno al uso de la ketamina en neonatos pues no está claro si produce una neurodegeneración apoptótica o es realmente neuroprotectora en el cerebro en desarrollo.

Anestesia espinal

Esta anestesia se utiliza con mayor frecuencia en los niños prematuros que se someten a una intervención quirúrgica para reparar una hernia inguinal. Sin embargo, se ha utilizado con éxito para una variedad de procedimientos como los abdominales, urológicos y ortopédicos en niños. Al considerar la anestesia espinal para un niño, los factores importantes a tener en cuenta son las vías respiratorias del niño, la duración del procedimiento, la zona quirúrgica y la posición quirúrgica. Una contraindicación importante para la anestesia espinal en un niño no sedado es una cirugía que va a durar más de 60 minutos. Otras contraindicaciones son los niños con derivaciones ventriculares, convulsiones mal controladas, deformidades anatómicas graves, infección sistémica o en el lugar de la punción, coagulopatía subyacente, inestabilidad hemodinámica y enfermedades neuromusculares.

TABLA **24.7** **COMPLICACIONES DE LA ANESTESIA EPIDURAL**

Lesión neurológica	Hematoma epidural	Infección
CPPD	Anestesia espinal total	TSAL
Prurito	Náusea y vómito	Retención de orina
Sedación	Depresión respiratoria	Hiperventilación

CPPD, cefalea por punción posdural; TSAL, toxicidad sistémica de los anestésicos locales.

TABLA 24.8 DOSIS ESPINAL DE BUPIVACAÍNA AL 0.5% EN NIÑOS < 10 KG

Dosis (mg/kg)	Edad (meses)	Peso (kg)
1	1	3
0.8	2	4
0.6	3	5
0.4	> 4	6

Para los niños que pesan < 10 kg, se utilizan 0.5-1 mg/kg de bupivacaína al 0.5% para la anestesia espinal. Los posibles aditivos son un lavado de epinefrina, 1 µg/kg de clonidina o 10 µg/kg de morfina (para la cirugía cardiaca). Las dosis típicas de bupivacaína al 0.5% figuran en la tabla 24.8.

Antes del abordaje espinal, deben tenerse en cuenta consideraciones generales en función de la edad del paciente y de si se utilizará sedación/anestesia general junto con una anestesia espinal. Por ejemplo, el quirófano debe estar caliente y pueden utilizarse lámparas o mantas de calor para preservar la temperatura del bebé. Antes del bloqueo, deben colocarse los dispositivos de monitorización estándar, como el manguito de presión arterial, el electrocardiograma y el pulsioxímetro. Si se utiliza una mezcla eutéctica de crema anestésica local, debe tenerse en cuenta el riesgo de metahemoglobinemia en los neonatos prematuros muy pequeños.

El abordaje espinal puede realizarse en posición sentada o lateral. Es necesario un asistente para mantener al niño en su sitio. Si se elige la posición sentada, hay que tener cuidado de evitar la flexión del cuello, que podría causar una obstrucción de las vías respiratorias en los bebés. La flexión del cuello no ayuda a la colocación del bloqueo espinal en los bebés. La línea de Tuffier, la línea imaginaria que se extiende por la parte superior de las crestas iliacas, corresponde al interespacio L4-L5 o L5-S1 en los lactantes. Sin embargo, en los niños mayores, esta zona corresponde al interespacio L3-L4 como en los adultos. Por lo general, se recomienda el abordaje por la línea media; a menudo se utiliza una aguja espinal corta de calibre 22 o 25. La dosis correcta de anestesia local espinal debe calcularse y prepararse en una jeringa de insulina, ya que debe tenerse en cuenta la dosis total de anestésico local. Este volumen incluye el correspondiente al centro de la aguja. Los niños tienen ligamento amarillo suave. La duramadre puede no tener el tacto característico que tiene la duramadre de los adultos una vez que ha sido penetrada. Los fármacos anestésicos locales pueden administrarse lentamente una vez que el LCR claro sale de la aguja. Una vez inyectada la medicación, evite levantar las extremidades inferiores del niño y la posición de Trendelenburg, ya que esto puede provocar una anestesia espinal total. En los niños mayores de 2 años puede utilizarse la escala de Bromage para evaluar el bloqueo. Por ejemplo, si el paciente tiene movimiento libre de las rodillas y los pies, no hay bloqueo. Un bloqueo parcial dará lugar a un movimiento libre de los pies con una flexión aislada de las rodillas. Si el paciente es incapaz de flexionar las rodillas pero puede flexionar los pies, se trata de un bloqueo casi completo. Un bloqueo completo resulta en la incapacidad de mover los pies o las piernas. El pinchazo o la respuesta a los estímulos fríos pueden utilizarse para evaluar el bloqueo en los bebés. El anestesiólogo debe observar los cambios en la frecuencia y el patrón de ventilación para determinar el nivel de bloqueo. La tabla 24.9 recoge los efectos adversos de la anestesia espinal en los niños.

Bloqueos nerviosos periféricos en niños

Bloqueos de cabeza y cuello

Los bloqueos de cabeza y cuello son bloqueos nerviosos sensoriales que están aumentando su popularidad por su perfil de seguridad, sus efectos analgésicos posoperatorios y su facilidad de colocación.

Nervios supraorbital y supratroclear (división V1 del nervio trigémino)

El V1 del nervio trigémino (5o. nervio craneal) da lugar a los nervios supraorbitario, supratroclear y oftálmico. El V1 atraviesa el cráneo en la fisura orbital superior antes de dividirse en los nervios frontal, lagrimal y nasociliar. Los nervios supraorbitario y supratroclear son ramas del nervio frontal que pasan por las hendiduras supraorbitarias y supratrocleares. Estos nervios son responsables de la inervación del cuero cabelludo frontal, la frente, la parte superior medial del ojo y el puente nasal. Los bloqueos de los nervios supraorbitario y supratroclear están indicados para procedimientos en la región de la ceja y el párpado superior o cefálicos. Estos procedimientos incluyen la colocación de una derivación ventriculoperitoneal, la colocación de un depósito de Ommaya en neonatos, lesiones cutáneas del cuero cabelludo y procedimientos cutáneos en la línea media.

Tras la inducción, el foramen supraorbitario se localiza palpando la línea media del reborde orbitario. Esta localización se correlaciona con el punto medio de la pupila. La distancia del foramen infraorbitario desde la línea media es de unos 21 mm más 0.5 multiplicado por la edad en años. Limpie la piel. Haga avanzar la aguja a través de la piel hasta que entre en contacto con el hueso. Retire la aguja aproximadamente 1 mm y compruebe que la aspiración es negativa. A continuación, inyecte 0.5-2 mL de anestesia local (bupivacaína al 0.25% con epinefrina 1:200 000). Aplique presión en la zona para extender el anestésico local y evitar la formación de un hematoma. Aunque son raras, las complicaciones de este bloqueo son la inyección intravascular, el hematoma y el traumatismo del globo ocular.

Nervio infraorbitario (división V2 del nervio trigémino)

El nervio infraorbitario es una rama del nervio maxilar. Pasa por el agujero infraorbitario antes de dividirse en los nervios palpebral inferior, nasal externo y labial superior. El V2 suministra sensibilidad al párpado inferior y al suelo orbital, al labio superior, a la punta de la nariz y a una parte del tabique nasal. El bloqueo infraorbitario es útil para los pacientes que se someten a la reparación del labio leporino, la reparación del tabique nasal y la cirugía endoscópica de los senos paranasales.[10]

Se pueden utilizar dos técnicas diferentes para bloquear el nervio infraorbitario. La primera es el abordaje extraoral. El foramen infraorbitario se palpa en el suelo del reborde orbitario. Se avanza una aguja de calibre 27 a través de este foramen. Tras una aspiración negativa, se coloca hasta 1 mL de anestesia local en la zona. Tras retirar la aguja, se aplica presión durante 1 minuto.

La segunda técnica es el abordaje intramural. En el primer diente premolar, se hace avanzar una aguja a través de la mucosa bucal en dirección al agujero infraorbitario. Una curvatura de 70° en la aguja facilita el paso de la misma sobre la apófisis maxilar. Aspire antes de inyectar hasta 1 mL de anestesia local en la zona. Coloque un dedo externamente en el foramen infraorbitario para evitar la penetración del globo. La sensibilidad de esta zona estará adormecida durante varias horas. Por lo tanto, debe haber prevención para reducir el hecho de morderse el labio superior.

Nervio palatino mayor (V2)

La mucosa del paladar duro y las encías están inervadas por el nervio palatino mayor. Se trata de un bloqueo común para la reparación del paladar hendido. El nervio palatino mayor surge del ganglio pterigopalatino, pasa por el agujero palatino mayor y se encuentra en un surco del paladar duro. Tras la inducción, el paciente se coloca en posición supina con la necesidad en una posición neutra de la línea media. Un bloqueador de mordida mantiene la boca abierta. El foramen palatino es medial y anterior al primer molar. La aspiración y la inyección de 1 mL de anestesia local en la mucosa se realizan con una aguja de calibre 27.

V3 división mandibular del nervio trigémino

El V3 suministra sensibilidad a partes del cuero cabelludo temporoparietal, el labio inferior y la mandíbula inferior. El nervio mental sale del foramen mental a nivel de la línea media en línea con los forámenes supraorbitales e infraorbitales. Es el nervio más dirigido en los niños. Tras la inducción de la anestesia general, se dirige una aguja de calibre 27 a nivel del incisivo inferior hacia el foramen infraorbitario. Tras una aspiración negativa, se inyectan 1.7 mL. Para bloquear el cuero cabelludo lateral, se depositan 1-2 mL de anestesia local en el punto medio entre el pabellón auricular y el ángulo del ojo para bloquear el nervio auriculotemporal.

Nervio occipital mayor

La raíz cervical C2 genera el nervio occipital mayor. Este nervio inerva las porciones posteriores del cuero cabelludo. Este bloqueo es útil para la analgesia del cuero cabelludo para la cirugía de la fosa posterior y la neuralgia occipital crónica. Tras la inducción, este bloqueo nervioso se realiza palpando la protuberancia occipital. La arteria occipital discurre inferior y lateral a la protuberancia occipital. Una vez identificada la arteria mediante la palpación, se avanza una aguja de calibre 27 lateral a la arteria. Tras una aspiración negativa, se inyectan 1.5-2 mL de bupivacaína al 0.25% con epinefrina 1:200 000.

La ecografía también puede utilizarse para realizar un bloqueo del nervio occipital mayor. Se identifica la apófisis espinosa de la vértebra C1. Desplácese caudalmente para identificar la vértebra C2 bífida. Gire una sonda lineal 90° y explore lateralmente para identificar el nervio occipital mayor que discurre a lo largo del músculo oblicuo mayor. Con una aguja de calibre 27, aspire e inyecte 2 mL de solución anestésica local utilizando un enfoque en el plano.

Nervio auricular mayor (plexo cervical superficial)

El plexo cervical superficial inerva la zona auricular posterior, el cuero cabelludo lateral, la piel anterolateral del cuello y la glándula parótida. Se deriva de las raíces nerviosas C2-C4. A nivel del cricoides, envuelve el esternocleidomastoideo (ECM) y se divide en cuatro ramas: los nervios auricular mayor, occipital menor, supraclavicular y cervical transversal. El bloqueo del plexo cervical superficial proporciona analgesia para la otoplastia, la cirugía de tiroides, la cirugía de timpanomastoides y los procedimientos para la parte anterior del cuello. Tras la inducción, se traza una línea desde el tubérculo de Chassaignac en C6 hasta el borde posterior de la cabeza clavicular del ECM. Se avanza una aguja de calibre 27 con una curvatura de 60° a lo largo del borde posterior del ECM. Tras una aspiración negativa, se depositan hasta 3 mL de anestesia local (1-3 mL de bupivacaína al 0.25% con epinefrina 1:200 000). Este bloqueo puede ir acompañado del síndrome de Horner, que consiste en un tamaño desigual de las pupilas, caída de los párpados, elevación del párpado inferior y coloración clara del iris. Otras complicaciones que pueden surgir son la inyección intravascular, el bloqueo del plexo cervical profundo, la parálisis del nervio laríngeo recurrente, la parálisis unilateral del nervio frénico y el hematoma.[11]

Nervio de Arnold

La rama auricular del nervio vago es el nervio de Arnold. Suministra inervación sensorial a la mitad inferior de la membrana timpánica y al canal auditivo. Este bloqueo proporciona analgesia para la miringotomía. Tras la inducción, se inyectan 0.5-1 mL de anestesia local en el cartílago del tragus posterior.

Bloqueos pediátricos de las extremidades superiores

El plexo braquial suministra nervios de la extremidad superior. El plexo deriva de las ramas ventrales de C5-C8 y de parte de la rama ventral de T1. Para estos bloqueos debe emplearse la guía ecográfica. Pueden utilizarse con seguridad 0.5-1 mL/kg de bupivacaína o ropivacaína, así como dexmedetomidina para prolongar los bloqueos nerviosos. Los abordajes más comunes del plexo braquial en los niños son los bloqueos interescalénico, supraclavicular, infraclavicular y axilar. El bloqueo interescalénico rara vez se utiliza en niños pequeños debido a las limitadas indicaciones y a la mayor incidencia de complicaciones. Las complicaciones de los bloqueos de las extremidades superiores incluyen el hematoma, la inyección intraneural, la inyección intravascular y el neumotórax (con la excepción del bloqueo axilar).[12]

TABLA 24.9 COMPLICACIONES DE LA ANESTESIA ESPINAL EN NIÑOS

Hipotensión[a]	Bradicardia
CPPD[b]	Síntomas radiculares transitorios
Anestesia espinal total	

[a]La hipotensión es poco común en los niños. Sin embargo, si se necesita un bolo de líquido, pueden administrarse 10 mL/kg.
[b]Se utilizan 0.3 mL/kg de sangre para un parche sanguíneo epidural para la CPPD persistente en niños.

Bloqueo interescalénico

Este bloqueo proporciona una analgesia excelente para los niños mayores y los adolescentes que se someten a una operación de hombro y a una cirugía del húmero proximal y de los dos tercios laterales de la clavícula. La sonda de ultrasonidos se orienta en el plano transversal a nivel del cartílago cricoides en el borde lateral del músculo ECM. De forma alternativa, el haz de nervios puede localizarse en la vista supraclavicular y luego trazarse cranealmente hasta donde las raíces nerviosas C5, C6 y C7 se alinean como un "semáforo". Las complicaciones de este bloqueo son potencialmente mortales; incluyen el neumotórax, la inyección en la arteria vertebral y la inyección intratecal. Aunque la guía ecográfica reduce las complicaciones, un bloqueo interescalénico exitoso se asocia al síndrome de Horner, el bloqueo del nervio laríngeo recurrente y la parálisis hemidiafragmática.

Bloqueo supraclavicular

Los troncos y divisiones del plexo braquial están cubiertos por el bloqueo del nervio supraclavicular. El bloqueo del nervio supraclavicular está indicado para procedimientos quirúrgicos de la parte superior del brazo. Esta porción del plexo braquial se encuentra en la fosa supraclavicular lateral y superficial a la arteria subclavia. Observe que la primera costilla será inferior y medial al plexo braquial, y la pleura pulmonar suele estar a menos de 2 cm del plexo. Las complicaciones de este bloqueo incluyen el neumotórax, la inyección intraneural e intravascular.[11]

Bloqueo infraclavicular

El bloqueo del nervio infraclavicular bloquea el plexo braquial a nivel de los cordones. Es útil para los procedimientos quirúrgicos por debajo del codo. Los músculos pectoral mayor y pectoral menor se encuentran en la superficie de los cordones y discurren medial e inferiormente a la apófisis coracoides de la escápula. Los vasos axilares son profundos a los cordones. El cordón medial está entre la arteria y la vena axilares, y el cordón posterior discurre profundo a la arteria. Las complicaciones de este bloqueo nervioso son el neumotórax y la punción de estructuras vasculares.[12]

Bloqueos de las extremidades inferiores

Bloqueo femoral

El nervio femoral está formado por las ramas dorsales de L2-L4. Tras abandonar el plexo lumbar, discurre inferior al ligamento inguinal y superficial al músculo iliopsoas. Es lateral a la arteria y la vena femoral. Proporciona sensibilidad a la parte anterior y medial del muslo, y a partes de la articulación del fémur, la cadera y la rodilla. Por lo tanto, el bloqueo del nervio femoral es útil para proporcionar analgesia en las fracturas de cadera y fémur, las lesiones rotulianas y las de la parte anterior del muslo. Las complicaciones del bloqueo del nervio femoral incluyen la formación de hematomas, la inyección intravascular e intraneural y la infección.[13]

Bloqueo de la safena

El nervio safeno es una rama cutánea del nervio femoral. Suministra sensibilidad a la rodilla y a la parte media de la pierna. Si se bloquea proximalmente en el canal aductor, proporciona analgesia a la articulación de la rodilla. Si la safena se bloquea distalmente, proporciona analgesia a la parte inferior medial de la pierna.

Bloqueo ciático

El nervio ciático nace en el plexo sacro y está compuesto por fibras nerviosas de L4-S3. Un bloqueo del nervio ciático proporciona analgesia a la parte posterior del muslo, la parte inferior de la pierna y el pie. El nervio ciático puede bloquearse en la región subglútea y en el hueco poplíteo.

Las complicaciones del bloqueo del nervio ciático son las mismas que las del bloqueo del nervio femoral.

Bloques de tronco

Bloqueo del plano abdominal transversal (TAP, por sus siglas en inglés)

El bloqueo TAP proporciona analgesia a la pared abdominal anterior. El plano del transverso abdominal contiene raíces nerviosas toracolumbares y está situado entre las capas de los músculos oblicuo interno y transverso abdominal. El bloqueo TAP está indicado para el control del dolor posoperatorio de las incisiones abdominales. Las complicaciones del bloqueo TAP son la infección, la TSAL, la punción intestinal y la inyección intravascular.

Bloqueo del nervio ilioinguinal/iliohipogástrico

Este bloqueo proporciona una analgesia posoperatoria de la región inguinal y el escroto. Da un alivio superior del dolor tras la hidrocelectomía, la reparación de la hernia inguinal y la orquiopexia. Las complicaciones de este bloqueo nervioso incluyen la infección, el TSAL, la punción intestinal, la inyección intravascular y la parálisis del nervio femoral.

Bloqueo de la vaina del recto

La vaina del recto está formada por las aponeurosis de los músculos oblicuo externo, oblicuo interno y transverso del abdomen, y envuelve al músculo recto del abdomen con vainas anteriores y posteriores. Este bloqueo es útil para las incisiones abdominales de la línea media, como en la reparación de hernias umbilicales y los procedimientos laparoscópicos. Las complicaciones incluyen la infección, la TSAL, la punción intestinal y la inyección intravascular.[14]

REFERENCIAS

1. Suresh S, Schaldenbrand K, Wallis B, De Oliveira GS. Regional anaesthesia to improve pain outcomes in paediatric surgical patients: a qualitative systematic review of randomized controlled trials. *Br J Anaesth.* 2014;113(3):375-390.
2. Liu Y, Seipel C, Lopez ME, et al. A retrospective study of multimodal analgesic treatment after laparoscopic appendectomy in children. *Paediatr Anaesth.* 2013;23(12):1187-1192.
3. Ecoffey C, Lacroix F, Giaufré E, Orliaguet G, Courrèges P; Association des Anesthésistes Réanimateurs Pédiatriques d'Expression Française (ADARPEF). Epidemiology and morbidity of regional anesthesia in children: a follow-up one-year prospective survey of the French-Language Society of Paediatric Anaesthesiologists (ADARPEF). *Paediatr Anaesth.* 2010;20(12):1061-1069.
4. Giaufré E, Dalens B, Gombert A. Epidemiology and morbidity of regional anesthesia in children: a one-year prospective survey of the French-Language Society of Pediatric Anesthesiologists. *Anesth Analg.* 1996;83(5):904-912.
5. Suresh S, Long J, Birmingham PK, De Oliveira GS. Are caudal blocks for pain control safe in children? An analysis of 18,650 caudal blocks from the Pediatric Regional Anesthesia Network (PRAN) database. *Anesth Analg.* 2015;120(1):151-156.
6. Bosenberg A. Regional anaesthesia in children: an update. *South Afr J Anaesth Analg.* 2013;19(6):282-288.
7. Boretsky KR. Regional anesthesia in pediatrics: marching forward. *Curr Opin Anaesthesiol.* 2014;27(5):556-560.
8. Llewellyn N, Moriarty A. The national pediatric epidural audit. *Paediatr Anaesth.* 2007;17(6):520-533.
9. Richman JM, Liu SS, Courpas G, et al. Does continuous peripheral nerve block provide superior pain control to opioids? A meta-analysis. *Anesth Analg.* 2006;102(1):248-257.
10. Chiono J, Raux O, Bringuier S, et al. Bilateral suprazygomatic maxillary nerve block for cleft palate repair in children: a prospective, randomized, double-blind study versus placebo. *Anesthesiology.* 2014;120(6):1362-1369.
11. Kapral S, Krafft P, Eibenberger K, Fitzgerald R, Gosch M, Weinstabl C. Ultrasound-guided supraclavicular approach for regional anesthesia of the brachial plexus. *Anesth Analg.* 1994;78(3):507-513.
12. Marhofer P, Sitzwohl C, Greher M, Kapral S. Ultrasound guidance for infraclavicular brachial plexus anaesthesia in children. *Anaesthesia.* 2004;59(7):642-646.
13. Marhofer P, Harrop-Griffiths W, Willschke H, Kirchmair L. Fifteen years of ultrasound guidance in regional anaesthesia: part 2—Recent developments in block techniques. *Br J Anaesth.* 2010;104(6):673-683.
14. Kaye AD, Green JB, Davidson KS, et al. Newer nerve blocks in pediatric surgery. *Best Pract Res Clin Anaesthesiol.* 2019;33(4):447-463.

25

Consideraciones sobre el tratamiento del dolor agudo en el adulto mayor

Sarahbeth R. Howes, Tyson Hamilton, Elyse M. Cornett y Alan David Kaye

Introducción

Muchos tratamientos para el dolor crónico en el adulto mayor no están bien estudiados en relación con las limitaciones de esta población de pacientes. Estas incluyen el estigma de la sociedad al asumir que el dolor es parte del envejecimiento, la población de pacientes frágiles con presumiblemente múltiples comorbilidades y la polifarmacia asociada al tratamiento de las comorbilidades.[1,2] No obstante, el dolor se registra en 60% de los pacientes geriátricos independientes y en 80% de los dependientes de larga duración.[3] A pesar de su elevada incidencia en los ancianos, lo más probable es que el dolor no se comunique lo suficiente entre la suposición de que está relacionado con el envejecimiento, las barreras de comunicación en los exámenes entre paciente y médico o las evaluaciones entre proveedor y personal, el dolor mal identificado que se atribuye a otra comorbilidad preexistente, el deterioro cognitivo, la ansiedad del paciente para comunicar el dolor ya que puede reflejar la progresión de la enfermedad actual y preexistente o el miedo a la adicción a los medicamentos prescritos, y el miedo del médico a recetar debido a la polifarmacia.[1-4]

Las directrices actuales de la Organización Mundial de la Salud (OMS) para el tratamiento del dolor incluyen un enfoque gradual, comenzando con no opioides para el dolor leve, añadiendo un opioide débil para el dolor moderado a grave, o sustituyéndolo por un opioide potente si no se consigue el alivio del dolor, clasificándolo como grave.[3,5] El dolor en la población geriátrica puede considerarse de dos maneras: relacionado con el cáncer y no relacionado con el cáncer.[3] El uso de opioides es eficaz para el dolor relacionado con el cáncer; sin embargo, las opciones de tratamiento del dolor no relacionado con el cáncer son escasas.[3] El dolor geriátrico no relacionado con el cáncer se identifica sobre todo con el dolor artrítico, como la artrosis y la artritis reumatoide.[3] Además, la neuralgia posherpética (NPH) y el dolor crónico inducido por enfermedades sistémicas son también causas comunes.[1,3] La fisiopatología que subyace al dolor producido por cada una de estas afecciones es diferente, pero las opciones para tratar el dolor siguen siendo las mismas.

Además de las diferentes modalidades de dolor, existen varias limitaciones de los pacientes de edad avanzada. La farmacodinámica y la farmacocinética en el adulto mayor están muy investigadas, y muestran cómo el envejecimiento afecta la capacidad de metabolizar los medicamentos analgésicos comunes.[1] Dada la prevalencia de la diabetes y las afecciones cardiacas, es difícil combatir el tratamiento del dolor con los medicamentos actuales, como los antiinflamatorios no esteroideos (AINE), que se asocian a complicaciones cardiovasculares y renales.[1] Por no hablar del aumento global de la depresión y la demencia en este grupo de edad, cuyas vías neuronales recién se han identificado como superpuestas a las vías neuronales del dolor.[6]

Las pruebas demuestran que existe una relación entre el dolor crónico y las perspectivas de manejo del paciente, especialmente si esas perspectivas son sombrías.[1] Por ejemplo, un estudio demostró que los pacientes que recibían una artroscopia total de rodilla (ATR) y se sometían a un taller perioperatorio de Terapia de Aceptación y Compromiso (TAC) disminuían el uso de opioides y lograban aliviar el dolor más rápido que el grupo de control que realizaba el tratamiento tradicional estándar.[7] La

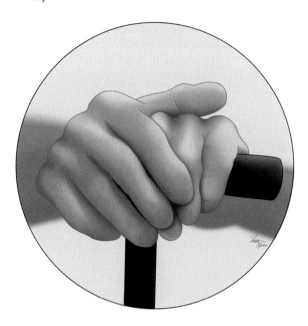

FIGURA 25.1 Paciente de edad avanzada utilizando el apoyo físico de un bastón debido a un dolor incontrolado. (Dibujo de Rachel Glenn, ilustradora médica).

educación y el ejercicio en grupo no son inferiores a la terapia cognitiva funcional individualizada en la reducción del dolor.[8] Las directrices internacionales actuales para el dolor lumbar crónico (DLC) sugieren la terapia psicológica además del ejercicio.[9] Con esta evidencia, el dolor geriátrico se alivia mejor cuando se utiliza un enfoque multimodal y biopsicosocial[1,8,10] (fig. 25.1).

Tratamiento/manejo

Básicos importantes: historia clínica y examen físico adecuados

El manejo del tratamiento debe comenzar con una historia clínica y un examen físico adecuados para identificar y caracterizar mejor el tipo de dolor que aqueja al paciente. La falta de conocimientos sobre cómo evaluar el dolor en los adultos mayores, en especial en aquellos que dependen de la comunicación entre el personal y el proveedor de servicios sanitarios debido a las residencias asistidas o los centros de cuidados de larga duración, puede ser un gran obstáculo para evaluar de forma correcta el tipo de dolor.[4] La probabilidad de que este dolor sea consecuencia de afecciones comórbidas actuales o de cirugías previas es alta.[1] Es importante un historial auténtico del paciente a la hora de considerar las opciones de tratamiento farmacológico, que se verán limitadas por otras afecciones médicas y las posibles interacciones de los medicamentos. Un examen físico de buena calidad proporciona antecedentes a la hora de considerar las funciones de otros equipos de tratamiento, como la fisioterapia, la terapia ocupacional, la intervención psicológica o las terapias intervencionistas. A partir de ahí, el médico puede identificar la actitud del paciente respecto al dolor y alinear las opciones de tratamiento con los objetivos de la atención.

Manejo no farmacológico

Al considerar la rehabilitación, es importante entender que los programas de rehabilitación se utilizan con el objetivo de restaurar la función; sin embargo, si la restauración es poco probable, el tratamiento puede centrarse en mejorar la discapacidad del paciente.[1] Por ejemplo, es bien sabido por estudios que se remontan a la década de 1990 que los ejercicios de entrenamiento de fuerza pueden mejorar el dolor y la movilidad en pacientes con osteoartritis.[1] Es más probable que los pacientes debidamente educados y supervisados se adhieran al entrenamiento recomendado, y el estímulo y los ejercicios en grupo aumentan las interacciones sociales positivas y la esperanza general de una posible resolución del dolor.[1] La fisioterapia ha demostrado bloquear la transducción de las señales de dolor desde el sistema nervioso periférico al sistema nervioso central (SNC).[1] Los proveedores de servicios sanitarios deben contemplar estas modalidades de tratamiento no farmacológicas y de menor riesgo y considerar su capacidad para complementar la regresión del dolor mediante un enfoque biopsicosocial, quizás incluso antes de pensar en opciones farmacológicas más arriesgadas.

Manejo farmacológico

A nivel fisiológico, el dolor comienza como una señal en el sistema nervioso periférico y se transduce finalmente al SNC.[1] Este proceso implica una cadena de señales antes de llegar al SNC. Su estímulo de activación individualizado destaca la importancia de identificar de manera correcta el tipo de dolor. Las opciones de tratamiento farmacológico que se discuten seguirán el enfoque escalonado que hoy día aconseja la OMS.

Dolor leve: manejo sin opioides
Paracetamol
El paracetamol es el agente de primera línea recomendado para el dolor leve. Aunque su mecanismo de acción no se conoce del todo, se acepta que el paracetamol actúa tanto a nivel central como periférico.[5] A nivel central se cree que el paracetamol inhibe el dolor al estimular las vías serotoninérgicas descendentes.[5] Molecularmente se piensa que actúa de forma específica en el sitio de la peroxidasa de la enzima bifuncional prostaglandina H sintasa (PGSH, por sus siglas en inglés), la ciclooxigenasa (COX).[5] De este modo, la alteración enzimática da lugar a la inhibición periférica de la COX.[5]

El paracetamol es en particular útil en el tratamiento del dolor musculoesquelético y tiene un buen perfil de seguridad (alta calidad de la evidencia, recomendación fuerte).[10]

A diferencia de los opioides, el paracetamol tiene un efecto techo; sin embargo, se ha comprobado que hasta 4 g del fármaco no dan lugar a evidencias de disfunción hepática o a un fallo total.[3] Entre las consideraciones importantes para su uso se incluye el reconocimiento de que el paracetamol, como la mayoría de los fármacos, es metabolizado por el hígado. Se reconoce que un hígado envejecido puede retrasar la eliminación de los fármacos.[10] Cabe destacar que el uso del paracetamol es una contraindicación absoluta en pacientes con insuficiencia hepática.[10]

A diferencia de los AINE, el paracetamol no tiene propiedades antiinflamatorias; actúa de forma estricta como analgésico y antipirético.[3,5] Esta desventaja es perjudicial, ya que las principales afecciones geriátricas no cancerígenas en los ancianos son las enfermedades inflamatorias artríticas como la artrosis y la artritis reumatoide.[11] Otras investigaciones también sugieren que el dolor inflamatorio no controlado puede dar lugar a un ciclo de dolor debido a la inflamación neurogénica inducida. La lesión directa de los tejidos, como se observa en las enfermedades de "desgaste" como la artrosis, da lugar a mediadores de la inflamación mediante la conversión del ácido araquidónico en prostaglandinas y la estimulación de los nociceptores que transmite el cerebro al SNC.[3,12]

AINE
Los antiinflamatorios no esteroideos (AINE) pueden utilizarse de forma adicional o independiente del paracetamol. Estos inhiben la conversión del ácido araquidónico en prostaglandina H_2 (PGH2), al inhibir la PGHS (COX). Así, impiden el desarrollo de la COX y la síntesis de prostaglandinas (serie D), prostaciclina y tromboxanos.[5] Este mecanismo de acción es la razón por la que los AINE se caracterizan como fármacos analgésicos, antipiréticos y antiinflamatorios.[5]

El uso de AINE en los ancianos está limitado en relación con sus efectos secundarios no deseados. Dichos efectos varían en función de la especificidad de los AINE. Dado que la COX tiene dos isoenzimas, la COX-1 (PGHS-1) y la COX-2 (PGHS-2), los AINE pueden clasificarse como no selectivos o selectivos.[1,5] Los AINE no selectivos inhiben tanto la COX-1 como la COX-2, mientras que los selectivos inhiben la COX-2. Ambos se asocian a riesgos cardiovasculares, toxicidad renal y efectos secundarios gastrointestinales que van desde dispepsia leve, náusea y diarrea, hasta el daño grave de la mucosa del tracto gastrointestinal, asociado a un aumento de la morbilidad y la mortalidad.[1] Los AINE selectivos de la COX-2 pueden disminuir la incidencia de los efectos secundarios GI no deseados.[1]

Dolor moderado: manejo sin opioides + opioide débil
Faltan pruebas clínicas sobre qué opioide sería más seguro, eficaz y tolerable además del uso de paracetamol en cumplimiento del enfoque escalonado de la OMS debido a la falta de ECA con

pacientes de edad avanzada.[2] Esta falta de pruebas respalda aún más la importancia del juicio clínico del médico.[2] El uso de opioides en los ancianos es a veces evitado por los clínicos debido a la creencia errónea de aumentar el delirio.[3] Múltiples estudios han contrarrestado esa creencia errónea demostrando que, de hecho, el dolor infratratado empeora el delirio en los ancianos o en realidad aumenta el deterioro cognitivo.[3,6,13] La investigación también sostiene que el dolor crónico puede ser un factor de riesgo atribuible a la muerte prematura.[13] Por ello, los opioides se recomiendan para el dolor moderado o grave o para aquel que reduce la calidad de vida.[10]

Se consideran opioides débiles la codeína, la dihidrocodeína, el tramadol y el tapentadol.[1,2,14] Los opioides débiles utilizados en combinación con el paracetamol incluyen la hidrocodona, el propoxifeno y la oxicodona.[10] Las directrices internacionales reconocen la morfina o la oxicodona en dosis bajas para el escalón II de la OMS.[15]

Codeína

La codeína es un opioide de acción débil y está menos asociada a las fracturas de cadera en comparación con el tramadol.[16]

Dihidrocodeína

La dihidrocodeína es un derivado de la codeína, con efectos analgésicos similares a la codeína, si no dos veces más potentes que la codeína y el tramadol, aunque los datos de las investigaciones son limitados.[17,18]

Tramadol

El tramadol es un opioide débil y hay una escasez de estudios realizados en pacientes de edad avanzada. Tiene ventajas sobre los AINE, ya que su riesgo percibido de efectos secundarios cardiovasculares y gastrointestinales es menor.[16] También tiene ventajas sobre los opioides más potentes, ya que tiene un menor riesgo de depresión respiratoria.[16] Los efectos secundarios conocidos implican la reducción del umbral de las convulsiones en los pacientes que utilizan otros fármacos serotoninérgicos o un historial de convulsiones.[1] Los estudios sugieren una correlación entre el tramadol y un mayor riesgo de caídas. Sin embargo, la investigación es limitada.[16]

Tapentadol

El tapentadol es un opioide débil más reciente, cuyas ventajas muestran unos metabolitos activos analgésicos insignificantes y unos efectos secundarios GI menores. Sin embargo, las investigaciones actuales publicadas revelan ensayos mal realizados sin pruebas significativas que respalden su uso frente a otros opioides bien estudiados.[2]

Hidrocodona

La hidrocodona se metaboliza en dos metabolitos: hidromorfona y dihidrocodeína.[19] El uso de la hidrocodona es limitado dada su combinación con el paracetamol, y la dosis máxima de paracetamol recomendada es de 4 g/día.[20] Sin embargo, a partir de 2014, la FDA restringió cada dosis de hidrocodona a un máximo de 325 mg de paracetamol por dosis.[21]

Propoxifeno (dextropropoxifeno)

Los efectos secundarios significativos en los ancianos llevaron a su retirada del mercado dado que no cambiaron el tratamiento del dolor crónico en la población geriátrica.[2]

Oxicodona

La oxicodona oral se tituló para evaluar la seguridad del uso de dosis más pequeñas cuando se preferían (actúan como un opioide más débil) y se consideraban satisfactorias en pacientes con dificultades para tragar o cuyo riesgo general de sobredosis accidental era mayor.[1]

Morfina

La morfina en dosis bajas se reconoce como una posible implicación en el tratamiento del dolor moderado.[15] Se ha observado que la morfina líquida reduce el dolor no relacionado con el cáncer en pacientes con una edad media de 75 años.[2] La morfina se metaboliza en un producto activo, el 6-glucurónido de morfina, por lo que debe evaluarse la reducción de la función renal en un paciente de edad avanzada. Es necesario realizar más investigaciones.

Dolor grave: manejo no opioide + opioide potente

Los complementos preferidos basados en la evidencia para la terapia con opioides del tercer escalón son la morfina, el fentanilo, la oxicodona y la buprenorfina.[2] Un estudio que evaluó el uso de opioides a largo plazo mostró una mejora en el compromiso social y el estado funcional de los habitantes de residencias de ancianos.[1] El dolor, en concreto el dolor crónico que limita en gran medida la calidad de vida, se asocia a un mayor riesgo de depresión.[13] Está demostrado que la mejora del tratamiento del dolor mejora el sueño, lo que implica que el dolor, el sueño y la depresión en los pacientes de residencias de ancianos pueden resolverse con un tratamiento adecuado del dolor.[6]

Fentanilo

Se trata de un opioide sintético de acción corta que es eficaz tanto para el dolor relacionado con el cáncer como para el dolor crónico. Desde 2011, el fentanilo intranasal fue aprobado para el dolor irruptivo agudo en pacientes con cáncer.[22] En un estudio que comparó el fentanilo transmucoso oral con el intranasal en pacientes con cáncer, el fentanilo intranasal fue superior.[2] En un estudio abierto que comparaba el fentanilo intranasal con la hidromorfona intravenosa, el fentanilo intranasal era muy probablemente no inferior a la hidromorfona intravenosa.[22] El fentanilo intranasal es de acción rápida y, por lo tanto, supone un alivio más rápido del dolor en los pacientes con cáncer que acuden al servicio de urgencias con dolor agudo.[22] Esta población de pacientes también fue aleatoria e incluyó a adultos > 65 años.[22]

Buprenorfina

En fechas recientes se ha explorado la buprenorfina transdérmica y se ha comprobado que beneficia más a los pacientes > 65 años que a los más jóvenes.[1] Es un agonista parcial con acción antagonista kappa. Además, se exploró la buprenorfina en pacientes con comorbilidades crónicas y los parches transdérmicos se consideraron satisfactorios y eficaces para aliviar su dolor.[2] La facilidad de uso de esta medicación demostró un aumento del cumplimiento por parte de los pacientes y se asoció a una disminución del riesgo de toxicidades con la aplicación convencional.[2] Otra ventaja añadida del sistema transdérmico (STD) de buprenorfina es que no requiere ajustes por insuficiencia renal debido a su aclaramiento hepático. Un efecto secundario observado entre los pacientes con depresión que utilizan el STD fue el empeoramiento de los síntomas depresivos, lo que provocó que 52% de ellos se retirara del estudio en comparación con el paracetamol.[23] En un ensayo aleatorio controlado con placebo, los pacientes de residencias de ancianos con demencia avanzada que utilizaban STD se retiraron en relación con el aumento de los acontecimientos adversos psiquiátricos y neurológicos.[23] El mismo estudio también mostró una disminución de las actividades diurnas durante la primera semana de uso del STD en pacientes con demencia avanzada.[23] La buprenorfina es el único opioide que demuestra un efecto techo para la depresión respiratoria.

Uso de opioides en el dolor del cáncer

Los criterios de selección de los analgésicos para el tratamiento del dolor en los ancianos incluyen, entre otros, la eficacia general, el perfil general de efectos secundarios, el inicio de la acción, las interacciones farmacológicas, el potencial de abuso y cuestiones prácticas, como el costo y la disponibilidad del fármaco, y la gravedad y el tipo de dolor (nociceptivo, agudo/crónico, etc.). En un momento dado, el orden de elección en el proceso de toma de decisiones puede cambiar. Este consenso se apoya en la literatura basada en la evidencia (no se incluyen los datos ampliados y no se contemplan los opioides crónicos de liberación prolongada). Hay varios factores que impulsan la prescripción de medicamentos, entre ellos la disponibilidad del compuesto y el costo, que puede ser, en ocasiones, el principal factor impulsor. La formulación transdérmica de la buprenorfina está disponible en la mayoría de los países europeos, sobre todo en aquellos con un elevado consumo de opioides, excepto en Francia; sin embargo, la disponibilidad de la formulación sublingual de la buprenorfina en Europa es limitada, ya que solo se comercializa en unos pocos países, entre ellos Alemania y Bélgica. El parche de opioides es experimental en la actualidad en Estados Unidos y la formulación sublingual tiene restricciones de dispensación, por lo que su uso es limitado. Es evidente que la pirámide de población se ha invertido. A nivel mundial, va a haber una población mayor que necesitará cuidados en el futuro. Esta población mayor tiene expectativas en la vida, en el sentido de que un jubilado ya no es un individuo que disminuye sus actividades de estilo de vida.

Los "baby boomers" de 60 y 70 años son "baby zoomers"; quieren tener un estilo de vida activo y funcional. Están dispuestos a hacer concesiones en cuanto a las opciones de tratamiento y entienden que pueden experimentar dolor, siempre que puedan tener una mayor calidad de vida y funcionalidad. Por lo tanto, hay que tener muy en cuenta las comorbilidades —incluyendo el dolor oncológico y no oncológico, la osteoartritis, la artritis reumatoide y la NPH— y el estado funcional del paciente al abordar el dolor en los ancianos. Los opioides del escalón III de la OMS son el pilar del tratamiento del dolor en los pacientes con cáncer, y la morfina ha sido la más utilizada durante décadas. En general, existen datos de alto nivel de evidencia (Ib o IIb), aunque muchos estudios han incluido a pocos pacientes. Basándose en estos estudios, todos los opioides se consideran eficaces en el tratamiento del dolor oncológico (aunque algunas partes del dolor oncológico no son sensibles a los opioides o solo lo son parcialmente), pero no se dispone de estudios específicos bien diseñados en el paciente oncológico anciano. De los dos opioides que están disponibles en formulación transdérmica, por ejemplo, el fentanilo y la buprenorfina, el fentanilo es el más investigado, pero según los datos publicados, ambos parecen ser eficaces, con baja toxicidad y buenos perfiles de tolerabilidad, en especial a dosis bajas. El uso de opioides en el dolor no relacionado con el cáncer: cada vez hay más pruebas de que los opioides son eficaces en el dolor no relacionado con el cáncer (los datos sobre el tratamiento son en su mayoría de nivel Ib o IIb), pero es necesario ajustar la dosis de forma individual y tener en cuenta los respectivos perfiles de tolerabilidad. Una vez más, no se han realizado estudios específicos en ancianos, pero puede concluirse que los opioides han demostrado su eficacia en el dolor no canceroso, que a menudo se debe a enfermedades típicas de la población anciana. Cuando no está claro qué fármacos y qué regímenes son superiores en términos de mantenimiento de la eficacia analgésica, debe elegirse el fármaco adecuado basándose en consideraciones de seguridad y tolerabilidad. La medicina basada en la evidencia, que se ha incorporado a las guías de la mejor práctica clínica, debería servir de base para los procesos de toma de decisiones en la atención al paciente; sin embargo, en la práctica, el arte de la medicina se hace realidad cuando individualizamos la atención al paciente. De este modo se consigue un equilibrio entre la medicina basada en la evidencia y la experiencia anecdótica. Tanto las recomendaciones basadas en hechos como la opinión de los expertos tienen un valor a la hora de aplicar las directrices en la práctica clínica. El uso de opioides en el dolor neuropático: el papel de los opioides en el dolor neuropático ha sido objeto de debate en el pasado, pero hoy en día está cada vez más aceptado; sin embargo, a menudo se necesitan dosis de opioides más altas para el dolor neuropático que para el dolor nociceptivo. La mayoría de los datos sobre el tratamiento son de nivel II o III y sugiere que la incorporación de opioides en una fase más temprana podría ser beneficiosa. La buprenorfina muestra un beneficio claro en la mejora de los síntomas del dolor neuropático, lo que se considera un resultado de su perfil farmacológico específico. El uso de opioides en pacientes de edad avanzada con deterioro de la función hepática y renal: el deterioro funcional de los órganos excretores es frecuente en los ancianos, en especial en lo que respecta a la función renal. Para todos los opioides, excepto la buprenorfina, la vida media del fármaco activo y de los metabolitos aumenta en los ancianos y en los pacientes con disfunción renal. Por lo tanto, se recomienda que, excepto en el caso de la buprenorfina, se reduzcan las dosis, se utilice un intervalo más largo entre las dosis y se controle el aclaramiento de creatinina. Así pues, la buprenorfina parece ser la opción de primera línea para el tratamiento con opioides en los ancianos. Opioides y depresión respiratoria: la depresión respiratoria es una amenaza importante para los pacientes tratados con opioides con una afección pulmonar subyacente o que reciben fármacos concomitantes del SNC asociados a la hipoventilación. No todos los opioides muestran los mismos efectos sobre la depresión respiratoria: la buprenorfina es el único opioide que demuestra un techo de depresión respiratoria cuando se utiliza sin otros depresores del SNC. Las diferentes características de los opioides en cuanto a los efectos respiratorios deben tenerse en cuenta al tratar a pacientes con riesgo de sufrir problemas respiratorios, por lo que debe mantenerse una dosificación cuidadosa. Opioides e inmunosupresión: la edad está relacionada con un declive gradual del sistema inmunitario: la inmunosenescencia, que se asocia a un aumento de la morbilidad y la mortalidad por enfermedades infecciosas, enfermedades autoinmunes y la progresión del cáncer, así como con una menor eficacia de la inmunoterapia, como la vacunación. La relevancia clínica de los efectos inmunosupresores de los opioides en los ancianos no se conoce del todo; sin embargo, hay datos significativos de que los opioides suprimen las células asesinas naturales y el propio dolor también puede causar inmunosupresión. Siempre que pueda conseguirse una analgesia adecuada sin que se produzcan efectos adversos significativos, deberían utilizarse opioides con características inmunosupresoras mínimas en los ancianos. Los efectos inmunosupresores de la mayoría de los opioides están mal descritos, y este es uno de los problemas a la hora de evaluar el verdadero efecto del espectro de opioides, pero hay algunos indicios de que dosis más altas de opioides se correlacionan con mayores efectos inmunosupresores. Teniendo en cuenta las limitadas pruebas disponibles de los trabajos preclínicos y clínicos, la buprenorfina puede recomendarse, mientras que la morfina y el fentanilo no. Perfil de seguridad y tolerabilidad de los opioides: el perfil de eventos adversos varía mucho entre los opioides. Como las consecuencias de los acontecimientos adversos en los ancianos pueden ser graves, deben utilizarse agentes que tengan un buen perfil de tolerabilidad (en especial en lo que respecta a los efectos en el SNC y gastrointestinales) y que sean lo más seguros posible en caso de sobredosis, en particular en lo que respecta a los efectos en la respiración. La titulación lenta de la dosis ayuda a reducir la incidencia de los típicos efectos adversos iniciales, como náusea y vómito. Los preparados de liberación sostenida, incluidas las formulaciones transdérmicas, aumentan el cumplimiento del paciente.

Terapia adyuvante

La escalera de tres pasos para el tratamiento del dolor recomendada por la OMS fomenta el uso de la terapia adyuvante en los tres niveles. Esto es importante de reconocer, ya que reitera la importancia de un enfoque multimodal y biosocial para el tratamiento del dolor. Varios estudios mencionados aportan pruebas de la relación entre el dolor, la depresión, la demencia y el sueño. Así, se destaca la importancia de una historia clínica y un examen físico adecuados para identificar todas las condiciones comórbidas que podrían estar empeorando las condiciones de dolor.[1,4,6,13,23] La terapia emergente eficaz que ha demostrado mejorar el dolor en el adulto mayor consiste en ATC, ISRS, IRSN, gabapentina, relajantes musculares, memantina y naltrexona en dosis bajas.[1,2,10] Se aconseja utilizar todos estos coadyuvantes con precaución, ya que cada uno tiene sus propios efectos secundarios en la población geriátrica. El objetivo de esta sección es enfatizar aún más el enfoque multimodal y biopsicosocial para el tratamiento del dolor en los ancianos, reconociendo que todos los fármacos son únicos para el individuo.[3,6,8,10]

Conclusión

El dolor en los ancianos es un tema complicado, pero tiene profundas implicaciones en la calidad de vida y la funcionalidad de estas personas. Sin un tratamiento adecuado del dolor, los pacientes suelen presentar una serie de comorbilidades diferentes, además de una independencia limitada. El tratamiento del dolor agudo en los pacientes ancianos requiere que los profesionales tengan en cuenta las barreras y los retos únicos que pueden presentarse. Los pacientes de edad avanzada a menudo tienen problemas en el SNC, el hígado, los riñones y otras barreras físicas que impiden una evaluación y un tratamiento eficaces, pero también con frecuencia tienen otros retos como la polifarmacia, los cambios en la percepción del dolor y otros cambios farmacocinéticos. Por lo tanto, en estos pacientes, la técnica de evaluación del dolor puede requerir una modificación, o pueden ser necesarios agentes alternativos en su tratamiento. Con una comprensión adecuada de estos retos, los profesionales pueden ayudar a lograr un mejor control sobre todo con el uso apropiado de las modalidades de tratamiento y utilizando un enfoque cuidadoso y multidisciplinario para el manejo.

REFERENCIAS

1. Schwan J, Sclafani J, Tawfik VL. Chronic pain management in the elderly. *Anesthesiol Clin.* 2019;37(3):547-560.
2. Prostran M, Vujović KS, Vučković S, et al. Pharmacotherapy of pain in the older population: the place of opioids. *Front Aging Neurosci* [Internet]. 2016[citado el 29 de abril de 2021];8:144. https://www.ncbi.nlm.nih.gov/pmc/articles/PMC4909762/

3. Borsheski R, Johnson QL. Pain management in the geriatric population. *Mo Med.* 2014;111(6):508-511.

4. Resnick B, Boltz M, Galik E, et al. Pain assessment, management and impact among older adults in assisted living. *Pain Manag Nurs Off J Am Soc Pain Manag Nurses.* 2019;20(3):192-197.

5. Jóźwiak-Bebenista M, Nowak JZ. Paracetamol: mechanism of action, applications and safety concern. *Acta Pol Pharm.* 2014;71(1):11-23.

6. Blytt KM, Bjorvatn B, Husebo B, Flo E. Effects of pain treatment on sleep in nursing home patients with dementia and depression: a multicenter placebo-controlled randomized clinical trial. *Int J Geriatr Psychiatry.* 2018;33(4):663-670.

7. Dindo L, Zimmerman MB, Hadlandsmyth K, et al. Acceptance and commitment therapy for prevention of chronic post-surgical pain and opioid use in at-risk veterans: a pilot randomized controlled study. *J Pain Off J Am Pain Soc.* 2018;19(10):1211-1221.

8. O'Keeffe M, O'Sullivan P, Purtill H, Bargary N, O'Sullivan K. Cognitive functional therapy compared with a group-based exercise and education intervention for chronic low back pain: a multicentre randomised controlled trial (RCT). *Br J Sports Med.* 2020;54(13):782-789.

9. Recommendations | Low back pain and sciatica in over 16s: assessment and management | Guidance | NICE [Internet]. NICE; [citado el 3 de mayo de 2021]. https://www.nice.org.uk/guidance/ng59/chapter/ Recommendations#non-invasive-treatments-for-low-back-pain-and-sciatica

10. Kaye AD, Baluch A, Scott JT. Pain management in the elderly population: a review. *Ochsner J.* 2010;10(3):9.

11. Berenbaum F. Osteoarthritis as an inflammatory disease (osteoarthritis is not osteoarthrosis!). *Osteoarthritis Cartilage.* 2013;21(1):16-21.

12. Matsuda M, Huh Y, Ji R-R. Roles of inflammation, neurogenic inflammation, and neuroinflammation in pain. *J Anesth.* 2019;33(1):131-139.

13. Domenichiello AF, Ramsden CE. The silent epidemic of chronic pain in older adults. *Prog Neuropsychopharmacol Biol Psychiatry.* 2019;93:284-290.

14. Pharmacological management of chronic pain—BPJ 16 September 2008 [Internet]. [Citado el 3 de mayo de 2021]. https://bpac.org.nz/BPJ/2008/September/ chronic.aspx

15. Luppi M. Randomized trial of low-dose morphine versus weak opioids in moderate cancer pain. [Citado el 3 de mayo de 2021]. https://core.ac.uk/reader/54012989?utm_ source=linkout

16. Wei J, Lane NE, Bolster MB, et al. Association of tramadol use with risk of hip fracture. *J Bone Miner Res.* 2020;35(4):631-640.

17. Leppert W, Woroń J. Dihydrocodeine: safety concerns. *Expert Rev Clin Pharmacol.* 2016;9(1):9-12.

18. Leppert W. Dihydrocodeine as an opioid analgesic for the treatment of moderate to severe chronic pain. *Curr Drug Metab.* 2010;11(6):494-506.

19. Cone EJ, Heltsley R, Black DL, Mitchell JM, Lodico CP, Flegel RR. Prescription opioids. II. Metabolism and excretion patterns of hydrocodone in urine following controlled single-dose administration. *J Anal Toxicol.* 2013;37(8):486-494.

20. American Geriatrics Society Panel on the Pharmacological Management of Persistent Pain in Older Persons. Pharmacological management of persistent pain in older persons: pharmacological management of persistent pain in older persons. *J Am Geriatr Soc.* 2009;57(8):1331-1346.

21. Manchikanti L, Atluri S, Kaye AM, Kaye AD. Hydrocodone bitartrate for chronic pain. *Drugs Today Barc Spain 1998.* 2015;51(7):415-427.

22. Banala SR, Khattab OK, Page VD, Warneke CL, Todd KH, Yeung S-CJ. Intranasal fentanyl spray versus intravenous opioids for the treatment of severe pain in patients with cancer in the emergency department setting: a randomized controlled trial. *PLoS ONE [Internet].* 2020 Jul 10 [citado el 3 de mayo de 2021];15(7). https://www.ncbi.nlm.nih.gov/pmc/ articles/PMC7351205/

23. Erdal A, Flo E, Aarsland D, et al. Tolerability of buprenorphine transdermal system in nursing home patients with advanced dementia: a randomized, placebo-controlled trial (DEP.PAIN.DEM). *Clin Interv Aging.* 2018;13:935-946.

26

Paciente embarazada

Kelly S. Davidson y Carmen Labrie-Brown

Introducción

Las pacientes embarazadas son una población única que, por una serie de razones, requiere una consideración especial en lo que respecta al tratamiento del dolor. Al abordar dicho tratamiento en la parturienta, hay que tener en cuenta el efecto que la medicación tendrá sobre la madre, el feto y el embarazo. Los cambios fisiológicos que se producen durante el embarazo pueden causar a la paciente dolor antes del inicio del parto. El dolor suele ser de naturaleza musculoesquelética y secundario al estiramiento y crecimiento del cuerpo para acomodar al feto en desarrollo.[1]

Se sabe que el parto en sí es una experiencia dolorosa; sin embargo, cada mujer lo experimenta de forma diferente debido a una multitud de cuestiones que incluyen factores culturales, sociales, psicológicos y fisiológicos.[2] Por lo tanto, el enfoque del tratamiento del dolor durante el parto debe ser individualizado en función de los deseos y expectativas de cada paciente para su experiencia de parto. Para muchas mujeres, el parto es el dolor más intenso que experimentarán en toda su vida.[3] En este capítulo, hablaremos de la seguridad y la eficacia de una variedad de técnicas de tratamiento del dolor disponibles para las pacientes embarazadas, que van desde las terapias no farmacológicas hasta la anestesia neuraxial, y de cómo individualizar el plan de tratamiento del dolor.

Causas comunes de dolor en las pacientes embarazadas

Dolor en los ligamentos y en la pared abdominal

El dolor abdominal puede ser un síntoma preocupante que anuncia un aborto espontáneo, en especial si va acompañado de una hemorragia vaginal y, por lo tanto, debe dar lugar a una rápida evaluación por parte de un obstetra. Otras causas de dolor abdominal son el resultado de un rápido estiramiento y de la formación de un hematoma en el ligamento redondo que provoca dolor y sensibilidad que se irradia al tubérculo púbico. El estiramiento rápido del músculo recto abdominal puede dar lugar a un hematoma dentro de la vaina del recto que produce dolor en la pared abdominal que se agrava con la flexión de los músculos abdominales. Ambas afecciones se tratan con calor localizado y, si son graves, con analgésicos orales de cuya seguridad hablaremos más adelante en el capítulo.[1]

Lumbalgia y dolor de la cintura pélvica

El dolor lumbar o lumbalgia es una de las quejas más comunes de las mujeres embarazadas y está causado por una combinación de aumento de peso, predominantemente en la región abdominal, y un incremento de las hormonas del embarazo como la relaxina, la progesterona y el estrógeno, que contribuyen a la laxitud articular. El aumento de peso provoca un incremento de la carga axial, la inclinación de la pelvis con la hiperlordosis resultante, y el estiramiento y debilitamiento de los músculos abdominales, todo lo cual puede culminar provocando lumbalgia y dolor de la cintura pélvica. La incidencia aumenta con el incremento de la edad gestacional y, a las 35 semanas, la prevalencia de la lumbalgia y el dolor de la cintura pélvica alcanza 71.3 y 64.7%, respectivamente.[4] Ver en la tabla 26.1 un resumen de las diferentes características de la lumbalgia *versus* el dolor de la cintura pélvica.

TABLA 26.1 CARACTERÍSTICAS DE LA LUMBALGIA *VERSUS* DOLOR DE LA CINTURA PÉLVICA EN EL EMBARAZO	
Lumbalgia	**Dolor de la cintura pélvica**
Puede estar presente antes del embarazo	Por lo regular no está presente antes del embarazo
Dolor localizado en la región lumbar	
Disminución de la amplitud de movimiento en la región lumbar	Dolor predominante sobre la articulación sacroiliaca entre la cresta iliaca superior posterior y el pliegue glúteo
Sensibilidad a la palpación sobre el músculo paraespinoso	
	El dolor es intermitente
El dolor es constante	El dolor se asocia con frecuencia al caminar o al estar de pie
A menudo no hay problemas para caminar o estar de pie	Rango de movimiento normal de la región lumbar

Aunque la lumbalgia y el dolor de la cintura pélvica son comunes durante el embarazo, antes de formar un plan de tratamiento es importante descartar cualquier síntoma de bandera roja como la incontinencia intestinal o vesical, la radiculopatía o la debilidad. Si la paciente presenta síntomas de bandera roja, como déficits neurológicos, se justifica la obtención de imágenes con resonancia magnética (IRM). Si no está presente ninguno de estos síntomas, es razonable comenzar con una terapia conservadora como el yoga, los ejercicios acuáticos, la acupuntura o la fisioterapia. Pueden utilizarse analgésicos orales, que se comentan con más detalle a continuación. En un ensayo aleatorio, la estimulación nerviosa eléctrica transcutánea (TENS, por sus siglas en inglés) resultó ser equivalente al paracetamol oral o al ejercicio para tratar la lumbalgia en el embarazo.[5]

Medicamentos utilizados para tratar el dolor durante el embarazo

Al tratar el dolor agudo en una paciente embarazada, antes de prescribir cada medicamento hay que tener en cuenta su efecto en el feto en desarrollo. Recién se han producido cambios por parte de la Food and Drug Administration (FDA), que ya no apoya el uso del sistema de clasificación de categorías de embarazo (A, B, C, D y X) para la estratificación del riesgo de los medicamentos utilizados durante el embarazo. Este sistema, desarrollado inicialmente en la década de 1970, fue diseñado para ayudar a los médicos a reconocer el tipo y la cantidad de datos disponibles, pero en su lugar se utilizó como un sistema de clasificación que llevó a una mala interpretación de las recomendaciones. La implementación de la Pregnancy Lactation and Labeling Rule (PLLR) en 2015 requiere que la etiqueta de cada medicamento incluya resúmenes de datos así como la fuerza de los mismos para ayudar a los clínicos a entender qué datos existen antes de prescribirlos.[6] A continuación se analizan los medicamentos que se prescriben de forma habitual durante el embarazo y sus efectos sobre el feto en desarrollo.

Paracetamol

El paracetamol es un analgésico antipirético que no comparte las propiedades antiinflamatorias de los antiinflamatorios no esteroideos (AINE) y no afecta a la síntesis de prostaglandinas. Para el dolor persistente durante el embarazo que no puede controlarse con medidas conservadoras como el yoga, la acupuntura o la fisioterapia, el paracetamol es un agente analgésico oral de primera línea aceptable, ya que no tiene efectos teratogénicos conocidos y no provoca el cierre del conducto arterioso fetal en el tercer trimestre.[1]

Opioides

Los opioides pueden utilizarse para el alivio a corto plazo del dolor agudo, en especial tras una intervención quirúrgica no obstétrica en mujeres embarazadas. La morfina, el fentanilo y la hidromorfona son opciones aceptables para el control del dolor agudo cuando se necesita una analgesia parenteral potente para los procedimientos quirúrgicos. En el posoperatorio, un ciclo corto de analgésicos orales como la oxicodona o la hidrocodona combinadas con paracetamol son opciones razonables para tratar el dolor asociado a los procedimientos quirúrgicos.[1] El síndrome de abstinencia neonatal, caracterizado por la dificultad para alimentarse y regular la temperatura, así como por la dificultad respiratoria y las convulsiones, es una complicación temida del uso crónico de opioides en el embarazo. Por esta razón, si puede evitarse, los opioides no deben utilizarse durante periodos prolongados durante el embarazo.[7] Las pacientes que padecen un síndrome de dolor crónico que requiere opioides crónicos o tienen un trastorno por abuso de sustancias y toman metadona entran en la categoría de dolor crónico y no se tratarán en este capítulo. La administración neuraxial de opioides hidrófilos como la morfina reduce en gran medida el consumo de opioides posoperatorios cuando se administran para la cesárea.[1]

Antiinflamatorios no esteroideos

Los antiinflamatorios no esteroideos (AINE) son una clase de medicamentos con propiedades antiinflamatorias y analgésicas que se prescriben de manera habitual para el dolor musculoesquelético; sin embargo, hay que tener precaución al considerar esta medicación en la parturienta. Algunos ejemplos son el ibuprofeno, el naproxeno, la indometacina y el ketorolaco, los dos primeros disponibles sin receta médica.[1] Esta clase de medicamentos plantea diferentes riesgos para el feto en distintas edades gestacionales. El riesgo de su uso durante periodos cortos en el primer trimestre parece bajo, pero no puede excluirse. La FDA desaconseja el uso de los AINE después de las 20 semanas de edad gestacional debido a un pequeño pero grave riesgo de insuficiencia renal del feto y el consiguiente oligohidramnios. Esta condición suele revertirse con la interrupción de la medicación. También se recomienda evitar los AINE (excluyendo el ácido acetilsalicílico de 81 mg) después de las 30 semanas de gestación debido al mayor riesgo de cierre prematuro del conducto arterioso fetal.[8]

Alcaloides del cornezuelo

La ergotamina es un tratamiento eficaz para las cefaleas migrañosas, pero está contraindicada en el embarazo debido a su teratogenicidad y a su capacidad para provocar contracciones uterinas y abortos espontáneos en dosis elevadas. La metilergonovina es un alcaloide del cornezuelo que se administra a la parturienta para el tratamiento de la atonía uterina.[1]

Fisiopatología del dolor de parto

Primera etapa del parto

La primera etapa del parto es de naturaleza visceral; comienza al inicio del trabajo de parto y se extiende hasta la dilatación cervical completa, que se considera de 10 cm. La contracción uterina y la isquemia miometrial resultante provocan la liberación de leucotrienos, histamina, serotonina, sustancia P y bradicininas que estimulan los quimiorreceptores. Este tipo de dolor visceral se transmite a través de pequeñas fibras "C" no mielinizadas, que viajan con las fibras simpáticas y pasan por los plexos nerviosos uterino, cervical e hipogástrico hasta la cadena simpática lumbar. Las fibras del dolor de la cadena simpática entran en los ramos blancos comunicantes en los nervios espinales T10-L1 y pasan por las raíces nerviosas posteriores y hacen sinapsis en el asta dorsal de la médula espinal.[9]

Segunda etapa del parto

La segunda fase del parto comienza con la dilatación cervical completa y termina con el alumbramiento del feto. Las fibras nerviosas somáticas son las responsables de transportar las señales de dolor durante esta etapa. Se ha informado de que la transición de la primera a la segunda fase del parto, en la que intervienen los componentes somáticos y viscerales, provoca un aumento de la intensidad del dolor. La distensión de los tejidos vaginales y perineales hace que las señales de dolor se transmitan a la médula espinal a nivel de S2, S3 y S4, sobre todo a través del nervio pudendo. Otros nervios implicados en la señalización del dolor desde el perineo son el nervio ilioinguinal y la rama genital del nervio genitofemoral. A medida que el feto desciende por la salida de la pelvis, la presión rectal da a la parturienta el impulso de hacer valsalva y empujar para expulsar al feto.[10]

Efectos del dolor de parto incontrolado en el feto

Aunque muchas mujeres jóvenes y sanas pueden tolerar el dolor asociado al parto y optar por prescindir de cualquier intervención analgésica, el dolor en sí mismo no es necesariamente benigno. Un dolor intenso como el presente durante el parto provoca consecuencias neurohumorales, respiratorias y psicológicas. La hiperventilación intermitente asociada al parto puede provocar hipocarbia, que inhibe el impulso ventilatorio causando hipoxemia materna y fetal. La hiperventilación también puede dar lugar a una alcalosis respiratoria, que provoca un desplazamiento hacia la izquierda de la curva de oxihemoglobina y aumenta la afinidad por el oxígeno de la hemoglobina materna, al tiempo que disminuye el aporte de oxígeno al feto. La analgesia epidural reduce el dolor y permite a la paciente mantener una respiración regular, lo que provoca un aumento de la presión de oxígeno para la madre y el feto.[11] Las catecolaminas plasmáticas elevadas pueden disminuir la perfusión uteroplacentaria al aumentar la resistencia vascular periférica materna. Pequeños estudios en primates reflejaron que el estrés y el dolor provocan acidosis fetal al disminuir la oxigenación del feto y también pueden reducir la frecuencia cardiaca fetal.[12] Las consecuencias psicológicas de soportar un acontecimiento tan traumático y doloroso pueden contribuir al desarrollo de la depresión posparto e incluso del trastorno de estrés postraumático. Un estudio en el que participaron 1 288 mujeres que tuvieron un parto vaginal o por cesárea informó de que el dolor persistente y la depresión posparto estaban relacionados con la gravedad del dolor agudo después del parto y no estaban relacionados con el tipo (vaginal *versus* cesárea) de parto.[13]

Manejo no farmacológico del dolor de parto

Las mujeres llevan dando a luz desde hace siglos, mucho antes de los modernos avances en el tratamiento del dolor. Muchas mujeres deciden renunciar a las intervenciones farmacológicas o de anestesia regional en favor de un parto más "natural". Un parto sin dolor no se correlaciona necesariamente con una satisfacción de la experiencia del nacimiento. Los métodos no farmacológicos de alivio del dolor, como las técnicas de relajación, la hipnoterapia y la aromaterapia, se centran en afrontar el dolor más que en eliminarlo.

Psicoprofilaxis

La preparación al parto puede modificar de manera significativa la experiencia del dolor y ayudar a las parturientas a sobrellevar el dolor. El método Lamaze, según el Dr. Ferdinand Lamaze, se centra en las técnicas de respiración y la relajación consciente para disminuir la percepción del dolor.[14] La preparación reduce el miedo y la ansiedad, que pueden exacerbar el dolor. Se ha demostrado que la presencia continua de una persona de apoyo, como una asistente obstétrica o de parto, reduce la intensidad del dolor.[1]

Aromaterapia

Se ha demostrado que la aromaterapia reduce los niveles de estrés, lo que también puede ayudar a los pacientes a sobrellevar el dolor, pero no se ha demostrado que reduzca el dolor.[1]

Hipnoterapia

La hipnoterapia es un concepto similar al de la psicoprofilaxis y la respiración controlada, salvo que requiere mucha más preparación. Se necesitan entre 4 y 5 semanas para desarrollar las habilidades necesarias para alcanzar el estado hipnótico que resulta eficaz para el control del dolor.[1]

TABLA 26.2 **TÉCNICAS REGIONALES PARA LA ANALGESIA DEL PARTO**

Dolor visceral (T10-L1) (fase 1 del parto)
- Bloqueos paracervicales bilaterales (asociados a la bradicardia fetal, por lo que rara vez se utilizan)
- Opioides intratecales

Dolor somático (transición y etapas 2 y 3 del parto)
- Bloqueos del nervio pudendo bilateral
- Bloqueo de la silla de montar (anestesia espinal)
- Bloqueo epidural bajo caudal (S2-S4)

Todos los dolores (T10-S4) (estadios 1, 2, 3)
- Epidural (lumbar o caudal)
- Epidural espinal combinada (EEC)
- Columna vertebral continua

Estimulación eléctrica transcutánea

La estimulación eléctrica transcutánea (TENS) puede aplicarse en la zona suprapúbica o en la parte baja de la espalda, dependiendo de dónde experimente el dolor la paciente. Se cree que las unidades de TENS funcionan interrumpiendo la transmisión del impulso del dolor al cerebro y pueden aumentar la producción de endorfinas.[1]

Opciones farmacológicas para el dolor de parto (tabla 26.2)

Opioides en bolo intermitente

Los opioides sistémicos pueden administrarse por vía subcutánea, intramuscular o intravenosa para controlar el dolor del parto. Las vías subcutánea e intramuscular son dolorosas, ya que requieren una inyección en cada administración, pero pueden ser útiles en instalaciones en las que se carece de personal cualificado para administrar medicamentos por vía intravenosa o proporcionar analgesia neuraxial. La administración intravenosa de opioides es más fácil de titular debido al inicio más rápido y a un efecto más predecible. Los opioides son muy solubles en lípidos (a excepción de la morfina) y atraviesan fácilmente la placenta por difusión pasiva. Debido a esto, se ha observado que esta clase de medicación compromete el bienestar del feto durante el parto, incluyendo cambios en el trazado cardiaco fetal, disminución del estado de alerta y mala alimentación. Para mitigar estos efectos fetales adversos, el uso de opioides parenterales debe interrumpirse en la segunda fase tardía del parto, que, como ya se ha mencionado, es la más dolorosa para la mayoría de las pacientes.[15] Consulte la tabla 26.3 para ver un resumen de la dosificación de los siguientes medicamentos parenterales para el parto.

TABLA 26.3 **PAUTAS DE DOSIFICACIÓN DE MEDICAMENTOS ANALGÉSICOS INTRAVENOSOS PARA EL PARTO**

Fármaco	Dosis/intervalo	Ruta
Nalbufina	2.5-10 mg c2-4 horas	IV
Morfina	1-4 mg c1-4 horas	IV
Meperidina	25-50 mg c2-3 horas	IV
Remifentanilo	10-30 μg con un intervalo de bloqueo de 2 minutos y sin infusión de base	IV vía PCA
Fentanilo	10-25 μg con un periodo de bloqueo de 5 a 10 minutos con una dosis de carga de 50-100 μg sin dosis de carga	IV vía PCA

La elección del opioide parenteral difiere en cada centro según la disponibilidad y la preferencia de la institución. La nalbufina es un agonista-antagonista mixto con un perfil de seguridad favorable debido al efecto de techo de dosis en la depresión respiratoria. Puede dosificarse de 2.5 a 10 mg por vía intravenosa cada 2-4 horas.[16] La morfina es ineficaz para proporcionar analgesia a las dosis necesarias para minimizar la apnea y se utiliza con poca frecuencia por vía intravenosa en los centros en los que se dispone de analgesia neuraxial.[17] La meperidina, conocida como petidina en la literatura europea, por lo regular se administra para la analgesia del parto en el Reino Unido y es el opioide más utilizado para el parto en el mundo. Sin embargo, su uso se evita en Estados Unidos debido a los efectos adversos relacionados con el metabolito activo de acción prolongada, la normeperidina. El neonato puede tardar de 3 a 6 días en eliminar de sus sistemas la meperidina y su metabolito activo, la normeperidina.[15] Además, la acumulación de normeperidina puede provocar convulsiones, crisis serotoninérgicas en pacientes que toman inhibidores de la monoaminooxidasa (IMAO), y no es reversible mediante naloxona.[18]

Remifentanilo

El remifentanilo tiene un inicio rápido y una corta duración de acción debido a su metabolismo por tejidos no específicos y esterasas plasmáticas. Aunque el medicamento atraviesa rápidamente la placenta, también es eliminado rápido por el feto y no conlleva el mismo riesgo de reducción de las puntuaciones de APGAR que se observa con los opioides de acción más prolongada. Todavía conlleva un riesgo significativo de depresión respiratoria y las pacientes deben ser vigiladas de manera estrecha.[19]

Los hospitales de la red europea RemiPCA SAFE de Alemania y Suiza desarrollaron en 2009 un protocolo basado en la literatura actual para la ACP con remifentanilo que consiste en dosis en bolo de 10-30 µg de remifentanilo por vía intravenosa, con un intervalo de bloqueo de 2 minutos, y sin infusión de base. Una dosis de carga es innecesaria para la ACP de remifentanilo para el parto. También se recomienda que, además de la pulsioximetría, se emplee la monitorización del dióxido de carbono al final de la espiración, ya que es más sensible para detectar la apnea que la pulsioximetría sola. Debe evitarse el oxígeno suplementario a menos que la saturación de oxígeno de la paciente caiga por debajo de 94%, ya que puede enmascarar los signos de apnea. Por estas razones, se recomienda una atención continua uno a uno para vigilar los episodios de apnea.[20]

El remifentanilo es inferior a la anestesia epidural; sin embargo, podría ser una opción viable en pacientes en los que la anestesia neuraxial está contraindicada, por ejemplo, en aquellos que reciben anticoagulantes profilácticos o con una patología de la columna vertebral que impediría la colocación de la epidural.[9]

Fentanilo

El fentanilo puede administrarse mediante ACP en lugar del remifentanilo. Tiene un perfil de efectos secundarios favorable y proporciona un alivio del dolor adecuado según los datos de unos pocos estudios pequeños. El fentanilo tiene una duración de acción más larga que el remifentanilo pero sigue siendo relativamente corta y, al igual que el remifentanilo, no tiene metabolitos activos. Puede administrarse una dosis de carga de 50-100 µg con una dosis en bolo de 10-25 µg y un periodo de bloqueo de 5-10 minutos. Se recomienda evitar una infusión de fondo.[21] Al igual que con cualquier ACP de opioides, las pacientes que reciben ACP de fentanilo para la analgesia del parto requieren una vigilancia constante por parte de la enfermera para detectar la sedación y la depresión respiratoria.

Óxido nitroso

Este es un anestésico inhalado que se utiliza con poca frecuencia en Estados Unidos, pero que se emplea de manera amplia en Canadá, Australia, Gran Bretaña, Nueva Zelanda y Finlandia (por nombrar algunos) para el dolor del parto.[22] La Food and Drug Administration (FDA) de Estados Unidos ha aprobado nuevos sistemas de administración de óxido nitroso para su uso en la sala de partos en ese país; sin embargo, su disponibilidad no está en absoluto generalizada. El óxido nitroso es autoadministrado por la parturienta mediante una máscara facial sobre la nariz y la boca o con una boquilla. Un tanque portátil está equipado con una válvula de demanda que se abre con cada inhalación y se cierra con la exhalación. La mezcla más utilizada es una de 50/50 de óxido nitroso y aire.[23] Los efectos del óxido nitroso tardan hasta 50 segundos desde su administración en producir analgesia, lo que hace que la sincronización sea un reto. Si la parturienta espera hasta el comienzo de una contracción para administrar el nitroso, el efecto analgésico máximo se producirá una vez finalizada la contracción. Además, la segunda fase del parto requiere que la madre esté alerta para pujar y los efectos de esta medicación pueden causar somnolencia y dificultar esta tarea.[22]

El óxido nitroso tiene algunas ventajas con respecto a otros tipos de intervenciones para el dolor, como los opioides y la anestesia neuraxial, que pueden explicar por qué, aunque la analgesia es inferior a la anestesia epidural, la satisfacción de las pacientes es similar a la de las que eligen la analgesia epidural. Permite a la madre libertad de movimientos y no requiere la monitorización frecuente que se exige tras la colocación de la epidural.[24] No provoca depresión respiratoria y, al ser autoadministrada, si la paciente está demasiado somnolienta, no podrá administrar más agente mientras el fármaco se elimina por los pulmones.[22] Existe una preocupación sobre el riesgo ocupacional del óxido nitroso de causar un aborto espontáneo; sin embargo, en 2015, el European Society of Anesthesiology Taskforce publicó una declaración en la que se afirma que no hay pruebas de un efecto teratogénico o de un mayor riesgo de aborto en mujeres con exposición ocupacional siempre que se utilice un equipo de eliminación de óxido nitroso.[24]

La administración de anestésicos inhalados causa contaminación ambiental, por lo que la FDA exige el uso de un dispositivo de mezcla con un eliminador, que es superior a los sistemas europeos de administración de óxido nitroso en lo que respecta a los daños ambientales. Los principales efectos secundarios notificados en pacientes que eligieron el óxido nitroso para la analgesia durante el parto son náusea, vómito y mareos.[25]

Técnicas de analgesia regional

Bloqueo paracervical

Este bloqueo puede realizarse mediante la infiltración del ganglio paracervical bilateral situado en la cara posterolateral del fórnix vaginal. Solo es útil para tratar el dolor asociado a la primera fase del parto. Los bloqueos paracervicales no se utilizan en Estados Unidos para el trabajo de parto debido a la tendencia a provocar bradicardia fetal y a que existen opciones analgésicas superiores sin ese riesgo.[1]

Bloqueo del nervio pudendo

El nervio pudendo es responsable de la sensibilidad de la parte inferior de la vagina, el perineo y la vulva. Los bloqueos bilaterales del nervio pudendo son útiles para proporcionar analgesia durante la segunda fase del parto. Además, pueden complementar una epidural que preserve los nervios sacros o si se ha utilizado un bloqueo simpático lumbar para la primera fase del parto. Si se prevé un parto con fórceps en una paciente sin epidural, puede considerarse el bloqueo bilateral del nervio pudendo. Se realiza inyectando el nervio pudendo donde atraviesa lateral e inferiormente el ligamento sacroespinal con 10 mL de bupivacaína al 0.5%, 2-cloroprocaína al 3% o lidocaína al 1%.[1]

Anestesia neuraxial

La anestesia neuraxial para el trabajo de parto y el parto se introdujo en la década de 1940, pero no ganó popularidad hasta la década de 1980, en gran parte debido a un esfuerzo por reducir la mortalidad materna relacionada con la anestesia general para el parto por cesárea. En concreto, las pacientes embarazadas a término tienen un mayor riesgo de complicaciones relacionadas con las vías respiratorias, como las intubaciones endotraqueales fallidas.[26] La anestesia epidural es ahora la principal forma de control del dolor durante el parto en Estados Unidos, ya que 70% de las mujeres recibe una epidural para la analgesia del parto, según la encuesta del personal de anestesia obstétrica de 2016 en ese país.[27]

Anestesia epidural

La técnica epidural implica la palpación de las apófisis espinosas de las vértebras lumbares y la introducción de una aguja mediante un abordaje paramediano o en la línea media entre las vértebras L3-L4 y L4-L5, más comúnmente. Se acopla una jeringa de vidrio a la aguja llena de aire o solución salina y se encuentra una mayor resistencia cuando el ligamento amarillo se perfora. Una vez que la aguja atraviesa el ligamento amarillo, se siente una "pérdida de resistencia" y se inserta un catéter a través de la aguja, dejando de 2 a 5 cm de catéter en el espacio epidural (fig. 26.1). A continuación, el catéter se fija a la espalda de la paciente y se conecta a una infusión de anestésico local capaz de suministrar una concentración diluida de anestésico hasta que la madre dé a luz al feto.[1]

Hay algunas opciones diferentes cuando se consideran las infusiones epidurales, y varían en función de la capacidad de la bomba epidural de cada centro. Una infusión epidural típica consiste en una concentración diluida de anestésico local (0.0625-0.125% de bupivacaína) que se infunde de forma continua a un ritmo de 8-12 mL/h. El anestesiólogo puede administrar una dosis adicional en bolo de anestésico local para alcanzar el nivel dermatomal deseado y ajustar la velocidad de infusión para mantener el nivel de analgesia deseado. Pueden añadirse opioides como el fentanilo 2 µg/mL a la infusión para obtener una analgesia adicional. Las bombas de analgesia epidural controlada por el paciente (AECP) permiten administrar un bolo adicional de la infusión epidural si la infusión de referencia es insuficiente. Un ejemplo de configuración para una bomba de AECP sería de 5-8 mL/h con un bolo de 5-10 mL y un intervalo de bloqueo de 10-20 minutos. El desarrollo más reciente en las infusiones epidurales se denomina "bolo intermitente programado". En lugar de suministrar la mezcla de anestésicos locales como una infusión continua, suministra un bolo de medicación a intervalos programados, con o sin función de AECP. Se cree que proporciona una analgesia superior porque la medicación puede extenderse por una zona más amplia y cubrir

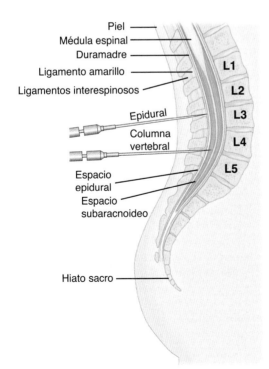

Piel
Médula espinal
Duramadre
Ligamento amarillo
Ligamentos interespinosos
Epidural
Columna vertebral
L1
L2
L3
L4
L5
Espacio epidural
Espacio subaracnoideo
Hiato sacro

FIGURA 26.1 Colocación de la epidural. La aguja se desplaza entre las apófisis espinosas atravesando primero la piel, el tejido subcutáneo, el ligamento supraespinoso, el ligamento interespinoso y, por último, el ligamento amarillo para llegar al espacio epidural.

tanto los dermatomas sacros como los lumbares medios, mientras que una infusión continua probablemente solo cubra los dermatomas más cercanos al catéter epidural. Un régimen típico de bolo intermitente programado sería de 6 mL de bupivacaína al 0.0625% con 2 µg/mL de fentanilo cada 30 minutos con un bolo para el paciente de 5 mL y un intervalo de bloqueo de 10 minutos. Los estudios han demostrado una baja incidencia de parto instrumental y una disminución del bloqueo motor con la técnica de bolo intermitente programado sin ninguna reducción de la satisfacción de la paciente con el control del dolor.[26]

Anestesia epidural combinada

Se puede considerar una técnica combinada de espinal y epidural (CEE) cuando la paciente se encuentra en una fase avanzada del parto y es fundamental conseguir la analgesia rápidamente. La técnica es similar a la epidural. Una vez identificado el espacio epidural mediante la técnica de pérdida de resistencia, se introduce una aguja espinal de menor calibre a través de la aguja mayor y se perfora la duramadre. Una vez que el líquido cefalorraquídeo vuelve claro a través de la aguja espinal, se administra una pequeña dosis de anestésico local en el espacio intratecal que proporciona a la paciente un alivio en 2-4 minutos. Una epidural puede tardar entre 15 y 20 minutos en alcanzar el pico de analgesia, dependiendo del tipo y la cantidad de anestésico local utilizado para el bolo inicial. Hay argumentos a favor y en contra del uso de la técnica de CEE para la analgesia del parto, y el enfoque de la analgesia de cada paciente debe ser individualizado. Además del rápido inicio, hay una distribución más uniforme y completa del bloqueo sensorial y una mayor cobertura sacra con una CEE que con la epidural sola. Un argumento en contra de la CEE es que la colocación de una espinal retrasará el descubrimiento de una epidural no funcional hasta que la espinal desaparezca. El argumento contrario es que la colocación de una espinal a través de la aguja epidural es en realidad otro método para confirmar la correcta identificación del espacio epidural y, de hecho, aumenta la probabilidad de que la epidural funcione. También hay pruebas de que la realización de una punción dural con una aguja de 25 g sin administrar una dosis espinal puede lograr el mismo efecto en lo que respecta a la cobertura dermatomal sacra sin los efectos no deseados de la realización de una verdadera CEE.[26] Cuando se realiza una CEE, debe considerarse la posibilidad de añadir fentanilo a la mezcla espinal. Existen pruebas de nivel I de que el fentanilo intratecal provoca una dilatación cervical más rápida y puede acortar la primera fase del parto hasta 100 minutos.[28]

Anestesia espinal

La anestesia espinal es un bloqueo de una sola inyección que puede utilizarse si el parto es inminente y se necesita analgesia rápidamente. La duración de la anestesia espinal, que solo dura entre 60 y 90 minutos, limita su uso para el parto a la segunda etapa tardía; sin embargo, una combinación de opioides y anestésicos locales puede prolongar la duración de una inyección espinal única. Minty y cols. describen el uso de bupivacaína de 2.5 mg, morfina de 250 µg y fentanilo de 25 µg para proporcionar hasta 4 horas de control del dolor mientras se permite a la paciente deambular. La repetición de la dosis de narcóticos intratecales es propensa a la taquifilaxia y no se recomienda. Los narcóticos intratecales pueden causar prurito y náusea, que pueden tratarse con una dosis baja de naltrexona oral de 2.5 mg.[28] La analgesia espinal es más fácil de realizar en posición lateral si la posición fetal (dilatación cervical completa y estación positiva) no permite a la paciente sentarse erguida. Es posible colocar un catéter espinal continuo, que permite al proveedor administrar la analgesia neuraxial hasta que se retire el catéter.[1] La mayoría de las veces, un catéter espinal continuo se coloca después de una punción dural inadvertida al colocar una epidural. Los catéteres intratecales deben estar claramente etiquetados y, cuando la paciente se transfiere a otro proveedor, es imperativo que se comunique la colocación intratecal para evitar la sobredosificación por catéter y provocar una espinal alta.

Las contraindicaciones de la anestesia neuraxial incluyen la infección en el lugar de inyección propuesto, la coagulopatía y el aumento de la presión intracraneal. Los efectos secundarios asociados a la anestesia neuraxial incluyen hemorragia en forma de hematoma epidural, infección, cefalea posdural, hipotensión, náusea, vómito y toxicidad de los anestésicos locales. Las cefaleas

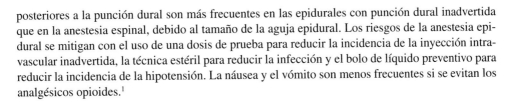

posteriores a la punción dural son más frecuentes en las epidurales con punción dural inadvertida que en la anestesia espinal, debido al tamaño de la aguja epidural. Los riesgos de la anestesia epidural se mitigan con el uso de una dosis de prueba para reducir la incidencia de la inyección intravascular inadvertida, la técnica estéril para reducir la infección y el bolo de líquido preventivo para reducir la incidencia de la hipotensión. La náusea y el vómito son menos frecuentes si se evitan los analgésicos opioides.[1]

Efectos de la analgesia epidural en la progresión del parto y el método de parto

El objetivo del tratamiento del dolor en el parto es hacer que la paciente esté cómoda sin causarle ningún daño a ella o al feto. Una de las preocupaciones es que la analgesia epidural prolongue el parto y pueda aumentar la tasa de partos instrumentales o quirúrgicos. Basándose en metaanálisis de ensayos aleatorios que comparan los opioides sistémicos y la analgesia neuraxial, se determinó que la primera fase del parto se prolonga 30 minutos y la segunda fase se extiende 15 minutos en el grupo neuraxial. En el mismo estudio, se observó que el parto instrumental aumentaba en el grupo de analgesia neuraxial; sin embargo, la concentración de bupivacaína utilizada era alta, de 0.25%, lo que podría ser un factor de confusión. Un estudio más reciente de los Países Bajos observó más de 600 000 partos y, aunque la tasa de analgesia neuraxial para el parto se triplicó en un periodo de 10 años, no hubo un aumento de los partos instrumentales. El mito de que la elección de una epidural para la analgesia aumentará la probabilidad de cesárea ha quedado infundado tras una revisión sistemática realizada en 2011 que incluyó 38 ensayos aleatorios que no lograron identificar una relación entre la analgesia epidural para el parto y un mayor riesgo de parto por cesárea.[26]

Conclusiones

La paciente embarazada es compleja y cada intervención debe considerarse cuidadosamente, ya que no solo afecta a la paciente sino también al feto. Son muchos los factores que determinan cómo tolerará cada paciente el inevitable dolor asociado al parto, y cada una de ellas necesitará un plan individualizado para tratar el dolor basado en su fisiología, su psicología, sus creencias y sus expectativas respecto al parto. Por suerte, existen muchas opciones, ya comentadas, para la analgesia del parto, y una buena comunicación es clave para la seguridad y la satisfacción de la paciente.

REFERENCIAS

1. Benzon HT. Chapter 35 managing pain during pregnancy and lactation. En: *Practical Management of Pain.* 5th ed. Philadelphia, PA: Elsevier/Saunders; 2014:474-491.
2. Yadollahi P, Khalaginia Z, Vedadhir A, Ariashekouh A, Taghizadeh Z, Khormaei F. The study of predicting role of personality traits in the perception of labor pain. *Iran J Nurs Midwifery Res.* 2014;19(7 Suppl 1):S97-S102. http://www.ncbi.nlm.nih.gov/pubmed/25949260
3. Thomson G, Feeley C, Moran VH, Downe S, Oladapo OT. Women's experiences of pharmacological and non-pharmacological pain relief methods for labour and childbirth: a qualitative systematic review. *Reprod Health.* 2019;16(1):71. https://doi.org/10.1186/ s12978-019-0735-4
4. Casagrande D, Gugala Z, Clark SM, Lindsey RW. Low back pain and pelvic girdle pain in pregnancy. *J Am Acad Orthop Surg.* 2015;23(9):539-549. https://doi.org/10.5435/JAAOS-D-14-00248
5. Sehmbi H, D'Souza R, Bhatia A. Low back pain in pregnancy: investigations, management, and role of neuraxial analgesia and anaesthesia: a systematic review. *Gynecol Obstet Invest.* 2017;82(5):417-436. https:// doi.org/10.1159/000471764
6. Byrne JJ, Saucedo AM, Spong CY. Evaluation of drug labels following the 2015 pregnancy and lactation labeling rule. *JAMA Netw Open.* 2020;3(8):e2015094. https://doi.org/10.1001/jamanetworkopen.2020.15094
7. Desai RJ, Huybrechts KF, Hernandez-Diaz S, et al. Exposure to prescription opioid analgesics in utero and risk of neonatal abstinence syndrome: population based cohort study. *BMJ.* 2015;350:h2102. https://doi. org/10.1136/bmj.h2102

8. Nonsteroidal Anti-Inflammatory Drugs (NSAIDs): Drug Safety Communication— Avoid Use of NSAIDs in Pregnancy at 20 Weeks or Later | FDA. n.d. Acceso en febrero 2 de 2021. https://www.fda.gov/safety/medical- product-safety-information/ nonsteroidal-anti-inflammatory-drugs-nsaids-drug-safety-communication-avoid- use-nsaids-pregnancy-20

9. Labor S, Maguire S. The pain of labour. *Rev Pain.* 2008;2(2):15-19. https://doi. org/10.1177/204946370800200205

10. Braverman F. Labor pain management. En: *Essentials of Pain Management.* Springer New York; 2011. https:// doi.org/10.1007/978-0-387-87579-8_22

11. Reynolds F, Sharma SK, Seed PT. Analgesia in labour and fetal acid–base balance: a meta-analysis comparing epidural with systemic opioid analgesia. *BJOG.* 2002;109(12):1344-1353. https://doi. org/10.1046/j.1471-0528.2002.01461.x

12. Morishima HO, Yeh MN, James LS. Reduced uterine blood flow and fetal hypoxemia with acute maternal stress: experimental observation in the pregnant baboon. *Am J Obstet Gynecol.* 1979;134(3):270-275. https:// doi.org/10.1016/s0002-9378(16)33032-0

13. Eisenach JC, Pan PH, Smiley R, Lavand'homme P, Landau R, Houle TT. Severity of acute pain after childbirth, but not type of delivery, predicts persistent pain and postpartum depression. *Pain.* 2008;140(1):87-94. https:// doi.org/10.1016/j.pain.2008.07.011

14. Lothian JA. Lamaze breathing: what every pregnant woman needs to know. *J Perinat Educ.* 2011;20(2):118-120. https://doi.org/10.1891/1058-1243.20.2.118

15. Smith LA, Burns E, Cuthbert A. Parenteral opioids for maternal pain management in labour. *The Cochrane Database Syst Rev.* 2018;6(6):CD007396. https://doi.org/10.1002/ 14651858.CD007396.pub3

16. Zeng Z, Lu J, Shu C, et al. A comparison of nalbuphine with morphine for analgesic effects and safety: meta-analysis of randomized controlled trials. *Sci Rep.* 2015;5:10927. https://doi.org/10.1038/srep10927

17. Olofsson C, Ekblom A, Ekman-Ordeberg G, Hjelm A, Irestedt L. Lack of analgesic effect of systemically administered morphine or pethidine on labour pain. *Br J Obstet Gynaecol.* 1996;103(10):968-972. https://doi. org/10.1111/j.1471-0528.1996.tb09545.x

18. Fleet J, Belan I, Jones MJ, Ullah S, Cyna AM. A comparison of fentanyl with pethidine for pain relief during childbirth: a randomised controlled trial. *BJOG.* 2015;122(7):983-992. https://doi. org/10.1111/1471-0528.13249

19. Weibel S, Jelting Y, Afshari A, et al. Patient-controlled analgesia with remifentanil versus alternative parenteral methods for pain management in labour. *Cochrane Database Syst Rev.* 2017;4(4):CD011989. https://doi. org/10.1002/14651858.CD011989.pub2

20. Melber AA, Jelting Y, Huber M, et al. Remifentanil patient-controlled analgesia in labour: six-year audit of outcome data of the RemiPCA SAFE Network (2010-2015). *Int J Obstet Anesth.* 2019;39:12-21. https://doi. org/10.1016/j.ijoa.2018.12.004

21. Miyakoshi K, Tanaka M, Morisaki H, et al. Perinatal outcomes: Intravenous patient-controlled fentanyl versus no analgesia in labor. *J Obstet Gynaecol Res.* 2013;39(4):783-789. https://doi. org/10.1111/j.1447-0756.2012.02044.x

22. Rooks JP. Nitrous oxide for pain in labor—why not in the United States? *Birth.* 2007;34(1):3-5. https://doi. org/10.1111/j.1523-536X.2006.00150.x

23. Likis FE, Andrews JC, Collins MR, et al. Nitrous oxide for the management of labor pain: a systematic review. *Anesth Analg.* 2014;118(1):153-167. https://doi.org/10.1213/ ANE.0b013e3182a7f73c

24. Vallejo MC, Zakowski MI. Pro-con debate: nitrous oxide for labor analgesia. *BioMed Res Int.* 2019;2019:4618798. https://doi.org/10.1155/2019/4618798

25. Collins MR, Starr SA, Bishop JT, Baysinger CL. Nitrous oxide for labor analgesia: expanding analgesic options for women in the United States. *Rev Obstetr Gynecol.* 2012;5(3-4):e126-e131. http://www.ncbi.nlm.nih.gov/ pubmed/23483795

26. Lim G, Facco FL, Nathan N, Waters JH, Wong CA, Eltzschig HK. A review of the impact of obstetric anesthesia on maternal and neonatal outcomes. *Anesthesiology.* 2018;129(1):192-215. https://doi.org/10.1097/ ALN.0000000000002182

27. Traynor AJ, Aragon M, Ghosh D, et al. Obstetric anesthesia workforce survey: a 30-year update. *Anesth Analg.* 2016;122(6):1939-1946. https://doi.org/10.1213/ ANE.0000000000001204

28. Minty RG, Kelly L, Minty A, Hammett DC. Single-dose intrathecal analgesia to control labour pain: is it a useful alternative to epidural analgesia? *Can Fam Physician.* 2007;53(3):437-442. http://www.ncbi.nlm.nih. gov/pubmed/17872679

27

Tratamiento del dolor agudo en la UCI

Farees Hyatali, Franciscka Macieiski, Harish Bangalore Siddaiah y Alan David Kaye

Introducción

El dolor en el paciente crítico suele estar infravalorado y mal diagnosticado. Los factores que contribuyen a ello son que estos pacientes pueden no ser capaces de expresarse debido a la asistencia respiratoria invasiva o a la alteración de la función mental. El tratamiento del dolor en la unidad de cuidados intensivos (UCI) puede ser un reto debido a la gravedad de la enfermedad de aquellos que están en estado crítico. Los beneficios y los riesgos de las técnicas y los medicamentos para el tratamiento del dolor deben sopesarse en función de la gravedad de la enfermedad del paciente y de sus comorbilidades, así como de los efectos secundarios de cada técnica y medicamento.[1]

Anestesia regional

Bloqueos de nervios periféricos

La anestesia regional en forma de bloqueos nerviosos periféricos se ha utilizado para disminuir el dolor posoperatorio en la UCI. Los bloqueos nerviosos periféricos tienen la ventaja de contar con unas pautas anticoagulantes menos estrictas antes de realizar el bloqueo y menos efectos secundarios y proporcionan una analgesia eficaz y segura. Estos bloqueos pueden realizarse mediante una única inyección o una técnica continua basada en un catéter.[2]

Los bloqueos del plano fascial, como los de los pectorales 1 y 2, el del plano de los erectores de la columna vertebral, así como los del plano del serrato anterior, se han utilizado para la analgesia de rescate de los pacientes de cirugía cardiaca que han tenido un dolor posquirúrgico intenso y también pueden mejorar la función pulmonar al reducir la restricción del dolor torácico intenso.

Los pacientes que han sufrido fracturas de esternón, esternotomías y fracturas de costillas también se han beneficiado de los bloqueos del plano transverso del tórax guiados por ultrasonidos, que también pueden disminuir las puntuaciones de dolor y, en última instancia, mejorar la función pulmonar al reducir la restricción secundaria al dolor intenso.

Analgesia neuraxial

Los pacientes que han sufrido fracturas de costillas, así como los que se someten a cirugías torácicas y de abdomen superior y medio, pueden beneficiarse de la analgesia neuraxial, en particular, de la analgesia epidural torácica.[3,4]

Los beneficios incluyen la reducción de las puntuaciones de dolor, la mejora de la función pulmonar, el aumento de la motilidad gástrica, la disminución del riesgo de trombosis venosa profunda que puede ayudar a la extubación temprana en los pacientes que están intubados, la disminución del tiempo hasta el inicio de los movimientos intestinales y la reducción de la morbilidad y la mortalidad.

Los efectos secundarios de la anestesia neuraxial incluyen, entre otros, náusea, vómito, retención urinaria y debilidad de las extremidades inferiores (es especial en el caso de la epidural lumbar). Si se añaden opioides al anestésico local administrado por estas vías, también puede producirse prurito inducido por opioides. Además, la elección de utilizar estas técnicas debe sopesarse con sus posibles efectos secundarios.

Las contraindicaciones para las técnicas de intervención neuraxial incluyen el rechazo del paciente, la inestabilidad hemodinámica, la alergia verdadera a los fármacos anestésicos locales y la anticoagulación activa (guiada por las directrices de anticoagulación de la American Society of Regional Anesthesia).

Analgésicos

Opioides

Los opioides utilizados para el tratamiento del dolor perioperatorio agudo son la morfina, la hidromorfona, el fentanilo, la buprenorfina, la metadona, el remifentanilo, el sufentanilo y el alfentanilo. Estos medicamentos pueden administrarse por vía oral, intravenosa, sublingual, intramuscular y rectal: todos proporcionan una excelente analgesia, sin embargo, tienen numerosos efectos secundarios no deseados y un importante potencial de abuso. Los efectos secundarios adversos incluyen náusea, vómito, sedación, depresión respiratoria inducida por opioides, estreñimiento inducido por opioides, prurito inducido por opioides y retención urinaria. Además, pueden provocar hipoventilación e hipercarbia y pueden llevar a un compromiso cardiopulmonar en pacientes críticos. Esto puede dar lugar a que estos necesiten asistencia respiratoria o a una intubación prolongada.[5]

La metadona por lo regular se administra a los pacientes que tienen un historial de abuso de opioides y que intentan superar su adicción. Además, también puede utilizarse como parte de un plan anestésico para reducir el dolor perioperatorio. Este fármaco en general se administra por vía oral o intravenosa. La administración de metadona, en particular, puede prolongar el intervalo QTc y puede provocar *torsade de pointes*, lo que puede dar lugar a taquicardia ventricular y fibrilación en pacientes con antecedentes de QT prolongado. Debe realizarse una cuidadosa revisión de los medicamentos antes para reducir el riesgo de aumentar el QTc.

El remifentanilo puede utilizarse como infusión intravenosa continua a una tasa baja con un bolo controlado por el paciente como parte de la analgesia controlada por el paciente para el tratamiento del dolor agudo. El remifentanilo es único entre todos los opioides en el sentido de que tiene una vida media muy corta y un tiempo medio sensible al contexto de ~ 10 minutos, lo que da lugar a una eliminación completa del opiáceo de la sangre. Esto se debe a que es metabolizado por las esterasas de los glóbulos rojos, que descomponen rápidamente el fármaco en el torrente sanguíneo.[6]

El sufentanilo puede administrarse por vía neuraxial o intravenosa (en bolo o en infusión continua) para el tratamiento del dolor agudo. Es un excelente coadyuvante en las soluciones anestésicas locales para la analgesia neuraxial y también se ha utilizado como coadyuvante para prolongar la duración de un anestésico espinal cuando se utiliza para la anestesia quirúrgica; sin embargo, se asocia con prurito, náusea y vómito inducido por opioides cuando se utiliza como coadyuvante intratecal. El sufentanilo, cuando se utiliza como infusión, tiene un tiempo medio sensible al contexto más largo en comparación con el remifentanilo, y hay que tener cuidado con la administración de grandes dosis de este medicamento.

La buprenorfina es otro medicamento que se utiliza en el periodo perioperatorio en pacientes con antecedentes de abuso de opioides. En general se combina con naloxona para producir buprenorfina/naloxona (la naloxona se añade para reducir el potencial de abuso de este fármaco). La buprenorfina es un agonista mu parcial de los opioides y un antagonista kappa con una vida media de ~ 37 horas. Cuando se administra la buprenorfina, el fármaco proporciona un efecto techo con respecto a la analgesia y no produce tanta depresión respiratoria en comparación con los opioides más potentes. Este fármaco se utiliza por lo común para la abstinencia de opioides en quienes tienen un historial de abuso de estos y en general se administra como una formulación oral y en algunos casos un parche transdérmico para este propósito. También ha sido aprobado para el tratamiento del dolor. Además, puede combinarse dentro de soluciones anestésicas locales como coadyuvante relacionado con el hecho de que posee algunas propiedades anestésicas locales al bloquear los canales de sodio activados por voltaje y, por lo tanto, puede administrarse por vía epidural o intratecal. En este sentido, la buprenorfina puede ser eficaz para tratar el deseo de consumir drogas en pacientes dependientes de opioides en la UCI.

La meperidina es un opioide con propiedades anestésicas locales y una estructura similar a la atropina. Se ha utilizado por vía intratecal para prolongar la duración de la anestesia espinal; sin embargo, tiene efectos secundarios desagradables de prurito, estreñimiento, sedación, náusea y vómito inducido por los opioides. En comparación con otros opioides disponibles en el mercado y utilizados como coadyuvantes en las soluciones anestésicas locales intratecales, la meperidina tiene una mayor tasa de efectos secundarios. En la actualidad, se utiliza con mayor frecuencia en la UCI para el tratamiento de los escalofríos posoperatorios, así como de los escalofríos en pacientes sometidos a hipotermia tras un paro cardiaco repentino. También puede utilizarse para proporcionar analgesia; sin embargo, otros agentes como el fentanilo pueden proporcionar una analgesia superior al compararlos.

El tramadol es un opiáceo con propiedades inhibidoras de la recaptación de serotonina y norepinefrina que puede administrarse por vía oral, intravenosa, intramuscular e intratecal. Los efectos secundarios incluyen un mayor riesgo de convulsiones en pacientes con antecedentes de convulsiones y una mayor posibilidad de síndrome serotoninérgico, en especial en pacientes que están tomando medicamentos que aumentan la serotonina. Puede considerarse como un agente analgésico en la UCI; sin embargo, hay otros agentes que pueden proporcionar una mayor calidad de analgesia.[7]

Agentes antiinflamatorios no esteroideos

Estos medicamentos inhiben las enzimas de la ciclooxigenasa (COX), de las cuales hay dos tipos principales relacionadas con el dolor, la COX-1 y la COX-2. Los efectos mediados por la COX-2 incluyen dolor, inflamación y fiebre. Estos medicamentos actúan reduciendo los mediadores inflamatorios, que proporcionan el dolor nociceptivo. Proporcionan una analgesia excelente, en especial cuando se incorporan dentro de un régimen de analgesia multimodal. Hay que tener en cuenta que estos agentes concretos tienen un efecto techo en lo que respecta a la analgesia. Los efectos secundarios incluyen náusea, vómito, hemorragias gastrointestinales, aumento del riesgo de enfermedades cardiovasculares (en especial en los antiinflamatorios no esteroideos selectivos de la COX-2, de los cuales el celecoxib es el único aún disponible), disfunción plaquetaria, aumento del riesgo de hemorragias y disfunción renal, y deben tenerse en cuenta antes de su administración en pacientes críticos.[8]

Adyuvantes

Dexmedetomidina

La dexmedetomidina, un agonista alfa 2 selectivo, se ha usado para la sedación, pero en relación con las propiedades anestésicas locales, se ha utilizado como coadyuvante del tratamiento del dolor. Se administra en infusión (0.2-2 µg/kg/h) y se ha utilizado para disminuir las necesidades de opioides en los pacientes. La dexmedetomidina puede utilizarse como agente analgésico único o como coadyuvante para disminuir las necesidades de opioides. También puede añadirse a los bloqueos nerviosos periféricos y a los anestésicos neuraxiales para prolongar su duración y reducir el consumo de opioides de los pacientes en estado crítico.[9]

Lidocaína

Las infusiones de lidocaína se han utilizado como coadyuvantes en el tratamiento del dolor, ya que disminuyen las necesidades de opioides en estos pacientes. La lidocaína tiene propiedades antinociceptivas y antiinflamatorias. Actúa sobre los canales de sodio y reduce la transmisión neuronal. Es en especial útil en pacientes que tienen contraindicaciones.[10,11]

La infusión por lo regular se administra entre 0.5 y 3 mg/kg/h, y hay que tener cuidado para evitar la toxicidad sistémica, en especial en los pacientes que padecen insuficiencia cardiaca y renal (los metabolitos de la lidocaína pueden acumularse en estos pacientes y causar toxicidad sistémica).

El estado ácido-base, la tasa así como la dosis de lidocaína, los factores que influyen en la concentración plasmática de lidocaína libre, la alteración de los niveles de proteínas plasmáticas y la función hepática o renal son factores importantes para determinar el riesgo de toxicidad del paciente. En aquellos que se encuentran en estado crítico, su metabolismo puede estar alterado, lo que conduce a una acumulación de lidocaína y sus metabolitos, lo que da lugar a un mayor riesgo de toxicidad sistémica.

Se debe realizar una cuidadosa monitorización mediante monitores estándar de ASA mientras se administra la infusión, con el fin de vigilar los signos y síntomas de toxicidad de los anestésicos locales, como convulsiones o arritmias cardiacas. Si se sospecha de toxicidad anestésica local, debe obtenerse un nivel de lidocaína en suero y debe disponerse del equipo y los medicamentos necesarios para tratar la toxicidad anestésica local, incluida la emulsión lipídica.

Ketamina

Las infusiones de ketamina se han utilizado como adyuvantes para el tratamiento del dolor en la UCI, y numerosos estudios han demostrado su eficacia con efectos secundarios limitados. Es un antagonista de los receptores NMDA y provoca un estado disociativo cuando se administra a dosis anestésicas (en generalmente 0.35 mg/kg en bolo único, seguido de una infusión de 0.1-1 mg/kg/h). Se han utilizado dosis subanestésicas de ketamina para disminuir las necesidades de dolor intraoperatorio y posoperatorio y recién ha sido un adyuvante popular en la UCI para disminuir las necesidades de opioides.[12]

R E F E R E N C I A S

1. Kaushal B, Chauhan S, Saini K, et al. Comparison of the efficacy of ultrasound-guided serratus anterior plane block, pectoral nerves ii block, and intercostal nerve block for the management of postoperative thoracotomy pain after pediatric cardiac surgery. *J Cardiothorac Vasc Anesth.* 2019;33(2):418-425. doi:10.1053/j.jvca.2018.08.209

2. Yalamuri S, Klinger RY, Bullock WM, Glower DD, Bottiger BA, Gadsden JC. Pectoral fascial (PECS) I and II blocks as rescue analgesia in a patient undergoing minimally invasive cardiac surgery. *Reg Anesth Pain Med.* 2017;42(6):764-766. doi:10.1097/AAP.0000000000000661

3. Fujii S, Roche M, Jones PM, Vissa D, Bainbridge D, Zhou JR. Transversus thoracis muscle plane block in cardiac surgery: a pilot feasibility study. *Reg Anesth Pain Med.* 2019;44(5):556-560. doi:10.1136/rapm-2018-100178

4. Krishna SN, Chauhan S, Bhoi D, et al. Bilateral erector spinae plane block for acute post-surgical pain in adult cardiac surgical patients: a randomized controlled trial. *J Cardiothorac Vasc Anesth.* 2018;33(2):368-375. doi:10.1053/j.jvca.2018.05.050

5. Alford DP, Compton P, Samet JH. Acute pain management for patients receiving maintenance methadone or buprenorphine therapy [published correction appears in Ann Intern Med. 21 de marzo de 2006;144(6):460]. *Ann Intern Med.* 2006;144(2):127-134. doi:10.7326/0003-4819-144-2-200601170-00010

6. Weibel S, Jelting Y, Afshari A, et al. Patient-controlled analgesia with remifentanil versus alternative parenteral methods for pain management in labour. *Cochrane Database Syst Rev.* 2017;4(4):CD011989. doi:10.1002/14651858.CD011989.pub2

7. Budd K. The role of tramadol in acute pain management. *Acute Pain.* 1999;2(4):189-196. doi:10.1016/S1366-0071(99)80019-9

8. Ho KY, Gwee KA, Cheng YK, Yoon KH, Hee HT, Omar AR. Nonsteroidal anti-inflammatory drugs in chronic pain: implications of new data for clinical practice. *J Pain Res.* 2018;11:1937-1948. doi:10.2147/JPR.S168188

9. Habibi V, Kiabi FH, Sharifi H. The effect of dexmedetomidine on the acute pain after cardiothoracic surgeries: a systematic review. *Braz J Cardiovasc Surg.* 2018;33(4):404-417. doi:10.21470/1678-9741-2017-0253

10. Dunn LK, Durieux ME. Perioperative use of intravenous lidocaine. *Anesthesiology.* 2017;126(4):729-737. doi:10.1097/ALN.0000000000001527

11. Jung S, Ottestad E, Aggarwal A, Flood P, Nikitenko V. 982: Intravenous lidocaine infusion for management of pain in the intensive care unit. *Crit Care Med.* 2020;48(1):470. https://journals.lww.com/ccmjournal/Fulltext/2020/01001/982__INTRAVENOUS_ LIDOCAINE_INFUSION_FOR_MANAGEMENT.943.aspx

12. Schwenk ES, Viscusi ER, Buvanendran A, et al. Consensus guidelines on the use of intravenous ketamine infusions for acute pain management from the American Society of Regional Anesthesia and Pain Medicine, the American Academy of Pain Medicine, and the American Society of Anesthesiologists. *Reg Anesth Pain Med.* 2018;43(5):456-466. doi:10.1097/AAP.0000000000000806

28

Tratamiento del dolor agudo en la cirugía de trasplante hepático ortotópico

Islam Mohammad Shehata, Antolin S. Flores, Leonid Gorelik
y Alan David Kaye

Introducción

El trasplante de hígado (LTx, por sus siglas en inglés) es el tratamiento más eficaz para los pacientes con enfermedades hepáticas en fase terminal.[1] La recuperación de un procedimiento tan importante es polifacética; sin embargo, el cumplimiento de los hitos de control del dolor posoperatorio contribuye a una estancia hospitalaria más corta y acelera la recuperación física y psicológica del receptor.[2] Por el contrario, un dolor agudo mal manejado es un fuerte predictor de la discapacidad a largo plazo y la mala calidad de vida.[3,4] Aunque está bien documentado[5,6] que los receptores de LTx tienen una menor necesidad de analgésicos, el control del dolor posoperatorio sigue siendo importante. La incisión quirúrgica para la cirugía de LTx, en concreto el componente subcostal y el uso de retractores quirúrgicos durante un periodo prolongado, contribuye a la gravedad del dolor posoperatorio.[7] El dolor se exacerba aún más en relación con la localización de la incisión, que se agrava con las actividades normales de recuperación, la respiración corriente e incluso el mínimo movimiento, lo que suele requerir una elevada necesidad de analgesia.[8]

La analgesia multimodal es un concepto que incluye la analgesia regional y sistémica, en forma de medicación opioide y no opioide.[9] Amplía las perspectivas de la analgesia para controlar el dolor, disminuir la respuesta de estrés neurohormonal a la cirugía, reducir la demanda metabólica del hígado recién trasplantado y facilitar la movilización temprana y el destete precoz de la ventilación mecánica.[5] La anestesia de seguimiento rápido con extubación precoz de los pacientes sometidos a LTx es un concepto emergente que exige un manejo óptimo del dolor perioperatorio.[10,11] Los pacientes con respiración espontánea tienen una presión pleural reducida durante la inspiración, lo que mejora el retorno venoso y la perfusión del injerto.[12] Así pues, para cumplir el objetivo de una extubación más temprana, el dolor posoperatorio debe controlarse de manera adecuada al tiempo que se preserva el impulso respiratorio. Por ello, en todas las guías de recuperación acelerada después de la cirugía (ERAS, por sus siglas en inglés) se hace hincapié en el importante papel de la analgesia multimodal, en especial en las cirugías intraabdominales.[13] Sin embargo, existen pocos datos sobre la ERAS u otros protocolos de manejo del dolor en los receptores de LTx.[14] Por lo tanto, pretendemos ofrecer una visión general de los novedosos regímenes por vía oral no opioides y de las modalidades de analgesia regional para la analgesia post-LTx.

Fisiopatología de la analgesia postrasplante

Es imprescindible comprender que las características farmacocinéticas de cualquier fármaco pueden verse alteradas por las concentraciones distorsionadas de las proteínas plasmáticas, el flujo sanguíneo hepático y el flujo biliar después del LTx. Además, el tamaño del injerto, la regeneración del mismo y los niveles elevados de citocinas proinflamatorias pueden ser otros factores importantes que alteren la capacidad metabólica del hígado trasplantado.[15] En el posoperatorio, los pacientes de LTx también pueden tener una función renal reducida debido a los desplazamientos de fluidos intraoperatorios, a una perfusión renal subóptima durante la fase anhepática o a una terapia de inmunosupresión con inhibidores de la calcineurina nefrotóxicos.[16]

Analgesia sistémica

La terapia analgésica sistémica implica la combinación de diferentes agentes analgésicos que se dirigen a varias vías nociceptivas del dolor, como los antiinflamatorios no esteroideos (AINE), el paracetamol, los gabapentinoides y los opioides.

Los opioides han sido durante mucho tiempo el pilar de la analgesia intraoperatoria en el LTx. El dolor posoperatorio se ha atribuido a muchos factores, como la gran incisión quirúrgica, la presión prolongada de los retractores quirúrgicos sobre las costillas inferiores, la hemorragia intraoperatoria, el mayor aclaramiento de la distribución debido a la circulación hiperdinámica de la enfermedad hepática terminal y el mayor metabolismo del nuevo injerto en funcionamiento.[7] Uno de los opioides más utilizados es el fentanilo, cuyo metabolismo puede no verse afectado en presencia de una mala recuperación del injerto.[17] Sin embargo, una reducción significativa del flujo sanguíneo del injerto puede interferir en su metabolismo, lo que puede hacer necesario un ajuste de la dosis para evitar una sedación prolongada, sobre todo si se infunde durante toda la larga operación.[2] Otro elemento importante a tener en cuenta es el historial de muchos pacientes de abuso de alcohol o drogas intravenosas, que precipitó su presentación para el trasplante.[5] Los pacientes con trastornos por abuso de sustancias pueden requerir una vigilancia adicional y un estricto control de la administración de opioides.[18]

Debido a la creciente aversión a la administración de opioides, los médicos han buscado cada vez más el empleo de medicamentos alternativos para el dolor.[9] Aunque el paracetamol es metabolizado por el hígado, produciendo un metabolito hepatotóxico, su uso clínico de hasta 3 g/día durante 7 días en pacientes con enfermedad hepática crónica se consideró seguro y no mostró ninguna evidencia de toxicidad en estudios recientes.[19] Sin embargo, se recomienda encarecidamente el control regular de las pruebas de la función hepática para el diagnóstico precoz del empeoramiento del injerto, debido a la gran variabilidad de la dosis tóxica y a la posibilidad de que las dosis más pequeñas tengan también un mayor riesgo de causar toxicidad.[20] Los gabapentinoides, como la pregabalina y la gabapentina, se están convirtiendo en componentes cada vez más populares de los protocolos de ERAS.[9] Tres estudios retrospectivos recientes concluyeron que un régimen de paracetamol y gabapentina se asociaba a un menor consumo de opioides, lo que proporciona pruebas para una estrategia no centrada en los opioides para la analgesia post-LTx.[14,21,22] Aunque no hay recomendaciones oficiales que incluyan los gabapentinoides en los regímenes analgésicos para el LTx, las pruebas recientes lo apoyan.[14,21,22]

Los AINE proporcionan un control fiable del dolor posoperatorio en muchas poblaciones quirúrgicas, pero puede que no sean la modalidad analgésica más segura en los pacientes de LTx. Los AINE han sido implicados en el daño hepatocelular, además de otros efectos desfavorables como la actividad antiplaquetaria temporal y la inhibición de la síntesis de prostaglandinas en la mucosa gástrica.[23] Además, los pacientes de LTx tienen un mayor riesgo de disfunción renal como consecuencia del deterioro hemodinámico, la deshidratación, la inmunosupresión y la administración de AINE.[23]

La anestesia de seguimiento rápido con extubación precoz de los pacientes de LTx es un concepto emergente, que exige un manejo óptimo del dolor perioperatorio para equilibrar cuidadosamente la analgesia y la función respiratoria. Este concepto fue introducido por primera vez en el LTx en 2002 por Findlay y cols. en la Clínica Mayo en una serie consecutiva de 80 pacientes en la que demostraron una reducción de 60% en la analgesia intraoperatoria con fentanilo (disminuida a 23 µg/kg desde 50 µg/kg, $P < .001$) y en el tiempo total de ventilación mecánica (553 minutos *vs.* a 1 081 minutos, $P < .001$).[10] Una revisión más reciente realizada por Aniskevich y Pai en 2015 informó de que 60% de sus receptores de LTx fueron extubados en el quirófano y pudieron eludir por completo la UCI.[11]

Analgesia regional

La analgesia regional abarca varias técnicas, como la analgesia neuraxial, los bloqueos paraespinales y de la pared abdominal y la infiltración de anestésicos locales en el campo incisional. Estos procedimientos implican la administración de anestésicos locales u opioides de menor concentración, en comparación con la administración sistémica, cerca del lugar donde se encuentran los nervios que transportan las señales de dolor aferente.

Cada vez hay más literatura que demuestra el uso seguro de la analgesia regional para mejorar el dolor perioperatorio y disminuir el uso de la analgesia sistémica en los pacientes posquirúrgicos.[24]

Propiedades farmacocinéticas de los anestésicos locales

Las vías metabólicas de los anestésicos locales en la fase anhepática y en pacientes con una función hepática alterada no se conocían bien hasta hace poco. Uno de los anestésicos locales más utilizados, la lidocaína, es metabolizada por el CYP1A2 y el CYP3A4, y su relación de extracción hepática es de 65%, mucho más alto que el de la ropivacaína (40%), un anestésico local de acción más prolongada.[25] Como resultado de la baja relación de extracción hepática de la ropivacaína, su aclaramiento total está menos relacionado con los cambios en el flujo sanguíneo hepático y depende sobre todo de la actividad enzimática hepática y de la unión a proteínas plasmáticas.[25] Aunque los datos disponibles sobre el metabolismo de la bupivacaína son escasos, está estructuralmente relacionada con la ropivacaína con una relación de extracción hepática de 38%.[25] Los datos actuales muestran que la enfermedad hepática terminal tiene un impacto aproximadamente similar en el aclaramiento de la bupivacaína y de la ropivacaína.[25]

Se informó de un aumento de la concentración plasmática de bupivacaína en 11 pacientes que recibieron bloqueos nerviosos intercostales bilaterales 2 días después del trasplante de hígado, con acumulación tras dosis repetidas. Sin embargo, los resultados deben interpretarse con precaución, ya que se sabe que los bloqueos intercostales presentan la mayor absorción sistémica de cualquier técnica de bloqueo neural, lo que se atribuye a la elevada vascularidad de la zona.[26] Un estudio en el que se examinó la farmacocinética de la levobupivacaína utilizada para la anestesia epidural en pacientes con disfunción hepática mostró un metabolismo más lento y un aumento de su concentración plasmática, lo que se atribuyó a que la levobupivacaína es metabolizada por la enzima citocromo P-450.[27]

Un estudio doblemente ciego, aleatorizado y controlado con placebo, compuesto por 39 pacientes sometidos a cirugía de resección hepática a los que se asignó la recepción de ropivacaína para el bloqueo del nervio del plano transverso del abdomen (TAP, por sus siglas en inglés), demostró que el perfil farmacocinético de la ropivacaína se mantuvo dentro del rango de seguridad.[28]

Es posible que la disfunción hepática en sí misma no obligue a ajustar la dosis en las técnicas de anestesia regional de una sola dosis, a pesar de la reducción del aclaramiento hepático, que se ve compensada por la absorción inalterada y el mayor volumen de distribución y el mantenimiento de la síntesis de la glicoproteína α1-ácido. Sin embargo, el riesgo de toxicidad sistémica por anestésicos locales (LAST) aumenta en el caso de bolos repetidos e infusiones continuas, por lo que se recomienda una reducción de la dosis.[29]

Bloqueo de la pared abdominal

La pared abdominal está abastecida por los seis nervios sensoriales inferiores torácicos y los dos superiores lumbares a través de una serie de plexos que invaden la musculatura de dicha pared. La ecografía en tiempo real facilita la identificación de los planos musculofasciales y la visualización de la propagación de los anestésicos locales en su interior.[30]

El bloqueo TAP guiado por ultrasonidos es una técnica analgésica establecida para la cirugía abdominal superior con un notable efecto de ahorro de opioides.[31] El TAP proporciona analgesia para la piel, el tejido subcutáneo y el peritoneo.[5] La alteración del flujo sanguíneo hepático, de la actividad enzimática hepática y de la unión a las proteínas plasmáticas que se observa en el TAP prolonga la vida media de los anestésicos locales, lo que da lugar a concentraciones plasmáticas posiblemente mayores pero seguras.[26,28] Al parecer, el TAP es una opción atractiva de analgesia regional en los pacientes con LTx.

Un estudio piloto en 17 pacientes de LTx que recibieron bloqueo bilateral con TAP encontró una reducción significativa de las puntuaciones de dolor y del consumo de morfina en las primeras 24 horas del posoperatorio, lo que facilitó la extubación temprana en comparación con el grupo de morfina intravenosa.[32] Cuando se agrupó con otros tres ensayos que empleaban el TAP para la cirugía hepática de donante vivo, el grupo de bloqueo del TAP tuvo casi 30 mg menos de necesidades de morfina a las 24 horas para mitigar el dolor que el grupo de analgésicos intravenosos convencionales.[33] Otra publicación reciente del grupo de trasplante de hígado de la Clínica Mayo, Amundson y cols., de un estudio retrospectivo no aleatorio de 77 pacientes de donantes vivos de hígado (29 de bloqueo *vs.* 48 de atención estándar) demostró una analgesia significativamente mejor con el bloqueo TAP con bupivacaína liposomal en el día 0 del posoperatorio en comparación con su analgesia multimodal estándar (que incluía hidromorfona intratecal). También observaron un menor tiempo hasta el retorno de la actividad intestinal y la reanudación de la dieta completa en los pacientes con el bloqueo TAP.[34]

Las complicaciones tras el bloqueo del TAP son raras cuando se utiliza la técnica guiada por ultrasonidos. Sin embargo, se han notificado casos de traumatismo hepático iatrogénico tras dicho bloqueo.[35,36] La colocación guiada por ecografía por un profesional experto es esencial para reducir la incidencia de los traumatismos relacionados con el TAP.

Otro posible bloqueo regional para los pacientes de LTx es el del cuadrado lumbar (BCL) guiado por ecografía. El BCL es un bloqueo en el plano fascial con anestesia local introducido en el espacio paravertebral torácico, en la profundidad de la aponeurosis del transverso del abdomen.[37] Puede proporcionar un efecto analgésico duradero y tiene la ventaja de cubrir todos los segmentos del dermatoma desde L2 en sentido caudal hasta el segmento T7 en sentido craneal.[35] Este bloqueo se ha utilizado con éxito y con un efecto ahorrador de opioides en varias cirugías abdominales.[38] El bloqueo TAP es superficial a la aponeurosis del transverso abdominal, sin embargo, puede seguir siendo preferible al BCL porque es relativamente más fácil de colocar.[39]

Analgesia neuraxial

Se ha informado de que la analgesia epidural torácica (AET) proporciona mejores efectos analgésicos que los opioides intravenosos después de una cirugía abdominal mayor con la reducción de la hepatotoxicidad potencial de los analgésicos parenterales debido a la alteración del metabolismo del fármaco.[40,41] Además, ha demostrado disminuir la congestión hepática y la pérdida de sangre quirúrgica al aumentar la vasodilatación esplácnica y disminuir la presión de la vena porta.[42] También hay pruebas que sugieren que los anestésicos locales utilizados en la anestesia epidural presentan una acción prolongada en pacientes con disfunción hepática debido a un metabolismo más lento de la enzima del citocromo P-450, lo que aumenta después su concentración plasmática.[27]

La AET se ha implantado con éxito en la población de LTx.[43] En un periodo de 3 años en la Universidad Médica de Varsovia, 67 pacientes fueron sometidos a LTx, de los cuales 47 cumplían los criterios para la AET. De los 16 pacientes excluidos, 15 lo fueron por encefalopatía hepática. Recibieron AET y anestesia general (AG) 22 pacientes, mientras que los 25 restantes recibieron solo AG (control). Los pacientes que recibieron AET y AG fueron extubados mucho más a menudo en el quirófano (70 *vs.* 48%) y tuvieron puntuaciones de dolor analógico visual significativamente más bajas en reposo ($P < 0.01$ a las 18 horas) y al toser ($P < 0.003$ a las 18 horas).[44]

No todos los pacientes de LTx son candidatos a la AET. Un hematoma epidural es una complicación rara pero devastadora cuando se coloca el catéter epidural.[45] El riesgo aumenta la incidencia en los pacientes con un perfil de coagulación anormal, como los que tienen una función hepática deteriorada.[46] Los criterios utilizados para la AET son un cociente internacional normalizado (INR, por sus siglas en inglés) < 1.5, un tiempo de tromboplastina parcial activado (TTPa) < 45 segundos y un recuento de plaquetas > 70 g/L.[43] La adopción de la AET en la población de pacientes de LTx se ha visto limitada históricamente debido a los problemas de coagulación subyacentes y a la profunda pérdida de sangre que se observa en un LTx típico; sin embargo, el estudio mencionado sobre la AET en pacientes de LTx no informó de ninguna de las complicaciones en los pacientes que la recibieron.[43] No obstante, es importante conseguir un perfil de coagulación normal y un recuento de plaquetas estándar y correlacionar el resultado con la tromboelastometría antes de la colocación y retirada de los catéteres epidurales. El absceso epidural es otra complicación catastrófica infrecuente (1.1:100 000 bloqueos) con mayor incidencia en pacientes inmunodeprimidos.[47] Por lo tanto, es crucial mantener la esterilidad durante la inserción del catéter y vigilar el posoperatorio para detectar una respuesta inflamatoria enmascarada.[47] Los médicos deben tener en cuenta estas consideraciones a la hora de sopesar la relación riesgo-beneficio de la analgesia epidural en pacientes con enfermedad hepática terminal. El riesgo de complicaciones en las poblaciones únicas de LTx en comparación con los beneficios de mejorar el tratamiento del dolor ha hecho que muchas instituciones se muestren comprensiblemente reticentes a adoptar el uso generalizado de la AET.[48]

Bloqueo paraespinal

El bloqueo del plano erector espinal (ESP, por sus siglas en inglés) ha surgido como un novedoso y eficaz bloqueo del plano interfascial, que recién fue descrito por Forero y cols. en 2016 para proporcionar analgesia torácica tanto en el dolor neuropático crónico como en el dolor agudo posquirúrgico o postraumático.[49] Este bloqueo es fácil de realizar y solo requiere una única inyección en las zonas torácica inferior y abdominal superior. Aunque la localización es próxima al neuraxioma, es superficial al músculo erector de la columna vertebral. Por lo tanto, el ESP se considera un bloqueo de "bajo riesgo" porque la región anatómica está desprovista de vasos sanguíneos importantes y alejada de la pleura.[50]

No hay informes publicados sobre el ESP en receptores de LTx adultos. Sin embargo, ha habido una prueba importante del ESP en receptores de LTx a través de un informe de caso en el que dos pacientes pediátricos sometidos a LTx recibieron bloqueos de ESP con un control analgésico satisfactorio. Si se compara con las tasas históricas de consumo de opioides para esta población, estos dos pacientes consumieron un número notablemente menor de medicamentos opioides, tanto en el intraoperatorio como en el posoperatorio.[51] El bloqueo bilateral del ESP guiado por ultrasonidos se realizó en tres pacientes adultos sometidos a un trasplante de hígado de donante vivo para proporcionar una analgesia adecuada (escala visual analógica del dolor < 4 durante las primeras 24 horas) sin complicaciones.[52] Se necesitan más estudios para comparar el bloqueo del ESP con las técnicas analgésicas convencionales en cuanto a la sencillez técnica, la seguridad del paciente y la eficacia analgésica.

Infiltración del campo de incisión

La infiltración de anestésicos locales en la herida es una modalidad analgésica sencilla y segura. La infiltración local tiene el menor riesgo de absorción sistémica del anestésico local y también conlleva un menor riesgo relativo en relación con los bloqueos nerviosos neuraxiales y periféricos en pacientes con anomalías de coagulación.[53] Un ensayo controlado aleatorio que evaluó la eficacia analgésica de la instilación continua de ropivacaína en la herida en pacientes sometidos a una cirugía electiva de resección hepática abierta encontró una reducción tanto del consumo de morfina como de la puntuación del dolor posoperatorio, al tiempo que se preservaba mejor la función respiratoria.[54]

Un metaanálisis que comparaba la eficacia del bloqueo TAP en pacientes de cirugía abdominal demostró que la infiltración en la herida no era inferior a la hora de reducir el consumo de opioides durante las primeras 24 horas del posoperatorio.[55] Sin embargo, el bloqueo TAP tuvo un efecto analgésico más duradero.[55]

Del mismo modo, otro metaanálisis demostró que la infiltración en el campo de incisión tenía un efecto analgésico comparable al de las técnicas epidurales tras el primer día posoperatorio en pacientes con resección hepática abierta.[56]

Limitaciones de la analgesia regional

Las principales limitaciones de la analgesia regional en los pacientes de LTx son el riesgo potencial de infección y la hemorragia por la coagulopatía asociada.

Solo 10% de los pacientes de LTx presentó resultados normales en el panel de coagulación preoperatorio. La hemostasia normal abarca tres fases: la primaria, que depende de las plaquetas; la secundaria, que implica la vía de la coagulación, y la última, la fibrinólisis, que impide la sobre-propagación del coágulo. La enfermedad hepática terminal puede provocar la interrupción de todas las fases por el déficit cuantitativo y cualitativo del recuento de plaquetas circulantes, la disfunción sintética de los factores procoagulantes, los antitrombóticos y las proteínas antifibrinolíticas.[57]

En el caso de la cirugía de LTx, se presenta una coagulopatía *de novo* en las diferentes fases de la cirugía. Durante la fase de disección, se desarrolla una coagulopatía dilucional debido a la pérdida de sangre y a la fluidoterapia. La coagulopatía durante la fase anhepática se atribuye a la ausencia de la función sintética de los factores de coagulación de origen hepático. Además, la lesión por reperfusión isquémica en la fase neohepática con los metabolitos liberados y la pérdida de sangre presenta otro factor aditivo para la coagulopatía.[58]

Las infecciones representan la principal causa de descompensación aguda de los pacientes con enfermedad hepática crónica, con un riesgo de mortalidad que oscila entre 12 y 52%. La disfunción inmunitaria de la enfermedad hepática crónica asociada a la cirrosis posee un mayor riesgo de infecciones virales, bacterianas, fúngicas y protozoarias. Además, el riesgo se agrava durante el periodo perioperatorio debido a la terapia inmunosupresora.[59]

Conclusión

Cada año se realiza un número creciente de LTx, y la lista de espera sigue superando este crecimiento. Por ello, el éxito del manejo perioperatorio consiste en afrontar el reto del control del dolor posoperatorio mediante la elaboración de nuevos regímenes analgésicos que disminuyan el dolor y mejoren los resultados a corto plazo de los pacientes, sobre todo reduciendo el consumo de opioides, al tiempo que se minimizan las complicaciones. En esta revisión se describen los protocolos de dolor notificados, con especial énfasis en las prácticas emergentes de anestesia regional. Sin embargo, muchas de ellas tienen en la actualidad una evidencia limitada que respalda su éxito. Es necesario realizar más estudios clínicos para seguir comparando la eficacia y la seguridad, pero cabe esperar que las técnicas de anestesia regional tengan un papel creciente y destacado en los cuidados posoperatorios de los pacientes de LTx en el futuro.

REFERENCIAS

1. Farkas S, Hackl C, Schlitt HJ. Overview of the indications and contraindications for liver transplantation. *Cold Spring Harb Perspect Med.* 2014;4(5):a015602.
2. Feltracco P, Carollo C, Barbieri S, et al. *Pain Control after Liver Transplantation Surgery.* Elsevier; 2014:2300-2307.
3. Mandell MS, Smith AR, Dew MA, et al. Early postoperative pain and its predictors in the adult to adult living donor liver transplantation cohort study (A2ALL). *Transplantation.* 2016;100(11):2362.
4. Forsberg A, Lorenzon U, Nilsson F, Bäckmana L. Pain and health related quality of life after heart, kidney, and liver transplantation. *Clin Transplant.* 1999;13(6):453-460.
5. Weyker P, Webb C, Mathew L. Pain management in liver transplantation. *Liver Anesthesiology and Critical Care Medicine.* Springer; 2018:507-523.
6. Moretti EW, Robertson KM, Tuttle-Newhall J, Clavien P-A, Gan T-J. Orthotopic liver transplant patients require less postoperative morphine than do patients undergoing hepatic resection. *J Clin Anesth.* 2002;14(6):416-420.
7. Milan Z. Analgesia after liver transplantation. *World J Hepatol.* 2015;7(21):2331.
8. Eghtesad B, Kadry Z, Fung J. Technical considerations in liver transplantation: what a hepatologist needs to know (and every surgeon should practice). *Liver Transpl.* 2005;11(8):861-871.
9. Chadha R, Pai S-l, Aniskevich S, et al. Nonopioid modalities for acute postoperative pain in abdominal transplant recipients. *Transplantation.* 2020;104(4):694-699.
10. Findlay JY, Jankowski CJ, Vasdev GM, et al. Fast track anesthesia for liver transplantation reduces postoperative ventilation time but not intensive care unit stay. *Liver Transpl.* 2002;8(8):670-675.
11. Aniskevich S, Pai S-L. Fast track anesthesia for liver transplantation: review of the current practice. *World J Hepatol.* 2015;7(20):2303.

12. Magder S. Heart-Lung interaction in spontaneous breathing subjects: the basics. *Ann Transl Med.* 2018;6(18):348.
13. Beverly A, Kaye AD, Ljungqvist O, Urman RD. Essential elements of multimodal analgesia in enhanced recovery after surgery (ERAS) guidelines. *Anesthesiol Clin.* 2017;35(2):e115-e143.
14. Lee TC, Bittel L, Kaiser TE, Quillin RC III, Jones C, Shah SA. Opioid minimization after liver transplantation: results of a novel pilot study. *Liver Transpl.* 2020;26(9):1188-1192.
15. Ganesh S, Almazroo OA, Tevar A, Humar A, Venkataramanan R. Drug metabolism, drug interactions, and drug-induced liver injury in living donor liver transplant patients. *Clin Liver Dis.* 2017;21(1):181-196.
16. Pai S-L, Aniskevich S, Rodrigues ES, Shine TS. Analgesic considerations for liver transplantation patients. *Curr Clin Pharmacol.* 2015;10(1):54-65.
17. Smith HS. *Opioid Metabolism.* Elsevier; 2009:613-624.
18. Krahn LE, DiMartini A. Psychiatric and psychosocial aspects of liver transplantation. *Liver Transpl.* 2005;11(10):1157-1168.
19. Benson GD, Koff RS, Tolman KG. The therapeutic use of acetaminophen in patients with liver disease. *Am J Ther.* 2005;12(2):133-141.
20. Larson AM, Polson J, Fontana RJ, et al. Acetaminophen-induced acute liver failure: results of a United States multicenter, prospective study. *Hepatology.* 2005;42(6):1364-1372.
21. Tong K, Nolan W, O'Sullivan DM, Sheiner P, Kutzler HL. Implementation of a multimodal pain management order set reduces perioperative opioid use after liver transplantation. *Pharmacotherapy.* 2019;39(10):975-982.
22. Kutzler HL, Gannon R, Nolan W, et al. Opioid avoidance in liver transplant recipients: reduction in postoperative opioid use through a multidisciplinary multimodal approach. *Liver Transpl.* 2020;26(10):1254-1262.
23. Rubenstein J, Laine L. The hepatotoxicity of non-steroidal anti-inflammatory drugs. *Aliment Pharmacol Ther.* 2004;20(4):373-380.
24. Kumar K, Kirksey MA, Duong S, Wu CL. A review of opioid-sparing modalities in perioperative pain management: methods to decrease opioid use postoperatively. *Anesth Analg.* 2017;125(5):1749-1760.
25. Jokinen MJ, Neuvonen PJ, Lindgren L, et al. Pharmacokinetics of ropivacaine in patients with chronic end-stage liver disease. *Anesthesiology.* 2007;106(1):43-55.
26. Bodenham A, Park G. Plasma concentrations of bupivacaine after intercostal nerve block in patients after orthotopic liver transplantation. *Br J Anaesth.* 1990;64(4):436-441.
27. Ran J, Wang Y, Li F, Zhang W, Ma M. Pharmacodynamics and pharmacokinetics of levobupivacaine used for epidural anesthesia in patients with liver dysfunction. *Cell Biochem Biophys.* 2015;73(3):717-721.
28. Ollier E, Heritier F, Bonnet C, et al. Population pharmacokinetic model of free and total ropivacaine after transversus abdominis plane nerve block in patients undergoing liver resection. *Br J Clin Pharmacol.* 2015;80(1):67-74.
29. Christie LE, Picard J, Weinberg GL. Local anaesthetic systemic toxicity. *BJA Educ.* 2015;15(3):136-142.
30. Finnerty O, Carney J, McDonnell J. Trunk blocks for abdominal surgery. *Anaesthesia.* 2010;65:76-83.
31. Abdelsalam K, Mohamdin O. Ultrasound-guided rectus sheath and transversus abdominis plane blocks for perioperative analgesia in upper abdominal surgery: a randomized controlled study. *Saudi J Anaesth.* 2016;10(1):25.
32. Milan Z, Duncan B, Rewari V, Kocarev M, Collin R. *Subcostal Transversus Abdominis Plane Block for Postoperative Analgesia in Liver Transplant Recipients.* Elsevier; 2011:2687-2690.
33. Sharma A, Goel AD, Sharma PP, Vyas V, Agrawal SP. The effect of transversus abdominis plane block for analgesia in patients undergoing liver transplantation: a systematic review and meta-analysis. *Turk J Anaesthesiol Reanim.* 2019;47(5):359.
34. Amundson AW, Olsen DA, Smith HM, et al. Acute benefits after liposomal bupivacaine abdominal wall blockade for living liver donation: a retrospective review. *Mayo Clinic Proc Innov Qual Outcomes.* 2018;2(2):186-193.
35. Lancaster P, Chadwick M. Liver trauma secondary to ultrasound-guided transversus abdominis plane block. *Br J Anaesth.* 2010;104(4):509-510.
36. Farooq M, Carey M. A case of liver trauma with a blunt regional anesthesia needle while performing transversus abdominis plane block. *Reg Anesth Pain Medicine.* 2008;33(3):274-275.
37. Akerman M, Pejčić N, Veličković I. A review of the quadratus lumborum block and ERAS. *Front Med.* 2018;5:44.
38. Elsharkawy H, El-Boghdadly K, Barrington M. Quadratus lumborum block anatomical concepts, mechanisms, and techniques. *Anesthesiology.* 2019;130(2):322-335.
39. Baytar Ç, Yılmaz C, Karasu D, Topal S. Comparison of ultrasound-guided subcostal transversus abdominis plane block and quadratus lumborum block in laparoscopic cholecystectomy: a prospective, randomized, controlled clinical study. *Pain Res Manag.* 2019;2019.
40. Garimella V, Cellini C. Postoperative pain control. *Clin Colon Rectal Surg.* 2013;26(3):191.

41. Moraca RJ, Sheldon DG, Thirlby RC. The role of epidural anesthesia and analgesia in surgical practice. *Ann Surg.* 2003;238(5):663.

42. Jacquenod P, Wallon G, Gazon M, et al. Incidence and risk factors of coagulation profile derangement after liver surgery: implications for the use of epidural analgesia—a retrospective cohort study. *Anesth Analg.* 2018;126(4):1142-1147.

43. Trzebicki J, Nicinska B, Blaszczyk B, et al. Thoracic epidural analgesia in anaesthesia for liver transplantation: the 10-year experience of a single centre. *Ann Transplant.* 2010;15(2):35-39.

44. Trzebicki J. Assessment of the value of thoracic segment epidural anesthesia as an element of anesthesia and postoperative management in orthotopic liver transplantation. Dissertation for doctor of medical sciences degree (in Polish). Medical University of Warsaw; 2004.

45. Gulur P, Tsui B, Pathak R, Koury K, Lee H. Retrospective analysis of the incidence of epidural haematoma in patients with epidural catheters and abnormal coagulation parameters. *Br J Anaesth.* 2015;114(5):808-811.

46. Fazakas J, Tóth S, Füle B, et al. Epidural Anesthesia? *No of Course.* Elsevier; 2008:1216-1217.

47. Horlocker TT, Wedel DJ. Regional anesthesia in the immunocompromised patient. *Reg Anesth Pain Med.* 2006;31(4):334-345.

48. Hwang G-S, McCluskey SA. Anesthesia and outcome after partial hepatectomy for adult-to-adult donor transplantation. *Curr Opin Organ Transplant.* 2010;15(3):377-382.

49. Forero M, Adhikary SD, Lopez H, Tsui C, Chin KJ. The erector spinae plane block: a novel analgesic technique in thoracic neuropathic pain. *Reg Anesth Pain Med.* 2016;41(5):621-627.

50. Tsui BC, Kirkham K, Kwofie MK, et al. Practice Advisory on the bleeding risks for peripheral nerve and interfascial plane blockade: evidence review and expert consensus. *Can J Anesth.* 2019;66(11):1356-1384.

51. Moore RP, Liu C-JJ, George P, et al. Early experiences with the use of continuous erector spinae plane blockade for the provision of perioperative analgesia for pediatric liver transplant recipients. *Reg Anesth Pain Med.* 2019;44(6):679-682.

52. Hacibeyoglu G, Topal A, Arican S, Kilicaslan A, Tekin A, Uzun ST. USG guided bilateral erector spinae plane block is an effective and safe postoperative analgesia method for living donor liver transplantation. *J Clin Anesth.* 2018;49:36-37.

53. Collyer T. Regional anaesthesia and patients with abnormalities of coagulation. *Anaesthesia.* 2013;68(12):1286-1287.

54. Chan S, Lai P, Li P, et al. The analgesic efficacy of continuous wound instillation with ropivacaine after open hepatic surgery. *Anaesthesia.* 2010;65(12):1180-1186.

55. Yu N, Long X, Lujan-Hernandez JR, Succar J, Xin X, Wang X. Transversus abdominis-plane block versus local anesthetic wound infiltration in lower abdominal surgery: a systematic review and meta-analysis of randomized controlled trials. *BMC Anesthesiol.* 2014;14(1):121.

56. Bell R, Pandanaboyana S, Prasad KR. Epidural versus local anaesthetic infiltration via wound catheters in open liver resection: a meta-analysis. *ANZ J Surg.* 2015;85(1-2):16-21.

57. Northup P, Reutemann B. Management of coagulation and anticoagulation in liver transplantation candidates. *Liver Transpl.* 2018;24(8):1119-1132.

58. Forkin KT, Colquhoun DA, Nemergut EC, Huffmyer JL. The coagulation profile of end-stage liver disease and considerations for intraoperative management. *Anesth Analg.* 2018;126(1):46-61.

59. Bartoletti M, Giannella M, Tedeschi S, Viale P. Opportunistic infections in end stage liver disease. *Infect Dis Rep.* 2018;10(1):7621.

29

Dolor crónico y el paciente tolerante a los opioides

Chikezie N. Okeagu, Gopal Kodumudi, Boris C. Anyama y Alan David Kaye

Introducción

La investigación sobre la experiencia del dolor ha cautivado a la investigación médica durante décadas. A pesar de la intensa atención prestada y de varios avances significativos, muchos aspectos de las etiologías, la evaluación y los tratamientos del dolor siguen rodeados de misterio. Esto se debe, en parte, a que la percepción del dolor es diversa y trasciende la mera sensación, implicando también complejos elementos emocionales, psicológicos y sociales.[1-3] El enfoque general para abordar el dolor implica primero clasificarlo como agudo o crónico. En comparación con el dolor crónico, el dolor agudo es de corta duración y se produce en la proximidad temporal de una causa identificable, como una lesión o una cirugía. Este dolor suele resolverse cuando el tejido lesionado se cura. Cuando el dolor persiste durante más tiempo del previsto para la curación, se considera dolor crónico. Este suele definirse como un dolor que persiste más de 3 a 6 meses;[4,5] puede ser el resultado de una lesión discreta, es decir, una progresión del dolor agudo, o ser de aparición insidiosa con dificultad para asociarlo a un acontecimiento concreto.[3] Todo dolor, pero en especial el crónico, puede ser extremadamente angustioso y tener un impacto debilitante en los individuos, las familias y la sociedad.

El dolor crónico supone una carga considerable tanto a nivel personal como social; se calcula que afecta a 11-40% de los adultos de Estados Unidos y a ~20% de las personas de todo el mundo.[6,7] Además, entre 15 y 20% de las visitas al médico están relacionadas con quejas de dolor crónico, lo que supone un costo de alrededor de 200 000 millones de euros al año en Europa y 150 000 millones de dólares anuales en Estados Unidos. A pesar de lo asombroso de estas estadísticas, muchos creen que estas estimaciones son demasiado bajas y que el dolor crónico está mucho más extendido. Dada la enorme diversidad de síndromes de dolor crónico, la prevalencia exacta de este dolor es difícil de medir. Además, muchos pacientes que lo padecen sufren en soledad y no buscan atención médica. El dolor crónico es también a menudo una comorbilidad de otras enfermedades, lo que puede hacer que se pase por alto el componente de dolor. Por ejemplo, según la Organización Mundial de la Salud, la depresión unipolar, las enfermedades coronarias, las enfermedades vasculares cerebrales y los accidentes de tránsito serán los principales contribuyentes a la carga mundial de enfermedades en 2030. El dolor crónico suele ser un componente de todas ellas.[7,8]

En la mayor parte del mundo desarrollado, los medicamentos opioides se han convertido en un pilar en el tratamiento del dolor crónico. Esto es en especial pronunciado en Estados Unidos, donde las ventas de opioides con receta se han cuadruplicado en los últimos 15-20 años. Como resultado, 20% de los pacientes con dolor crónico no maligno están bajo tratamiento con opioides.[9] Este amplio uso ha traído consigo una multitud de problemas, como la tolerancia, la dependencia física y el abuso entre los usuarios. Si bien estos problemas son un reto, también presentan obstáculos para el tratamiento del dolor agudo en pacientes con dolor crónico que se manejan con medicamentos opioides. Además del importante porcentaje de pacientes que son tolerantes a los opioides debido al tratamiento del dolor crónico, existen otras poblaciones de pacientes cuya tolerancia a los opioides puede suponer un reto en el tratamiento del dolor agudo. Entre ellos se encuentran los pacientes que abusan de los opioides de forma recreativa (es decir, la heroína) y los antiguos adictos que están inscritos en programas de sustitución de opioides. Por lo tanto, este capítulo presenta una visión general del tratamiento del dolor agudo en pacientes con dolor crónico de base y tolerancia a los opioides.

Adaptaciones fisiológicas al consumo de opioides

El uso regular de opioides puede conducir a los fenómenos farmacológicos de tolerancia y dependencia. Tras una exposición continuada, puede producirse un desplazamiento hacia la derecha de la curva dosis-respuesta, lo que conduce a un aumento de las necesidades de medicación para conseguir el mismo efecto. Esto se conoce como tolerancia y se desarrolla a una variedad de efectos de las drogas, incluyendo analgesia, euforia, sedación, depresión respiratoria y náusea. Curiosamente, no se produce tolerancia a la miosis ni a la inhibición de la motilidad intestinal. La dependencia se refiere a un estado de neuroadaptación tal que la supresión de un agonista, en este caso los opioides, da lugar a la aparición de síntomas de abstinencia. Los opioides endógenos se fabrican de manera constante en el organismo, por ejemplo, las encefalinas, las dinorfinas y las endorfinas, y con la administración de opioides exógenos, se producirá una interrupción de la producción de opioides endógenos, lo que dará lugar a una hiperactivación del sistema nervioso central. Los síntomas de la abstinencia de opioides incluyen inquietud, ansiedad, taquicardia, diaforesis, dolor abdominal, náusea, vómito y diarrea.[10] Aunque es desagradable, el síndrome de abstinencia de los opioides no pone en peligro la vida. Los mecanismos moleculares que subyacen a estos fenómenos no se comprenden del todo, pero se cree que implican elementos neurobiológicos complejos que conducen a la alteración, desensibilización e internalización de los receptores.[11] A menudo, estos cambios fisiológicos van acompañados de una compulsión psicológica por obtener y consumir medicamentos opioides. Este fenómeno se conoce como adicción, la cual es principalmente psicológica y se caracteriza por el consumo repetido a pesar de las consecuencias perjudiciales. Aunque es parecida a la dependencia física y se produce con frecuencia con ella, es una entidad propia y diferenciada. Al igual que la tolerancia y la dependencia, se cree que la adicción es multifactorial con complejos mecanismos subyacentes.[9]

La hiperalgesia inducida por opioides (HIO) es otra adaptación al uso de opioides que puede tener efectos perjudiciales. La HIO se caracteriza por un aumento paradójico del dolor observado con la administración de opioides. Antes de que se describiera la HIO, el aumento de las necesidades de dosificación en los pacientes que recibían tratamiento para el dolor se atribuía al aumento de la tolerancia a la medicación o a la progresión o exacerbación de la enfermedad responsable del dolor. Aunque es probable que estos fenómenos contribuyan, hay algunas pruebas de que la HIO también desempeña un papel. Aunque son limitados, los estudios han demostrado que los pacientes que siguen una terapia de sustitución de opioides a largo plazo tienen una menor tolerancia a los estímulos dolorosos. Además, algunas pruebas sugieren que la aparición de la HIO puede ser muy rápida, ya que los pacientes que recibieron dosis más altas de opioides intraoperatorios informaron de puntuaciones de dolor más altas y consumieron más opioides en el posoperatorio. Se cree que la HIO es el resultado de una cascada de mediadores pronociceptivos causada por el acoplamiento de los opioides en las células gliales del cerebro y la médula espinal a través del receptor tipo toll-4 (TLR4). Una mayor elucidación de este mecanismo podría presentar nuevas dianas para el tratamiento.[11]

Evaluación y educación del paciente

Una anamnesis y un examen físico exhaustivos son componentes esenciales de la evaluación de cualquier dolor agudo (fig. 29.1). El objetivo debe ser recoger detalles sobre los síntomas del paciente para ayudar a orientar las decisiones de tratamiento. Al evaluar el dolor agudo en pacientes con dolor crónico de base o tolerancia a los opioides, es necesario tener en cuenta algunas consideraciones especiales. En primer lugar, es importante revisar la medicación de mantenimiento para el dolor crónico del paciente, incluidos los fármacos habituales, las dosis y los prescriptores. Es esencial dejar de lado los prejuicios y emplear un enfoque no prejuicioso para que el paciente se sienta cómodo facilitando información sobre las sustancias, tanto prescritas como ilícitas, utilizadas para el control del dolor. Es útil explicar al paciente que este conocimiento es necesario para proporcionar el mejor tratamiento posible. Incluso cuando se trate de los pacientes más fiables, debe buscarse la verificación de esta información compro-

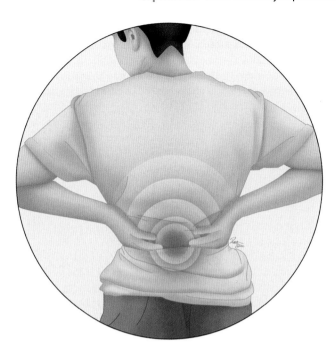

FIGURA 29.1 Un paciente con dolor lumbar.

bando las etiquetas de los frascos de las recetas, poniéndose en contacto con el médico que las prescribe o la farmacia que las dispensa, o comprobando con el programa o programas reguladores apropiados (es decir, la base de datos de supervisión de recetas). En contextos de emergencia, la verificación de la dosis puede no ser posible. En estos casos, debe asumirse que los pacientes que informan del uso de opioides para el tratamiento del dolor crónico tienen cierto nivel de tolerancia y dependencia fisiológica. Por ello, la cantidad diaria de opioides comunicada puede administrarse en dos o cuatro dosis divididas para evitar el riesgo de abstinencia de opioides. La respuesta de los pacientes, el nivel de sedación y el estado respiratorio deben vigilarse de manera estrecha hasta que pueda obtenerse la verificación.[11]

Hablar de las preferencias del paciente, de sus experiencias pasadas y de sus planes de manejo del dolor a largo plazo puede ayudar a desarrollar un plan de tratamiento. A menudo resulta útil asegurar que se dará prioridad al tratamiento de sus nuevas dolencias agudas. Los pacientes deben ser conscientes de que las malas experiencias pasadas con el manejo del dolor o la adicción a los opioides no les impedirán recibir cualquier opción de tratamiento disponible.[11] No obstante, el tratamiento del dolor agudo en pacientes que tienen dolor crónico o tolerancia a los opioides es un reto único, ya que las medidas típicas de tratamiento inicial pueden ser menos eficaces y, por ello, es importante gestionar las expectativas del paciente. Hacer que este sea consciente de que puede ser imposible aliviar todo su dolor de forma segura le ayudará a establecer expectativas realistas sobre el resultado del tratamiento.

Tratamiento

El tratamiento del dolor agudo suele incluir analgésicos no opioides como el paracetamol y los antiinflamatorios no esteroideos (AINE). Los opioides suelen introducirse cuando el dolor agudo es de moderado a grave.[12] Sin embargo, el dolor agudo en un paciente que tolera los opioides puede resultar bastante complicado. Los profesionales sanitarios tienden a subtratar el dolor agudo en esta población de pacientes por miedo a los efectos secundarios farmacológicos de los opioides, a la drogadicción iatrogénica y al desvío de medicamentos con receta. Esto hace que los pacientes reciban un tratamiento insuficiente, lo que provoca un dolor continuo, síndrome de abstinencia y una experiencia negativa con los proveedores de atención sanitaria.[13] Para evitar la estigmatización de esta población, deben aplicarse medidas alternativas. Los planes de atención individualizados que incluyen técnicas analgésicas multimodales y regionales pueden ser útiles para reducir el dolor agudo en esta población de pacientes y proporcionar resultados positivos.

Los planes de tratamiento para el dolor agudo en pacientes tolerantes a los opioides serán diferentes de los de los pacientes vírgenes a los opioides. Esto puede incluir el aumento de la dosis de opioides u otros agentes para proporcionar alivio del dolor y evitar efectos adversos no deseados como la HIO. Otra consideración es la exploración de modalidades de tratamiento que el paciente no esté utilizando en la actualidad. La analgesia multimodal para el control del dolor cuenta con pruebas de alta calidad y está fuertemente respaldada por la American Pain Society y la American Society of Anesthesiologists.[14] El concepto es que la combinación de analgésicos que actúan en diferentes lugares objetivo puede aliviar el dolor y reducir las necesidades de opioides y sus efectos adversos. Esta analgesia multimodal incluye, entre otros, los opioides, el paracetamol, los AINE, los anticonvulsivos, los regionales/neuraxiales, los anestésicos locales, los agonistas alfa-2 y la ketamina (fig. 29.2).

Opioides

Los pacientes tolerantes a los opioides que reciben tratamiento para el dolor agudo pueden beneficiarse de un aumento de la dosis de su medicación opioide actual. Otra opción es la rotación de opioides; cambiar de opioide cuando uno a una dosis máxima o casi máxima no está proporcionando efectos analgésicos adecuados.[15] La sustitución de un opioide por la mitad o dos tercios de un opioide equianalgésico es el enfoque recomendado para garantizar la seguridad y la eficacia. Debe tenerse muy en cuenta el cambio de un opioide de acción prolongada a uno de acción corta, debido al riesgo de abstinencia en estos pacientes. La metadona y la buprenorfina también pueden ser beneficiosas en el contexto del dolor agudo. La metadona, un agonista de los opioides, y el *N*-metil D-aspartato (NMDA), antagonista de los receptores, administrados una vez al día a la dosis de referencia, pueden prevenir los síntomas de abstinencia y proporcionar analgesia a corto plazo.[13] Se necesitará un especialista en adicciones si se requiere un analgésico de acción prolongada. La buprenorfina es un agonista mu parcial y un antagonista kappa. También se utiliza para el síndrome de abstinencia y tiene un efecto analgésico breve. De hecho, un pequeño ensayo aleatorio sugirió que la buprenorfina es tan eficaz como la morfina para el control del dolor posoperatorio en niños sometidos a toracotomía lateral. Por el contrario, el uso de buprenorfina puede amortiguar la eficacia de un agonista opioide completo y disminuir su utilidad en el tratamiento del dolor agudo.[9] Cuando se espera un dolor agudo en pacientes que toman buprenorfina de forma crónica (p. ej., dolor posoperatorio de un procedimiento electivo), la interrupción de la buprenorfina 72 horas antes de la cirugía permitirá que un agonista completo proporcione una analgesia eficaz en el preoperatorio.

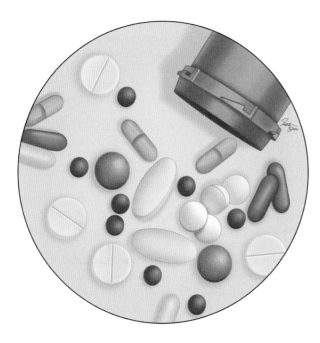

FIGURA 29.2 Medicamentos para el dolor.

Si el dolor agudo es inesperado (p. ej., un traumatismo) y no se puede suspender la buprenorfina, los agonistas opioides intravenosos como el fentanilo y el sufentanilo serán útiles para superar los receptores opioides mu y proporcionar un control del dolor más eficaz.

Paracetamol y AINE

El paracetamol es un fármaco muy utilizado para el dolor. Aunque hay pocas investigaciones sobre su uso con pacientes tolerantes a los opioides en el contexto agudo, una revisión sistémica concluyó que el paracetamol combinado con un AINE proporcionaba una analgesia superior en comparación con cualquiera de los dos fármacos por separado.[13] Los AINE, los inhibidores no selectivos de la ciclooxigenasa (COX) (p. ej., naproxeno, ketorolaco) y los inhibidores selectivos de la COX-2 (p. ej., celecoxib) han demostrado ser una opción eficaz para ahorrar opioides en pacientes tolerantes a los mismos.[13] También disminuyen la necesidad de un fármaco de rescate y aumentan el tiempo necesario antes de que se requiera uno.

Anticonvulsivos

La gabapentina, por lo regular utilizada para tratar el dolor neuropático crónico, puede tener también un papel en el tratamiento del dolor agudo. Existen algunas pruebas que apoyan su uso en el entorno perioperatorio.[13] Un metaanálisis demostró que la gabapentina reducía la intensidad del dolor, disminuía el consumo de opioides y reducía los efectos secundarios relacionados con estos, a la vez que tenía un efecto sedante en el periodo posoperatorio.[11] A pesar de no mejorar el alivio del dolor, la pregabalina también ha demostrado ser tan eficaz como la gabapentina para reducir el consumo de opioides y los efectos secundarios relacionados con ellos en el entorno perioperatorio. Estudios limitados han demostrado la eficacia de la gabapentina y la pregabalina en la población de pacientes tolerantes a los opioides, pero ambos fármacos deben considerarse solo como terapia coadyuvante y utilizarse de forma concomitante con otros agentes.[13]

Anestesia regional

Esta puede ser beneficiosa para aliviar el dolor en pacientes tolerantes a los opioides. Algunas operaciones pueden realizarse exclusivamente con anestesia regional para evitar el uso de opioides.[13] Además, la adición de la anestesia regional a la anestesia general y a otros protocolos tradicionales proporciona una analgesia más duradera. Aunque las técnicas típicas de anestesia regional proporcionan un alivio del dolor durante aproximadamente un día posoperatorio, la infusión continua puede ampliar este periodo. La lidocaína tiene efectos tanto analgésicos como antiinflamatorios en el contexto agudo.[14] De hecho, la lidocaína intravenosa ha sido eficaz para disminuir las necesidades de opioides, la náusea y el vómito durante la cirugía abdominal.

Agonistas alfa-2

Los agonistas alfa-2 (p. ej., clonidina, dexmedetomidina) pueden ser útiles en los síntomas de abstinencia en pacientes tolerantes a los opioides al suprimir la respuesta simpático-adrenérgica.[13] La clonidina tiene una analgesia ahorradora de opioides y efectos antihiperalgésicos que pueden ser útiles en el entorno perioperatorio para proporcionar una analgesia sistémica.

Ketamina

La ketamina, un antagonista del NMDA, ha sido útil en el tratamiento del dolor agudo en pacientes tolerantes a los opioides.[11] Se ha demostrado que la ketamina revierte la tolerancia a la morfina y restablece la eficacia de los opioides en el dolor posoperatorio agudo.[13] Un estudio demostró que una infusión de ketamina en combinación con una ACP en los pacientes tolerantes a los opioides no solo proporciona analgesia posoperatoria, sino que puede tener un papel en la prevención del dolor posoperatorio persistente.[13,14]

Manejo perioperatorio de pacientes en terapia crónica con opioides

El tratamiento del dolor perioperatorio de los consumidores crónicos de opioides en presencia de tolerancia a los mismos puede ser un reto.[11] Los objetivos del tratamiento del dolor perioperatorio incluyen conseguir una analgesia adecuada y prevenir la abstinencia. Además, los cuidados a largo plazo deben abarcar aspectos conductuales, psiquiátricos y sociales. Estos pacientes requieren dosis más altas de opioides y corren el riesgo de sufrir un dolor posoperatorio grave. Además, los médicos y otros proveedores de atención sanitaria suelen tener prejuicios y conceptos erróneos sobre los consumidores y abusadores de opioides que pueden impedir que estos pacientes obtengan una analgesia adecuada.[9] Algunos de estos conceptos erróneos incluyen la creencia de que los pacientes en terapia de mantenimiento con buprenorfina/naloxona o metadona no necesitarán más analgesia o que los opioides adicionales causarán recaídas en la adicción o toxicidad (depresión del SNC/respiratoria). Sin embargo, se ha demostrado que estos pacientes no tienen un mayor riesgo de sufrir estos efectos secundarios.[9]

Antes de la inducción de la anestesia y del inicio de la cirugía, los pacientes en tratamiento crónico con opioides deben tomar su dosis de referencia habitual de estos.[9] Si el paciente no puede tomar la medicación oral, puede administrarse una dosis equianalgésica de morfina por vía intravenosa. Deben utilizarse las tablas equianalgésicas para determinar la dosis equivalente de morfina oral; a continuación, puede calcularse la dosis IV utilizando la proporción de morfina oral:IV de 3:1.

Durante la operación, las dosis y las necesidades deben aumentarse en función de las constantes vitales del paciente (p. ej., evitando la taquicardia, la hipertensión). El objetivo es disminuir la respuesta al dolor mediada por el sistema simpático. Se ha demostrado que la ketamina en dosis bajas disminuye las necesidades de opioides y mejora las puntuaciones de dolor.[10] El índice de nocicepción y analgesia (medida de la variabilidad del ritmo cardiaco) también se ha utilizado para dirigir la dosificación de opioides intraoperatorios y proporcionar una analgesia adecuada.[16] La anestesia regional puede dar lugar a una disminución de las necesidades intraoperatorias; sin embargo, no alivia la abstinencia de opioides.

En el periodo posoperatorio, estos pacientes dependientes de los opioides requieren una cantidad cuatro veces superior a las necesidades típicas de opioides posoperatorios. Se ha demostrado que los pacientes dependientes del tratamiento crónico con opioides para el dolor maligno requieren el triple de la duración típica del tratamiento posoperatorio en comparación con los pacientes vírgenes a los opioides.[17] La anestesia multimodal, la anestesia regional y los ACP han sido útiles para controlar el dolor posoperatorio. Deben evitarse los antagonistas de los opioides y los agonistas-antagonistas mixtos, ya que pueden provocar síntomas de abstinencia.

Manejo perioperatorio de los consumidores de opioides

Los pacientes que tienen un historial de adicción a los opioides deben diferenciarse en función del tiempo de abuso de opioides (antiguo *vs.* actual o actual y sometido a terapia de mantenimiento con opioides). Para determinar la dosis de opioides perioperatoria adecuada, es fundamental determinar la dosis de calle precisa que el paciente está utilizando. A continuación, la dosis de calle debe convertirse en una dosis diaria de morfina o metadona de mantenimiento para la duración del periodo perioperatorio.[9]

Tratamiento de los pacientes sometidos a mantenimiento con metadona o buprenorfina

La metadona es un opioide de acción prolongada con una vida media de ~23 horas y se toma una vez al día para disminuir el abuso de opioides; la dosis inicial de mantenimiento es de 15-30 mg una vez al día y se titula hasta una dosis efectiva de 80-120 mg. La dosis de mantenimiento de metadona debe seguir tomándose la mañana de la cirugía. La metadona puede administrarse por vía intramuscular o subcutánea si el paciente no puede tomar la forma oral. Si no se dispone de metadona, debe administrarse una dosis equianalgésica de morfina el día de la cirugía.[9]

La buprenorfina es un agonista-antagonista mixto de los opioides que también se utiliza para la terapia de mantenimiento. Es eficaz de 24 a más de 36 horas, por lo que suele tomarse una vez al día por vía sublingual o transdérmica; la dosis inicial es de 2 a 8 mg, titulada semanalmente en 4 mg hasta una dosis máxima de 32 mg. La dosis diaria de mantenimiento de buprenorfina debe continuarse el día de la intervención quirúrgica, utilizando diferentes opioides para la analgesia. Si la dosis diaria de buprenorfina es baja, puede administrarse 1/4 de la dosis cada 6-8 horas.[9]

Conclusión

Proporcionar analgesia a los pacientes dependientes de opioides es un reto. Ha aumentado el número de pacientes tolerantes a los opioides, entre los que se encuentran los pacientes con dolor crónico no relacionado con el cáncer, los que abusan de los opioides y los que siguen una terapia crónica de mantenimiento. Los proveedores deben ser expertos en proporcionar una analgesia perioperatoria adecuada a esta población de pacientes, la cual se enfrenta a menudo a prejuicios y malentendidos por parte de los proveedores de atención sanitaria que pueden impedirles conseguir una analgesia adecuada. Los médicos deben ser conscientes de fenómenos farmacológicos como la tolerancia, el síndrome de abstinencia y la hiperalgesia; en el caso de los consumidores crónicos de opioides, el día de la cirugía deben proporcionarse niveles de referencia de opioides para evitar el síndrome de abstinencia. Puede ser necesario el uso a corto plazo de opioides por encima de la dosis media de opioides. La analgesia multimodal con la adición de tratamiento farmacológico adyuvante y no opioide disminuye la tolerancia y la HIO.

REFERENCIAS

1. Hylands-White N, Duarte RV, Raphael JH. An overview of treatment approaches for chronic pain management. *Rheumatol Int.* 2017;37:29-42.
2. Hansen GR, Streltzer J. The psychology of pain. *Emerg Med Clin North Am.* 2005;23:339-348.
3. Mills SEE, Nicolson KP, Smith BH. Chronic pain: a review of its epidemiology and associated factors in population-based studies. *Br J Anaesth.* 2019;123(2):e273-e283.
4. Wijma AJ, van Wilgen CP, Meeus M, Nijs J. Clinical biopsychosocial physiotherapy assessment of patients with chronic pain: the first step in pain neuroscience education. *Physiother Theory Pract.* 2016;32(5):368-384.
5. Derry S, Wiffen PJ, Kalso EA, et al. Topical analgesics for acute and chronic pain in adults—an overview of Cochrane Reviews. *Cochrane Database Syst Rev.* 2017;(5):CD008609.
6. Dahlhamer J, Lucas J, Zelaya C, et al. Prevalence of chronic pain and high-impact chronic pain among adults—United States, 2016. *MMWR Morb Mortal Wkly Rep.* 2018;67(36):1001-1006.
7. Treede RD, Rief W, Barke A, et al. A classification of chronic pain for ICD-11. *Pain.* 2015;156:1003-1007.
8. Van Hecke O, Torrance N, Smith BH. Chronic pain epidemiology and its clinical relevance. *Br J Anaesth.* 2013;111(1):13-18.
9. Coluzzi F, Bifulco F, Cuomo A, et al. The challenge of perioperative pain management in opioid-tolerant patients. *Ther Clin Risk Manag.* 2017;13:1163-1173.
10. Mitra S, Sinatra RS. Perioperative management of acute pain in the opioid-dependent patient. *Anesthesiology.* 2004;101(1):212-227.
11. Huxtable CA, Roberts LJ, Somogyi AA, Macintyre PE. Acute pain management in opioid-tolerant patients: a growing challenge. *Anaesth Intensive Care.* 2011;39(5):804-823.
12. Alford DP, Compton P, Samet JH. Acute pain management for patients receiving maintenance methadone or buprenorphine therapy. *Ann Intern Med.* 2006;144(2):127-134.
13. Shah S, Kapoor S, Durkin B. Analgesic management of acute pain in the opioid-tolerant patient. *Curr Opin Anaesthesiol.* 2015;28(4):398-402.
14. Cooney MF, Broglio K. Acute pain management in opioid-tolerant individuals. *J Nurse Pract.* 2017;13(6):394-399. doi:10.1016/j.nurpra.2017.04.016
15. Adebola A, Duncan N. Acute pain management in patients with opioid tolerance. *US Pharm.* 2017;42(3):28-32. https://www.uspharmacist.com/article/acute-pain-management-in-patients-with-opioid-tolerance
16. Daccache G, Jeanne M, Fletcher D. The analgesia nociception index: tailoring opioid administration. *Anesth Analg.* 2017;125:15-17.
17. De Leon-Casasola OA, Myers DP, Donaparthi S, et al. A comparison of postoperative epidural analgesia between patients with chronic cancer taking high doses of oral opioids versus opioid-naive patients. *Anesth Analg.* 1993;76(2):302-307.

30

Manejo del dolor agudo en amputados

Joel Castellanos, Christopher Reid y John J. Finneran

Introducción

La amputación es un procedimiento común, ya que solo en Estados Unidos se amputa a ~185 000 personas al año. El tratamiento adecuado del dolor puede ser difícil en los pacientes sometidos a amputaciones debido a la magnitud de la lesión tisular que altera la percepción no solo a nivel periférico, sino también a nivel central. La combinación de lesiones tisulares directas (nervios periféricos, tejidos blandos y hueso), así como la sensibilización central, da lugar a una presentación variada del dolor nociceptivo y neuropático que requiere un protocolo de tratamiento multimodal e individualizado para el tratamiento óptimo del dolor.

Epidemiología

Amputados por año

Cada año, ~185 000 personas sufren amputaciones en Estados Unidos.[1] Las principales causas de las amputaciones de las extremidades inferiores son las enfermedades vasculares (incluidas la diabetes y la enfermedad arterial periférica) y los traumatismos, que combinados representan casi 98% de las amputaciones. El cáncer es la tercera causa de amputaciones de las extremidades inferiores. Los traumatismos representan la inmensa mayoría de las amputaciones de las extremidades superiores (77%), seguidos de las deformidades congénitas de las extremidades y el cáncer (6%).[1]

Total de amputados

En la actualidad, hay ~2 millones de personas que viven con una amputación en Estados Unidos. La mayoría de los pacientes sufre dolor posoperatorio en el muñón, y en ~10% de ellos ese dolor es persistente.[2] En el periodo posoperatorio, la incidencia de la sensación fantasma es de 84 y 90% a los 6 meses. La incidencia del dolor del miembro fantasma es mayor en los pacientes sometidos a una amputación de la extremidad superior en comparación con una de la extremidad inferior.[2] Un estudio realizado en los Países Bajos en amputados de la extremidad superior encontró asociaciones significativas entre el dolor del miembro fantasma y las sensaciones fantasmas, así como entre el dolor fantasma y el dolor del muñón.[3]

Clasificación del dolor posoperatorio

Dolor en las extremidades residuales

El dolor en las extremidades residuales, o "dolor del muñón", se refiere al dolor en las partes restantes de la extremidad amputada. Este puede ir acompañado de hiperalgesia, una mayor sensibilidad a los estímulos dolorosos, o alodinia, dolor provocado por estímulos no dolorosos. Existen varias etiologías posibles del dolor en el muñón, que se tratarán en esta sección.

Dolor posoperatorio

Justo después de una amputación, el dolor posquirúrgico de la herida es el más frecuente. Suele describirse como un dolor constante, punzante, con eritema y edema asociados; esto refleja el proceso inflamatorio posquirúrgico que se está produciendo. Este dolor es sobre todo un proceso nociceptivo; sin embargo, puede coexistir también con procesos de dolor neuropático.

En general, el dolor posoperatorio agudo se disipa de manera gradual en 14-21 días. En algunos pacientes, se transforma en un dolor persistente en el muñón. Esto ocurre en ~ 10% de los pacientes.[2] Esta transición del dolor agudo al crónico en el muñón puede producirse por diversas razones. Entre ellas se encuentran la infección, la claudicación vascular secundaria a un suministro de sangre inadecuado; la falla de la herida; la osificación heterotópica; la formación de seromas, hematomas o neuromas, o una prótesis mal ajustada.

Infección

La infección es frecuente después de una amputación, en especial en los pacientes que se someten a una amputación secundaria a complicaciones vasculares. Los factores de riesgo de infección tras una amputación incluyen la amputación por debajo *vs.* por encima de la rodilla, la presencia de diabetes o enfermedad vascular y el mal estado nutricional.[4] Diferenciar la infección de la inflamación posoperatoria rutinaria puede ser difícil, pero la presencia de un dolor que empeora, un exudado purulento, la falla de la herida y un eritema y edema prolongados son signos clínicos que sugieren la existencia de una infección. Las infecciones del muñón no controladas pueden convertirse rápido en una amenaza para la vida con el desarrollo de sepsis y la necesidad de desbridamiento, revisión quirúrgica y, potencialmente, la pérdida de más muñón para preservar la vida. Tras el recuento sanguíneo completo, los marcadores inflamatorios (p. ej., la velocidad de sedimentación de los eritrocitos y los niveles de proteína C reactiva), los cultivos de sangre y de la herida y el diagnóstico por imagen también deben utilizarse para ayudar a diferenciar la inflamación posoperatoria del desarrollo de una infección.

Neuroma

Después de que un nervio periférico se lesione por un traumatismo, isquemia o sección, se produce una respuesta inflamatoria. Aunque la fisiopatología exacta de la formación del neuroma no se conoce bien, esta se produce cuando las terminaciones nerviosas cortadas proximalmente se ven inhibidas de reconectarse a sus órganos terminales distales por la cicatrización y el escape fascicular.[5] Un neuroma se desarrolla a partir de un crecimiento axonal incontrolado y se entrelaza con células de soporte como miofibroblastos, células de Schwann y endoteliales. Hasta 60% de los pacientes que han sufrido una lesión del nervio periférico pueden desarrollar un neuroma doloroso.

Dolor del miembro fantasma

Este es un dolor neuropático que se produce en 45-85% de los pacientes que sufren una amputación.[4,7] Se localiza en la zona de la extremidad que ya no está presente y puede convertirse en una condición incapacitante en muchos pacientes. La fisiopatología exacta del dolor del miembro fantasma aún no se ha descubierto, pero tal vez esté causada por una combinación de daños en los nervios periféricos, así como por una neuroplasticidad inadaptada de la médula espinal y el córtex somatosensorial.

Manejo del dolor posterior a la amputación

La mejor forma de controlar el dolor es mediante la analgesia multimodal. Este concepto fue originado por Kehlet y Dahl para el control del dolor posoperatorio, pero ahora es la base del tratamiento del dolor tanto agudo como crónico.[8] Este abordaje puede consistir en abordajes intervencionistas o infusiones dirigidas neuraxial o periféricamente, medicamentos de diferentes clases, fisioterapia y otros abordajes de tratamiento adyuvante.

Asesoramiento prequirúrgico y psicología del dolor, asesoramiento en rehabilitación

Someterse a una amputación tiene un profundo efecto no solo en la función de la persona sino también en su estado psicosocial. Cuando sea posible, el asesoramiento prequirúrgico sobre la amputación por parte de un protésico o fisiatra certificado ayudará a establecer unas expectativas posoperatorias razonables en lo que respecta al dolor, así como a la cronología posoperatoria de la prótesis. En el caso de una amputación traumática o no planificada, estas cuestiones deben abordarse también en el posoperatorio. La consulta de psicología del dolor debe proporcionar al paciente, además, mecanismos de afrontamiento que le ayuden a controlar el dolor, así como a adaptarse a la pérdida de la extremidad.[9]

Tratamiento del dolor posoperatorio

El tratamiento posoperatorio agudo del paciente sometido a una cirugía de amputación comienza con la analgesia intravenosa controlada por el paciente. Esto le permite titular la dosis de medicación opioide, por lo regular fentanilo o hidromorfona, hasta conseguir un control adecuado del dolor. A medida que la inflamación posquirúrgica aguda empieza a remitir, el cálculo de los equivalentes diarios de morfina oral necesarios para un control adecuado del dolor mediante la analgesia intravenosa controlada por el paciente puede convertirse en opioides orales. Estos pueden complementarse con medicamentos para el dolor neuropático, como anticonvulsivos (gabapentina, pregabalina, valproato) y antidepresivos (amitriptilina, nortriptilina, duloxetina). También pueden utilizarse modalidades para ayudar a controlar el dolor. Entre ellas se encuentran el hielo, el calor, la movilización de los tejidos blandos y la estimulación nerviosa eléctrica transcutánea. La fisioterapia y la terapia ocupacional también pueden ayudar al control del dolor con la movilidad progresiva, la imaginería motora y la terapia de caja de espejos, que se ha demostrado que ayuda tanto al dolor residual como al del miembro fantasma.[10]

Anestesia regional

En el posoperatorio, los pacientes amputados tienen procesos de dolor tanto periféricos como centrales, causados por la entrada de dolor nociceptivo desde el lugar de la cirugía, así como por la disonancia entre el cuerpo físico y la corteza motora y sensorial aún existente de la extremidad respectiva que fue amputada.[11] La anestesia regional puede interferir en la propagación de los estímulos dolorosos periféricos al cerebro y, por lo tanto, es una potencial modalidad profiláctica y terapéutica.[12]

Se han estudiado diversas técnicas de anestesia regional para el tratamiento del dolor relacionado con la cirugía de amputación. Uno de los primeros principios fue el uso de la analgesia epidural en el preoperatorio. Al inicio se descubrió que esta modalidad disminuía la incidencia del dolor del miembro fantasma, pero el efecto ha demostrado ser inconsistente.[13] El uso de la analgesia epidural sí tiene utilidad para mejorar el control del dolor en la fase posoperatoria aguda. Un estudio reciente examinó el efecto de la anestesia epidural preventiva (bupivacaína y fentanilo) 48 horas antes de la cirugía, la anestesia epidural intraoperatoria y la analgesia epidural posoperatoria durante 48 horas después de la cirugía. Esta analgesia epidural de larga duración redujo la incidencia del dolor del miembro fantasma a los 6 meses.[14]

Analgesia perineural

La necesidad de anticoagulación sistémica suele impedir el uso de la analgesia neuraxial en pacientes amputados.[15] Además, las infusiones epidurales no se utilizan de manera habitual en pacientes ambulatorios. En cambio, los bloqueos nerviosos periféricos continuos no están contraindicados en los pacientes anticoagulados, se suministran con frecuencia como infusiones ambulatorias y, por lo tanto, pueden proporcionar una duración de la analgesia más ajustada a la escala temporal del dolor posoperatorio.[15]

Las infusiones perineurales también evitan las perturbaciones hemodinámicas asociadas a las anestesias epidural y espinal.[16-18] Los estudios han demostrado un beneficio en la intervención preoperatoria en el ámbito de los enfoques dirigidos al nervio periférico con la eficacia de la analgesia preventiva se correlacionó con el inicio de la terapia al menos 24 horas o más antes de la operación.[19,20] Esto ha hecho que aumente el interés por la analgesia preoperatoria de forma preventiva, en la que el embotamiento de la sensibilización periférica y central a los estímulos dolorosos se produce a lo largo de todo el proceso de atención, empezando antes de la cirugía en un enfoque multimodal.[20,21] En la actualidad no existen pruebas procedentes de grandes ensayos aleatorios que demuestren un beneficio de los bloqueos continuos de los nervios periféricos como tratamiento profiláctico del dolor fantasma; sin embargo, estos ensayos se están llevando a cabo actualmente y podrían aportar estas pruebas en el futuro.

Una vez establecido, hay pocas modalidades terapéuticas que hayan demostrado reducir de forma fiable la frecuencia y la gravedad del dolor fantasma. Pequeñas series de casos han demostrado el beneficio de los bloqueos de nervios periféricos con una sola inyección para tratar el dolor fantasma existente. Además, la mejora de los síntomas del dolor fantasma tras el bloqueo de los nervios periféricos se refleja en una rápida inversión de la reorganización de la corteza somatosensorial que se produce en estos pacientes.[22] Por desgracia, el beneficio proporcionado por los bloqueos nerviosos con una sola inyección suele ser transitorio, y el dolor fantasma vuelve a aparecer con la resolución del bloqueo.

A diferencia de los bloqueos nerviosos por inyección única, que tienen un duración medida en horas, los bloqueos nerviosos periféricos continuos tienen una duración medida en días o semanas.[23] Los bloqueos nerviosos periféricos continuos también pueden administrarse como terapia ambulatoria, en contraste con las infusiones epidurales, que por lo regular requieren ingreso hospitalario. Como se ha mencionado antes, la reorganización del córtex somatosensorial que se produce en el dolor fantasma se revierte con los bloqueos nerviosos de inyección única. Dado que esta reorganización es reversible, se ha sugerido que los bloqueos nerviosos de duración prolongada pueden conducir a una reversión a largo plazo o permanente de esta reorganización. De este modo, un bloqueo nervioso periférico continuo de duración prolongada podría mejorar el dolor fantasma durante mucho más tiempo que la infusión.[24] Una serie de casos sugiere tal efecto, mientras que hoy día se están realizando grandes ensayos aleatorios.[24]

Interfaz nerviosa periférica regenerativa y otros abordajes quirúrgicos

Una gran parte de los amputados experimenta experiencias sensoriales incapacitantes relacionadas con la pérdida de su extremidad y el manejo de los nervios seccionados. Esto puede repercutir en su calidad de vida, así como en su capacidad para utilizar una prótesis.[25,26] La sección de los nervios en el momento de la amputación plantea dos problemas principales. El primero es el dolor del miembro fantasma y el segundo es el dolor del muñón. El primero es una respuesta neurocognitiva nociva a la ausencia de la señalización nerviosa normal. El dolor del muñón puede ser el resultado de cambios posquirúrgicos directos que podrían ser mecánicos (es decir, compresión contra el hueso) o, más común, el resultado de un neuroma. Ambas formas de dolor posamputación son increíblemente comunes y pueden darse en la mayoría de los amputados.[27-29]

El concepto de interfaz de nervio periférico regenerativo (INPR) se desarrolló inicialmente en el laboratorio como medio para controlar las prótesis mioeléctricas. Por cierto, se observó que había una ausencia de formación de neuromas en los nervios tratados con INPR.[30-33] La técnica consiste en aislar los fascículos del grupo principal de los nervios periféricos seccionados y, a continuación, envolver de forma segura el extremo seccionado con un injerto de músculo libre autógeno (fig. 30.1). El mecanismo por el que se supone que esto crea un beneficio es a través de la provisión de una multitud de receptores de placas terminales motoras disponibles en el injerto de músculo libre desinervado para permitir amplios sitios para que los axones seccionados encuentren un hogar. Los expertos han afirmado la importancia y han acuñado la frase: "...dar a los nervios un lugar al que ir y algo que hacer". En otras palabras, si los nervios seccionados no tienen un órgano sensorial o una placa terminal motora, corren el riesgo de sufrir una señalización aberrante, lo que da lugar a un dolor posamputación.

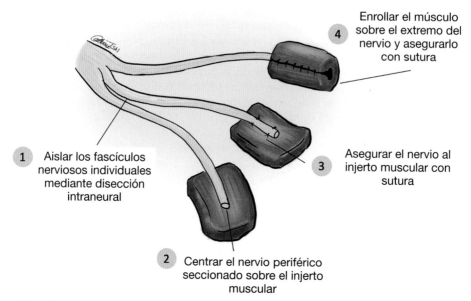

Enrollar el músculo
4 sobre el extremo del
nervio y asegurarlo
con sutura

1 Aislar los fascículos
nerviosos individuales
mediante disección
intraneural

Asegurar el nervio al
3 injerto muscular con
sutura

2 Centrar el nervio periférico
seccionado sobre el injerto
muscular

FIGURA 30.1 Representación de la creación de una interfaz nerviosa periférica regenerativa (INPR). (Cortesía de Catherine Tsai).

Al principio este tratamiento se dirigía a tratar el dolor de los neuromas existentes. Woo y cols. revisaron de forma retrospectiva a sus pacientes de INPR durante un periodo de 2 años que fueron tratados por neuromas sintomáticos en la extremidad superior o inferior. De los pacientes, 71% observó una disminución del dolor del neuroma y 53% una reducción del dolor fantasma.[30]

A continuación, el mismo grupo evaluó el impacto de realizar la INPR en el momento de la amputación y comparó los resultados entre los pacientes que recibieron la INPR y los que no (pacientes de control).[32] En un mínimo de 4 semanas de seguimiento, cero pacientes de la INPR y 13% de los de control desarrollaron neuromas sintomáticos. El dolor del miembro fantasma se desarrolló en 51% de los pacientes de la INPR en comparación con 91% de los pacientes de control.

A pesar de la ausencia de un seguimiento a largo plazo o de su aceptación como estándar de atención, la INPR se muestra prometedora para mitigar los importantes problemas de dolor relacionados con la sección de los nervios en el momento de la amputación. El procedimiento no requiere mucha mano de obra ni tiempo y tiene un riesgo aditivo mínimo.

Estimulación nerviosa periférica

La corriente eléctrica utilizada para estimular los nervios y modular su actividad se denomina "neuromodulación" y se emplea desde hace más de un siglo.[34] Los primeros estimuladores nerviosos periféricos requerían procedimientos quirúrgicos abiertos para implantar cables adyacentes a los nervios objetivo. Sin embargo, la llegada de la guía por ultrasonidos y la inserción percutánea de los cables del estimulador ha permitido una estimulación precisa de los nervios periféricos sin necesidad de cirugía ni ingreso hospitalario y se ha empleado con éxito tanto para el dolor agudo como para el crónico.[35,36] El mecanismo fisiológico por el que la estimulación de los nervios periféricos produce analgesia no se ha dilucidado del todo; sin embargo, se ha propuesto que la responsable es la "teoría del control de la compuerta" del control del dolor. Esta teoría, expuesta por Melzack y Wall en 1965, sugiere que la estimulación de las fibras aferentes de gran diámetro produce un efecto inhibidor o "compuerta" para las fibras aferentes de menor diámetro.[37] Así, la estimulación eléctrica activa las aferentes sensoriales de gran diámetro, que a su vez inhiben la señalización aferente dolorosa a través de los nervios aferentes de menor diámetro.

La estimulación periférica del nervio se ha propuesto como tratamiento para el dolor del miembro fantasma establecido. Varios informes de casos y un estudio piloto han demostrado el beneficio de la estimulación de los nervios femoral y ciático en pacientes con amputación de las extremidades inferiores.[38] Un único reporte de caso sugiere que la estimulación del plexo braquial puede proporcionar un alivio del dolor fantasma de la extremidad superior. La estimulación de los nervios periféricos tiene el beneficio teórico en los pacientes con dolor fantasma de proporcionar una señal aferente sensorial no dolorosa a la región cortical somatosensorial asociada al miembro fantasma. Se están realizando más ensayos aleatorios y controlados para evaluar la eficacia de la estimulación nerviosa periférica para el tratamiento del dolor fantasma.

Conclusión

El tratamiento del dolor posamputación debe ser multimodal e individualizado. Lo ideal es que el plan de tratamiento del dolor posamputación se inicie antes de la operación y que incluya tanto el asesoramiento preoperatorio como un plan de tratamiento bien definido. Este plan de tratamiento debe incluir una combinación de opioides orales/intravenosos para el dolor quirúrgico nociceptivo, medicamentos neuropáticos orales para el dolor neuropático (neuroma y fantasma) del miembro, el uso de intervenciones en los nervios periféricos, técnicas quirúrgicas para limitar la incidencia del dolor del miembro fantasma, junto con un enfoque de rehabilitación integral. Este enfoque multimodal integral ofrece a los pacientes que han sufrido una amputación la mejor oportunidad de controlar su dolor agudo y prevenir el dolor neuropático crónico relacionado con su amputación.

REFERENCIAS

1. Ziegler-Graham K, et al. Estimating the prevalence of limb loss in the United States: 2005 to 2050. *Arch Phys Med Rehabil.* 2008;89(3):422-429.
2. Jensen TS, et al. Phantom limb, phantom pain and stump pain in amputees during the first 6 months following limb amputation. *Pain.* 1983;17(3):243-256.
3. Kooijman CM, et al. Phantom pain and phantom sensations in upper limb amputees: an epidemiological study. *Pain.* 2000;87(1):33-41.
4. Neil M. Pain after amputation. *BJA Education.* 2015;16(3):107-112.
5. Watson J, et al. Neuromas of the hand and upper extremity. *J Hand Surg Am.* 2010;35(3):499-510.
6. Peters BR, et al. Targeted muscle reinnervation for the management of pain in the setting of major limb amputation. *SAGE Open Med.* 2020;8:2050312120959180.
7. Sherman RA, Sherman CJ. Prevalence and characteristics of chronic phantom limb pain among American veterans. Results of a trial survey. *Am J Phys Med.* 1983;62(5):227-238.
8. Kehlet H, Dahl JB. The value of "multimodal" or "balanced analgesia" in postoperative pain treatment. *Anesth Analg.* 1993;77(5):1048-1056.
9. Desmond D, MacLachlan M. Psychological issues in prosthetic and orthotic practice: a 25 year review of psychology in Prosthetics and Orthotics International. *Prosthet Orthot Int.* 2002;26(3):182-188.
10. Smurr LM, et al. Managing the upper extremity amputee: a protocol for success. *J Hand Ther.* 2008;21(2):160-175; quiz 176.
11. Flor H, et al. Phantom-limb pain as a perceptual correlate of cortical reorganization following arm amputation. *Nature.* 1995;375(6531):482-484.
12. D'Mello R, Dickenson AH. Spinal cord mechanisms of pain. *Br J Anaesth.* 2008;101(1):8-16.
13. Bach S, Noreng MF, Tjéllden NU. Phantom limb pain in amputees during the first 12 months following limb amputation, after preoperative lumbar epidural blockade. *Pain.* 1988;33(3):297-301.
14. Karanikolas M, et al. Optimized perioperative analgesia reduces chronic phantom limb pain intensity, prevalence, and frequency: a prospective, randomized, clinical trial. *Anesthesiology.* 2011;114(5):1144-1154.
15. Horlocker TT, et al. Regional anesthesia in the patient receiving antithrombotic or thrombolytic therapy: American Society of Regional Anesthesia and Pain Medicine Evidence-Based Guidelines (Fourth Edition). *Reg Anesth Pain Med.* 2018;43(3):263-309.
16. Fisher A, Meller Y. Continuous postoperative regional analgesia by nerve sheath block for amputation surgery—a pilot study. *Anesth Analg.* 1991;72(3):300-303.
17. Wiegel M, et al. Complications and adverse effects associated with continuous peripheral nerve blocks in orthopedic patients. *Anesth Analg.* 2007;104(6):1578-1582, table of contents.

18. Chelly JE, Ghisi D, Fanelli A. Continuous peripheral nerve blocks in acute pain management. *Br J Anaesth.* 2010;105(Suppl 1):i86-i96.
19. Hsu E, Cohen SP. Postamputation pain: epidemiology, mechanisms, and treatment. *J Pain Res.* 2013;6:121-136.
20. Vadivelu N, et al. Preventive analgesia for postoperative pain control: a broader concept. *Local Reg Anesth.* 2014;7:17-22.
21. Katz J, Clarke H, Seltzer Z. Review article: preventive analgesia: quo vadimus? *Anesth Analg.* 2011;113(5):1242-1253.
22. Birbaumer N, et al. Effects of regional anesthesia on phantom limb pain are mirrored in changes in cortical reorganization. *J Neurosci.* 1997;17(14):5503-5508.
23. Ilfeld BM. Continuous peripheral nerve blocks: an update of the published evidence and comparison with novel, alternative analgesic modalities. *Anesth Analg.* 2017;124(1):308-335.
24. Ilfeld BM, et al. Treating intractable phantom limb pain with ambulatory continuous peripheral nerve blocks: a pilot study. *Pain Med.* 2013;14(6):935-942.
25. McFarland LV, et al. Unilateral upper-limb loss: satisfaction and prosthetic-device use in veterans and service members from Vietnam and OIF/OEF conflicts. *J Rehabil Res Dev.* 2010;47(4):299-316.
26. Sinha R, van den Heuvel WJ, Arokiasamy P. Factors affecting quality of life in lower limb amputees. *Prosthet Orthot Int.* 2011;35(1):90-96.
27. Ehde DM, et al. Chronic phantom sensations, phantom pain, residual limb pain, and other regional pain after lower limb amputation. *Arch Phys Med Rehabil.* 2000;81(8):1039-1044.
28. Soroush M, et al. Neuroma in bilateral upper limb amputation. *Orthopedics.* 2008;31(12).
29. Sehirlioglu A, et al. Painful neuroma requiring surgical excision after lower limb amputation caused by landmine explosions. *Int Orthop.* 2009;33(2):533-536.
30. Woo SL, et al. Regenerative peripheral nerve interfaces for the treatment of postamputation neuroma pain: a pilot study. *Plast Reconstr Surg Glob Open.* 2016;4(12):e1038.
31. Kung TA, et al. Regenerative peripheral nerve interface viability and signal transduction with an implanted electrode. *Plast Reconstr Surg.* 2014;133(6):1380-1394.
32. Kubiak CA, et al. Prophylactic regenerative peripheral nerve interfaces to prevent postamputation pain. *Plast Reconstr Surg.* 2019;144(3):421e-430e.
33. Kubiak CA, Kemp SWP, Cederna PS. Regenerative peripheral nerve interface for management of postamputation neuroma. *JAMA Surg.* 2018;153(7):681-682.
34. Gildenberg PL. History of electrical neuromodulation for chronic pain. *Pain Med.* 2006;7(suppl_1):S7-S13.
35. Huntoon MA, Burgher AH. Review of ultrasound-guided peripheral nerve stimulation. *Tech Reg Anesth Pain Manag.* 2009;13(3):121-127.
36. Ilfeld BM, et al. Ultrasound-guided percutaneous peripheral nerve stimulation: neuromodulation of the suprascapular nerve and brachial plexus for postoperative analgesia following ambulatory rotator cuff repair. A proof-of-concept study. *Reg Anesth Pain Med.* 2019;44:310-318.
37. Melzack R, Wall PD. Pain mechanisms: a new theory. *Science.* 1965;150(3699):971-979.
38. Gilmore C, et al. Percutaneous peripheral nerve stimulation for the treatment of chronic neuropathic postamputation pain: a multicenter, randomized, placebo-controlled trial. *Reg Anesth Pain Med.* 2019;44(6):637-645.

Modalidades de tratamiento

31

Agonistas opioides

Lisa To y Juan Gabriel García

Introducción

Los opioides son un grupo de sustancias químicas naturales, sintéticas o semisintéticas que interactúan con los receptores opioides de las células nerviosas del cuerpo y reducen la intensidad de las señales de dolor. Son uno de los medicamentos más recetados por los profesionales de la medicina y se utilizan de forma omnipresente en diversos ámbitos. Su eficacia ha hecho que los opioides se conviertan en un objetivo del abuso recreativo, lo que supone una carga para la salud pública en todo el mundo. Los datos obtenidos de los CDC sugieren que, en los últimos 5 años, más de 17% de los estadounidenses recibieron al menos una receta de opioides, con una media de 3.4 recetas de opioides dispensadas por paciente.[1] Los opioides naturales y sintéticos seguirán siendo un pilar de la medicina en el futuro inmediato, ya que se utilizan en todas las facetas de la medicina, por lo que es imperativo que los médicos comprendan la utilidad de este fármaco, así como sus efectos globales.

Terminología

Los términos opioides y opiáceos suelen utilizarse indistintamente, aunque existe una distinción. Para completar, el término analgésico opiáceo describe sobre todo los productos naturales del opio, como la heroína, la morfina y la codeína, obtenidos del jugo de la adormidera. Un opioide es un término global que incluye compuestos naturales o sintéticos que actúan como la morfina y se unen a los mismos receptores.

Historia

Los opioides orgánicos fueron identificados por primera vez por los sumerios en Mesopotamia alrededor del año 3400 a.n.e. Este fue el primer grupo que cultivó la planta de adormidera, llamándola Hul Gil o "planta de la alegría", lo que después condujo al aislamiento del opio por su efecto eufórico. La adormidera se clasifica botánicamente como *Papaver somniferum*. El género recibe su nombre de un sustantivo griego para amapola, y la especie deriva de una palabra latina que significa "inductor del sueño". Poco después de este aislamiento, su uso se extendió ampliamente por Europa, Oriente Medio y el norte de África. En el siglo VII a.n.e., los médicos consideraban el opio como una cura para casi todas las dolencias, a veces mezclándolo con regaliz o bálsamo.[2]

La morfina suele considerarse el analgésico opioide arquetípico y el estándar con el que se comparan todos los demás opioides y opiáceos. Fue aislada por primera vez del opio en 1806 por Friedrich Sertürner, un científico alemán que estudió la química de los alcaloides y pudo describir el aislamiento, la cristalización y las propiedades farmacológicas de lo que se considera el primer opioide moderno.[3] Bautizó el alcaloide puro con el nombre de Morfeo, el dios griego de los sueños. Este descubrimiento, junto con la invención de las agujas hipodérmicas por parte de Charles Pravaz y Alexander Wood, condujo al uso clínico generalizado de la morfina.[4]

Se han caracterizado cuatro agrupaciones químicas de alcaloides opioides naturales, sintéticos y semisintéticos como derivados del *P. somniferum* madre. Estas agrupaciones son el morfinano, la fenilpiperidina, el difenilheptano y los derivados del benzomorfano.

Los derivados del morfinano, también conocidos como fenantrenos, incluyen los opioides más comunes y son los más utilizados entre los profesionales. Este grupo incluye la oxicodona, la hidrocodona, la hidromorfona, la morfina, la codeína, la nalbufina, la buprenorfina y el butorfanol. Los derivados de la fenilpiperidina incluyen el fentanilo, el alfentanilo, el sufentanilo y la meperidina. Este grupo también se utiliza ampliamente, aunque en un ámbito clínico menor en comparación con los derivados del morfinano. Los derivados del difenilheptano incluyen el propoxifeno y la metadona. Los derivados del benzomorfo consisten solo en la pentazocina. Este fármaco es un agonista parcial que se caracteriza por una alta incidencia de disforia y no se utiliza de manera habitual en la práctica clínica.

Farmacología

Dado que el dolor es una experiencia sensorial y emocional, su transmisión es multifactorial y compleja.[5] Sin embargo, en la representación más sencilla, el dolor se transmite como un estímulo nocivo a lo largo de un sistema de tres neuronas que se origina en la periferia y termina en la corteza cerebral. La primera es un nociceptor, que es una neurona aferente primaria con un terminal periférico en el lugar de la estimulación. La segunda es una neurona de la médula espinal o asta dorsal que recibe la entrada del nociceptor y luego se proyecta al tálamo. La última y tercera neuronas se proyectan desde el tálamo a la corteza sensorial.[6,7] La integración de estos estímulos nocivos en la región supraespinal conduce entonces a la percepción del dolor, que tiene muchos componentes: sensoriales, emocionales y fisiológicos.

Las sensaciones nocivas pueden clasificarse en dos componentes: una sensación rápida, aguda y bien localizada, que es conducida por las fibras A-δ, y una sensación lenta, sorda y mal localizada, que es conducida por las fibras C.

Los opioides inhiben la sensación de dolor nociceptivo bloqueando la transmisión en cada paso de esta vía. Lo hacen uniéndose a una variedad de receptores acoplados a G que a su vez atenúan la transmisión nociceptiva.

A nivel clínico, los efectos importantes de los opioides están mediados por tres receptores conocidos como μ, κ y δ. La nomenclatura ha evolucionado desde entonces y, a nivel internacional, estos receptores se conocen como MOP, KOP y DOP. Un cuarto receptor, el NOP, puede estar también implicado en el procesamiento del dolor. Las tres clases de receptores comparten importantes homologías de secuencia genética y pertenecen a la familia de la rodopsina de los RAPG.[8] En los seres humanos, estos receptores se han asignado al cromosoma 1p355-33 (DOP), al 8q11.23-21 (KOP) y al 6q25-26 (MOR).[9] Estos receptores opioides están ampliamente distribuidos y se encuentran en las células neuronales de la periferia, el asta dorsal de la médula espinal, el tronco cerebral, el tálamo y la corteza, así como en las células no neuronales del tracto gastrointestinal. Todos los receptores opioides se acoplan a las proteínas G_i/G_o —esta unión de un receptor agonista provoca la hiperpolarización de la membrana. Los efectos inmediatos de los opioides están mediados por la inhibición de la adenil ciclasa y la activación de la fosfolipasa C. Estos acontecimientos intracelulares inhiben los canales de Ca^{2+} activados por voltaje, lo que provoca una reducción descendente de la liberación de neurotransmisores de las terminales presinápticas, y activan los canales de K^+ de rectificación interna, lo que hiperpolariza e inhibe la respuesta posináptica a los neurotransmisores excitatorios.[10]

Los efectos clínicos de un opioide concreto dependen del receptor al que se une (tabla 31.1). Los opioides suelen caracterizarse por las diferencias de afinidad por receptores específicos y su respuesta funcional. El MOP es ubicuo y se observa en todo el SNC. Todos los receptores MOP están codificados por un único gen, el OPRM1, que se encuentra en el cromosoma 6q24-a25. Se han identificado más de 20 variantes del receptor MOP, lo que puede explicar la variabilidad de la eficacia y la toxicidad con los agonistas MOP.[11] Los efectos de la MOP incluyen analgesia, euforia, depresión respiratoria, sedación, tolerancia, dependencia física, disminución de la motilidad gastrointestinal,

TABLA 31.1 **RECEPTORES DE OPIOIDES**

Receptores	Efecto primario
MOP	Analgesia, euforia, depresión respiratoria, sedación, tolerancia, dependencia, disminución de la motilidad GI, espasmo biliar, miosis
DOP	Analgesia
KOP	Analgesia espinal, sedación, depresión respiratoria
NOP	Estrés, ansiedad, aprendizaje, memoria, recompensa/adicción, tolerancia

espasmo biliar y miosis. Los receptores DOP están ampliamente distribuidos y son los principales responsables de mediar los efectos analgésicos de los opioides endógenos. Los receptores KOP comparten varios efectos con los MOP, como la analgesia, la sedación y la depresión respiratoria. Los receptores KOP se han dividido a su vez en varias subclases que son relevantes para la farmacología de los opioides. El receptor κ_1 media la analgesia espinal, mientras que el κ_3 media la analgesia supraespinal, la sedación y la depresión respiratoria.[12] Los NOP son una clase relativamente nueva de receptores que actúan de forma similar a los receptores clásicos; se cree que afectan a la locomoción, el estrés, la ansiedad, la alimentación, el aprendizaje y la memoria, la recompensa/adicción y la actividad urogenital. Se cree que el sistema NOP puede estar implicado en el desarrollo de la tolerancia a los opioides. La caracterización de este receptor está en curso y puede resultar útil para reducir la tolerancia y proporcionar analgesia en el futuro.[13]

Mecanismo de acción

Muchos fármacos se caracterizan por su efecto clínico que resulta de la potenciación o inhibición del receptor al que se unen. Al hablar de la interacción farmacodinámica de los ligandos de los receptores opioides, estos pueden clasificarse como agonistas, agonistas parciales y antagonistas del receptor. Un agonista completo se une a su receptor opioide selectivo y sufre un cambio conformacional para producir el máximo efecto descendente de ese receptor. Casi todos los agonistas opioides se dirigen al receptor MOP. Los agonistas parciales se unen a su receptor de forma similar; sin embargo, el cambio conformacional es menos pronunciado, lo que da lugar a una actividad intrínseca limitada. Una característica única de los agonistas opioides parciales es que el efecto analgésico de estos medicamentos se estabiliza a pesar de los aumentos de la dosis. Un antagonista es un compuesto que tiene una alta afinidad de unión al receptor, aunque no produce ninguna eficacia.

Morfina y agonistas opioides estructuralmente relacionados

Morfina

El opio en polvo se obtiene del jugo lechoso seco de las cápsulas de semillas inmaduras de la planta de adormidera y contiene una serie de alcaloides, como la morfina, la codeína y la papaverina. Estos alcaloides se dividen en dos clases químicas distintas: los fenantrenos (morfina, codeína, tebaína) y las bencilisoquinolinas (papaverina, noscapina).

La morfina es el ligando prototípico del receptor MOP y se caracteriza por ser un opioide de acción relativamente prolongada con un perfil de efectos secundarios de manera parcial seguro. La morfina se metaboliza por desmetilación y glucuronidación produciendo dos metabolitos principales, el morfina-6-glucurónido y el morfina-3-glucurónido. Aunque ambos metabolitos son activos, el M6G se presenta en una mayor concentración con una mayor afinidad por el MOR y, por lo tanto, es el principal responsable de los efectos analgésicos, mientras que se cree que el M3G es el responsable de los efectos excitatorios de la morfina.[14,15] La M6G se excreta por el riñón a través de la filtración glomerular y puede acumularse en pacientes con disfunción renal. Además, la morfina se metaboliza en pequeñas cantidades en codeína e hidromorfona. Muy poca morfina se excreta sin cambios. Su efecto sobre el núcleo *accumbens* provoca una depresión respiratoria y una disminución de la respuesta a la presión arterial de dióxido de carbono. La liberación de histamina suele provocar un pequeño grado de hipotensión y broncoespasmo. Además, se produce una disminución del tono simpático que provoca una acumulación venosa e hipotensión ortostática. Un efecto secundario común reconocido de la morfina está relacionado con su efecto en el tracto gastrointestinal, por lo regular, la disminución de la motilidad intestinal y el espasmo del músculo liso biliar. Los inhibidores más potentes del metabolismo de la morfina son el tamoxifeno, el diclofenaco, la naloxona, la carbamazepina, los ATC y las benzodiacepinas.

Codeína

Esta se aisló por primera vez en 1832 y tiene una débil afinidad por los receptores MOP, lo que la convierte en ~ 60% tan potente como la morfina. Es un profármaco y debe ser metabolizado en morfina por el CYP2D6 para tener efectos clínicos. Su vida media se estima entre 2 y 4 horas, pero puede variar debido a la heterogeneidad de la enzima CYP2D6 del citocromo P-450 de la población. Una vez absorbida, la codeína es metabolizada por el hígado; desempeña un papel en el tratamiento del dolor leve-moderado y ha sido eficaz en el manejo de la tos. El efecto adverso más común de la codeína es el estreñimiento que suele observarse al iniciar la terapia o al aumentar la dosis. A menudo se registran náusea y vómito con la dosis inicial, pero suelen resolverse tras una exposición continuada. Una característica única de la codeína es que puede ser ineficaz en 10% de la población caucásica con polimorfismos CYP2D6. Otros polimorfismos también pueden dar lugar a un metabolismo ultrarrápido, lo que resulta en una mayor sensibilidad al fármaco, debido a concentraciones séricas más altas de lo esperado.[16,17]

Papaverina

Fue descubierta en 1848 por Georg Merck, un químico alemán. Es un derivado opioide que inhibe la fosfodiesterasa, lo que da lugar a niveles elevados de AMPc. El uso clínico más común de la papaverina está relacionado con su acción como vasodilatador directo del músculo liso que afecta tanto a la circulación coronaria como a la periférica, por lo que se utiliza para el tratamiento del vasoespasmo en diversos ámbitos. Lo más habitual es que se utilice en el tratamiento de la isquemia mesentérica aguda y la disfunción eréctil.

Heroína

Es uno de los primeros alcaloides sintéticos y fue desarrollada por Bayer Pharmaceuticals en 1898 como antitusivo. Se ha comprobado que actúa de forma agonística en una variedad de receptores opioides del sistema nervioso central y se estima que es dos veces más potente que la morfina. La heroína se metaboliza en el SNC en monoacetilmorfina, que es un potente agonista del receptor MOP. En los tejidos periféricos, se metaboliza en 6-monoacetilmorfina (6-MAM) y después se hidroliza en morfina. La heroína y la 6-MAM son altamente lipofílicas y atraviesan rápido la barrera hematoencefálica. Los niveles séricos máximos se observan en 10 minutos por vía subcutánea, en 5 minutos por vía intranasal e intramuscular y en < 1 minuto por vía intravenosa. La depresión respiratoria y la dependencia fisiológica extrema son los efectos adversos más preocupantes y se observan a menudo con el uso indebido. La heroína se excreta en la orina, sobre todo como morfina libre y conjugada. En la actualidad no hay indicaciones médicas aprobadas por la FDA para su uso, lo que la convierte en una sustancia controlada de la lista I.[18]

Hidrocodona

Es un opioide semisintético moderadamente potente que produce sus efectos analgésicos mediante la activación de los receptores MOP en el SNC. Se fabrica a partir de la codeína y es equivalente a la oxicodona en potencia. Se metaboliza en el hígado a través de CYP2D6 y CYP3A4 en el metabolito activo hidromorfona y el metabolito inactivo norhidrocodona. Los usos clínicos incluyen el manejo del dolor agudo o crónico en el que un tratamiento no opioide es inadecuado.

Hidromorfona

Es un opioide semisintético que tiene todas las características opioides de la morfina. Es más lipofílico que la morfina, por lo que tiene un inicio de acción más rápido y es significativamente más potente. Se metaboliza en hidromorfona-3-glucorónido en el hígado.

Oxicodona

Es un opioide semisintético con una potente actividad agonista. La oxicodona se metaboliza por el citocromo CYP3A4 y CYP2D6 en oximorfona y noroxicodona, que después se excretan por vía renal. En la actualidad, es uno de los medicamentos opioides de los que más se abusa en Estados Unidos. Debido a su potencia y facilidad de distribución, existe un alto potencial de uso indebido, por lo que se insta a los médicos a iniciar la terapia con la dosis más baja y durante el menor tiempo posible. El perfil de efectos secundarios de la oxicodona es equivalente al de otros opioides comunes.[19]

Oximorfona

Es un opioide semisintético derivado de la tebaína, con una potente actividad agonista. La oximorfona se metaboliza ampliamente en el hígado y se elimina como 3 y 6 glucorónidos.

La morfina y sus derivados tienen una variedad de efectos secundarios que se correlacionan con la amplia distribución de los receptores MOP, DOR, KOP, que incluyen náusea, vómito, mareos, depresión respiratoria, prurito, estreñimiento, retención urinaria, retraso en el vaciado gástrico, hipotensión, confusión, rigidez muscular y síndrome de abstinencia. Los opioides deben utilizarse con cuidado en pacientes con una función pulmonar disminuida, como la EPOC, y con obesidad, ya que los opioides pueden comprometer aún más su función pulmonar por el aumento de la depresión respiratoria. Aunque los opioides pueden liberar histamina, no es frecuente una respuesta alérgica.[20]

Derivados del morfinano

Levorfanol

Este es un agonista opioide que se asemeja mucho a la morfina. Es siete veces más potente y produce menos efectos secundarios, como náusea y vómito. El levorfanol tiene una vida media larga, de 12 a 16 horas, y su administración repetida puede dar lugar a concentraciones elevadas de fármaco activo. El isómero-D es el dextrorfano y posee efectos inhibidores en los receptores NMDA.[21]

Meperidina

Es un fuerte agonista del MOP pero también posee propiedades anestésicas locales. La meperidina ha sido útil en el tratamiento de los escalofríos posanestésicos; es metabolizada por el hígado, creando N-demetil, normeperidina y ácido merperidínico. La meperidina puede causar excitación del SNC, lo que es preocupante por el desarrollo de convulsiones y temblores, debido a la acumulación del metabolito normeperidina, que tiene una larga vida media de 15 a 20 horas.[22]

Fentanilo, remifentanilo, sufentanilo

Estos opioides sintéticos son derivados de la fenilpiperidina que son altamente liposolubles y atraviesan rápido la barrera hematoencefálica. Estos fármacos se utilizan ampliamente como coadyuvantes anestésicos debido a sus rápidos inicio y efecto de terminación durante la dosificación en bolo. El fentanilo puede administrarse por vía transdérmica, intravenosa, transbucal y epidural; por lo tanto, tiene una amplia utilidad para los estados de dolor agudo y maligno. El fentanilo es 100 veces más potente que la morfina, y el sufentanilo lo es 1 000 veces más.

El remifentanilo tiene un inicio más rápido, en comparación con el fentanilo y el sufentanilo, y es único en el sentido de que es metabolizado por las esterasas plasmáticas y no depende del hígado o los riñones para su metabolismo y eliminación. Debido a su corta duración de acción, se utiliza con mayor eficacia como infusión intravenosa continua. El tiempo medio sensible al contexto del remifentanilo permite la recuperación de la función respiratoria en 3-5 minutos, y la recuperación total en 15 minutos.[23]

Metadona

Es un agonista opioide de acción prolongada. La metadona es una mezcla racémica compuesta por una potente L-metadona y su isómero D-metadona; sin embargo, la mayor parte de su actividad farmacológica se debe a la L-metadona. La vida media de este medicamento es de 15 a 40 horas, por lo que es importante tener en cuenta que la administración repetida a lo largo de varios días dará lugar a la acumulación de la droga. Por otra parte, cuando se interrumpe de forma brusca la medicación, la liberación lenta de metadona de los tejidos dará lugar a síntomas de abstinencia. Por lo común se utiliza en una variedad de entornos: desintoxicación y mantenimiento de opioides en la adicción y estados de dolor crónico.[24]

Tramadol

Este es un análogo sintético de la codeína que posee una débil actividad agonista del MOP y una inhibición de la recaptación de NE y 5HT. El tramadol es una mezcla racémica; el enantiómero positivo inhibe la recaptación de 5HT, mientras que el enantiómero negativo inhibe la recaptación de NE y estimula los receptores $\alpha2$. Es eficaz en el tratamiento del dolor leve a moderado. Los efectos secundarios son similares a los de otros opioides, pero también incluyen sequedad de boca, convulsiones y un mayor riesgo de síndrome serotoninérgico cuando se utiliza con otros medicamentos IMAO e ISRS debido a la alteración del metabolismo de la 5HT.[25]

Tapentadol

Tiene una estructura similar a la del tramadol. Es un inhibidor débil de la recaptación de monoaminas y un agonista fuerte en los receptores MOP. Al igual que el tramadol, el síndrome de la serotonina es un riesgo, en especial cuando el tapentadol se utiliza con ISRS, IRSN, ATC o IMAO. Se metaboliza por glucuronidación.

Agonistas parciales

Nalbufina

Actúa como antagonista competitivo en los receptores MOP y agonista en los receptores KOP. A diferencia de otros opioides, no provoca depresión respiratoria ni euforia. Se utiliza para producir analgesia y para tratar el prurito inducido por la morfina.[26]

Buprenorfina

Es un agonista MOR parcial, derivado de la tebaína. Es altamente lipofílica y, por lo tanto, 50 veces más potente que la morfina. Se metaboliza en el hígado a su metabolito activo, la norbuprenorfina, que solo tiene una actividad débil. El patrón de unión parcial a los receptores opioides permite que la buprenorfina posea un efecto techo. La buprenorfina puede tratar con seguridad el dolor agudo, el dolor crónico y la dependencia de los opioides.[27]

Preocupación por el uso terapéutico

En los estados de dolor agudo, los opioides pueden ser muy eficaces en el tratamiento del dolor. Sin embargo, su uso en estados de dolor crónico es preocupante por el desarrollo de tolerancia, hiperalgesia y dependencia. La tolerancia y la dependencia en gran medida estarán en función del tipo de opioide utilizado, de la cantidad prescrita, de la frecuencia y de las comorbilidades psicosociales confusoras. Está bien documentado que existe una preocupante epidemia de opioides en Estados Unidos, que consume casi 80% del suministro mundial de opioides con receta debido al uso de drogas recreativas. Al tratar el dolor crónico, es importante optimizar las opciones conservadoras y los coanalgésicos no opioides.

REFERENCIAS

1. "Understanding the Epidemic." *Centers for Disease Control and Prevention*. Marzo 17, 2021. www.cdc.gov/drugoverdose/epidemic/index.html
2. Booth M. *Opium: a History*. St. Martin's Press; 1998.
3. Pathan H, Williams J. Basic opioid pharmacology: an update. *Br J Pain*. 2012;6(1):11-16. doi:10.1177/2049463712438493
4. Blakemore PR, White JD. Morphine, the Proteus of organic molecules. *Chem Commun*. 2002;(11):1159-1168.
5. Charlton JE, ed. *Opioids: Core Curriculum for Professional Education in Pain*. IASP Press; 2005.
6. Vrooman BM, Rosenquist RW. Chronic pain management. En: Butterworth JF IV, Mackey DC, Wasnick JD, eds. *Morgan & Mikhail's Clinical Anesthesiology*. 6th ed. McGraw-Hill; 2018.
7. Liu Q, Gold MS. Neurobiologic mechanisms of nociception. En: Hadzic A, ed. *Hadzic's Textbook of Regional Anesthesia and Acute Pain Management*. 2nd ed. McGraw-Hill; 2017.
8. Stevens CW. The evolution of vertebrate opioid receptors. *Front Biosci*. 2009;14:1247-1269.
9. Dreborg S, et al. Evolution of vertebrate opioid receptors. *Proc Natl Acad Sci U S A*. 2008;105:15487-15492.
10. Shang Y, Filizola M. Opioid receptors: structural and mechanistic insights into pharmacology and signaling. *Eur J Pharmacol*. 2015;763:206-213.
11. Law PY, Loh HH, Wei L-N. Insights into the receptor transcription and signaling: implications in opioid tolerance and dependence. *Neuropharmacology*. 2004;47(suppl 1):300-311.
12. Rosow C, Dershwitz M. Opioid analgesics. En: Longnecker DE, Mackey SC, Newman MF, Sandberg WS, Zapol WM, eds. *Anesthesiology*. 3rd ed. McGraw-Hill; 2017.
13. Gear RW, Bogen O, Ferrari LF, Green PG, Levine JD. NOP receptor mediates anti-analgesia induced by agonist-antagonist opioids. *Neuroscience*. 2014;257:139-148.
14. Smith MT. Neuroexcitatory effects of morphine and hydromorphone: evidence implicating the 3-glucuronide metabolites. *Clin Exp Pharmacol Physiol*. 2000;27:524-528.
15. Osborne R, et al. The analgesic activity of morphine-6-glucuronide. *Br J Clin Pharmacol*. 1992;34:130-138.
16. Eichelbaum M, Evert B. Influence of pharmacogenetics on drug disposition and response. *Clin Exp Pharmacol Physiol*. 1996;23:983-985.
17. Caraco Y, et al. Impact of ethnic origin and quinidine coadministration on codeine's disposition and pharmacodynamic effects. *J Pharmacol Exp Ther*. 1999;290:413-422.
18. Rook EJ, et al. Pharmacokinetics and pharmacokinetic variability of heroin and its metabolites: review of the literature. *Curr Clin Pharmacol*. 2006;1:109-118.
19. Yaksh T, Wallace M. Opioids, analgesia, and pain management. En: Brunton LL, Hilal-Dandan R, Knollmann BC, eds. Goodman & Gilman's: *The Pharmacological Basis of Therapeutics*. 13th ed. McGraw-Hill; 2017.
20. Baldo BA, Pham NH. Histamine-releasing and allergenic properties of opioid analgesic drugs: resolving the two. *Anaesth Intensive Care*. 2012;40(2):216-235.
21. Prommer E. Levorphanol: revisiting an underutilized analgesic. *Palliat Care*. 2014;8:7-10.
22. Latta KS, et al. Meperidine: a critical review. *Am J Ther*. 2002;9:53-68.
23. Stroumpos C, et al. Remifentanil, a different opioid: potential clinical applications and safety aspects. *Expert Opin Drug Saf*. 2010;9:355-364.
24. Fredheim OM, et al. Clinical pharmacology of methadone for pain. *Acta Anaesthesiol Scand*. 2008;52:879-889.
25. Grond S, Sablotzki A. Clinical pharmacology of tramadol. *Clin Pharmacokinet*. 2004;43:879-923.
26. Schmidt WK, et al. Nalbuphine. *Drug Alcohol Depend*. 1985;14:339-362.
27. Elkader A, Sproule B. Buprenorphine: clinical pharmacokinetics in the treatment of opioid dependence. *Clin Pharmacokinet*. 2005;44:661-680.

32

Tratamiento del dolor agudo en pacientes en terapia de mantenimiento con medicación: buprenorfina, metadona o naltrexona

Sameer K. Goel, Shilen P. Thakrar, Tina S. Thakrar, Caitlin E. Martin, Dharti Patel y Savitri Gopaul

Introducción

Además de mitigar el dolor y el sufrimiento, el receptor μ-opioide se asocia con efectos secundarios que van desde la tolerancia leve y la hiperalgesia hasta la depresión respiratoria y la muerte.[1] Desde 1999 hasta 2018, la epidemia de sobredosis de opioides ha matado a cerca de medio millón de estadounidenses; ~ 128 personas mueren a diario por sobredosis de opioides,[2] y esta fue responsable de 46 800 muertes totales en 2018, superando el número total de muertes causadas por accidentes de tránsito. Además, se calcula que 1.7 millones de estadounidenses padecen un trastorno por consumo de opioides (TCO).[3] Esta importante implicación para la salud pública no parece mejorar, ya que las pruebas recientes sugieren que el nuevo uso persistente de opioides es común y está infravalorado después de cirugías tanto mayores como menores.[4]

Ante el creciente número de estadounidenses que padecen el TCO, la FDA ha aprobado tres medicamentos para tratarlo: la buprenorfina (agonista parcial del receptor μ-opioide), la metadona (agonista completo del receptor μ-opioide) y la naltrexona (antagonista del receptor μ-opioide). Debido a sus vidas medias favorablemente largas, la buprenorfina y la metadona disminuyen los antojos fisiológicos que se sabe que impulsan un comportamiento aberrante de búsqueda de drogas.[5] La naltrexona, por su parte, es un antagonista de los opioides que puede ayudar a restablecer el área tegmental ventral, el núcleo *accumbens* (con proyecciones a la corteza prefrontal) y las vías de recompensa dopaminérgicas,[5,6] que desempeñan un papel en la persistencia del TCO. Estos medicamentos individuales para el trastorno por consumo de opioides (MTCO) han demostrado que dan lugar a reducciones significativas del consumo de drogas ilícitas y de las muertes por sobredosis, de los delitos y de las enfermedades infecciosas concomitantes, como el VIH y la hepatitis C.[5] Estos tratamientos han mejorado la salud y el bienestar, así como el funcionamiento diario de los individuos afectados por el TCO.

Como resultado de los eficaces enfoques de salud pública destinados a amortiguar la creciente morbilidad y mortalidad de la crisis de sobredosis de opioides, el consumo de MTCO va en aumento y, en consecuencia, los clínicos pueden esperar encontrarse con pacientes que reciben buprenorfina, metadona o naltrexona.[6] El TCO, al igual que otros trastornos por consumo de sustancias (TCS), es un tipo de adicción; la adicción es una enfermedad médica crónica con una base neurobiológica moldeada por el entorno en la que los individuos continúan consumiendo opioides a pesar de las consecuencias adversas.[5-7] Debido a la naturaleza crónica del TCO, incluso si las personas se someten a un tratamiento para él, la reincidencia en el consumo de sustancias es frecuente, al igual que ocurre con otras enfermedades crónicas como la hipertensión y la diabetes. El dolor, el estrés, el estado de ánimo con una combinación de condiciones médicas y quirúrgicas son factores incidentes comunes para la recurrencia del consumo de sustancias que requieren estrategias de tratamiento eficaces y un mayor apoyo de los profesionales de atención médica para mitigar los daños.[8,9] Los pacientes que consumen MTCO suelen mostrar tolerancia a los opioides, requiriendo dosis crecientes de estos para conseguir el mismo efecto analgésico.[10-12] Curiosamente, estos pacientes también muestran una mayor sensibilidad al dolor y a las condiciones de dolor crónico comórbido.[12-14] Además, el desarrollo de hiperalgesia inducida por opioides, un aumento de la sensibilidad al dolor por los opioides como resultado de cambios neuroplásticos en la percepción del dolor, y los problemas psicosociales son comunes en los pacientes que reciben MTCO.[10,13] Por lo tanto, el manejo del dolor agudo en esta población de pacientes es un reto y requiere consideraciones y planificación específicas. Este capítulo ofrece una revisión del manejo de los pacientes con MTCO y sugerencias clínicas para su óptimo cuidado.

Medicamentos para el trastorno por consumo de opioides

Buprenorfina: farmacología

La buprenorfina es un derivado de la tebaína desarrollado originalmente en la década de 1970 como analgésico.[15,16] Debido a su perfil farmacológico único, más tarde se descubrió su potencial para el tratamiento del TCO.[16] La buprenorfina es un agonista parcial del receptor μ-opioide y un antagonista completo del receptor κ-opioide.[16] También se une a los receptores delta y a los receptores similares a los opioides 1 (RSO-1).[16] Como agonista del RSO-1, la buprenorfina tiene una interacción distinta con el procesamiento del dolor.[17] La activación del RSO-1 en el asta dorsal es analgésica, pero, como se ha ilustrado en modelos animales, su activación cerebral embota la antinocicepción.[17] El antagonismo en el receptor κ-opioide reduce el consumo de opioides y se ha implicado en el tratamiento de los síntomas depresivos.[16,18,19] Muchos de los atributos clínicos de la buprenorfina provienen de su agonismo parcial en el receptor μ-opioide. La buprenorfina es un compuesto lipofílico que se disocia muy lentamente del receptor μ-opioide; se cree que esto, junto con su larga vida media, influye en su prolongada duración de acción.[18,20] Además de sus propiedades disociativas, la buprenorfina tiene una gran afinidad por el receptor μ-opioide y no se desplaza fácilmente ni por agonistas ni por antagonistas completos del receptor μ-opioide, como la naloxona.[18,21] Por el contrario, debido a su elevada afinidad, la buprenorfina competirá por la unión en el sitio del receptor y desplazará a los agonistas opioides unidos al receptor precipitando el síndrome de abstinencia cuando sea tomada por individuos físicamente dependientes de los opioides.[16]

Una vez absorbida, la buprenorfina se metaboliza sobre todo por las enzimas CYP3A4 del hígado en el metabolito norbuprenorfina.[15] A dosis terapéuticas, la buprenorfina y sus metabolitos no inhiben los citocromos, lo que da lugar a pocas interacciones farmacológicas.[20] El aclaramiento de la buprenorfina se produce en gran medida a través del tracto gastrointestinal, y su eliminación no se ve afectada por la función renal, lo que hace que su uso sea seguro en personas con insuficiencia renal o en hemodiálisis.[17] Se ha demostrado que la buprenorfina proporciona una analgesia eficaz a dosis bajas o moderadas y, por término medio, es 30 veces más potente que la morfina.[18,21] A diferencia de otros opioides, la buprenorfina tiene una dosis con efecto techo sobre la depresión respiratoria pero no sobre la analgesia.[17] Se ha comprobado que la depresión respiratoria asociada a la buprenorfina está relacionada con su metabolito y no con el propio compuesto madre.[17]

La buprenorfina se presenta en formulaciones sublingual, transdérmica, subcutánea e intravenosa. La buprenorfina sublingual suele tomarse una vez al día, pero algunos pacientes pueden dividir su dosis en dos o tres veces al día para mantener su efecto terapéutico durante todo el día y la noche. Para el tratamiento del TCO, el producto combinado de buprenorfina con naloxona en forma de película sublingual es el más utilizado. La naloxona, un antagonista de los opioides, es activa por vía parenteral; sin embargo, su biodisponibilidad oral y sublingual es limitada. Por lo tanto, el componente de naloxona es únicamente un elemento de disuasión del desvío y del uso indebido.[22] En concreto, si se inyecta el producto combinado de buprenorfina con naloxona, el componente de naloxona se activa en 20 minutos, lo que iniciaría la abstinencia con los opioides presentes[22] y atenuaría cualquier "subidón" que pudiera producirse, disminuyendo el riesgo de uso indebido.[22] La mayoría de los pacientes que reciben buprenorfina para el tratamiento del TCO reciben dosis de entre 8 y 24 mg. Basándose en estudios clínicos con muestras de pequeño tamaño, el porcentaje de receptores μ-opioides ocupados por la buprenorfina es < 50% a una dosis de 2 mg/día y > 80% a una dosis mayor de 16 mg/día.[21,23] A partir de datos empíricos, se ha demostrado que la dosis más alta de buprenorfina disminuye los síntomas de abstinencia y desplaza o bloquea a los agonistas opioides completos, como la hidromorfona.[24] Sin embargo, desde el punto de vista clínico, existe una gran variación individual en las dosis diarias necesarias para lograr la estabilidad de los pacientes. Por ejemplo, algunos solo necesitan 8 mg diarios para no tener ningún síntoma de abstinencia o ansia durante un periodo de 24 horas, mientras que otros pueden necesitar 24 mg diarios para conseguir el mismo efecto clínico.

Buprenorfina: manejo

La aplicación de la Drug Addiction Treatment Act (DATA) en el año 2000 ha permitido que más médicos prescriban MTCO, lo que ha dado lugar a que un mayor número de adultos a los que se les prescribe buprenorfina estén presentes en intervenciones quirúrgicas y de procedimiento. Ha surgido una controversia, ya que existen pocas directrices sobre el tratamiento del dolor agudo en pacientes que reciben buprenorfina; por lo tanto, conseguir una analgesia eficaz durante este periodo puede ser difícil debido a su predominio farmacológico como agonista parcial de los receptores μ. Basándose en los primeros informes de casos y en la opinión de los expertos, el manejo inicial fue suspender la buprenorfina 72 horas antes de un procedimiento o intervención programados que produzcan dolor agudo.[25] Esta recomendación se basaba en la posible interferencia de la buprenorfina con los agonistas completos de los receptores μ-opioides. Dado que la buprenorfina tiene una gran afinidad con sus receptores, mantener a un paciente en tratamiento con buprenorfina antes del procedimiento requeriría una dosificación mayor y más frecuente de agonistas opioides para controlar el dolor. Sin embargo, Kornfeld y Manfredi informaron de posibles complicaciones, como el síndrome de abstinencia agudo, que pueden empeorar el dolor por la interrupción brusca de la buprenorfina antes de la cirugía.[26] Además, una cohorte retrospectiva reciente y otros estudios observacionales han concluido que continuar con la buprenorfina perioperatoriamente y añadir analgésicos opioides junto con complementos multimodales (tabla 32.1) para el dolor irruptivo después de la cirugía es una estrategia de manejo eficaz.[9,14] Además, dividir la dosis diaria total de buprenorfina de un paciente, como una dosis de tres o cuatro veces al día, es una estrategia útil para que el paciente continúe con su dosis de buprenorfina que garantice la estabilidad del TCO y la recuperación (sin abstinencia, ansia) con beneficios analgésicos adicionales de la propia buprenorfina. En nuestra institución, este es un método común que utilizamos para los pacientes en el periodo perioperatorio.

Otra estrategia (pero no la preferida) para el control del dolor agudo consiste en convertir la buprenorfina en un régimen de metadona con la idea de que se puede conseguir una mejor analgesia utilizando un agonista opioide completo en lugar de uno parcial;[27] sin embargo, los datos sobre este régimen específico son limitados. Además, este método se presta a un manejo complejo tras el procedimiento para reiniciar a los pacientes con buprenorfina, dada la larga vida media de la

TABLA **RECOMENDACIONES DE SERIES DE CASOS, ESTUDIOS OBSERVACIONALES Y OPINIÓN DE UN PANEL DE EXPERTOS, ESPECÍFICAMENTE PARA EL MANEJO DEL DOLOR PERIOPERATORIO CON BUPRENORFINA**

- Continuar la terapia con buprenorfina en todas las combinaciones-SL, TD[a]
- Maximizar los analgésicos no opioides (p. ej., acetaminofén, gabapentinoides, AINE, relajantes musculares)
- Considerar la analgesia regional o neuraxial
- Utilizar opioides con mayor afinidad por los receptores μ-opioides cuando esté indicado (p. ej., hidromorfona/fentanilo)
- Considerar otras opciones terapéuticas coadyuvantes, como el tratamiento con calor/frío, la acupuntura, el masaje, la estimulación nerviosa eléctrica transcutánea (ENET)

Nota: Los pacientes deben ser vigilados de manera estrecha para comprobar la analgesia adecuada y los efectos adversos como el exceso de sedación y la depresión respiratoria.
[a]SL: sublingual; TD: transdérmico; AINE: antiinflamatorios no esteroideos.

metadona; este retraso en el reinicio de la medicación de un paciente para el TCO puede ponerlo en riesgo de inestabilidad y de reincidencia en el consumo de sustancias. Por último, algunos expertos sugieren que el efecto κ-antagonista de la buprenorfina puede ayudar a reducir la hiperalgesia inducida por los opioides, que suele observarse en los pacientes que reciben MTCO.[25] Así pues, la continuación de la buprenorfina durante el periodo perioperatorio con el uso de un plan multimodal individualizado de tratamiento del dolor puede ser la estrategia óptima para muchos pacientes. La interrupción de la buprenorfina en pacientes estabilizados con TCO o dolor crónico sin un tratamiento adecuado del dolor periprocedimental presenta riesgos médicos y supone una carga para los pacientes, los prescriptores y el sistema sanitario en su conjunto.

Metadona: farmacología

En 1972, la Food and Drug Administration (FDA) aprobó el uso de la metadona, un agonista sintético de los receptores μ-opioides de acción prolongada, para el tratamiento del TCO.[28] Es la farmacoterapia más utilizada y estudiada para el TCO en el mundo. La metadona está muy unida a las proteínas plasmáticas, lo que la hace muy biodisponible; además, es una mezcla racémica con enantiómeros R y S que tienen actividad antagonista del *N*-metil-D-aspartato.[5,29] El enantiómero R es también el responsable del efecto opioide.[5,29] La metadona ha sido durante mucho tiempo el tratamiento de elección debido a su larga vida media, a la tolerancia cruzada a otros agonistas opioides y a la actividad agonista de los receptores μ-opioides, lo que disminuye el riesgo de abuso y atenúa los efectos eufóricos de los opioides ilícitos.[5,29]

Los niveles plasmáticos máximos de la metadona administrada por vía oral se alcanzan en 2-4 horas.[5,29] Sin embargo, la vida media de la metadona varía de manera significativa de 8 a 59 horas.[3] Se metaboliza en el hígado, sobre todo por la enzima CYP450 3A4, y se elimina por vía renal y fecal.[3] Esto también da lugar a una importante variabilidad individual en la dosis diaria total necesaria para que los pacientes logren la estabilidad con respecto a su TCO y su recuperación (p. ej., sin antojos ni abstinencia).[30] Las dosis de metadona utilizadas para el TCO suelen oscilar entre ~50 a 200 mg.[30] Curiosamente, la metadona experimenta un patrón de eliminación bifásico que explica sus posibles usos clínicos y los equívocos resultantes (ver *Metadona: recomendaciones de manejo*). La eliminación α (8-12 horas) se asocia principalmente con la analgesia y la eliminación β (30-60 horas), con la supresión de la abstinencia en el TCO crónico.[5,29] La importancia de la eliminación bifásica surge en el régimen de dosificación. El componente analgésico de la metadona desaparecerá en 8 horas, dejando el dolor agudo sin tratar durante el resto del día, a menos que se vuelva a dosificar a intervalos más frecuentes, en comparación con la dosificación ambulatoria para el TCO.[31] Es importante destacar esto en el caso de los pacientes con dolor comórbido y TCO, ya que la metadona se suele dosificar a diario y los pacientes acuden a un programa autorizado de tratamiento ambulatorio del TCO, o "clínica de metadona", para recibir su medicación a diario.

La metadona puede prolongar el intervalo QTc y se ha asociado con *torsades de pointes* y muerte súbita cardiaca con intervalos QTc > 500 ms.[5] El potencial de prolongación del QTc y el desarrollo de arritmias potencialmente mortales parecen estar relacionados con la dosis y la cronicidad del uso de la metadona.[32] Debido a la variabilidad interindividual de la biodisponibilidad, el aclaramiento y la semivida de la metadona, los médicos deben estar atentos a cualquier agresión hepática o a la administración de medicamentos concomitantes que puedan repercutir en el sistema del citocromo P-450 y, por lo tanto, modificar de manera significativa la concentración sérica de la metadona.[33]

Metadona: recomendaciones de manejo

La ansiedad de los pacientes relacionada con el miedo a la discriminación debido al profundo estigma existente con respecto al TCO y los MTCO no es intrascendente. Del mismo modo, los temores relacionados con el tratamiento inadecuado del dolor del paciente con sus MTCO de mantenimiento son profundos. Esto, sumado a la idea errónea o simplemente al desconocimiento de los médicos, puede causar desconfianza y, a su vez, complicar la administración de un alivio adecuado del dolor. La idea de que una dosis de mantenimiento de metadona una vez al día proporciona una analgesia adecuada para el dolor agudo, además de los MTCO, es un error común. Por lo general, la metadona debe continuarse de forma ininterrumpida durante la fase aguda de la enfermedad o la intervención quirúrgica después de que la dosis y la frecuencia se hayan verificado con el médico o el programa de metadona del paciente.[33] Para aliviar la ansiedad, hay que asegurar a los pacientes que se continuará con su metadona y que tal vez se dividirá la dosis a intervalos más frecuentes, a menos que esté clínicamente contraindicado (p. ej., no menos de la dosis diaria total de metadona del paciente, ya sea administrada en una sola dosis o dividida en dosis más pequeñas). Además, deben vigilarse y tratarse los efectos secundarios como la sedación, la euforia, el estreñimiento inducido por los opioides y la depresión respiratoria. Además, su dolor agudo debe tratarse de forma agresiva con agentes multimodales. Por ejemplo, la utilización de anestesia regional y neuraxial, así como de agentes no opioides y no farmacológicos como parte del régimen de tratamiento del dolor, puede ser beneficiosa. Si el paciente está estrictamente en ayuno, la dosis de metadona puede administrarse por vía intravenosa (IV). La conversión de la dosis oral a la intravenosa puede ser difícil, en particular en las dosis más altas, y la conversión puede justificar la participación de un farmacéutico o del prescriptor principal de metadona para determinar la dosis adecuada. En general, la dosis oral debe reducirse a la mitad o a dos tercios y luego administrarse por vía intravenosa en dosis divididas cada 6-8 horas.[5,31] Además de la dosis diaria de mantenimiento con metadona del paciente, pueden utilizarse analgésicos opioides cuando estén indicados. Sin embargo, en quienes reciben diario metadona para el mantenimiento, deben evitarse los agonistas opioides parciales (es decir, butorfanol y nalbufina), ya que pueden precipitar la abstinencia.[28]

Otras consideraciones importantes sobre el manejo de la buprenorfina y la metadona

El periodo perioperatorio puede ser un momento en especial vulnerable para los pacientes con TCO en lo que respecta al control adecuado del dolor y la estabilización de la recuperación del TCO. Por lo tanto, la estrecha coordinación entre los equipos de tratamiento del dolor y de medicina de la adicción es primordial para garantizar que el paciente reciba un control adecuado del dolor y esté implicado de forma central en este proceso de toma de decisiones. Debe establecerse un estrecho seguimiento ambulatorio pre y posoperatorio. Existe una percepción errónea de que proporcionar a los pacientes en recuperación del TCO medicamentos para el dolor agudo, como los opioides de acción corta, conduce a la recurrencia del consumo de sustancias.[9] De hecho, es más probable que el estrés y la ansiedad asociados al dolor no aliviado desencadenen la reaparición del consumo de sustancias.[9]

Además de la verificación de la dosis y la frecuencia, el prescriptor de MTCO del paciente debe ser notificado de cualquier cambio en la condición del mismo, incluyendo cualquier hospitalización o cirugía, cambios en la medicación e información sobre cualquier sustancia controlada prescrita al paciente, ya que puede ser detectada por las pruebas de drogas. Y lo que es más importante, debe organizarse un estrecho seguimiento ambulatorio con todos los equipos antes del alta para garantizar que el paciente sea seguido de cerca de forma que se promueva su recuperación (p. ej., no más de una semana de seguimiento tras el alta con el prescriptor de MTCO, recuento de píldoras en las visitas, inclusión y educación de los miembros de la familia implicados en la administración de la medicación en casa y uso de cajas de bloqueo de píldoras). Además, el alta con analgésicos opioides debe incluir un plan de disminución gradual. Un enfoque de equipo multidisciplinar y una atención centrada en el paciente para formular e implementar un plan es esencial para ofrecer una atención consistente y de alta calidad.

Buprenorfina y metadona en el embarazo

El trastorno por consumo de opioides es una enfermedad crónica y, al igual que otras enfermedades crónicas, continúa en el embarazo. Así como se prefiere continuar con los tratamientos médicos y optimizar las enfermedades crónicas, como la diabetes y la hipertensión, los MTCO no son una excepción. Tanto la buprenorfina como la metadona son medicamentos seguros para el TCO en el embarazo, y para las mujeres que están tomando MTCO al inicio del embarazo o que desean empezar a tomarla durante el mismo, esto es muy recomendable dados sus beneficios demostrados para reducir el riesgo de sobredosis y mejorar los resultados tanto maternos como fetales.[34,35] En 2018, la Substance Abuse and Mental Health Administration estadounidense publicó un documento de orientación en el que se esbozan las recomendaciones para el tratamiento con MTCO durante el embarazo y la atención posparto.[34,36] Las recomendaciones de este documento incluyen (1) no se recomienda la abstinencia o desintoxicación con supervisión médica durante el embarazo y la atención posparto;[37] (2) no se recomienda el cambio de metadona a buprenorfina durante el embarazo y solo debe considerarse de forma individual, y (3) la abstinencia del neonato, o síndrome de abstinencia neonatal, es una condición temporal sin pruebas de alta calidad que indiquen efectos nocivos a largo plazo para los niños por la propia abstinencia y debe tratarse con intervenciones tanto no farmacológicas como farmacológicas, según se indique.[38] Por último, es habitual que las pacientes necesiten un aumento de la dosis diaria total de buprenorfina y metadona durante el embarazo para mantener la estabilidad debido a los cambios en la fisiología materna;[39] la dosis de MTCO no está correlacionada con el riesgo o la gravedad de la abstinencia neonatal.[40] En general, proporcionar una atención integral y compasiva a la díada madre-lactante afectada por el TCO es de suma importancia. La optimización de la salud materna y el apoyo a un entorno de vida familiar saludable son los motores más significativos de los resultados positivos a largo plazo.[41]

Las mismas recomendaciones expuestas antes se aplican al tratamiento del dolor agudo durante el parto para las pacientes que reciben MTCO. En primer lugar, las pacientes deben continuar con MTCO en las dosis prescritas durante los periodos intra y posparto, al margen del método de parto previsto (vaginal o por cesárea). Debe realizarse una consulta cuidadosa entre los médicos especialistas en adicción, obstetricia y anestesia de forma prenatal para diseñar un plan individualizado de manejo del dolor.[42] Se ha demostrado que las parturientas que reciben terapia con buprenorfina tienen más dolor en el parto vaginal y en el posparto en comparación con las que no reciben ninguna terapia con opioides.[43] Este hallazgo respalda la idea de que las parturientas en tratamiento con MTCO son hiperalgésicas al inicio y requieren un régimen de tratamiento del dolor especialmente adaptado.[44] Como era de esperar, muchas parturientas en tratamiento con buprenorfina o metadona necesitan una cantidad significativamente mayor de analgésicos en comparación con las embarazadas sin opioides. De las mujeres, 77% necesitó más analgesia con opioides 24 horas después de una cesárea en comparación con las embarazadas no dependientes de opioides.[45,46] Entre las decisiones de manejo más comunes para estas pacientes se encuentran la planificación de una epidural temprana durante el parto y dejar el catéter epidural *in situ* después del parto por cesárea hasta 24 horas.[39]

Se recomienda la lactancia materna a las mujeres que reciben MTCO, dados sus beneficios para la salud del recién nacido, además de disminuir el riesgo y la gravedad de la abstinencia neonatal.[36,47] Aunque la buprenorfina y su metabolito, la norbuprenorfina, se encuentran en la leche materna, no existen efectos secundarios adversos clínicamente significativos para los recién nacidos o los niños.[47] La buprenorfina se excreta en la leche materna en una proporción de 1:1 y tiene efectos mínimos en la puntuación de abstinencia neonatal en los bebés.[45] La recepción de opioides adicionales para el control del dolor, como después de un parto por cesárea, no es una contraindicación para la lactancia. En general, se debe animar a las mujeres con TCO a dar el pecho y apoyarlas para que lo hagan.

Naltrexona: farmacología

La naltrexona es un antagonista de los opioides que se une de forma competitiva a los receptores μ-opioides, bloqueando los efectos de los opioides endógenos y exógenos.[28] Tiene tanto una formulación oral como una intramuscular (IM) mensual de liberación prolongada (LP). Se aprobó en un inicio para el tratamiento de la dependencia del alcohol. Por vía oral, la naltrexona se absorbe fácilmente en el tracto gastrointestinal, con concentraciones máximas que se alcanzan a la hora después de someterse al metabolismo de primer paso.[5] La naltrexona LP, introducida en 2010 para el tratamiento del trastorno de déficit de atención e hiperactividad, es una suspensión de 380 mg. Está incrustada en una matriz de microesferas biodegradables que sufre hidrólisis cuando absorbe agua y produce un antagonismo opioide durante 28 días.[5] La formulación LP de la naltrexona elude el metabolismo hepático de primer paso. Alcanza niveles sanguíneos máximos 2 horas después de la inyección IM, y de nuevo de forma transitoria 2-3 días después de la inyección. Las concentraciones, y por lo tanto los efectos del antagonismo de los receptores μ-opioides de la naltrexona, comienzan a disminuir de forma gradual ~ 14 días después de la inyección. Ambas formulaciones son metabolizadas por el hígado y excretadas renalmente. La naltrexona oral tiene una vida media de 4 horas, a diferencia de la naltrexona LP, que tiene una vida media de eliminación de ~ 10 días.[5]

Naltrexona: recomendaciones de manejo

El manejo del dolor es un reto clínico para los pacientes con TCO que reciben naltrexona. Esta debe interrumpirse antes de cualquier tratamiento agudo del dolor en estrecha coordinación con el médico que la prescribe. Por ejemplo, en el marco de una intervención quirúrgica programada, la naltrexona oral debe interrumpirse al menos 2 días antes del día de la cirugía debido a su vida media de 10 horas.[5] Por desgracia, se dispone de menos orientaciones para la naltrexona LP. Aunque se ha informado de un manejo exitoso del dolor en la 4a. semana de naltrexona LP y en adelante, debe utilizarse una estrecha vigilancia y precaución, en coordinación con el médico que la prescribe, debido a la variación de las respuestas.[5] Esta variabilidad surge de la regulación al alza de los receptores µ-opioides, combinada con la coadministración de opioides y los niveles variables de naltrexona LP a lo largo del mes; los efectos secundarios graves van desde el riesgo de sobredosis hasta la abstinencia precipitada.[28] Si la cirugía se lleva a cabo mientras el paciente está dentro de las 4 semanas de la última inyección de naltrexona LP, las dosis rutinarias de opioides pueden ser ineficaces y pueden requerirse dosis más altas. A diferencia de los agonistas opioides, la naltrexona por sí misma no provoca síndrome de abstinencia cuando se interrumpe. Sin embargo, debido a la regulación al alza de los receptores µ-opioides tras la desaparición de la naltrexona, los analgésicos opioides pueden provocar una respuesta exagerada.[28] Es primordial sopesar los beneficios frente a los riesgos y maximizar las técnicas de ahorro de opioides, incluyendo la anestesia regional y los agentes no opioides. Un enfoque individualizado que implique al paciente y al prescriptor en el proceso de toma de decisiones ayuda a gestionar el dolor agudo y a prevenir la reaparición del consumo de sustancias.

Evaluación de los pacientes que reciben el MTCO

Una evaluación exhaustiva de un paciente con TCO en un entorno agudo comienza con una historia de dolor (tabla 32.2). Las puntuaciones de dolor de referencia y la función diaria ayudan a establecer objetivos y expectativas. La identificación del generador o generadores de dolor permite tener un enfoque dirigido a las intervenciones de tratamiento del dolor. Además, una conciliación de la medicación es esencial para identificar posibles interacciones entre fármacos e identificar los medicamentos cuyo cese puede provocar una abstinencia. Es imprescindible consultar el programa estatal de supervisión de medicamentos con receta para verificar las sustancias controladas y encontrar la información de contacto de los prescriptores y las farmacias. Es importante tener en cuenta que la metadona puede no figurar en el programa de control de medicamentos con receta si la dispensa un programa de metadona.

Los determinantes sociales de la salud y los valores del paciente son tan importantes como la prestación de la atención médica. Aquellos con diagnóstico de TCO suelen tener comorbilidades psiquiátricas y de TCS coexistentes. Las herramientas de cribado, como los cribados de depresión y las escalas de catastrofización del dolor, pueden ayudar a orientar el tratamiento del dolor perioperatorio. Los pacientes con dolor crónico, así como aquellos con TCS con antecedentes de ansiedad relacionada con el dolor (o trastorno de ansiedad generalizada), trastorno depresivo mayor o trastorno de estrés postraumático, junto con una catastrofización del dolor significativa, tienen un mayor riesgo de abuso de opioides.[28] Las escalas de catastrofización del dolor pueden utilizarse para identificar a los pacientes con sentimientos de impotencia y niveles de procesos de pensamiento catastrófico en relación con su dolor agudo y pueden ayudar a tomar decisiones informadas sobre su plan de tratamiento del dolor.[28] Además, la herramienta de riesgo de opioides puede utilizarse para identificar a los pacientes con dolor agudo o crónico que corren el riesgo de consumir sustancias no prescritas y puede ayudar a orientar la formulación de un plan de tratamiento del dolor agudo que limite esos riesgos.[5]

Los estudios de laboratorio de diagnóstico, incluido un panel metabólico completo, pueden ayudar a identificar cualquier cambio en la función hepática y renal con respecto a la línea de base, así como cualquier alteración en los electrolitos que deba corregirse. Un electrocardiograma puede

TABLA **SUGERENCIAS CLÍNICAS PARA EL CUIDADO ÓPTIMO DE PACIENTES QUE RECIBEN MTCO**

Historia
- Generador(es) de dolor
- Puntuación de dolor de referencia, por ejemplo, escala visual analógica
- Función de referencia (fisioterapia, terapia ocupacional, actividades de la vida diaria [AVD], actividades instrumentales de la vida diaria [AIVD])
- Revisión del programa de control de medicamentos con receta o de los registros de los prescriptores

Comorbilidades asociadas/revisión general de sistemas (RGS)
- Enfermedad cardiaca-coronaria, insuficiencia cardiaca, endocarditis por uso de drogas inyectables
- Enfermedad pulmonar preexistente (asma, EPOC), exacerbación aguda (neumonía), apnea del sueño y uso de CPAP o BIPAP
- Gastrointestinal/hepático-hepatitis, cirrosis y secuelas, estreñimiento, náusea/vómito
- Función renal-basal, diálisis
- Nutrition-Perioperative Nutrition Screen (PONS) o American Society of Parenteral and Enteral Nutrition (ASPEN), criterios para la malnutrición
- Neurológicos: convulsiones, derrame cerebral, neuropatía, trastornos del sueño
- Endocrino/metabólico: control de la diabetes/insulina, función tiroidea, osteopenia, disfunción eréctil, irregularidad menstrual
- Puntuación de catastrofismo, pantalla de depresión y ansiedad, herramienta de riesgo de opioides (HRO)

Social
- Historial de consumo de tabaco, alcohol y sustancias no prescritas
- Otros determinantes sociales de la salud y el bienestar, incluido el acceso a los médicos y otros aspectos de la atención, como las relaciones familiares, la situación de la vivienda, la situación laboral/profesional

Medicamentos
- Conciliación, verificación de la dosis y la frecuencia
- Revisión del programa de control de medicamentos con receta o de los registros de los prescriptores
- Revisar las interacciones de los medicamentos

Examen físico
- Signos vitales de base que sugieren toxicidad o abstinencia
- Hallazgos del estado mental: habla, memoria, estado de ánimo, estado de alerta

Laboratorios/diagnóstico
- Panel metabólico completo (función renal y hepática de referencia, electrolitos, albúmina)
- EKG/QTc
- Examen de drogas en orina
- Prueba de embarazo en orina
- Serología del VIH/hepatitis si está indicado

evaluar el intervalo QTc y puede ser una parte esencial del estudio de cualquier enfermedad cardiopulmonar. Debe tenerse precaución al continuar con la metadona de forma concomitante con otros medicamentos que prolongan el QT.

El tratamiento del dolor de los pacientes con TCO es un reto, y el uso de MTCO en pacientes con TCO es una parte importante del tratamiento médico moderno. Lo ideal es la analgesia multimodal, que incluye, pero no se limita a, adyuvantes no opiáceos y la utilización de analgesia regional o neuraxial junto con enfoques no farmacológicos. El uso de multimodales comienza con la analgesia preventiva, que se define como el tratamiento del dolor que evita la alteración del procesamiento central de las fibras nerviosas aferentes asociadas a la inflamación y la lesión tisular.[48,49] La analgesia preventiva incluye el uso de paracetamol, fármacos inflamatorios no esteroideos, gabapentinoides, clonidina y dexametasona. Muchos de estos fármacos se están implementando en protocolos quirúrgicos perioperatorios estandarizados en instituciones centradas en la recuperación acelerada después de la cirugía (ERAS).[49] Además, la combinación de diferentes analgésicos dirigidos a distintos receptores reduce la dosis total de cualquier medicamento en particular, disminuyendo así los posibles efectos secundarios. Se ha demostrado que los fármacos inflamatorios no esteroideos reducen las necesidades perioperatorias de opioides entre 20 y 30%.[50] Curiosamente, se ha demostrado que el uso de pregabalina reduce la intensidad del dolor y el uso de opioides de rescate.[51] Se ha informado de que el uso de la infusión de lidocaína en el entorno perioperatorio reduce las necesidades de morfina en las primeras 24 horas después de la cirugía bariátrica;[52] aunque el uso de la lidocaína intravenosa en el entorno perioperatorio sigue siendo controvertido, los beneficios teóricos de la interrupción de las vías de conducción del dolor adicionales pueden beneficiar al paciente en MTCO. Además, se ha demostrado que complementos analgésicos como el agonista α2, dexmedetomidina,[53] y el antagonista del *N*-metil-D-aspartato, ketamina,[54] reducen la necesidad de opioides en el posoperatorio. Aunque la mayoría de estos fármacos se han estudiado en el paciente sin opiáceos, desempeñan un papel aún más importante en los pacientes con MTCO.

Cuando los opioides son necesarios, hay que tener en cuenta que los pacientes con TCO pueden necesitar dosis más altas de analgésicos opioides debido a la tolerancia, la hiperalgesia y el aumento de la sensibilidad al dolor. Esto puede hacerse con un seguimiento adecuado y un plan de tratamiento centrado en el paciente que implique una toma de decisiones compartida con una coordinación multidisciplinar de los cuidados. Por último, debido al riesgo de efectos secundarios, al uso de sustancias no prescritas y a los acontecimientos adversos de los opioides, los pacientes y sus familias deben recibir educación sobre el uso, almacenamiento y eliminación seguros de los analgésicos opioides. Es importante realizar un seguimiento estrecho para garantizar que los pacientes continúen con su tratamiento del TCO y reciban el apoyo necesario de sus especialistas en dolor de atención primaria o de los médicos de tratamiento de adicciones.

REFERENCIAS

1. Shafer SL. Opioids. Opioids!! Opioids??? *ASA Monitor*. 2020;84(2):4-5.
2. Opioid Overdose: Understanding the Epidemic. Centers for Disease Control and Prevention. Publicado el 19 de marzo de 2020. Acceso el 13 de agosto de 2020. https://www.cdc.gov/drugoverdose/epidemic/index.html
3. Medications for Opioid Use Disorder—SAMHSA. store.samhsa.gov/sites/default/files/SAMHSA_Digital_Download/PEP20-02-01-006_508.pdf
4. Brummett CM, Waljee JF, Goesling J, et al. New persistent opioid use after minor and major surgical procedures in US adults. *JAMA Surg*. 2017;152(6):e170504. doi:10.1001/jamasurg.2017.0504
5. Harrison TK, Kornfeld H, Aggarwal AK, Lembke A. Perioperative considerations for the patient with opioid use disorder on buprenorphine, methadone, or naltrexone maintenance therapy. *Anesthesiol Clin*. 2018;36(3):345-359. doi:10.1016/j.anclin.2018.04.002
6. DCD. 5-Point Strategy To Combat the Opioid Crisis. Revisado el 30 de agosto de 2020. Acceso el 14 de octubre de 2020. https://www.hhs.gov/opioids/about-the-epidemic/hhs-response/index.html
7. American Society of Addiction Medicine. ASAM Definition of Addiction. Publicada en 2019. Acceso el 14 de octubre de 2020. https://www.asam.org/Quality-Science/definition-of-addiction
8. Griffin ML, McDermott KA, McHugh RK, Fitzmaurice GM, Jamison RN, Weiss RD. Longitudinal association between pain severity and subsequent opioid use in prescription opioid dependent patients with chronic pain. *Drug Alcohol Depend*. 2016;163:216-221. doi:10.1016/j.drugalcdep.2016.04.023
9. Macintyre PE, Russell RA, Usher KA, Gaughwin M, Huxtable CA. Pain relief and opioid requirements in the first 24 hours after surgery in patients taking buprenorphine and methadone opioid substitution therapy. *Anaesth Intensive Care*. 2013;41(2):222-230. doi:10.1177/0310057X1304100212
10. Hayhurst CJ, Durieux ME. Differential opioid tolerance and opioid-induced hyperalgesia: a clinical reality. *Anesthesiology*. 2016;124(2):483-488. doi:10.1097/ALN.0000000000000963
11. White JM. Pleasure into pain: the consequences of long-term opioid use. *Addict Behav*. 2004;29(7):1311-1324. doi:10.1016/j.addbeh.2004.06.007
12. The use of opioids for the treatment of chronic pain. A consensus statement from the American Academy of Pain Medicine and the American Pain Society. *Clin J Pain*. 1997;13(1):6-8.
13. Morasco BJ, Turk DC, Donovan DM, Dobscha SK. Risk for prescription opioid misuse among patients with a history of substance use disorder. *Drug Alcohol Depend*. 2013;127(1-3):193-199. doi:10.1016/j.drugalcdep.2012.06.032

14. Goel A, Azargive S, Weissman JS, et al. Perioperative Pain and Addiction Interdisciplinary Network (PAIN) clinical practice advisory for perioperative management of buprenorphine: results of a modified Delphi process. *Br J Anaesth.* 2019;123(2):e333-e342. doi:10.1016/j.bja.2019.03.044

15. Miller PM. Buprenorphine for opioid dependence. *Interventions for Addiction.* Academic Press/Elsevier; 2013.

16. Coe MA, Lofwall MR, Walsh SL. Buprenorphine pharmacology review: update on transmucosal and long-acting formulations. *J Addict Med.* 2019;13(2):93-103. doi:10.1097/ADM.0000000000000457

17. Davis MP. Twelve reasons for considering buprenorphine as a frontline analgesic in the management of pain. *J Support Oncol.* 2012;10(6):209-219. doi:10.1016/j.suponc.2012.05.002

18. Quaye AN, Zhang Y. Perioperative management of buprenorphine: solving the conundrum. *Pain Med.* 2019;20(7):1395-1408. doi:10.1093/pm/pny217

19. Thakrar S, Lee J, Martin CE, Butterworth J IV. Buprenorphine management: a conundrum for the anesthesiologist and beyond - a one-act play. *Reg Anesth Pain Med.* 2020;45(8):656-659. doi:10.1136/rapm-2020-101294

20. Johnson RE, Fudala PJ, Payne R. Buprenorphine: considerations for pain management. *J Pain Symptom Manage.* 2005;29(3):297-326. doi:10.1016/j.jpainsymman.2004.07.005

21. Roberts DM, Meyer-Witting M. High-dose buprenorphine: perioperative precautions and management strategies. *Anaesth Intensive Care.* 2005;33(1):17-25. doi:10.1177/0310057X0503300104

22. Comer SD, Sullivan MA, Vosburg SK, et al. Abuse liability of intravenous buprenorphine/naloxone and buprenorphine alone in buprenorphine-maintained intravenous heroin abusers. *Addiction.* 2010;105(4):709-718. doi:10.1111/j.1360-0443.2009.02843.x

23. Greenwald M, Johanson CE, Bueller J, et al. Buprenorphine duration of action: mu-opioid receptor availability and pharmacokinetic and behavioral indices. *Biol Psychiatry.* 2007;61(1):101-110. doi:10.1016/j.biopsych.2006.04.043

24. Chen ZR, Irvine RJ, Somogyi AA, Bochner F. Mu receptor binding of some commonly used opioids and their metabolites. *Life Sci.* 1991;48(22):2165-2171. doi:10.1016/0024-3205(91)90150-a

25. Anderson TA, Quaye ANA, Ward EN, Wilens TE, Hilliard PE, Brummett CM. To stop or not, that is the question: acute pain management for the patient on chronic buprenorphine. *Anesthesiology.* 2017;126(6):1180-1186. doi:10.1097/ALN.0000000000001633

26. Kornfeld H, Manfredi L. Effectiveness of full agonist opioids in patients stabilized on buprenorphine undergoing major surgery: a case series. *Am J Ther.* 2010;17(5):523-528. doi:10.1097/MJT.0b013e3181be0804

27. Alford DP, Compton P, Samet JH. Acute pain management for patients receiving maintenance methadone or buprenorphine therapy. *Ann Intern Med.* 2006;144(2):127-134. doi:10.7326/0003-4819-144-2-200601170-00010

28. Ward EN, Quaye AN, Wilens TE. Opioid use disorders: perioperative management of a special population. *Anesth Analg.* 2018;127(2):539-547. doi:10.1213/ANE.0000000000003477

29. Lugo RA, Satterfield KL, Kern SE. Pharmacokinetics of methadone. *J Pain Palliat Care Pharmacother.* 2005;19(4):13-24.

30. Crist RC, Clarke TK, Berrettini WH. Pharmacogenetics of opioid use disorder treatment. *CNS Drugs.* 2018;32(4):305-320. doi:10.1007/s40263-018-0513-9

31. Oral Methadone Dosing Recommendations for the Treatment of Chronic Pain. Acceso el 5 de septiembre de 2020. https://www.pbm.va.gov/PBM/clinicalguidance/clinicalrecommendations/Methadone_Dosing_Recommendations_for_the_Treatment_of_Chronic_Pain_July_2016.pdf

32. Murphy GS, Szokol JW. Intraoperative methadone in surgical patients: a review of clinical investigations. *Anesthesiology.* 2019;131(3):678-692. doi:10.1097/ALN.0000000000002755

33. Garrido MJ, Trocóniz IF. Methadone: a review of its pharmacokinetic/pharmacodynamic properties. *J Pharmacol Toxicol Methods.* 1999;42(2):61-66. doi:10.1016/s1056-8719(00)00043-5

34. National Institute on Drug Abuse. *Treating Opioid Use Disorder During Pregnancy.* National Institute on Drug Abuse; 2020. Acceso el 25 de agosto de 2020. https://www.drugabuse.gov/publications/treating-opioid-use-disorder-during-pregnancy

35. Klaman SL, Isaacs K, Leopold A, et al. Treating women who are pregnant and parenting for opioid use disorder and the concurrent care of their infants and children: literature review to support National guidance. *J Addict Med.* 2017;11(3):178-190. doi:10.1097/ADM.0000000000000308

36. Clinical Guidance for Treating Pregnant and Parenting Women With Opioid Use Disorder and Their Infants—SAMHSA. https://store.samhsa.gov/product/Clinical-Guidance-for- Treating-Pregnant-and-Parenting-Women-With-Opioid-Use-Disorder-and-Their-Infants/ SMA18-5054

37. Terplan M, Laird HJ, Hand DJ, et al. Opioid detoxification during pregnancy: a systematic review. *Obstet Gynecol.* 2018;131(5):803-814. doi:10.1097/AOG.0000000000002562

38. Jones HE, Kraft WK. Analgesia, opioids, and other drug use during pregnancy and neonatal abstinence syndrome. *Clin Perinatol.* 2019;46(2):349-366. doi:10.1016/j.clp.2019.02.013

39. Martin CE, Shadowen C, Thakkar B, Oakes T, Gal TS, Moeller FG. Buprenorphine dosing for the treatment of opioid use disorder through pregnancy and postpartum. *Curr Treat Options Psychiatry.* 2020;7(3):375-399. doi:10.1007/s40501-020-00221-z

40. Jones HE, Kaltenbach K, Heil SH, et al. Neonatal abstinence syndrome after methadone or buprenorphine exposure. *N Engl J Med.* 2010;363(24):2320-2331. doi:10.1056/NEJMoa1005359

41. Johnson E. Models of care for opioid dependent pregnant women. *Semin Perinatol.* 2019;43(3):132-140. doi:10.1053/j.semperi.2019.01.002

42. Martin CE, Terplan M, Krans EE. Pain, opioids, and pregnancy: historical context and medical management. *Clin Perinatol.* 2019;46(4):833-847. doi:10.1016/j.clp.2019.08.013

43. Meyer M, Paranya G, Keefer Norris A, Howard D. Intrapartum and postpartum analgesia for women maintained on buprenorphine during pregnancy. *Eur J Pain.* 2010;14(9):939-943. doi:10.1016/j.ejpain.2010.03.002

44. Jones HE, Heil SH, Baewert A, et al. Buprenorphine treatment of opioid-dependent pregnant women: a comprehensive review. *Addiction.* 2012;107(Suppl 1):5-27. doi:10.1111/j.1360-0443.2012.04035.x

45. Sen S, Arulkumar S, Cornett EM, et al. New pain management options for the surgical patient on methadone and buprenorphine. *Curr Pain Headache Rep.* 2016;20(3):16. doi:10.1007/s11916-016-0549-9

46. Vilkins AL, Bagley SM, Hahn KA, et al. Comparison of post-cesarean section opioid analgesic requirements in women with opioid use disorder treated with methadone or buprenorphine. *J Addict Med.* 2017;11(5):397-401. doi:10.1097/ADM.0000000000000339

47. Jansson LM; Academy of Breastfeeding Medicine Protocol Committee. ABM clinical protocol #21: guidelines for breastfeeding and the drug-dependent woman. *Breastfeed Med.* 2009;4(4):225-228. doi:10.1089/bfm.2009.9987

48. Devin CJ, McGirt MJ. Best evidence in multimodal pain management in spine surgery and means of assessing postoperative pain and functional outcomes. *J Clin Neurosci.* 2015;22(6):930-938. doi:10.1016/j.jocn.2015.01.003

49. Weibel S, Jelting Y, Pace NL, et al. Continuous intravenous perioperative lidocaine infusion for postoperative pain and recovery in adults. *Cochrane Database Syst Rev.* 2018;(6):CD009642. doi:10.1002/14651858.CD009642.pub3

50. Dahl V, Raeder JC. Non-opioid postoperative analgesia. *Acta Anaesthesiol Scand.* 2000;44(10):1191-1203. doi:10.1034/j.1399-6576.2000.441003.x

51. Khurana G, Jindal P, Sharma JP, Bansal KK. Postoperative pain and long-term functional outcome after administration of gabapentin and pregabalin in patients undergoing spinal surgery. *Spine (Phila Pa 1976).* 2014;39(6):E363-E368. doi:10.1097/BRS.0000000000000185

52. Sakata RK, de Lima RC, Valadão JA, et al. Randomized, double-blind study of the effect of intraoperative intravenous lidocaine on the opioid consumption and criteria for hospital discharge after bariatric surgery. *Obes Surg.* 2020;30(4):1189-1193. doi:10.1007/s11695-019-04340-2

53. Chilkoti GT, Karthik G, Rautela R. Evaluation of postoperative analgesic efficacy and perioperative hemodynamic changes with low dose intravenous dexmedetomidine infusion in patients undergoing laparoscopic cholecystectomy—A randomised, double-blinded, placebo-controlled trial. *J Anaesthesiol Clin Pharmacol.* 2020;36(1):72-77. doi:10.4103/joacp.JOACP_184_17

54. Nielsen RV, Fomsgaard JS, Siegel H, et al. Intraoperative ketamine reduces immediate postoperative opioid consumption after spinal fusion surgery in chronic pain patients with opioid dependency: a randomized, blinded trial. *Pain.* 2017;158(3):463-470. doi:10.1097/j.pain.0000000000000782

Sistemas de administración de fármacos controlados por el paciente (es decir, ACP)

Nellab Yakuby, Lindsey Cieslinski, Kelsey De Silva y Caroline Galliano

Introducción

En 1963, Roe[1] fue el primero en manejar el dolor posoperatorio titulando pequeños bolos intermitentes de morfina por vía intravenosa (IV) a intervalos de 10 a 30 minutos, hasta que fuera evidente que se obtenía un alivio adecuado.[2] Descubrió que las pequeñas dosis intravenosas de opioides proporcionan un alivio del dolor más eficaz que las inyecciones intramusculares (IM) convencionales. Roe describió las necesidades analgésicas tan dispares entre los pacientes posoperatorios. El primer intento de analgesia controlada por el paciente (ACP) fue descrito por Sechzer en 1968.[3] Sechzer, conocido como el verdadero pionero de la ACP, evaluó la respuesta analgésica a pequeñas dosis intravenosas de opioides administradas según la demanda del paciente por una enfermera en 1968 y luego por una máquina en 1971.[2] Aunque en teoría era un gran estudio, para la práctica clínica resultaba poco práctica la administración múltiple y frecuente de dosis intravenosas de opioides por parte de las enfermeras a un gran número de pacientes. Desde entonces, los dispositivos de ACP han evolucionado de manera importante en sofisticación tecnológica.

La ACP es un marco conceptual para la administración de analgésicos[2] (fig. 33.1). El concepto más amplio de ACP es aplicable a todo analgésico; puede considerarse ACP si se administra a demanda inmediata del paciente en cantidades suficientes.[2] Un sistema ideal de ACP tiene muchas ventajas[4] y eficacia para una variedad de cirugías, la facilidad de preparación, mantenimiento y administración, con un mínimo de complicaciones relacionadas con la tecnología. También es importante el perfil de seguridad del analgésico administrado, al tiempo que se optimizan la comodidad y la satisfacción del paciente.[5] Un sistema ideal minimiza las lagunas analgésicas dando una dosificación inmediata tras la activación del paciente, dando una analgesia uniforme y reduciendo así los dolorosos periodos de espera.[5] Menos discutida, pero aún deseable, es la compatibilidad con el conjunto de tratamientos clínicos actuales, como las terapias médica y la antitrombótica.[5]

Los sistemas de ACP ofrecen ventajas sobre los enfoques tradicionales de dosificación intermitente del tratamiento del dolor posoperatorio.[4] Sus métodos optimizan la eficacia analgésica al permitir que los pacientes determinen su necesidad y la frecuencia de la dosis, y ofrecer un nivel inherente de comodidad y seguridad en forma de bucle de retroalimentación negativa fisiológica.[5] Un paciente sedado no elegirá administrar dosis adicionales, con lo que se minimizan las sobredosis. Las dosis de ACP suelen ser más pequeñas que aquellas en bolo administradas por las enfermeras, lo que puede mejorar la relación entre efectos secundarios y beneficios.[5] La ACP se asocia a una dosis total de opioides más elevada, pero no a un mayor riesgo de efectos secundarios peligrosos.[6]

En general, la ACP mejora el control del dolor y la satisfacción general del paciente.[6]

Las nuevas tecnologías de ACP incluyen bombas de infusión ACP-IV "inteligentes", opciones sin agujas, como el sistema transdérmico iontoforético (STI) de HCl de fentanilo, y dispositivos de ACP fabricados para la administración intranasal.[5] El sistema de pastillas sublinguales de sufentanilo es otro ejemplo de sistema de ACP más reciente que funciona mediante la administración oral de opioides. Las tecnologías más recientes, como las bombas de infusión intravenosa inteligentes,

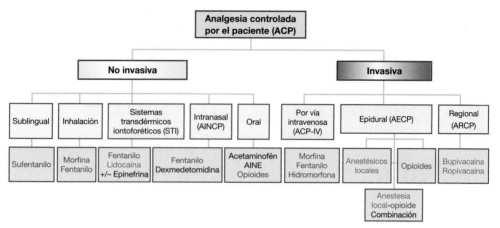

FIGURA 33.1 Analgesia controlada por el paciente (ACP).

pueden ayudar a reducir la incidencia de los errores de medicación al proporcionar un apoyo a la toma de decisiones para ayudar a la dosificación adecuada.[5]

El sistema de ACP más común se administra por vía intravenosa; sin embargo, se puede entregar un analgésico por otras vías (epidural, catéter nervioso periférico, subcutánea, intranasal o transdérmica) bajo el control del paciente.[4] La combinación de múltiples analgésicos no opioides con opioides administrados por ACP presenta ventajas sobre los opioides solos.[4] La morfina, la hidromorfona y el fentanilo son algunos de los agentes más comunes para la ACP.[6] Este capítulo abarcará todas las modalidades actuales de ACP y las combinaciones de fármacos disponibles, así como las áreas de investigación en curso para futuros métodos de ACP para tratar mejor el dolor agudo.

Analgesia intravenosa controlada por el paciente

Austin se merece el mérito de haber dilucidado los principios farmacológicos de la analgesia intravenosa controlada por el paciente (ACP-IV).[2] Para demostrar la inclinación de la curva de concentración-efecto de los analgésicos opioides, administraron pequeños incrementos de meperidina, midieron las concentraciones plasmáticas y evaluaron las puntuaciones de dolor de los pacientes[2] hasta alcanzar la concentración analgésica mínima efectiva (CAME), que marca la diferencia entre el dolor intenso y la analgesia.[2] Se establecieron dos requisitos previos para una analgesia eficaz con opioides: (1) individualizar la dosis y titular según la respuesta de alivio del dolor para alcanzar la CAME y establecer la analgesia, y (2) mantener las concentraciones plasmáticas de opioides constantes para evitar picos y valles.[2] Estos requisitos no pueden lograrse con inyecciones IM a demanda o durante todo el día. Después de titular para lograr la CAME y establecer la analgesia, los pacientes utilizan la ACP para mantener las concentraciones plasmáticas de opioides en o justo por encima de su CAME individual, o "concentración plasmática óptima".[2]

Los beneficios de la ACP-IV comparada con la administración intermitente de opioides por inyección IM se han resumido mejor en dos revisiones sistemáticas publicadas.[2] Ambas revisiones concluyeron que la ACP-IV ofrece una mayor eficacia analgésica y mayor satisfacción del paciente. Aunque no hay pruebas que respalden un menor consumo de opioides o una diferencia en los efectos secundarios relacionados con ellos, Walder y cols.[7] concluyeron que la ACP reduce las complicaciones pulmonares posoperatorias.[2]

En un sistema ACP-IV, el paciente enciende un botón de activación unido por un cable a una bomba ACP. Se suministra al paciente una pequeña dosis de opioide desde la línea IV a un catéter permanente.[5] La dosificación se controla mediante una bomba de ACP programada por el personal. Para toda ACP existen las siguientes variables básicas: dosis de carga inicial, dosis a demanda, intervalo de bloqueo, tasa de infusión de base y límites de 1 y 4 horas. Los dos modos más comunes de ACP son la dosis a demanda, que es una dosis de tamaño fijo que se autoadministra de forma intermitente, y la infusión continua más dosis a demanda, una infusión de base fija de velocidad constante complementada con la dosis a demanda del paciente.[2] Esta última también se conoce como tasa de infusión basal, que es una tasa de infusión constante al margen de que el paciente active las dosis a demanda. La ACP de infusión basal no suele ser apropiada debido al mayor riesgo de sobredosis y depresión respiratoria. Además, cuando se utiliza una infusión de base con la ACP por vía intravenosa en pacientes sin opioides, es frecuente la depresión respiratoria.[2] Puede aplicarse una infusión basal en pacientes dependientes o tolerantes a los opioides para sustituir la necesidad de opioides de base del paciente. La dosis basal puede calcularse con base en la equivalencia de opioides del total de opioides crónicos diarios del paciente y luego se reduce en 30-50%;[6] se controla mediante una bomba de ACP programada, ajustable por personal capacitado y con un intervalo de bloqueo aplicado para evitar una dosificación excesiva.[5]

La dosis de carga inicial permite la titulación de la medicación cuando es activada por el programador antes de iniciar la medicación al paciente. Puede ser utilizada por el personal de la unidad de cuidados posanestésicos para titular los opioides a la CAME o para administrar dosis de "avance". Para evitar la sobredosis por demanda continua, todos los dispositivos de ACP utilizan un intervalo de bloqueo (o retardo), que es el tiempo que el dispositivo no administrará otra dosis a demanda después de que se haya administrado una con éxito, aunque se siga pulsando el botón de demanda.[2] Este bloqueo está diseñado para evitar la sobredosis. Lo ideal es que sea tan largo como para que el paciente experimente el efecto máximo de una dosis antes de que se le permita administrar otra. Por lo tanto, la rapidez del inicio de la analgesia es primordial al establecer el intervalo de bloqueo. Se podría considerar el uso de un intervalo de bloqueo un poco más corto cuando se utilice la "familia de opioides del fentanilo" en comparación con la morfina o la hidromorfona.[2] Sea cual sea el opioide elegido para la ACP-IV, el conocimiento de su farmacología es un requisito previo para establecer las variables de dosificación del dispositivo de ACP. Las características del paciente (edad, sexo y peso corporal), suelen ser factores importantes que influyen en cualquier terapia farmacológica. La edad afecta a la dosificación de los opioides, el sexo y el peso corporal no.

En general, la ACP-IV ofrece una analgesia rápida, sin los efectos del metabolismo de primer paso, con el objetivo de una titulación adecuada para minimizar los picos y valles en las concentraciones séricas asociadas a la analgesia controlada por el médico.[5] La morfina, el fentanilo y la hidromorfona son los agentes más utilizados para la ACP-IV;[5] el tramadol se utiliza mucho en algunos países europeos.[2] Aunque la meperidina fue el fármaco inicial utilizado para descubrir la ACP, la medicina moderna ha llegado a la conclusión de que para la ACP-IV invita a obtener resultados adversos en algunos pacientes y no ofrece ninguna ventaja sobre los opioides alternativos.[2] Los metabolitos de la meperidina tienen un mayor potencial de convulsiones cuando se combinan con ciertos fármacos. La hidromorfona y la morfina ACP-IV siguen siendo el "estándar de oro" como los fármacos más estudiados y utilizados para la ACP-IV en Estados Unidos. La morfina tiene un metabolito activo por glucuronidación: la morfina-6-glucurónido (M6G) y la morfina-3-glucurónido (M3G). El M6G produce analgesia, sedación y depresión respiratoria. Se ha informado de la aparición prolongada y retardada de la depresión respiratoria en pacientes con insuficiencia renal que reciben morfina parenteral.[2] Por lo tanto, se recomienda evitar la morfina para la ACP-IV en pacientes con creatinina sérica de 2.0 mg/dL.[2] La hidromorfona, más potente, puede tener el mejor perfil farmacológico, con un inicio y una duración de acción similares a los de la morfina, pero con una disminución del prurito y la náusea, y la ausencia de metabolitos activos.[2] Debido a su lipofilia, el fentanilo tiene un inicio más rápido que la morfina, lo que quizá lo hace más adecuado para la ACP-IV; sin embargo, la rápida semivida de redistribución del fentanilo da lugar a una corta duración del efecto.[2,6]

En general, la ACP-IV se asocia a una alta satisfacción del paciente.[5] La ACP se utiliza para mantener el confort, permitiendo al paciente autoadministrarse suficientes fármacos para lograr un equilibrio entre la analgesia y los efectos secundarios.[5] Los efectos secundarios comunes de la ACP-IV son los mismos que se observan con la administración de opioides: náusea y vómito, estreñimiento, prurito, sedación y, con menor frecuencia, depresión respiratoria y confusión.[2] La náusea y el vómito posoperatorios (NVPO) son los efectos secundarios más comunes y molestos de la ACP-IV.[2] Anesthesia & Analgesia ha publicado unas directrices de consenso para identificar y tratar a los pacientes con riesgo de NVPO asociados a la ACP-IV.[8] En general, pequeñas dosis de antagonistas opioides puros parecen ser eficaces para reducir las NVPO y el prurito relacionados con la ACP-IV.[2] Aunque las NVPO son el efecto secundario más molesto para los pacientes, la depresión respiratoria es la más preocupante para los clínicos debido a las posibles secuelas de la lesión hipóxica como resultado de la sobredosis de opioides.[2] La incidencia global de la depresión respiratoria con la ACP-IV puede estimarse en 0.25%.

Los inconvenientes no farmacológicos de la ACP-IV implican que la modalidad requiere un catéter permanente invasivo. El aparato de bombeo y los accesorios pueden limitar la movilidad del paciente y, por lo tanto, su nivel de comodidad y acceso a la realización de actividades de la vida diaria mientras se recupera en el entorno hospitalario. Las oclusiones de la vía intravenosa pueden provocar lagunas en la administración de la medicación, la infiltración del catéter, las lesiones relacionadas con las agujas y los errores del personal en la programación de la administración son todos los posibles inconvenientes asociados a la administración de la ACP-IV.[5]

Un enfoque multimodal para el tratamiento del dolor agudo tiene importantes beneficios y la ACP-IV no debe considerarse una terapia aislada. La administración programada de AINE mejora claramente la analgesia y reduce las necesidades de opioides ACP-IV. La infiltración local en la herida, los bloqueos nerviosos periféricos y las técnicas de catéteres continuos pueden utilizarse de manera eficaz junto con la ACP-IV. Curiosamente, varios investigadores han examinado la adición de fármacos analgésicos directamente a la mezcla ACP-IV. Estos ensayos añadieron por separado ketamina y magnesio a la ACP con morfina y descubrieron que mejoraba de manera significativa el alivio del dolor y reducía el consumo acumulado de morfina en 24 horas.[2] Estos mismos investigadores también descubrieron que la adición de pequeñas cantidades de ketamina o magnesio a la ACP-IV de tramadol mejoraba el alivio del dolor y reducía la cantidad de tramadol necesaria tras una cirugía abdominal mayor.[2] La ketamina tiene claramente un papel en evolución en el tratamiento del dolor agudo. Sin embargo, debe evaluarse la precaución y la consideración de un posible error de medicación antes de añadirla de forma rutinaria a una mezcla ACP-IV.

A pesar de estos inconvenientes, la ACP-IV es un estándar aceptado para el tratamiento del dolor posoperatorio agudo.[5] Aunque tiene un perfil de seguridad muy aceptable, se producen percances que ponen en peligro la vida. No hay pruebas que respalden una disminución de la morbilidad y la mortalidad con la ACP-IV, salvo quizás una leve disminución de las complicaciones pulmonares.[2] La ACP-IV es inferior a la analgesia epidural y a otras técnicas de bloqueo para el alivio del dolor tras procedimientos quirúrgicos muy dolorosos.[2] Hablaremos de las otras modalidades de alivio del dolor con ACP.

Sistemas de administración de ACP no tradicionales e invasivos

Aunque la vía tradicional de administración de la ACP ha sido la intravenosa, la analgesia epidural controlada por el paciente (AECP) y la analgesia regional controlada por el paciente (ARCP) son otras modalidades de ACP que utilizan vías neuraxiales que se han desarrollado más recientemente.[9]

Analgesia epidural controlada por el paciente

La analgesia epidural controlada por el paciente (AECP) es la que más se ha estudiado y utilizado en la paciente obstétrica, ya que la analgesia epidural es la modalidad más común y una forma muy eficaz de proporcionar una analgesia segura para el parto.[9-11] Un ensayo controlado aleatorio y multicéntrico descubrió que la ACP-IV y la AECP tenían las mismas tasas de parto por cesárea o parto vaginal instrumental, aunque las pacientes del grupo de la AECP informaron de un mayor alivio del dolor y satisfacción.[11,12] Las que recibieron la ACP-IV tuvieron más efectos adversos, como más sedación, más probabilidad de terapia antiemética y más neonatos que requirieron naloxona, en comparación con el grupo de la AECP.[11,12] Además de la analgesia del parto, este modo de analgesia también ha sido eficaz en el manejo del dolor posoperatorio, incluyendo a los pacientes que han sido sometidos a operaciones mayores como la cirugía abdominal, torácica o espinal.

La AECP permite la individualización de las necesidades analgésicas y una reducción del consumo total de opioides con la consiguiente disminución de los efectos sistémicos adversos asociados, un beneficio en especial atractivo en el contexto de la actual crisis de opioides. Además, varios estudios sugieren que la AECP se compara favorablemente con el uso de la analgesia epidural tradicional administrada a un ritmo fijo, o la infusión epidural continua (IEC), con el beneficio añadido de la reducción de la dosis total de anestésicos locales y el bloqueo motor asociado.[9]

En escenarios variables, la analgesia epidural ha demostrado ser superior a la ACP-IV y a los opioides sistémicos.[13] Un metaanálisis demostró que para todos los tipos de cirugía y evaluaciones del dolor, la analgesia epidural, incluida la AECP, proporcionaba una analgesia posoperatoria superior en comparación con la ACP-IV.[14] Esto se respaldó también en una revisión sistemática de la eficacia analgésica de la analgesia epidural.[11] Aunque la satisfacción es un concepto complejo y difícil de medir, la mejora de la analgesia posoperatoria y sus beneficios pueden contribuir a una mayor satisfacción del paciente.[15] La AECP se considera una técnica segura y eficaz.[15]

A pesar de las numerosas investigaciones, los parámetros óptimos de solución analgésica y de administración de la AECP no están definidos. Muchas combinaciones de parámetros de AECP pueden clasificarse utilizando el siguiente marco: (1) el tipo de tasa de infusión y (2) la clase de fármaco de infusión. El primero puede especificarse como una dosis a demanda sola, una infusión de base continua sola o una combinación de ambas. La segunda puede clasificarse como anestésico local solo, opioide solo o una combinación de anestésico local y opioide.

A diferencia de la ACP-IV, el uso de una infusión continua además de la dosis a demanda, también conocida como infusión de base, se utiliza de forma rutinaria para la AECP. Puede proporcionar una analgesia superior a la del uso de una dosis a demanda sola, en especial cuando se utiliza un anestésico local, para mantener un bloqueo sensorial segmentario continuo.[16] La infusión epidural de anestésico local solo puede estar justificada para la analgesia posoperatoria, ya que se ha demostrado que minimiza el consumo de opioides y sus efectos secundarios relacionados; sin embargo, también tiene efectos adversos.[5] El uso de anestésico local solo en la analgesia epidural se asocia con tasas de fracaso significativas, una incidencia alta de bloqueo motor y de las fibras simpáticas que contribuye a la hipotensión.[2,15] Se utilizan concentraciones más bajas de bupivacaína o ropivacaína para evitar estos problemas debido a su bloqueo sensorial clínico diferencial y preferente con una mínima afectación de la función motora.[15]

Los opioides pueden utilizarse solos para la infusión epidural posoperatoria, pero tampoco están exentos de efectos secundarios adversos.[15] El prurito es uno de los efectos secundarios más comunes de la administración epidural de opioides.[17] La náusea y el vómito se asocian a los opioides neuraxiales y pueden estar relacionados con la migración cefálica de los opioides dentro del LCR a la zona postrema en la médula. La retención urinaria también se produce con más frecuencia con la administración epidural de opioides que con la sistémica, lo que puede atribuirse a que los receptores opioides de la médula espinal disminuyen la fuerza de las contracciones del músculo detrusor.[15]

Aunque la depresión respiratoria siempre ha sido un área de gran preocupación en relación con el uso de opioides, al margen de la vía de administración, los opioides neuraxiales utilizados en dosis adecuadas no se asocian a tasas más altas de depresión respiratoria que la administración sistémica. Los factores de riesgo que sí aumentan la depresión respiratoria con los opioides neuraxiales son el incremento de la dosis, el aumento de la edad, el uso concomitante de opioides o sedantes sistémicos, la posibilidad de una cirugía prolongada o extensa y la presencia de afecciones comórbidas.[18]

Los innumerables efectos adversos de la analgesia epidural pueden atribuirse a los de la administración de fármacos por la vía neuraxial. Por fortuna, las tasas de efectos secundarios de la AECP son favorables y comparables a las comunicadas con la IEC; su incidencia es de 1.8 a 16.7% para el prurito, 3.8 a 14.8% para la náusea, 13.2% para la sedación, 4.3 a 6.8% para la hipotensión, 0.1 a 2% para el bloqueo motor y 0.2 a 0.3% para la depresión respiratoria.[19] Se desconoce la dosis óptima de anestésico local y opioides para proporcionar las puntuaciones de dolor más bajas junto con el menor número de efectos secundarios relacionados con la medicación, y es necesario seguir investigando. El consenso general de muchos especialistas en dolor agudo se inclina por una combinación de anestésico local de baja concentración más un opioide en un intento de mejorar la analgesia al tiempo que se minimizan los efectos secundarios mencionados, ya que puede proporcionar una analgesia superior a la de cualquiera de los dos analgésicos por separado.[15] Se suele utilizar un opioide lipofílico debido a su rápido inicio de la analgesia y a su menor duración de acción, que es más adecuado para su uso con la AECP.[15] Con el inicio de la analgesia viene también el potencial de depresión respiratoria que se observa más rápido con los opioides lipofílicos en la AECP que con los agentes hidrofílicos.

Otros elementos de la AECP han recibido especial atención a lo largo de los años. El uso de clonidina como medicación coadyuvante cuando se utiliza en una AECP combinada de anestésicos locales y opioides demostró una reducción de la incidencia del rescate con opioides sin afectar negativamente a la hemodinámica.[11] Además, debe tenerse en cuenta el lugar de inserción del catéter epidural. Los catéteres epidurales insertados en un sitio congruente con el nivel del dermatoma de la incisión infunden analgésicos a la región apropiada, proporcionando así una analgesia superior, minimizando los requerimientos de fármacos con sus efectos secundarios asociados y disminuyendo la morbilidad.[15] Cabe destacar que existe un mayor riesgo asociado a la colocación de una epidural en la región torácica.

La analgesia epidural tiene los beneficios potenciales de la disminución de la morbilidad, como menos complicaciones cardiopulmonares, menor tromboembolismo, mejor estado mental, restauración más temprana de la función gastrointestinal, mayor capacidad de ejercicio funcional y alta hospitalaria más temprana.[11] Un estudio de una gran base de datos respalda además la conclusión de que la mortalidad es menor en los pacientes que reciben analgesia epidural perioperatoria, en especial con una solución analgésica basada en anestésico local que atenúa la respuesta fisiopatológica a la cirugía.[11,15] El metaanálisis de los datos aleatorios de 141 ensayos descubrió que esta reducción global de la mortalidad era de ~30%, aunque estos resultados se dieron sobre todo en pacientes ortopédicos.[15]

El uso de la analgesia epidural puede disminuir la incidencia de una serie de complicaciones posoperatorias, como problemas gastrointestinales, pulmonares y posiblemente cardiacos.[15] Al inhibir el flujo de salida simpático, minimizar el consumo total de opioides y mitigar la inhibición del reflejo espinal del sistema gastrointestinal, la analgesia epidural torácica posoperatoria puede ayudar a propiciar el retorno de la motilidad gastrointestinal sin comprometer la anastomosis de los vasos intestinales.[15] En general, el uso de la AECP se asocia a un cumplimiento más temprano de los criterios de alta en comparación con los que reciben analgesia epidural con opioides.[15]

En los pacientes sometidos a cirugía abdominal y torácica, el uso de la epidural para la analgesia posoperatoria ha mostrado una disminución de las complicaciones pulmonares posoperatorias, quizá por la preservación de la función pulmonar posoperatoria a través de una analgesia adecuada, por lo que se reduce el comportamiento "restrictivo" y se atenúa el reflejo espinal de inhibición de la función diafragmática.[15,20] En un metaanálisis reciente, la analgesia epidural torácica con un régimen basado en anestésico local también presentaba una menor tasa de incidencia de infecciones y complicaciones pulmonares.[15,21]

Además, la analgesia epidural torácica posoperatoria puede disminuir la incidencia de infarto de miocardio posoperatorio. Esto puede deberse a la atenuación tanto de la respuesta de estrés como de la hipercoagulabilidad, a una analgesia posoperatoria superior y a una redistribución favorable del flujo sanguíneo coronario. Estos hallazgos están en consonancia con los beneficios fisiológicos conocidos de la analgesia epidural torácica, como la reducción de la gravedad de la isquemia miocárdica o del tamaño del infarto y la atenuación de la vasoconstricción coronaria mediada por el simpatismo.[21]

También puede haber una asociación entre el uso de la anestesia neuraxial y la función inmunitaria. Es posible que la recidiva del cáncer y la metástasis sean menores en los pacientes que reciben analgesia paravertebral o epidural frente a los que reciben opioides sistémicos convencionales después de una mastectomía o prostatectomía.[11] En un reciente metaanálisis de 14 estudios que incluían diversos tipos de cáncer, se demostró una asociación positiva entre la analgesia epidural y la supervivencia global.[11] Además, la analgesia epidural para el reemplazo total de cadera o rodilla puede disminuir el riesgo de infecciones del sitio quirúrgico en comparación con la anestesia general.[15]

Hasta ahora hemos hablado de muchas de las ventajas del uso de la AECP; sin embargo, es importante señalar que no es adecuada o ventajosa para todo tipo de cirugía o paciente. Hansdottir y cols. demostraron en su estudio de control aleatorio que, en lo que respecta a la cirugía cardiaca electiva, la AECP torácica no ofrece ninguna ventaja importante con respecto a la duración de la estancia hospitalaria, la calidad de la recuperación o la morbilidad en comparación con la ACP-IV.[22] En general, los beneficios potenciales globales de la AECP deben sopesarse frente a los riesgos potenciales asociados a la colocación de un catéter, que incluyen hematoma epidural, infección o lesión neurológica.[22]

El uso simultáneo de anticoagulantes y analgesia neuraxial ha sido tema de mucho debate a lo largo de los años con la llegada de anticoagulantes más potentes para la tromboprofilaxis, lo que limita aún más el uso de la AECP debido a una mayor incidencia de hematomas espinales.[23] La American Society of Regional Anesthesia and Pain Medicine tiene una serie de directrices basadas en la bibliografía disponible para la administración de técnicas neuraxiales en presencia de diversos anticoagulantes y terapia antiplaquetaria. Sin embargo, la bibliografía cambia constantemente y no se ha llegado a ninguna conclusión definitiva a pesar de los numerosos estudios de investigación.[24]

En cuanto a la lesión neurológica asociada al bloqueo neuraxial, una revisión reveló que la tasa de complicaciones neurológicas tras el bloqueo neuraxial central es de < 0.04% y tras un bloqueo nervioso periférico es de < 3%.[15] En general, la lesión neurológica permanente tras cualquier tipo de bloqueo neuraxial es rara en la práctica anestésica contemporánea.[15]

Aunque puede haber una correlación positiva con la inmunidad asociada a la colocación de la epidural, como se ha comentado antes, la infección directa por la colocación de la analgesia epidural posoperatoria puede ser el resultado de fuentes exógenas o endógenas.[15] Las infecciones centrales, como la meningitis y el absceso espinal, asociadas a la analgesia epidural son raras, < 1 de cada 10000.[25] Sin embargo, también se ha observado una incidencia más frecuente, 1 de cada 1000, en pacientes con una duración más larga de la analgesia epidural o con enfermedades inmunocomprometidas o complicadas coexistentes.[15,25] También puede haber una tasa relativamente más alta de inflamación superficial o celulitis (4-14%) con una mayor duración del cateterismo.[15] Dicho esto, la analgesia epidural en la población quirúrgica general suele limitarse al uso de catéteres a corto plazo de < 4 días.[15]

También existe el riesgo de una posible migración del catéter epidural fuera del espacio epidural y hacia el espacio intratecal, intravascular o subcutáneo, lo que puede disminuir la eficacia o causar más complicaciones letales. La tasa de fracaso de la analgesia con catéteres epidurales oscila entre ~6 y 30%, y es mayor con los catéteres epidurales torácicos que con los lumbares. Al margen de esta menor frecuencia de migración al espacio intravascular e intratecal, las precauciones como el uso de una dosis de prueba que contenga epinefrina pueden prevenir otras complicaciones potenciales como una espinal alta o total, convulsiones y neurotoxicidad.[15]

Los avances tecnológicos crean una nueva cohorte de limitaciones y riesgos potenciales asociados a la ACP. Al igual que con la ACP-IV, un problema de la AECP es la dependencia de una bomba que requiere una cualificación avanzada del personal del hospital para su programación y administración. Además, la programación manual de las bombas de AECP introduce el riesgo de que se produzcan errores de programación con potencial de complicaciones muy graves.[5]

Analgesia regional controlada por el paciente (ARCP)

Los recientes avances en los sistemas de administración de fármacos controlados por el paciente han conducido al desarrollo de mecanismos de administración más intrincados y eficaces.[6] La analgesia regional controlada por el paciente (ARCP) utiliza una serie de técnicas para proporcionar alivio del dolor posoperatorio mediante la colocación de un catéter permanente en varias regiones del cuerpo, limitando así la exposición sistémica a los opioides. Mediante la ARCP, los pacientes pueden iniciar la administración de pequeñas dosis de anestésicos locales, con mayor frecuencia ropivacaína o bupivacaína, directamente congruentes con una región específica del cuerpo que necesita analgesia en el posoperatorio.[5] La ARCP permite al paciente individualizar y modificar la intensidad y la duración del dolor posoperatorio, al tiempo que minimiza el molesto bloqueo motor y sensorial asociado a la administración de analgesia neuraxial.[2] La técnica más utilizada es una infusión continua de anestésico local, aunque en algunos casos se administra una combinación de anestésico local y opioides.[2] Estas infusiones se administran a través de una bomba electrónica programada por el personal o de una bomba elastomérica desechable, la cual es un dispositivo que consiste en un bulbo distensible dentro de un bulbo protector exterior que almacena medicamentos analgésicos a través de un puerto de llenado incorporado.[2,15] Puede dispensar analgésicos a través de un tubo de suministro con un filtro bacteriano, que además se conecta a un catéter permanente dentro del paciente. La velocidad de infusión de los analgésicos dentro de la bomba elastomérica puede ajustarse mediante un dial, u otro tipo de aparato modulador, controlado por el paciente. Estas bombas elastoméricas son típicamente bombas ambulatorias portátiles que introducen una nueva vía de comodidad, ya que pueden utilizarse en casa o de forma ambulatoria.[15]

Las técnicas de catéteres ARCP se utilizan cada vez más para el tratamiento del dolor posoperatorio en pacientes hospitalizados y de cirugía ambulatoria.[2] El uso de técnicas de analgesia regional periférica puede proporcionar una analgesia específica para cada lugar superior a la que se obtiene con los opioides sistémicos y puede dar lugar a resultados favorables.[15] Los ensayos controlados aleatorios sugieren que el uso de la analgesia regional periférica puede facilitar la rehabilitación posoperatoria mediante la reanudación acelerada de la amplitud de movimiento articular pasiva y el alta real más temprana del hospital o del centro de rehabilitación.[15] La minimización de los opioides con técnicas de anestesia regional continua permite que el paciente esté alerta, sin dolor y sin los efectos secundarios sistémicos habituales de los medicamentos opioides; así, se recomienda evitar la tolerancia a los opioides que se observa con la administración intravenosa de los mismos.[23,26] Las técnicas regionales periféricas también tienen ventajas sobre las neuraxiales, como una menor inestabilidad hemodinámica y un menor riesgo de hematoma espinal.[15] En general, hay menos preocupación por la interacción con los anticoagulantes que con la analgesia neuraxial.[11]

Existe un alto índice de satisfacción de los pacientes con la ARCP, tal vez relacionado con el uso de bombas de infusión elastoméricas y su capacidad para administrar una analgesia posoperatoria eficaz en la comodidad del hogar.[15,27] En el momento de dar el alta a un paciente para que utilice la ARCP en su domicilio, los clínicos deben asegurarse de que él y sus cuidadores reciban la instrucción adecuada y de que un médico esté disponible en todo momento.[9] Si el paciente no se encuentra en un entorno supervisado, puede aumentar el riesgo de complicaciones como infecciones, fugas o desconexión de catéteres permanentes o posibles lesiones en el miembro adormecido. A pesar de ser un procedimiento invasivo, la ARCP muestra seguridad, eficacia, individualización y la satisfacción del paciente congruentes con un sistema óptimo de ACP, en especial en pacientes de cirugía ortopédica.[5]

Al igual que con la mayoría de las modalidades de ACP, los parámetros óptimos para la analgesia regional periférica aún no se han dilucidado. Con la evolución de la tecnología guiada por ultrasonidos y las nuevas técnicas de bloqueo, los BNP son cada vez más populares y se integran en nuevas vías clínicas.[15] A diferencia de la AECP, la inclusión de opioides en las soluciones de ACP de CNP es innecesaria, ya que los opioides periféricos pueden aumentar los efectos secundarios sin mejorar la analgesia.[11] Por lo regular se utiliza una infusión continua de anestésicos locales solos, ya que ha demostrado proporcionar una analgesia superior en comparación con la dosificación en bolo solamente. En el caso de la ACP CNP, la ropivacaína puede asociarse a una reducción del bloqueo motor y sensorial completo, en comparación con la bupivacaína.[11] Las concentraciones habituales de anestésico local para la ACP CNP incluyen ropivacaína, 0.2-0.3%, y bupivacaína, 0.12-0.25%.[11] Una combinación de infusión continua de dosis baja junto con una dosis a demanda suele proporcionar un resultado favorable, ya que reduce el consumo de anestésico local sin reducir la analgesia.[11] En un estudio en el que se evaluaron las tasas de infusión del catéter perineural interescalénico para una cirugía de hombro moderadamente dolorosa, la disminución de la tasa basal de infusión de ropivacaína a 0.2% de 8 mL/h a 4 mL/h demostró un efecto analgésico similar; sin embargo, hubo una mayor incidencia de dolor irruptivo y de trastornos del sueño.[11] La duración de la acción de la analgesia posoperatoria mediante BNP con anestésicos locales puede durar hasta 24 horas después de la inyección, pero depende de muchas variables. Por ello, la introducción de fármacos coadyuvantes a la ARCP pueden ayudar a prolongar la duración de la acción de los anestésicos locales y mejorar la calidad de los bloqueos nerviosos, como la dexametasona, la clonidina y la dexmedetomidina.[15]

A lo largo de los años se han desarrollado diferentes subtipos de ARCP, que incluyen la ARCP incisional, la ARCP intraarticular y la ARCP perineural. La ARCP intraarticular (ARCP IA) y la ARCP incisional proporcionan analgesia por infiltración directa en la herida, dentro de una incisión o articulación, como la colocación de un catéter subacromial guiada por artroscopia tras una cirugía descompresiva de hombro.[27] La ARCP perineural (ARCP PN), intercambiable con la ACP por catéter de nervio periférico (ACP CNP), ofrece al paciente la posibilidad de autodeterminar la analgesia en una pequeña superficie mediante la colocación de un catéter cerca de las ramas nerviosas periféricas que suministran la inervación sensorial de esa región específica.[6]

Las técnicas perineurales de ARCP se están haciendo populares para el tratamiento del dolor posoperatorio de la cirugía ortopédica de las extremidades, ya que han demostrado mejorar la analgesia posoperatoria y la satisfacción del paciente.[11] En el caso de la cirugía ortopédica, los pacientes pueden recibir un bloqueo nervioso periférico perioperatorio de una sola inyección que puede proporcionar entre 12 y 15 horas de analgesia. Para seguir manejando de forma adecuada la analgesia posoperatoria después de que se haya resuelto el bloqueo neural regional inicial de una sola inyección, se suele insertar también un catéter perineural para infundir de manera continua anestesia local perineural.[5] En la extremidad superior, la ARCP del plexo braquial ha proporcionado una analgesia posoperatoria satisfactoria para la cirugía de la mano, el codo y el hombro.[2] En el caso de las cirugías de la extremidad inferior, la ARPC con catéter del nervio femoral puede proporcionar analgesia para la mayoría de los procedimientos que afectan al fémur, la rodilla y la inervación cutánea del muslo anterolateral y anteromedial, así como de la pierna medial distal.[2] Recién se ha introducido el bloqueo del canal aductor (BCA) para la analgesia posoperatoria de la rodilla como un bloqueo nervioso sensorial puro del nervio safeno y una porción del nervio obturador que viaja junto a él. Resulta ventajoso por su capacidad de preservar la inervación motora del cuádriceps, por lo que preserva la fuerza de este para facilitar la deambulación y la rehabilitación posoperatoria.[28] La ARCP a través de un catéter continuo del nervio ciático poplíteo también ha demostrado tener éxito en el tratamiento del dolor para la cirugía de pie y tobillo.[2] Muchos de estos bloqueos nerviosos comunes son capaces de retener los catéteres nerviosos periféricos insertados para una analgesia prolongada.[11] Además, existen muchos métodos para insertar catéteres nerviosos periféricos, como la estimulación nerviosa y la imagen guiada por ultrasonidos, cuya evolución ha contribuido en gran medida al aumento de la utilización de las técnicas de analgesia regional.[15]

En un ensayo multicéntrico y aleatorizado, pacientes que se recuperaban de una cirugía ortopédica ambulatoria fueron dados de alta con bombas elastoméricas desechables capaces de suministrar morfina ACP-IV o ropivacaína perineural al 0.2% mediante infusión continua o ARCP. Los que recibieron morfina ACP-IV experimentaron un dolor posoperatorio significativamente mayor y consumieron más medicación para el dolor irruptivo que los que recibieron analgesia regional perineural. Además, tuvieron una mayor incidencia de acontecimientos adversos, como náusea, vómito, alteraciones del sueño, mareos y problemas mecánicos que los grupos de CNP continua y ARCP CNP. La infusión basal con dosis de ropivacaína ARCP fue superior para optimizar la recuperación del paciente y el alivio del dolor.[5] También se asoció con el menor consumo de analgesia e incidencia de eventos adversos, incluyendo menos de estos eventos relacionados con los opioides.[5]

La ARCP intraarticular (ARCP IA) consiste en la administración intraarticular de opioides, anestésicos locales o una combinación de ambos y se ha utilizado de forma rutinaria para la anestesia articular.[5] En teoría, la analgesia por infiltración local con inyección intraarticular de opioides después de una operación de rodilla puede proporcionar una analgesia aguda durante hasta 24 horas en el posoperatorio y disminuir la incidencia del dolor crónico. Esto se basa en el hecho de que los receptores opioides periféricos están regulados al alza en las terminales periféricas de los nervios aferentes primarios y los tejidos periféricos en estados de inflamación.[15] Aunque la inyección intraarticular de anestésicos locales puede proporcionar una analgesia posoperatoria a corto plazo, el beneficio clínico de la misma no está claro y los estudios sobre la ACP IA son aún más limitados, con resultados contradictorios.[15] Un informe de un caso demostró la utilidad de la ARP para la aplicación de opioides intraarticulares en una mujer terminal con una fractura patológica de cuello femoral no operada. Sus puntuaciones de dolor se redujeron de forma notable con la ARPC IA, pero después volvieron a ser máximas tras la retirada del catéter intraarticular.[18] Por el contrario, una revisión sistemática cualitativa no encontró pruebas de analgesia con morfina intraarticular después de una artroscopia de rodilla.[29] Curiosamente, una revisión sistemática sugirió que la administración intraarticular de AINE puede proporcionar una analgesia periférica eficaz.[29] Los datos siguen siendo limitados con respecto a la ARCP IA y queda mucho por determinar. Una de las principales ventajas de la ARPC es la minimización de los efectos sistémicos de la medicación; sin embargo, todavía no podemos excluir un efecto sistémico de la inyección intraarticular de opioides.[15] También se han notificado casos de condrolisis glenohumeral asociados a la infusión de anestésicos locales tras la artroscopia.[15,30] En general, la eficacia y el valor de la ARCP IA aún están por determinar.

La ARCP incisional ha demostrado de manera sistemática su eficacia y seguridad en numerosos ensayos controlados con placebo. Fredman y cols.[31] evaluaron la eficacia analgésica de la ropivacaína al 0.2% frente al agua estéril, ambos administrados por una bomba elastomérica de ARCP para el dolor posoperatorio tras un parto por cesárea.[5] Las pacientes que recibieron ropivacaína requirieron menos morfina de rescate e informaron de puntuaciones de dolor más bajas tras la tos y la elevación de las piernas. Además, 21 de 25 pacientes que recibieron ARCP incisional calificaron la modalidad de tratamiento como "excelente" o "buena" en comparación con 12 de 25 en el grupo de placebo. Zohar y cols.[32] compararon el uso de bombas electrónicas de ARCP incisional con bupivacaína al 0.25% frente a agua estéril para el dolor incisional tras una histerectomía abdominal total.[5] Las pacientes que recibieron ARCP incisional con bupivacaína utilizaron menos analgesia de rescate consistente en morfina y meperidina e informaron de menos náusea y de una satisfacción mucho mayor de las pacientes. En otro estudio, la ARP incisional con ropivacaína al 0.5% a través de una bomba elastomérica de ARCP proporcionó una analgesia superior sin efectos secundarios importantes en comparación con la infusión en bolo en pacientes que se recuperaban de una descompresión subacromial artroscópica. Por último, un estudio demostró que 80% de los pacientes que recibió ARCP incisional administrada mediante una bomba ARCP elastomérica informó que volvería a utilizar la modalidad de tratamiento.[5]

Analgesia intranasal controlada por el paciente

Esta analgesia proporciona una vía no invasiva y complementaria para la administración directa de fármacos, que se absorben en la circulación sistémica a través de la mucosa nasal.[5] La analgesia intranasal controlada por el paciente (AINCP) ofrece una vía alternativa para el tratamiento del dolor agudo y crónico, con ventajas como la facilidad de administración, el rápido inicio de la acción y la evitación del metabolismo de primer paso gastrointestinal y hepático.[5] Los estudios han descubierto que la AINCP y la ACP-IV son comparables en cuanto al inicio de acción, las puntuaciones de intensidad del dolor, los parámetros vitales, los efectos secundarios y la satisfacción del paciente.[5]

La nariz tiene una conexión directa con el SNC.[33] En los adultos, la mucosa nasal ofrece una gran superficie que está muy relacionada con un alto flujo sanguíneo.[33] En teoría, la entrega directa de los fármacos al cerebro permite utilizar dosis más bajas, con una menor entrega a los órganos que no son el objetivo, y quizá menos efectos secundarios tóxicos. La mucosa nasal tiene un pH de 5.5-6.5, que mantiene una función óptima de las glicoproteínas a las que se adhieren los fármacos. La absorción de los fármacos a través de la mucosa nasal también depende de la lipofilia, la ionización del fármaco y el aclaramiento mucociliar. Las enzimas metabólicas están presentes en la mucosa nasal y, por lo tanto, son capaces de metabolizar los fármacos administrados en ella.[33]

Los analgésicos típicos que se utilizan a través de la AINCP son el fentanilo, la morfina, el butorfanol, la ketamina, el midazolam y la dexmedetomidina. Los estudios sobre los medicamentos no opioides de la AINCP han introducido posibles vías para el tratamiento multimodal del dolor en el posoperatorio, así como en el entorno de cuidados agudos del servicio de urgencias. Un pequeño estudio prospectivo, aleatorizado por ordenador y doblemente ciego de no inferioridad en pacientes de cirugía de la columna vertebral descubrió que la ketamina intranasal combinada con el midazolam intranasal era similar en cuanto a eficacia, satisfacción y acontecimientos adversos en comparación con la ACP-IV estándar en el entorno posoperatorio.[34] Un estudio doble ciego, aleatorizado, prospectivo y controlado realizado en pacientes del servicio de urgencias descubrió que la ketamina intranasal administrada al principio del triaje se asociaba a una disminución de los opioides y los analgésicos no opioides necesarios en pacientes con dolor agudo relacionado con un traumatismo de las extremidades.[35] Otro estudio recién publicado sobre 150 pacientes de entre 35 y 80 años programados para una artroplastia total de rodilla primaria unilateral bajo anestesia total intravenosa evaluó el efecto de la dexmedetomidina intranasal administrada intraoperatoriamente sobre la hemodinámica posoperatoria, el dolor posoperatorio, la duración de la estancia y la incidencia de las NVPO.[35] Aunque la incidencia de NVPO no difirió entre los grupos, sin embargo, el consumo acumulado de opioides posoperatorios se redujo significativamente en el grupo de dexmedetomidina en comparación con el grupo de control. La reducción de la dosis acumulada de opioides fue muy diferente entre los grupos a las 2, 12, 24 y 36 horas del posoperatorio. Además, la duración de la estancia fue menor en el grupo de la dexmedetomidina.[36]

Los opioides intranasales han demostrado ser útiles en entornos de tratamiento del dolor intrahospitalarios y extrahospitalarios.[33] Entre sus indicaciones habituales están el dolor irruptivo causado por el cáncer, el dolor agudo y crónico de origen maligno y no maligno, los pacientes quemados y el tratamiento del dolor posoperatorio agudo en pacientes pediátricos y adultos.[5,33]

Las características de absorción de fármacos de la mucosa nasal permiten una vía complementaria de administración de fármacos, participación ventajosa para las sustancias lipofílicas. Los opioides lipofílicos presentan una rápida absorción, con un tiempo hasta la concentración plasmática máxima que oscila entre los 9 y los 30 minutos. La biodisponibilidad de los opioides lipofílicos administrados por vía intranasal es más alta y mayor que la vía oral para todos los opioides de tres pasos, con la excepción de la oxicodona.[33] Así pues, los datos farmacocinéticos de los opioides apoyan el uso de la administración intranasal no invasiva del fármaco cuando está indicado un inicio rápido. El fentanilo se ha utilizado en varios dispositivos AINCP debido a su alta solubilidad en lípidos, su bajo peso molecular y su alta potencia, características que lo hacen muy adecuado para la administración intranasal.[5] Otras ventajas del fentanilo son la ausencia de metabolitos activos, la ausencia de liberación de histamina y el perfil de seguridad en caso de insuficiencia renal.[37]

Los opioides intranasales, ya sea en forma de polvo seco o de solución acuosa o salina, se administran mediante una jeringa, un aerosol o gotero nasal, o un inhalador nebulizador.[5] La formulación intranasal típica consiste en utilizar una solución intravenosa directamente o a través de dispositivos de pulverización.[33] El volumen ideal es de 0.15 mL en una o ambas fosas nasales. Esto es importante, ya que el escurrimiento de la cavidad nasal tiene el potencial de ser ingerido. Se han utilizado potenciadores de la penetración para superar las limitaciones de volumen, y aditivos como polímeros y geles o polisacáridos pueden aumentar el tiempo de contacto, mejorando la absorción.[33]

La estructura lipofílica del fentanilo lo convierte en una excelente opción para el tratamiento del dolor agudo, ya que explica su rápido inicio de acción. La biodisponibilidad sistémica del fentanilo por vía intranasal es de casi 70%, con una concentración plasmática máxima que se alcanza en 5-16 minutos y una vida media de hasta 65 minutos.[33] Los niveles de fentanilo muestran una dependencia de la dosis cuando se administra por vía intranasal. La absorción del fentanilo puede verse influida por el pH, con una mayor absorción, a medida que este último aumenta. La temperatura puede influir en la absorción, con una mayor permeabilidad del fentanilo por vía intranasal.[33]

Un pequeño estudio que investigó la eficacia del fentanilo intravenoso frente al intranasal para el alivio del dolor posoperatorio tras una cirugía ortopédica, abdominal o de tiroides concluyó que la AINCP con fentanilo es tan eficaz como la ACP con fentanilo intravenoso para el tratamiento del dolor posoperatorio. Demostró que los pacientes recibieron un alivio rápido e igual y que estaban muy satisfechos.[33] Es importante destacar que ningún paciente experimentó depresión respiratoria y que no se produjeron cambios hemodinámicos clínicamente relevantes.[33]

No es sorprendente que los efectos adversos y las interacciones farmacológicas del fentanilo intranasal sean los mismos para todas sus vías de administración. Los efectos adversos sistémicos de la vía intranasal son los típicos de los opioides en general: mareos, sedación, náusea y estreñimiento.[33] Los efectos localizados más comunes a corto plazo incluyen molestias nasales, sabor amargo y ardiente, escozor en la nariz, tos, prurito nasal e irritación.[5] Con el uso a largo plazo, se ha informado de epistaxis, faringitis y congestión sinusal.[33] La depresión respiratoria no se produce con mayor frecuencia con esta vía de administración. Se han observado preocupaciones sobre la fiabilidad del AINCP después de que se haya informado de una reducción de la analgesia. Sin embargo, se especula que se debe a dificultades técnicas por el drenaje del opioide en la faringe.[34] Aunque las pruebas sugieren que la AINCP es eficaz, segura, no invasiva y fácil de administrar, solo ha habido un número limitado de ensayos aleatorios controlados con placebo que evalúen esta vía de administración.[34] Algunos sugieren que el papel principal de la AINCP reside en el tratamiento del dolor agudo en pediatría y en pacientes para los que el acceso intravenoso es difícil.[34]

Sistema transdérmico iontoforético

La iontoforesis es un método de administración transdérmica de analgésicos que utiliza un gradiente de tensión electromotriz a través de un ánodo con carga positiva y un cátodo con carga negativa para inducir la infiltración superficial y percutánea de un agente terapéutico a través de la piel mediante un transporte activo cuantificado como flujo químico.[38] Los medicamentos deben viajar principalmente a través del estrato córneo de la piel, de ~ 10-100 µm de grosor.[38] La iontoforesis ha ganado reconocimiento debido a sus numerosas ventajas teóricas, como evitar el metabolismo de primer paso para la administración sistémica, la administración no invasiva del fármaco que conlleva menos efectos secundarios y la liberación sostenida del mismo.[38] Los parches transdérmicos tradicionales de fentanilo no son los preferidos en entornos agudos, ya que tardan entre 6 y 12 horas en lograr el control del dolor. El fentanilo se administra a un ritmo constante durante 48 horas. La tasa de administración del fármaco es menos predecible durante las horas 48-72.[6] En comparación con las formulaciones transdérmicas pasivas tradicionales, la iontoforesis permite una administración más rápida, la dosificación en bolo y un mejor control de la dosis administrada.[39]

La iontoforesis está disponible para la administración local, regional o sistémica. La primera incluye anestésicos locales y opioides para la analgesia, retinoides y corticosteroides para tratar las cicatrices del acné y antitranspirantes para la hiperhidrosis palmar y plantar.[38] Las aplicaciones regionales de la iontoforesis incluyen la administración de agentes antiinflamatorios en el tejido subcutáneo y en los espacios articulares para aliviar la tendinitis, la artritis o el dolor muscular transitorio.[38] La administración de fármacos sistémicos a través del STI incluye el fentanilo para la analgesia y los agentes antimigrañosos para la cefalea. Las formulaciones actuales aprobadas por la FDA incluyen la solución de 40 µg de fentanilo activada por el paciente, de clorhidrato de lidocaína (HCl) al 2% con epinefrina 1-100 000, el parche iontoforético tópico de lidocaína HCl con epinefrina (10/0.1%) y la solución de lidocaína HCl al 4%.[38]

En algunos contextos clínicos, la iontoforesis se ha denominado "administración transdérmica de fármacos asistida eléctricamente", y en general se considera una de las modalidades de administración más seguras. Sin embargo, debido a la naturaleza de su mecanismo de acción cutáneo, entre los efectos secundarios más notificados del procedimiento se encuentran la parestesia local, el picor, la irritación, el eritema, el edema y la urticaria galvánica.[38] Factores como una corriente más elevada, una mayor duración de la administración, la colocación de los electrodos sobre los defectos de la piel, el uso de tampones de fase inadecuada o relativamente alcalina y el uso de electrodos de metal desnudo o de carbono aumentan el riesgo de daños y quemaduras en la piel.[38] Se puede mitigar la probabilidad de que se produzcan lesiones cutáneas mediante una colocación adecuada en la superficie cutánea con un sello adhesivo, colocando esponjas adecuadamente humedecidas entre el electrodo y la piel, limpiando el lugar de aplicación con alcohol y evitando las zonas con lesiones o defectos cutáneos con corriente. Las contraindicaciones de la iontoforesis incluyen las relacionadas con la estimulación eléctrica directa y con el agente terapéutico implicado. Por ejemplo, los pacientes con antecedentes médicos de arritmias cardiacas o hipercoagulabilidad no deben recibirla cerca de marcapasos cardiacos y vasos sanguíneos superficiales.[38]

Mientras seguimos buscando el equilibrio ideal para el tratamiento del dolor posoperatorio agudo, reconocemos que la ACP ofrece una mayor satisfacción al paciente y, con algunas tecnologías, una analgesia mejorada. Se ha desarrollado una novedosa terapia de ACP para abordar las limitaciones asociadas a la ACP estándar administrada por vía intravenosa. El STI de fentanilo es un sistema de administración de ACP sin agujas, autónomo y sin acceso venoso.[5] El sistema compacto se aplica en la parte superior del brazo o en el pecho del paciente a través de un soporte adhesivo.

El sistema STI de fentanilo suministra una dosis fija y preprogramada de 40 µg mediante iontoforesis durante un periodo de 10 minutos tras la activación del paciente. Está preprogramado para suministrar hasta seis dosis a demanda por hora y hasta un máximo de 80 dosis a demanda durante un máximo de 24 horas, lo que ocurra primero, y en cuyo momento el dispositivo se apaga y puede ser sustituido. Esto permite que los pacientes titulen la analgesia de forma segura según su comodidad.[40] El STI de fentanilo se activa y se produce un pitido audible cuando el paciente pulsa dos veces el botón de dosificación a demanda empotrado. Una luz roja de un diodo emisor de luz permanece iluminada durante el periodo de administración de la dosis de 10 minutos; durante este tiempo, el sistema no responde a dosis adicionales de fentanilo.[40] Una pantalla LCD informa al paciente de cuándo está disponible la siguiente dosis a demanda y cuantifica el número de dosis suministradas.[5]

El sistema STI de fentanilo ofrece la ventaja de la comodidad portátil, elimina el riesgo de lesiones por pinchazos, así como el de infección asociado al acceso venoso invasivo. La unidad autónoma permite mejorar la movilización del paciente sin necesidad de tubos ni postes intravenosos. Además, la eliminación de múltiples componentes del sistema y el tiempo mínimo que se espera que se requiera para la configuración del sistema pueden traducirse en un ahorro de costos.[10] Aunque ningún estudio ha cuantificado el valor exacto de la ganancia monetaria, sí encuentran un beneficio en la reducción de costos de la AINCP y la ACP transdérmica en comparación con la ACP-IV. Esto se atribuye en parte a la disminución de los costos de personal y de mano de obra, ya que la AINCP y la ACP transdérmica pueden reducir las necesidades de tiempo de la enfermería y la experiencia adquirida por el personal. Los estudios informan de la satisfacción del paciente y del personal de enfermería con la evaluación de la facilidad de uso y la comodidad.[41] Por último, el diseño sencillo y fácil tanto de la AINCP como del STI de fentanilo elimina los numerosos y costosos errores de medicación y los errores de programación de la ACP que pueden poner en peligro la vida del paciente, asociados a los errores de programación de las bombas de ACP tradicionales.[41]

El STI de fentanilo ha demostrado una eficacia y seguridad similares a las de un régimen estándar de morfina ACP-IV para el tratamiento del dolor posquirúrgico agudo en una serie de grandes estudios clínicos controlados de forma activa.[41] La incidencia de acontecimientos adversos relacionados con los opioides en cada grupo de tratamiento fue similar en los subgrupos divididos por edad y también a los observados en la población general. Los síntomas más comunes notificados fueron náusea, fiebre, anemia y cefalea. Sin embargo, se ha informado de que la incidencia de náusea y vómito es superior a 10% en el tratamiento crónico con fentanilo transdérmico.[33] Los acontecimientos adversos del tratamiento en los pacientes que recibieron STI de fentanilo fueron las reacciones en el lugar de aplicación de la piel, que se resolvieron de manera espontánea al retirarse.[41]

A medida que los avances tecnológicos permiten que nuestra población de pacientes viva más tiempo, es importante señalar que no se han descubierto problemas de seguridad exclusivos en aquellos de edad avanzada.[42] Los estudios sí destacan la preocupación de la autoadministración de opioides por parte de los pacientes y la asociación de los opioides con la depresión respiratoria. Es importante destacar que ningún paciente del grupo de STI de fentanilo experimentó una depresión respiratoria clínicamente relevante; sin embargo, se registraron cinco casos en el grupo de ACP-IV de morfina.[42] Aunque no hay informes de casos de sobredosis de fentanilo iontoforético, es importante señalar que cualquier compromiso del mecanismo de administración puede dar lugar a la administración de dosis supraterapéuticas sin que el paciente sea consciente de ello.[41]

Aunque el STI de fentanilo tiene muchas ventajas, hay circunstancias de los pacientes en las que no sería la mejor modalidad de tratamiento. Una posible limitación es la dosis única fija que no puede ajustarse para satisfacer las necesidades individuales de opioides, como en el caso de los pacientes tolerantes a estos o dependientes de los mismos que pueden necesitar una infusión basal, o administrar dosis adicionales en bolo; este sistema podría no ser suficiente para controlar de forma adecuada su dolor. Sin embargo, el análisis de datos actual demostró que el sistema proporcionó un control eficaz del dolor a los pacientes, al margen de la edad o el IMC.[41] Además, el STI de fentanilo solo puede utilizarse durante un máximo de 24 horas antes de que deba desecharse y sustituirse por un nuevo sistema, lo que tiene el potencial de provocar lagunas analgésicas si no se administra a los pacientes un nuevo sistema en el momento oportuno, y también puede suponer un costo innecesario si se aplica un sistema y no se utiliza en las 24 horas siguientes.[41]

El STI de fentanilo ha demostrado ser seguro y eficaz para el tratamiento del dolor posoperatorio, con una eficacia igual a la de un régimen estándar de morfina ACP-IV después de una amplia gama de procedimientos quirúrgicos importantes y en múltiples subpoblaciones de pacientes.[41]

El análisis de tres grandes estudios clínicos de datos agrupados que comparan el fentanilo STI y la morfina ACP-IV en cuanto a seguridad y eficacia es también notable como el primero de su tipo, para el desarrollo de relaciones relativas de dosificación entre los dos analgésicos opioides.[40] El número medio de dosis activadas en las primeras 24 horas por los pacientes que recibieron STI de fentanilo fue menor en comparación con quienes recibieron ACP-IV de morfina durante ese mismo periodo y no se acercó al máximo de 80 dosis que pueden administrarse por cada STI de fentanilo de 24 horas.[42] Las proporciones relativas de dosificación variaron en torno a 30:1 durante 6, 12 y 24 horas, lo que sugiere que ~ 30 µg de fentanilo proporcionaron una dosis equianalgésica en comparación con 1 mg de morfina.[42] Además, esta relación global de dosificación se mantuvo en ~ 30:1, al margen de la edad o el IMC.[42]

Se trata de un paso importante para trasladar los datos del estudio a la práctica clínica diaria, permitiendo a los médicos que se sienten más cómodos con la ACP-IV de morfina utilizar el STI de fentanilo de forma segura y eficaz.[42]

Servicio de dolor agudo

El desarrollo y la incorporación de un Servicio de Dolor Agudo (SDA) en los entornos clínicos ha mejorado la gestión de la analgesia posoperatoria y ha ayudado a minimizar las complicaciones o los efectos adversos relacionados con la ACP.[22] Un SDA se basa en el concepto de que un equipo de médicos y enfermeras bien formados sobre la ACP puede mejorar la gestión de la analgesia posoperatoria y promover la seguridad de la ACP con formación y una selección adecuada de los pacientes.[22] Un estudio en el que se comparó el manejo de la ACP por parte de un SDA frente a la manejada por el personal quirúrgico demostró que los pacientes del primer grupo presentaban un número mucho menor de efectos secundarios, tenían más probabilidades de que se realizaran modificaciones apropiadas en su régimen en caso de analgesia inadecuada o de efectos secundarios y eran más propensos a pasar a los opioides orales en lugar de los IM después de la ACP.[43] Así, los SDA pueden adaptar mejor los regímenes de ACP a las necesidades de cada paciente gracias a su formación especializada y a sus conocimientos sobre el manejo de la analgesia posoperatoria.

Nuevas modalidades de ACP

Se están explorando modalidades de administración de ACP para mejorar el tratamiento del dolor agudo y crónico. La naturaleza invasiva, la disminución de la movilidad y el complicado régimen de dosificación asociado a la ACP-IV y a la ACP epidural han sido una de las principales preocupaciones con respecto al uso de la ACP. Por ello, las nuevas vías de desarrollo para la administración de analgésicos han sido el centro de atención de la ACP. Las modalidades actuales de estudio incluyen la sublingual, la inhalación y la oral; pretenden abordar los principales problemas de la ACP y muestran potencial para reducir el tiempo de recuperación posoperatoria. Las modalidades más nuevas han mostrado una reducción de la invasividad y la preprogramación se muestra prometedora para reducir el riesgo de errores de programación y el tiempo de preparación de la ACP.

Sublingual

El método actual de analgesia sublingual para la ACP es un comprimido de sufentanilo que se coloca bajo la lengua. La naturaleza altamente lipofílica del sufentanilo permite su administración sublingual y un rápido inicio analgésico.[44] Aunque el sufentanilo IV se asocia a una vida media corta debido a su rápida redistribución, se ha demostrado que el sufentanilo sublingual tiene un tiempo plasmático más largo y una concentración máxima más baja, lo que lo convierte en una alternativa analgésica más segura y eficaz que el sufentanilo IV.[44] La formulación ACP del comprimido de sufentanilo sublingual consta de 40 comprimidos dosificados a 15 µg que tienen un periodo de bloqueo de 20 minutos entre dosis durante un periodo de 72 horas, que es la duración máxima del tratamiento.[45] El dispositivo también cuenta con un método de seguridad para garantizar la administración por un solo usuario con identificación por radiofrecuencia, una etiqueta adhesiva para el pulgar que empareja específicamente al paciente con el dispositivo.[45]

La mayoría de los efectos adversos, interacciones y contraindicaciones del sufentanilo sublingual son similares a los de otros opioides. Los efectos secundarios más comunes asociados a las pastillas sublinguales de sufentanilo son náusea, vómito y fiebre; el efecto adverso más común es la depresión respiratoria.[46] Estudios controlados mostraron que tras la administración del ACP sublingual, 46.9% de los pacientes tuvo náusea frente a 36.4% del placebo, 17.7% de los pacientes presentó fiebre (experimentada por 11.1% del placebo) y 11.7% de los pacientes experimentó vómito (presentado por 6.2% del placebo).[46] Estudios recientes han demostrado que la ACP sublingual se asocia a menos interrupciones por acontecimientos adversos que la ACP con morfina IV.[46]

Tres ensayos controlados aleatorios destinados a evaluar el control analgésico con sufentanilo sublingual han demostrado que el grupo de pacientes con ACP sublingual tuvo un control del dolor estadísticamente más adecuado que el grupo de placebo.[47-49] Durante estos ensayos, se comprobó que el sufentanilo sublingual no era inferior a la morfina ACP-IV.[46] El estudio sugirió un mayor control del dolor con el sufentanilo sublingual que con la morfina ACP-IV, con una diferencia estadísticamente significativa de 12.9% en los tratamientos.[46] Además, las enfermeras y los pacientes que participaron en el ensayo de ACP sublingual de sufentanilo sugirieron que el sistema era fácil de usar.[46] Sin embargo, se necesitan más pruebas para corroborar los resultados del estudio.

Aunque la mayoría de los estudios clínicos actuales realizados tienen una generalización limitada debido a que se trata de poblaciones sanas sometidas a procedimientos electivos, el sufentanilo sublingual se muestra prometedor como una ACP más segura y asociada a menos resultados adversos que la ACP con morfina IV. Además, la administración sublingual de analgesia ofrece una opción a los pacientes que no pueden tragar pastillas o a los que tienen problemas con el acceso IV. Las limitaciones de la ACP sublingual incluyen la posibilidad de un alivio inadecuado del dolor en pacientes con tratamiento crónico con opioides debido a las bajas dosis del fármaco y a un máximo de 72 horas para el tratamiento del dolor posoperatorio.[45] La ACP sublingual de sufentanilo no está aprobada por la FDA y debe evaluarse más la eficacia del fármaco y el uso adecuado del dispositivo.

Inhalación

Se ha estudiado la inhalación de morfina o fentanilo como posibles alternativas de ACP a la analgesia IV. El mecanismo de administración utiliza formulaciones de fármacos líquidos aerosolizados como vehículo para la administración de la analgesia.[50] Mientras que los nebulizadores y los inhaladores de dosis medida se dirigen a la anatomía más proximal del pulmón, los sistemas de administración de analgesia inhalada pretenden dirigirse a las porciones más distantes del pulmón, aumentando la administración sistémica del fármaco.[50] Los efectos secundarios asociados a la morfina y el fentanilo inhalados son similares a los de la morfina IV, como sueño, mareos, náusea, vómito y erupciones, siendo la depresión respiratoria el efecto secundario más grave.

Aunque la mayoría de los estudios actuales no abordan de manera específica la analgesia por inhalación relacionada con los dispositivos de ACP, los ensayos transmiten la mayor eficacia de la analgesia inhalada en comparación con la analgesia IV tradicional en entornos agudos.[50] Un estudio que medía el dolor agudo postraumático en el servicio de urgencias descubrió que un bolo de morfina nebulizada de 20 mg era más eficaz y tenía menos efectos secundarios que la morfina IV titulada.[50] La ACP de fentanilo aerosolizado se ha mostrado prometedora como modalidad alternativa de analgesia, ya que los estudios preliminares sugieren que maneja de forma adecuada el dolor posoperatorio; muestra efectos limitados sobre la frecuencia respiratoria, la saturación de oxígeno y la hemodinámica tras la administración del fármaco. Esto constituye un argumento convincente para aumentar el uso de la ACP en aerosol como método principal de tratamiento del dolor.[51] Sin embargo, los avances en esta subcategoría de analgesia han sido limitados y se necesita más investigación para comprender del todo las implicaciones de la ACP inhalada.

Oral

Los analgésicos orales se han utilizado de forma amplia y sus efectos analgésicos se han estudiado a fondo, pero las innovaciones recientes han aplicado esta forma reconocida de analgesia a los dispositivos de ACP. Esta aparición de la ACP oral intenta combatir directamente la infravaloración del dolor y la inframedicación con la que frecuentemente se encuentran los pacientes con dolor agudo. Las pruebas han demostrado que la ACP oral, en comparación con los medicamentos administrados por el personal sanitario, proporciona mejores efectos analgésicos, menos sedación y disminuye la ansiedad del paciente.[52] Además, la variedad de medicamentos analgésicos de ACP oral disponibles permiten más opciones de control del dolor que las otras modalidades emergentes de ACP. Un área de gran preocupación con la ACP oral son los métodos de seguridad puestos en marcha para garantizar un método seguro y fácil de administración de la medicación sin posibilidad de errores o de dispersión inapropiada de la misma. Los dispensadores de ACP oral abordan los posibles problemas a los que se enfrentan los proveedores y los pacientes empleando las siguientes medidas:[52]

- Utilizar el envase original de la medicación para facilitar la integración de la ACP en las rutinas de atención al paciente.
- La administración directa de la medicación en la boca de ese paciente permite que el dispositivo verifique el consumo y permita un control estricto del consumo de pastillas.
- Usar caja fuerte cerrada para la dispersión de estupefacientes de alto riesgo.

- Utilizar la identificación personal mediante pulseras de identificación por radiofrecuencia para dispersar solo al paciente.
- Permitir seguimiento y manejo remoto con alertas y recordatorios para los proveedores.
- Permitir la recogida y manejo de datos para evaluar el estado clínico del paciente.

Utilizando un dispositivo de ACP oral que se ajustaba a las medidas antes enumeradas, un estudio piloto realizado en pacientes en un entorno de cuidados posoperatorios agudos confirmó la seguridad, eficacia y utilidad del sistema de administración de ACP oral.[52] La seguridad fue adecuada durante toda la duración del estudio, sin que se notificaran acontecimientos adversos graves, dispensación de píldoras durante periodos de bloqueo, sobredosis o malformaciones de píldoras.[52] La eficacia del sistema se demostró mediante la dispensación de 67% más de píldoras en el grupo de prueba que en el de control, la reducción significativa de las puntuaciones de dolor en el grupo de prueba en comparación con el de control y la reducción del tiempo de ingesta de píldoras con el grupo de prueba en comparación con el grupo de control.[52] La facilidad de uso del dispositivo se confirmó con 90% de satisfacción por parte de todos los participantes en el estudio, incluidos el personal médico y los pacientes.[52] A pesar de la abrumadora evidencia en apoyo de la ACP oral en este estudio, similar a las otras modalidades emergentes de ACP, es necesario realizar más investigaciones para verificar aún más la eficacia y seguridad del sistema de administración de ACP oral.

Consideraciones sobre los costos

Aunque la ACP ofrece una gran alternativa a los métodos actuales de tratamiento del dolor agudo, debe considerarse la rentabilidad para determinar la viabilidad de la incorporación de estos sistemas en el ámbito hospitalario. Aunque los datos monetarios exactos son limitados, algunos investigadores han llegado a la conclusión de que la ACP-IV es más costosa en comparación con las inyecciones IM.[5] Los costos asociados a las modalidades de ACP son gastos médicos directos e indirectos divididos en cuatro categorías: costo de la tecnología, de los fármacos, del personal y de los acontecimientos adversos, incluidos los efectos secundarios.[5,53] Aunque no hay forma de evaluar uniformemente estos factores en los distintos entornos sanitarios, en Estados Unidos se han realizado estudios en un intento de cuantificar el costo total de la implantación y la atención de la ACP.[53]

Tras analizar el uso de la ACP en más de 500 hospitales, los datos revelaron que el desglose de los costos de la ACP consiste en los opioides, el equipo, la bacteriemia, la flebitis, las lesiones por pinchazos de los trabajadores sanitarios y los errores de la ACP por vía IV; la mayor parte del costo procede de la medicación y el equipo.[53] Existe una carga farmacoeconómica asociada a los casetes de medicamentos de ACP parcialmente utilizados.[5] El estudio concluyó que el costo medio de la ACP-IV en un entorno hospitalario estadounidense en las primeras 48 horas de una cirugía mayor oscilaba entre 342 y 389 dólares. El desglose de los costos muestra un rango en el costo del equipo y de los fármacos opioides (196-243 dólares) que se deriva de las diferencias en el consumo de opioides posoperatorios; se encontró un menor consumo de opioides en las cirugías que utilizaron bloqueos nerviosos. Otra gran parte del costo asociado a la ACP-IV es el manejo de la bacteriemia (106.76 dólares) debido a que el catéter de ACP actúa como nido de infección. Aunque no se incluyen en el costo total de la ACP-IV, también hay gastos asociados a la movilidad limitada que se produce con su uso, además de las complicaciones médicas con frecuencia asociadas a la movilidad limitada tras una cirugía mayor, como trombosis venosa profunda (18.17 dólares), embolia pulmonar (43.19 dólares) y neumonía posoperatoria (265.02 dólares). Aunque la ACP-IV quizá reduzca el tiempo de enfermería asignado a la administración de la analgesia en comparación con las inyecciones IM, el tiempo de enfermería sigue siendo un gasto considerable en el costo global. Deben realizarse análisis de costos integrales con estudios específicos de tiempo-movimiento para cuantificar con mayor precisión el tiempo total dedicado al sistema de ACP con el fin de sacar conclusiones sobre su rentabilidad financiera.[2]

La consideración de la relación costo-eficacia en la ACP no es para relegar el tratamiento adecuado del dolor posoperatorio a una cuestión de finanzas hospitalarias, sino para comprender plenamente las implicaciones de la implantación de la ACP y su viabilidad en el sistema sanitario moderno. Aunque los fármacos y la tecnología asociada a la ACP-IV ascienden a un total de 196 a 243 dólares, los peligros asociados al uso de la ACP-IV suponen una parte importante del costo total.[53] A medida que la investigación en desarrollo continúa haciendo avances en la reducción de los efectos adversos y la mejora de la tecnología de la ACP, esta tiene el potencial de convertirse en el estándar de atención rentable en el manejo del dolor en los entornos posoperatorios agudos.

Resumen

La ACP-IV es la norma actual para el tratamiento del dolor posoperatorio. Existen pruebas significativas del mayor efecto analgésico de la administración IV de opioides comparada con la administración de opioides IM.[54] A pesar de una mejora general en la consecución de una analgesia óptima, no se ha demostrado que la ACP-IV reduzca los efectos adversos asociados a los opioides o su consumo total.[55] Se producen errores que ponen en peligro la vida con las tecnologías ACP-IV y su naturaleza invasiva pone al paciente en riesgo de infecciones y limita la movilidad.[56]

Se ha demostrado que la administración epidural de opioides tiene una mayor potencia y proporciona una mejor analgesia que la IV.[5] Hay menos efectos opioides sistémicos asociados a la administración epidural. Hay una movilización más temprana y menos efectos secundarios gastrointestinales en los pacientes con AECP en comparación con la ACP-IV.[14] Además, cuando se utilizan anestésicos locales en lugar de opioides en la AECP, la ingesta de opioides posoperatorios disminuye de manera considerable.[57] Aunque es una opción beneficiosa frente a los métodos tradicionales de ACP-IV, las AECP no están exentas de un riesgo potencial grave de complicaciones como los hematomas epidurales y las lesiones neurológicas.[5]

La ARCP incorpora un enfoque localizado perineural, intraarticular o incisional de la analgesia mediante el uso de pequeñas dosis de anestésicos locales, sobre todo ropivacaína y bupivacaína. Aunque en general se han utilizado para bolo único o infusiones continuas, las técnicas regionales se han ampliado para incorporar tecnologías de ACP. Estudios han demostrado superioridad en la analgesia y menor consumo de anestésicos en la ACP regional comparado con las infusiones continuas.[58] Al igual que con cualquier ACP que emplee un catéter permanente, existe un mayor riesgo de infección y una movilidad limitada, pero, también, se produce una reducción significativa del consumo de opioides cuando se emplean los ARCP en un entorno posoperatorio.[58]

El sistema transdérmico iontoforético es un avance tecnológico reciente que incorpora la iontoforesis, que utiliza un campo eléctrico de baja intensidad para transferir la medicación desde un depósito de gel a través de la piel intacta.[5] El STI de fentanilo utiliza esta tecnología para administrar 40 µg de fentanilo en un periodo de 10 minutos. Se trata de una ACP de administración a demanda no invasiva que ofrece ventajas logísticas para los pacientes y el personal de enfermería, ya que elimina posibles errores de medicación y la necesidad de un acceso venoso. Permite una administración rápida de la analgesia, excepcionalmente diferente de la analgesia de inicio históricamente más lento de los parches transdérmicos.[5] Al ser una ACP no invasiva, proporciona una reducción del riesgo de infección y permite una mayor movilidad del paciente gracias al diseño del sistema autónomo, sin agujas y compacto. Varios estudios de ensayos clínicos aleatorios de gran tamaño han demostrado que el STI de fentanilo proporciona una analgesia equivalente a la de la ACP-IV con morfina, el estándar actual de atención al dolor posoperatorio.[41] Las limitaciones asociadas a la ACP transdérmica son la dosificación fija preprogramada del sistema sin posibilidad de alterar las dosis y las posibles reacciones dérmicas en el lugar de colocación.[41] La vía intranasal para la analgesia ha demostrado un inicio rápido, la evitación del metabolismo de primer paso, una alta satisfacción del paciente y la facilidad de administración, lo que la convierte en una alternativa viable para el tratamiento del dolor.[5] La ACP de fentanilo intranasal ha demostrado tener efectos analgésicos en el entorno posoperatorio comparables a la ACP-IV.[33] Algunas desventajas señaladas del fentanilo intranasal incluyen los efectos secundarios relacionados específicamente con la vía de administración intranasal o inhalatoria, así como una vida media más corta y un inicio más lento en comparación con la administración IV de fentanilo.[5,33] Sin embargo, solo un pequeño número de ensayos ha evaluado esta prometedora vía de administración. Algunos autores sugieren que el manejo del alivio del dolor posoperatorio con AINCP desempeña un papel en el dolor agudo en niños y pacientes para los que el acceso intravenoso es difícil, en lugar de convertirse en una vía estándar.[5]

La sublingual, la inhalación y la oral son vías de administración que se están explorando para la utilización de la ACP; aún están en diversas fases de desarrollo y no han sido autorizadas por la FDA para el tratamiento del dolor agudo. Son objeto de investigación y han proporcionado investigaciones prometedoras como futuras opciones no invasivas para la ACP.

La ACP ha demostrado ser mejor en el tratamiento del dolor y tiene mayores índices de satisfacción de los pacientes que la no ACP.[59] La modalidad inicial de la ACP-IV ha impulsado el desarrollo de diversas vías de administración, ampliando el campo para incluir aplicaciones innovadoras de analgesia. Aunque con una base sólida desde su origen a mediados de la década de 1960, la ACP no se ha establecido como la opción más segura y eficaz para la analgesia. Se requiere seguir investigando y desarrollando la ACP en cuanto a tecnología, productos farmacéuticos y procesos del sistema.[59]

Las tecnologías actuales de ACP necesitan un mayor desarrollo para garantizar la seguridad del paciente, reducir su carácter invasivo y disminuir la contaminación. Se necesitan características adicionales del dispositivo de seguridad para garantizar la administración adecuada de la medicación, la dosificación correcta y los periodos de bloqueo adecuados para reducir los efectos secundarios y los resultados adversos.[59] Los catéteres asociados a la ACP-IV, la AECP y la ARCP sirven de nido para la infección, lo que puede complicar aún más el curso posoperatorio del paciente. La investigación de alternativas no invasivas proporcionará más movilidad al paciente, reduciendo así las complicaciones asociadas a la colocación de catéteres permanentes.

La ACP-IV, la más utilizada, emplea opioides para proporcionar la analgesia. Los opioides se han asociado a efectos secundarios adversos que pueden dificultar la recuperación posoperatoria y se sabe que son en extremo adictivos.[59] Los medicamentos alternativos no opioides para el control del dolor que tienen el mismo tiempo de inicio y alivio del dolor que los opioides deberían seguir aplicándose a las tecnologías de ACP para minimizar los efectos secundarios y los resultados adversos. Hay algunos estudios que sugieren que las combinaciones de fármacos pueden ser un área de estudio prometedora para potenciar los efectos analgésicos y su duración.[59]

Los procesos asociados a la ACP se refieren a la educación y a la viabilidad de su aplicación en el entorno sanitario.[59] La ACP debe centrarse en una interfaz fácil de usar que se comunique de manera adecuada con el paciente y con el proveedor de asistencia sanitaria. Para que las instituciones se muestren receptivas a la incorporación de la ACP, la aplicación de estos sistemas debe dejar poco margen para el error humano proporcionando una educación y una formación exhaustivas del manejo de la ACP. Además, una reducción de la supervisión y mantenimiento necesarios para apoyar la ACP mejorará la eficacia del alivio oportuno del dolor junto con la seguridad.[59]

La ACP es un enfoque eficaz y seguro para la atención centrada en el paciente en el tratamiento del dolor agudo. Se han producido avances significativos en este campo, con muchas opciones potenciales, ya que todavía hay áreas que requieren ajustes para garantizar los mejores resultados.

REFERENCIAS

1. Roe BB. Are postoperative narcotics necessary? *Arch Surg.* 1963;87:912-915.
2. Grass JA. Patient-controlled analgesia. *Anesth Analg.* 2005;101(5 Suppl):S44-S61. doi:10.1213/01.ane.0000177102.11682.20
3. Sechzer PH. Objective measurement of pain. *Anesthesiology.* 1968;29:209-210.
4. Hadzic A. Chapter 70: Intravenous Patient-controlled analgesia. *Hadzic's Textbook of Regional Anesthesia and Acute Pain Management.* 2nd ed. McGraw-Hill Education; 2017.
5. Viscusi ER. Patient-controlled drug delivery for acute postoperative pain management: a review of current and emerging technologies. *Reg Anesth Pain Med.* 2008;33(2):146-158. doi:10.1016/j.rapm.2007.11.005. PMID:18299096
6. Kaye AD, Ali SIQ, Urman RD. Perioperative analgesia: ever-changing technology and pharmacology. *Best Pract Res Clin Anaesthesiol.* 2014;28(1):3-14.
7. Walder B, Schafer M, Henzi I, Tramer MR. Efficacy and safety of patient-controlled opioid analgesia for acute postoperative pain: a quantitative systematic review. *Acta Anaesthesiol Scand.* 2001;45:795-804.
8. Gan TJ, Meyer T, Apfel CC, et al. Consensus guidelines for managing postoperative nausea and vomiting. *Anesth Analg.* 2003;97:62-71.
9. Elliot JA. Patient controlled analgesia. En: Smith HS, ed. *Current Therapy in Pain.* 1st ed. Saunders/Elsevier; 2009:73-77.

10. Halpern SH, Muir H, Breen TW, et al. A multicenter randomized controlled trial comparing patient-controlled epidural with intravenous analgesia for pain relief in labor. *Anesth Analg*. 2004;99:1532-1538.

11. Soffin EM, Liu SS. Patient controlled analgesia. En: *Essentials of Pain Medicine*. 4th ed. Elsevier; 2018:117-122.

12. Halpern SH, Breen TW, Campbell DC. A multicenter, randomized, controlled trial comparing bupivacaine with ropivacaine for labor analgesia. *Anesthesiology*. 2003;98:1431-1435.

13. Wheatley RG, Schug SA, Watson D. Safety and efficacy of postoperative epidural analgesia. *Br J Anaesth*. 2001;87:47-61.

14. Wu CL, Cohen SR, Richman JM, et al. Efficacy of postoperative patient-controlled and continuous infusion epidural analgesia versus intravenous patient-controlled analgesia with opioids: a meta-analysis. *Anesthesiology*. 2005;103:1079-1088.

15. Hurley RW, Wu CL. Acute postoperative pain. En: Elkassabany NM, ed. *Miller's Anesthesia*. 9th ed. Elsevier; 2020:2614-2638.

16. Liu SS, Wu CL. Effect of postoperative analgesia on major postoperative complications: a systematic update of the evidence. *Anesth Analg*. 2007;104:689-702.

17. Dolin SJ, Cashman JN. Tolerability of acute postoperative pain management: nausea, vomiting, sedation, pruritus, and urinary retention. Evidence from published data. *Br J Anaesth*. 2005;95:584-591.

18. Lehmann KA. Recent developments in patient-controlled analgesia. *J Pain Symptom Manage*. 2005;29(5 Suppl):S72-S89. doi:10.1016/j.jpainsymman.2005.01.005

19. Halpern SH, Carvalho B. Patient-controlled epidural analgesia for labor. *Anesth Analg*. 2009;108:921-928.

20. Liu SS, Wu CL. The effect of analgesic technique on postoperative patient-reported outcomes including analgesia: a systematic review. *Anesth Analg*. 2007;105:789-808.

21. PoppingDM,EliaN,MarretE,RemyC,TramerMR.Protective effects of epidural analgesia on pulmonary complications after abdominal and thoracic surgery: a meta-analysis. *Arch Surg*. 2008;143:990-999. discussion 1000.

22. Momeni M, Crucitti M, Kock MD. Patient-controlled analgesia in the management of postoperative pain. *Drugs*. 2006;66(18):2321-2337. doi:10.2165/00003495-200666180-00005

23. Horlocker TT, Vandermeulen E, Kopp SL, Gogarten W, Leffert LR, Benzon HT. Regional anesthesia in the patient receiving antithrombotic or thrombolytic therapy. *Reg Anesth Pain Med*. 2018;43(3):263-309. doi:10.1097/aap.0000000000000763

24. Bateman BT, Mhyre JM, Ehrenfeld J, et al. The risk and outcomes of epidural hematomas after perioperative and obstetric epidural catheterization: a report from the multicenter perioperative outcomes group research consortium. *Anesth Analg*. 2013;116(6):1380-1385.

25. Practice advisory for the prevention, diagnosis, and management of infectious complications associated with neuraxial techniques: a report by the American Society of Anesthesiologists Task Force on infectious complications associated with neuraxial techniques. *Anesthesiology*. 2010;112:530-545.

26. Rawal N, Allvin R, Axelsson K, et al. Patient-controlled regional analgesia (ARCP) at home. *Anesthesiology*. 2002;96(6):1290-1296.

27. Axelsson K, Nordenson U, Johanzon E, et al. Patient-controlled regional analgesia (ARCP) with ropivacaine after arthroscopic subacromial decompression. *Acta Anaesthesiol Scand*. 2003;47(8):993-1000. doi:10.1034/j.1399-6576.2003.00146.x

28. Rasouli MR, Viscusi ER. Adductor canal block for knee surgeries: an emerging analgesic technique. *Arch Bone Jt Surg*. 2017;5(3):131-132.

29. Andersen LO, Kehlet H. Analgesic efficacy of local infiltration analgesia in hip and knee arthroplasty: a systematic review. *Br J Anaesth*. 2014;113:360-374.

30. Scheffel PT, Clinton J, Lynch JR, Warme WJ, Bertelsen AL, Matsen FA. Glenohumeral chondrolysis: a systematic review of 100 cases from the English language literature. *J Shoulder Elbow Surg*. 2010;19:944-949.

31. Fredman B, Shapiro A, Zohar E, et al. The analgesic efficacy of patient-controlled ropivacaine instillation after cesarean delivery. *Anesth Analg* 2000;91:1436-1440.

32. Zohar E, Fredman B, Phillipov A, Jedeikin R, Shapiro A. The analgesic efficacy of patient-controlled bupivacaine wound instillation after total abdominal hysterectomy with bilateral salpingo-oophorectomy. *Anesth Analg*. 2001;93:482-487.

33. Prommer E, Thompson L. Intranasal fentanyl for pain control: current status with a focus on patient considerations. *Patient Prefer Adherence*. 2011;5:157-164. doi:10.2147/PPA.S766

34. Riediger C, Haschke M, Bitter C, et al. The analgesic effect of combined treatment with intranasal S-ketamine and intranasal midazolam compared with morphine patient-controlled analgesia in spinal surgery patients: a pilot study. *J Pain Res*. 2015;8:87-94. https://doi.org/10.2147/JPR.S75928

35. Bouida W. Ali KBH, Soltane BH, et al. Effect on opioids requirement of early administration of intranasal ketamine for acute traumatic pain. *Clin J Pain*. 2020;36(6):458-462. doi:10.1097/AJP.0000000000000821

36. Seppänen S-M, Kuuskoski R, Mäkelä KT, Saari TI, Uusalo P. Intranasal dexmedetomidine reduces postoperative opioid requirement in patients undergoing total knee arthroplasty under general anesthesia. *J Arthroplasty*. 2021;36(3):978-985.e1.

37. Viscusi ER, Siccardi M, Damaraju CV, Hewitt DJ, Kershaw P. The safety and efficacy of fentanyl iontophoretic transdermal system compared with morphine intravenous patient-controlled analgesia for postoperative pain management: an analysis of pooled data from three randomized, active-controlled clinical studies. *Anesth Analg.* 2007;105(5):1428-1436. doi:10.1213/01.ane.0000281913.28623.fd

38. Sheikh NK, Dua A. Iontophoresis analgesic medications. [Actualizado el 23 de junio de 2020]. En: *StatPearls* [Internet]. StatPearls Publishing; 2020. https://www.ncbi.nlm.nih.gov/books/NBK553090/

39. Roustit M, Blaise S, Cracowski JL. Trials and tribulations of skin iontophoresis in therapeutics. *Br J Clin Pharmacol.* 2014;77(1):63-71. doi:10.1111/bcp.12128

40. Bakshi P, Vora D, Hemmady K, Banga Iono AK. Iontophoretic skin delivery systems: success and failures. Int J Pharm. 2020;586:119584. https://doi.org/10.1016/j.ijpharm.2020.119584

41. Poplawski S, Johnson M, Philips P, Eberhart LH, Koch T, Itri LM. Use of fentanyl iontophoretic transdermal system (ITS) (IONSYS®) in the management of patients with acute postoperative pain: a case series. *Pain Ther.* 2016;5(2):237-248. doi:10.1007/s40122-016-0061-2

42. Minkowitz HS, Rathmell JP, Vallow S, Gargiulo K, Damaraju CV, Hewitt DJ. Efficacy and safety of the fentanyl iontophoretic transdermal system (ITS) and intravenous patient-controlled analgesia (IV PCA) with morphine for pain management following abdominal or pelvic surgery. *Pain Med.* 2007;8(8):657-668. doi:10.1111/j.1526-4637.2006.00257.x

43. Stacey BR, Rudy TE, Nelhaus D. Management of patient-controlled analgesia: a comparison of primary surgeons and a dedicated pain service. *Anesth Analg.* 1997;85(1):130-134. doi:10.1097/00000539-199707000-00023

44. Van de Donk T, Ward S, Langford R, Dahan A. Pharmacokinetics and pharmacodynamics of sublingual sufentanil for postoperative pain management. *Anaesthesia.* 2018;73(2):231-237.

45. Giaccari LG, Coppolino F, Aurilio C, et al. Sufentanil sublingual for acute postoperative pain: a systematic literature review focused on pain intensity, adverse events, and patient satisfaction. *Pain Ther.* 2020;9(1):217-230.

46. Melson TI, Boyer DL, Minkowitz HS, et al. Sufentanil sublingual tablet system vs. intravenous patient-controlled analgesia with morphine for postoperative pain control: a randomized, active-comparator trial. *Pain Pract.* 2014;14(8):679-688.

47. Minkowitz HS, Leiman D, Melson T, Singla N, DiDonato KP, Palmer PP. Sufentanil Sublingual Tablet 30 mcg for the management of pain following abdominal surgery: a randomized, placebo-controlled, phase-3 study. *Pain Pract.* 2017;17(7):848-858.

48. Ringold FG, Minkowitz HS, Gan TJ, et al. Sufentanil sublingual tablet system for the management of postoperative pain following open abdominal surgery: a randomized, placebo-controlled study. *Reg Anesth Pain Med.* 2015;40(1):22-30.

49. Jove M, Griffin DW, Minkowitz HS, Ben-David B, Evashenk MA, Palmer PP. Sufentanil sublingual tablet system for the management of postoperative pain after knee or hip arthroplasty: a randomized, placebo-controlled study. *Anesthesiology.* 2015;123(2):434-443.

50. Grissa, MH, Boubaker H, Zorgati A, et al. Efficacy and safety of nebulized morphine given at 2 different doses compared to IV titrated morphine in trauma pain. *Am J Emerg Med.* 2015;33(11):1557-1561.

51. Clark A, Rossiter-Rooney M, Valle-Leutri F. Aerosolized liposome-encapsulated fentanyl (AeroLEF) via pulmonary administration allows patients with moderate to severe post-surgical acute pain to self-titrate to effective analgesia. *J Pain.* 2008;9(4):42-42.

52. Wirz S, Conrad S, Shtrichman R, Schimo K, Hoffmann E. Clinical evaluation of a novel technology for oral patient-controlled analgesia, the PCoA® Acute device, for hospitalized patients with postoperative pain, in pilot feasibility study. *Pain Res Manag.* 2017;2017:7962135.

53. Palmer P, Ji X, Stephens J. Cost of opioid intravenous patient-controlled analgesia: results from a hospital database analysis and literature assessment. *Clinicoecon Outcomes Res.* 2014;6:311-318.

54. Tveita T, Thoner J, Klepstad P, Dale O, Jystad A, Borchgrevink PC. A controlled comparison between single doses of intravenous and intramuscular morphine with respect to analgesic effects and patient safety. *Acta Anaesthesiol Scand.* 2008;52(7):920-925.

55. Hudcova J, McNicol E, Quah C, Lau J, Carr DB. Patient controlled opioid analgesia versus conventional opioid analgesia for postoperative pain. *Cochrane Database Syst Rev.* 2006;(4):CD003348.

56. Yi Y, Kang S, Hwang B. Drug overdose due to malfunction of a patient-controlled analgesia machine—a case report. *Korean J Anesthesiol.* 2013;64(3):272-275.

57. Winacoo JN, Maykel JA. Operative anesthesia and pain control. *Clin Colon Rectal Surg.* 2009;22(1):41-46. doi:10.1055/s-0029-1202885

58. Vadivelu N, Mitra S, Narayan D. Recent advances in postoperative pain management. *Yale J Biol Med.* 2010;83(1):11-25.

59. Nardi-Hiebl S, Eberhart L, Gehling M, et al. Quo Vadis PCA? A review on current concepts, economic considerations, patient-related aspects, and future development with respect to patient-controlled analgesia. *Anesthesiol Res Pract.* 2020;2020:1-7.

34

AINE e inhibidores de la COX-2

Matthew R. Eng y Kapil Anand

Introducción

Los antiinflamatorios no esteroideos (AINE) y los inhibidores selectivos de la ciclooxigenasa 2 (COX-2) se han convertido en valiosos medicamentos antiinflamatorios y analgésicos en el entorno perioperatorio por su eficacia y su bajo perfil de efectos secundarios. Con el aumento de las presiones económicas, las exigencias de satisfacción del paciente y los efectos adversos desfavorables de los opioides, las técnicas multimodales en el tratamiento del dolor han adquirido una importancia creciente. Los medicamentos AINE por lo regular utilizados para el tratamiento del dolor agudo son el paracetamol, el ibuprofeno, el ketorolaco, el diclofenaco y el naproxeno (tabla 34.1). Los fármacos inhibidores de la COX-2 más utilizados incluyen el rofecoxib, el valdecoxib y el celecoxib (ver la tabla 34.1).

Mecanismo de acción

Los AINE inhiben una enzima de la vía de síntesis de las prostaglandinas llamada ciclooxigenasa. Las prostaglandinas se liberan durante una lesión tisular local y disminuyen el umbral del dolor en el lugar de la lesión, así como en el tejido local circundante. La inflamación y el estado hiperalgésico del tejido notifican a los nociceptores el aumento del dolor y la inflamación. Los AINE impiden la producción de prostaglandinas en la periferia y la médula espinal mediante la inhibición de la enzima ciclooxigenasa.

Los AINE son inespecíficos en su inhibición de la enzima ciclooxigenasa. En consecuencia, el bloqueo de la isoenzima ciclooxigenasa 1 da lugar a efectos gastrointestinales adversos y a la inhibición de las plaquetas. Las isoenzimas COX-1 y COX-2 en un efecto reducido se asocian a hemorragias gastrointestinales, ulceración y perforación. La producción de metabolitos del ácido araquidónico, incluida la prostaciclina protectora gástrica PGI2, es quizá la responsable. Los medicamentos inhibidores de la isoenzima COX-2 presentan la capacidad de bloquear la síntesis de prostaglandinas confiriendo beneficios analgésicos y antiinflamatorios con menores efectos secundarios gastrointestinales. La inhibición reversible de la producción de tromboxano A2 provoca la inhibición de la agregación plaquetaria. En comparación con el placebo, en los pacientes sometidos a una amigdalectomía hubo un mayor riesgo de resangrado cuando se administraron AINE convencionales. La inhibición plaquetaria no se ha demostrado en los medicamentos inhibidores de la COX-2.

Propiedades analgésicas y antiinflamatorias

Dado que el tratamiento del dolor agudo es cada vez más importante, hay que conocer bien los beneficios de los AINE y los inhibidores de la COX-2. Un enfoque multimodal del tratamiento del dolor agudo que utilice analgésicos que ahorren opioides se ha asociado a una reanudación más rápida de las actividades cotidianas, a tiempos de alta más rápidos, a una mayor satisfacción del paciente y a una reducción de las complicaciones. Además, la reducción del dolor agudo posoperatorio se ha asociado a una reducción del desarrollo del dolor crónico.

TABLA **34.1** **AINE PERIOPERATORIOS COMUNES**

AINE	Mecanismo de acción	Vida media (h)
Paracetamol	Inhibición no selectiva de la COX	1.5-2.5
Ketorolaco	Inhibición no selectiva de la COX	5.2-5.6
Ibuprofeno	Inhibición no selectiva de la COX	2
Diclofenaco	Inhibición no selectiva de la COX	1-2
Naproxeno	Inhibición no selectiva de la COX	12-17
Celecoxib	Inhibición selectiva de la COX-2	11
Rofecoxib	Inhibición selectiva de la COX-2	17
Valdecoxib	Inhibición selectiva de la COX-2	8-11

Los inhibidores de la COX-2 y los AINE han demostrado su eficacia en una amplia variedad de procedimientos quirúrgicos para el tratamiento del dolor agudo.

Ketorolaco

Es uno de los medicamentos AINE más antiguos; se utiliza en la práctica desde 1976. El ketorolaco puede utilizarse para el dolor moderado o intenso y emplearse en una amplia variedad de operaciones quirúrgicas para el tratamiento del dolor agudo. Ha demostrado ser eficaz en pacientes sometidos a procedimientos ambulatorios y ortopédicos así como a operaciones abdominales mayores.[1-3] Se ha demostrado que 30 o 60 mg son eficaces en pacientes sometidos a cirugía ambulatoria o abdominal para reducir el dolor agudo.[3] La potencia del ketorolaco es impresionantemente equivalente a la de la morfina de 4 mg, como se ha demostrado cuando se administran 10 o 30 mg para el dolor posquirúrgico.[1] En una revisión de los pacientes que recibieron ketorolaco entre 1986 y 2001, los autores descubrieron que este potente analgésico reducía el consumo de opioides en 36%.[4] Más de 90% del medicamento se metaboliza en el riñón, y se ha asociado a la insuficiencia renal en pacientes con predisposición a la misma. Además, siguen existiendo riesgos teóricos en relación con las propiedades de inhibición plaquetaria de los AINE y los efectos secundarios gastrointestinales.

Ibuprofeno

El ibuprofeno es un medicamento AINE que se utiliza de manera habitual en formulación oral sin receta para tratar la fiebre, la cefalea y las afecciones inflamatorias leves o moderadas. Cuando se utiliza perioperatoriamente, puede ofrecer analgesia para el tratamiento del dolor agudo para ahorrar el consumo de opioides. Se ha demostrado que el ibuprofeno mejora la analgesia en las cirugías oral, de la mano, de sustitución total de rodilla y cadera, de tiroides y laparoscópica.[5-10] En pacientes sometidos a operaciones de colecistectomía laparoscópica, una dosis única de ibuprofeno se asoció a una reducción del consumo de opioides de 45% en las primeras 24 horas en comparación con el placebo.[7] Al igual que el ketorolaco, el uso crónico o las dosis elevadas pueden contribuir al deterioro renal. La actividad enzimática no selectiva de la ciclooxigenasa del ibuprofeno también inhibe la producción de tromboxano A2, que puede perjudicar la agregación plaquetaria.

Naproxeno

Al igual que el ibuprofeno, el naproxeno es un AINE de venta libre que se utiliza para tratar la fiebre, la cefalea y las afecciones inflamatorias leves o moderadas. Cuando se utiliza como coadyuvante analgésico el día de la cirugía y en el posoperatorio inmediato, se ha demostrado que 500-1 000 mg diarios reducen la gravedad del dolor así como el consumo de opioides. En pacientes sometidos a artroscopia de rodilla, aquellos a los que se administraron 550 mg de naproxeno demostraron una mejora del nivel de dolor así como de la capacidad funcional de la rodilla y la pierna operadas a los 10 días en comparación con el placebo.[11] Los mismos efectos secundarios con la inhibición de las plaquetas y el deterioro de los riñones se encuentran con el naproxeno.

Inhibidores de la COX-2

Debido a los riesgos de hemorragia gastrointestinal y a la inhibición de las plaquetas, ha habido mucho interés en el uso de los inhibidores de la COX-2. El celecoxib es el medicamento más utilizado de esta clase. Hubo algunas preocupaciones iniciales con respecto a esta clase de medicamentos debido a las complicaciones cardiovasculares y al aumento de las infecciones de las heridas.[12] En consecuencia, el rofecoxib y el valdecoxib fueron retirados del mercado. Sin embargo, se ha demostrado que la seguridad de los inhibidores de la COX-2 tras operaciones no cardiacas en el uso a corto plazo no presenta complicaciones.[12] Los medicamentos inhibidores de la COX-2 ofrecen un beneficio analgésico en procedimientos de cirugía ambulatoria, ortopédicos, laparoscópicos y otros.[13-15] Cuando se administran tanto en el preoperatorio como en el posoperatorio, los inhibidores de la COX-2 han demostrado un beneficio analgésico que conduce a una reanudación más temprana de las actividades cotidianas, a una disminución de las complicaciones posoperatorias y a una mayor satisfacción del paciente. Estos inhibidores tienen menos efectos secundarios gastrointestinales y no provocan la inhibición de las plaquetas.[13,16-19]

Conclusión

El tratamiento del dolor agudo con AINE e inhibidores de la COX-2 debe considerarse en la mayoría de los pacientes posquirúrgicos como parte de un manejo multimodal. Con efectos secundarios y contraindicaciones limitados, esta clase de medicamentos puede contribuir a un enfoque multimodal con gran beneficio analgésico. Los pacientes que se someten a una cirugía ambulatoria o a una cirugía mayor con hospitalización pueden beneficiarse de los AINE y de los inhibidores de la COX-2. La adopción de protocolos y vías clínicas ERAS ha demostrado su valor para estandarizar la utilización de esta clase de medicamentos. Se han atribuido pocos efectos secundarios a los AINE en poblaciones de riesgo y con uso crónico, y los riesgos cardiovasculares han sido controvertidos con los inhibidores de la COX-2. La mejora de la satisfacción del paciente, la reducción del consumo de opioides y la disminución de las complicaciones posoperatorias se asocian a la administración de AINE e inhibidores de la COX-2 para el dolor agudo.

REFERENCIAS

1. White PF, Raeder J, Kehlet H. Ketorolac: its role as part of a multimodal analgesic regimen. *Anesth Analg.* 2012;114:250-254. doi:10.1213/ANE.0b013e31823cd524
2. Ding Y, White PF. Comparative effects of ketorolac, dezocine, and fentanyl as adjuvants during outpatient anesthesia. *Anesth Analg.* 1992;75(4):566-571. doi:10.1213/00000539-199210000-00018
3. Parker RK, Holtmann B, Smith I, White PF. Use of ketorolac after lower abdominal surgery: effect on analgesic requirement and surgical outcome. *Anesthesiology.* 1994;80(1):6-12. doi:10.1097/00000542-199401000-00005
4. Macario A, Lipman AG. Ketorolac in the era of cyclo-oxygenase-2 selective nonsteroidal anti-inflammatory drugs: a systematic review of efficacy, side effects, and regulatory issues. *Pain Med.* 2001;2(4):336-351. doi:10.1046/j.1526-4637.2001.01043.x
5. Merry AF, Gibbs RD, Edwards J, et al. Combined acetaminophen and ibuprofen for pain relief after oral surgery in adults: a randomized controlled trial. *Br J Anaesth.* 2010;104(1):80-88. doi:10.1093/bja/aep338
6. Lawhorn CD, Bower CM, Brown RE, et al. Topical lidocaine for postoperative analgesia following myringotomy and tube placement. *Int J Pediatr Otorhinolaryngol.* 1996;35(1):19-24. doi:10.1016/0165-5876(95)01275-3
7. Ahiskalioglu EO, Ahiskalioglu A, Aydin P, Yayik AM, Temiz A. Effects of single-dose preemptive intravenous ibuprofen on postoperative opioid consumption and acute pain after laparoscopic cholecystectomy. *Medicine (United States).* 2017;96(8):e6200. doi:10.1097/MD.0000000000006200
8. Weinheimer K, Michelotti B, Silver J, Taylor K, Payatakes A. A prospective, randomized, double-blinded controlled trial comparing ibuprofen and acetaminophen versus hydrocodone and acetaminophen for soft tissue hand procedures. *J Hand Surg Am.* 2019;44(5):387-393. doi:10.1016/j.jhsa.2018.10.014

9. Ilyas AM, Miller AJ, Graham JG, Matzon JL. Pain management after carpal tunnel release surgery: a prospective randomized double-blinded trial comparing acetaminophen, ibuprofen, and oxycodone. *J Hand Surg Am.* 2018;43(10):913-919. doi:10.1016/j.jhsa.2018.08.011

10. Mutlu V, Ince I. Preemptive intravenous ibuprofen application reduces pain and opioid consumption following thyroid surgery. *Am J Otolaryngol.* 2019;40(1):70-73. doi:10.1016/j.amjoto.2018.10.008

11. Rasmussen S, Thomsen S, Madsen SN, Rasmussen PJS, Simonsen OH. The clinical effect of naproxen sodium after arthroscopy of the knee: a randomized, double-blind, prospective study. *Arthroscopy.* 1993;9(4):375-380. doi:10.1016/S0749-8063(05)80309-3

12. Nussmeier NA, Whelton AA, Brown MT, et al. Complications of the COX-2 inhibitors parecoxib and valdecoxib after cardiac surgery. *N Engl J Med.* 2005;352(11):1081-1091. doi:10.1056/nejmoa050330

13. Ekman EF, Wahba M, Ancona F. Analgesic efficacy of perioperative celecoxib in ambulatory arthroscopic knee surgery: a double-blind, placebo-controlled study. *Arthroscopy.* 2006;22(6):635-642. doi:10.1016/j.arthro.2006.03.012

14. White PF. Role of non-opioid analgesic techniques in the management of pain after ambulatory surgery. *Anesth Analg.* 2002;94(3):577-585.

15. Khan AA, Dionne RA. COX-2 inhibitors for endodontic pain. *Endod Top.* 2002;3(1). doi:10.1034/j.1601-1546.2002.30104.x

16. Recart A, Issioui T, White PF, et al. The efficacy of celecoxib premedication on postoperative pain and recovery times after ambulatory surgery: a dose-ranging study. *Anesth Analg.* 2003;96(6):1631-1635. doi:10.1213/01.ANE.0000062526.60681.7B

17. White PF, Sacan O, Tufanogullari B, Eng M, Nuangchamnong N, Ogunnaike B. Effect of short-term postoperative celecoxib administration on patient outcome after outpatient laparoscopic surgery. *Can J Anesth.* 2007;54(5):342-348. doi:10.1007/BF03022655

18. Issioui T, Klein KW, White PF, et al. The efficacy of premedication with celecoxib and acetaminophen in preventing pain after otolaryngologic surgery. *Anesth Analg.* 2002;94(5):1188-1193. doi:10.1097/00000539-200205000-00025

19. Watcha MF, Issioui T, Klein KW, White PF. Costs and effectiveness of rofecoxib, celecoxib, and acetaminophen for preventing pain after ambulatory otolaryngologic surgery. *Anesth Analg.* 2003;96(4):987-994. doi:10.1213/01.ANE.0000053255.93270.31

35

Meloxicam: farmacología y papel en el tratamiento del dolor agudo

Carley E. Boyce, Luke Mosel, Sarahbeth R. Howes, Benjamin Cole Miller, Victoria L. Lassiegne, Mark R. Alvarez, Jake Huntzinger, Alan David Kaye, Varsha D. Allampalli, Elyse M. Cornett y Jonathan S. Jahr

Introducción

La International Association for the Study of Pain (IASP) define el dolor como "una experiencia sensorial y emocional desagradable asociada a un daño tisular real o potencial, o descrita en términos de dicho daño".[1] El control adecuado del dolor posoperatorio no solo es de suma importancia para los pacientes, sino también para los médicos, debido a la correlación con los peores resultados que afectan a la salud y la calidad de vida de los pacientes y, en casos graves de dolor posoperatorio mal tratado, la degradación a síndromes de dolor crónico grave. Algunos efectos adversos (EA) que se han asociado a un control inadecuado del dolor son el delirio, el dolor crónico y el deterioro de la función social y física.[2,3]

El manejo actual del dolor posoperatorio y la recuperación de procedimientos dolorosos es considerado insatisfactorio por muchos y sigue siendo un problema clínico importante y una oportunidad de mejora. Los opioides han sido un elemento básico en el manejo de los cuidados y la recuperación posoperatorios; sin embargo, se asocian con frecuencia a EA como náusea, vómito, estreñimiento, íleo, prurito y depresión respiratoria, junto con la dependencia, el uso indebido y la dependencia excesiva.[4] Estas limitaciones han impulsado la búsqueda de un método adecuado de control del dolor con énfasis en los analgésicos no opioides. Un método valioso es la lidocaína intravenosa; una revisión retrospectiva de Cochrane informó de una evidencia de baja a moderada de que esta intervención impactaba en las puntuaciones de dolor cuando se comparaba con el placebo.[5] Otra intervención es una técnica multimodal para el control del dolor. Este enfoque implica la administración de dos o más analgésicos con diferentes mecanismos de acción por la misma o diferentes vías para optimizar la eficacia y minimizar los EA. El Grupo de Trabajo de la American Society of Anesthesiologists recomienda un régimen que incluya paracetamol, antiinflamatorios no esteroideos (AINE) no selectivos o AINE selectivos de la ciclooxigenasa 2 (COX-2), a menos que esté contraindicado.[6]

El meloxicam es un ejemplo de AINE no esteroideo inhibidor preferente de la COX-2 de acción prolongada con actividades analgésicas, antipiréticas y antiinflamatorias mediante la reducción de la biosíntesis de prostaglandinas. El uso del meloxicam oral está limitado por su lento inicio de acción debido a su escasa solubilidad acuosa. La concentración plasmática máxima no se alcanza hasta 9-11 horas después de la administración oral de una dosis de 30 mg y, por lo tanto, no es un tratamiento ideal para el dolor agudo; sin embargo, en la actualidad se dispone de meloxicam intravenoso en su formulación de nanocristales debido a su menor tiempo hasta la concentración plasmática máxima.[4]

En relación con el papel de la actividad enzimática constitutiva de la COX-1 que facilita la agregación plaquetaria, la vasoconstricción y la homeostasis gastrointestinal y renal, las preocupaciones de seguridad asociadas al meloxicam intravenoso son similares a las de cualquier AINE o Coxib, incluido el meloxicam oral, e incorporan preocupaciones de hemorragia, eventos cardiovasculares y renales.[7,8] En un estudio, los datos agrupados de un programa clínico de fase II/

fase III mostraron una baja incidencia de eventos adversos emergentes del tratamiento (EAET). Se informó de que el meloxicam intravenoso fue bien tolerado en sujetos con dolor posoperatorio de moderado a grave, siendo los EAET más notificados la náusea, el vómito y la cefalea. En este estudio, el meloxicam intravenoso también redujo la necesidad de uso de opioides posoperatorios cuando se monitorizó, lo que sugiere que el meloxicam intravenoso puede representar un sustituto beneficioso y adecuado del tratamiento actual del dolor posoperatorio.[8] Esta revisión, por lo tanto, pretende delimitar la investigación médica en torno al tratamiento del dolor y describir la seguridad y tolerabilidad del meloxicam intravenoso en el tratamiento del dolor agudo.

Farmacocinética y farmacodinámica

Farmacocinética

Aunque el meloxicam se ha prescrito y administrado por vía oral durante mucho tiempo para numerosos tipos de dolor, su uso para el dolor agudo solo se ha aceptado de forma generalizada recientemente debido al desarrollo de una formulación intravenosa. Esto está relacionado sobre todo con el menor tiempo hasta las concentraciones plasmáticas máximas.[7,9]

Absorción

El meloxicam administrado por vía intravenosa alcanzó la concentración plasmática máxima en pocos minutos (Tmáx –0.12 horas) tras una dosis única de 30 mg. Tras la administración de 30 mg de meloxicam por vía oral, las concentraciones plasmáticas máximas (Cmáx) se alcanzaron en 9-11 horas (Tmáx).[10,11]

Distribución

El meloxicam administrado por vía intravenosa se une en más de 99% a la albúmina dentro del rango de dosis terapéutica, y la fracción de unión a proteínas es independiente de la concentración del fármaco. Debido a esta extensa unión a la albúmina, el volumen de distribución en estado estacionario se encontró entre 0.15 y 0.2 L/kg. Las concentraciones en el líquido sinovial se aproximan a 40-45% de la concentración plasmática.[7,9,12]

Metabolismo/eliminación

El meloxicam se elimina sobre todo en el hígado a través de la fase 1 por el P450 (CYP) 2C9, sin metabolitos activos. La excreción se produce a través de la orina y las heces, con cantidades muy pequeñas que permanecen inalteradas.[9,13,14] La vida media de eliminación es de 20 a 24 horas, lo que lo convierte en un fármaco ideal para una dosis diaria. La edad, la raza, el sexo y la insuficiencia hepática de leve a moderada tienen poca repercusión clínica en la farmacocinética del meloxicam. La insuficiencia renal leve solo produce pequeños cambios en las concentraciones plasmáticas máximas, sin que se requieran cambios en la dosificación. El meloxicam no se recomienda en pacientes con disfunción renal de moderada a grave.[7,9,13,15] Entre los fármacos que interactúan de forma significativa con el meloxicam se encuentran el metotrexato, la ciclosporina, los AINE, los salicilatos, el pemetrexed, los inhibidores de la enzima convertidora de la angiotensina, los antagonistas de los receptores de la angiotensina, los betabloqueadores, el ácido acetilsalicílico y el litio. Debe considerarse la reducción de la dosis de meloxicam IV en pacientes que reciben inhibidores concomitantes del CYP2C9.[9,13]

Farmacodinámica

El mecanismo de acción del meloxicam es a través de la inhibición de la vía de la ciclooxigenasa, donde inhibe la conversión del ácido araquidónico en prostaglandinas. La enzima COX-1 produce prostaglandinas que tienen efectos gastrointestinales, renales y plaquetarios. La enzima COX-2 produce prostaglandinas que median en la percepción del dolor. El meloxicam inhibe de manera preferente la vía de la COX-2, pero también tiene algunos efectos de la COX-1.[16] Así, el meloxicam presenta menos efectos gastrointestinales y plaquetarios que otros inhibidores de la COX menos selectivos y no lleva asociado ningún riesgo renal adicional.[7,13,16,17]

Antiinflamatorio/analgésico/antipirético

Diversos estudios en animales y humanos han evaluado los efectos antiinflamatorios del meloxicam con una supresión de la inflamación mostrada en modelos animales con una sola dosis. Los estudios en humanos utilizaron una disminución de la velocidad de sedimentación eritrocitaria, de la proteína C reactiva y de la expresión de la acuaporina-1 para controlar los efectos sobre la inflamación. La administración de meloxicam ha sido habitual en el tratamiento de la artritis crónica y el dolor musculoesquelético durante muchos años.[7,9] Los efectos analgésicos están bien documentados y, en un estudio, no se encontró una reducción de 50% de los efectos analgésicos hasta 18 horas después de la dosis.[7,9,14,16] Al igual que otros AINE, el meloxicam no tiene ningún efecto directo sobre el centro termorregulador del hipotálamo en individuos normotérmicos. El efecto antiinflamatorio es el responsable de su eficacia en la fiebre inducida por pirógenos.[9,18]

Seguridad y eficacia

La seguridad del meloxicam IV se ha evaluado en una amplia gama de estrategias de tratamiento del dolor tanto posoperatorio como perioperatorio. Se ha explorado todo el espectro del dolor a través de numerosas cirugías importantes, entre las que se incluyen la histerectomía abdominal electiva, la bunionectomía, la artroplastia total de rodilla (ATR) y la cirugía de la columna vertebral. El meloxicam IV es un inhibidor de la COX-2 más selectivo, pero, como todos los AINE, conlleva las mismas advertencias de caja negra análogas a las de otros AINE, como la hemorragia gastrointestinal, los acontecimientos hepatorrenales y las lesiones trombóticas.[7] Estos efectos secundarios se exploraron de forma específica, además de otros, mediante diversas medidas de seguridad como las constantes vitales, la exploración física, los valores de laboratorio (hemoglobina y hematocrito), los electrocardiogramas de 12 derivaciones, las medicaciones accesorias (es decir, el protocolo analgésico multimodal o el estándar de atención) y las medicaciones suplementarias (consumo de opioides de rescate) tanto en los ensayos de fase II como en los de fase III.[8] En un estudio de fase II, ciego y de dosis única, en el que se exploró el meloxicam IV en dosis de 5 a 60 mg después de una histerectomía abdominal electiva, solo se notificaron acontecimientos adversos de leves a moderados y ningún acontecimiento adverso grave estuvo relacionado con la medicación del estudio. Los acontecimientos adversos de especial interés, en concreto los hepáticos y anémicos, no aumentaron su incidencia con el aumento de la dosis.[19] En un análisis conjunto que comparó 1 426 sujetos adultos de siete estudios posoperatorios, hubo una mayor asociación de efectos secundarios notificados de los grupos de placebo frente a los de meloxicam IV.[8] Las evaluaciones generales de seguridad del meloxicam IV muestran una menor incidencia de acontecimientos adversos en comparación con el placebo y con los acontecimientos adversos conocidos con el uso de opioides.[20]

Con la formulación del meloxicam para uso intravenoso, su utilización en el entorno del dolor agudo es ahora posible debido a su inicio de acción más rápido que el de su homólogo oral.[9] El meloxicam por vía intravenosa muestra un rápido inicio de la analgesia, que es evidente tan pronto como 15-30 minutos después de la administración de una dosis única de meloxicam IV de 30 mg.[4] El efecto analgésico también se mantiene durante su intervalo de dosificación de 24 horas.[4] El meloxicam IV ha demostrado su eficacia analgésica en una variedad de contextos quirúrgicos, incluyendo cirugías ortopédicas, abdominales y colorrectales.[7] En comparación con el placebo, todas las dosis de meloxicam IV mostraron una intensidad del dolor posoperatorio estadísticamente significativa en relación con el placebo.[19] A continuación se comparó el meloxicam con uno de los analgésicos opioides habituales, la morfina, y se demostró que producía reducciones estadísticamente significativas de la intensidad del dolor a dosis de meloxicam IV de 60, 30 y 15 mg.[19] En los ensayos en los que se monitorizó el uso de opioides, el meloxicam redujo los opioides de rescate posoperatorios, lo que sugiere que el meloxicam IV puede representar una alternativa útil a las opciones actuales de tratamiento posoperatorio.[8] Con el meloxicam IV, el consumo global de opioides disminuyó de manera significativa en el posoperatorio y se asoció a un tiempo más rápido de la primera dosis a la primera deambulación y de la primera dosis al alta, en comparación con el placebo.[20] Además, pruebas recientes sugieren que el meloxicam intravenoso también ha demostrado la capacidad de reducir el dolor posoperatorio si se administra de forma preoperatoria en los pacientes.[7]

Estudios clínicos importantes y mejoras para el meloxicam IV (ver la tabla 35.1)

Un estudio de 2021, aleatorizado, doble ciego y controlado con placebo, investigó la seguridad y eficacia del meloxicam IV en 55 pacientes sometidos a cirugía colorrectal con resección intestinal con o sin anastomosis para el alivio del dolor posoperatorio. Este estudio demostró que los pacientes que recibieron meloxicam IV consumieron menos opioides, informaron de una menor suma de las diferencias de intensidad del dolor en 24 horas (SDID) y tuvieron una menor duración de la estancia y un menor tiempo hasta el primer ruido intestinal, el flato y la defecación después de la cirugía.[21] En general, estos datos sugieren que el uso de meloxicam IV en el posoperatorio puede reducir de forma eficaz el uso de opioides y el gasto de recursos sanitarios y quizás aumentar el beneficio funcional. Otro ensayo controlado aleatorio (ECA) de 2018 con 200 pacientes que sufrían dolor de moderado a intenso tras una bunionectomía y que fueron tratados con meloxicam IV frente a placebo dio como resultado un punto final primario SDID que fue menor para el meloxicam que para el placebo, lo que indica que el fármaco fue más eficaz que el placebo para el dolor posoperatorio.[4] También se investigaron los puntos finales secundarios, como el SDID en diferentes intervalos y el tiempo hasta el primer uso de analgesia de rescate, y fueron más bajos y más largos, respectivamente, para los pacientes tratados con meloxicam IV.[4]

Se podría cuestionar el beneficio de la información anterior, teniendo en cuenta que los pacientes de estos estudios fueron tratados para el control del dolor con meloxicam o con placebo y concluir que algo dado para el dolor es mejor que nada. Esto destaca la importancia de comparar el control del dolor posoperatorio estándar con este nuevo enfoque de utilizar meloxicam IV. Un ECA de fase II de 2019, que incluyó a 486 mujeres con dolor de moderado a intenso tras una histerectomía abdominal total, comparó la eficacia del placebo frente al meloxicam intravenoso frente a la morfina, siendo el criterio de valoración principal el SDID y el alivio total del dolor (ATD) hasta 24 horas después de la administración. Los resultados de este ensayo revelaron diferencias estadísticamente significativas para la morfina y el meloxicam intravenoso en comparación con el placebo, y los que recibieron morfina y meloxicam informaron de menores valores de SDID y mayores de ATD.[19] El estudio también descubrió que las dosis de meloxicam IV ≥ 15 mg también mejoraban de forma significativa la SDID y la ATD en relación con la morfina.[19]

Varios otros ECA recientes respaldaron los datos recogidos en los estudios anteriores, sugiriendo que el meloxicam IV es muy eficaz en comparación con el placebo a la hora de ofrecer a los pacientes un alivio del dolor agudo posoperatorio. Por ejemplo, un ECA de 2018 en el que 230 pacientes se sometieron a una intervención quirúrgica por impactación dental y otros dos ECA en los que los pacientes se sometieron a una ATR y a una abdominoplastia, respectivamente, revelaron que el meloxicam IV es superior al placebo para el alivio del dolor posquirúrgico de moderado a intenso.[20,22,23] Estos estudios también abordaron el perfil de efectos secundarios del meloxicam, y todos sugieren que los EA más comunes de esta medicación experimentados incluyen efectos GI secundarios (náusea, vómito, estreñimiento), cefaleas y mareos. Una revisión de 2020 en una revista de manejo del dolor revisada por expertos estudió los resultados de ensayos agrupados de fases II y III, la mayoría de los cuales se comentan en esta sección, incluyeron a 910 sujetos que se sometieron a diversas cirugías e informaron de resultados similares a los del primer ensayo de investigación comunicado. Los resultados agrupados demostraron que el meloxicam intravenoso presentaba tasas similares de EA en los grupos tratados con meloxicam y con placebo.[7] Este artículo resumió muchos de los resultados discutidos previamente para reiterar cómo el meloxicam IV una vez al día disminuyó el consumo de opioides, el dolor reportado en la escala SDID y la duración de la estancia hospitalaria y aumentó la mejora funcional.[7]

TABLA 35.1   SEGURIDAD Y EFICACIA CLÍNICA

Nombre del estudio	Grupos estudiados e intervención	Resultados y hallazgos	Conclusiones
Silinsky y cols.[21]	55 sujetos sometidos a cirugía colorrectal con resección intestinal fueron tratados con meloxicam IV para el dolor posoperatorio.	Los que recibieron meloxicam IV necesitaron menos opioides, informaron de una menor suma de diferencias de intensidad del dolor (SDID) a lo largo de 24 h, y demostraron un tiempo más rápido hasta el primer ruido intestinal, el flato y la defecación.	Los datos sugieren que la prescripción de meloxicam IV en el posoperatorio puede reducir de manera eficaz el uso de opioides y dar lugar a una reducción de los gastos del sistema sanitario.
Pollak y cols.[4]	200 sujetos que sufrían un dolor de moderado a grave tras una bunionectomía fueron tratados con meloxicam IV o con placebo.	La SDID a lo largo de 48 h fue menor para el meloxicam que para el placebo. Los puntos finales secundarios de SDID a diferentes intervalos y el tiempo hasta el primer uso de analgesia de rescate para los que recibieron meloxicam IV fueron más bajos y más largos, respectivamente.	El meloxicam IV fue más eficaz que el placebo para el dolor posoperatorio.
Rechberger y cols.[19]	486 mujeres con dolor de moderado a grave tras una histerectomía abdominal total compararon el tratamiento del dolor conseguido con placebo frente a meloxicam IV frente a morfina.	Como es lógico, los que recibieron meloxicam IV o morfina demostraron una menor $SDID_{24}$ y un mayor alivio total del dolor desde 0 a 24 h (ATD) en relación con el placebo. El grupo de meloxicam que recibió $\geq$ 15 mg mejoró significativamente la $SDID_{48}$ y el ATD en relación con la morfina.	A dosis más altas, el meloxicam IV demuestra un mayor grado de control del dolor que las dosis estándar de morfina. Estos resultados sugieren una alternativa no opioide viable para el control del dolor posoperatorio.
Christensen y cols.[22]	230 sujetos tras una cirugía de impactación dental fueron tratados con meloxicam IV frente a ibuprofeno y placebo para el tratamiento del dolor posoperatorio.	Los resultados de $SDID_{24}$ favorecieron tanto a los grupos de meloxicam IV como de ibuprofeno en relación con el placebo, y ambas dosis de meloxicam IV estudiadas superaron al ibuprofeno. Además, los pacientes valoraron subjetivamente el meloxicam IV como la mejor opción de tratamiento, y los que lo recibieron fueron los que menos recurrieron a la analgesia de rescate.	Los resultados favorecieron el tratamiento activo frente al placebo y sugirieron que el meloxicam IV ofrecía a los pacientes un mejor control del dolor posoperatorio en relación con el ibuprofeno.
Berkowitz y cols.[20]	181 sujetos tras una artroplastia total de rodilla electiva fueron tratados con meloxicam IV frente a placebo para hacer un seguimiento del uso acumulado de opioides durante el periodo posoperatorio.	Los tratados con meloxicam IV demostraron tanto una reducción estadísticamente significativa del uso de opioides como un menor grado de efectos adversos en relación al grupo de placebo. Además, los valores de $SDID_{24}$ demostraron la superioridad del meloxicam IV para el control del dolor posoperatorio.	El meloxicam IV representa una oportunidad para reducir el uso general de opioides para el tratamiento del dolor posoperatorio en el marco de la artroplastia total de rodilla.
Singla y cols.[23]	219 sujetos fueron tratados con meloxicam IV frente a placebo para analizar el control del dolor posoperatorio tras la abdominoplastia.	Los grupos de tratamiento con meloxicam mostraron diferencias estadísticamente significativas en la $SDID_{24}$ en relación con el placebo, y estos pacientes demostraron un mayor grado de control del dolor. Los del brazo de tratamiento con meloxicam también necesitaron menos medicamentos de rescate con opioides en relación con el placebo.	En el contexto de la abdominoplastia posoperatoria, el meloxicam dio lugar a una reducción del uso general de opioides, al tiempo que demostró un mayor grado de control del dolor.

Meloxicam IV y función plaquetaria, y metaanálisis en red para evaluar el meloxicam IV frente a otros medicamentos no opioides para el dolor posoperatorio de moderado a grave

Estudio de la función plaquetaria

Los antiinflamatorios no esteroideos (AINE) son parte integrante de la Escala del Dolor de la Organización Mundial de la Salud (OMS), que se ha aplicado en todos los ámbitos del dolor agudo y crónico, como opción de primera línea para prevenir o tratar el dolor.[17] El meloxicam intravenoso (IV) es una formulación novedosa de meloxicam en dispersión coloidal de nanocristales que se está desarrollando para el tratamiento del dolor de moderado a intenso. Una de las preocupaciones del uso de los AINE en el entorno perioperatorio es el potencial de disfunción plaquetaria y el riesgo de eventos relacionados con las hemorragias.[17] Sin embargo, las investigaciones han demostrado que la asociación del uso de AINE con el aumento del riesgo de hemorragia está relacionada principalmente con las reducciones de tromboxano asociadas a la inhibición de la ciclooxigenasa-1 (COX-1) por parte de los AINE no selectivos y que se ha observado un menor riesgo de eventos con el uso de AINE selectivos de la COX-2. Se prevé que el meloxicam IV, con su mayor afinidad por la inhibición de la COX-2, tenga un menor riesgo de acontecimientos relacionados con la disfunción plaquetaria, al tiempo que mantiene una duración prolongada de la acción analgésica.[17] En la tabla 35.2 se muestra la selectividad de la COX de los AINE comunes. Un método para evaluar los efectos de los fármacos u otras condiciones sobre la función plaquetaria consiste en analizar las muestras de sangre mediante el analizador de la función plaquetaria (PFA-100; Siemens Healthcare Diagnostics, Deerfield, IL, E.U.A.), un dispositivo que determina un tiempo de cierre (TC) simulando la adhesión y agregación plaquetaria que se produciría tras una lesión vascular. El análisis puede realizarse utilizando dos cartuchos de reactivos de prueba diferentes, colágeno con epinefrina (CEPI) y colágeno con difosfato de adenosina (CADP, por sus siglas en inglés). Se sabe que los cartuchos CEPI son sensibles a las anomalías plaquetarias inducidas por el ácido acetilsalicílico, mientras que los cartuchos CADP son principalmente sensibles a diversas trombocitopatías con menor sensibilidad a los efectos del ácido acetilsalicílico.[17]

Este estudio se sometió a la revisión y aprobación de la junta de revisión institucional (IRB, por sus siglas en inglés), y todos los sujetos (donantes de sangre) dieron su consentimiento infor-

TABLA 35.2 SELECTIVIDAD DE LA COX DE LOS AINE COMUNES (RELACIÓN COX-2/COX-1 CI$_{80}$)

	Agente	Relación COX-2/COX-1 CI$_{80}$
Mayor selectividad de la COX-1	Ketorolaco	294
	Ácido acetilsalicílico	3.8
	Naproxeno	3
	Ibuprofeno	2.6
	Diclofenaco	0.23
	Celecoxib	0.11
	Meloxicam	0.091
Mayor selectividad de la COX-2	Rofecoxib	< 0.05

Metaanálisis de redes.
COX: ciclooxigenasa; CI: concentración inhibitoria; AINE: antiinflamatorio no esteroideo.
Adaptado y modificado de Jahr JS, Searle S, McCallum S, et al. Platelet function: meloxicam intravenous in whole blood samples from healthy volunteers. *Clin Pharmacol Drug Dev.* 2020;9(7):841-848.

mado antes de participar. Los voluntarios sanos proporcionaron una única muestra de sangre total (~20 mL) para su análisis. Cada muestra de sangre entera fue alicuotada para permitir el análisis en condiciones de control negativo (una condición), control positivo (dos condiciones) y prueba de meloxicam IV (cuatro condiciones), utilizando los cartuchos CEPI y CADP. Las alícuotas de sangre total se trataron según la condición de prueba y se incubaron durante ~10 minutos antes del análisis en el PFA-100. Todas las muestras de sangre debían analizarse dentro de las 2.5 horas siguientes a su recolección. Los criterios de elegibilidad de los sujetos/donantes fueron hombres y mujeres de 18 a 40 años no consumidores de tabaco, sin uso reciente de medicamentos; prescripción, sin receta médica o suplementos vitamínicos/nutricionales; sin historia médica conocida que afecte la coagulación o la función plaquetaria (es decir, anemia, trombocitopenia); control negativo (muestra no tratada) TC dentro del rango normal; CEPI < 150 segundos, y CADP < 110 segundos. Las condiciones de las pruebas incluyeron un control negativo: sangre entera sin tratar y un control positivo de ketorolaco IV de 2.5 y 5 µg/mL, que reflejaban la Cmáx aproximada tras un bolo de 15 y 30 mg de ketorolaco IV, respectivamente. Las dosis de meloxicam IV fueron de 5, 10, 15 y 20 µg/mL, reflejando la Cmáx aproximada tras una dosis de 30 mg de meloxicam IV (5 µg/mL), junto con concentraciones adicionales que superaban la exposición a la dosis terapéutica prevista. Los resultados de las pruebas de análisis estadístico se evaluaron para el control de calidad (CC) basándose en la repetición del análisis de la muestra de una sola condición de prueba de meloxicam IV, con un criterio de aceptación de ≤ 20% de variación con respecto al resultado original. El efecto del tratamiento sobre el TC se analizó mediante un análisis de la varianza (ANOVA, por sus siglas en inglés) para evaluar el efecto del tratamiento con y sin controlar las covariables.

Los resultados revelaron que se analizaron muestras de sangre total de 13 sujetos elegibles (siete hombres y seis mujeres). Los análisis estadísticos incluyeron los datos de ocho muestras de sujetos (dos hombres, seis mujeres); se excluyeron cinco muestras de sujetos, una por mal funcionamiento del instrumento y cuatro por resultado de la muestra de control de calidad fuera de rango. Los datos se comunicaron para el conjunto de análisis estadísticos, a menos que se indique lo contrario.

Análisis CADP: el análisis de las muestras mediante el cartucho reactivo CADP no demostró un efecto global significativo del tratamiento sobre el TC ($P = .5715$). Ningún tratamiento individual demostró un cambio significativo en el TC frente al control no tratado ($P \geq .0907$). No se observó ninguna prolongación significativa en el TC en las muestras de sangre total tratadas con meloxicam por vía intravenosa en concentraciones que reflejaban niveles de exposición terapéuticos y supraterapéuticos en comparación con el control no tratado. Por el contrario, se observaron prolongaciones significativas del TC en las muestras que reflejaban las concentraciones terapéuticas de ketorolaco en comparación con el control no tratado. En comparación con el ketorolaco, se observó que los niveles de exposición terapéutica del meloxicam IV tenían TC numéricamente más cortos. Estos resultados sugieren un beneficio clínico potencial del meloxicam IV sobre el ketorolaco con respecto a un menor riesgo de disfunción plaquetaria.

El estudio concluyó que no se observó una prolongación significativa del TC en las muestras de sangre total tratadas con meloxicam IV en concentraciones que reflejaban niveles de exposición terapéuticos y supraterapéuticos en comparación con el control no tratado. Por el contrario, se observaron prolongaciones significativas del TC en las muestras que reflejaban las concentraciones terapéuticas de ketorolaco en comparación con el control no tratado. En comparación con el ketorolaco, se observó que los niveles de exposición terapéutica del meloxicam IV tenían TC numéricamente más cortos. Estos resultados sugirieron un beneficio clínico potencial del meloxicam IV sobre el ketorolaco con respecto a un menor riesgo de disfunción plaquetaria.

El meloxicam IV no se había comparado aún con otros analgésicos IV no opioides. Se realizó un metaanálisis en red para evaluar la seguridad y la eficacia del MIV en relación con otros analgésicos no opioides IV para el dolor posoperatorio de moderado a grave.[24] Este estudio se adhirió a las directrices de las mejores prácticas y se realizó según un protocolo preespecificado y registrado públicamente (PROSPERO).[24] El ámbito de aplicación se actualizó para centrarse en los estudios sin administración preventiva, lo que refleja el escenario clínico en el que se ha evaluado el MIV.

Para la revisión sistemática de la literatura, se buscaron en PubMed, Medline, EBSCO, Web of Science, Scopus, ClinicalTrials.gov y Cochrane CENTRAL los ECA publicados entre enero de

2000 y febrero de 2019 (excluyendo los estudios no humanos y los estudios con cohortes exclusivamente pediátricas). Los criterios de inclusión incluyeron la cirugía abdominal abierta, la artroplastia articular, la histerectomía o la bunionectomía; tratados con analgésicos no opioides IV; administrados en el posoperatorio después de que los pacientes alcanzaran un nivel de dolor de moderado a grave; el dolor se midió de forma objetiva, y el seguimiento fue ≥ 12 horas después de la operación. Los estudios fueron evaluados de forma independiente por tres revisores y las discrepancias se resolvieron por consenso. Los datos se resumieron doblemente de forma centralizada en Covidence.

Se evaluaron los resultados en el posoperatorio y se comparó el meloxicam IV con otros analgésicos IV no opioides basándose en la suma de la diferencia de intensidad del dolor (SDID), los miligramos equivalentes de morfina (MEM) consumidos y los eventos adversos (EA) y los EA relacionados con los opioides (EARO). Los procedimientos se agruparon como abdominales (histerectomía, abdominoplastia y cesáreas), bunionectomía y ortopédicos (de manera predominante artroplastias articulares). Los efectos aleatorios bayesianos en el metaanálisis en red generaron diferencias de medias estandarizadas y *odds ratios* (OR, cociente de posibilidades o razón de momios) para los resultados continuos y dicotómicos. Se utilizó la superficie bajo la curva de clasificación acumulada (SUCRA, por sus siglas en inglés) para generar clasificaciones de tratamiento para cada resultado. El riesgo de sesgo y la certeza de la evidencia se evaluaron mediante el Manual Cochrane y los marcos GRADE, respectivamente.

La búsqueda bibliográfica arrojó 2 303 estudios no duplicados de los que se retuvieron 17 ECA para su análisis en el metaanálisis de red. El análisis agrupado de los resultados del dolor a lo largo de los puntos temporales demostró las siguientes probabilidades de que el meloxicam IV produjera la mayor SDID, lo que es coherente con las clasificaciones de la SUCRA. El meloxicam IV se asoció con una reducción conjunta de 18% de los MEM (rango 26-12%) frente al paracetamol: reducción de 14%, frente al ketorolaco: reducción de 16%. El meloxicam IV no ofreció beneficios relativos con respecto a los no EARO, pero se asoció con menores probabilidades agrupadas de EARO gastrointestinales (OR = 0.72; intervalo de credibilidad [IC] de 95%: 0.66-0.78) y EARO respiratorios (OR = 0.51; IC de 95%: 0.59-0.42). El meloxicam IV se asoció con un menor dolor, utilización de MEM y EARO posoperatorios para una serie de comparaciones clínicas. La calidad de nuestros resultados fue moderada en general. Esto refleja una esperada falta de estudios cara a cara para el meloxicam IV, que está en fase de investigación en este momento. Las principales limitaciones incluyen la escasez de redes, la extrapolación de los datos de la abdominoplastia con meloxicam IV a otros procedimientos abdominales y la ausencia de comparaciones directas para el meloxicam IV.

Conclusión

El meloxicam, prescrito históricamente para el dolor crónico, recién se ha desarrollado en una formulación intravenosa que crea valor en el tratamiento del dolor posoperatorio agudo.

El tratamiento del dolor posoperatorio sigue siendo un reto y un foco de atención para los profesionales de servicios médicos. Los opioides han sido durante mucho tiempo el tratamiento principal, pero aunque son eficaces para controlar el dolor, presentan una serie de efectos secundarios indeseables que limitan la recuperación del paciente. Aunque se han explorado muchas alternativas a los opioides, el Grupo de Trabajo de la American Society of Anesthesiologists recomienda hoy día una técnica multimodal para el tratamiento del dolor. Esta recomendación incluye la utilización de paracetamol y un AINE no selectivo o selectivo de la COX-2.[6]

El meloxicam inhibe de manera preferente la vía de la COX-2, que reduce las prostaglandinas implicadas en la inflamación y la percepción del dolor. El meloxicam tiene una menor inhibición de la enzima COX-1 que la que poseen los AINE no selectivos, lo que conlleva menos efectos secundarios gastrointestinales, renales y plaquetarios.[7,13,16,17] La farmacocinética del meloxicam IV lo convierte en un fármaco ideal para el tratamiento del dolor agudo en comparación con la versión oral. Cuando se administran 30 mg por vía intravenosa, el tiempo medio hasta la concentración plasmática máxima es de unos 7 minutos, lo que permite un alivio del dolor relativamente rápido.[10,11] Además de su rápida aparición, el meloxicam puede dosificarse cómodamente a diario gracias a su semivida de eliminación de 20 a 24 horas.[9,13,15]

El meloxicam intravenoso ha demostrado ser un tratamiento eficaz para el dolor posoperatorio agudo, con la demostración de la superioridad del meloxicam para la reducción del dolor sobre el placebo, el ibuprofeno e incluso las dosis habituales de morfina.[19,22] Además de un control eficaz del dolor, el uso de meloxicam IV revela una reducción estadísticamente significativa del uso de opioides.[7] Un estudio de pacientes sometidos a cirugía colorrectal informó que con el meloxicam se produjo un retorno más rápido a la función intestinal, lo que sugiere que el meloxicam IV puede mejorar la recuperación funcional en ciertas poblaciones de pacientes.[21]

Los estudios revisados en este capítulo sugieren que el meloxicam intravenoso es una opción segura para el tratamiento del dolor, habiéndose estudiado en varios tipos de cirugías. En un análisis conjunto de siete estudios posoperatorios, hubo una mayor asociación de efectos secundarios comunicados por los grupos de placebo frente a los de meloxicam intravenoso.[8] Las evaluaciones de seguridad del meloxicam intravenoso también muestran una menor incidencia de eventos adversos en comparación con el uso de opioides.[20] Los efectos secundarios más comunes que se asociaron al uso de meloxicam fueron los efectos GI, las cefaleas y los mareos. El meloxicam IV se metaboliza en el hígado, por lo que las dosis deben disminuirse en consecuencia en su uso con otros inhibidores del CYP 2C9.[9,13] El meloxicam puede utilizarse en pacientes con insuficiencia renal leve, pero debe evitarse en pacientes con disfunción renal de moderada a grave.[7,9,13,15]

Aunque el meloxicam intravenoso es una formulación novedosa, la eficacia y la seguridad ilustradas en este capítulo constituyen un sólido argumento para su uso en el tratamiento del dolor posoperatorio agudo, en comparación con las alternativas actuales. La farmacocinética deseable del inhibidor selectivo de la COX-2, su perfil de seguridad y su eficacia demostrada lo convierten en una herramienta valiosa en un enfoque multimodal del tratamiento del dolor.

REFERENCIAS

1. Raja SN, Carr DB, Cohen M, et al. The revised International Association for the Study of Pain definition of pain: concepts, challenges, and compromises. *Pain.* 2020;161(9):1976-1982.
2. Sinatra R. Causes and consequences of inadequate management of acute pain. *Pain Med.* 2010;11(12):1859-1871.
3. Morrison RS, Magaziner J, Gilbert M, et al. Relationship between pain and opioid analgesics on the development of delirium following hip fracture. *J Gerontol A Biol Sci Med Sci.* 2003;58(1):M76-M81.
4. Pollak RA, Gottlieb IJ, Hakakian F, et al. Efficacy and safety of intravenous meloxicam in patients with moderate-to-severe pain following bunionectomy: a randomized, double-blind, placebo-controlled trial. *Clin J Pain.* 2018;34(10):918-926.
5. Weibel S, Jelting Y, Pace NL, et al. Continuous intravenous perioperative lidocaine infusion for postoperative pain and recovery in adults. Cochrane Anaesthesia, Critical and Emergency Care Group, editor. *Cochrane Database Syst Rev* [Internet]. 2018 [citado el 30 de abril de 2021];6(6):CD009642. http://doi.wiley.com/10.1002/14651858.CD009642.pub3
6. Practice guidelines for acute pain management in the perioperative setting. *Anesthesiology.* 2012;116(2):248-273.
7. Berkowitz RD, Mack RJ, McCallum SW. Meloxicam for intravenous use: review of its clinical efficacy and safety for management of postoperative pain. *Pain Manag.* 2021;11(3):249-258.
8. Viscusi ER, Gan TJ, Bergese S, et al. Intravenous meloxicam for the treatment of moderate to severe acute pain: a pooled analysis of safety and opioid-reducing effects. *Reg Anesth Pain Med.* 2019;44(3):360-368.
9. Bekker A, Kloepping C, Collingwood S. Meloxicam in the management of post-operative pain: narrative review. *J Anaesthesiol Clin Pharmacol.* 2018;34(4):450-457.
10. Türck D, Busch U, Heinzel G, Narjes H. Clinical pharmacokinetics of meloxicam. *Arzneimittelforschung.* 1997;47(3):253-258.
11. Distel M, Mueller C, Bluhmki E, Fries J. Safety of meloxicam: a global analysis of clinical trials. *Br J Rheumatol.* 1996;35(Suppl 1):68-77.
12. Davies NM, Skjodt NM. Clinical pharmacokinetics of meloxicam. *Clin Pharmacokinet.* 1999;36(2):115-126.
13. Safety & Tolerability [Internet]. Anjeso [citado el 2 de mayo de 2021]. https://www.anjeso.com/safety-tolerability

14. Gottlieb IJ, Tunick DR, Mack RJ, et al. Evaluation of the safety and efficacy of an intravenous nanocrystal formulation of meloxicam in the management of moderate-to-severe pain after bunionectomy. *J Pain Res.* 2018;11:383-393.
15. Del Tacca M, Colucci R, Fornai M, Blandizzi C. Efficacy and tolerability of meloxicam, a COX-2 preferential nonsteroidal anti-inflammatory drug. *Clin Drug Investig.* 2002;22(12):799-818.
16. Bacchi S, Palumbo P, Sponta A, Coppolino MF. Clinical pharmacology of non-steroidal anti-inflammatory drugs: a review. *Antiinflamm Antiallergy Agents Med Chem.* 2012;11(1):52-64.
17. Jahr JS, Searle S, McCallum S, et al. Platelet function: meloxicam intravenous in whole blood samples from healthy volunteers. *Clin Pharmacol Drug Dev.* 2020;9(7):841-848.
18. Engelhardt G, Homma D, Schlegel K, Utzmann R, Schnitzler C. Anti-inflammatory, analgesic, antipyretic and related properties of meloxicam, a new non-steroidal anti-inflammatory agent with favourable gastrointestinal tolerance. *Inflamm Res.* 1995;44(10):423-433.
19. Rechberger T, Mack RJ, McCallum SW, Du W, Freyer A. Analgesic efficacy and safety of intravenous meloxicam in subjects with moderate-to-severe pain after open abdominal hysterectomy: a phase 2 randomized clinical trial. *Anesth Analg.* 2019;128(6):1309-1318.
20. Berkowitz RD, Steinfeld R, Sah AP, et al. Safety and efficacy of perioperative intravenous meloxicam for moderate-to-severe pain management in total knee arthroplasty: a randomized clinical trial. *Pain Med.* 2021;22(6):1261-1271.
21. Silinsky JD, Marcet JE, Anupindi VR, et al. Preoperative intravenous meloxicam for moderate-to-severe pain in the immediate post-operative period: a Phase IIIb randomized clinical trial in 55 patients undergoing primary open or laparoscopic colorectal surgery with bowel resection and/or anastomosis. *Pain Manag.* 2021;11(1):9-21.
22. Christensen SE, Cooper SA, Mack RJ, McCallum SW, Du W, Freyer A. A randomized double-blind controlled trial of intravenous meloxicam in the treatment of pain following dental impaction surgery. *J Clin Pharmacol.* 2018;58(5):593-605.
23. Singla N, Bindewald M, Singla S, et al. Efficacy and safety of intravenous meloxicam in subjects with moderate-to-severe pain following abdominoplasty. *Plast Reconstr Surg Glob Open.* 2018;6(6):e1846.
24. Carter JA, Black LK, Sharma D, Bhagnani T, Jahr JS. Efficacy of non-opioid analgesics to control postoperative pain: a network meta-analysis. *BMC Anesthesiol.* 2020;20:272. https://doi.org//10.1186. S12871-020-01147-y

36

Relajantes del músculo esquelético, antidepresivos, antiepilépticos, gabapentinoides

Anand M. Prem, Maryam Jowza y Dominika James

Introducción

Mientras que la prevalencia del dolor crónico en la población adulta se sitúa en una media de 20% en Estados Unidos, la prevalencia del dolor agudo es poco conocida. Entre 30 y 50% de los pacientes en el ámbito hospitalario manifiesta un dolor de intensidad moderada a grave. En los últimos 20 años, en Estados Unidos se ha producido un dramático incremento de las muertes por sobredosis de opioides que ha coincidido con el aumento de la prescripción de estos para el tratamiento del dolor.[1] La escalada de muertes por sobredosis de opioides ilícitos (incluida la heroína y los opioides sintéticos como el fentanilo) observada en la última década fue impulsada en parte por un número creciente de personas cuyo consumo comenzó con opioides recetados.[1] Según el National Center for Drug Abuse Statistics, en 2017, más de 11 millones de estadounidenses hicieron un uso indebido de los opioides con receta, con 19 000 muertes relacionadas con los opioides con receta solo en 2016.

El uso liberal de los opioides en el tratamiento del dolor fue provocado por una combinación de factores que escapan al alcance de este capítulo, pero un elemento central de la crisis de los opioides fue la creencia de que la adicción es rara mientras estos se utilicen para tratar el dolor.[1] Sin embargo, estudios recientes han demostrado que incluso una exposición relativamente breve a los opioides puede aumentar el riesgo de su consumo crónico, de trastorno por consumo de los mismos y de adicción. En muchas de estas muertes por sobredosis relacionadas con los opioides, la exposición inicial a ellos comenzó con una prescripción de opioides para el tratamiento del dolor agudo, ya sea en el periodo posoperatorio inmediato o en el ámbito ambulatorio.[1] Para hacer frente a la actual crisis de opioides, aunque el control adecuado del dolor sigue siendo una prioridad, hay que hacer todo lo posible para minimizar el uso de opioides en el periodo perioperatorio y aumentar el uso de regímenes de dolor multimodales. Los protocolos de mejora de la recuperación tras la cirugía se centran en regímenes que incluyen bloqueos nerviosos, no esteroideos, relajantes musculares, gabapentinoides, lidocaína, paracetamol y ketamina para disminuir el consumo de opioides en el posoperatorio y reducir la estancia en el hospital. En este capítulo se revisa el papel de otros coadyuvantes no opioides, como los antidepresivos, los relajantes musculares y los antiepilépticos, así como los gabapentinoides, como componente de un régimen multimodal para el tratamiento del dolor agudo (tabla 36.1).

Antidepresivos

La necesidad de encontrar agentes más seguros y no opioides para controlar el dolor está recibiendo una atención renovada, y los antidepresivos pueden desempeñar un papel importante en el tratamiento del dolor, mejorando la experiencia del dolor y reduciendo la necesidad de opioides. Aunque los antidepresivos cuentan con amplias pruebas que respaldan su eficacia en el dolor crónico durante los últimos 50 años, a menudo se infrautilizan en el tratamiento del dolor agudo y posoperatorio.[2]

TABLA 36.1 ADYUVANTES NO OPIOIDES UTILIZADOS EN EL TRATAMIENTO DEL DOLOR

Clase	Mecanismo de acción	Indicación de dolor común	Notas
Relajantes del músculo esquelético	Variedad de agentes con mecanismos de acción heterogéneos sobre el SNC	Pruebas limitadas en apoyo del uso en el dolor de espalda agudo	La mayoría de los agentes tienen efectos secundarios sedantes
Antidepresivos	De las distintas clases, los ATC y los IRSN son los más eficaces para el dolor; se cree que refuerzan las vías inhibitorias descendentes del dolor a nivel de la médula espinal	Se utiliza sobre todo en los estados de dolor neuropático, la fibromialgia	El tratamiento del dolor no depende del tratamiento del estado de ánimo
Antiepilépticos	Compuestos heterogéneos con diversos mecanismos de acción, muchos agentes actúan como inhibidores de los canales de Na activados por voltaje	Dolor neuropático	Se necesitan más estudios para determinar la eficacia en el dolor agudo
Gabapentinoides	Inhibe la subunidad $\alpha2$ delta de los canales de calcio presinápticos activados por voltaje	Dolor neuropático	Puede tener un efecto ahorrador de opioides en el dolor agudo

ATC, antidepresivo tricíclico; IRSN, inhibidor de la recaptación de serotonina y norepinefrina.

Las clases de antidepresivos que se utilizan en el dolor son las siguientes (tabla 36.2):

1. Antidepresivos tricíclicos (ATC): amitriptilina, nortriptilina, imipramina, desipramina, clomipramina, maprotilina
2. Inhibidores de la recaptación de serotonina y noradrenalina (norepinefrina; IRSN): duloxetina, venlafaxina, milnacipran
3. Inhibidores selectivos de la recaptación de serotonina (ISRS): fluoxetina, paroxetina, citalopram, sertralina
4. Inhibidores de la recaptación de dopamina y noradrenalina: bupropión

Los antidepresivos tricíclicos son antagonistas de los canales de sodio periféricos y de los receptores espinales de *N*-metil-D-aspartato (NMDA), lo que ayuda a prevenir la sensibilización central, un componente crucial en la fisiopatología del dolor posoperatorio agudo.[3] Aunque está respaldado por un gran número de pruebas, el uso de los ATC más antiguos en el tratamiento del dolor está restringido por sus numerosos efectos secundarios indeseables.[2,4] Sin embargo, los ISRS tienen un mejor perfil de seguridad, con menos efectos secundarios mediados por los receptores de serotonina, pero su uso en el dolor no se ha estudiado tan extensamente, ya que son menos eficaces que los ATC tradicionales.[2] La clase más reciente de inhibidores de la recaptación de serotonina (5-HT) y norepinefrina (NE), como la venlafaxina, inhiben la recaptación tanto de la 5-HT como de la NE, de forma similar a los ATC pero sin afectar a otros receptores no terapéuticos, lo que conlleva menos efectos secundarios y una mejor tolerancia por parte de los pacientes.[2] También interactúan mínimamente con el sistema del citocromo P-450, lo que hace que la interacción con otros fármacos sea mínima y los convierte en un componente útil de cualquier régimen de tratamiento multimodal del dolor.

Evidencia de los antidepresivos en el tratamiento del dolor agudo

En una revisión de 2014 de 15 estudios con 985 participantes con dolor posoperatorio agudo que fueron tratados con antidepresivos, ocho ensayos demostraron la superioridad al placebo para la reducción temprana del dolor.[4] Sin embargo, las preocupaciones metodológicas de estos estudios llevaron a los autores a concluir que no había pruebas suficientes que apoyaran el uso de antidepresivos en el tratamiento del dolor agudo, así como la prevención del dolor posoperatorio crónico. Los futuros ensayos realizados en pacientes cuidadosamente seleccionados deberán evaluar las indicaciones y contraindicaciones de los antidepresivos en el entorno perioperatorio agudo,

TABLA **36.2** **RESUMEN DE ANTIDEPRESIVOS**

Clase	Ejemplos	Mecanismo	Efectos secundarios	Notas
Antidepresivos tricíclicos (ATC)	Amitriptilina Nortriptilina Desipramina	Inhibición de la recaptación de serotonina, inhibición de la recaptación de norepinefrina, antagonista del canal de sodio periférico, antagonista del receptor de *N*-metil-D-aspartato (NMDA) espinal, anticolinérgico, antihistamínico	Anticolinérgicos: xerostomía, taquicardia, retención urinaria, estreñimiento, ambliopía y trastornos de la memoria. Antihistamínico: sedación, somnolencia, aumento de peso. Prolongación del QT	Uso limitado por los efectos secundarios
Inhibidores selectivos de la recaptación de serotonina (ISRS)	Fluoxetina Paroxetina Citalopram Sertralina	El bloqueador de la recaptación presináptica de serotonina aumenta la concentración de serotonina en la hendidura sináptica	Náusea, diarrea, temblor, cefalea, sedación, efectos secundarios sexuales	Poca eficacia de los analgésicos
Inhibidores de la recaptación de serotonina y norepinefrina (IRSN)	Duloxetina Venlafaxina Milnacipran	Inhibición de la recaptación de serotonina (5-HT) y norepinefrina (NE)	Náusea, diarrea, fatiga, somnolencia, disfunción sexual, hipertensión	Bien tolerado en el dolor neuropático, fibromialgia
Inhibidores de la recaptación de dopamina y noradrenalina	Bupropión	Inhibición de la recaptación noradrenérgica y dopaminérgica	Insomnio, nerviosismo, cefalea, irritabilidad, disminución del umbral de convulsión	Las pruebas de la eficacia analgésica son contradictorias

así como el potencial de interacciones farmacológicas adversas y el mayor riesgo de hemorragia perioperatoria.[4] Dirigirse a pacientes con un riesgo especialmente alto de desarrollar dolor posquirúrgico crónico puede justificar el riesgo de efectos adversos del uso de antidepresivos.[4]

Dado que los efectos analgésicos de los fármacos antidepresivos en el dolor crónico suelen observarse días o semanas después de iniciar el tratamiento y aumentar las dosis, puede ser necesario iniciar y titular los antidepresivos durante días o semanas antes de la cirugía para optimizar los resultados en el dolor posoperatorio. En ausencia de un marco temporal claro durante el cual el dolor posoperatorio agudo transita hacia el dolor posoperatorio crónico, puede ser necesario continuar con los antidepresivos durante varios días o incluso semanas después del alta hospitalaria posoperatoria.[4]

Inicio del tratamiento

Los antidepresivos suelen tener que iniciarse con una dosis de ¼ a ½, de la recomendada, y subirla de manera gradual en 2-3 semanas hasta alcanzar la dosis completa, para minimizar los efectos secundarios y mejorar la tolerancia del paciente. Esto es especialmente clave en la población de edad avanzada. Los pacientes con dolor suelen tomar otros medicamentos que pueden potenciar los efectos secundarios de los antidepresivos, y esto debe tenerse en cuenta al titular la dosis. Lo ideal es realizar reevaluaciones frecuentes cada 2-4 semanas antes de aumentar la dosis.

Mecanismo de acción de los antidepresivos como analgésicos

Aunque existe consenso sobre los beneficios terapéuticos de los antidepresivos como la amitriptilina y la duloxetina en el tratamiento del dolor neuropático, el mecanismo por el que ejercen estas acciones sigue siendo poco conocido.[2-4]

Los antidepresivos en el dolor crónico actúan a través de diferentes mecanismos postulados. El refuerzo de las vías inhibitorias descendentes del dolor mediante el aumento de la cantidad de norepinefrina y serotonina en la hendidura sináptica tanto a nivel supraespinal como espinal es uno de los principales mecanismos. El alivio de la depresión subyacente que altera negativamente el componente afectivo del dolor es otro. En el dolor agudo, los principales mecanismos por los que actúan los antidepresivos incluyen el bloqueo de los canales de sodio, el antagonismo de los receptores NMDA,[3,4] el bloqueo de los receptores centrales de la sustancia P y la neuromodulación de los sistemas opioides endógenos.[2]

Dentro de cada clase de antidepresivo, existen de nuevo diferencias considerables en el grado de alivio del dolor que proporciona cada fármaco en distintas poblaciones. Esto fue evidente en un estudio cruzado que analizó a 31 pacientes con neuralgia posherpética tratados con amitriptilina y nortriptilina. Mientras que cinco pacientes tuvieron un buen alivio del dolor con la amitriptilina, siguieron experimentando un dolor entre moderado y grave con la nortriptilina, y otros cuatro pacientes tuvieron un buen alivio del dolor con la nortriptilina pero ninguno con la amitriptilina.

Condiciones dolorosas que responden a los antidepresivos

Aunque se han tratado diversos síndromes de dolor con antidepresivos, el dolor neuropático parece ser el que más responde a esta clase de fármacos. La neuropatía periférica de etiología compresiva, diabética, posherpética o relacionada con el VIH, la neuritis posterior a la radiación o quimioterapia, el dolor por desaferentación, los síndromes de dolor central, las plexopatías y el síndrome de dolor poslaminectomía responden bien a los antidepresivos,[2,3,5] mientras que su papel en el dolor puramente nociceptivo es menos impresionante.

Antidepresivos tricíclicos

Esta clase de antidepresivos, la más antigua, es la que más pruebas tiene de su eficacia en el tratamiento del dolor agudo neuropático y crónico. Sus propiedades analgésicas son independientes de sus acciones antidepresivas.[2,3] Sin embargo, también actúan sobre otros múltiples neurorreceptores, lo que explica sus numerosos efectos secundarios, que a menudo limitan su uso en el paciente con dolor crónico.[2] La elección de un ATC para tratar la depresión se basa sobre todo en la tolerancia del paciente a sus efectos secundarios anticolinérgicos y antihistamínicos, ya que todos son igualmente eficaces como antidepresivos. La amitriptilina y la imipramina se asocian a más sedación, hipotensión ortostática y aumento de peso. La nortriptilina tiene menos efectos secundarios anticolinérgicos, y la desipramina es el menor de todos los ATC.[4]

Papel en el tratamiento del dolor

Los ATC tienen efectos analgésicos independientes no relacionados con su efecto antidepresivo, a diferencia de los ISRS.[2,3] Son superiores a los IRSN como analgésicos, quizá debido al antagonismo de los receptores NMDA y al bloqueo de los canales de sodio, además de su inhibición de la recaptación de serotonina y norepinefrina.[2-4] Son eficaces en el dolor de la neuropatía diabética, la neuralgia posherpética, el síndrome de dolor regional complejo, el dolor radicular, el dolor posterior a un accidente vascular cerebral y las cefaleas crónicas.[5] Tienen propiedades ahorradoras de opioides y pueden utilizarse eficazmente como analgésicos preventivos en el tratamiento del dolor perioperatorio agudo. Las dosis analgésicas habituales (25-75 mg) son más bajas que la dosis típica de antidepresivos (75-150 mg).[5,6]

Efectos adversos

Los ATC bloquean los receptores muscarínicos produciendo efectos anticolinérgicos como xerostomía, taquicardia, retención urinaria, estreñimiento, ambliopía y trastornos de la memoria. La sedación, la somnolencia, el aumento de peso y la potenciación de otros depresores del sistema nervioso central (SNC) se atribuyen al bloqueo de los receptores de la histamina (H1).[3-6] Bloquean los receptores adrenérgicos Alfa 1, lo que provoca somnolencia e hipotensión postural, mientras que el bloqueo de los receptores adrenérgicos Alfa 2 puede causar priapismo e interferir con las propiedades antihipertensivas de los agonistas Alfa 2, como la clonidina y la metildopa, si se administran de manera simultánea. Algunos ATC bloquean los receptores dopaminérgicos causando síntomas extrapiramidales, rigidez, temblor, acinesia, discinesia tardía, síndrome neuroléptico maligno, así como un aumento de la producción de prolactina. Todos los ATC disminuyen el umbral convulsivo.

Inicio del tratamiento

Antes de iniciar el tratamiento con ATC, se recomienda realizar pruebas de laboratorio rutinarias de nitrógeno ureico en sangre, creatinina, electrolitos y pruebas de función hepática. Como son arritmogénicos y pueden prolongar el intervalo QT, todos los pacientes mayores de 40 años o con una enfermedad cardiaca preexistente deben hacerse un electrocardiograma de referencia para asegurarse de que el intervalo QT corregido (QTC) es < 450 ms. Los ATC deben iniciarse con la dosis más baja posible, sobre todo en los ancianos, y subir de manera gradual hasta las dosis terapéuticas en función de la tolerancia a los efectos secundarios.

Interrupción de los ATC: la interrupción brusca puede provocar un síndrome de abstinencia que se manifiesta con fiebre, sudoración, cefalea, mareos, náusea y acatisia.

Sobredosis con ATC: a diferencia de lo que ocurre con los ISRS, la sobredosis con ATC puede ser letal, y esta es una de las principales causas de muerte por sobredosis de fármacos, en general como resultado de los efectos anticolinérgicos y arritmogénicos. Los ATC tienen un estrecho margen terapéutico, por lo que es necesario controlar periódicamente los niveles en sangre, ya que una dosis de tres a cinco veces la terapéutica puede ser letal.

Inhibidores selectivos de la recaptación de serotonina

Estos son los antidepresivos más recetados por su eficacia y su bajo perfil de efectos secundarios. Bloquean la bomba presináptica de recaptación de serotonina en el SNC aumentando la concentración de serotonina en la hendidura sináptica y facilitando la neurotransmisión.

Papel en el tratamiento del dolor

Hay pocas pruebas que apoyen los ISRS como analgésicos únicos.[4-7] Junto con otros analgésicos en el paciente con depresión, se observa una reducción del dolor debido a la mejora del componente afectivo del dolor por sus propiedades antidepresivas. Los informes de casos de alivio sostenido del dolor en pacientes con neuropatía diabética no están respaldados por ensayos doble ciego controlados con placebo.

Inicio de la terapia

Antes de iniciar la terapia con ISRS, no se requiere ningún análisis de laboratorio adicional. Una revisión exhaustiva del historial médico del paciente y de los medicamentos concurrentes determinará la idoneidad. La titulación de la dosis se basa en la respuesta clínica y la tolerancia de los efectos secundarios. Por lo regular se comienza con ½ de la dosis recomendada y se va titulando en el transcurso de 1 semana.

La paroxetina es más sedante y un ansiolítico más fuerte debido a sus efectos anticolinérgicos y se administra por la noche. Tiene una vida media más corta que otros ISRS, con la posibilidad de que se produzcan síntomas de abstinencia si se interrumpe bruscamente. La fluoxetina es más estimulante y se administra por la mañana. La sertralina y el citalopram son menos sedantes y suelen recetarse por las mañanas.

Los ISRS inducen o inhiben varias enzimas del citocromo P-450 (CYP450), aumentando los niveles séricos de los ATC y las benzodiacepinas. También pueden alterar los niveles de otros fármacos metabolizados por el hígado como los antipsicóticos, el litio, la carbamazepina y los analgésicos metadona, oxicodona y fentanilo. La paroxetina, la fluoxetina, la fluvoxamina en menor medida y la sertralina en dosis más elevadas inhiben el citocromo C2D6 aumentando los niveles sanguíneos de algunos metabolitos opioides. El citalopram y el escitalopram presentan una mínima inhibición de la enzima CYP450.

Efectos adversos

Náusea, diarrea, temblor, cefalea, sedación y sobreestimulación son efectos secundarios comunes. Los efectos secundarios sexuales como la impotencia, la disfunción eyaculatoria, la disminución de la libido y la incapacidad para alcanzar el orgasmo se observan en cerca de 75% de los pacientes que toma ISRS, en especial con la edad avanzada.[8]

Entre los efectos secundarios más raros se encuentran la acatisia, la distonía, el síndrome de secreción inapropiada de hormona antidiurética y las palpitaciones.[3-7] Se ha informado de osteoporosis y de un mayor riesgo de hemorragia con todos los ISRS. Otros medicamentos que el paciente toma, como los anticoagulantes, los antiagregantes plaquetarios y los antiinflamatorios no esteroideos (AINE), pueden aumentar este riesgo, en particular en la población de alto riesgo.

El síndrome de serotonina es un riesgo importante cuando los ISRS se coadministran con IRSN, ATC, triptanes, inhibidores de la monoaminooxidasa (IMAO), antieméticos, así como con varios analgésicos comunes como tramadol, fentanilo, meperidina y pentazocina. El uso con tramadol también puede reducir el umbral de las convulsiones. La sobredosis de ISRS rara vez es mortal. La interrupción de los ISRS debe incluir una disminución gradual para evitar síntomas de abstinencia como náusea, diarrea, cefalea o mialgias.

Inhibidores de la recaptación de serotonina y norepinefrina

Esta clase de antidepresivos se reconoce cada vez más como coadyuvantes útiles en el tratamiento del dolor musculoesquelético, la fibromialgia y el dolor crónico.[9] Se unen a los transportadores de serotonina (5-HT) y norepinefrina (NE) inhibiendo su recaptación. Sin embargo, difieren en su afinidad con estos receptores y, en consecuencia, en su potencia. También son inhibidores débiles de los receptores alfa-1, colinérgicos e histamínicos, lo que explica su mejor perfil de efectos secundarios en comparación con los ATC. A diferencia de los ISRS, suelen tener una curva de respuesta a la dosis ascendente que conduce a un aumento del efecto con dosis más altas.[10] Cuando se utilizan junto con los IMAO o el tramadol, estos medicamentos pueden causar el síndrome de serotonina.

Venlafaxina

Farmacocinética: la venlafaxina es un inhibidor de la captación de 5-HT relativamente débil y un inhibidor de la captación de NE aún más débil, con una diferencia de casi 30 veces en la unión de los dos transportadores.[10] A dosis bajas, se une principalmente al transportador de serotonina y, a medida que se aumenta la dosis, se une cada vez más a aquel de NE. La venlafaxina se metaboliza sobre todo por la enzima del citocromo P2D6 (CYP2D6) al metabolito activo *O*-desmetilvenlafaxina (desvenlafaxina).[10] La venlafaxina tiene una vida media de 5 horas; la desvenlafaxina, de 12 horas. Esta se prolonga aún más en los pacientes con insuficiencia renal y hepática, por lo que es necesario reducir la dosis en 50% en presencia de una disfunción hepática y renal significativa.[10] Ambas tienen una baja unión a las proteínas e interactúan mínimamente con el sistema del citocromo P-450, lo que minimiza cualquier potencial de interacción entre medicamentos.

Inicio del tratamiento

Empiece con una dosis baja de 37.5 mg 2-3 veces al día durante una semana y luego suba la dosis hasta 150-225 mg/día en función de la respuesta clínica y la tolerancia a los efectos secundarios. Se requiere precaución adicional en pacientes hipertensos debido a la elevación de la presión arterial a dosis más altas.

Efectos adversos

Los efectos secundarios típicos incluyen náusea, diarrea, fatiga, somnolencia y disfunción sexual, mientras que las dosis más altas producen ligeros aumentos de la presión arterial, taquicardia, temblores, diaforesis y ansiedad. Debido a la inhibición de la recaptación de NE, puede producirse una elevación de la presión arterial dependiente de la dosis, aunque rara vez se observa en dosis inferiores a 225 mg/día.

Evidencia del papel en el dolor

La venlafaxina es estructuralmente como el tramadol y en ratones se ha demostrado que proporciona una analgesia mediada por los receptores opioides que se revierte con la naloxona. La literatura médica respalda el uso de la venlafaxina en múltiples estados de dolor, como la fibromialgia, las cefaleas y los estados de dolor neuropático como la neuropatía periférica, la neuralgia posherpética, la neuralgia intercostal, el síndrome de dolor regional complejo, el dolor posterior a un accidente vascular cerebral y el dolor facial atípico en la esclerosis múltiple.[5-10] Su efecto antinociceptivo es independiente de su actividad antidepresiva. La tolerancia por parte de los pacientes es significativamente mejor que con los ATC o los ISRS, con mínimos efectos adversos notificados. La venlafaxina conserva su eficacia con la terapia de mantenimiento a largo plazo, a diferencia de la terapia prolongada con los ISRS.

Duloxetina

La duloxetina es un inhibidor de la recaptación de 5-HT y NE más potente que la venlafaxina. La afinidad de unión de la duloxetina es de aproximadamente 10:1 para el transportador de 5-HT y NE. También es un inhibidor moderado de la CYP2D6, lo que requiere precaución cuando se administra con otros fármacos que se metabolizan preferentemente por la CYP2D6. Esto puede requerir reducciones de la dosis, así como una cuidadosa vigilancia de los efectos adversos.[10]

Efectos adversos

Náusea, sequedad de boca, estreñimiento, insomnio, mareos, astenia e hipertensión son efectos secundarios comunes.[5,10]

Indicaciones

La duloxetina está indicada para el tratamiento del trastorno depresivo mayor, el trastorno de ansiedad generalizada, el dolor de la neuropatía periférica diabética, la fibromialgia y el dolor musculoesquelético. Como único antidepresivo aprobado por la FDA para su uso en el dolor y las afecciones psiquiátricas, es la opción preferida para el dolor neuropático en pacientes con trastornos psiquiátricos.[10]

Milnaciprán

El milnaciprán es un IRSN que se comercializa en Estados Unidos principalmente como tratamiento de la fibromialgia y no como antidepresivo.[10] Se metaboliza por el CYP3A4, mientras que la conjugación directa y la eliminación renal representan la mayor parte de su aclaramiento. Tiene mínimas interacciones farmacocinéticas y farmacodinámicas con otros fármacos. Su vida media es de unas 10 horas y requiere una dosis de dos veces al día.[10] La disuria es un efecto adverso común dependiente de la dosis que se observa hasta en 7% de los pacientes. Las dosis más altas pueden causar elevaciones de la presión arterial y del pulso.[10]

Antidepresivos y riesgo de hemorragia

Tanto los ISRS como los IRSN tienen grados intermedios o altos de inhibición de la recaptación de serotonina y se asocian a un mayor riesgo de hemorragia debido a la inhibición de la agregación plaquetaria mediada por la serotonina.[3,5,11] Otros mecanismos propuestos son la disminución de la afinidad de unión a las plaquetas, la inhibición de la movilización del calcio y la disminución del metabolismo de los AINE, lo que aumenta sus niveles en sangre y sus efectos antiplaquetarios. Sin embargo, los antidepresivos no serotoninérgicos como el bupropión, la mirtazapina y algunos ATC no inhiben la recaptación de serotonina y no se asocian a un mayor riesgo de hemorragia intraoperatoria. Los aumentos de la secreción de ácido gástrico inducidos por los ISRS pueden aumentar el riesgo de hemorragia digestiva asociado a los AINE, en especial en pacientes con insuficiencia hepática.[11]

Otros antidepresivos

Bupropión

El bupropión es un inhibidor de la recaptación noradrenérgica y dopaminérgica con eficacia analgésica independiente en el tratamiento del dolor neuropático. A diferencia de otros antidepresivos, es un psicoestimulante.[6]

Indicaciones

Las indicaciones del buproprión incluyen la depresión, el dolor neuropático, el trastorno por déficit de atención e hiperactividad y el abandono del tabaco. Se utiliza para compensar los efectos sedantes de los opioides en el tratamiento del dolor.

Papel en el tratamiento del dolor

Las pruebas de su eficacia analgésica son contradictorias: dos estudios apoyan su uso en una amplia variedad de afecciones de dolor neuropático, mientras que un ensayo controlado aleatorio (ECA) en 44 pacientes con dolor lumbar crónico (DL) no mostró ningún efecto analgésico significativo.

Inicio del tratamiento

La dosis inicial es de 75-100 mg/día administrada por las mañanas. La dosis nocturna puede provocar insomnio. A lo largo de una semana, la dosis se titula hasta 100-150 mg dos veces al día.

Efectos adversos

Los efectos secundarios más comunes son el insomnio si se administra por la noche, el nerviosismo, la cefalea y la irritabilidad, así como la disminución del umbral de convulsiones a dosis más altas, en el rango de 450-600 mg/día. Esto requiere precaución cuando se coprescribe con tramadol, ya que la disminución del umbral convulsivo puede ser aditiva. Es prudente evitar el bupropión en los pacientes que toman IMAO y tienen trastornos alimentarios o convulsiones.[6]

Mirtazapina

La mirtazapina tiene un mecanismo de acción novedoso. Potencia la neurotransmisión de noradrenalina y serotonina por su acción directa sobre varios receptores alfa-adrenérgicos y serotonérgicos.[6,12] Es un antidepresivo muy eficaz cuyos efectos se observan antes que la mayoría de los demás antidepresivos, ya en la primera semana de tratamiento, pero con un potencial analgésico limitado.

Efectos adversos

No hay efectos anticolinérgicos significativos. Los efectos serotoninérgicos y antihistamínicos se observan con dosis bajas de 15-30 mg/día que producen aumento de peso, sedación y efectos ansiolíticos, mientras que los efectos noradrenérgicos se observan con dosis más altas de 45-60 mg/día que producen ansiedad y excitación.[6] Disminuye la liberación de cortisol y corticotrofina. Ocasionalmente puede producirse neutropenia y agranulocitosis.

Trazodona

La trazodona es un antagonista de la serotonina 2/inhibidor de la recaptación (SARI, por sus siglas en inglés) utilizado tanto para el insomnio como para la depresión. Sus propiedades sedantes limitan la capacidad de aumentar la dosis lo suficiente para que sea eficaz como antidepresivo.[6] Suele ser la opción preferida para el insomnio en pacientes con dolor.[6] La dosis típica para el insomnio es de 25-100 mg al acostarse y para la depresión es de 50-600 mg/día.

Los efectos secundarios más comunes son sequedad de boca, estreñimiento, mareos, hipotensión ortostática y cefalea. El priapismo se produce en 1:1 000 a 1:10 000 casos.[6]

Como analgésico, hay pocas pruebas que lo respalden, aunque puede ayudar por su efecto antidepresivo a mejorar el componente afectivo de la percepción del dolor.[6]

Relajantes del músculo esquelético

Los relajantes del músculo esquelético se prescriben a menudo para una serie de afecciones musculoesqueléticas como el dolor lumbar, el dolor de cuello, el síndrome de dolor miofascial, la fibromialgia y la cefalea tensional, aunque las pruebas de su eficacia clínica y su tolerabilidad son limitadas, en el mejor de los casos.[13] El objetivo de la prescripción de relajantes musculares es aliviar el dolor de los espasmos musculares y restaurar la función, permitiendo al paciente volver a sus actividades de la vida diaria. Actúan de forma centralizada en el cerebro o a nivel de las neuronas espinales.

Pruebas de eficacia en el dolor agudo

Dolor de espalda y cuello

La mayoría de las pruebas que apoya su eficacia procede de estudios mal diseñados. Varios metaanálisis y revisiones sistemáticas apoyan el uso a corto plazo de relajantes musculares para tratar el dolor lumbar agudo cuando el paracetamol o los AINE son ineficaces, están contraindicados o no se toleran.[13] No hay pruebas que sugieran que los relajantes musculares sean superiores a estos medicamentos de venta libre, aunque pueden ser más eficaces que el placebo.[13-16] Los estudios que comparan diferentes relajantes musculares no han demostrado que ninguno sea superior a otro. La ciclobenzaprina ha demostrado ser eficaz en una variedad de afecciones musculoesqueléticas dolorosas y es el fármaco de esta clase más estudiado.[13,15] El efecto sedante de la ciclobenzaprina y la tizanidina es en especial beneficioso en pacientes con insomnio debido a espasmos musculares. Las pruebas que apoyan la eficacia de los relajantes musculares menos sedantes, como el metocarbamol y la metaxalona, son aún más limitadas.[13] El uso de los relajantes musculares en el tratamiento del dolor agudo está limitado por sus efectos secundarios, con somnolencia y mareos comúnmente reportados con todos ellos.[13-15]

En una revisión de 2016 de 15 ECA que incluían a 3 362 participantes, solo 5 ensayos que incluían a 496 participantes proporcionaron pruebas de alta calidad del alivio del dolor clínicamente significativo de los relajantes musculares para el alivio a corto plazo del dolor lumbar agudo.[17] No se proporcionó información sobre los resultados a largo plazo, y se desconoce su eficacia para el dolor lumbar crónico. No hubo pruebas que apoyaran el uso de las benzodiacepinas en el dolor lumbar. La mediana de la tasa de acontecimientos adversos de los relajantes musculares en estos ensayos clínicos fue como la del placebo.[6,13,17]

Existen algunas pruebas que apoyan el uso de relajantes musculoesqueléticos sin benzodiacepinas, como el carisoprodol, la ciclobenzaprina, la orfenadrina y la tizanidina para el alivio moderado a corto plazo del dolor lumbar agudo, en comparación con el placebo.[13] Las pruebas para su uso en el dolor lumbar crónico son limitadas.

En un metaanálisis de 14 estudios de baja calidad que comparaban la ciclobenzaprina con el placebo para el dolor de espalda y cuello, se descubrió que era moderadamente más eficaz que el placebo durante los primeros días de tratamiento, pero no a las 2 semanas y con más efectos secundarios en el SNC.[13,15]

Las pruebas apuntan al uso de relajantes musculares más como terapia complementaria a los analgésicos en el tratamiento del dolor lumbar agudo, que como agentes de primera línea. En un estudio abierto de 20 pacientes, la ciclobenzaprina, además del naproxeno, proporcionó una disminución estadísticamente significativa del espasmo muscular y la sensibilidad en comparación con el naproxeno solo.[6,13] Una revisión de Cochrane de tres ensayos de alta calidad con un total de 560 pacientes demostró que la tizanidina más los AINE proporcionaban un alivio más eficaz del dolor y el espasmo muscular que los analgésicos solos.[13] Existen pruebas razonables de que la terapia combinada permite una recuperación más rápida, con efectos secundarios generales mínimos.[13]

Fibromialgia

En un metaanálisis de cinco ensayos con un cegamiento deficiente y una alta tasa de abandono que incluía a 312 pacientes con fibromialgia, los autores informaron de que la ciclobenzaprina mejoraba moderadamente el sueño y el dolor, pero se desconocían los beneficios a largo plazo.[13]

Datos comparativos

Existen pocos datos que comparen los relajantes del músculo esquelético entre sí. En una revisión sistemática de 46 ensayos con deficiencias metodológicas sobre el dolor lumbar o el dolor de cuello, en los que se utilizaron ciclobenzaprina, tizanidina, carisoprodol y orfenadrina, todos mostraron algún beneficio. Un estudio demostró que el carisoprodol era mejor que el diazepam en el alivio del espasmo muscular y el estado funcional en pacientes con dolor lumbar, mientras que otro que comparaba la tizanidina con la clorzoxazona no mostró ninguna diferencia significativa.[13]

Otra revisión sistemática que incluyó unos pocos estudios de mayor calidad no reveló diferencias en los resultados entre ciclobenzaprina frente a carisoprodol; clorzoxazona frente a tizanidina, o diazepam frente a tizanidina.[13,14]

Los pacientes con lumbalgia o fibromialgia pueden beneficiarse de la ciclobenzaprina a la mitad de su dosis recomendada por el fabricante (5 mg), con menos efectos adversos. Las dosis más altas de ciclobenzaprina o tizanidina se reservan para los pacientes con molestias graves o espasmos musculares, en los que la sedación puede ser beneficiosa.[13] Los candidatos ideales son los pacientes más jóvenes con comorbilidades limitadas o sin ellas. Aunque la metaxalona y el metocarbamol tienen pruebas limitadas que apoyan su uso, benefician a los pacientes que no pueden tolerar los relajantes musculares más sedantes.[13]

Efectos adversos

Aunque las pruebas de la eficacia de los relajantes del músculo esquelético en el dolor musculoesquelético son limitadas, existen pruebas sólidas de un aumento de los efectos adversos totales (RR = 1.50; IC de 95%, 1.14-1.98) y de los efectos adversos del SNC (RR = 2.04; IC de 95%, 1.23-3.37) con el uso de relajantes musculares en comparación con el placebo (RR = 0.95; IC de 95%, 0.29-3.19) en ocho ensayos diferentes de dolor lumbar agudo.[13,15] Los efectos adversos gastrointestinales no fueron diferentes en los dos grupos. Los efectos secundarios del SNC, como la somnolencia, los mareos y la cefalea, son comunes a la mayoría de los fármacos de esta clase. La depresión respiratoria cuando se utiliza en combinación con otros sedantes es frecuente.[6,13-18] En un estudio, el uso de relajantes musculares en el dolor lumbar agudo se asoció a una recuperación más lenta de la función.[19]

La elección de un relajante muscular en un paciente individual debe basarse, en última instancia, en la preferencia de este, el perfil de efectos secundarios, el costo, la cobertura del seguro, así como el potencial de abuso y las interacciones farmacológicas, en ausencia de datos de eficacia comparables.

A grandes rasgos, los relajantes del músculo esquelético se dividen en dos subclases:

1. Antiespasticidad: el baclofeno y el dantroleno se prescriben a menudo para afecciones como la parálisis cerebral y la esclerosis múltiple.
2. Antiespasmódicos: el carisoprodol, la ciclobenzaprina, la metaxalona y el metocarbamol se encuentran entre los agentes más comunes prescritos para el dolor musculoesquelético agudo.

A pesar de su popularidad, la American Pain Society y la American College of Physicians no recomiendan el uso rutinario de relajantes musculares como agentes de primera línea en el tratamiento del dolor, pero se consideran si el paracetamol o los AINE son ineficaces, están contraindicados o no se toleran.[14]

Ciclobenzaprina

Estructuralmente, al igual que los ATC, la ciclobenzaprina inhibe la recaptación de norepinefrina en el *locus coeruleus*, y en la médula espinal inhibe las vías serotoninérgicas descendentes. Esto tiene un efecto inhibidor sobre las motoneuronas alfa de la médula espinal y una disminución de los disparos, lo que provoca una reducción de los reflejos espinales, tanto monosinápticos como polisinápticos.[6,14] Un metaanálisis que evaluó la eficacia de la ciclobenzaprina mostró su superioridad respecto al placebo en el tratamiento de la fibromialgia, pero su inferioridad respecto a los antidepresivos. Hay pruebas sólidas para el uso de la ciclobenzaprina en el dolor espinal cervical y lumbar y el espasmo muscular y pruebas moderadas para su uso en el trastorno de la articulación temporomandibular con dolor miofascial.[6]

Dosis: 5 mg tres veces al día, aumentando según tolerancia hasta 10 mg tres veces al día.
Efectos adversos: efectos secundarios anticolinérgicos como somnolencia, sequedad de boca, retención urinaria, aumento de la presión intraocular. Raramente se observan arritmias, convulsiones, infarto de miocardio.
Precauciones: evite su uso en caso de insuficiencia hepática.[13]

Categoría C de embarazo de la FDA

Tizanidina

La tizanidina es un agente antiespasmódico, un agonista débil en los receptores alfa-2 adrenérgicos y potencia la inhibición presináptica de las neuronas motoras espinales.

Dosis: empezar con 4 mg cada 6-8 horas. Aumentar según la tolerancia hasta 36 mg diarios. Disminuir la dosis antes de suspenderla para evitar los síntomas de abstinencia y la hipertensión de rebote.[13]
Efectos adversos: hipotensión relacionada con la dosis, sequedad de boca y sedación. Hepatotoxicidad que requiere pruebas de la función hepática a los 1, 3 y 6 meses después del inicio.
Se observa una disminución de la eficacia con los anticonceptivos orales.

Categoría C de embarazo de la FDA

Carisoprodol

El carisoprodol bloquea la actividad interneuronal en la formación reticular descendente y la médula espinal para producir relajación muscular y se metaboliza en una sustancia controlada de clase III, el **meprobamato**, que es un sedante que puede producir dependencia psicológica y física.[6,13,18] La interrupción puede provocar síntomas de abstinencia y debe hacerse de forma gradual.

Dosis: 350 mg cuatro veces al día. No se recomienda en niños menores de 12 años.

Efectos adversos: pueden producirse reacciones de tipo idiosincrásico (pérdida visual breve, cuadriplejía transitoria, cambios en el estado mental) y alérgico al inicio del tratamiento. Se observa depresión respiratoria cuando se utiliza en combinación con otros sedantes como las benzodiacepinas, los barbitúricos y otros relajantes musculares. Está contraindicado en la porfiria intermitente aguda.[13,18]

Debido a su potencial de abuso y a la falta de superioridad con respecto a otros relajantes musculares, el carisoprodol y el diazepam deben ser agentes de última elección reservados para los pacientes que no respondan a otros agentes.

Categoría de embarazo de la FDA: C

Diazepam

Es un agente antiespasmódico de acción central que aumenta la transmisión inhibitoria del GABA. Tiene una vida media de eliminación larga y debe evitarse en los ancianos y en los pacientes con un deterioro cognitivo o hepático significativo. Deben monitorearse regularmente el recuento sanguíneo completo y las pruebas de la función hepática. Los estudios muestran una fuerte evidencia para su uso en la espasticidad de origen espinal y una evidencia moderada en la cefalea de tipo tensional y el dolor orofacial.

Dosis: 2-10 mg tres o cuatro veces al día.

Efectos adversos: tiene potencial de abuso y puede interactuar con los inhibidores del CYP450.

Categoría de embarazo de la FDA: D

Debe evitarse en particular en el primer trimestre. Los estudios más antiguos mostraban una mayor probabilidad (1%) de anomalías de labio/paladar hendido, pero esto ha sido refutado desde entonces.[20]

Baclofeno

El baclofeno es un agente antiespástico de acción central que reduce la liberación de neurotransmisores excitatorios en el cerebro y la médula espinal mediante la activación de los receptores GABA-B e inhibe la liberación de la sustancia P en la médula espinal.[6,14] Existen pruebas sólidas para el uso del baclofeno en la espasticidad de origen espinal y pruebas moderadas para su uso en la distonía cervical, la enfermedad de neurona motora superior, el síndrome de persona rígida y el dolor lumbar agudo.[6,14] Está aprobado por la FDA para su uso en bombas intratecales para la espasticidad.[6,14]

Dosis: 5 mg tres veces al día, titulados lentamente hasta 80 mg/día.

Efectos adversos: confusión, ataxia, estreñimiento, hipotensión y aumento de peso. El síndrome de abstinencia con aumento de la espasticidad, convulsiones y alucinaciones se produce con la interrupción brusca de las dosis más altas.[14] Utilizar con precaución en caso de deterioro de la función renal.

Categoría de embarazo de la FDA: C

Metaxalona

Los mareos y la somnolencia se observan con menos frecuencia que con otros relajantes musculares. Debe utilizarse con precaución en caso de insuficiencia hepática. Puede provocar depresión respiratoria cuando se utiliza con otros sedantes.

Efectos adversos: leucopenia, raramente anemia hemolítica, calambres musculares paradójicos.[13,18]

Dosis: 800 mg tres veces al día. No se recomienda en niños menores de 12 años.

Categoría de embarazo de la FDA: C

Metocarbamol

Es un relajante de acción central, aunque no se conoce el mecanismo exacto. Hay pruebas de calidad moderada para su uso en espasmos musculares agudos y calambres nocturnos en las piernas.[13]

Dosis: 1 500 mg cuatro veces al día durante los primeros 3 días, luego se reduce a 750 mg cuatro veces al día.

Efectos adversos: puede provocar una exacerbación de los síntomas de la miastenia gravis y causar una orina negra, marrón o verde.[13]

Categoría de embarazo de la FDA: C

Pocos informes de anomalías fetales.

Clorzoxazona

La clorzoxazona actúa a nivel central quizás a través de la inhibición de las vías reflejas polisinápticas, aunque se desconoce el mecanismo de acción exacto. Existen pruebas moderadas de su uso en el dolor lumbar agudo, la distensión muscular lumbosacra aguda y el dolor musculoesquelético.[6]

Dosis: 250 mg tres o cuatro veces al día.

Efectos adversos: orina roja o anaranjada. Irritación gastrointestinal y raramente hemorragias. Evitar en pacientes con insuficiencia hepática. Es rara la hepatotoxicidad.

Categoría de embarazo de la FDA: C

Orfenadrina

Tiene una vida media de eliminación larga que requiere dosis reducidas en los ancianos.[13]

Dosis: 100 mg dos veces al día.

Efectos adversos: los efectos anticolinérgicos, irritación gastrointestinal, confusión, taquicardia y las reacciones de hipersensibilidad se observan con dosis más altas. Es rara la anemia aplástica. Evitar en pacientes con glaucoma, cardioespasmo y miastenia gravis.[13]

Categoría de embarazo de la FDA: C

Resumen

En general, las pruebas que apoyan el uso de los relajantes del músculo esquelético en el dolor musculoesquelético son limitadas. No son agentes preferidos de primera línea y deben considerarse solo para el alivio del dolor a corto plazo, a menudo como complemento de otras modalidades de tratamiento del dolor que incluyen la fisioterapia, los analgésicos de venta libre, los AINE, los opioides y las inyecciones en puntos gatillo.[13,14] También pueden utilizarse como alternativa a los AINE en pacientes con disfunción renal y gastrointestinal. El uso diario y crónico de relajantes musculares no está basado en la evidencia.[13]

Medicamentos antiepilépticos

Los fármacos antiepilépticos (FAE), también conocidos como estabilizadores de membrana, se utilizan con frecuencia en el manejo del dolor crónico, en especial para el tratamiento de los estados de dolor neuropático. Este dolor abarca una variedad de entidades clínicas como la neuropatía periférica diabética, la neuralgia del trigémino y el dolor por lesión medular. Los FAE se han utilizado en el tratamiento de estos estados durante años; sin embargo, solo en la última década estos medicamentos han ganado popularidad para su uso en el entorno perioperatorio agudo. En la siguiente sección, cubriremos los FAE utilizados habitualmente en el tratamiento del dolor, discutiremos los mecanismos de acción pertinentes y presentaremos los datos relativos a su uso para los estados de dolor agudo.

En particular, todos los FAE comparten el efecto secundario común de un aumento del riesgo de pensamientos o comportamientos suicidas, al margen de la indicación de uso. Por ello, los pacientes sometidos a FAE deben ser vigilados para detectar cambios de humor, depresión o pensamientos suicidas.[21,22]

Gabapentinoides

La gabapentina y la pregabalina se clasifican colectivamente como "gabapentinoides". Aunque el nombre "gabapentina" sugiere un mecanismo de acción que implica la neurotransmisión o el receptor del ácido γ-aminobutírico (GABA), estos fármacos actúan como inhibidores de la subunidad alfa 2 delta de los canales de calcio presinápticos activados por voltaje, reduciendo la afluencia de calcio en las terminales presinápticas. Aunque estos agentes son estructuralmente como el neurotransmisor GABA, carecen de cualquier acción en el receptor GABA.[5,23]

La gabapentina se aprobó en un inicio para el tratamiento de las convulsiones, pero desde entonces se ha utilizado para otras afecciones neurológicas, como el dolor neuropático, el síndrome de piernas inquietas, la abstinencia de alcohol y la ansiedad.[24] En el momento de escribir este artículo, la gabapentina está aprobada por la FDA para el tratamiento de las convulsiones y la neuralgia posherpética.[5]

Su acción farmacológica se debe a la actividad del compuesto original más que a sus metabolitos. Su biodisponibilidad oral no es proporcional a la dosis, ya que la absorción depende de los receptores de transporte activo en el intestino; disminuye con el aumento de la dosis. Por ejemplo, una dosis de 900 mg dividida en tres tomas diarias se absorbe en 60%; 3 600 mg administrados tres veces al día se absorben en 33% y 4 800 mg se absorben en 27%. La concentración plasmática máxima se produce 3 horas después de la ingestión. La eliminación es por excreción renal del fármaco inalterado. La vida media oscila entre 5 y 7 horas en quienes tienen una función renal normal. La dosis debe ajustarse en pacientes con insuficiencia renal o que estén en hemodiálisis.[5]

La pregabalina tiene un mecanismo de acción como la gabapentina. Hoy día está aprobada para su uso en trastornos convulsivos, neuropatía periférica diabética, dolor relacionado con lesiones de la médula espinal, fibromialgia y neuralgia posherpética. En comparación con la gabapentina, la pregabalina tiene una mayor biodisponibilidad oral, con una absorción superior a 90%, y los niveles plasmáticos máximos se observan una hora después de la ingestión. A diferencia de la gabapentina, la absorción es independiente de la dosis. La pregabalina se elimina por excreción renal como fármaco inalterado con una semivida de eliminación media de 6.3 horas cuando la función renal es normal. Como en el caso de la gabapentina, la dosis debe ajustarse en las personas con insuficiencia renal.[23]

A pesar de las diferencias en la farmacocinética y la absorción, la gabapentina y la pregabalina suelen utilizarse de manera indistinta debido a su estructura molecular y modo de acción similares. Por desgracia, no existen ensayos con comparación directa de los dos fármacos para el dolor. Sin embargo, de forma anecdótica, los pacientes suelen informar de que responden de forma diferente a cada uno de estos medicamentos, tanto en términos de eficacia como de efectos secundarios relacionados.

Los perfiles de efectos secundarios de la gabapentina y la pregabalina son similares. Las reacciones adversas más comunes en adultos son mareos, somnolencia, sequedad de boca, edema periférico, visión borrosa y aumento de peso. El edema periférico es más frecuente en los pacientes que también toman tiazolidinedionas. Un efecto secundario más grave, pero menos frecuente, es el angioedema, que puede provocar compromiso de las vías respiratorias. Esto puede ser más común en pacientes que toman inhibidores del receptor de la angiotensina.[5,23] Además, como ambos agentes son antiepilépticos, existe un riesgo de actividad convulsiva con la interrupción brusca.

Con la creciente popularidad del control del dolor perioperatorio multimodal, la mejora de los protocolos de recuperación tras la cirugía y la creciente atención a las técnicas de ahorro de opioides, el uso de gabapentinoides ha ganado popularidad en el periodo perioperatorio.[24] Estos agentes se utilizan en diversas poblaciones quirúrgicas y en varios rangos de dosis y frecuencias. El concepto que centra el uso de estos agentes es su supuesto sinergismo con otros analgésicos que conduce a efectos de ahorro de opioides. Los primeros estudios sugirieron que una dosis única de gabapentina o pregabalina administrada antes de la cirugía se asociaba a una disminución del dolor posoperatorio y del uso de opioides, aunque no estaba claro cuál era el régimen de dosificación más favorable.[25-31] También surgieron estudios que sugieren el potencial de estos fármacos como "analgésicos preventivos". La analgesia anticipada es un tratamiento que se inicia antes de la incisión quirúrgica para reducir la sensibilización periférica y central.[25] En teoría, un analgésico preventivo disminuirá el dolor posoperatorio agudo y también la probabilidad de desarrollo de dolor crónico después de la cirugía. En la actualidad, las pruebas acumuladas no apoyan la teoría de la "analgesia anticipada", que hasta ahora ha sido, y esta se ha sustituido por el concepto de "analgesia preventiva". A diferencia de la "analgesia anticipada", que reivindica los beneficios analgésicos únicamente de un tratamiento administrado antes de la agresión quirúrgica, la "analgesia preventiva" se centra en el tratamiento analgésico longitudinal, de modo que el curso de la intervención es más largo e incluye periodos preoperatorios, intraoperatorios y posoperatorios.[32]

Estudios más recientes y metaanálisis rigurosos no han sido tan favorables al uso de gabapentinoides en el periodo perioperatorio. Aunque estos estudios pueden mostrar una diferencia estadísticamente significativa en el dolor agudo posoperatorio y un efecto ahorrador de opioides, estos resultados no alcanzan significación clínica.[33,34] Del mismo modo, no hay diferencias en la incidencia del dolor crónico posoperatorio, al margen del régimen de dosificación. Estos estudios sí encuentran un aumento de los efectos secundarios, como mareos, sedación y alteraciones visuales. Los estudios favorecen una disminución de náusea y vómito posoperatorios en los pacientes que reciben gabapentinoides. Esta disminución no está relacionada con la del uso de opioides.[34,35]

Los gabapentinoides siguen siendo un pilar popular para la analgesia multimodal en el periodo perioperatorio, tal vez por el interés general en el uso de agentes ahorradores de opioides y la preocupación por la adicción a los mismos. Los clínicos tienden a considerar que son relativamente seguros, sin riesgo de abuso y con limitadas interacciones farmacológicas.

Con el aumento del uso y la prescripción de gabapentinoides, los informes sobre el mal uso de estos agentes también están aumentando. Se ha informado de que la prevalencia general del mal uso y el abuso de los gabapentinoides es de alrededor de 1%, con tasas tan altas como 68% entre los pacientes con antecedentes de trastorno por consumo de opioides.[36,37] Es probable que esto esté relacionado con la amplificación de la euforia experimentada con el uso concurrente de opioides. Los estudios recientes también encuentran que las probabilidades de depresión respiratoria y muerte aumentan con el uso concomitante de opioides y gabapentinoides.[37]

También están aumentando los informes sobre el uso recreativo y el desvío de gabapentinoides. La pregabalina está clasificada como sustancia V de la lista de la Drug Enforcement Administration, lo que indica su potencial de abuso. En Estados Unidos, algunos estados han reclasificado la gabapentina como sustancia controlada o exigen su notificación en los sistemas de control de medicamentos con receta. En el Reino Unido, tanto la gabapentina como la pregabalina fueron reclasificadas como medicamentos controlados, lo que exige controles legales más estrictos.[38,39]

Topiramato

Está aprobado para su uso en el trastorno convulsivo y la profilaxis de la migraña, aunque también se utiliza fuera de indicación para el dolor neuropático y el lumbar crónico.[40,41] Se desconoce el mecanismo exacto de acción, pero las pruebas apuntan a mecanismos como el bloqueo de los canales de sodio dependientes de voltaje, el aumento de la actividad del GABA, el antagonismo del subtipo AMPA/kainato del receptor de glutamato y la inhibición de la enzima anhidrasa carbónica.[40]

El topiramato se absorbe rápido tras la ingestión oral, y el pico de concentración plasmática se produce 2 horas después de la ingestión. La absorción no se ve afectada por los alimentos. La semivida de eliminación es de 21 horas y el estado estable se produce tras 4 días de tratamiento en personas con función renal normal. Se elimina sin cambios por vía renal. La dosis debe disminuirse si hay disfunción renal.[40]

Los efectos secundarios más comunes del topiramato son parestesias, anorexia, cambio en el gusto, pérdida de peso, deterioro de la memoria y dificultad de concentración/atención.[40] Dada la elevada comorbilidad del dolor y la obesidad, algunos médicos utilizan el topiramato como analgésico con el beneficio concomitante de la pérdida de peso.[42] Otras precauciones incluyen el uso en personas con glaucoma, ya que puede causar una elevación de la presión intraocular, y en pacientes con antecedentes de cálculos renales o uso de inhibidores de la anhidrasa carbónica.

Además del uso fuera de indicación para los estados de dolor neuropático y la fibromialgia, el topiramato también se utiliza más recientemente para el tratamiento del trastorno por consumo de alcohol.[43] En la actualidad no hay estudios que investiguen su utilidad en estados de dolor agudo perioperatorio.

Carbamazepina/oxcarbazepina

La carbamazepina es un anticonvulsivo que también está aprobado para el tratamiento de la neuralgia del trigémino. Modula los canales de sodio activados por voltaje inhibiendo los potenciales de acción y disminuyendo la transmisión sináptica. Se cree que la carbamazepina es el estándar de oro para el tratamiento de la neuralgia del trigémino, pero su uso está limitado por los efectos secundarios. Los efectos secundarios más comunes son mareos, somnolencia, ataxia y náusea. También viene con una advertencia de recuadro negro para las reacciones cutáneas graves necrólisis epidérmica tóxica (NET) y síndrome de Stevens-Johnson (SSJ). El riesgo de sufrir estas reacciones es elevado en los pacientes de ascendencia china Han, y existe una asociación entre el gen HLA-B*1502 y el síndrome de Stevens-Johnson/necrólisis epidérmica tóxica (SSJ/NET). Por ello, los pacientes que pertenecen a grupos étnicos de alto riesgo genético deben someterse a la prueba del alelo HLA-B*1502 antes de iniciar la terapia. Además de una advertencia de recuadro negro por reacciones cutáneas mortales, la carbamazepina también tiene otra advertencia de este tipo por agranulocitosis y anemia aplásica. Los pacientes deben someterse a pruebas hematológicas antes de iniciar la terapia y permanecer vigilados durante su curso.[44]

La carbamazepina tiene una tasa de absorción de 80% y cerca de 80% del fármaco se une a las proteínas. Otro factor que complica su uso clínico es que estimula el sistema del citocromo P-450 e induce su propio metabolismo, lo que hace necesario ajustar la dosis. Al ser un inductor enzimático, potencia el metabolismo de otros medicamentos por parte del hígado.[44]

La oxcarbazepina es un análogo estructural de la carbamazepina. Tiene un mecanismo de acción similar al de la carbamazepina, pero debido a las diferencias en las vías implicadas para el metabolismo, tiene un perfil de efectos secundarios más favorable. Los efectos secundarios incluyen la hiponatremia y la erupción alérgica. Alrededor de 25-30% de los pacientes con reacción de hipersensibilidad a la carbamazepina también experimenta una hipersensibilidad a la oxcarbazepina.[45]

Aunque la oxcarbazepina no está aprobada para su uso en condiciones de dolor, algunos clínicos prefieren este agente a la carbamazepina debido a su perfil de efectos secundarios más favorable. Hasta la fecha, no hay datos sobre el uso de la carbamazepina o la oxcarbazepina para el dolor quirúrgico agudo. Un estudio sugiere una eficacia limitada en el uso de carbamazepina en el herpes zóster agudo.[46] Los datos de ambos agentes son más sólidos para su uso en condiciones de dolor neuropático crónico.[47]

Lamotrigina

La lamotrigina actúa principalmente a través de la inhibición de los canales de calcio activados por voltaje, así como de los canales de sodio, lo que conduce a la disminución de la liberación presináptica de neurotransmisores excitatorios como el glutamato, que se cree que es responsable de sus propiedades antinociceptivas. Se absorbe bien, con una biodisponibilidad de 100%. La lamotrigina puede tener efectos secundarios, entre los que se incluyen el SSJ/NET.[48]

La lamotrigina se ha evaluado en el tratamiento del dolor neuropático crónico, pero faltan muchos datos para su uso en el tratamiento del dolor perioperatorio agudo.[49] Sus beneficios en el tratamiento de afecciones neuropáticas crónicas como la neuropatía diabética se han demostrado en estudios con animales y luego se han aplicado con éxito en la investigación con humanos.[50]

En su estudio, Shah y cols. evaluaron el uso preincisional de la lamotrigina, comparando sus efectos analgésicos preventivos con los del diclofenaco en pacientes sometidos a diversas cirugías mayores bajo anestesia espinal. En este estudio, la lamotrigina resultó ser superior al diclofenaco y al placebo en cuanto a las puntuaciones de dolor posoperatorio, el uso de analgésicos y la estancia en la unidad de cuidados posanestésicos (UCPA).[51] Otro pequeño ECA realizado por el mismo grupo también encontró una puntuación de dolor más baja y estadísticamente significativa, una estancia más corta en la UCPA y una menor necesidad de analgésicos posoperatorios en los pacientes que recibieron una única dosis preoperatoria de lamotrigina en comparación con el topiramato.[52] Se necesitan más estudios para determinar el uso de la lamotrigina en el entorno perioperatorio.[53]

Los fármacos antiepilépticos tienen un beneficio terapéutico en el tratamiento de los estados de dolor neuropático, pero se necesitan más estudios para determinar su eficacia en el dolor agudo. Estos medicamentos no están exentos de riesgo, y este debe equilibrarse con el beneficio analgésico.

REFERENCIAS

1. Kolodny A, Courtwright DT, Hwang CS, et al. The prescription opioid and heroin crisis: a public health approach to an epidemic of addiction. *Annu Rev Public Health.* 2015;36(1):559-574.
2. Barkin RL, Fawcett J. The management challenges of chronic pain: the role of antidepressants. *Am J Ther.* 2000;7(1):31-47.
3. Dharmshaktu P, Tayal V, Kalra BS. Efficacy of antidepressants as analgesics: a review. *J Clin Pharmacol.* 2012;52(1):6-17. doi:10.1177/0091270010394852
4. Wong K, Phelan R, Kalso E, et al. Antidepressant drugs for prevention of acute and chronic postsurgical pain: early evidence and recommended future directions. *Anesthesiology.* 2014;121:591-608. doi:10.1097/ALN.0000000000000307
5. Finnerup NB, Attal N, Haroutounian S, et al. Pharmacotherapy for neuropathic pain in adults: a systematic review and meta-analysis. *Lancet Neurol.* 2015;14:162-173.
6. Benzon HT, et al. *Essentials of Pain Medicine.* 4th ed. Elsevier; 2018. Acceso el 14 de julio de 2019. https://www.clinicalkey.com
7. Fishbain D. Evidence-based data on pain relief with antidepressants. *Ann Med.* 2000;32(5):305-316. doi:10.3109/07853890008995932
8. Hoyt Huffman L, et al. Medications for acute and chronic low back pain: a review of the evidence for an American Pain Society/American College of Physicians Clinical Practice Guideline. *Ann Intern Med.* 2007;147:505-514.
9. Arbuck D. The use of antidepressants in multimodal pain management. *Pract Pain Manag.* 2019.
10. Shelton RC. Serotonin and norepinephrine reuptake inhibitors. *Handb Exp Pharmacol.* 2019;250:145-180. doi:10.1007/164_2018_164
11. Bixby AL, VandenBerg A, Bostwick JR. Clinical management of bleeding risk with antidepressants. *Ann Pharmacother.* 2019;53(2):186-194.
12. Boer T, Ruigt G, Berendsen H. The α2-selective adrenoceptor antagonist Org 3770 (mirtazapine, Remeron®) enhances noradrenergic and serotonergic transmission. *Hum Psychopharmacol Clin Exp.* 1995;10:S107-S118.
13. See S, Ginzburg R. Choosing a skeletal muscle relaxant. *Am Fam Physician.* 2008;78(3):365-370.
14. Witenko C, Moorman-Li R, Motycka C, et al. Considerations for the appropriate use of skeletal muscle relaxants for the management of acute low back pain. *P T.* 2014;39(6):427-435.
15. van Tulder MW, Touray T, Furlan AD, et al. Muscle relaxants for nonspecific low back pain: a systematic review within the framework of the cochrane collaboration. *Spine.* 2003;28(17):1978-1992. doi:10.1097/01.BRS.0000090503.38830.AD
16. Abdel Shaheed C, Maher C, Williams K, McLachlan A. Efficacy and tolerability of muscle relaxants for low back pain: systematic review and meta-analysis. *Eur J Pain.* 2017;21:228-237. doi:10.1002/ejp.907
17. Bhatia A, Engle A, Cohen SP. Current and future pharmacological agents for the treatment of back pain. *Expert Opin Pharmacother.* 2020;21(8):857-861. doi: 10.1080/14656566.2020.1735353
18. Toth PE, Urtis J. Commonly used muscle relaxant therapies for acute low back pain: a review of carisoprodol, cyclobenzaprine hydrochloride, and metaxalone. *Clin Ther.* 2004;26(9):1355-1367. doi:10.1016/j.clinthera.2004.09.008
19. Bernstein E, Carey TS, Garrett, JM. The use of muscle relaxant medications in acute low back pain. *Spine.* 2004;29(12):1346-1351. doi:10.1097/01.BRS.0000128258.49781.74
20. Bellantuono C, Tofani S, Di Sciascio G, Santone G. Benzodiazepine exposure in pregnancy and risk of major malformations: a critical overview. *Gen Hosp Psychiatry.* 2013;35(1):3-8. doi:10.1016/j.genhosppsych.2012.09.003
21. Perucca P, Gilliam FG. Adverse effects of antiepileptic drugs. *Lancet Neurol.* 2012;11(9):792-802.
22. U.S. Food and Drug Administration, Center for Drug Evaluation and Research. Gabapentin Approved Labeling Text dated 03/01/2011. https://www.accessdata.fda.gov/drugsatfda_docs/label/2011/020235s036,020882s022,021129s022lbl.pdf
23. U.S. Food and Drug Administration, Center for Drug Evaluation and Research. Pregabalin Label. https://www.accessdata.fda.gov/drugsatfda_docs/label/2012/021446s028lbl.pdf
24. Goodman CW, Brett AS. A clinical overview of off-label use of gabapentinoid drugs. *JAMA Intern Med.* 2019;179(5):695-701.
25. Møiniche S, Kehlet H, Dahl JB. A qualitative and quantitative systematic review of preemptive analgesia for postoperative pain relief: the role of timing of analgesia. *Anesthesiology.* 2002;96(3):725-741.
26. Hurley RW, Cohen SP, Williams KA, Rowlingson AJ, Wu CL. The analgesic effects of perioperative gabapentin on postoperative pain: a meta-analysis. *Reg Anesth Pain Med.* 2006;31(3):237-247.

27. Buvanendran A, Kroin JS, Della Valle CJ, Kari M, Moric M, Tuman KJ. Perioperative oral pregabalin reduces chronic pain after total knee arthroplasty: a prospective, randomized, con-trolled trial. *Anesth Analg.* 2010;110:199-207.
28. Burke SM, Shorten GD. Perioperative pregabalin improves pain and functional outcomes 3 months after lumbar discectomy. *Anesth Analg.* 2010;110:1180-1573.
29. Clarke H, Bonin RP, Orser BA, Englesakis M, Wijeysundera DN, Katz J. The prevention of chronic postsurgical pain using gabapentin and pregabalin: a combined systematic review and meta-analysis. *Anesth Analg.* 2012;115(2):428-442.
30. Mishriky BM, Waldron NH, Habib AS. Impact of pregabalin on acute and persistent postoperative pain: a systematic review and meta-analysis. *Br J Anaesth.* 2015;114(1):10-31.
31. Katz J, Clarke H, Seltzer Z. Review article: preventive analgesia: quo vadimus? *Anesth Analg.* 2011;113(5):1242-1253.
32. Hah J, Mackey SC, Schmidt P, et al. Effect of perioperative gabapentin on postoperative pain resolution and opioid cessation in a mixed surgical cohort: a randomized clinical trial. *JAMA Surg.* 2018;153(4):303-311.
33. Fabritius ML, Strøm C, Koyuncu S, et al. Benefit, and harm of pregabalin in acute pain treatment: a systematic review with meta-analyses and trial sequential analyses. *Br J Anaesth.* 2017;119(4):775-791.
34. Verret M, Lauzier F, Zarychanski R, et al. Canadian Perioperative Anesthesia Clinical Trials (PACT) Group: perioperative use of gabapentinoids for the management of postoperative acute pain: a systematic review and meta-analysis. *Anesthesiology.* 2020;133:265-279.
35. Fabritius ML, Wetterslev J, Mathiesen O, Dahl JB. Dose-related beneficial and harmful effects of gabapentin in postoperative pain management: Post hoc analyses from a systematic review with meta-analyses and trial sequential analyses. *J Pain Res.* 2017;10:2547-2563.
36. Mersfelder TL, Nichols WH. Gabapentin: abuse, dependence, and withdrawal. *Ann Pharmacother.* 2016;50(3):229-233.
37. Evoy KE, Morrison MD, Saklad SR. Abuse and misuse of pregabalin and gabapentin. *Drugs.* 2017;77:403-426.
38. Peckham AM, Ananickal MJ, Sclar DA. Gabapentin use, abuse, and the US opioid epidemic: the case for reclassification as a controlled substance and the need for pharmacovigilance. *Risk Manag Healthc Policy.* 2018;11:109-116.
39. Throckmorton DC, Gottlieb S, Woodcock J. The FDA and the next wave of drug abuse: proactive pharmacovigilance. *N Engl J Med.* 2018;379(3):205-207.
40. U.S. FDA, Center for Drug Evaluation and Research. Topiramate Label. https://www.accessdata.fda.gov/drugsatfda_docs/label/2017/020505s057_020844s048lbl.pdf
41. Muehlbacher M, Nickel MK, Kettler C, et al. Topiramate in treatment of patients with chronic low back pain: a randomized, double-blind, placebo-controlled study. *Clin J Pain.* 2006;22(6):526-531.
42. Smith SM, Meyer M, Trinkley KE. Phentermine/topiramate for the treatment of obesity. *Ann Pharmacother.* 2013;47(3):340-349.
43. Manhapra A, Chakraborty A, Arias AJ. Topiramate pharmacotherapy for alcohol use disorder and other addictions: a narrative review. *J Addict Med.* 2019;13(1):7-22.
44. U.S. FDA, Center for Drug Evaluation and Research. Carbamazepine Label. https://www.accessdata.fda.gov/drugsatfda_docs/label/2009/016608s101,018281s048lbl.pdf
45. U.S. FDA, Center for Drug Evaluation and Research. Oxcarbazepine Label. https://www.accessdata.fda.gov/drugsatfda_docs/label/2017/021014s036lbl.pdf
46. Wiffen PJ, Derry S, Moore RA, Kalso EA. Carbamazepine for chronic neuropathic pain and fibromyalgia in adults. *Cochrane Database Syst Rev.* 2014;(4):CD005451.
47. Stefano G, Cesa S, Truini A, Cruccu G. Natural history, and outcome of 200 outpatients with classical trigeminal neuralgia treated with carbamazepine or oxcarbazepine in a tertiary centre for neuropathic pain. *J Headache Pain.* 2014;15:34.
48. U.S. Food and Drug Administration, Center for Drug Evaluation and Research. Lamotrigine Label. https://www.accessdata.fda.gov/drugsatfda_docs/label/2015/020241s045s051lbl.pdf
49. Vinik AI, Tuchman M, Safirstein B, et al. Lamotrigine for treatment of pain associated with diabetic neuropathy: results of two randomized, double-blind, placebo-controlled studies. *Pain.* 2007;128:169-179.
50. Paudel KR, Bhattacharya S, Rauniar G, Das B. Comparison of antinociceptive effect of the antiepileptic drug gabapentin to that of various dosage combinations of gabapentin with lamotrigine and topiramate in mice and rats. *J Neurosci Rural Pract.* 2011;2:130-136.
51. Shah P, Bhosale UA, Gupta A, Yegnanarayan R, Sardesai S. A randomized double-blind placebo-controlled study to compare preemptive analgesic efficacy of novel antiepileptic agent lamotrigine in patients undergoing major surgeries. *N Am J Med Sci.* 2016;8(2):93-99.
52. Bhosale UA, Yegnanarayan R, Gupta A, Shah P, Sardesai S. Comparative pre-emptive analgesic efficacy study of novel antiepileptic agents gabapentin, lamotrigine and topiramate in patients undergoing major surgeries at a tertiary care hospital: a randomized double-blind clinical trial. *J Basic Clin Physiol Pharmacol.* 2017;28(1):59-66.
53. Wiffen PJ, Derry S, Moore RA. Lamotrigine for acute and chronic pain. *Cochrane Database Syst Rev.* 2013;(12):CD006044.

37

Anestésicos locales y analgésicos tópicos

Ashley Wong y Naum Shaparin

Introducción

Los anestésicos locales se utilizan desde el siglo XIX por sus propiedades anestésicas.[1] Son fármacos que se unen a los canales de sodio de los nervios y bloquean de forma reversible la propagación de los potenciales de acción. El primer anestésico descubierto, la cocaína, fue utilizado por los indígenas que vivían en las montañas de los Andes y que notaban una sensación de adormecimiento cuando masticaban hojas de coca.[2] Años más tarde, la cocaína fue aislada de la planta de coca y refinada para su uso en cirugías oftálmicas. Desde entonces, se han desarrollado varios anestésicos locales derivados sintéticamente para ser utilizados en el ámbito clínico. Los usos de los anestésicos locales son muy variados, tanto desde el punto de vista terapéutico como del diagnóstico. Los anestésicos locales se emplean en múltiples entornos clínicos, entre ellos para la anestesia perioperatoria y para tratar diversos síndromes de dolor agudo o crónico. En este capítulo se describirá el mecanismo de acción, la farmacocinética, el uso clínico y la toxicidad potencial asociada a los anestésicos locales.

Mecanismo de acción

El mecanismo subyacente a todos los anestésicos locales es su capacidad de unirse de forma reversible a los canales de sodio (Na^+) de los nervios. Esto permite inhibir la propagación de los impulsos neuronales y la generación de potenciales de acción, que son los responsables de la conducción nerviosa y, en última instancia, pueden provocar la abolición de la sensación y la función motora.

Fisiología del potencial de acción

Al igual que todas las membranas celulares biológicas, la membrana neuronal está formada por una bicapa anfipática de fosfolípidos. Dispersos a lo largo de esta bicapa hay canales proteicos incrustados que abarcan el grosor de la membrana. Estos canales crean un conducto entre los entornos intracelular y extracelular, y permiten el paso eficaz de moléculas esenciales a través de la capa cuando la polaridad, el gradiente o el tamaño impiden la difusión natural. Los canales de Na^+ activados por voltaje desempeñan un papel fundamental en el desencadenamiento de los potenciales de acción nerviosa y en el mecanismo de acción de los anestésicos locales.

El potencial eléctrico de reposo de una neurona está en torno a los −70 mV, donde el negativo implica un entorno intracelular globalmente negativo en comparación con el entorno extracelular. Cuando un estímulo llega a la célula diana, la permeabilidad del canal de Na^+ aumenta, lo que permite una entrada de Na^+ en la célula. Si el diferencial eléctrico alcanza un umbral, que suele ser de unos −55 mV, se crea un potencial de acción y se produce un aumento de la afluencia de Na^+ en la célula. Esto permite una mayor propagación de la señal por el nervio. Los anestésicos locales actúan uniéndose a estos canales de Na^+ para bloquear la creación del potencial de acción.

El canal de Na^+ está formado por subunidades proteicas específicas y dominios funcionales. Los anestésicos locales se unen de forma reversible a la subunidad proteica interna del canal de Na^+ e impiden que el canal se abra.[3] Una vez que un anestésico local se une al canal de Na^+, se produce un cambio en la permeabilidad de la membrana al Na^+, impidiendo la entrada de más sodio a través del canal e inhibiendo la generación de potenciales de acción. No se produce ningún cambio en el potencial general de la membrana en reposo ni en el gradiente de concentración de sodio.[4] Clínicamente, utilizamos esto en nuestro beneficio para bloquear la conducción de impulsos de sensación y crear anestesia local. Los anestésicos locales pueden ejercer esta función en cualquier tipo de nervio, en cualquier parte del cuerpo.

Bloqueo nervioso diferencial

Los diferentes tipos de fibras nerviosas tienen una sensibilidad variable a los anestésicos locales. En general, las fibras nerviosas de pequeño diámetro son más susceptibles al bloqueo nervioso en comparación con las de mayor diámetro. Las fibras nerviosas simpáticas pequeñas se bloquean primero, seguidas de las fibras A-delta pequeñas y mielinizadas que median el dolor y la temperatura. Después, los grandes nervios mielinizados A-gamma, A-alfa y A-beta, que contribuyen al tacto, la presión y la función motora, se bloquean en último lugar.[5] Este es el mecanismo general que subyace al bloqueo nervioso diferencial con anestésicos locales. Por lo regular, tras la administración de un anestésico local, la función simpática se ve afectada en primer lugar. Por lo tanto, la vasodilatación y sus manifestaciones clínicas son el primer marcador de un bloqueo anestésico local exitoso. A medida que el bloqueo anestésico local progresa, los pacientes sentirán una pérdida de la sensación de dolor, seguida de la pérdida de temperatura, tacto, presión, vibración y, por último, de la función motora. Clínicamente, esto adquiere relevancia en situaciones en las que se desea un bloqueo preferente de las fibras nerviosas sensoriales sobre las motoras, como durante el parto.

Farmacología de los anestésicos locales

La mayoría de los anestésicos locales consiste en una amina terciaria hidrofílica que se une a un anillo aromático hidrofóbico. Estas moléculas están conectadas por una cadena intermedia. Los anestésicos locales que son una excepción a esto incluyen la prilocaína, que carece de una amina terciaria y tiene en su lugar una amina secundaria, y la benzocaína, que tiene una amina primaria.[6] La cadena intermedia contiene un enlace de éster o de amida, lo que define las dos clasificaciones de los anestésicos locales en aminoésteres o aminoamidas (que se analizan más adelante en este capítulo). La duración del inicio, la acción y la potencia de cada anestésico local se basan en múltiples factores, como el pH del tejido circundante, la solubilidad de los lípidos del anestésico local, la concentración, la ionización y el pKa.

La solubilidad en lípidos y la concentración del anestésico local determinan la potencia del anestésico. El término "hidrofílico" describe una mayor afinidad con el agua y, por lo tanto, "hidrofóbico" describe las sustancias que tienden a repeler el agua. Los anestésicos locales que son altamente hidrofóbicos atraviesan con más facilidad las membranas de las células nerviosas y pueden producir un bloqueo más potente y de acción más prolongada que los anestésicos menos hidrofóbicos.[6] En consecuencia, una mayor hidrofobicidad también aumentará los efectos adversos de los anestésicos locales.

El inicio de la acción viene determinado por el pKa del anestésico local y el pH del tejido circundante. Todos los anestésicos locales existen en formas protonadas (ionizadas) y no cargadas (no ionizadas) cuando se encuentran en condiciones de pH fisiológico (7.35-7.45).[7] El pKa se utiliza para definir la acidez de cada anestésico local en solución. Las formas no ionizadas de los anestésicos locales son capaces de penetrar y atravesar las membranas celulares con mayor facilidad, lo que da lugar a un inicio de acción más rápido. La proporción entre la forma ionizada y la no ionizada cambia con el pH del entorno en el que se administra. El pH del tejido circundante influye en la actividad del anestésico local al alterar el porcentaje de las formas básicas y protonadas. En los tejidos inflamados/infectados que tienen un pH más bajo que el de los tejidos normales, los anestésicos locales se vuelven más protonados y penetran más lentamente en los tejidos, lo que provoca un inicio de acción más lento. La adición de bicarbonato sódico a los anestésicos locales en estas situaciones puede elevar el pH y permitir un inicio de acción más rápido.

Anestésicos locales específicos

Los anestésicos locales suelen dividirse en aminoamidas y aminoésteres. Las aminoamidas son mucho más estables en solución que los aminoésteres. Los anestésicos que se clasifican como aminoamidas son la lidocaína, la mepivacaína, la prilocaína, la bupivacaína y la ropivacaína. Los aminoésteres incluyen la cocaína, la procaína, la tetracaína, la cloroprocaína y la benzocaína. La procaína se conoce como el aminoéster prototípico, y la lidocaína es la aminoamida prototípica. Una forma fácil de recordar los anestésicos de cada grupo es saber que las aminoamidas contienen la letra "i" dos veces en su nombre (p. ej., lidocaína), y lo mismo ocurre con su grupo farmacológico "aminoamidas". En la tabla 37.1 se detalla un resumen de las propiedades particulares de cada anestésico local.

Uso clínico

Los anestésicos locales tienen numerosos usos en la práctica clínica, como el bloqueo nervioso periférico con fines diagnósticos y terapéuticos, la infiltración local, la anestesia regional en el manejo perioperatorio, la administración neuraxial o la preparación tópica para la analgesia.

TABLA 37.1 PROPIEDADES ANESTÉSICAS LOCALES

		Propiedades anestésicas locales			
	Clasificación	Duración de la acción	Dosis máxima recomendada	Concentraciones típicas	Miscelánea
Lidocaína	Amida	0.5-2 h	400-500 mg	0.5-2%	El AL más utilizado
Mepivacaína	Amida	1-1.5 h	300-400 mg	0.5-2%	Se utiliza normalmente en los bloqueos epidurales y en la anestesia regional
Prilocaína	Amida	0.5-1.5 h	350 mg	0.5-3%	A menudo se utiliza en odontología o en combinación con lidocaína en la formulación de EMLA
Ropivacaína	Amida	2-5 h	225 mg	0.2-0.75%	Larga duración pero menos cardiotóxica que la bupivacaína
Cocaína	Éster	Hasta 1.5 h	300 mg	4 o 10%	Disponible en solución para uso ORL/oftálmico
Procaína	Éster	0.5 h	500 mg	1-2%	Inicio lento, corta duración
Tetracaína	Éster	2-3 h	20 mg tópicos	0.25-1%	Disponible en solución para uso ORL/oftálmico
Cloroprocaína	Éster	0.25-0.5 h	800 mg	1-2%	Inicio rápido, duración corta
Benzocaína	Éster	Varía	Varía	Varía	Disponible en crema tópica, pomada o espray

Esta tabla detalla las propiedades de los anestésicos locales, incluyendo la clasificación, la duración de la acción, la dosis máxima recomendada, las concentraciones típicas utilizadas y los datos específicos del fármaco.

A la hora de decidir qué anestésico local utilizar, hay que tener en cuenta ciertos factores, como la concentración, el volumen y la adición de medicamentos coadyuvantes. Al incrementar la dosis de anestésico local, aumenta la duración de la acción y la densidad de la anestesia. La dosis puede aumentarse incrementando la concentración de la solución anestésica local. Si se aumenta el volumen del anestésico local, se incrementará la cantidad de propagación desde el lugar inicial de administración. Cuando sea necesario anestesiar zonas más grandes, pueden utilizarse soluciones diluidas de anestésicos locales para aumentar el volumen y al mismo tiempo limitar la toxicidad de los mismos.

Los medicamentos adyuvantes pueden mezclarse con los anestésicos locales para aumentar la duración de la acción o la eficacia de la anestesia. Los anestésicos locales tienen una actividad vasodilatadora, lo que puede provocar una rápida absorción en el torrente sanguíneo.[8] La adición de epinefrina, que es un vasoconstrictor, a los anestésicos locales dará lugar a una mayor duración de la acción de estos en el lugar de la inyección. El bicarbonato de sodio es otro adyuvante de uso común que se añade a las soluciones de anestésico local. Al aumentar el pH (creando una solución más básica), el bicarbonato sódico disminuye el tiempo de aparición y aumenta la potencia del anestésico local. También se han añadido otros adyuvantes, como la dexametasona y la dexmedetomidina, en un esfuerzo por prolongar los efectos analgésicos de los anestésicos locales.[9,10] También puede combinarse un anestésico local de acción corta con uno de acción prolongada para proporcionar una analgesia en procedimientos con un control inmediato del dolor.

Infiltración local

Todos los anestésicos locales pueden utilizarse para la infiltración local subcutánea o intradérmica. El inicio de la acción de la mayoría de los anestésicos locales es inmediato y, por lo tanto, la decisión sobre qué anestésico local utilizar se basa en la duración de la acción y los posibles efectos adversos.

Bloqueo de los nervios periféricos

La aplicación de anestésico local cerca de un nervio o nervios específicos constituye un bloqueo nervioso periférico. Las técnicas de bloqueo de los nervios periféricos han mejorado mucho con el tiempo gracias a la incorporación de la guía por ultrasonidos. La ventaja de utilizar el ultrasonido es que permite una localización más precisa del nervio de interés, una menor necesidad de un mayor volumen de anestésico y evita la administración intravascular.[11,12]

Bloqueo neuraxial central

Se pueden utilizar técnicas epidurales o espinales para administrar anestésicos locales en el espacio neuraxial para provocar un bloqueo central. La anestesia espinal está indicada para cirugías y manipulaciones por debajo del ombligo, incluyendo la zona abdominal inferior, la pelvis y las extremidades inferiores. Por lo regular, la anestesia espinal solo requiere una única inyección sin colocación de catéter. Como el anestésico local se administra directo en el líquido cefalorraquídeo, puede producir un bloqueo motor denso junto con un bloqueo sensorial. En un bloqueo epidural, el anestésico local debe difundirse a través del espacio epidural y en la zona del líquido cefalorraquídeo. Por lo tanto, el inicio de la analgesia es más largo que con un bloqueo espinal y es raro un bloqueo motor denso. La administración epidural de un anestésico local se administra a menudo para el parto con la colocación de un catéter para permitir la administración de la anestesia durante un periodo más largo.

Anestesia local tumescente

La anestesia tumescente es una técnica desarrollada al inicio por los cirujanos plásticos para realizar procedimientos de liposucción utilizando solo anestesia local. Un gran volumen de anestésico local diluido se mezcla con epinefrina y se inyecta por vía subcutánea en la zona de interés. Esto crea una zona de tejido hinchada, firme y por completo anestesiada que puede manipularse quirúrgicamente. Las dosis totales típicas oscilan entre 35 y 55 mg/kg durante estos procedimientos.[13,14] Debe realizarse una estrecha vigilancia de los efectos tóxicos durante al menos 18 horas después de la administración, debido a la lentitud de absorción del tejido subcutáneo a la circulación sanguínea.

Administración intravenosa

El bloqueo de Bier es un procedimiento de anestesia regional intravenosa que proporciona anestesia quirúrgica y control del dolor en una extremidad superior o inferior. El anestésico local se inyecta por vía intravenosa en la extremidad superior o inferior de interés que ha sido ligada mediante un torniquete para permitir un bloqueo aislado y distal de la extremidad.

La infusión intravenosa (IV) de anestésicos locales se ha utilizado durante muchos años para tratar diversos estados de dolor, en particular el dolor neuropático. Se ha practicado la infusión intravenosa de varias horas a varios días para el control del dolor.[15] La lidocaína intravenosa es el anestésico local más utilizado en estas situaciones. Los estudios han mostrado beneficios en las cirugías abdominal, de la columna vertebral, traumatológica y en las histerectomías, en las que la administración perioperatoria de lidocaína IV disminuyó el consumo de analgésicos y las puntuaciones de dolor.[16] También se ha demostrado que la infusión de lidocaína IV mejora el dolor neuropático crónico.[17] Hay que tener cuidado con los efectos adversos relacionados con la dosis de las infusiones de anestésicos locales por vía intravenosa. Es necesario realizar más investigaciones para evaluar los resultados a largo plazo de dichas infusiones.

Administración tópica

La formulación tópica de parches y crema de lidocaína al 5% ha demostrado ser beneficiosa para el alivio del dolor en la neuralgia posherpética y otras neuropatías periféricas dolorosas.[15,18] La combinación de prilocaína y lidocaína, comercializada como crema EMLA, también es eficaz para la analgesia tópica.[19] Se suele utilizar antes de la venopunción en la población pediátrica. La lidocaína y la tetracaína también están disponibles en forma de aerosol, que se utiliza a menudo en procedimientos endoscópicos y de broncoscopia.

Efectos adversos

Los anestésicos locales se consideran, en general, de uso seguro; sin embargo, con dosis elevadas y una administración prolongada, pueden desarrollarse efectos adversos graves. La cantidad de toxicidad es proporcional a la cantidad de anestésico local en el sistema circulatorio. Todos los anestésicos locales causan efectos adversos similares; sin embargo, existen algunos efectos idiosincrásicos con anestésicos locales específicos.

Toxicidad sistémica

Esta puede ser causada por un volumen o una concentración elevados de anestésicos locales, en especial con la administración intravascular inadvertida. Al inicio, se observa una estimulación neurotóxica que incluye contracciones musculares, irritabilidad y eventualmente convulsiones de tipo clónico con cantidades crecientes de administración local. Los anestésicos locales pueden actuar directamente sobre los nervios que controlan los tejidos miocárdicos provocando una disminución de la excitabilidad eléctrica y de la fuerza de contracción. A la excitación cardiovascular le sigue la depresión y la insuficiencia respiratoria si no se revierte. Los signos de los efectos neurotóxicos incluyen la sedación, la alteración del estado mental y, lo más grave, el coma. Aunque todos los anestésicos locales pueden causar efectos adversos cardiovasculares, se ha demostrado que la bupivacaína es en particular cardiotóxica en comparación con otros anestésicos locales. Un estudio que comparó la bupivacaína con la ropivacaína observó un bloqueo auriculoventricular mucho mayor con niveles tóxicos de bupivacaína, por lo que debe prestarse especial atención al utilizar bupivacaína en grandes dosis.[20]

Otras manifestaciones de toxicidad sistémica incluyen la disminución general de la motilidad del músculo liso, lo que conlleva una disminución de las contracciones intestinales y la relajación del músculo liso vascular y bronquial.

Hipersensibilidad

La alergia a los anestésicos locales es relativamente rara.[21] Si una persona la experimenta, por lo común se debe más al tipo de anestésico local aminoéster. Los aminoésteres se metabolizan en *p*-aminobenzoico, que es el culpable habitual de las reacciones de hipersensibilidad.[21] Una reacción de hipersensibilidad puede variar desde una dermatitis alérgica hasta un ataque de asma.

También es posible tener una reacción de hipersensibilidad al preparado en el que está suspendido el anestésico local. El preparado de sulfito y el metilparabeno son conservantes habituales utilizados con los anestésicos locales que pueden causar reacciones de hipersensibilidad.

Metahemoglobinemia

Un efecto secundario potencial poco frecuente del uso de anestésicos locales es la metahemoglobinemia. La acumulación de metabolitos de los anestésicos locales, en particular de la prilocaína y la benzocaína, puede hacer que el hierro de la hemoglobina adopte la forma de Fe^{3+}, que es incapaz de unirse al oxígeno. Esto provoca cianosis e hipoxia tisular. Por lo tanto, la prilocaína y la benzocaína deben evitarse en pacientes con formas genéticas conocidas de metahemoglobinemia.

REFERENCIAS

1. Ruetsch Y, et al. From cocaine to ropivacaine: the history of local anesthetic drugs. *Curr Top Med Chem.* 2001;1(3):175-182. doi:10.2174/1568026013395335
2. Mofenson HC, Caraccio TR. Cocaine. *Pediatr Ann.* 1987;16(11):864-874. doi:10.3928/0090-4481-19871101-06
3. Fozzard H, et al. Mechanism of local anesthetic drug action on voltage-gated sodium channels. *Curr Pharm Des.* 2005;11(21):2671-2686. doi:10.2174/1381612054546833
4. Strichartz G. Molecular mechanisms of nerve block by local anesthetics. *Anesthesiology.* 1976;45(4):421-441. doi:10.1097/00000542-197610000-00012
5. Nathan PW, Sears TA. Some factors concerned in differential nerve block by local anaesthetics. *J Physiol.* 1961;157(3):565-580. doi:10.1113/jphysiol.1961.sp006743
6. Tetzlaff JE. The pharmacology of local anesthetics. *Anesthesiol Clin North Am.* 2000;18(2):217-233. doi:10.1016/s0889-8537(05)70161-9
7. Covino BG, Giddon DB. Pharmacology of local anesthetic agents. *J Dent Res.* 1981;60(8):1454-1459. doi:10.1177/00220345810600080903
8. Becker DE, Reed KL. Essentials of local anesthetic pharmacology. *Anesth Prog.* 2006;53(3):98-109. doi:10.2344/0003-3006(2006)53[98:eolap]2.0.co;2
9. Hussain N, et al. Equivalent analgesic effectiveness between perineural and intravenous dexamethasone as adjuvants for peripheral nerve blockade: a systematic review and meta-analysis. *Can J Anesth.* 2017;65(2):194-206. doi:10.1007/s12630-017-1008-8
10. Hussain N, et al. Investigating the efficacy of dexmedetomidine as an adjuvant to local anesthesia in brachial plexus block. *Reg Anesth Pain Med.* 2017;42(2):184-196. doi:10.1097/aap.0000000000000564
11. Abrahams MS, et al. Ultrasound guidance compared with electrical neurostimulation for peripheral nerve block: a systematic review and meta-analysis of randomized controlled trials. *Br J Anaesth.* 2009;102(3):408-417. doi:10.1093/bja/aen384
12. Koscielniak-Nielsen ZJ. Ultrasound-guided peripheral nerve blocks: what are the benefits? *Acta Anaesthesiol Scand.* 2008;52(6):727-737. doi:10.1111/j.1399-6576.2008.01666.x
13. Ostad A, et al. Tumescent anesthesia with a lidocaine dose of 55 mg/kg is safe for liposuction. *Dermatol Surg.* 1996;22(11):921-927. doi:10.1111/j.1524-4725.1996.tb00634.x
14. Klein JA. The tumescent technique for liposuction surgery. *Am J Cosmet Surg.* 1987;4(4):263-267. doi:10.1177/074880688700400403
15. Rowbotham MC, et al. Lidocaine patch: double-blind controlled study of a new treatment method for postherpetic neuralgia. *Pain.* 1996;65(1):39-44. doi:10.1016/0304-3959(95)00146-8
16. Eipe N, et al. Intravenous lidocaine for acute pain: an evidence-based clinical update. *BJA Educ.* 2016;16(9):292-298. doi:10.1093/bjaed/mkw008
17. Tremont-Lukats IW, et al. A randomized, double-masked, placebo-controlled pilot trial of extended iv lidocaine infusion for relief of ongoing neuropathic pain. *Clin J Pain.* 2006;22(3):266-271. doi:10.1097/01.ajp.0000169673.57062.40
18. O'connor AB, Dworkin RH. Treatment of neuropathic pain: an overview of recent guidelines. *Am J Med.* 2009;122(10):S22-S32. doi:10.1016/j.amjmed.2009.04.007

19. Maunuksela E-L, Korpela R. Double-blind evaluation of a lignocaine-prilocaine cream (EMLA) in children. *Br J Anaesth.* 1986;58(11):1242-1245. doi:10.1093/bja/58.11.1242

20. Graf BM, et al. Differences in cardiotoxicity of bupivacaine and ropivacaine are the result of physicochemical and stereoselective properties. *Anesthesiology.* 2002;96(6):1427-1434. doi:10.1097/00000542-200206000-00023

21. Eggleston ST, Lush LW. Understanding allergic reactions to local anesthetics. *Ann Pharmacother.* 1996; 30(7- 8):851-857. doi:10.1177/106002809603000724

38

Bloqueos de nervios periféricos

Aimee Pak

Bloqueo de nervios periféricos: antecedentes

El interés por la anestesia regional (AR) se ha renovado desde el inicio del siglo XXI debido al cambiante panorama de la atención sanitaria estadounidense, a la mayor concientización sobre el tratamiento del dolor y sus efectos sobre la salud, y a las consecuencias sociales de la crisis de los opioides.

Beneficios de la anestesia regional

El dolor agudo mal controlado puede causar morbilidad multisistémica, afectar de manera negativa al sueño, alterar el estado de ánimo, perjudicar la funcionalidad física y empeorar la calidad de vida en general.[1] El dolor agudo puede desembocar en un dolor crónico después de la cirugía y tiene una alta incidencia (10-60%) después de procedimientos quirúrgicos comunes: reparación de hernias (6.2%), histerectomía abdominal (9.9%) y toracotomía (19.1%) a los 12 meses del posoperatorio.[1] El dolor mal controlado el día de la cirugía es un factor de riesgo para el uso de opioides más allá de los 6 meses,[1] lo que contribuye a la epidemia de opioides en Estados Unidos.

Por ello, se han investigado los posibles beneficios de los programas de AR. Un estudio que analizó 13 897 anestesias regionales en un centro de cirugía ortopédica ambulatoria informó que 94% de los pacientes no tenía dolor posoperatorio o era leve el día de la cirugía, 67% el primer día posoperatorio y 76% el segundo día posoperatorio.[2] Por el contrario, una encuesta realizada en Estados Unidos a 300 pacientes ambulatorios informó de que 29% tenía un dolor leve en el posoperatorio inmediato.[3]

Mecanismo de bloqueo de los nervios periféricos

El nervio periférico contiene fibras neuronales en forma de cable dentro de múltiples niveles de agrupación. El epineurio más externo es la capa que rodea los tejidos conectivo y adiposo, los vasos sanguíneos extrínsecos y los fascículos.[4,5] Cada fascículo tiene un perineuro que encierra un conjunto longitudinal de axones, vasos sanguíneos intrínsecos y endoneuro circundante.[4] El axón es la proyección citoplasmática de una neurona y está asociado a la mielina de las células de Schwann.[5] Los axones pueden dividirse y unirse a fascículos vecinos.[4] El número de fascículos y la proporción entre el tejido no neuronal y el neuronal aumentan al desplazarse distalmente a lo largo de un nervio periférico.[4]

Los anestésicos locales (AL) bloquean los canales de sodio para interrumpir la propagación del impulso axonal.[4] Los factores farmacológicos contribuyen a las diferencias en las propiedades clínicas individuales de los AL: (1) el P_{ka} (inversamente relacionada con el inicio de la acción), (2) la unión a proteínas (inversamente relacionada con la duración) y (3) la solubilidad en lípidos (directamente relacionada con la potencia).

Después de equilibrarse con el tejido circundante y de penetrar en el grueso perineuro vascular, una cantidad significativamente reducida de AL llegará a su lugar efector.[4] El volumen y la concentración de AL afectarán a su difusión y a la penetración en el perineuro, respectivamente.[4] Ambos son importantes, ya que una solución de alto volumen y baja concentración puede dar lugar a un bloqueo incompleto de la conducción.[4,5] Los nervios periféricos más gruesos con mayor densidad de tejido neural requieren una mayor concentración pero un menor volumen.[4] Otros factores adicionales contribuyen a las variaciones en el bloqueo de la conducción, pero quedan fuera del alcance de este capítulo.

Bloqueo de nervios periféricos: complicaciones

Por desgracia, pueden producirse varias complicaciones generales con los bloqueos nerviosos periféricos (BNP). Aquellas específicas de un determinado procedimiento de bloqueo nervioso se abordarán en la siguiente sección.

- *Lesión del nervio periférico (LNP)* es una complicación poco frecuente que, según los informes, se produce de 2 a 4 por cada 10 000 bloqueos.[6] Sin embargo, los síntomas neurológicos posoperatorios transitorios son frecuentes, aunque con buen pronóstico.[6] El grado de alteración axonal determina la gravedad y el pronóstico a largo plazo de la LNP: neuropraxia (daño limitado a la vaina de mielina; recuperación en semanas o meses), axonotmesis (lesión axonal; recuperación prolongada y potencialmente incompleta) y neurotmesis (transección completa del nervio; requiere intervención quirúrgica con recuperación incierta).[5]
- Los mecanismos de la LNP se clasifican a grandes rasgos en: mecánicos (traumáticos o por inyección), vasculares (isquémicos) y químicos (neurotóxicos).[5,6] Puede producirse un traumatismo directo entre la aguja y el nervio o un traumatismo por una inyección intraneural de alta presión, sobre todo si se rompe el perineuro o el fascículo.[5,6] Por fortuna, el perineuro puede ser difícil de penetrar con agujas de punta roma y de bisel corto,[7] como con las agujas BPN disponibles en el mercado. La isquemia por lesión vascular directa, la oclusión de las arterias de alimentación de los vasos nerviosos o la compresión por la formación de un hematoma dentro de la vaina del nervio pueden causar una LNP.[5] La lesión química del inyectado de la BNP puede causar una reacción inflamatoria aguda o una fibrosis crónica.[5] La concentración de AL, la duración de la exposición y la proximidad de la inyección a un fascículo pueden afectar a la neurotoxicidad de AL.[5]
- Se aconseja evitar la inyección intraneural y evaluar con cuidado el rendimiento de la AR bajo sedación profunda o anestesia general.[5] Sin embargo, no se ha descubierto que el BNP sea un factor de riesgo independiente para la LNP.[6] Existen otras múltiples etiologías de la LNP perioperatoria: factores quirúrgicos (posicionamiento, tracción, estiramiento, sección, lesiones por compresión) y factores del paciente (alteraciones metabólicas, condiciones hereditarias, enfermedades vasculares, neuropatías por atrapamiento, compromiso neural preexistente [es decir, "doble atrapamiento"]).[5,6]
- *La toxicidad sistémica de los anestésicos locales (TSAL)* es una complicación poco frecuente pero potencialmente mortal, con una incidencia comunicada que oscila entre el 0.04 y el 0.37 por cada 1 000 BNP según los datos del registro.[8] La toxicidad aguda se produce cuando la inhibe el movimiento del sodio, el calcio y el potasio a través de sus canales en las células del sistema nervioso central y los miocitos cardiacos. Así, su presentación clásica implica síntomas neurológicos y cardiovasculares de rápida progresión que son inicialmente excitatorios (p. ej., agitación, cambios auditivos, sabor metálico, convulsiones; taquicardia, hipertensión, arritmias) y luego inhibitorios (p. ej., paro respiratorio, coma; bradicardia, conducción cardiaca deprimida, paro cardiaco).[7] Sin embargo, casi dos tercios de los casos de 2014 a 2016 tienen presentaciones atípicas (solo síntomas cardiovasculares o del sistema nervioso central) o presentaciones retrasadas más allá de los 5 minutos después de la inyección (hasta 12 horas después de la inyección).[8]
- Aunque ninguna técnica de AR ni ningún factor aislado pueden prevenir la aparición del TSAL, las estrategias de mitigación del riesgo son fundamentales: evitar la inyección vascular, minimizar la captación sistémica de AL, utilizar la guía ecográfica (GEG) y reconocer a las poblaciones susceptibles.[8] Además, es importante el reconocimiento rápido de los signos prodrómicos y el inicio del tratamiento adecuado, que puede incluir la terapia de rescate con lípidos.
- *El neumotórax* es una complicación potencial de los bloqueos del nervio torácico (p. ej., el bloqueo del nervio paravertebral) y con ciertos abordajes del plexo braquial (es decir, el

interescalénico y el supraclavicular). Según los datos del International Registry of Regional Anesthesia (IRORA), existe una incidencia de 6.6 por cada 10 000 bloqueos.[9]

- *La infección* de un BNP parece ser poco común (0.86 por 10 000).[9] Puede producirse con mayor frecuencia con el catéter nervioso periférico permanente, a pesar de las técnicas asépticas, con tasas de colonización bacteriana comunicadas de 7.5 a 57%, dependiendo de la localización (la más alta con los catéteres femorales y axilares) y del número de colonias utilizado para definir la colonización.[7] Debe evitarse la punción con aguja a través de focos infecciosos activos.[10]

- *La punción vascular y la formación de hematomas* pueden ocurrir con cualquier procedimiento invasivo. Las agujas de mayor calibre (como para la colocación de catéteres nerviosos), el número de intentos y cualquier coagulopatía pueden aumentar el riesgo de pérdida de sangre o de formación de hematomas.[10] Los datos del IRORA comunicaron de la formación de hematomas relacionados con el bloqueo, incluido el hematoma retroperitoneal, en 12 por cada 10 000 y de la punción arterial en 39 por cada 10 000.[9] Debe tenerse en cuenta la compresibilidad del lugar de la inyección, en particular con la terapia anticoagulante concurrente.[10] Las directrices de la cuarta edición de 2018 de la American Society of Regional Anesthesia (ASRA) abordan esta preocupación específicamente y recomiendan aplicar las directrices de anticoagulación neuraxial de forma similar para cualquier bloqueo perineuraxial, de plexo profundo o periférico profundo.[11]

Preparación y técnica

Monitorización y sedación

Es obligatoria la monitorización cardiopulmonar con control intermitente o continuo de la presión arterial, electrocardiografía continua y pulsioximetría.[12] Las complicaciones de la AR pueden presentarse como anomalías de la conducción, inestabilidad hemodinámica o hipoxia. Dado que durante los procedimientos de AR se suele proporcionar una sedación ligera, es importante la monitorización de la oxigenación y la ventilación. Debe administrarse oxígeno suplementario y puede utilizarse la capnografía.[12] La sedación debe titularse cuidadosamente, ya que la pérdida de la reacción del paciente puede aumentar el riesgo de lesión nerviosa.[10] Ciertas poblaciones de pacientes (p. ej., los pediátricos, aquellos con discapacidades del desarrollo) pueden beneficiarse de la anestesia general para una colocación segura de la AR a pesar del riesgo de lesión nerviosa.[6]

Emergencias y reanimación

Es necesario un acceso rápido a los equipos, dispositivos y medicamentos de emergencia en todos los lugares de la AR. Se requiere disponer de una fuente y un suministro de oxígeno, capacidad de aspiración con sus correspondientes botes y tubos, dispositivos y equipos para el manejo de las vías respiratorias (p. ej., mango y hojas de laringoscopio, varios tamaños de tubos endotraqueales, dispositivo de ventilación con máscara y válvula, vías respiratorias supraglóticas, vías respiratorias orales y nasales, estiletes, *bougies* elásticos de goma), jeringuillas y agujas de varios tamaños.[13]

Los pacientes sometidos a AR deben tener un acceso intravenoso listo para administrar fármacos y líquidos de reanimación. Los fármacos de emergencia deben incluir vasopresores (p. ej., fenilefrina, efedrina), vasodilatadores (p. ej., labetalol), agentes cronotrópicos (p. ej., atropina, glicopirrolato), agentes de inducción rápida (p. ej., etomidato succinilcolina), agentes de reversión (p. ej., naloxona, flumazenil), antihistamínicos (p. ej., difenhidramina) y "fármacos de paro" adicionales (p. ej., epinefrina, bicarbonato sódico, cloruro de calcio o gluconato). Debe mantenerse cerca un "carro de paro" móvil.[13]

En las sospechas de paros cardiacos relacionadas con la TSAL, el acceso inmediato y la administración de una emulsión lipídica intravenosa al 20% es una modificación fundamental del protocolo de paros cardiacos de la American Heart Association.[14] La ASRA proporciona una lista de comprobación para el manejo de la TSAL (accesible en línea en https://www.asra.com/content/documents/asra_last_checklist_2018.pdf). Se recomienda disponer de un paquete TSAL premontado que incluya la lista de comprobación de la ASRA como ayuda cognitiva.[15]

Máquina de ultrasonido

La guía por ultrasonido se ha generalizado debido a su eficacia y seguridad. El uso de ultrasonido (US) mejora la eficacia al disminuir el tiempo de ejecución de la AR y el tiempo de inicio y aumentar el éxito del bloqueo, definido por el bloqueo sensorial completo.[16] La GEG, en comparación con la estimulación nerviosa, se asocia a un menor número de punciones vasculares y cutáneas[17] y a una reducción del riesgo de TSAL.[18] No se ha demostrado que la GEG elimine los riesgos de la AR[19] pero puede ser un componente importante de las prácticas seguras de AR.[10,20] Sería necesario un aparato de US con sondas adecuadas para la práctica de la AR prevista.

Equipo RA

Los materiales comunes relacionados con el bloqueo, que también pueden estar disponibles comercialmente en kits de bloqueo personalizables, suelen incluir la aguja de bloqueo (de punta roma de calibre 20 o 22), jeringas y agujas de varios tamaños, paños estériles adicionales, funda y gel estéril para la sonda de US y solución desinfectante para la piel. El anestésico local y la concentración específica pueden seleccionarse en función del bloqueo deseado. También se puede disponer de un estimulador nervioso periférico. Estas preparaciones y equipos deben estar listos, y debe obtenerse el consentimiento informado para la AR[21] antes de la realización de cualquier BNP.

Bloqueos comunes

Esta sección será una revisión orientada a los bloqueos del plano nervioso y fascial realizados habitualmente con GEG con técnicas de aguja en el plano e inclusión de imágenes selectas de US. El conocimiento de ciertos bloqueos y técnicas emergentes puede ser limitado, pero se hacen los mejores esfuerzos para utilizar la información actual en el momento de la publicación. Cabe destacar que se hará referencia a una sonda lineal de alta frecuencia (p. ej., 4-12 MHz) o a una sonda curva de baja frecuencia (p. ej., 6-2 MHz).

Bloqueos del cuello

Plexo cervical

Indicación: el bloqueo del plexo cervical (BPC) está indicado para procedimientos en la cabeza, el cuello, la clavícula distal y la pared torácica superior. El BPC profundo se aplica en determinados tratamientos del dolor crónico.[22]

Anatomía relevante: el plexo cervical se origina en los nervios espinales C1 a C4. Las ramas anteriores C2-C4 forman las ramas superficiales y somatosensoriales (nervios occipital menor, auricular mayor, cervical transverso y supraclavicular). Estos nervios terminales viajan a través de la fascia prevertebral y luego de la fascia cervical profunda para emerger posteriormente al músculo esternocleidomastoideo (ECM) a nivel de C4.[22] Las raíces nerviosas C1-C3 forman las ramas motoras más profundas (*ansa cervicalis*), situadas entre la fascia prevertebral y la apófisis transversa a nivel de C4. La arteria carótida y la vena yugular interna están situadas medialmente a los nervios, en la profundidad del ECM.

Posición y abordaje: el paciente debe estar sentado o semirrecostado y de cara a la cara contralateralmente. Se coloca una sonda lineal de alta frecuencia en orientación transversal sobre el ECM a nivel de C4, en el punto medio entre la apófisis mastoides y la clavícula. La nomenclatura BCP se utiliza de forma inconsistente en la literatura.[22] Para este texto, el BPC superficial se refiere a la infiltración subcutánea de las ramas cervicales superficiales, el BPC intermedio se refiere al bloqueo de las ramas cervicales superficiales entre la fascia prevertebral y la capa superficial de la fascia cervical profunda (profunda al ECM), y el BPC profundo se refiere al bloqueo de los nervios cervicales profundos entre la capa profunda de la fascia prevertebral y la apófisis transversa.

El BPC superficial suele realizarse como una inyección subcutánea ciega en el borde posterior del ECM en su punto medio a nivel de C4. Mediante GEG, se puede visualizar el borde posterior del

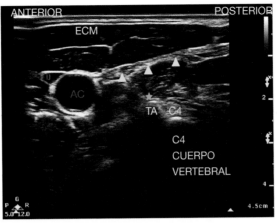

FIGURA 38.1 Bloqueos del plexo cervical intermedio y profundo. La diana del bloqueo del plexo cervical intermedio es el plano profundo al esternocleidomastoideo entre la capa superficial de la fascia prevertebral y la fascia cervical profunda (*triángulos amarillos*). El objetivo del bloqueo del plexo cervical profundo es entre la fascia prevertebral y la apófisis transversa C4 o en el tubérculo anterior (*estrella verde*) cerca de la raíz nerviosa. ECM: músculo esternocleidomastoideo; YI: vena yugular interna; AC: arteria carótida; TA: tubérculo anterior de la apófisis transversa C4; C4: raíz nerviosa C4.

ECM para evitar una inyección accidentalmente más profunda.[22] Puede utilizarse un volumen de 5-10 mL de AL de acción prolongada al 0.25 o al 0.5% (p. ej., ropivacaína, bupivacaína, levo-bupivacaína). El BPC intermedio (fig. 38.1) se dirige al espacio cervical posterior inmediatamente profundo al ECM en una dirección de aguja lateral a medial hacia la vaina carotídea.[22] Puede utilizarse un volumen de 5-10 mL de AL de acción prolongada a 0.25 o a 0.5%.

El BPC profundo (ver la fig. 38.1) puede ser igual de eficaz que los bloqueos superficiales e intermedios,[23] pero con mayor riesgo de complicaciones.[24] Utilizando la misma vista US, la aguja se avanza de lateral a medial hacia la apófisis transversa C4. Puede utilizarse un volumen de 5-10 mL de AL de acción prolongada al 0.25 o a 0.5%.

> *Riesgos y consideraciones específicas*: los BPC superficiales e intermedios se realizan fácilmente y tienen pocas complicaciones mediante GEG, pero el BPC profundo se asocia a varios riesgos. Los mismos efectos adversos y complicaciones pueden producirse con el BPC intermedio dependiendo de la técnica utilizada (p. ej., la infiltración paracarotidea) y con un mayor volumen inyectado de AL.[22]

- Parálisis del nervio frénico y parálisis hemidiafragmática (PHD).
- El nervio frénico (C3-C5) viaja en sentido cefálico sobre la superficie del músculo escaleno anterior en profundidad hasta la fascia prevertebral. No todos los pacientes desarrollan PHD, quizá por variaciones en la contribución de la raíz nerviosa (es decir, mayor predominio de C5) o por la presencia de un nervio frénico accesorio.[22]
- Obstrucción de las vías aéreas.
- Los BPC profundos bilaterales pueden causar PHD bilaterales, así como anestesia del nervio vago o hipogloso.[22] La obstrucción de las vías aéreas también puede producirse con un BPC profundo unilateral en presencia de una parálisis frénica, vagal o hipoglosa contralateral desconocida.[22]
- Síndrome de Horner.
- Se ha informado del síndrome de Horner con los tres abordajes del BPC.[22]

Bloqueos de la extremidad superior

El plexo braquial inerva la extremidad superior y la mayor parte del hombro. Puede bloquearse en diferentes lugares en función del objetivo deseado. Pueden combinarse bloqueos adicionales, como el BPC y el bloqueo intercostobraquial, con un bloqueo del plexo braquial.

Plexo braquial: abordaje interescalénico

Indicación: el bloqueo interescalénico (BIE) se utiliza para procedimientos en el hombro y la parte superior del brazo. Puede combinarse con un BPC para la cirugía de la clavícula distal.

Anatomía relevante: las raíces nerviosas C5 y C6, y a veces la C7, se dirigen entre los músculos escalenos anteriores y medios aproximadamente a nivel de la apófisis cricoides. La imagen US aparece como tres círculos hipoecoicos apilados verticalmente (signo del semáforo), compuestos por las raíces C5, C6 y C7 o las raíces C5 y C6 bífidas,[25] entre los músculos escalenos. Las estructuras notables incluyen la cadena simpática cervical cranealmente, la arteria vertebral profunda al plexo y la yugular interna y la AR carotídea anteriormente.

Posición y abordaje: el paciente debe colocarse en decúbito supino o semirrecostado y mirando en dirección contralateral, o puede utilizarse una posición lateral. Debe colocarse una sonda lineal de alta frecuencia en orientación transversal a nivel del cartílago cricoides.

La aguja debe avanzar en dirección posterior a anterior a través del músculo escaleno medio. Por convención, la aguja perfora la vaina del plexo braquial entre C5 y C6 (fig. 38.2). De manera alternativa, el punto final puede ser anterior al músculo escaleno medio pero posterior a las raíces nerviosas C5 y C6 sin entrar en la vaina del plexo con una eficacia similar y potencialmente menos efectos secundarios.[26] Se puede inyectar un volumen de 15-20 mL de AL de acción prolongada al 0.5%.

Riesgos y consideraciones específicas:

- Parálisis del nervio frénico y PHD.
- La parálisis del nervio frénico ipsilateral se produce con una incidencia de casi 100%[27] a partir de la propagación de AL a las raíces cervicales o por bloqueo directo del nervio frénico sobre el músculo escaleno anterior. Se produce una PHD temporal y una reducción de la función pulmonar, con una disminución de 30% de la capacidad vital forzada.[28] Debe tenerse precaución en los pacientes intolerantes a la disminución del volumen pulmonar o en aquellos con PHD contralateral. La inyección de bajo volumen (10 mL), las técnicas de presión digital proximal y los lugares de inyección distal no han demostrado una prevención fiable.[28] Los bloqueos supraescapular y axilar (ver más adelante) se han propuesto como alternativa para los procedimientos de hombro.

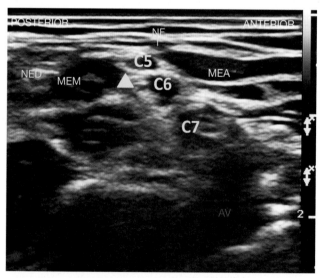

FIGURA 38.2 Bloqueo del plexo braquial interescalénico. Las clásicas tres raíces nerviosas cervicales se apilan entre los músculos escalenos medio y anterior. El objetivo de la aguja puede estar fuera de la vaina del plexo braquial (*triángulo amarillo*) o dentro de la vaina entre las raíces nerviosas C5 y C6. MEM: músculo escaleno medio; MEA: músculo escaleno anterior; C5, C6, C7, raíces nerviosas cervicales; NED: nervio escapular dorsal; NF: nervio frénico; AV: arteria vertebral.

- Lesión del nervio escapular dorsal (NED) y del nervio torácico largo (NTL).
- El NED se desplaza dentro del músculo escaleno medio, hacia los músculos elevadores de la escápula y romboides para tirar de la escápula en sentido medial.[29] El NTL también discurre dentro del cuerpo del músculo escaleno medio, cerca del NED[29] y es responsable de la inervación del músculo serrato anterior, que tira de la escápula en sentido anterior hacia el tórax. Ambos nervios pueden lesionarse durante el BIE en el plano y pueden convertirse en síndromes de dolor crónico en el hombro.[29] El síndrome NED también puede presentar debilidad de los romboides y los elevadores de la escápula (es decir, dificultad para tirar de la escápula en sentido medial), mientras que el síndrome NTL puede mostrar una traslación medial y una rotación del ángulo inferior hacia la línea media (es decir, escápula alada).[29]
- Bloqueo del plexo cervical.
- Debido a su proximidad, la difusión de AL a la cadena simpática cervical y al ganglio estrellado puede producir un síndrome de Horner benigno y reversible.[22,30] Puede producirse ronquera por el bloqueo del nervio laríngeo recurrente ipsilateral o del nervio laríngeo superior. Puede ser necesario el manejo urgente de las vías respiratorias si existe una parálisis contralateral.[30]

Plexo braquial: abordaje supraclavicular

Indicación: el bloqueo supraclavicular (BSC) se utiliza para los procedimientos de las extremidades superiores distales al hombro. No se trata de un bloqueo del nervio supraclavicular del plexo cervical. Se puede añadir un bloqueo intercostobraquial (aspecto medial de la parte superior del brazo) para una cobertura completa de la parte superior del brazo distal al hombro o para reducir el dolor del torniquete.

Anatomía relevante: el plexo braquial se ha formado en troncos y divisiones a nivel de la clavícula. Bajo US, el plexo aparece como una cuña hiperecoica que contiene múltiples círculos hipoecoicos (un "racimo de uvas") superolateral a la arteria subclavia. El plexo braquial se localiza superficialmente al ser superior a la primera costilla, aunque existen variaciones anatómicas. La pleura es profunda a la primera costilla, y la arteria escapular dorsal puede estar situada dentro de los troncos o ramificaciones de las arterias subclavias o cervicales transversas.[31]

Posición y abordaje: el paciente puede estar en decúbito supino o semirrecostado y mirando hacia el lado contralateral o en posición lateral. Debe colocarse una sonda lineal de alta frecuencia en la fosa supraclavicular posterior a la clavícula en dirección coronal oblicua y dirigida caudalmente. Una vez identificado el plexo braquial lateral a la arteria subclavia y superior a la primera costilla, la aguja debe avanzarse en el plano en dirección posterolateral a anteromedial hacia la bolsa de la esquina interna del plexo (a las 7 horas de la arteria) (fig. 38.3). Debe ejercerse un control de la punta de la aguja para evitar pasar por debajo de la costilla o avanzar fuera del plano, lo que puede suponer un riesgo de neumotórax. Por lo regular se inyecta un volumen de 20-25 mL de AL de acción prolongada al 0.5%.

Riesgos y consideraciones específicas: al igual que el BIE, el BSC puede provocar una parálisis del nervio frénico que cause la PHD y el síndrome de Horner, aunque con una incidencia menor de 34 y 32.1%, respectivamente.[32] Un menor volumen de inyección puede reducir la incidencia de PHD.[33] Históricamente, el BSC se asociaba a una incidencia relativamente alta de neumotórax, de 6%; sin embargo, grandes estudios sobre la BSC con GEG han informado de una incidencia de neumotórax menor (hasta el 0.6 por 1 000).[19,34]

Plexo braquial: abordaje infraclavicular

Indicación: el bloqueo infraclavicular (BIC) se utiliza para los procedimientos de las extremidades superiores distales al hombro. También puede realizarse un bloqueo intercostobraquial para dar cobertura a la parte superior del brazo o para reducir el dolor del torniquete.

Anatomía relevante: el plexo braquial ha formado los cordones posterior, lateral y medio alrededor de la arteria axilar, en la profundidad de los músculos pectorales. En la vista ecográfica del abordaje sagital lateral convencional aparecen tres estructuras hiperecoicas alrededor de la arteria axilar, en general en las posiciones 7, 11 y 3 del reloj, respectivamente.[35] La variabilidad anatómica se produce con frecuencia en este punto,[31,35] incluyendo múltiples vasos y ramas axilares.[35]

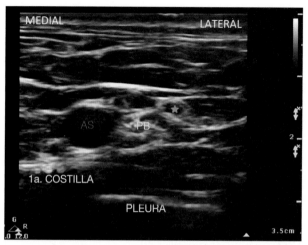

FIGURA 38.3 Bloqueo del plexo braquial supraclavicular y bloqueo supraescapular (abordaje anterior). Los troncos del plexo braquial en la fosa supraclavicular aparecen laterales a la arteria subclavia. La primera costilla y la pleura son profundas al plexo. El abordaje anterior del bloqueo supraescapular se dirige al nervio supraescapular proximal (*estrella naranja*). PB: plexo braquial; AS: arteria subclavia.

Posición y abordaje: con el abordaje lateral (para) sagital convencional, el paciente debe estar en posición supina con el brazo en abducción de 90° y el codo flexionado para elevar la clavícula,[36] mientras la cabeza se gira contralateralmente. Se coloca una sonda de US de alta o baja frecuencia longitudinalmente, inferior a la apófisis coracoides, para captar la vista de eje corto de la arteria axilar profunda a los músculos pectorales. Los cordones deben visualizarse alrededor de la arteria (fig. 38.4). La aguja debe avanzarse en dirección craneal a caudal, con una angulación pronunciada con respecto a la piel, para apuntar a la arteria axilar posterior en la posición de las 6 con propagación circunferencial si se utiliza la técnica de inyección única. Puede intentarse otra inyección perivascular en la posición de las 9 si se emplea una técnica de doble inyección. La visualización de la aguja puede ser difícil debido a la profundidad de los cordones (normalmente 3-6 cm).[37] Pueden ser necesarias múltiples inyecciones y un mayor volumen de AL, ya que los cordones están separados entre sí y en ubicaciones variables con este abordaje.[37] Puede inyectarse un volumen de 20-30 mL de AL de acción prolongada al 0.5%.

El abordaje costoclavicular es más reciente.[38] El paciente puede estar en posición supina con los brazos en posición neutra. La sonda lineal de US se coloca de forma transversal y un poco oblicua en la parte anterior del tórax, directamente inferior y paralela a la clavícula, con una inclinación cefálica hacia el espacio costoclavicular.[37] Los cordones se agrupan en este espacio a menor profundidad que en el abordaje sagital lateral,[38] lateral a los vasos axilares y profundo al músculo subclavio.[37] La aguja se avanza de lateral a medial para dirigirse al espacio costoclavicular por debajo del músculo subclavio. El control de la punta de la aguja es importante, ya que la vena cefálica arqueada puede viajar directamente en la trayectoria de la aguja y la pleura se encuentra muy cerca del espacio costoclavicular.[37] Al tratarse de un abordaje relativamente novedoso, todavía se están comunicando las variantes anatómicas, la técnica óptima, la seguridad y la eficacia. Este abordaje puede tener un inicio de bloqueo más rápido que el abordaje sagital lateral tradicional.[39]

Otra técnica reciente es el abordaje posterior (retroclavicular). El paciente puede estar en posición supina con los brazos en posición neutra. La posición de la sonda de ultrasonido es similar a la del abordaje sagital lateral, excepto que se encuentra a 2 cm medial a la apófisis coracoides,[40] y la imagen de ultrasonido obtenida es como la vista sagital lateral. El lugar de entrada de la aguja es superior y posterior a la clavícula y avanza en una trayectoria perpendicular (aunque al inicio bajo la sombra acústica de la clavícula) para dirigirse a la pared

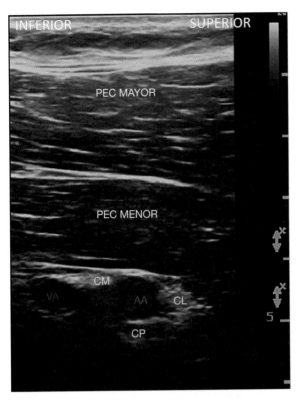

FIGURA 38.4 Bloqueo del plexo braquial infraclavicular. Los cordones están situados alrededor de la arteria axilar en la profundidad de los músculos pectorales. AA: arteria axilar; VA: vena axilar; CM: cordón medial; CL: cordón lateral; CP: cordón posterior.

posterior de la arteria axilar. Esto evita la angulación pronunciada necesaria con el abordaje sagital lateral convencional, aunque puede ser necesaria una mayor longitud de la aguja.[40] Se necesitan más estudios para dilucidar la técnica óptima, las variabilidades anatómicas, la eficacia y la seguridad, pero los primeros informes sugieren una eficacia similar en comparación con el abordaje coracoide, pero con más facilidad técnica y mejor visibilidad de la aguja debido a la angulación perpendicular.[41,42]

Riesgos y consideraciones específicas: la parálisis del nervio frénico y la PHD también pueden producirse con el BIC sagital lateral con una incidencia de 3%.[32] El síndrome de Horner tiene una incidencia de 3.2%.[32] Se necesitan estudios adicionales para comparar los perfiles de riesgo de las distintas técnicas. En este momento, se pueden seleccionar ciertos abordajes en función de la comodidad del paciente para su colocación.

Plexo braquial: abordaje axilar

Indicación: el bloqueo del plexo braquial axilar se utiliza para procedimientos distales al codo. No se trata de un bloqueo del nervio axilar (ver *Bloqueo del hombro: supraescapular y axilar*). Para una cobertura completa del antebrazo anterolateral, puede añadirse un bloqueo del nervio musculocutáneo.

Anatomía relevante: el plexo braquial se ha formado en nervios terminales. En la imagen US aparecen como tres estructuras hiperecoicas alrededor de la arteria axilar: radial (posteromedial), mediano (anterolateral), cubital (anteromedial).[43] El nervio musculocutáneo, que viaja por separado de los demás nervios terminales, aparece como una estructura hiperecoica entre los músculos bíceps braquial y coracobraquial, o a través del músculo coracobraquial únicamente. Existe una variabilidad anatómica en la localización exacta del nervio y los vasos axilares.[43]

Posición y abordaje: el paciente debe estar en posición supina con el brazo en abducción de 90°, el antebrazo flexionado y el hombro en rotación externa para exponer la fosa axilar. Debe colocarse una sonda lineal de alta frecuencia en orientación sagital dentro de la fosa axilar para captar una vista de eje corto de la arteria axilar. Los nervios radial, mediano y cubital

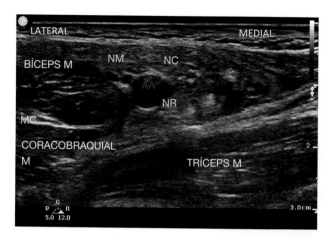

FIGURA 38.5 Bloqueo del plexo braquial axilar. Los nervios mediano, cubital y radial rodean la arteria axilar. El nervio musculocutáneo puede visualizarse entre los músculos bíceps braquial y coracobraquial. AA: arteria axilar; VA: vena axilar; MC: nervio musculocutáneo; NM: nervio mediano; NC: nervio cubital; NR: nervio radial.

deben visualizarse alrededor de la arteria, y el nervio musculocutáneo se encuentra entre los vientres musculares, posterolateral a la arteria (fig. 38.5). Se suele utilizar una técnica de doble inyección que bloquea por separado el nervio musculocutáneo seguida de una inyección perivascular en las posiciones de las 6, las 12 o ambas de la arteria axilar. La ubicación de la inyección perivascular o el número de inyecciones no parecen afectar la eficacia o el inicio.[44] Se suelen inyectar volúmenes totales de 20-30 mL de AL de acción prolongada al 0.5% (5 mL para la musculocutánea).

Riesgos y consideraciones específicas: dado que los vasos son superficiales y fácilmente comprimibles, este abordaje puede ser preferible en pacientes anticoagulados. Debido a la distancia del nervio frénico y de la pleura, este abordaje puede ser preferible en pacientes con pocas reservas pulmonares.

Bloqueo del hombro: supraescapular y axilar

Indicación: los bloqueos combinados supraescapular (BNSE) y axilar (BNAX) han sido propuestos como una alternativa al BIE para los procedimientos de hombro en 2007.[45]

Anatomía relevante: los nervios supraescapular y axilar inervan la mayor parte de la articulación del hombro, pero no toda. El nervio supraescapular se ramifica desde el tronco superior, que inerva la mayor parte de la articulación glenohumeral y la mayoría de los músculos del manguito rotador.[45] En la ecografía, el nervio hiperecoico aparece dentro de la escotadura supraescapular junto a la arteria supraescapular (abordaje posterior)[46] o como el aspecto más lateral del plexo braquial inferior al músculo omohioideo a nivel supraclavicular (abordaje anterior).[47]

El nervio axilar es un nervio terminal del cordón posterior, que también inerva gran parte de la articulación glenohumeral, parte del manguito de los rotadores (inervación compartida del tendón del redondo menor) y el músculo deltoides.[45] El nervio hiperecoico puede visualizarse bajo US cerca de la arteria humeral circunfleja posterior en la parte posterior del húmero, en la profundidad del músculo deltoides.[46]

Posición y abordaje: para el abordaje anterior del BNSE, el paciente debe estar posicionado como con el BSC. Debe colocarse una sonda de US de alta frecuencia en orientación transversal a nivel de C6 para identificar la raíz del nervio C5.[47] A medida que la sonda se desplaza distalmente, un nervio hipoecoico abandonará el tronco superior de la raíz C5, cruzará medialmente en profundidad hacia el músculo omohioideo y se fusionará con el tronco superior en la fosa supraclavicular[47] (ver la fig. 38.3). El BNSE puede dirigirse a la fosa supraclavicular o debajo del músculo omohioideo. Auyong y cols. sugieren que el abordaje anterior, utilizando 15 mL de ropivacaína al 0.5%, no es inferior al BIE tradicional para la cirugía artroscópica del hombro y no requiere BNAX.[48]

Con el abordaje posterior del BNSE, el paciente puede colocarse sentado,[45] lateral,[46] o en decúbito prono.[47] La sonda lineal de US debe colocarse en una orientación oblicua transversal en la parte superior de la columna escapular. Una inclinación craneal debe visualizar

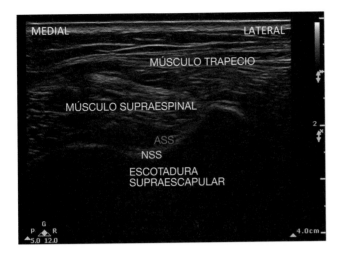

FIGURA 38.6 Bloqueo supraescapular (abordaje posterior). El nervio supraescapular distal viaja con la arteria supraescapular en la escotadura supraescapular de la escápula. Los músculos supraespinoso y trapecio se encuentran superficialmente. NSS: nervio supraescapular; ASS: arteria supraescapular.

la escotadura supraescapular profunda a los músculos trapecio y supraespinoso. La arteria supraescapular y el nervio supraescapular adyacente se encuentran dentro de la muesca en la profundidad del ligamento transversal superior, que une los extremos de la muesca (fig. 38.6). La inyección en la fosa supraespinosa puede realizarse en la profundidad del músculo supraespinoso.[46] Se ha informado de un volumen de 15 mL de ropivacaína al 0.5-0.75%.[45,46]

El BNAX puede realizarse en posición sentada o lateral[45,46] con el hombro en posición neutra, el codo a 90° y el antebrazo en rotación medial (es decir, las manos en el regazo). Debe colocarse una sonda US lineal en la orientación sagital paralela al eje humeral a lo largo del brazo dorsal y justo posterolateral al acromion.[49] La arteria humeral circunfleja posterior es el punto de referencia vascular, ya que el nervio axilar es superior a ella. En relación con el nervio, el músculo deltoides es superficial, el músculo redondo menor es craneal, el eje humeral es profundo y el músculo tríceps se encuentra caudalmente[49] (fig. 38.7). Se han descrito inyecciones de 8 mL de lidocaína al 20%[49] y 15 mL de ropivacaína al 0.5%.[46]

Riesgos y consideraciones específicas: un estudio temprano de Ferré y cols. sugiere una incidencia de 40% de PHD con el abordaje anterior, de forma similar al BPC y tal vez por el mismo mecanismo, mientras que el abordaje posterior tuvo una incidencia de 2%.[50] Es pro-

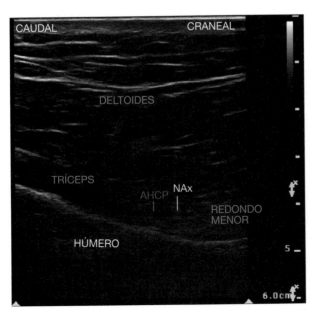

FIGURA 38.7 Bloqueo axilar (del nervio). El nervio axilar y la arteria humeral circunfleja posterior salen del espacio cuadrilátero, delimitado por el redondo menor superiormente, el redondo mayor inferiormente, el tríceps medialmente y el húmero lateralmente, de anterior a posterior para envolver el húmero posteroanteriormente. El nervio es superior a la arteria. AHCP: arteria humeral circunfleja posterior; NAx: nervio axilar.

bable que en el futuro se produzca información adicional sobre la anatomía, la técnica, la dosis y el volumen óptimos y las complicaciones.

Bloqueo intercostobraquial

Indicación: el bloqueo intercostobraquial puede combinarse con el bloqueo del plexo braquial para proporcionar un bloqueo más completo de las extremidades superiores y puede ayudar a reducir el dolor del torniquete.

Anatomía relevante: el nervio intercostobraquial se origina en el segundo nervio intercostal, viaja a través del músculo serrato anterior en la línea axilar media y entra en la axila hacia la parte superior posteromedial del brazo.

Posición y abordaje: puede realizarse una infiltración subcutánea ciega en dirección antero-posterior a lo largo de la cara medial de la parte superior del brazo distal a la axila. Puede obtenerse una visualización por US colocando una sonda lineal en la cara medial de la parte superior del brazo a lo largo del húmero por debajo de la inserción del músculo pectoral mayor.[51] Infiltración con 5-10 mL de AL de acción prolongada al 0.25% en dirección antero-posterior desde la cara medial del brazo hasta el borde inferior del músculo tríceps.[51]

Se ha descrito un abordaje intercostobraquial proximal con GEG debido a un bloqueo insuficiente, quizá por variantes anatómicas. La AL se inyecta entre los músculos pectoral menor y serrato anterior a la altura de la tercera o cuarta costilla en la línea axilar anterior.[51]

Riesgos y consideraciones específicas: dada la proximidad a la pleura con el abordaje proximal, debe tenerse precaución para evitar causar un neumotórax.

Bloqueos del tronco: paravertebrales y paraespinales, de la pared torácica, de la pared abdominal

Bloqueo paravertebral torácico

Indicación: el bloqueo paravertebral torácico (BPVT) se utiliza para procedimientos torácicos o abdominales unilaterales. Puede utilizarse para la analgesia torácica (es decir, fracturas de costillas, dolor anginoso).

Anatomía relevante: el espacio paravertebral (EPV) en forma de cuña contiene las ramas dorsal y ventral del nervio espinal torácico que sale y la cadena simpática de ese nivel espinal. En cada nivel, el espacio está delimitado por los cuerpos vertebrales y la apófisis transversa (AT) en sentido medial, la pleura parietal en sentido anterior y el ligamento costotransversal superior (LCT) en sentido posterior. Continúa como el espacio intercostal lateralmente.[52] En la imagen US aparece como un espacio triangular lateral a la apófisis transversa entre el LCT

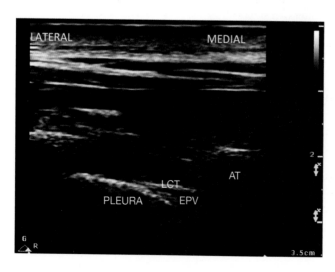

FIGURA 38.8 Bloqueo paravertebral torácico (abordaje transversal). El objetivo de la aguja es el espacio paravertebral, que contiene la salida del nervio espinal. El espacio paravertebral puede visualizarse lateral a la apófisis transversa y profundo al ligamento costotransverso superior. Se recomienda tener precaución para evitar la punción pleural. LCT: ligamento costotransversal superior; EPV: espacio paravertebral; AT: apófisis transversa.

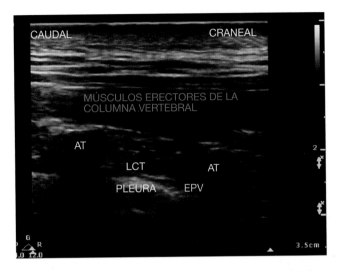

FIGURA 38.9 Bloqueo paravertebral torácico (abordaje sagital) y bloqueo del plano erector de la columna torácica. El ligamento costotransversal alberga el espacio paravertebral, que puede verse dentro de la ventana acústica entre las apófisis transversas torácicas. Los músculos erectores de la columna vertebral son posteriores a las apófisis transversas. El objetivo de la aguja para el bloqueo paravertebral es el espacio paravertebral. El objetivo de la aguja para el bloqueo del plano de los erectores espinales es entre los músculos erectores espinales y las apófisis transversas. AT: apófisis transversas; LCT: ligamento costotransversal superior; EPV: espacio paravertebral.

y la pleura en la vista oblicua transversal o entre dos AT adyacentes profundos al LCT pero superficiales a la pleura en la vista parasagital (fig. 38.8).

Posición y abordaje: el paciente puede estar sentado, en decúbito prono o colocado de lado. Debe colocarse una sonda lineal de alta frecuencia (o curva de baja frecuencia para vistas más profundas) en la orientación oblicua transversal entre las costillas adyacentes al nivel vertebral deseado cuando se realice el abordaje transversal (fig. 38.9). A medida que la pleura se adentra medialmente en el tórax, el LCT puede visualizarse como una continuación hiperecoica hacia el AT. La aguja debe avanzar en una trayectoria de lateral a medial y puede encontrar una "pérdida de resistencia" al entrar en el EPV objetivo. La inyección de 20 mL de AL de acción prolongada al 0.5% debe provocar una depresión pleural anterior.[52,53]

En la vista parasagital, la sonda debe colocarse en orientación longitudinal entre dos AT adyacentes. En la profundidad de los músculos paraespinales se encuentra el LCT hiperecoico, el EPV hipoecoico objetivo y luego la pleura hiperecoica deslizante. La dirección de la aguja es de superior a inferior o de inferior a superior. La depresión pleural se visualizará con la inyección.[53]

Riesgos y consideraciones específicas:

- Anticoagulación y formación de hematomas.
- El EPV es un lugar incompresible. Las mismas recomendaciones de anticoagulación para las técnicas neuraxiales son también aplicables al BPVT.[11]
- Neumotórax.
- La incidencia del neumotórax (0.9 por 1 000) es baja pero puede ocurrir sin que sea evidente la punción pleural.[54]
- Propagación epidural.
- El EPV es continuo con el espacio epidural. Un estudio realizado en cadáveres por Seidel y cols. sugiere que las técnicas que dirigen medialmente el inyectado tienen una mayor propagación epidural, lo que puede causar una hipotensión más profunda.[53]

Bloqueo del plexo lumbar (compartimento del psoas, paravertebral lumbar)

Indicación: el bloqueo del plexo lumbar (BPL; compartimento del psoas, paravertebral lumbar) puede utilizarse para la cirugía de la cadera y de las extremidades inferiores por encima de la rodilla, excepto el compartimento posterior. Puede combinarse un bloqueo del nervio ciático proximal para una cobertura completa de las extremidades inferiores.

Anatomía relevante: las ramas anteriores de L1-L3, con contribuciones de L4, forman el plexo lumbar (PL), que suministra a los compartimentos anterior, medial y lateral del muslo a través de los nervios femoral (L2-L4), obturador (L2-L4) y cutáneo femoral lateral (L2-L3), respectivamente, así como proporciona inervación a la cadera.[55] El PL se dirige hacia abajo, anterior a la AT lumbar, dentro del músculo psoas mayor (MPM), y se ramifica distalmente al nivel vertebral L5-S1.[55,56] El MPM se encuentra anterior a los músculos erectores de la columna (MEC) y medial al músculo cuadrado lumbar (MCL). Estas relaciones musculares se conservarán independientemente de la vista US.

Posición y abordaje: se han descrito múltiples abordajes US con una eficacia similar.[55] Se discutirán específicamente el abordaje transversal ("método Shamrock")[57] y el abordaje sagital paramediano ("vista de tridente").[58] El paciente debe estar en posición de decúbito lateral, con el lado del bloqueo hacia arriba. Debe colocarse una sonda curva de baja frecuencia en la orientación transversal en el flanco abdominal superior a la cresta iliaca y luego desplazarse dorsalmente hasta visualizar el MCL. La AT L4 debe visualizarse con el MPM en sentido anterior, el MCL en sentido lateral y el MEC en sentido posterior, lo que crea la apariencia del tallo y las tres hojas de la planta del trébol[57] (fig. 38.10). El PL hiperecoico debe ser anterior a la AT dentro del MPM. La entrada de la aguja es perpendicular y ~4 cm lateral a la columna vertebral para poder visualizar la trayectoria anteroposterior. La estimulación nerviosa también puede utilizarse junto con el US. Este abordaje puede ser más rápido pero igual de eficaz que la vista de tridente.[59] Un volumen de 20.4-36 mL de ropivacaína al 0.5% puede ser óptimo.[60] La profundidad media entre la piel y el plexo es de 74 mm, con una correlación directa entre la profundidad y el índice de masa corporal, por lo que se recomienda una aguja de bloqueo más larga.[56]

Con la vista en tridente, la sonda US curva debe colocarse en una orientación sagital paramediana para obtener la AT L2-L4. La sombra acústica de la AT crea una apariencia de "tridente". El MEC es posterior a la AT, y el MPM puede verse dentro de la ventana acústica entre las AT. El PL hiperecoico puede visualizarse dentro del MPM entre las AT L3 y L4 inmediatamente profundos al MEC.[58]

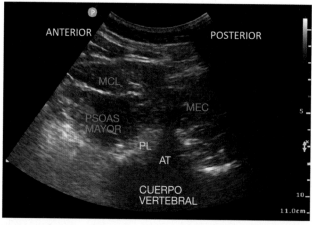

FIGURA 38.10 Bloqueo del plexo lumbar posterior (abordaje Shamrock). Las tres "hojas" características del trébol son los músculos psoas mayor, músculo cuadrado lumbar y músculo erector de la columna. El "tallo" del trébol es la apófisis transversa del cuerpo vertebral L4. La aguja se dirige de posterior a anterior hacia el plexo lumbar anterior a la apófisis transversa. MCL: músculo cuadrado lumbar; MEC: músculo erector de la columna vertebral; PL: plexo lumbar; AT: apófisis transversa.

Riesgos y consideraciones específicas:

- Propagación epidural.
- La incidencia de la propagación epidural varía entre 3 y 27%, con un riesgo potencialmente relacionado con un abordaje más cefálico, volúmenes de inyección más altos y una mayor presión de inyección.[55] Pueden producirse potencialmente cambios hemodinámicos como resultado.
- Hematoma renal.
- El polo renal inferior se encuentra en el nivel L3, lo que puede provocar un hematoma subcapsular renal con trayectorias cefálicas de las agujas. El nivel L4 puede ser más seguro.[55]
- Anticoagulación y hematoma retroperitoneal.
- La localización del bloqueo PL es profunda e incompresible. Las mismas recomendaciones de anticoagulación para las técnicas neuraxiales son también aplicables al BPL.[11]
- TSAL.
- Se ha informado de una mayor incidencia de TSAL tras el BPL en comparación con otros BNP de las extremidades inferiores.[55] Un estudio que analizó las concentraciones plasmáticas de ropivacaína tras el BPL encontró una rápida absorción con niveles máximos en los 10 minutos posteriores a la inyección.[61] Debe mantenerse una alta sospecha de TSAL debido al elevado volumen de AL y a la frecuente combinación con el bloqueo ciático.[61]

Paraspinal: bloqueo retrolaminar y bloqueo del plano erector de la columna vertebral

Indicación: el bloqueo retrolaminar (BRL) y el recientemente descrito bloqueo del plano erector de la columna vertebral (BPEC) intentan anestesiar los nervios espinales torácicos sin entrar en el EPV. Estos bloqueos son menos difíciles desde el punto de vista técnico, con un perfil de riesgo menor en comparación con el BPVT, y no están limitados por la coagulopatía. Ambos bloqueos pueden utilizarse para proporcionar una analgesia ipsilateral y multinivel de la pared torácica o abdominal, y se están comunicando nuevas indicaciones. A diferencia del BPVT, que proporciona un bloqueo somático y simpático, el BRL y el BPEC parecen proporcionar principalmente solo un bloqueo somático,[62] que puede ser insuficiente para la anestesia quirúrgica.[63]

Anatomía relevante: el lugar del BRL es lateral a la apófisis espinosa y posterior a la lámina. En la imagen US aparece como una superficie ósea anterior al MEC. El sitio del BPEC está más lateral que el BRL en la AT. En la imagen US, la AT aparece como sombras acústicas altas y rectangulares profundas al MEC con la pleura visible dentro de las ventanas acústicas.

Posición y abordaje: el paciente puede estar sentado, en decúbito prono o colocado en decúbito. Debe colocarse una sonda lineal (o curva para vistas más profundas) en la orientación parasagital lateral a las apófisis espinosas pero medial a la AT para ver las láminas para el BRL. El objetivo de la aguja es anterior al MEC y posterior a las láminas (fig. 38.11).

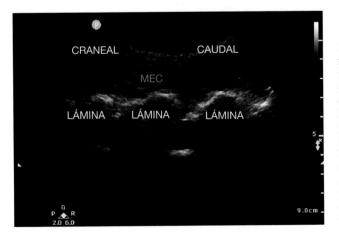

FIGURA 38.11 Bloqueo retrolaminar torácico. Los músculos erectores de la columna vertebral se encuentran en la parte posterior de las láminas vertebrales y en la parte medial de las apófisis transversas. El objetivo del bloqueo retrolaminar se encuentra entre los músculos erectores de la columna vertebral y las láminas. MEC: músculos erectores de la columna vertebral.

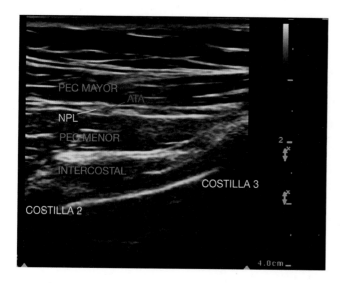

FIGURA 38.12 Bloqueo del PECS I. Los músculos pectorales mayor y menor son superficiales a las costillas 2 y 3. El nervio pectoral lateral y la arteria toracoacromial asociada se encuentran entre los músculos pectorales. NPL: nervio pectoral lateral; ATA: arteria toracoacromial.

Moviendo la sonda de US más lateralmente, se obtiene el aspecto característico del AT. El objetivo de la aguja es anterior al MEC y posterior a la AT para el BPEC (fig. 38.12). El inyectado debe extenderse longitudinalmente dentro del plano respectivo. El BPEC también puede proporcionar analgesia intercostal multinivel[64] y posibles efectos epidurales[64] y paravertebrales.[65] Ambos bloqueos pueden utilizar 20-30 mL de 0.25% de un AL de acción prolongada.[63,64] El volumen medio necesario es de 3.4 mL por dermatoma para el BPEC.[66]

Riesgos y consideraciones específicas: como ambos bloqueos son relativamente nuevos, se necesitan más estudios para determinar la dosis óptima, el mecanismo anatómico y la técnica, así como para dilucidar por completo todas las complicaciones potenciales. Sin embargo, actualmente los perfiles de riesgo parecen ser menores que los de la epidural torácica o el BPVT.

- Anticoagulación y formación de hematomas.
- Los lugares de inyección BRL y BPEC son comprimibles, a diferencia de los lugares epidurales y BPVT, y están alejados de los vasos principales. Estos bloqueos pueden utilizarse en pacientes con coagulopatía o terapia anticoagulante.[67,68]
- Propagación epidural.
- El BRL y el BPEC parecen tener un efecto hemodinámico mínimo en contraste con la epidural o el BPVT.[67] Sin embargo, existe el potencial de hipotensión, posiblemente a través de la propagación epidural.[65,68]

Pared torácica: PECS I, PECS II y bloqueos del plano serrato anterior

Indicación: en años recientes, los bloqueos del plano fascial de la pared torácica han ganado popularidad como una alternativa técnicamente más fácil, de menor riesgo y eficaz que el BPVT.[69] Los bloqueos del plano fascial I, del plano fascial II y del plano serrato anterior (BPSA) se han utilizado para procedimientos de la pared torácica anterolateral (p. ej., cirugía mamaria y toracoscópica, tubo torácico, dispositivos implantables en la pared torácica) y fracturas de costillas,[69-71] y se están investigando más indicaciones. En este momento se necesitan más estudios para comprender mejor estos nuevos bloqueos del plano fascial.

Anatomía relevante: el PECS I se dirige a los nervios pectorales laterales y mediales.[72] Puede combinarse con el bloqueo PECS II para anestesiar adicionalmente las ramas cutáneas laterales de los nervios intercostales 3-6,[73] incluyendo el nervio intercostobraquial si se utiliza el abordaje de inyección lateral,[73] y NTL.[73,74] Los músculos pectoral mayor (PMay) y menor (PMen), las costillas 2 y 3 y la arteria toracoacromial deben identificarse en las imágenes de US para el PECS I.[71] El PMay, el PMen, el músculo serrato anterior (MSA) y las costillas 3 y 4 deben identificarse para el PECS II.[71] Se ha informado de que el BPSA cubre los dermatomas T2-T9,[75] aunque los estudios anatómicos sugieren que el bloqueo se limita a las ramas

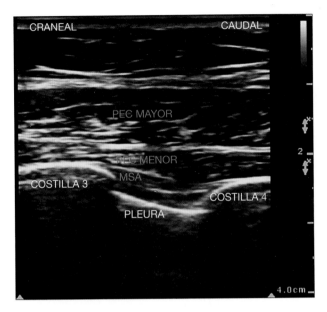

FIGURA 38.13 Bloqueo PECS II. Los músculos pectoral mayor, pectoral menor y serrato anterior pueden verse de superficial a profundo en la línea axilar anterior sobre las costillas 3 y 4. Después de una inyección PECS I, el objetivo de la aguja es el plano interfascial entre los músculos pectoral menor y serrato anterior. MSA: músculo serrato anterior.

cutáneas laterales de los nervios intercostales y no por bloqueo directo del nervio intercostal.[76,77] El dorsal ancho y el MSA, la costilla 5 y la pleura deben identificarse en las imágenes de US para el BPSA.[75]

Posición y abordaje: los bloqueos PECS I y II pueden realizarse con el paciente en posición supina y en decúbito supino o lateral para el BPSA. Puede utilizarse una sonda US lineal. El bloqueo PECS I fue descrito por primera vez por Blanco: la sonda se coloca en una orientación sagital inferior a la clavícula distal para visualizar las costillas 2 y 3 con una trayectoria de la aguja de craneal a caudal[72] (fig. 38.13). Alternativamente, el abordaje lateral de Pérez coloca la sonda US en una orientación transversal inferior al tercio externo de la clavícula en las costillas 2 y 3 con una dirección de la aguja de medial a lateral.[78] El PMay se superpone al PMen, que es superficial a las costillas. La arteria toracoacromial y el nervio pectoral lateral adyacente discurren entre los músculos pectorales. Se inyecta un volumen de 10 mL de AL de acción prolongada al 0.25% entre el PMay y el PMen.[69]

El bloqueo PEC II combina la inyección PECS I con una inyección adicional sobre las costillas 3 y 4 en la línea axilar anterior. La sonda lineal se gira para visualizar el PMay, el PMen y el MSA, y la aguja se avanza de superomedial a inferolateral para dirigirse al plano interfascial entre el PMen y el MSA.[74] Se inyecta un volumen de 20 mL de AL de acción prolongada al 0.25%.[69]

En el BPSA, la sonda lineal de ultrasonidos se coloca en orientación sagital en la línea axilar media sobre la costilla 5 (fig. 38.14). La aguja se avanza de forma superoinferior para dirigirse al plano entre el MSA y la costilla.[75] Se puede inyectar un volumen de 20-40 mL de AL de acción prolongada al 0.25%.[69] Un mayor volumen de AL puede proporcionar una mayor área de cobertura.[77]

Riesgos y consideraciones específicas: dado que estos bloqueos son relativamente novedosos, se necesitan más estudios para determinar la dosis óptima, el mecanismo anatómico y la técnica, así como para dilucidar todas las posibles complicaciones. Hasta ahora, sus perfiles de riesgo parecen ser menores que los de la epidural torácica o el BPVT. Como ocurre con todos los bloqueos de la pared torácica cerca de la pleura, el neumotórax puede ser un riesgo bajo con una GEG adecuada.

- Hematoma.
- Se ha informado de una incidencia de 1.6% de formación de hematomas, que con frecuencia se producen en el contexto de la terapia anticoagulante o antiplaquetaria.[79]

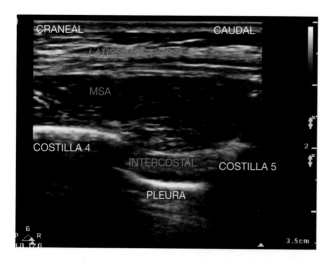

FIGURA 38.14 Bloqueo del plano del serrato anterior. El músculo serrato anterior se visualiza sobre las costillas 4 y 5 en la línea axilar media. El objetivo de la aguja es el plano entre el músculo serrato anterior y las costillas. MSA: músculo serrato anterior.

Pared abdominal: bloqueo de la vaina del recto

Indicación: el bloqueo bilateral de la vaina del recto (BVR) está indicado para la analgesia posoperatoria de las incisiones abdominales de la línea media. Puede combinarse con bloqueos del plano transverso del abdomen (PTA) para la analgesia después de procedimientos abdominales abiertos y laparoscópicos.[80]

Anatomía relevante: la rama ventral T6-L1[81] atraviesa el músculo recto abdominal (MRA) en dirección posteroanterior y luego se ramifica en nervios cutáneos anteriores para inervar la piel suprayacente. Existe una amplia comunicación entre estos nervios, lo que crea una inervación mixta.[82] El MRA está envuelto por la vaina del recto anterior y posterior, la fascia transversal es profunda a la vaina del recto posterior y el peritoneo se encuentra profundo a la fascia transversal. En las imágenes de US aparece una doble capa característica en la profundidad del MRA. Los vasos epigástricos profundos pueden discurrir cerca o dentro del MRA.[83]

Posición y abordaje: el paciente debe estar en posición supina. Debe colocarse una sonda ecográfica lineal (o curva para vistas más profundas) en orientación transversal a la línea media abdominal entre el xifoides y la parte inferior del ombligo. Si se visualiza la línea alba

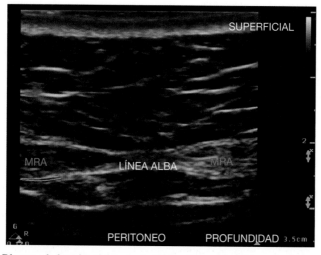

FIGURA 38.15 Bloqueo de la vaina del recto. La línea alba se visualiza en la línea media abdominal con los músculos rectos abdominales emparejados lateralmente y el peritoneo profundo a la pared abdominal. La arteria epigástrica (superior o inferior) puede visualizarse dentro o cerca del músculo recto abdominal. Es característica la doble capa (*líneas verdes*) posterior al músculo recto abdominal. MRA: músculo recto abdominal; AE: arteria epigástrica.

hiperecoica, la sonda puede desplazarse lateralmente para visualizar el MRA. El objetivo de la aguja es profundo al MRA posterior pero superficial a la doble capa posterior (fig. 38.15). Debe evitarse el traumatismo de los vasos epigástricos profundos. El bloqueo debe realizarse a nivel de la incisión o cerca de ella, ya que la extensión craneocaudal puede ser limitada.[82] Puede inyectarse un volumen de 10-20 mL de AL de acción prolongada al 0.25 o al 0.5% por lado.[80]

Riesgos y consideraciones específicas:

- Lesión vascular epigástrica y hematoma de la vaina del recto.
- La arteria y la vena epigástricas profundas, superiores o inferiores, pueden ser visibles en diferentes ubicaciones con respecto al MRA, dependiendo del lugar en el que se realice el bloqueo a lo largo de la línea media abdominal: anterior al MRA dentro de su vaina en el tercio medial del músculo (a medio camino entre el xifoides y el ombligo), dentro del MRA en el tercio medio del músculo (a nivel umbilical), o posterior al MRA dentro de su vaina en el tercio lateral del músculo (a nivel de la espina iliaca anterosuperior).[83] La arteria epigástrica tiene el diámetro más pequeño o es menos probable que se encuentre cuando el BVR se realiza entre el xifoides y el ombligo, lo que puede hacer preferible esta ubicación.[83,84]
- TSAL.
- Suele ser necesario un mayor volumen de inyección para los bloques compartimentados, como el BVR. En la práctica, los BVR bilaterales también se emparejan frecuentemente con bloqueos bilaterales de PTA, otro bloqueo de compartimentos. Una revisión realizada por Rahiri y cols. encontró que la absorción de AL es rápida y que la concentración sistémica de AL puede superar los umbrales aceptables.[80] Deben tenerse en cuenta los límites de dosificación, en especial en pacientes de bajo peso o frágiles. El uso de una concentración de inyección más baja puede permitir que se administre un volumen mayor de forma segura.

Pared abdominal: plano transversal del abdomen y bloqueos ilioinguinales/iliohipogástricos

Indicación: el bloqueo PTA está indicado para muchos procedimientos abdominales abiertos y laparoscópicos, como la cesárea, la histerectomía, la apendicectomía y la colecistectomía laparoscópica. Los bloqueos PTA bilaterales se han incorporado a los protocolos de recuperación mejorada y se combinan frecuentemente con el BVR bilateral. Los bloqueos ilioinguinal e iliohipogástrico (II/IH) están indicados para la cirugía inguinal. Los bloqueos PTA pueden proporcionar una alternativa a la epidural torácica sin problemas de hipotensión o coagulopatía.

Anatomía relevante: el compartimento PTA es un plano abdominal anterolateral entre los músculos oblicuo interno (MOI) y transverso del abdomen (MTA) que contiene los nervios T6-L1. Al salir de su respectivo nivel vertebral, las ramas ventrales T6-T11 continúan como nervios intercostales para inervar finalmente la pared abdominal anterior.[82,85] Los nervios T6-T8 entran en el PTA a nivel del margen costal,[81] y los nervios T9-T12 entran en el PTA posterior a la línea axilar media.[85] Las ramas cutáneas laterales T6-T11 inervan la pared abdominal lateral desde el margen costal hasta la cresta iliaca, mientras que los nervios subcostales T9-T11 y T12 proporcionan suministro cutáneo al abdomen anterior infraumbilical.[85] L1 proporciona inervación a la zona inguinal y a la parte medial del muslo como los nervios ilioinguinal e iliohipogástrico.[85] La vista GEG varía según el abordaje, pero la anatomía relevante incluye el MCL (abordaje posterior), el MRA (abordaje subcostal) y la espina iliaca superior anterior (bloqueo II/IH).

Posición y abordaje: la posición óptima del paciente depende del abordaje realizado. Puede utilizarse una sonda lineal de alta frecuencia (o una sonda curva para vistas más profundas). El paciente puede colocarse en posición supina o lateral para realizar el abordaje PTA lateral. La sonda US debe colocarse en orientación transversal a medio camino entre el margen costal y la cresta iliaca en la línea axilar media. De la superficie a la profundidad están las tres capas visibles de músculos abdominales anterolaterales: músculo oblicuo externo (MOE), MOI, MTA, y luego el espacio peritoneal y los intestinos peristálticos (fig. 38.16). La aguja

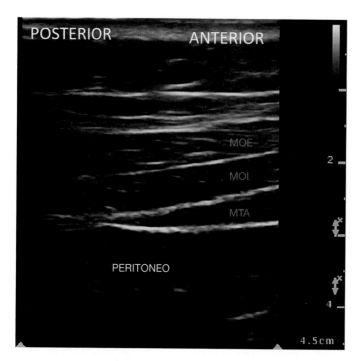

FIGURA 38.16 Bloqueo del plano transverso del abdomen (lateral). Las tres capas musculares de la pared abdominal anterolateral se visualizan con el bloqueo del plano transverso del abdomen lateral. La aguja se dirige a la capa plana entre el músculo oblicuo interno y el músculo transverso del abdomen. El peritoneo se encuentra en la profundidad del músculo transverso del abdomen. MOE: músculo oblicuo externo; MOI: músculo oblicuo interno; MTA: músculo transverso del abdomen.

debe dirigirse mediolateralmente en el plano entre el MOI y el MTA. Los estudios han informado de una zona de anestesia limitada a los dermatomas T10-T11 con una deficiencia en el bloqueo L1.[86,87] Los procedimientos abdominales por debajo del ombligo pero por encima de la zona inguinal se beneficiarían de este abordaje.

Con el paciente en posición supina, la sonda de US debe estar en una orientación transversal oblicua paralela al margen costal para visualizar el plano entre el MRA y el MTA en el abordaje PTA subcostal. La entrada de la aguja se realiza cerca del xifoides con una dirección inferolateral a lo largo del margen costal. Este abordaje proporcionó una mayor cobertura cefálica hasta T8 y una mayor extensión dermatomal de T9 a T11,[88] que sería adecuada para procedimientos abdominales por encima del ombligo.

La colocación lateral del paciente permitiría el acceso para el abordaje PTA posterior. La sonda US se coloca en orientación transversal en la pared abdominal lateral a la altura de la línea axilar media, pero más posteriormente que en el abordaje lateral. La trayectoria de la aguja es en dirección anteroposterior para dirigirse al origen de la PTA que es anterior al MCL. Los dermatomos T9-T11 son los más fiables bloqueados[87] con cierta extensión potencial alrededor del MCL y el EPV.[89]

Debe utilizarse la posición supina para el bloqueo II/IH, que es similar al PTA lateral pero se realiza por encima de la espina iliaca superior anterior (EISA), donde los nervios II e IH viajan a través del PTA.[86,88] El objetivo es el PTA entre el MIO y el MTA, donde los nervios pueden ser visibles. Este bloqueo es el mejor para la anestesia de la L1.

Se inyecta un volumen de 10-30 mL de 0.25-0.75% de AL de acción prolongada por lado. En general, se recomiendan volúmenes más altos de concentración diluida para los bloqueos del plano fascial. Es fundamental prestar atención a la dosis total para evitar superar los umbrales tóxicos.

Riesgos y consideraciones específicas:

- TSAL.
- Un mayor volumen de AL, el bloqueo bilateral de PTA y la adición frecuente de BVR bilateral pueden correr el riesgo de superar los umbrales tóxicos,[80] por lo que es importante una dosificación cuidadosa. La adición de epinefrina a la inyección puede reducir la concentración máxima y el tiempo hasta la concentración máxima de los bloques de PTA.[90]

Pared abdominal: bloqueo del cuadrado lumbar

Indicación: el bloqueo del cuadrado lumbar (BCL) es una técnica recién descrita que se ha propuesto como alternativa al bloqueo PTA para procedimientos abdominales, así como para la cirugía de cadera. Los informes de casos también han descrito su uso con colgajos abdominales para la reconstrucción mamaria[91] y la amputación por encima de la rodilla.[92] Se necesitan más estudios para aclarar la anatomía, el mecanismo de acción, las indicaciones, las limitaciones y la técnica óptima. Un metaanálisis, hasta ahora, sugiere que el BCL puede ofrecer una mejor y mayor duración analgésica que los bloqueos PTA.[93]

Anatomía relevante: el MCL se encuentra en dirección craneomedial a caudolateral dentro de la pared abdominal posterior, con uniones en el borde medial de la costilla 12 en sentido superior, la cresta iliaca posteromedial en sentido inferior y el AT L1-L4 en sentido medial. Lateralmente al MCL se encuentran los músculos abdominales anterolaterales. Las vainas aponeuróticas del MIO y del MTA continúan y se conectan finalmente con la fascia toracolumbar alrededor del MCL.[94] En relación con el MCL, el MPM se sitúa anteromedial y los MEC son posteromediales. Cabe destacar que el riñón se encuentra por delante del MCL, separado por la fascia transversal, la fascia renal y la grasa peri y paranéfrica. El BCL puede anestesiar directamente el nervio espinal saliente al cruzar por delante del MCL antes de entrar en el compartimento PTA; sin embargo, los informes de casos han documentado el bloqueo desde T7 hasta L2,[94,95] dependiendo del abordaje, lo que sugiere otros mecanismos de propagación craneal.

Posición y abordaje: debido a la confusión de la terminología en toda la literatura, a efectos de esta revisión, los abordajes del BCL se describirán en relación con el MCL, tal y como proponen El-Boghdadly y cols.: lateral (QL1), posterior (QL2), anterior o transmuscular (QL3), e intramuscular QLB[95,96] (fig. 38.17).

Con el BCL lateral, el paciente puede estar en posición supina o lateral. Se coloca una sonda lineal o curva en orientación transversal en la línea axilar media entre el margen costal y la cresta iliaca, y luego se desplaza posteriormente hacia el MIO y los orígenes del MTA para visualizar el MCL. La aguja se avanza en dirección anteroposterior para dirigirse a la cara lateral del MCL dentro de la aponeurosis del MTA. En este lugar de inyección, la puede seguir la

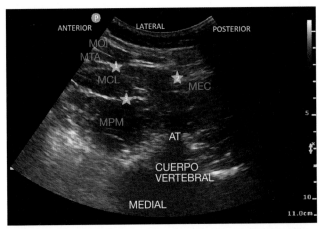

FIGURA 38.17 Bloqueo del cuadrado lumbar. En el bloqueo lateral (*estrella verde*, 1), la aguja se dirige a la cara lateral del músculo cuadrado lumbar dentro de la aponeurosis del músculo transverso del abdomen. En el bloqueo posterior (*estrella verde*, 2), el objetivo de la aguja es posterior al músculo cuadrado lumbar, entre el músculo cuadrado lumbar y los músculos erectores de la columna. En el bloqueo anterior (*estrella verde*, 3), la aguja se avanza a través del músculo cuadrado lumbar para dirigirse al plano fascial entre el músculo psoas mayor y el músculo cuadrado lumbar. MOI: músculo oblicuo interno; MTA: músculo transverso del abdomen; MCL: músculo cuadrado lumbar; MPM: músculo psoas mayor; MEC: músculo erector de la columna vertebral; AT: apófisis transversa.

trayectoria anterior o posterior del MCL.[96] Este abordaje parece tener mayor cobertura que el PTA lateral[94] con anestesia T7-L1.[95]

Para realizar el BCL posterior, el paciente puede estar en posición supina (puede requerir apoyo para elevar la cadera) o lateral. Se obtiene la misma vista que con el BCL lateral con el US de baja frecuencia. El objetivo de la aguja es posterior al MCL dentro del triángulo interfascial lumbar entre el MCL y el MEC.[94,95] Se ha informado de la cobertura de T7-L1,[95] con una posible propagación hacia el EPV torácico.[97]

El paciente debe colocarse lateralmente para realizar el BCL anterior (transmuscular). La sonda curva se coloca en orientación transversal superior a la cresta iliaca (para obtener la misma vista que con el abordaje Shamrock del BPL). La aguja se hace avanzar en dirección posterolateral a anteromedial a través del MCL para dirigirse al plano fascial entre el MPM y el MCL situado anteromedialmente al MCL.[95] Un estudio cadavérico informó de la posible propagación al EPV lumbar,[98] que puede proporcionar un bloqueo T10-L4.[95]

Para el BCL intramuscular, debe utilizarse la misma posición del paciente y la misma orientación de la sonda que para el BCL lateral. La aguja se avanza en el cuerpo del MCL y se puede inyectar AL.[95] Se ha informado de la cobertura de la pared abdominal lateral desde T7 a T12[95] pero sin evidencia de propagación paravertebral.[97]

Se ha informado de un volumen de al menos 20 mL por inyección[93,95] y de concentraciones diluidas como 0.125, 0.25 o 0.375% de AL de acción prolongada.

Riesgos y consideraciones específicas:

- Punción de órganos.
- Los puntos finales anteriores y laterales de la aguja BCL están cerca del riñón.
- Hematoma.
- Aunque es poco frecuente, el hematoma ha sido una complicación notificada.[99] Además, debido a la incompresibilidad de ciertos abordajes (p. ej., el BCL anterior), se recomienda precaución en caso de coagulopatía.
- Debilidad motora de las extremidades inferiores.
- Se ha informado de la propagación paravertebral lumbar en cadáveres,[98] que puede afectar al PL. Un informe ha descrito la debilidad de las extremidades inferiores atribuida al BCL.[100]
- Hipotensión.
- La hipotensión ha sido reportada como una complicación, potencialmente a través de propagación paravertebral.[101]
- TSAL.
- Un estudio realizado por Murouchi y cols. descubrió que, aunque el tiempo hasta la concentración máxima era similar, se alcanzaba una concentración máxima menor tras el bloqueo BCL que tras el bloqueo PTA lateral.[102] No obstante, se aconseja una dosificación cuidadosa.

Bloqueos de la extremidad inferior

Bloqueo del compartimento de la fascia iliaca

Indicación: el bloqueo del compartimento de la fascia iliaca (BCFI) puede proporcionar analgesia a la cadera y a la extremidad inferior por encima de la rodilla, con excepción del compartimento posterior. El BCFI se ha propuesto como una alternativa anterior al BPL que es más sencillo, seguro y superficial.

Anatomía relevante: el PL se ramifica dentro del MPM para convertirse en el nervio obturador (NO, rama dorsal), el nervio femoral (NF, rama ventral) y el nervio cutáneo femoral lateral (NCFL, rama ventral) que inervarán la cadera y la extremidad inferior.[103] El NF y el NCFL salen lateralmente del MPM y se dirigen inferiormente en trayectorias separadas hacia el ligamento inguinal (LI) en la profundidad de la fascia iliaca (FI).[103] El NO continúa inferomedialmente hacia la pelvis en profundidad hasta la FI, pero sale del compartimento de la FI a nivel del cuerpo S1.[103] La FI es una capa conectiva que se une lateralmente a la cara interna de la cresta iliaca, cruza de manera estrecha por delante del músculo iliaco y el

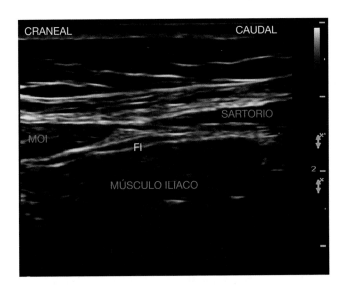

CRANEAL　　　　　　　　　CAUDAL

SARTORIO

MOI

FI

MÚSCULO ILIACO

FIGURA 38.18 Bloqueo
del nervio de la fascia iliaca
(suprainguinal). El signo de la
"pajarita" puede visualizarse
por el músculo oblicuo interno
y el músculo sartorio. La fascia
iliaca recubre el músculo iliaco;
esta debe disecarse del músculo
iliaco. MOI: músculo oblicuo
interno; FI: fascia iliaca.

MPM, y medialmente a la fascia del psoas. El espacio potencial (compartimento de la FI) entre la FI y el músculo iliopsoas puede ser el objetivo de la inyección del AL para bloquear simultáneamente el NF y el NCFL. El bloqueo del NO con el BCFI es controvertido y puede depender del abordaje: si es superior (abordaje suprainguinal, S-BCFI) o inferior al LI (abordaje infrainguinal, I-BCFI).

Posición y abordaje: el paciente debe estar en posición supina. Para el abordaje S-BCFI, se puede colocar una sonda lineal de alta frecuencia longitudinalmente cerca de la EISA sobre el ligamento inguinal en una orientación parasagital. Hebbard y cols. describieron inicialmente el desplazamiento de la sonda en sentido inferomedial a lo largo del LI hacia el NF hasta que se visualiza la arteria iliaca circunfleja profunda, introduciendo entonces la aguja por debajo del LI.[104] Desmet y cols. modificaron esta técnica moviendo la sonda inferomedialmente y luego girando en el sentido de las agujas del reloj para apuntar el lado craneal de la sonda hacia el ombligo.[105] El "signo de la pajarita" puede visualizarse por los músculos MOI y sartorio directamente superiores a la FI, que se encuentra por encima del músculo iliaco[103,105] (fig. 38.18). La aguja se avanza en dirección caudal a craneal con el AL disecando el músculo iliaco desde la FI en una extensión craneal.[103-105] Se ha informado de que la S-BCFI tiene un bloqueo NO mejor y más fiable en comparación con la I-BCFI tradicional,[106] quizá por una extensión craneal más consistente.[103] El abordaje S-BCFI también parece proporcionar un bloqueo superior del territorio del NF en comparación con el abordaje I-BCFI tradicional.[103]

Para el abordaje I-BCFI, la sonda debe colocarse en orientación transversal caudal al LI en el pliegue inguinal para visualizar los músculos iliaco y sartorio, la FI, el NF y los vasos femorales. La sonda se desplaza lateralmente en el pliegue a lo largo de la FI hasta que los músculos iliacos y sartorios se cruzan (fig. 38.19). En una trayectoria de lateral a medial, la aguja se avanza en esa intersección en profundidad hasta la FI para que el AL diseccione la FI del músculo y se extienda hasta el NF medialmente y el NCFL lateralmente. El bloqueo del nervio obturador con esta inyección distal ha sido poco fiable,[103,106] lo que puede deberse a la distancia entre el NO y el NF y NCFL, o potencialmente a la inervación variable por el NO y la contribución superpuesta del NF.[103,106]

Puede inyectarse un volumen de 20-40 mL de AL de acción prolongada al 0.25-0.5%.[103-106] Deben respetarse las dosis máximas de seguridad.

Riesgos y consideraciones específicas: el BFI se considera un bloque de bajo riesgo.

Bloqueo del nervio femoral

Indicación: el bloqueo del nervio femoral (BNF) se utiliza para la analgesia de la parte anterior del muslo y la rodilla. Puede combinarse con un bloqueo del nervio ciático (BNC) para proporcionar un bloqueo por debajo de la rodilla. Puede combinarse con los bloqueos ciático, NCFL y NO para la anestesia de toda la extremidad inferior.

Anatomía relevante: los nervios espinales L2-L4 se unen en el PL y dan lugar al nervio femoral (NF), que desciende a la región inguinal en la profundidad de la FI entre el músculo iliaco y el MPM.[107] El NF entra en la base del triángulo femoral al cruzar la FI y emite varias ramas. Una de ellas, el nervio safeno, pasa más allá del vértice distal del triángulo hacia el canal aductor.[108] El triángulo femoral está delimitado por la LI superiormente, el músculo sartorio lateralmente y el músculo aductor largo medialmente.[108] El vértice del triángulo se encuentra en la intersección entre el borde medial del músculo sartorio y el borde medial del músculo aductor largo.[108] El BNF se realiza en el pliegue inguinal. En las imágenes ecográficas, el NF aparece como un óvalo plano hiperecoico inmediatamente lateral a la arteria femoral, superficial al músculo iliopsoas y profundo a la FI.

Posición y aproximación: con el paciente en decúbito supino, debe colocarse una sonda de alta frecuencia en orientación transversal en el pliegue inguinal (ver la fig. 38.19). La arteria femoral debe visualizarse antes de su bifurcación. La vena femoral es medial y el NF es lateral a la arteria. La fascia lata se extiende lateral a medialmente por encima del NF y los vasos, con la FI más profunda sobreponiéndose al NF. En un abordaje con aguja de lateral a medial, debe depositarse AL alrededor del NF. Alternativamente, un objetivo más lateral de la aguja (es decir, en el surco entre el músculo iliaco y el MPM) que sea profundo a la FI puede ofrecer un bloqueo eficaz con una distancia potencialmente más segura entre la aguja y el nervio.[107,109] Puede inyectarse un volumen de 20 mL de AL de acción prolongada al 0.5%.

Riesgos y consideraciones específicas:

- Debilidad del músculo cuádriceps.
- Debido al bloqueo sensoriomotor no selectivo, los riesgos derivados de la debilidad del músculo cuádriceps (recto femoral y vasto), entre los que se incluyen la reducción prolongada de la fuerza del cuádriceps, las caídas y la nueva lesión del ligamento cruzado anterior, han sido estudiados tanto por anestesiólogos como por cirujanos ortopédicos sin lograr un consenso. El bloqueo del canal aductor se ha comparado con el BNF como una alternativa potencial de preservación motora con una eficacia similar; sin embargo, la falta de estandarización en la evaluación de la fuerza motora y las medidas funcionales han dificultado las con-

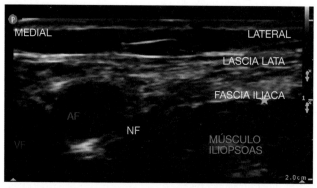

FIGURA 38.19 Bloqueo del nervio de la fascia iliaca (infrainguinal) y del nervio femoral. La vena, la arteria y el nervio femorales pueden visualizarse de medial a lateral. El nervio femoral es profundo a la fascia iliaca que cubre el músculo iliopsoas. La diana de la aguja del bloqueo de la fascia iliaca infrainguinal (*estrella verde*) es profunda a la capa de la fascia iliaca para lograr su disección del músculo inferior. El objetivo de la aguja para el bloqueo del nervio femoral es profundo a la fascia iliaca cerca del nervio femoral, que es lateral a la arteria femoral. VF: vena femoral; AF: arteria femoral; NF: nervio femoral.

clusiones definitivas.[110,111] En comparación con el BNF, el bloqueo del canal aductor puede tener un menor riesgo de caídas en el periodo perioperatorio[112] y parece preservar la fuerza en el periodo posoperatorio temprano.[111] En cambio, otro estudio no ha encontrado diferencias significativas en la fuerza del cuádriceps entre los dos bloqueos después de la cirugía del ligamento cruzado anterior.[113] El BNF puede aumentar el riesgo de rotura del injerto durante el primer año tras la reconstrucción del ligamento cruzado anterior.[114]

Bloqueo del nervio del canal aductor (safeno)

Indicación: el bloqueo del canal aductor (BCA) del nervio safeno es el que se realiza para la analgesia y anestesia de la rodilla a lo largo de la cara medial de la extremidad inferior por debajo de la rodilla. El BCA puede ser preferible al BNF si se desea evitar el bloqueo motor. El BCA puede combinarse con otras técnicas locorregionales para la analgesia tras la cirugía de rodilla o combinarse con un BNF para la anestesia de la extremidad inferior por debajo de la rodilla.

Anatomía relevante: el NF, sus ramas y vasos asociados viajan caudalmente a través del triángulo femoral hacia el vértice distal y entran en el canal aductor (CA; canal subsartorial, canal de Hunter) como el nervio safeno (NS). El CA termina en el hiato aductor, que es la entrada al hueco poplíteo. El NS sale del CA para continuar de forma terminal por la cara medial de la extremidad inferior hasta el pie. Aunque en general se considera que el CA está situado en el tercio medio del muslo, sigue habiendo mucha controversia en cuanto a su ubicación anatómica exacta y a los efectos de la inyección de AL dentro de los canales anatómicamente contiguos (es decir, del triángulo femoral al CA a la fosa poplítea).[115] La precisión anatómica a la hora de realizar un BCA puede afectar al éxito de la analgesia de la rodilla,[108] así como causar potencialmente un bloqueo motor involuntario.[115]

El CA está limitado por la fascia del músculo vasto medial anterolateralmente, la fascia de los músculos aductor largo y magnus posteromedialmente, y el músculo sartorio y la membrana vastoaductora (MVA) superiormente.[108] En las imágenes de US en la parte media del CA, la

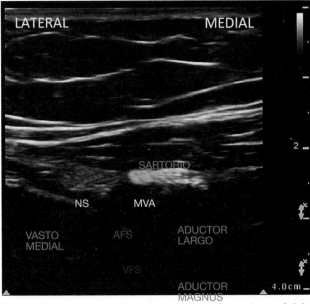

FIGURA 38.20 Bloqueo del canal aductor. La arteria y la vena femoral superficial y el nervio safeno viajan dentro del canal aductor, el cual está limitado superiormente por el músculo sartorio y la membrana vastoaductora subyacente, anterolateralmente por el músculo vasto medial y posteromedialmente por los músculos aductor largo y magnus. El nervio safeno es profundo al músculo sartorio e inmediatamente superior o lateral a la AFS. NS: nervio safeno; AFS: arteria femoral superficial; VFS: vena femoral superficial; MVA: membrana vastoaductora.

arteria femoral superficial (AFS) y la vena son visibles profundamente al músculo sartorio, y el músculo vasto medial lateral a los vasos y profundo al músculo sartorio. El NS suele estar situado en la profundidad del músculo sartorio y su MVA subyacente, e inmediatamente superior o lateral a la AFS. El NS puede ser difícil de visualizar.

Posición y abordaje: el paciente debe colocarse en decúbito supino con la cadera del lado del bloqueo en rotación externa, con una sonda lineal en orientación transversal en la cara medial del muslo medio. La AFS debe ser visible en la profundidad del músculo sartorio. Los músculos aductor mayor y largo deben verse medialmente a la AFS y profundamente a la mitad del músculo sartorio (fig. 38.20). La aguja debe introducirse de lateral a medial hacia el lado lateral de la AFS, en profundidad hacia la MVA. Se puede inyectar un volumen de 10-20 ml de AL de acción prolongada al 0.5%.

Riesgos y consideraciones específicas:

- Analgesia inadecuada.
- Las ramas del NF (NS, nervio vasto medial y nervio cutáneo femoral medial) están contenidas dentro del triángulo femoral. Distal al vértice del triángulo femoral, el nervio vasto medial se desplaza por separado del CA y el nervio cutáneo femoral medial discurre entre la MVA y el músculo sartorio fuera del CA.[108] El nervio vasto medial es responsable de la cara anteromedial de la rodilla;[108] por lo tanto, un bloqueo más proximal del CA (o del triángulo femoral) proporcionaría una mejor analgesia a la rodilla.[108,116] Abdallah y cols. informaron de una mejor analgesia con inyecciones de CA proximales, en lugar de distales.[117]
- Debilidad motora.
- Basándose en modelos anatómicos, la debilidad motora puede producirse si los nervios del triángulo femoral se bloquearon desde un BCA demasiado proximal (podría decirse que es un bloqueo del triángulo femoral) o por la propagación proximal del AL desde el BCA.[108] El bloqueo del nervio vasto medial puede causar debilidad del vasto medial.[118] Sin embargo, estas preocupaciones pueden no ser clínicamente relevantes, ya que la fuerza del cuádriceps fue similar independientemente de la proximidad del lugar de inyección del BCA[117] y un mayor volumen de inyección del AL no pareció tener un efecto estadísticamente significativo en la fuerza del cuádriceps.[119]

Bloqueo del nervio cutáneo femoral lateral

Indicación: el bloqueo NCFL está indicado para la analgesia lateral del muslo superior y la cadera. Puede combinarse con el NF, el NO y el BNC para la anestesia de las extremidades inferiores.

Anatomía relevante: el NCFL es un nervio sensorial que se origina en los nervios espinales L2 a L3, a través del músculo iliaco hacia la EISA. Atraviesa el LI medial a la EISA y viaja superficialmente hasta el músculo sartorio antes de dividirse en varias ramas que inervan el muslo lateral y anterolateral. Las variaciones incluyen una rama que cruza por encima de la EISA hacia la parte proximal del muslo o por encima de la cresta iliaca posterior a la EISA.[120,121] El nervio aparece como una pequeña estructura plana hiperecoica medial al sartorio entre la fascia lata y la FI.[121] Una vista ecográfica más reciente visualiza el nervio más distalmente dentro de un túnel plano lleno de grasa entre los músculos sartorio y tensor de la fascia lata y limitado inferiormente por el músculo recto femoral.[120]

Posición y abordaje: el paciente debe estar en posición supina con una sonda lineal de US colocada en orientación transversal inferomedial a la EISA. El nervio puede visualizarse superficialmente entre la fascia lata y la FI, medial al músculo sartorio.[121] La aguja se avanza de lateral a medial para disecar el plano entre las dos fascias (fig. 38.21). Alternativamente, la sonda US puede colocarse en orientación transversal medial a la EISA y paralela al LI para visualizar la NCFL entre el LI y el músculo sartorio.[122]

El abordaje de Nielsen y cols. coloca de forma similar una sonda US lineal en orientación transversal a 10 cm distal de la EISA en la parte anterolateral proximal del muslo. Los músculos sartorio y tensor de la fascia lata se identifican con la NCFL dentro del túnel plano lleno de grasa. La aguja se guía dinámicamente de forma proximal dentro del túnel en una trayectoria fuera del plano.[120] Se ha reportado un volumen de 10 mL de bupivacaína al 0.25%.[120]

Riesgos y consideraciones específicas: la tasa de éxito más alta se asocia a la GEG.[120]

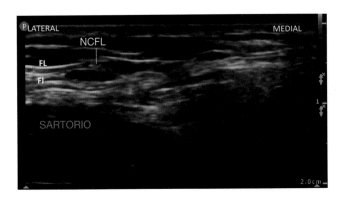

FIGURA 38.21 Bloqueo del nervio cutáneo femoral lateral. Las fascias lata e iliaca se visualizan inferomediales a la espina iliaca anterosuperior y superior al músculo sartorio. El nervio cutáneo femoral lateral se encuentra entre las dos capas fasciales. FL: fascia lata; FI: fascia iliaca; NCFL: nervio cutáneo femoral lateral.

IPACK (espacio intermedio entre la arteria poplítea y la cápsula posterior de la rodilla)

Indicación: la inyección entre la arteria poplítea y la cápsula posterior de la rodilla (IPACK, por sus siglas en inglés) es un bloqueo preservador de fuerza relativamente nuevo que está indicado para la analgesia posterior de la rodilla. Puede combinarse con otros BNP (es decir, BNF, BCA) o con la inyección periarticular para obtener una analgesia más completa de la rodilla, en especial tras una artroplastia total de rodilla.

Anatomía relevante: mientras que la cápsula anterior de la rodilla puede abordarse con el BNF, bloqueo del triángulo femoral, o BCA, la cápsula posterior de la rodilla está inervada principalmente por las ramas del nervio tibial[123] y es una fuente frecuente de dolor.[124] El bloqueo del nervio ciático o tibial selectivo viene acompañado de una debilidad motora asociada, que impide la deambulación durante la recuperación.[125] Se cree que la inyección de IPACK se dirige a las ramas sensoriales terminales del ciático y de la división posterior del NO que son responsables de la inervación posterior de la rodilla, así como de parte de su inervación anterior.[126] Los puntos de referencia pertinentes para la US incluyen los vasos poplíteos, el cóndilo femoral y el eje con la inyección proximal, y los vasos poplíteos y el cóndilo femoral con la inyección distal.

Posición y abordaje: hasta la fecha se han descrito principalmente dos abordajes en la literatura. El abordaje proximal se realiza en el muslo anteromedial inferior al origen de la arteria poplítea en el hiato aductor y superior a los cóndilos femorales.[126,127] El paciente debe estar en posición supina con la cadera del lado del bloqueo en rotación externa. Debe colocarse una sonda de ultrasonidos de alta frecuencia en orientación transversal en la cara posteromedial del fémur, aproximadamente un dedo por encima de la base de la rótula. Los vasos poplíteos son laterales al cóndilo femoral. Se avanza una aguja en dirección anteromedial a posterolateral y se inyecta AL posterior al cóndilo femoral hacia el eje femoral distal.[126,127] Se debe tener precaución para evitar la lesión del nervio safeno,[128] aunque el riesgo puede ser relativamente bajo.[129]

Al realizar el abordaje distal, el paciente debe estar en posición prona. Se debe colocar una sonda de US de alta frecuencia en orientación transversal en el pliegue poplíteo. Una vez visualizados los vasos poplíteos y los cóndilos femorales discontinuos, la sonda se desplaza cranealmente hasta que los cóndilos hagan la transición al eje femoral continuo. La aguja se avanza en una trayectoria de medial a lateral, y se inyecta AL en el fémur (fig. 38.22). Los nervios tibial (NT) y peroneo común (NPC) deben identificarse para evitar lesiones. Kampitak y cols. informaron de una mejor conservación de la función motora tibial y peronea común y del control del dolor posterior de la rodilla tras una artroplastia total de rodilla con el abordaje distal en comparación con el proximal.[124]

Se ha informado de volúmenes que van de 10 a 30 mL de AL de acción prolongada al 0.25%; sin embargo, como los estudios están en curso, es posible que en el futuro se aclaren mejores orientaciones sobre el volumen y la dosificación.

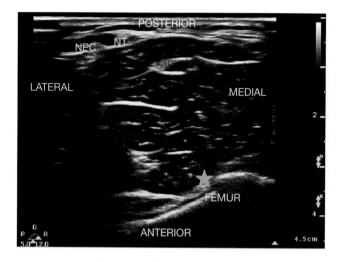

FIGURA 38.22 Bloqueo IPACK (abordaje distal). Se pueden visualizar los vasos poplíteos y el eje femoral continuo. El objetivo de la aguja (*estrella verde*) es la cara posterior del fémur. Se identifican los nervios peroneo común y tibial. NPC: nervio peroneo común; NT: nervio tibial; AP: arteria poplítea; VP: vena poplítea.

Riesgos y consideraciones específicas:

- Bloqueo motor involuntario.
- Los estudios cadavéricos han demostrado la propagación del inyectado al NT y al NPC con técnicas de inyección tanto proximales como distales. Esto puede causar un bloqueo motor (p. ej., caída del pie) que podría perjudicar la deambulación.[126]

Se necesitan más estudios para dilucidar la anatomía, el volumen y la dosis óptimos, la técnica y las complicaciones de este nuevo bloqueo.

Bloqueo del nervio ciático

Indicación: el BNC puede utilizarse para proporcionar anestesia del compartimento posterior de la extremidad inferior o por debajo de la rodilla, con excepción de la cara medial. A menudo se combina con otro bloqueo, normalmente un BPL, BNF o BCA, para proporcionar una cobertura anterior. Un BNC proximal con un BPL o S-BCFI puede proporcionar un bloqueo de la extremidad inferior, y un NF o BCA con un BNC poplíteo puede proporcionar una cobertura por debajo de la rodilla.

Anatomía relevante: los nervios espinales ventrales L4-S3 forman el nervio ciático (NC), un compuesto del NT y el NPC dentro de una vaina común.[130] Desde el plexo lumbosacro, sale de la pelvis, recorre distalmente la parte posterior del muslo para inervar los músculos isquiotibiales, antes de separarse en sus dos nervios componentes cerca de la fosa poplítea e irrigar el resto de la extremidad inferior con excepción del territorio medial del SN.[130]

Tras salir de la pelvis, el NC desciende entre la tuberosidad isquiática (TI) en sentido medial y el trocánter mayor (TM) en sentido lateral. A este nivel, el músculo glúteo mayor (MGM) es posterior y el músculo cuadrado femoral (MCF) es anterior al nervio. En las imágenes ecográficas, el NC hiperecoico y triangular[131] se encuentra entre el MGM y el MCF en el plano anteroposterior y entre las sombras acústicas del TM y la TI en el plano transversal. El NC está contenido en un espacio subglúteo hipoecoico de dimensiones variables entre los individuos[131] entre los dos músculos.

En la parte media del fémur, el NC es medial y profundo al hueso. El NC aparece como una estructura hiperecoica y elíptica entre el músculo aductor mayor en su parte anterior y el músculo bíceps femoral en su parte posterior en las imágenes ecográficas.[131]

En el hueco poplíteo, el NC se separa en el NT y el NPC; sin embargo, su punto de bifurcación tiene mucha variación. Se ha informado de la bifurcación a 4.4-6.0 cm[132,133] por encima del pliegue poplíteo; sin embargo, en las disecciones de cadáveres se ha encontrado una alta incidencia de bifurcación en la parte inferior del compartimento posterior del muslo o proximal a su salida de la región glútea.[134] El NC hiperecoico en el hueco poplíteo es más redondo que su aspecto proximal en las imágenes ecográficas.[133] El NC se encuentra superficialmente

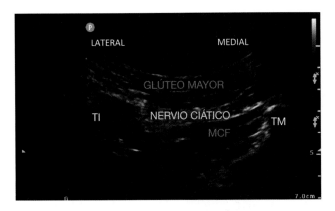

FIGURA 38.23 Bloqueo ciático posterior (transglúteo). El nervio ciático se identifica entre el músculo glúteo mayor superiormente y el músculo cuadrado femoral inferiormente dentro del espacio subglúteo. Se encuentra a medio camino entre las sombras acústicas creadas por la tuberosidad isquiática lateralmente y el trocánter mayor medialmente. TI: tuberosidad isquiática; MCF: músculo cuadrado femoral; TM: trocánter mayor.

a los vasos poplíteos, entre el músculo bíceps femoral lateralmente y los músculos semimembranoso y semitendinoso medialmente.

Posición y abordaje: la posición del paciente depende del abordaje seleccionado. Puede utilizarse una sonda de alta frecuencia para los abordajes más superficiales, como en el hueco poplíteo. Para vistas más profundas, como los abordajes ciáticos proximales (p. ej., parasacral, transglúteo, subglúteo, infraglúteo), puede preferirse una sonda de baja frecuencia. No se discutirán todos los abordajes.

Al realizar el abordaje posterior en la TI y el TM (puede denominarse transglúteo[135] o espacio subglúteo[136]), el paciente puede colocarse en decúbito prono o lateral con la cadera y las rodillas flexionadas. La sonda curva se coloca en orientación transversal en el punto medio de una línea que une la TI y el TM. Una vez identificado el NC, se avanza una aguja en dirección lateral a medial en el espacio subglúteo donde reside el nervio[136] (fig. 38.23). Se puede inyectar un volumen de 20-30 mL de AL de acción prolongada al 0.25-0.5%.[135-137]

Puede favorecerse un abordaje anterior en el fémur proximal a medio, sobre todo en los pacientes que tienen dificultades de posicionamiento. También reduce el tiempo de reposicionamiento si se realiza el BNF o el BCA; sin embargo, el cambio de una sonda de baja frecuencia a una de alta puede llevar mucho tiempo.[138] En posición supina, con la pierna de bloqueo en rotación externa y la rodilla flexionada, la sonda curva se coloca en orientación transversal sobre el muslo anteromedial a nivel del trocánter menor.[137] El NC hiperecoico se visualiza posterolateral al músculo aductor mayor, medial a la sombra acústica del trocánter menor y anterior al MGM. La aguja se hace avanzar medial o lateralmente a la sonda en una trayectoria empinada para dirigirse al NC.[137,138] La elevada angulación con respecto a la piel puede crear dificultades técnicas. Puede realizarse un punto de entrada alternativo en la parte medial del muslo que sea perpendicular a la sonda.[138] La proximidad a las estructuras vasculares (p. ej., los vasos y ramas femorales) a este nivel puede hacer que se prefiera un abordaje anterior más distal a nivel del muslo medio. En la parte medial del muslo ~ 10 cm distal al pliegue inguinal, la sonda se desplaza posteromedialmente para visualizar el NC hiperecoico entre los músculos aductor mayor e isquiotibiales[139] y la aguja se avanza en una trayectoria anteromedial a posterolateral. Se puede inyectar un volumen de 20 mL de AL de acción prolongada al 0.25-0.5%.[135,137,139]

El paciente puede colocarse en decúbito prono, lateral o supino con la extremidad inferior en posición elevada y la rodilla ligeramente flexionada para acceder al hueco poplíteo. Se puede colocar una sonda lineal en orientación transversal en el pliegue poplíteo. El NT y el NPC pueden identificarse posterior y posterolateralmente a la arteria poplítea, en ese orden, y trazarse proximalmente hasta su punto de bifurcación desde la NC, por lo regular en el vértice del hueco (fig. 38.24). Se debate si la inyección debe ser anterior o posterior a la bifurcación, aunque esta última localización parece tener un inicio más rápido de la anestesia.[140-142] Puede inyectarse un volumen de 10-30 mL de AL de acción prolongada al 0.5%.[143]

Riesgos y consideraciones específicas:

- Bloqueo poplíteo incompleto debido al nervio cutáneo femoral posterior (NCFP).

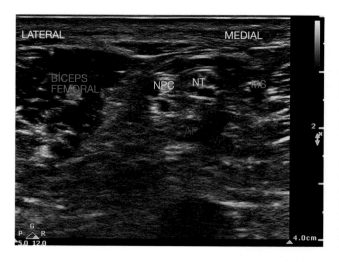

FIGURA 38.24 Bloqueo poplíteo. El NT y el NPC pueden identificarse por detrás de la arteria poplítea entre el músculo bíceps femoral lateralmente y el músculo semimembranoso medialmente. En su punto de bifurcación, pueden visualizarse compartiendo una vaina común antes de separarse por completo. NPC: nervio peroneo común; NT: nervio tibial; AP, arteria poplítea; VP: vena poplítea; MS: músculo semimembranoso.

- El NCFP se forma a partir del plexo sacro, sale con el NC a través del foramen infrapiriforme antes de separarse del NC en la región glútea. El NCFP desciende por la parte posterior del muslo de forma profunda a la fascia lata pero de forma superficial al músculo bíceps femoral mientras libera ramas cutáneas.[144] Se creía que el territorio del NCFP se limitaba a la parte superior del muslo con una terminación no más allá del hueco poplíteo. Sin embargo, Feigl y cols. publicaron estudios anatómicos en los que encontraron la terminación del NCFP distal al hueco poplíteo en 44.6% de los especímenes, de los cuales casi 20% terminaba a menos de 10 cm del maléolo medial.[144] La implicación clínica es que el NCFP requiere un bloqueo separado para una anestesia completa por debajo de la rodilla.[144]
- Susceptibilidad a las lesiones neuronales.
- El NC proximal parece tener un mayor riesgo de lesión en comparación con las localizaciones distales, debido al contenido relativamente más alto entre neural y no neural.[133] Las zonas media y subglútea tenían una proporción mayor (2:1) frente a la región mediafemoral y poplítea (1:1).[133]

Conclusión

La anestesiología regional es un campo dinámico y en evolución que combina la comprensión anatómica humana *in vivo* con la tecnología de los ultrasonidos para proporcionar anestesia y analgesia selectivas. Cuando se realiza de forma segura, la versatilidad y utilidad del bloqueo nervioso periférico como analgésico no opioide es un componente esencial e inestimable para el tratamiento del dolor agudo.

R E F E R E N C I A S

1. Gan TJ. Poorly controlled postoperative pain: prevalence, consequences, and prevention. *J Pain Res.* 2017;10:2287-2298. doi:10.2147/JPR.S144066
2. Malchow RJ, Gupta RK, Shi Y, Shotwell MS, Jaeger LM, Bowens C. Comprehensive analysis of 13,897 consecutive regional anesthetics at an ambulatory surgery center. *Pain Med.* 2018;19(2):368-384. doi:10.1093/pm/pnx045
3. Gan TJ, Habib AS, Miller TE, White W, Apfelbaum JL. Incidence, patient satisfaction, and perceptions of post- surgical pain: results from a US national survey. *Curr Med Res Opin.* 2014;30(1):149-160. doi:10.1185/030079 95.2013.860019
4. Vadhanan P, Tripaty DK, Adinarayanan S. Physiological and pharmacologic aspects of peripheral nerve blocks. *J Anaesthesiol Clin Pharmacol.* 2015;31(3):384-393. doi:10.4103/0970-9185.161679
5. Brull R, Hadzic A, Reina MA, Barrington MJ. Pathophysiology and etiology of nerve injury following peripheral nerve blockade. *Reg Anesth Pain Med.* 2015;40(5):479-490. doi:10.1097/AAP.0000000000000125

6. Neal JM, Barrington MJ, Brull R, et al. The Second ASRA Practice Advisory on neurologic complications associated with regional anesthesia and pain medicine: executive summary 2015. *Reg Anesth Pain Med.* 2015;40(5):401-430. doi:10.1097/AAP.0000000000000286

7. Jeng CL, Torrillo TM, Rosenblatt MA. Complications of peripheral nerve blocks. *Br J Anaesth.* 2010;105(suppl 1):i97-i107. doi:10.1093/bja/aeq273

8. Neal JM, Barrington MJ, Fettiplace MR, et al. The Third American Society of Regional Anesthesia and Pain Medicine Practice Advisory on local anesthetic systemic toxicity: executive summary 2017. *Reg Anesth Pain Med.* 2018;43(2):113-123. doi:10.1097/AAP.0000000000000720

9. Sites BD, Barrington MJ, Davis M. Using an international clinical registry of regional anesthesia to identify targets for quality improvement. *Reg Anesth Pain Med.* 2014;39(6):487-495. doi:10.1097/AAP.0000000000000162.

10. Helander EM, Kaye AJ, Eng MR, et al. Regional nerve blocks-best practice strategies for reduction in complications and comprehensive review. *Curr Pain Headache Rep.* 2019;23(6):43. doi:10.1007/s11916-019-0782-0

11. Horlocker TT, Vandermeulen E, Kopp SL, et al. Regional anesthesia in the patient receiving antithrombotic or thrombolytic therapy: American Society of Regional Anesthesia and Pain Medicine Evidence-Based Guidelines (Fourth Edition). *Reg Anesth Pain Med.* 2018;43(3):263-309. doi: 10.1097/AAP.0000000000000763

12. Gadsden J, McCally C, Hadzic A. Monitoring during peripheral nerve blockade. *Curr Opin Anaesthesiol.* 2010;23(5):656-661. doi:10.1097/ACO.0b013e32833d4f99

13. Tucker MS, Nielsen KC, Steele SM. Nerve block induction rooms—physical plant setup, monitoring equipment, block cart, and resuscitation cart. *Int Anesthesiol Clin.* 2005;43(3):55-68. doi:10.1097/01.aia.0000166189.91190.7d

14. Lavonas EJ, Drennan IR, Gabrielli A, et al. Part 10: special circumstances of resuscitation: 2015 American Heart Association guidelines update for cardiopulmonary resuscitation and emergency cardiovascular care. *Circulation.* 2015;132(suppl 2):S501-S518. https://www.ahajournals.org/doi/pdf/10.1161/cir.0000000000000264

15. Neal JM, Woodward CM, Harrison TK. The American Society of Regional Anesthesia and Pain Medicine checklist for managing local anesthetic systemic toxicity: 2017 version. *Reg Anesth Pain Med.* 2018;43:150-153.

16. Salinas FV. Evidence basis for ultrasound guidance for lower-extremity peripheral nerve block: update 2016. *Reg Anesth Pain Med.* 2016;41(2):261-274. doi:10.1097/AAP.0000000000000336

17. Bomberg H, Wetjen L, Wagenpfeil S, et al. Risks and benefits of ultrasound, nerve stimulation, and their combination for guiding peripheral nerve blocks: a retrospective registry analysis. *Anesth Analg.* 2018;127(4):1035-1043. doi:10.1213/ANE.0000000000003480

18. Barrington MJ, Kluger R. Ultrasound guidance reduces the risk of local anesthetic systemic toxicity following peripheral nerve blockade. *Reg Anesth Pain Med.* 2013;38(4):289-299. doi:10.1097/AAP.0b013e318292669b

19. Neal JM. Ultrasound-guided regional anesthesia and patient safety: update of an evidence-based analysis. *Reg Anesth Pain Med.* 2016;41(2):195-204. doi:10.1097/AAP.0000000000000295

20. Hadzic A, Sala-Blanch X, Xu D. Ultrasound guidance may reduce but not eliminate complications of peripheral nerve blocks. *Anesthesiology.* 2008;108(4):557-558. doi:10.1097/ALN.0b013e318168efa1

21. Wilson E. *Informed Consent and the Postoperative Pain Control Conundrum—American Society of Regional Anesthesia and Pain Medicine.* [online] ASRA.com. Acceso el 20 de agosto de 2020. https://www.asra.com/asra-news/article/86/informed-consent-and-the-postoperative-p

22. Kim JS, Ko JS, Bang S, Kim H, Lee SY. Cervical plexus block. *Korean J Anesthesiol.* 2018;71(4):274-288. doi:10.4097/kja.d.18.00143

23. Ramachandran SK, Picton P, Shanks A, Dorje P, Pandit JJ. Comparison of intermediate vs subcutaneous cervical plexus block for carotid endarterectomy. *Br J Anaesth.* 2011;107(2):157-163. doi:10.1093/bja/aer118

24. Pandit JJ, Satya-Krishna R, Gration P. Superficial or deep cervical plexus block for carotid endarterectomy: a systematic review of complications. *Br J Anaesth.* 2007;99(2):159-169. doi:10.1093/bja/aem160

25. Franco CD, Williams JM. Ultrasound-guided interscalene block: reevaluation of the "Stoplight" sign and clinical implications. *Reg Anesth Pain Med.* 2016;41(4):452-459. doi:10.1097/AAP.0000000000000407

26. Palhais N, Brull R, Kern C, et al. Extrafascial injection for interscalene brachial plexus block reduces respiratory complications compared with a conventional intrafascial injection: a randomized, controlled, double-blind trial. *Br J Anaesth.* 2016;116(4):531-537. doi:10.1093/bja/aew028

27. Urmey WF, Talts KH, Sharrock NE. One hundred percent incidence of hemidiaphragmatic paresis associated with interscalene brachial plexus anesthesia as diagnosed by ultrasonography. *Anesth Analg.* 1991;72(4):498-503. doi:10.1213/00000539-199104000-00014

28. Sinha SK, Abrams JH, Barnett JT, et al. Decreasing the local anesthetic volume from 20 to 10 mL for ultrasound-guided interscalene block at the cricoid level does not reduce the incidence of hemidiaphragmatic paresis. *Reg Anesth Pain Med.* 2011;36(1):17-20. doi:10.1097/aap.0b013e3182030648

29. Saporito A. Dorsal scapular nerve injury: a complication of ultrasound-guided interscalene block. *Br J Anaesth.* 2013;111(5):840-841. doi:10.1093/bja/aet358

30. Seltzer JL. Hoarseness and Horner's syndrome after interscalene brachial plexus block. *Anesth Analg.* 1977;56(4):585-586. doi:10.1213/00000539-197707000-00033

31. Feigl GC, Litz RJ, Marhofer P. Anatomy of the brachial plexus and its implications for daily clinical practice: regional anesthesia is applied anatomy. *Reg Anesth Pain Med.* 2020;45(8):620-627. doi:10.1136/rapm-2020-101435

32. Park SK, Lee SY, Kim WH, Park HS, Lim YJ, Bahk JH. Comparison of supraclavicular and infraclavicular brachial plexus block: a systemic review of randomized controlled trials. *Anesth Analg.* 2017;124(2):636-644. doi:10.1213/ANE.0000000000001713

33. Bao X, Huang J, Feng H, et al. Effect of local anesthetic volume (20 mL vs 30 mL ropivacaine) on electromyography of the diaphragm and pulmonary function after ultrasound-guided supraclavicular brachial plexus block: a randomized controlled trial. *Reg Anesth Pain Med.* 2019;44(1):69-75. doi:10.1136/rapm-2018-000014

34. Rana MV, Desai R, Tran L, Davis D. Perioperative pain control in the ambulatory setting. *Curr Pain Headache Rep.* 2016;20(3):18. doi:10.1007/s11916-016-0550-3

35. Kumar A, Kumar A, Sinha C, Sawhney C, Kumar R, Bhoi D. Topographic sonoanatomy of infraclavicular brachial plexus: variability and correlation with anthropometry. *Anesth Essays Res.* 2018;12(4):814-818. doi:10.4103/aer.AER_140_18

36. Auyong DB, Gonzales J, Benonis JG. The Houdini clavicle: arm abduction and needle insertion site adjustment improves needle visibility for the infraclavicular nerve block. *Reg Anesth Pain Med.* 2010;35(4):403-404. doi:10.1097/AAP.0b013e3181e66ee9

37. Li JW, Songthamwat B, Samy W, Sala-Blanch X, Karmakar MK. Ultrasound-guided costoclavicular brachial plexus block: sonoanatomy, technique, and block dynamics. *Reg Anesth Pain Med.* 2017;42(2):233-240. doi:10.1097/AAP.0000000000000566

38. Karmakar MK, Sala-Blanch X, Songthamwat B, Tsui BC. Benefits of the costoclavicular space for ultrasound- guided infraclavicular brachial plexus block: description of a costoclavicular approach. *Reg Anesth Pain Med.* 2015;40(3):287-288. doi:10.1097/AAP.0000000000000232

39. Songthamwat B, Karmakar MK, Li JW, Samy W, Mok LYH. Ultrasound-guided infraclavicular brachial plexus block: prospective randomized comparison of the lateral sagittal and costoclavicular approach. *Reg Anesth Pain Med.* 2018;43(8):825-831. doi:10.1097/AAP.0000000000000822

40. Charbonneau J, Fréchette Y, Sansoucy Y, Echave P. The ultrasound-guided retroclavicular block: a prospective feasibility study. *Reg Anesth Pain Med.* 2015;40(5):605-609. doi:10.1097/AAP.0000000000000284

41. Sinha C, Kumar N, Kumar A, Kumar A, Kumar A. Comparative evaluation of two approaches of infraclavicular brachial plexus block for upper-limb surgeries. *Saudi J Anaesth.* 2019;13(1):35-39. doi:10.4103/sja. SJA_737_17

42. Blanco AFG, Laferrière-Langlois P, Jessop D, et al. Retroclavicular vs Infraclavicular block for brachial plexus anesthesia: a multi-centric randomized trial. *BMC Anesthesiol.* 2019;19(1):193. doi:10.1186/s12871-019-0868-6

43. Han JH, Kim YJ, Kim JH, Kim DY, Lee GY, Kim CH. Topographic pattern of the brachial plexus at the axillary fossa through real-time ultrasonography in Koreans. *Korean J Anesthesiol.* 2014;67(5):310-316. doi:10.4097/ kjae.2014.67.5.310

44. Cho S, Kim YJ, Kim JH, Baik HJ. Double-injection perivascular ultrasound-guided axillary brachial plexus block according to needle positioning: 12 versus 6 o'clock position of the axillary artery. *Korean J Anesthesiol.* 2014;66(2):112-119. doi:10.4097/kjae.2014.66.2.112

45. Price DJ. The shoulder block: a new alternative to interscalene brachial plexus blockade for the control of postoperative shoulder pain. *Anaesth Intensive Care.* 2007;35(4):575-581. doi:10.1177/0310057X0703500418

46. Dhir S, Sondekoppam RV, Sharma R, Ganapathy S, Athwal GS. A comparison of combined suprascapular and axillary nerve blocks to interscalene nerve block for analgesia in arthroscopic shoulder surgery: an equivalence study. *Reg Anesth Pain Med.* 2016;41(5):564-571. doi:10.1097/AAP.0000000000000436

47. Siegenthaler A, Moriggl B, Mlekusch S, et al. Ultrasound-guided suprascapular nerve block, description of a novel supraclavicular approach. *Reg Anesth Pain Med.* 2012;37(3):325-328. doi:10.1097/AAP.0b013e3182409168

48. Auyong DB, Hanson NA, Joseph RS, Schmidt BE, Slee AE, Yuan SC. Comparison of anterior suprascapular, supraclavicular, and interscalene nerve block approaches for major outpatient arthroscopic shoulder surgery: a randomized, double-blind, noninferiority trial. *Anesthesiology.* 2018;129(1):47-57. doi:10.1097/ALN.0000000000002208

49. Rothe C, Asghar S, Andersen HL, Christensen JK, Lange KH. Ultrasound-guided block of the axillary nerve: a volunteer study of a new method. *Acta Anaesthesiol Scand.* 2011;55(5):565-570. doi:10.1111/j.1399-6576.2011.02420.x

50. Ferré F, Pommier M, Laumonerie P, et al. Hemidiaphragmatic paralysis following ultrasound-guided anterior vs. posterior suprascapular nerve block: a double-blind, randomised control trial. *Anaesthesia.* 2020;75(4):499- 508. doi:10.1111/anae.14978

51. Moustafa MA, Kandeel AA. Randomized comparative study between two different techniques of intercostobrachial nerve block together with brachial plexus block during superficialization of arteriovenous fistula. *J Anesth.* 2018;32(5):725-730. doi:10.1007/s00540-018-2547-z

52. Krediet AC, Moayeri N, van Geffen GJ, et al. Different approaches to ultrasound-guided thoracic paravertebral block: an illustrated review. *Anesthesiology.* 2015;123(2):459-474. doi:10.1097/ALN.0000000000000747

53. Seidel R, Wree A, Schulze M. Thoracic-paravertebral blocks: comparative anatomical study with different injection techniques and volumes. *Reg Anesth Pain Med.* 2020;45(2):102-106. doi:10.1136/rapm-2019-100896

54. Niesen AD, Jacob AK, Law AL, Sviggum HP, Johnson RL. Complication rate of ultrasound-guided paravertebral block for breast surgery. *Reg Anesth Pain Med.* 2020;45(10):813-817. doi:10.1136/rapm-2020-101402

55. de Leeuw MA, Zuurmond WW, Perez RS. The psoas compartment block for hip surgery: the past, present, and future. *Anesthesiol Res Pract.* 2011;2011:159541. doi:10.1155/2011/159541

56. Awad IT, Duggan EM. Posterior lumbar plexus block: anatomy, approaches, and techniques. *Reg Anesth Pain Med.* 2005;30(2):143-149. doi:10.1016/j.rapm.2004.11.006

57. Sauter AR. The "Shamrock Method"—a new and promising technique for ultrasound guided lumbar plexus blocks. *Br J Anaesth.* 2013;111(suppl). https://doi.org/10.1093/bja/el_9814

58. Karmakar MK, Ho AM, Li X, Kwok WH, Tsang K, Ngan Kee WD. Ultrasound-guided lumbar plexus block through the acoustic window of the lumbar ultrasound trident. *Br J Anaesth.* 2008;100(4):533-537. doi:10.1093/bja/aen026

59. Strid JMC, Sauter AR, Ullensvang K, et al. Ultrasound-guided lumbar plexus block in volunteers; a randomized controlled trial. *Br J Anaesth.* 2017;118(3):430-438. doi:10.1093/bja/aew464

60. Sauter AR, Ullensvang K, Niemi G, et al. The Shamrock lumbar plexus block: a dose-finding study. *Eur J Anaesthesiol.* 2015;32(11):764-770. doi:10.1097/EJA.0000000000000265

61. Hübler M, Planitz MC, Vicent O. Early pharmacokinetic of ropivacaine without epinephrine after injection into the psoas compartment. *Br J Anaesth.* 2015;114(1):130-135. doi:10.1093/bja/aeu363

62. Costache I, Pawa A, Abdallah FW. Paravertebral by proxy—time to redefine the paravertebral block. *Anaesthesia.* 2018;73(10):1185-1188. doi:10.1111/anae.14348

63. Onishi E, Toda N, Kameyama Y, Yamauchi M. Comparison of clinical efficacy and anatomical investigation between retrolaminar block and erector spinae plane block. *Biomed Res Int.* 2019;2019:2578396. doi:10.1155/2019/2578396

64. Adhikary SD, Bernard S, Lopez H, Chin KJ. Erector spinae plane block versus retrolaminar block: a magnetic resonance imaging and anatomical study. *Reg Anesth Pain Med.* 2018;43(7):756-762. doi:10.1097/AAP.0000000000000798

65. Schwartzmann A, Peng P, Maciel MA, Forero M. Mechanism of the erector spinae plane block: insights from a magnetic resonance imaging study. *Can J Anaesth.* 2018;65(10):1165-1166. doi:10.1007/s12630-018-1187-y

66. De Cassai A, Tonetti T. Local anesthetic spread during erector spinae plane block. *J Clin Anesth.* 2018;48:60-61. doi:10.1016/j.jclinane.2018.05.003

67. Adhikary SD, Liu WM, Fuller E, Cruz-Eng H, Chin KJ. The effect of erector spinae plane block on respiratory and analgesic outcomes in multiple rib fractures: a retrospective cohort study. *Anaesthesia.* 2019;74(5):585-593. doi:10.1111/anae.14579

68. Pak A, Singh P. Epidural-like effects with bilateral erector spinae plane catheters after abdominal surgery: a case report. *A A Pract.* 2020;14(5):137-139. doi:10.1213/XAA.0000000000001164

69. Grape S, Jaunin E, El-Boghdadly K, Chan V, Albrecht E. Analgesic efficacy of PECS and serratus plane blocks after breast surgery: a systematic review, meta-analysis and trial sequential analysis. *J Clin Anesth.* 2020;63:109744. doi:10.1016/j.jclinane.2020.109744

70. Liu X, Song T, Xu HY, Chen X, Yin P, Zhang J. The serratus anterior plane block for analgesia after thoracic surgery: a meta-analysis of randomized controlled trails. *Medicine (Baltimore).* 2020;99(21):e20286. doi:10.1097/MD.0000000000020286

71. Helander EM, Webb MP, Kendrick J, et al. PECS, serratus plane, erector spinae, and paravertebral blocks: a comprehensive review. *Best Pract Res Clin Anaesthesiol.* 2019;33(4):573-581. doi:10.1016/j.bpa.2019.07.003

72. Blanco R. The 'pecs block': a novel technique for providing analgesia after breast surgery. *Anaesthesia.* 2011;66(9):847-848. doi:10.1111/j.1365-2044.2011.06838.x

73. Versyck B, Groen G, van Geffen GJ, Van Houwe P, Bleys RL. The pecs anesthetic blockade: a correlation between magnetic resonance imaging, ultrasound imaging, reconstructed cross-sectional anatomy and cross-sectional histology. *Clin Anat.* 2019;32(3):421-429. doi:10.1002/ca.23333

74. Blanco R, Fajardo M, Parras Maldonado T. Ultrasound description of Pecs II (modified Pecs I): a novel approach to breast surgery. *Rev Esp Anesthesiol Reanim.* 2012;59(9):470-475. doi:10.1016/j.redar.2012.07.003

75. Blanco R, Parras T, McDonnell JG, Prats-Galino A. Serratus plane block: a novel ultrasound-guided thoracic wall nerve block. *Anaesthesia.* 2013;68(11):1107-1113. doi:10.1111/anae.12344

76. Mayes J, Davison E, Panahi P, et al. An anatomical evaluation of the serratus anterior plane block. *Anaesthesia.* 2016;71(9):1064-1069. doi:10.1111/anae.13549

77. Kunigo T, Murouchi T, Yamamoto S, Yamakage M. Spread of injectate in ultrasound-guided serratus plane block: a cadaveric study. *JA Clin Rep.* 2018;4(1):10. doi:10.1186/s40981-018-0147-4

78. Pérez MF, Miguel JG, de la Torre PA. A new approach to pectoralis block. *Anaesthesia.* 2013;68(4):430. doi:10.1111/anae.12186

79. Ueshima H, Otake H. Ultrasound-guided pectoral nerves (PECS) block: complications observed in 498 consecutive cases. *J Clin Anesth.* 2017;42:46. doi:10.1016/j.jclinane.2017.08.006

80. Rahiri J, Tuhoe J, Svirskis D, Lightfoot NJ, Lirk PB, Hill AG. Systematic review of the systemic concentrations of local anaesthetic after transversus abdominis plane block and rectus sheath block. *Br J Anaesth.* 2017;118(4):517-526. doi:10.1093/bja/aex005

81. Rozen WM, Tran TM, Ashton MW, Barrington MJ, Ivanusic JJ, Taylor GI. Refining the course of the thoracolumbar nerves: a new understanding of the innervation of the anterior abdominal wall. *Clin Anat.* 2008;21(4):325-333. doi:10.1002/ca.20621

82. Seidel R, Wree A, Schulze M. Does the approach influence the success rate for ultrasound-guided rectus sheath blocks? An anatomical case series. *Local Reg Anesth.* 2017;10:61-65. doi:10.2147/LRA.S133500

83. Le Saint-Grant A, Taylor A, Varsou O, Grant C, Cezayirli E, Bowness J. Arterial anatomy of the anterior abdominal wall: ultrasound evaluation as a real-time guide to percutaneous instrumentation. *Clin Anat.* 2021;34(1):5-10. doi:10.1002/ca.23578

84. Bowness J, Seeley J, Varsou O, et al. Arterial anatomy of the anterior abdominal wall: evidence-based safe sites for instrumentation based on radiological analysis of 100 patients. *Clin Anat.* 2020;33(3):350-354. doi:10.1002/ca.23463

85. Tran DQ, Bravo D, Leurcharusmee P, Neal JM. Transversus abdominis plane block: a narrative review. *Anesthesiology.* 2019;131(5):1166-1190. doi:10.1097/ALN.0000000000002842

86. Hebbard PD. Cutaneous distribution of lateral transversus abdominis plane block. *Reg Anesth Pain Med.* 2017;42(2):267-268. doi:10.1097/AAP.0000000000000514

87. Furuya T, Kato J, Yamamoto Y, Hirose N, Suzuki T. Comparison of dermatomal sensory block following ultrasound-guided transversus abdominis plane block by the lateral and posterior approaches: a randomized controlled trial. *J Anaesthesiol Clin Pharmacol.* 2018;34(2):205-210. doi:10.4103/joacp.JOACP_295_15

88. Lee THW, Barrington MJ, Tran TMN, Wong D, Hebbard PD. Comparison of sensory blockade following posterior and subcostal approaches to ultrasound-guided transversus abdominis plane block. *Anaesth Intensive Care.* 2010;38:452-460.

89. Carney J, Finnerty O, Rauf J, Bergin D, Laffey JG, Mc Donnell JG. Studies on the spread of local anaesthetic solution in transversus abdominis plane blocks. *Anaesthesia.* 2011;66(11):1023-1030. doi:10.1111/j.1365-2044.2011.06855.x

90. Kitayama M, Wada M, Hashimoto H, Kudo T, Takada N, Hirota K. Effects of adding epinephrine on the early systemic absorption kinetics of local anesthetics in abdominal truncal blocks. *J Anesth.* 2014;28(4):631-634. doi:10.1007/s00540-013-1784-4

91. Spence NZ, Olszynski P, Lehan A, Horn JL, Webb CA. Quadratus lumborum catheters for breast reconstruction requiring transverse rectus abdominis myocutaneous flaps. *J Anesth.* 2016;30:506-509.

92. Ueshima H, Otake H. Lower limb amputations performed with anterior quadratus lumborum block and sciatic nerve block. *J Clin Anesth.* 2017;37:145.

93. Liu X, Song T, Chen X, et al. Quadratus lumborum block versus transversus abdominis plane block for postoperative analgesia in patients undergoing abdominal surgeries: a systematic review and meta-analysis of randomized controlled trials. *BMC Anesthesiol.* 2020;20(1):53. doi:10.1186/s12871-020-00967-2

94. Elsharkawy H, El-Boghdadly K, Barrington M. Quadratus lumborum block: anatomical concepts, mechanisms, and techniques. *Anesthesiology.* 2019;130(2):322-335. doi:10.1097/ALN.0000000000002524

95. Ueshima H, Otake H, Lin JA. Ultrasound-guided quadratus lumborum block: an updated review of anatomy and techniques. *Biomed Res Int.* 2017;2017:2752876. doi:10.1155/2017/2752876

96. El-Boghdadly K, Elsharkawy H, Short A, Chin KJ. Quadratus lumborum block nomenclature and anatomical considerations. *Reg Anesth Pain Med.* 2016;41(4):548-549. doi:10.1097/AAP.0000000000000411

97. Tamura T, Yokota S, Ito S, Shibata Y, Nishiwaki K. Local anesthetic spread into the paravertebral space with two types of quadratus lumborum blocks: a crossover volunteer study. *J Anesth.* 2019;33(1):26-32. doi:10.1007/s00540-018-2578-5

98. Adhikary SD, El-Boghdadly K, Nasralah Z, Sarwani N, Nixon AM, Chin KJ. A radiologic and anatomic assessment of injectate spread following transmuscular quadratus lumborum block in cadavers. *Anaesthesia.* 2017;72(1):73-79. doi:10.1111/anae.13647

99. Visoiu M, Pan S. Quadratus lumborum blocks: two cases of associated hematoma. *Paediatr Anaesth.* 2019;29(3):286-288. doi:10.1111/pan.13588

100. Wikner M. Unexpected motor weakness following quadratus lumborum block for gynaecological laparoscopy. *Anaesthesia.* 2017;72(2):230-232. doi:10.1111/anae.13754

101. Almeida C, Assunção JP. Hipotensão associada ao bloqueio bilateral do quadrado lombar realizado para analgesia pós-operatória em caso de cirurgia aórtica aberta [Hypotension associated to a bilateral quadratus lumborum block performed for post-operative analgesia in an open aortic surgery case]. *Rev Bras Anestesiol.* 2018;68(6):657-660. doi:10.1016/j.bjan.2018.05.003

102. Murouchi T, Iwasaki S, Yamakage M. Quadratus lumborum block: analgesic effects and chronological ropivacaine concentrations after laparoscopic surgery. *Reg Anesth Pain Med.* 2016;41(2):146-150. doi:10.1097/AAP.0000000000000349

103. Vermeylen K, Desmet M, Leunen I, et al. Supra-inguinal injection for fascia iliaca compartment block results in more consistent spread towards the lumbar plexus than an infra-inguinal injection: a volunteer study. *Reg Anesth Pain Med.* 2019;rapm-2018-100092. doi:10.1136/rapm-2018-100092

104. Hebbard P, Ivanusic J, Sha S. Ultrasound-guided supra-inguinal fascia iliaca block: a cadaveric evaluation of a novel approach. *Anaesthesia.* 2011;66(4):300-305. doi:10.1111/j.1365-2044.2011.06628.x

105. Desmet M, Vermeylen K, Van Herreweghe I, et al. A longitudinal supra-inguinal fascia iliaca compartment block reduces morphine consumption after total hip arthroplasty. *Reg Anesth Pain Med.* 2017;42(3):327-333. doi:10.1097/AAP.0000000000000543

106. Qian Y, Guo Z, Huang J, et al. Electromyographic comparison of the efficacy of ultrasound-guided suprainguinal and infrainguinal fascia iliaca compartment block for blockade of the obturator nerve in total knee arthroplasty: a prospective randomized controlled trial. *Clin J Pain.* 2020;36(4):260-266. doi:10.1097/AJP.0000000000000795

107. Fanara B, Christophe JL, Boillot A, et al. Ultrasound guidance of needle tip position for femoral nerve blockade: an observational study. *Eur J Anaesthesiol.* 2014;31(1):23-29. doi:10.1097/01.EJA.0000435016.83813.aa

108. Wong WY, Bjørn S, Strid JM, Børglum J, Bendtsen TF. Defining the location of the adductor canal using ultrasound. *Reg Anesth Pain Med.* 2017;42(2):241-245. doi:10.1097/AAP.0000000000000539

109. Vloka JD, Hadzić A, Drobnik L, Ernest A, Reiss W, Thys DM. Anatomical landmarks for femoral nerve block: a comparison of four needle insertion sites. *Anesth Analg.* 1999;89(6):1467-1470. doi:10.1097/00000539-199912000-00028

110. Smith JH, Belk JW, Kraeutler MJ, Houck DA, Scillia AJ, McCarty EC. Adductor canal versus femoral nerve block after anterior cruciate ligament reconstruction: a systematic review of level I randomized controlled trials comparing early postoperative pain, opioid requirements, and quadriceps strength. *Arthroscopy.* 2020;36(7):1973-1980. doi:10.1016/j.arthro.2020.03.040

111. Edwards MD, Bethea JP, Hunnicutt JL, Slone HS, Woolf SK. Effect of adductor canal block versus femoral nerve block on quadriceps strength, function, and postoperative pain after anterior cruciate ligament reconstruction: a systematic review of level 1 studies. *Am J Sports Med.* 2020;48(9):2305-2313. doi:10.1177/0363546519883589

112. Bolarinwa SA, Novicoff W, Cui Q. Reducing costly falls after total knee arthroplasty. *World J Orthop.* 2018;9(10):198-202. doi:10.5312/wjo.v9.i10.198

113. Runner RP, Boden SA, Godfrey WS, et al. Quadriceps strength deficits after a femoral nerve block versus adductor canal block for anterior cruciate ligament reconstruction: a prospective, single-blinded, randomized trial. *Orthop J Sports Med.* 2018;6(9):2325967118797990. doi:10.1177/2325967118797990

114. Everhart JS, Hughes L, Abouljoud MM, Swank K, Lewis C, Flanigan DC. Femoral nerve block at time of ACL reconstruction causes lasting quadriceps strength deficits and may increase short-term risk of re-injury. *Knee Surg Sports Traumatol Arthrosc.* 2020;28(6):1894-1900. doi:10.1007/s00167-019-05628-7

115. Burckett-St Laurant D, Peng P, Girón Arango L, et al. The nerves of the adductor canal and the innervation of the knee: an anatomic study. *Reg Anesth Pain Med.* 2016;41(3):321-327. doi:10.1097/AAP.0000000000000389

116. Tran J, Chan VWS, Peng PWH, Agur AMR. Evaluation of the proximal adductor canal block injectate spread: a cadaveric study. *Reg Anesth Pain Med.* 2019;rapm-2019-101091. doi:10.1136/rapm-2019-101091

117. Abdallah FW, Mejia J, Prasad GA, et al. Opioid- and motor-sparing with proximal, mid-, and distal locations for adductor canal block in anterior cruciate ligament reconstruction: a randomized clinical trial. *Anesthesiology.* 2019;131(3):619-629. doi:10.1097/ALN.0000000000002817

118. Johnston DF, Black ND, Cowden R, Turbitt L, Taylor S. Spread of dye injectate in the distal femoral triangle versus the distal adductor canal: a cadaveric study. *Reg Anesth Pain Med.* 2019;44(1):39-45. doi:10.1136/rapm-2018-000002

119. Jæger P, Koscielniak-Nielsen ZJ, Hilsted KL, Fabritius ML, Dahl JB. Adductor canal block with 10 mL versus 30 mL local anesthetics and quadriceps strength: a paired, blinded, randomized study in healthy volunteers. *Reg Anesth Pain Med.* 2015;40(5):553-558. doi:10.1097/AAP.0000000000000298

120. Nielsen TD, Moriggl B, Barckman J, et al. The lateral femoral cutaneous nerve: description of the sensory territory and a novel ultrasound-guided nerve block technique. *Reg Anesth Pain Med.* 2018;43(4):357-366. doi:10.1097/AAP.0000000000000737

121. Ng I, Vaghadia H, Choi PT, Helmy N. Ultrasound imaging accurately identifies the lateral femoral cutaneous nerve. *Anesth Analg.* 2008;107(3):1070-1074. doi:10.1213/ane.0b013e31817ef1e5

122. Bodner G, Bernathova M, Galiano K, Putz D, Martinoli C, Felfernig M. Ultrasound of the lateral femoral cutaneous nerve: normal findings in a cadaver and in volunteers. *Reg Anesth Pain Med.* 2009;34(3):265-268. doi:10.1097/AAP.0b013e31819a4fc6

123. Tran J, Peng PWH, Gofeld M, Chan V, Agur AMR. Anatomical study of the innervation of posterior knee joint capsule: implication for image-guided intervention. *Reg Anesth Pain Med.* 2019;44(2):234-238. doi:10.1136/rapm-2018-000015

124. Kampitak W, Tanavalee A, Ngarmukos S, Tantavisut S. Motor-sparing effect of iPACK (interspace between the popliteal artery and capsule of the posterior knee) block versus tibial nerve block after total knee arthroplasty: a randomized controlled trial. *Reg Anesth Pain Med.* 2020;45(4):267-276. doi:10.1136/rapm-2019-100895

125. NiesenAD, Harris DJ, Johnson CS, et al. Interspace between Popliteal Artery and posterior Capsule of the Knee (IPACK) injectate spread: a cadaver study. *J Ultrasound Med.* 2019;38(3):741-745. doi:10.1002/jum.14761

126. Tran J, Giron Arango L, Peng P, Sinha SK, Agur A, Chan V. Evaluation of the iPACK block injectate spread: a cadaveric study. *Reg Anesth Pain Med.* 2019;rapm-2018-100355. doi:10.1136/rapm-2018-100355

127. Sinha S. How I do it: infiltration between popliteal artery and capsule of knee (iPACK), 2019. Acceso el 20 de agosto de 2020. https://www.asra.com/asra-news/article/158/how-i-do-it-infiltration-between-poplite

128. Sebastian MP, Bykar H, Sell A. Saphenous nerve and IPACK block. *Reg Anesth Pain Med.* 2019;rapm-2019-100750. doi:10.1136/rapm-2019-100750

129. Tran J, Chan V, Peng P, Agur A. Response to Sebastian et al: the saphenous nerve and iPACK blocks. *Reg Anesth Pain Med.* 2020;45(3):245-246. doi:10.1136/rapm-2019-100840

130. Vloka JD, Hadzić A, April E, Thys DM. The division of the sciatic nerve in the popliteal fossa: anatomical implications for popliteal nerve blockade. *Anesth Analg.* 2001;92(1):215-217. doi:10.1097/00000539-200101000-00041

131. Karmakar M, Li X, Li J, Sala-Blanch X, Hadzic A, Gin T. Three-dimensional/four-dimensional volumetric ultrasound imaging of the sciatic nerve. *Reg Anesth Pain Med.* 2012;37(1):60-66. doi:10.1097/AAP.0b013e318232eb92

132. Vloka JD, Hadzić A, Lesser JB, et al. A common epineural sheath for the nerves in the popliteal fossa and its possible implications for sciatic nerve block. *Anesth Analg.* 1997;84(2):387-390. doi:10.1097/00000539-199702000-00028

133. Moayeri N, van Geffen GJ, Bruhn J, Chan VW, Groen GJ. Correlation among ultrasound, cross-sectional anatomy, and histology of the sciatic nerve: a review. *Reg Anesth Pain Med.* 2010;35(5):442-449. doi:10.1097/AAP.0b013e3181ef4cab

134. Prakash, Bhardwaj AK, Devi MN, Sridevi NS, Rao PK, Singh G. Sciatic nerve division: a cadaver study in the Indian population and review of the literature. *Singapore Med J.* 2010;51(9):721-723.

135. Alsatli RA. Comparison of ultrasound-guided anterior versus transgluteal sciatic nerve blockade for knee surgery. *Anesth Essays Res.* 2012;6(1):29-33. doi:10.4103/0259-1162.103368

136. Karmakar MK, Kwok WH, Ho AM, Tsang K, Chui PT, Gin T. Ultrasound-guided sciatic nerve block: description of a new approach at the subgluteal space. *Br J Anaesth.* 2007;98(3):390-395. doi:10.1093/bja/ ael364

137. Ota J, Sakura S, Hara K, Saito Y. Ultrasound-guided anterior approach to sciatic nerve block: a comparison with the posterior approach. *Anesth Analg.* 2009;108(2):660-665. doi:10.1213/ane.0b013e31818fc252

138. Dolan J. Ultrasound-guided anterior sciatic nerve block in the proximal thigh: an in-plane approach improving the needle view and respecting fascial planes. *Br J Anaesth.* 2013;110(2):319-320. doi:10.1093/bja/aes492

139. Osaka Y, Kashiwagi M, Nagatsuka Y, Miwa S. Ultrasound-guided medial mid-thigh approach to sciatic nerve block with a patient in a supine position. *J Anesth.* 2011;25(4):621-624. doi:10.1007/s00540-011-1169-5

140. Prasad A, Perlas A, Ramlogan R, Brull R, Chan V. Ultrasound-guided popliteal block distal to sciatic nerve bifurcation shortens onset time: a prospective randomized double-blind study. *Reg Anesth Pain Med.* 2010;35(3):267-271. doi:10.1097/AAP.0b013e3181df2527

141. Germain G, Lévesque S, Dion N, et al. Brief reports: a comparison of an injection cephalad or caudad to the division of the sciatic nerve for ultrasound-guided popliteal block: a prospective randomized study. *Anesth Analg.* 2012;114(1):233-235. doi:10.1213/ANE.0b013e3182373887

142. Faiz SHR, Imani F, Rahimzadeh P, Alebouyeh MR, Entezary SR, Shafeinia A. Which ultrasound-guided sciatic nerve block strategy works faster? Prebifurcation or separate tibial-peroneal nerve block? A randomized clinical trial. *Anesth Pain Med.* 2017;7(4):e57804. doi:10.5812/aapm.57804

143. Nader A, Kendall MC, De Oliveira GS Jr, et al. A dose-ranging study of 0.5% bupivacaine or ropivacaine on the success and duration of the ultrasound-guided, nerve-stimulator-assisted sciatic nerve block: a double-blind, randomized clinical trial. *Reg Anesth Pain Med.* 2013;38(6):492-502. doi:10.1097/AAP.0b013e3182a4bddf

144. Feigl GC, Schmid M, Zahn PK, Avila González CA, Litz RJ. The posterior femoral cutaneous nerve contributes significantly to sensory innervation of the lower leg: an anatomical investigation. *Br J Anaesth.* 2020;124(3):308-313. doi:10.1016/j.bja.2019.10.026

39

Anestesia neuraxial

Maged D. Fam y Praveen Dharmapalan Prasanna

Introducción

El bloqueo neuraxial es un método eficaz para proporcionar anestesia y analgesia a una variedad de pacientes quirúrgicos. Consiste en acceder y depositar anestésicos locales y otros fármacos coadyuvantes alrededor de la médula espinal y las raíces nerviosas. Dependiendo de la zona de colocación de los fármacos, el bloqueo neuraxial podría discutirse en términos generales como bloqueos subaracnoideos (espinales), epidurales o caudales. Aunque su localización anatómica es muy cercana, existen diferencias significativas en cuanto a la dosis y la difusión de los anestésicos locales. También hay diferencias en los puntos finales clínicos, como el bloqueo sensorial, motor y simpático. Entre ellos, el bloqueo subaracnoideo suele requerir la menor cantidad de fármacos en comparación con las técnicas epidurales o caudales, que necesitan mayor dosis y volumen de anestésicos locales.

Historia

La presencia de líquido en el espacio subaracnoideo se conocía desde los tiempos del imperio romano; sin embargo, la técnica de realizar una punción dural se describió por primera vez a finales del siglo XIX. Poco después, August Carl Bier, cirujano alemán, inyectó cocaína en el espacio subaracnoideo a pacientes sometidos a una operación de labio inferior.[1] El primer incidente descrito de cefalea por punción postural también fue descrito por Bier después de realizarse a sí mismo un procedimiento. A partir de este momento, la anestesia neuraxial fue evolucionando de manera constante durante los siguientes 100 años. La anestesia espinal ganó popularidad muy rápido durante los albores del siglo XX y se practicaba ampliamente en Europa y Estados Unidos en la década de 1940. La técnica de anestesia espinal se comprendió mejor y se perfeccionó durante este periodo, en comparación con el bloqueo epidural que se exploró después. Esto se debió quizás a la falta de un conocimiento profundo de la anatomía epidural, a la carencia de disponibilidad de agujas y catéteres epidurales especializados y al hecho de que la anestesia espinal producía un bloqueo sensorial y motor denso y fiable en una época en la que aún no se habían inventado los relajantes musculares. La creciente popularidad del bloqueo subaracnoideo sufrió un revés a mediados de la década de 1940, cuando surgieron informes de casos de pacientes que sufrían paraplejia permanente tras la anestesia espinal.[2] Aunque la causa real del daño nervioso permanente en estos casos no se comprendió del todo, los estudios posteriores solidificaron la seguridad de la anestesia espinal, lo que llevó a su resurgimiento en la década de 1950.[3] El desarrollo de la técnica epidural fue algo más lento que el del bloqueo espinal subaracnoideo. Aunque la anatomía del espacio epidural estaba bien estudiada y descrita a finales del siglo XIX, la técnica del bloqueo epidural continuo tuvo que esperar hasta mediados del siglo XX para ser desarrollada por el anestesiólogo cubano Manual Martínez Carbelo. Él improvisó la colocación de la aguja de Tuohy con un catéter de 3.5 French que se introducía en el espacio epidural.[4]

Los avances en farmacología dieron lugar al desarrollo de agentes anestésicos locales más seguros. Además, la invención de agujas menos traumáticas ayudó a reducir efectos secundarios comunes como la cefalea posdural (CPD). La anestesia neuraxial ha madurado y se ha perfeccionado a lo largo del último siglo y en la actualidad forma parte integral de los cuidados perioperatorios del paciente. Su uso ha ganado una mayor atención en los últimos años, como herramienta eficaz para conseguir una analgesia que ahorre opioides. Muchas de las guías de *recuperación acelerada después de la cirugía* (ERAS, por sus siglas en inglés) han integrado la analgesia epidural como estrategia clave.[5] Un conjunto creciente de investigaciones ha demostrado la reducción de la morbilidad y la mortalidad asociadas al uso del bloqueo neuraxial en pacientes sometidos a diversos procedimientos quirúrgicos. Entre ellas se encuentran la reducción de las complicaciones cardiorrespiratorias, la pérdida de sangre y el tromboembolismo venoso.[6]

INDICACIONES DE LA ANESTESIA NEURAXIAL

- Cirugía de la parte inferior del cuerpo:
  - Abdomen superior/inferior
  - Patología torácica y de la pared torácica
  - Perineo
  - Extremidad inferior
- Obstetricia: parto vaginal, cesárea
- Procedimientos diagnósticos o terapéuticos dolorosos por debajo del diafragma

---

Selección de pacientes

Como en cualquier otro procedimiento, el rechazo del paciente es una contraindicación absoluta para la anestesia neuraxial. Aquellos con un estado mental alterado pueden no ser capaces de permanecer inmóviles durante el procedimiento, lo que aumenta el riesgo de lesión inadvertida de las estructuras neurales. Otras contraindicaciones absolutas son la alergia grave confirmada a los anestésicos locales o la presencia de una infección local activa en el lugar de la inyección. La anestesia espinal y epidural debe evitarse en pacientes con presión intracraneal elevada debido al mayor riesgo de hernia cerebral. Una excepción a esta regla es la hipertensión intracraneal debida al síndrome del *pseudotumor cerebri*, también conocido como hipertensión intracraneal idiopática.

Cuando se trata de contraindicaciones relativas, un cuidadoso análisis de riesgos y beneficios debe guiar la toma de decisiones en la elección de la anestesia regional. Los pacientes con coagulopatía pueden tener un mayor riesgo de desarrollar un hematoma espinal o epidural tras el bloqueo neuraxial. La coagulopatía se considera una contraindicación relativa en función de la gravedad y el tipo de la anomalía de coagulación subyacente.

Por ejemplo, la trombocitopenia suele considerarse una contraindicación relativa para los procedimientos neuraxiales; sin embargo, no existe un límite inferior de recuento de plaquetas universalmente aceptado. La práctica clínica habitual en la población obstétrica es no realizar el bloqueo espinal/epidural en pacientes con un recuento de PLT inferior a 70 000. Los informes de resultados recientes sugieren que el riesgo de hematoma epidural aumenta sustancialmente por debajo del umbral de 70 000.[7] Obsérvese que no solo el número absoluto de plaquetas, sino la calidad funcional de las mismas, es también importante para la coagulación en escenarios clínicos como el síndrome HELLP. El momento en que se realizan estas pruebas de coagulación también es importante, ya que los niveles de varios factores de la cascada de coagulación podrían fluctuar de forma significativa en el transcurso de las horas.

Las afecciones estructurales y valvulares cardiacas como la estenosis aórtica grave y la miocardiopatía hipertrófica idiopática se consideraban en el pasado contraindicaciones absolutas para la anestesia espinal. Sin embargo, este ya no es el caso, ya que las pruebas actuales indican que el bloqueo neuraxial puede realizarse con seguridad en estos pacientes con el uso de una monitorización y una reanimación adecuadas.[8] De forma similar, la hipovolemia secundaria a la sepsis sistémica es también una contraindicación relativa. La anestesia espinal o epidural puede realizarse con seguridad en estos pacientes siempre que el paciente esté hemodinámicamente estable. Muchos clínicos evitarían colocar catéteres epidurales en presencia de una infección sistémica. Cuando se trata de enfermedades desmielinizantes como la esclerosis múltiple, las pruebas actuales no son concluyen-

CONTRAINDICACIONES DE LA ANESTESIA NEURAXIAL

- Absolutas
  - Rechazo del paciente
  - Infección en el lugar de la inyección
  - Aumento de la presión intracraneal
  - Inestabilidad hemodinámica significativa
  - Coagulopatía grave
- Relativas
  - Enfermedad de la médula espinal o de los nervios periféricos, por ejemplo, poliomielitis, esclerosis múltiple, desmielinización
  - Lesiones valvulares estenóticas graves
  - Infecciones del SNC
  - Anemia grave
  - Hipertensión no controlada
  - Terapia anticoagulante/antiplaquetaria

tes. Aunque los estudios *in vitro* han demostrado un empeoramiento del proceso desmielinizante tras la exposición a la AL, los estudios en humanos no son concluyentes. La esclerosis múltiple sigue siendo una contraindicación relativa entre la mayoría de los profesionales cuando se trata de anestesia espinal.[9] No obstante, a menudo se prefiere la anestesia epidural con menor concentración de AL en pacientes con esclerosis múltiple, en especial en la población obstétrica.

Neuroanatomía

Es importante tener en cuenta que las estructuras anatómicas son muy variables en función de la edad y las características físicas del paciente. La comprensión tridimensional de la anatomía del sistema nervioso central es esencial para la colocación exitosa y segura de las anestesias espinal, epidural y caudal. La médula espinal es una extensión caudal de la médula oblonga y termina a nivel vertebral L1/L2 en la mayoría de los adultos, y alrededor de L3 en los niños. La médula espinal está cubierta por tres capas concéntricas de meninges. La capa más interna, la piamadre, es extremadamente fina y está estrechamente adherida a la superficie de la médula espinal. La segunda capa, la membrana aracnoidea, rodea la piamadre para constituir el espacio subaracnoideo entre ambas membranas. La capa protectora más externa, la duramadre, tiene el mayor grosor y resistencia a la tracción debido a las fibras de colágeno y está estrechamente adherida a la membrana aracnoidea. El espacio subaracnoideo contiene líquido cefalorraquídeo (LCR) y vasos sanguíneos que irrigan la médula espinal y las raíces de los nervios espinales. La membrana aracnoidea y la duramadre actúan en conjunto como barrera para la propagación de anestésicos locales desde el espacio epidural al espacio subaracnoideo. El espacio potencial entre estas dos membranas se conoce como espacio subdural y contiene tejido areolar suelto. El espacio subdural puede entrar potencialmente durante la colocación de un bloqueo epidural o subaracnoideo, y esto puede dar lugar al llamado bloqueo subdural, que puede presentarse como un bloqueo espinal alto o con un bloqueo sensorial/motor irregular.[10] El lugar de acción principal del bloqueo subaracnoideo es la propia médula espinal. Sin embargo, los fármacos anestésicos locales epidurales actúan sobre todo en las raíces nerviosas. Esta diferencia estructural es fundamental para la técnica y la dosificación del anestésico local utilizado para cada tipo de bloqueo neuroaxial.

La médula espinal continúa por debajo de las vértebras L1 y L2 después de su terminación, como un cordón de tejido fibroso conocido como *Filum terminale*. El conjunto de raíces nerviosas espinales que emergen del extremo caudal de la médula espinal, conocido como *Conus medullaris*, se denomina *Cauda equina*. El saco tecal que contiene el LCR y las raíces nerviosas termina a nivel de la S2 en la mayoría de los adultos y de la S3 en los niños. El espacio epidural es el espacio potencial situado justo fuera de la duramadre. Aquí es donde se coloca la punta de la aguja epidural para depositar AL. Contiene tejido areolar suelto, tejido adiposo, un rico plexo de venas epidurales y, lo que es más importante, raíces nerviosas espinales. El espacio epidural se extiende desde el *foramen magnum* hasta el hiato sacro y está limitado anteriormente por los ligamentos longitudinales posteriores, lateralmente por los pedículos y el foramen intervertebral, y posteriormente por el ligamento amarillo. Este constituye un punto de referencia importante para la colocación del bloqueo epidural. Es un tejido conectivo fibroelástico denso que se extiende caudocranealmente, siendo más grueso en la región torácica y lumbar baja, y se vuelve más fino cranealmente. El ligamento amarillo cubre la cara dorsal del espacio epidural de forma circunferencial, se adhiere a las láminas y se extiende de un espacio interlaminar a otro. Posteriormente, el ligamento amarillo está formado por dos pliegues, que se fusionan en la línea media y se funden con el ligamento interespinoso. Esta fusión del ligamento amarillo se hace menos evidente a medida que se extiende cranealmente, en especial en las regiones torácica y cervical superiores. Esto tiene implicaciones clínicas cuando se colocan epidurales torácicas o cervicales altas en las que el ligamento amarillo puede no ser apreciable en la línea media. El grosor del ligamento amarillo proporciona información táctil durante la colocación del bloqueo neuraxial. Tenga en cuenta que el grosor del ligamento amarillo es muy variable entre los individuos. El espacio epidural caudal es, en esencia, la continuación del espacio epidural lumbar en el hiato sacro. Se puede acceder a este espacio a través de la membrana sacrococcígea, que es continuación del ligamento amarillo caudalmente.

La familiaridad con la estructura y la anatomía de las vértebras es útil a la hora de colocar el bloqueo neuraxial, ya que se trata de un procedimiento en esencia ciego, guiado sobre todo por la información táctil. La columna vertebral se extiende desde el occipucio hasta el cóccix. Las vértebras cervicales, torácicas, lumbares y sacras forman la carcasa protectora de la médula espinal. Una vértebra lumbar típica tiene un cuerpo vertebral y un arco formado por las láminas. El cuerpo de la vértebra y las láminas están conectados por dos pedículos. El canal central resultante forma la caja protectora por la que discurren caudalmente la médula espinal y las meninges. Las apófisis articulares superior e inferior forman parte de la articulación facetaria intervertebral, que es un objetivo importante de la inyección para los pacientes con dolor de espalda crónico.

El abordaje de la línea media o interespinoso es la técnica más común para la colocación neuraxial. El abordaje interlaminar, también conocido como abordaje paramediano, es una técnica útil, ya que el espacio interlaminar proporciona una zona más amplia para acceder al espacio epidural y subaracnoideo. El abordaje paramediano tiene la ventaja de no requerir que el paciente hiperflexione la columna vertebral. Esto es útil en especial en pacientes con movilidad limitada de la columna. Es un abordaje que también resulta útil en pacientes con escoliosis en los que existe una deformidad rotacional y de angulación de la columna. Las vértebras torácicas tienden a tener apófisis espinosas empinadas y estrechas, con una distancia interlaminar reducida que hace que los abordajes en la línea media y paramediana sean un reto. Hay que tener cuidado en la colocación del bloqueo epidural torácico, ya que la médula espinal podría dañarse inadvertidamente en caso de avance excesivo de la aguja.

Efectos fisiológicos de la anestesia neuraxial

Cardiovascular

Quizás el efecto más profundo e inmediato tras el bloqueo neuraxial sea el del sistema cardiovascular. Tanto los bloqueos espinales como los epidurales afectan al sistema cardiovascular de forma dependiente de la dosis. Estos cambios están mediados sobre todo por la simpatectomía y afectan a diferentes componentes de la fisiología cardiovascular como la resistencia vascular sistémica, el tono venoso, la frecuencia cardiaca y la contractilidad miocárdica. La respuesta más inmediata tras la anestesia espinal y epidural es la reducción del tono venoso, ya que la mayor parte de la sangre se almacena en los vasos de capacitancia venosa. La reducción del tono venoso provoca una disminución del retorno venoso y una reducción de la precarga. Se considera que este es el mecanismo de la reducción inmediata de la presión arterial sistémica tras la anestesia espinal. El efecto dilatador sobre el tono arteriolar suele ser posterior y se debe al efecto simpaticolítico. Este efecto es algo gradual y menos pronunciado en comparación con el efecto sobre los vasos de capacidad venosa. El efecto sobre la frecuencia cardiaca es muy variable en función de la altura del bloqueo. La taquicardia refleja puede ser más pronunciada en pacientes hipotensos e hipovolémicos. La anestesia espinal se asocia a menudo con bradicardia justo después de la colocación, y esto se debe en gran medida al reflejo de Bezold Jarisch, que resulta de una disminución repentina de la precarga por la venodilatación. La depresión miocárdica podría producirse con la anestesia espinal y epidural alta al afectar directamente a las fibras aceleradoras cardiacas a nivel de T1-T4.[11] La hipotensión tras la anestesia epidural suele ser más gradual en comparación con la anestesia espinal. Esto podría estar relacionado con el momento de la dosificación incremental de una epidural en contraposición a una única inyección de una cantidad predeterminada de anestésico local en el espacio intratecal, en el caso de la anestesia espinal. La hipotensión, si no se controla, provocará una reducción de la perfusión en todos los órganos vitales, incluido el flujo sanguíneo de las arterias coronarias. Por lo tanto, debe ser manejada de forma agresiva con fluidos y vasopresores. Ya no se recomienda la precarga de fluidos con cristaloides, y ahora se considera que la carga conjunta es el estándar de atención.[12,13] La elección de un vasopresor intravenoso viene dictada por el contexto clínico, siendo la efedrina y la fenilefrina los agentes de primera línea más utilizados para tratar la hipotensión secundaria al bloqueo neuraxial. Las maniobras para mejorar el retorno venoso, como colocar al paciente en posición de Trendelenburg, son beneficiosas, pero hay que tener en cuenta la propagación craneal de los fármacos anestésicos locales intratecales hiperbáricos. Un mejor abordaje es flexionar la cama o la camilla a la altura de la cadera para que el paciente se siente con los pies a la altura del corazón, a fin de mejorar el retorno venoso sin arriesgar la propagación craneal de los fármacos intratecales. La creencia comúnmente sostenida de que la anestesia espinal hace descender la presión arterial de manera más profunda en comparación con la epidural no ha sido validada en estudios clínicos. Sin embargo, la experiencia clínica indica que los cambios en la presión arterial podrían ser más graduales en el caso de la anestesia epidural, y esto podría deberse sobre todo a la lenta dosificación incremental del anestésico epidural.

Sistema respiratorio

A menudo se prefiere la anestesia espinal o epidural en pacientes con compromiso respiratorio que impiden la administración de una anestesia general segura. Sin embargo, hay que tener en cuenta que la espinal y la epidural podrían provocar el bloqueo motor de algunos de los músculos respiratorios accesorios, como la pared abdominal anterior y los músculos intercostales. Esto podría ser más profundo en el caso de una espinal alta.[12] Muchos pacientes se quejarían de disnea tras la colocación de la neuraxial, por la falta de respuesta sensorial de los músculos de la pared torácica, y esto no suele ser resultado de una disfunción diafragmática. De hecho, el mecanismo de la apnea en una espinal total se debe sobre todo al colapso circulatorio que provoca una hipoperfusión grave de los centros respiratorios en el tronco cerebral. Estos pacientes suelen recuperarse rápido con una reanimación agresiva con vasopresores, inótropos y líquidos, y a menudo reanudan la ventilación espontánea cuando se normaliza la presión arterial. El bloqueo neuraxial suele preservar el volumen corriente y la frecuencia respiratoria, pero podría reducir la tasa de flujo espiratorio máximo, lo que indica sus efectos sobre los músculos respiratorios accesorios, como la musculatura abdominal.

Sistema gastrointestinal

El profundo bloqueo simpático suele provocar una hiperactividad parasimpática. Esto podría dar lugar a un aumento de la actividad de los músculos lisos gastrointestinales, lo que provocaría un hiperperistaltismo, náusea y vómito; estos últimos podrían ser el resultado de la hipoperfusión de la mucosa gastrointestinal y suelen aliviarse mediante el uso oportuno de vasopresores y líquidos. Los fármacos antimuscarínicos como la atropina y el glicopirrolato también se han utilizado con éxito para tratar la náusea tras la anestesia espinal. El íleo posoperatorio es un efecto secundario común después de la cirugía abdominal y supone una gran morbilidad asociada. Se ha demostrado que la duración del íleo posoperatorio puede acortarse con la anestesia neuraxial debido al bloqueo de los nervios aferentes nociceptivos y de las fibras eferentes simpáticas toracolumbares con el mantenimiento funcional de las fibras eferentes parasimpáticas craneosacras.[12]

Sistema renal y genitourinario

El bloqueo espinal y epidural se asocia a menudo con un mayor riesgo de retención urinaria que provoca un retraso en el alta de los pacientes quirúrgicos de la unidad de cuidados posanestésicos (UCPA). También aumenta la probabilidad de un sondaje vesical prolongado en el posoperatorio.[14] La micción es un proceso neuromuscular complejo y los mecanismos precisos de la retención urinaria tras el bloqueo neuraxial no se conocen del todo. Se cree que la reducción de la concentración de anestésicos locales podría ayudar a reducir el riesgo de retención urinaria; sin embargo, esto no se ha demostrado en estudios clínicos.[15]

Anestesia espinal

Técnica

Un buen conocimiento de la anatomía tridimensional de las vértebras y las estructuras circundantes es útil a la hora de colocar la anestesia espinal. La anestesia neuraxial puede ser un reto en función de las características físicas del paciente, la cooperación de este y las limitaciones anatómicas estructurales de la propia columna vertebral. La educación del paciente y el establecimiento de expectativas es esencial y útil, y a menudo se pasa por alto.

Posicionamiento

Quizás el aspecto más importante de la técnica de anestesia espinal sea la colocación del paciente, y suele ser el más subestimado. La administración de la anestesia espinal requiere al menos dos personas: un operador y un asistente. La anestesia espinal se suele colocar en posición sentada, lateral o prona. La posición sentada tiene la ventaja de abrir los espacios interespinosos y también es conveniente en pacientes que no requieren una sedación profunda. La posición sentada también tiene la ventaja de facilitar la identificación de los puntos de referencia óseos en pacientes obesos y en aquellos con anomalías estructurales de la columna vertebral. Los hombros del paciente se deprimen con la flexión de la columna cervical y lumbar hacia el operador. Una instrucción clara mejora la cooperación del paciente en el mantenimiento de la posición durante el procedimiento. Hay que tener cuidado para evitar una mala posición, como una inclinación excesiva hacia delante o con rotación de la columna vertebral.

La posición de decúbito lateral es útil en pacientes que son incapaces de mantener una posición sentada y en aquellos que requieren cantidades moderadas de sedación. El paciente se coloca en decúbito lateral izquierdo o derecho con la espalda cerca del borde de la cama. El asistente mantendrá la posición de la flexión del cuello con la flexión en las articulaciones de la cadera. La principal ventaja de la colocación en decúbito lateral es la comodidad del paciente y la facilidad para colocarlo en la mesa de operaciones tras la colocación del bloqueo neuraxial.

Selección de agujas

Las agujas espinales pueden clasificarse a grandes rasgos en cortantes y de punta de lápiz, en función del diseño del bisel. Los ejemplos de agujas de punta de lápiz son Whitacre y Sprotte. Hay que sopesar el riesgo de CPD al elegir el tipo de aguja espinal. Las agujas de punta de lápiz o de forma cónica se asocian a una menor incidencia en comparación con las agujas de corte. El otro factor que aumenta la incidencia a la CPD es el tamaño de la aguja. Las agujas de mayor calibre se asocian a una mayor incidencia y a más CPD sintomáticas.[16] Sin embargo, cabe señalar que, aunque se utilice una aguja de menor tamaño, el número de punciones durales también es directamente proporcional a la incidencia de la cefalea.

Procedimiento

La comprensión tridimensional de la anatomía de la columna vertebral es esencial para la colocación segura y eficaz del bloqueo neuraxial, ya que es un procedimiento en esencia a ciegas. Una vez que el paciente está colocado de manera adecuada, se palpan los puntos de referencia óseos vertebrales. Normalmente, el anestésico espinal se coloca entre los niveles L3-L4 o L4-L5. Las apófisis espinosas se palpan para identificar la línea media. Uno de los errores más comunes que lleva a una colocación difícil es la identificación errónea de la línea media. Por lo tanto, es de suma importancia utilizar la técnica de dos dedos o la de un dedo para identificar con claridad las apófisis espinosas y la línea media. Una vez identificada esta línea y asegurada la asepsia con una solución antiséptica tópica, el operador procederá a la infiltración de AL, por lo regular con lidocaína al 2%. A continuación se introduce la aguja espinal de elección. A menudo se inserta un introductor de agujas antes de la inserción de las agujas espinales de menor calibre, y ello se debe a que estas agujas tienden a doblarse al avanzar y a menudo es difícil redirigirlas. El autor recomienda el punto de entrada de la aguja en la piel hacia la apófisis espinosa inferior en el espacio intervertebral de elección. A continuación, la aguja se hace avanzar en dirección un poco cefálica.

En el abordaje de la línea media, el operador puede tener reacciones táctiles de los ligamentos supraespinosos e interespinosos. Cuando la punta de la aguja atraviesa la duramadre densa, normalmente se siente una leve resistencia. En caso de duda, es importante retirar el estilete buscando un flujo libre de LCR en cualquier punto. Una vez que se asegura este flujo, se inyecta el anestésico local de elección a un ritmo lento. Es muy recomendable aspirar el LCR para asegurarse de que se confirma el flujo libre antes de inyectar el AL. La aspiración del LCR se realiza a menudo en medio de la inyección y al final para asegurar la inyección intratecal del agente anestésico local. Si se siente que la aguja golpea una superficie ósea, se retira la aguja y se redirige en dirección cefálica. También es útil volver a comprobar si la aguja se ha colocado en la línea media. La comunicación estrecha con el paciente es esencial durante todo el procedimiento. Si él se queja de parestesia, localice si esta se encuentra en la zona de la espalda o si se irradia hacia la extremidad inferior. El patrón radicular de la parestesia podría denotar que la aguja está demasiado cerca de una de las raíces nerviosas espinales. Dependiendo del lado en el que se encuentre la parestesia, es importante retirar la aguja y redirigirla hacia la línea media. Se recomienda realizar movimientos suaves e intencionados durante la anestesia espinal. También es útil conocer el grado de angulación de la aguja que se requiere en función del hábito corporal del paciente. En general, aquellos con obesidad mórbida tienen espacios interespinosos más profundos, por lo que es necesario un ángulo de redirección menor. La redirección de la aguja espinal debe ser suave, intencionada y controlada.

El abordaje paramediano para la anestesia espinal es una técnica útil especialmente cuando los pacientes tienen espacios interespinosos estrechos. Este abordaje es en esencia interlaminar; permite una ventana más grande y el acceso al saco tecal. Se palpan las apófisis espinosas y se inserta la aguja 1-1.5 cm lateralmente. La aguja se dirige en una trayectoria ligeramente craneal y medial, y se avanza en sentido anterior. Observe que este abordaje evita los ligamentos supraespinosos e interespinosos. Es muy común encontrar primero la lámina con este abordaje, en cuyo caso la aguja se retira unos milímetros y se redirige más craneal y medialmente hasta encontrar el ligamento amarillo. Como se ha mencionado antes, el ángulo de redirección viene determinado en esencia por el tamaño del paciente y la profundidad del espacio intratecal. El abordaje paramediano es una técnica útil cuando el abordaje de la línea media ha fracasado o cuando es difícil debido a la anatomía del paciente o a la cooperación de este. El abordaje paramediano no requiere una inversión completa de la lordosis lumbar para acceder al espacio intratecal.

El bloqueo neuraxial guiado por ecografía (USG, por sus siglas en inglés) ha ganado popularidad en los últimos años. El USG es útil para identificar las apófisis espinosas y, por lo tanto, la línea media. También ayuda a calibrar la profundidad del espacio epidural. Otro aspecto útil del uso de la ecografía es la reducción del número de pases de agujas, aunque esto no está demostrado en estudios clínicos más amplios.[17] Los autores recomiendan encarecidamente el uso de la ecografía si las apófisis espinosas no son palpables en un paciente. Es esencial estar familiarizado con la anatomía ecográfica de la vértebra y las estructuras circundantes. Esto puede ser un reto en situaciones especiales, como en los pacientes que han sido operados de la columna vertebral o los que tienen una escoliosis grave. El mayor espacio interespinoso e intralaminar de la columna vertical es, de hecho, el que hay entre las vértebras L5 y S1. Esta es una técnica útil para obtener el flujo de LCR cuando otros métodos fallan. Esta técnica fue descrita por Taylor.[18]

Continuar con la anestesia espinal es una técnica útil con un punto final motor-sensorial más definido en comparación con el bloqueo epidural. La preocupación por la cefalea posdural y la sobredosis accidental de anestésico local impiden su uso en la práctica rutinaria. Se utiliza una aguja epidural para lograr la punción dural a través de la cual se introduce el catéter espinal. El catéter epidural se coloca a 2-3 cm en el espacio subaracnoideo. Hay que tener cuidado para evitar la sobreinserción del catéter o cualquier parestesia durante la inyección. Muchos médicos extremarían las medidas de precaución para etiquetar y el catéter intratecal para evitar una sobredosis accidental con la dosis epidural de AL.

Farmacología

La elección del anestésico local se basa en el lugar y el tipo de cirugía. Los AL utilizados de forma habitual para la anestesia espinal podrían clasificarse como amidas o ésteres. Los AL son bases débiles, por lo que los principios de acción del fármaco siguen las reglas generales de la farmacología. La porción no iónica es la forma activa del anestésico local que podría penetrar la bicapa de fosfolípidos. Así, los anestésicos locales con un pKa más bajo tienden a tener una mayor cantidad de fracción no iónica del fármaco y, por lo tanto, tienen un inicio más rápido. Como ocurre con cualquier otra forma de fármacos, los anestésicos locales con mayor solubilidad lipídica tienden a ser más potentes. Los AL altamente ligados a las proteínas tienen una mayor duración de acción.

Dentro del espacio subaracnoideo, los anestésicos locales se difunden a través de la piamadre hacia la médula espinal. Además, se cree que los AL siguen los espacios perivasculares de *Virchow-Robin* para difundirse en la médula espinal. Los AL también se difunden a través de la duramadre hacia los espacios subdural y epidural, aunque a un ritmo más lento. La acción del fármaco finaliza con la reabsorción sistémica del anestésico local en el torrente sanguíneo.

Los agentes anestésicos locales más utilizados para la anestesia espinal son la bupivacaína, la cloroprocaína, la ropivacaína, la tetracaína y, con menor frecuencia, la lidocaína. Los anestésicos locales tienen propiedades neurotóxicas y no todos se utilizan de forma rutinaria para el uso intratecal. La neurotoxicidad está relacionada sobre todo con el tamaño molecular, la concentración y el volumen del fármaco utilizado. Por ejemplo, el uso de lidocaína al 5% se ha asociado con síntomas neurológicos transitorios (SNT) y ya no se utiliza en la anestesia neuraxial.

Factores que afectan a la altura del bloqueo

Conseguir una altura de bloqueo quirúrgica adecuada es una parte vital en la anestesia neuraxial espinal. Hay muchos factores que afectan la altura del bloqueo. Quizá los más importantes sean el volumen y la concentración del agente anestésico local. Cuanto mayor sea el volumen y la dosis del fármaco inyectado, mayor será la altura de bloqueo. La dosis también es directamente proporcional a la densidad del bloqueo. La baricidad, que es la densidad del anestésico local en relación con el LCR a temperatura corporal, es el siguiente factor importante que afecta la distribución del bloqueo. Un agente anestésico local hiperbárico es en esencia más denso que el LCR, y cuando se inyecta por vía intratecal, se distribuirá y asentará por gravedad. Esta propiedad podría aprovecharse para titular la altura del bloqueo ajustando la posición del paciente tras la colocación del bloqueo. La hiperbaricidad proporciona una distribución del bloqueo cómoda y relativamente predecible. Las soluciones hiperbáricas más utilizadas son la bupivacaína y la tetracaína hiperbáricas. Las soluciones hiperbáricas por lo regular se elaboran añadiendo dextrosa. Una vez que la solución hiperbárica se inyecta por vía intratecal, la posición del paciente puede ajustarse en distintos ángulos de Trendelenburg para conseguir el nivel deseado. Las soluciones hiperbáricas se utilizan de manera habitual para diversos procedimientos quirúrgicos ortopédicos, como la sustitución total de la articulación. La bupivacaína y la tetracaína son los anestésicos locales más utilizados para elaborar soluciones hiperbáricas. Por otro lado, los agentes hipobáricos tienen menos densidad en comparación con el LCR y tienden a ascender en contra de la gravedad, mientras que los anestésicos locales isobáricos no suelen verse afectados por el cambio de posición del paciente, es decir, por la gravedad.

En contra de la creencia popular de que la altura del paciente afecta a la altura del bloqueo, los estudios han demostrado una escasa correlación entre la altura del paciente y la del bloqueo. Esto se debe quizás a que las diferencias de altura entre los pacientes se deben sobre todo a las diferencias en las extremidades inferiores y no a la longitud del tronco. El volumen del LCR en el que se mezcla el anestésico local también puede afectar la altura del bloqueo. Esto tiene importancia clínica a la hora de dosificar el anestésico espinal en pacientes con obesidad mórbida y embarazo a término. Las pacientes obesas y embarazadas tienen un volumen de LCR disminuido y un mayor desplazamiento del volumen del LCR. Este grupo de pacientes suele necesitar menos masa y volumen de anestésico local para lograr el nivel de bloqueo deseado. El nivel de inyección del anestésico espinal y la dirección de la aguja también pueden afectar la altura del bloqueo.

Usos de los anestésicos locales

La bupivacaína es el AL más utilizada para la anestesia espinal. El inicio de acción es variable y suele oscilar entre 3 y 8 minutos. La anestesia espinal con bupivacaína suele durar unas 2-3 horas. Es importante señalar que existen otros factores, como los mencionados antes, que afectan la duración de un anestésico espinal. Por ejemplo, una dosis intratecal de 15 mg de bupivacaína isobárica puede durar bastante más de 3 horas para una sustitución total de rodilla. La misma dosis de fármaco puede no durar ni 2 horas para una operación de reemplazo total de cadera.

La cloroprocaína se utiliza de manera habitual en los procedimientos de cirugía ambulatoria. Esto se debe a la corta duración de la acción del agente, que suele desaparecer en 30-40 minutos tras la inyección intratecal. La cloroprocaína es un anestésico local de tipo éster con un tiempo de inicio de 2 a 5 minutos y, por lo tanto, es ideal para procedimientos ambulatorios como la cirugía rectal y perenne. En el pasado, ha habido preocupación por la neurotoxicidad con el uso de la cloroprocaína, pero estas soluciones contenían metabisulfito de sodio como conservante, que se cree que es el responsable de la neurotoxicidad. Todos los preparados de cloroprocaína disponibles en la actualidad para uso clínico carecen de conservantes.

El uso de la lidocaína intratecal ha ido creciendo poco a poco, un favor debido al síndrome neural asociado a la inyección espinal de lidocaína en el pasado. La lidocaína tiene una duración de acción de 1-1.5 horas y es ideal para procedimientos cortos e intermedios. La tetracaína es similar a la bupivacaína en su inicio y duración de acción, con una duración de más de 2-3 horas. En la actualidad se prepara como una solución hiperbárica con 10% de glucosa que es ideal para la cirugía perenne y abdominal. La ropivacaína se utiliza con menos frecuencia para la anestesia espinal. Es menos potente en comparación con la bupivacaína, y se han registrado casos de SNT asociados al uso de ropivacaína por vía intratecal, aunque esta asociación no se ha confirmado con estudios más formales.

Fármacos coadyuvantes en la anestesia espinal

Uno de los fármacos aditivos más utilizados por vía intratecal son los opiáceos. Tanto la morfina como el fentanilo se utilizan ampliamente por vía intratecal. Los fármacos hidrofílicos como la morfina tienden a ascender cranealmente en el LCR debido a su escasa absorción sistémica. En cambio, los fármacos lipofílicos como el fentanilo se absorben con facilidad en la circulación sistémica, lo que da lugar a una menor duración de la acción. Los opiáceos intratecales actúan sobre los receptores mu en el asta dorsal de la médula espinal, mejorando la calidad y la duración de la anestesia espinal. La morfina intratecal puede causar una depresión respiratoria retardada debido a su naturaleza hidrofílica, lo que hace necesaria la hospitalización durante una noche en la mayoría de los pacientes.

Otra clase de fármacos por lo común utilizados junto con los anestésicos locales para uso intratecal son los vasoconstrictores, como la epinefrina y, con menor frecuencia, la fenilefrina. La adición de vasoconstrictores afecta a la reabsorción del anestésico local en la circulación sistémica y, por lo tanto, prolonga la duración de la acción. Una de las preocupaciones cuando se utilizan vasoconstrictores en el espacio intratecal es la reducción del flujo sanguíneo de la médula espinal, lo que provoca una isquemia de la misma. Se ha informado del síndrome de cauda equina (SCE) con el uso de epinefrina intratecal; sin embargo, otros estudios no han podido demostrar ninguna asociación fuerte entre el uso de epinefrina y el SCE.[19]

Los agonistas alfa-2 como la clonidina también se utilizan en los bloqueos neuraxiales espinales. Se ha demostrado que la clonidina aumenta la duración del bloqueo sensorial y motor. Se cree que el mecanismo central implicado es una hiperpolarización del asta central de la médula espinal. Los efectos secundarios tras la inyección intratecal de clonidina son paralelos a sus efectos sistémicos, como la bradicardia por hipotensión y la sobresedación. Una clase de fármacos menos utilizada por vía intratecal son los inhibidores de la acetilcolinesterasa, como la neostigmina. La reducción de la descomposición de la acetilcolina da lugar a una analgesia cuando se administra neostigmina en dosis bajas por vía intratecal. Los efectos secundarios sistémicos como náusea, vómito y bradicardia suelen limitar el uso rutinario de la neostigmina para el bloqueo neuraxial.

Anestesia epidural y caudal

Técnica

Al igual que con la anestesia espinal, el conocimiento tridimensional de la anatomía de la columna vertebral y las estructuras circundantes es crucial para realizar la anestesia epidural. La educación y la cooperación del paciente son esenciales, ya que el procedimiento de colocación de la epidural es más largo que el de la anestesia espinal. La técnica más utilizada para identificar el espacio epidural es la pérdida de resistencia al aire o a la solución salina. Esta técnica tiene la ventaja de un punto final definido en la identificación del espacio epidural. La otra técnica que se utiliza con menos frecuencia es la de la gota colgante, la cual utiliza el hecho de que la presión en el espacio epidural es subatmosférica. Se coloca una gota de suero salino en el extremo de la aguja Tuohy, que sería aspirada en cuanto la punta de la aguja entre en el espacio epidural. Esta técnica se utiliza menos en la actualidad para la epidural torácica y lumbar, pero es más habitual para la colocación de la epidural cervical.

Al utilizar la solución salina o el aire para la pérdida de resistencia, el operador debe ser consciente de las diferencias en la respuesta táctil entre ambos. Se puede utilizar una técnica de pérdida de resistencia continua o una pérdida de resistencia intermitente; cuando se utiliza es importante mantener la misma fuerza aplicada a la jeringa durante cada golpeo. El cambio de resistencia o su pérdida pueden ser muy sutiles. La sutileza de la pérdida de resistencia, en especial cuando se utiliza aire, podría hacer que el operador avanzara demasiado la aguja provocando una punción dural accidental, lo que no es deseable.

Posicionamiento

La posición del paciente es un factor importante para el éxito de la colocación de la epidural, la cual puede hacerse en posición sentada, en decúbito lateral o en decúbito prono. La posición sentada tiene la ventaja de abrir los espacios interespinosos al realizar el bloqueo epidural torácico o lumbar. El decúbito lateral es más cómodo para los pacientes, pero el operador debe ser consciente de que la mala alineación de las caderas en la posición de decúbito lateral puede provocar una flexión lateral, así como una rotación axial de las vértebras lumbares. Como consecuencia de ello, en la posición de decúbito lateral a menudo es necesario modificar la proyección y la dirección de la aguja epidural. La posición prona rara vez se utiliza en la colocación de la epidural a ciegas y se suele emplear en combinación con la fluoroscopia o la ecografía. La anestesia caudal en adultos suele realizarse en posición lateral, ya que es más fácil palpar las astas sacras en esta posición. La anestesia caudal se realiza con mayor frecuencia en niños bajo anestesia y por ello se prefiere la posición de decúbito lateral.

Selección de agujas y catéteres

El tipo de aguja más utilizado para la colocación de la epidural es la Tuohy. Por lo regular, para la colocación de la epidural lumbar y torácica se utiliza una aguja de calibre 16 o 17. Para las inyecciones epidurales de esteroides se utilizan agujas de menor tamaño. Tenga en cuenta que la punta de la aguja Tuohy está diseñada para ser menos traumática. Otra aguja menos utilizada es la Crawford. Existen diferentes tipos de catéteres epidurales, los tamaños más utilizados son los de calibre 19 o 20. Estos catéteres pueden ser de un solo orificio o de varios; algunos están reforzados con alambre y, por lo tanto, tienden a ser más blandos en comparación con los catéteres más rígidos no reforzados con alambre. El catéter epidural más rígido tiene la ventaja de facilitar el avance al obtener la pérdida de resistencia. Sin embargo, cuanto más rígido es el catéter, mayor es la posibilidad de inserción intravascular y la posibilidad de punción dural accidental. Los catéteres más blandos reforzados con alambre se asocian a una menor incidencia de punción vascular y dural. Sin embargo, debido a su naturaleza más blanda, estos catéteres podrían presentar más resistencia al avanzar el catéter. Los catéteres reforzados con alambre no son compatibles con la IRM.

Procedimiento

Una vez que el paciente está bien colocado, se palpan con cuidado los puntos de referencia óseos. Se eligen los niveles interespinosos apropiados a nivel lumbar o torácico en función de la distribución dermatomal que se necesite para la analgesia intraoperatoria o posoperatoria. En un abordaje epidural de la línea media, el operador suele palpar los distintos ligamentos antes de llegar al ligamento amarillo, como los ligamentos supraespinosos e interespinosos. A menudo, a medida que la aguja atraviesa el ligamento amarillo se percibe una clara textura de espuma de goma a través de la aguja de Tuohy, aunque esta respuesta táctil puede no estar presente en todos los pacientes. A medida que la aguja avanza a través del ligamento amarillo, hay que tener cuidado de no hacer avanzar la aguja demasiado rápido para evitar una punción dural accidental. Cuando la punta de la aguja pasa el ligamento amarillo y llega al espacio epidural, se siente una clara pérdida de resistencia; sin embargo, en muchos casos, esto podría ser muy sutil. El autor recomienda que, en caso de duda sobre la pérdida de resistencia, se retire la aguja hasta el ligamento interespinoso y se avance de nuevo hasta encontrar una pérdida de resistencia definitiva. La sutileza de la pérdida de resistencia conduce a menudo a una mala colocación del catéter epidural, ya sea en la superficie del espacio epidural o demasiado profundo en el espacio intratecal. Avanzar el catéter es otra forma de asegurarse de que la pérdida de resistencia se produce en el verdadero espacio epidural. Si el catéter epidural avanza con una resistencia mínima, suele indicar el objetivo correcto. Si hay resistencia al avanzar el catéter epidural, podría indicar que la punta de la aguja estaba fuera del espacio epidural. El avance cuidadoso de la aguja epidural durante un milímetro hacia delante se utiliza a menudo para facilitar la inserción del catéter; sin embargo, hay que tener cuidado para evitar una punción dural con esta maniobra. Otra forma de confirmar la colocación epidural es el uso de una aguja espinal para realizar una punción seca a través de la aguja de Tuohy. Si se observa un flujo de LCR a través de la aguja espinal, indica que la punta de la aguja de Tuohy está en el espacio epidural. Tenga en cuenta que esta técnica solo puede utilizarse para la colocación epidural por debajo del nivel de L2. El ángulo de avance de la aguja epidural varía según el nivel de colocación. Las vértebras torácicas superiores tienden a tener apófisis espinosas, que son largas y están anguladas caudalmente, lo que hace necesario el avance de la aguja epidural en un ángulo más pronunciado en comparación con las vértebras torácicas inferiores y las lumbares.

El abordaje paramediano para la colocación de la epidural tiene la ventaja de una ventana interlaminar más amplia. La técnica paramediana requiere práctica y una comprensión tridimensional de la anatomía de las vértebras torácicas y lumbares. Tenga en cuenta que en este abordaje, el operador puede no sentir las texturas distintivas del ligamento interespinoso y supraespinoso y puede estar apuntando directamente al ligamento amarillo. La técnica paramediana es en especial útil para la colocación de la epidural en la parte alta del tórax, donde la ventana interespinosa es estrecha. En este abordaje, la aguja epidural se inserta perpendicularmente a la piel 1 cm lateral a la línea media y se avanza craneal y medialmente hacia el ligamento amarillo. Si se encuentra resistencia ósea, la aguja se retira y se redirige craneal y medialmente, para caminar sobre la lámina ipsilateral, hacia el ligamento amarillo.

Cuando se consigue la pérdida de resistencia, se avanza el catéter epidural hasta 3-4 cm en el espacio epidural. A continuación se aspira cuidadosamente el catéter epidural para confirmar la ausencia de sangre o LCR. A continuación se administra una dosis epidural de prueba. Las dosis epidurales de prueba suelen comprender 45 mg de lidocaína y 15 µg de epinefrina en un volumen total de 3 mL.

La colocación intravascular se confirma si la frecuencia cardiaca aumenta más de 20% respecto a la línea de base y los pacientes suelen sentir un hormigueo perioral y se ruborizan. La administración intratecal se confirma cuando el paciente desarrolla un bloqueo sensorial y motor repentino.

La anestesia epidural caudal por lo regular se realiza en niños bajo anestesia general. En la posición de decúbito lateral, se dibuja un triángulo equilátero que une la espina iliaca superior posterior y el vértice del triángulo se encuentra aproximadamente donde se pueden palpar las astas sacras con dos dedos. La aguja se introduce a través del hiato sacro en un ángulo de 45° y se avanza hasta que se siente un claro chasquido cuando atraviesa el ligamento sacrococcígeo.

No se avanza la aguja desde este punto por el riesgo de doble punción accidental. Se inyecta un pequeño volumen de solución salina mientras se palpa cualquier infiltración subcutánea. La ecografía también puede utilizarse para mejorar la precisión de la colocación de la epidural caudal. Por lo regular, en la población pediátrica se utiliza un catéter intravenoso con aguja de calibre 22. Una vez que se accede al espacio epidural caudal, se aspira el catéter para asegurar la ausencia de LCR o sangre. A continuación se inyecta el anestésico local, por lo común mezclado con epinefrina. Al inicio se inyecta un pequeño volumen de anestésico local con epinefrina como dosis de prueba; una vez descartada la colocación intravascular e intratecal, se inyecta el volumen completo de anestésico epidural.

Anestesia neuraxial guiada por imágenes

Aunque el ultrasonido tiene un papel limitado, la fluoroscopia sigue siendo la técnica de imagen de referencia para las intervenciones neuraxiales. La guía fluoroscópica ayuda a visualizar la anatomía ósea de la columna vertebral para ajustar la trayectoria de la aguja y calibrar la profundidad. Durante las intervenciones epidurales, la fluoroscopia es también el patrón de oro para confirmar que la punta de la aguja o el catéter está dentro del espacio epidural mediante la inyección de una pequeña cantidad de contraste radiopaco. Sin embargo, la guía fluoroscópica requiere ajustes y precauciones de seguridad especiales, por lo que no resulta práctica en los entornos agudos y perioperatorios y se reserva sobre todo para procedimientos analgésicos ambulatorios electivos. Los estudios clínicos están probando técnicas novedosas para confirmar la colocación de la epidural. Se ha probado la estimulación eléctrica mediante un estilete de extracción y la monitorización de la respuesta miotomal.[20] Más recientemente, el análisis de la forma de onda epidural ha mostrado algunos resultados alentadores como medio cómodo y disponible para verificar la colocación correcta de los catéteres epidurales.[21,22]

Farmacología de la anestesia epidural

El principal lugar de acción del anestésico local durante el bloqueo epidural es la raíz del nervio espinal. Esto es diferente de la anestesia espinal, en la que los anestésicos locales tienen acceso directo a la médula espinal y a las raíces nerviosas desnudas. Por ello, la dosis y el volumen de anestésicos locales suelen ser mayores en los bloqueos epidurales en comparación con los espinales. Los estudios han demostrado que los anestésicos locales epidurales sí penetran en la vaina dural y se difunden en el espacio subaracnoideo, aunque esta difusión puede no ser clínicamente significativa. La terminación de la acción de un anestésico local en el espacio epidural se produce sobre todo por reabsorción en la circulación sistémica. Los agentes anestésicos locales, al ser solubles en lípidos, también son retenidos en el tejido conectivo graso del espacio epidural. El bloqueo epidural continuo tiene la ventaja de poder titular la anestesia quirúrgica y la analgesia posoperatoria ajustando la dosis y el volumen de anestésicos locales en el espacio epidural. Esto es muy diferente a la técnica de la estética espinal de una sola inyección.

El anestésico local más utilizado actualmente para el bloqueo epidural es la ropivacaína. Aunque es menos potente que la bupivacaína, tiene un mejor perfil de seguridad con menos impacto en la función miocárdica. Pueden requerirse concentraciones de 0.75 o 0.5% hasta un volumen de 20-30 mL para lograr la anestesia quirúrgica. Las concentraciones más bajas de ropivacaína, como 0.25 o 0.2%, se utilizan para lograr la analgesia posoperatoria y la analgesia del parto. La bupivacaína se utiliza con menos frecuencia en grandes dosis para el bloqueo epidural debido al grave riesgo de cardiotoxicidad. La levobupivacaína es un isómero de la bupivacaína que tiene un mejor perfil de seguridad en términos de cardiotoxicidad.

La lidocaína al 2% es un anestésico local de acción intermedia, que por lo regular se utiliza para lograr la anestesia quirúrgica en pacientes obstétricas y no obstétricas. El anestésico local de acción corta más utilizado para el bloqueo epidural es la cloroprocaína al 3% sin conservantes. En el pasado, el uso de la cloroprocaína para la anestesia neuraxial planteaba dos problemas distintos. Los sulfitos que contenían las generaciones anteriores de cloroprocaína se relacionaron con una aracnoiditis grave, por lo que esta práctica se abandonó. Después, se observó que el EDTA perseverante utilizado con la cloroprocaína puede haber causado dolor de espalda refractario y dolor de espalda crónico tras dosis mayores. La actual generación de cloroprocaína al 3% disponible en el mercado es segura en este sentido. Algunos estudios han demostrado que la cloroprocaína podría inhibir la acción de una dosis posterior de opioides u otros anestésicos locales en el espacio epidural; sin embargo, no se ha demostrado que esto sea clínicamente significativo.

Dado que los anestésicos locales son bases débiles, la adición de bicarbonato puede aumentar la fracción de unión. Se suele añadir una pequeña dosis de bicarbonato a la cloroprocaína o a la lidocaína, con lo que se consigue una anestesia quirúrgica de inicio más rápido. El bicarbonato no suele mezclarse con la bupivacaína, ya que podría causar precipitación. Como ya se ha explicado, se ha demostrado que añadir un vasoconstrictor como la epinefrina prolonga la duración de la acción de los anestésicos locales.

Aditivos para los anestésicos locales epidurales

Al igual que en el caso de la anestesia espinal, los fármacos aditivos más utilizados por vía epidural son los opiáceos. La morfina y el fentanilo se utilizan de manera habitual por vía epidural para mejorar la calidad de la analgesia. La morfina epidural puede provocar una depresión respiratoria retardada debido a su naturaleza hidrofílica. El fentanilo, en cambio, se absorbe fácil en la circulación sistémica, lo que da lugar a una duración de acción más corta.

Los agonistas alfa-2 de acción central, como la clonidina, se utilizan a menudo junto con un agente anestésico local en el espacio epidural. El mecanismo no se conoce del todo, pero se ha demostrado una prolongación clínicamente significativa de la acción de los AL con fármacos como la clonidina.[23] La adición de clonidina también puede tener efectos secundarios en el sistema, como hipotensión, bradicardia y sedación. Al igual que con la anestesia espinal, la neostigmina también se ha utilizado como aditivo para la analgesia epidural.

Factores que afectan a la propagación del anestésico local

Al igual que la anestesia espinal, los principales factores que afectan la propagación del anestésico local en la epidural son su volumen y concentración. El espacio epidural es un espacio potencial, y el volumen del espacio epidural varía entre los pacientes. La baricidad del anestésico local tiene un impacto mínimo en la propagación del local y la fijación en el espacio epidural. La posición del paciente sí parece afectar a la propagación del anestésico local. La solución infundida por vía epidural tiende a asentarse por gravedad en el lado dependiente, lo que por lo común se observa en la analgesia obstétrica cuando la parturienta se acuesta sobre un lado durante un periodo prolongado, lo que provoca el desgaste del efecto analgésico y el recrudecimiento del dolor en el lado no dependiente. De forma similar a la anestesia espinal, la obesidad y el embarazo podrían aumentar la extensión del bloqueo epidural. Esto podría atribuirse a la mayor cantidad de tejido adiposo en el espacio epidural, al aumento de la presión intraabdominal, que potencia la propagación del anestésico local.

Complicaciones de la anestesia neuraxial

Complicaciones neurológicas

La lesión nerviosa permanente es la complicación más temida de la anestesia neuraxial. Esta complicación se comunicó por primera vez a mediados de la década de 1940, cuando surgieron informes de casos de pacientes que sufrían paraplejia permanente tras la anestesia espinal. Investigaciones posteriores revelaron que la incidencia de lesiones nerviosas permanentes por un traumatismo directo en la médula espinal durante la anestesia neuraxial era, de hecho, extremadamente rara.[24,25]

El traumatismo directo de la médula espinal podría ser el resultado de la inserción accidental de la aguja en la médula espinal o en las raíces nerviosas, o de la reacción inflamatoria química resultante de los anestésicos locales/fármacos adyuvantes. Muchos de los informes de casos de traumatismo directo en la médula espinal y síndrome de cauda equina se asociaron al uso de microcatéteres epidurales e intratecales. Se pensó que esto era secundario a la exposición de las raíces nerviosas a una alta concentración localizada de anestésicos locales que son neurotóxicos. Estos pacientes presentaron déficits sensoriales y motores de inicio agudo junto con disfunción intestinal y vesical. Algunos de estos pacientes también se quejaron de dolor de espalda de aparición repentina. El SNT o síndrome neurológico transitorio se asoció al uso de lidocaína hiperbárica al 5% para la anestesia espinal. Estos pacientes presentaban diversos grados de déficits sensoriales y motores, la mayoría de los cuales fueron autolimitados, pero algunos de ellos progresaron a largo plazo.

Los informes de aracnoiditis asociados a la cloroprocaína intratecal se atribuyeron al sulfito mezclado con los anestésicos locales. También se ha notificado después de espinales de una sola dosis y de un parche sanguíneo epidural con inyección intratecal accidental. La fisiopatología parece consistir en una inflamación aguda de las raíces nerviosas en la cauda equina y las meninges, lo que da lugar a un enmarañamiento de las raíces nerviosas y a la posterior fibrosis y cicatrización del tejido neuronal. Los pacientes suelen presentar una aparición repentina de dolor de espalda con síntomas mixtos sensoriales y motores que progresan hacia un daño nervioso permanente. Se recomienda la realización de una resonancia magnética urgente, que suele identificar el enmarañamiento de las raíces nerviosas en la región de la cauda equina. La base del tratamiento consiste en corticosteroides, antiinflamatorios y fisioterapia agresiva. Sin embargo, el pronóstico puede ser malo en función de la extensión del proceso inflamatorio.

El hematoma neuraxial es la causa indirecta más importante de las lesiones medulares, que a menudo provocan daños parciales o permanentes en los nervios. El espacio epidural es muy vascular; por lo tanto, el riesgo de perforar un vaso sanguíneo durante la intervención espinal o epidural es alto. Se desconoce la verdadera incidencia de los hematomas epidurales y espinales. No obstante, hay varios estudios retrospectivos que muestran incidencias similares de hematoma neuraxial en el rango de 1/200 000 en la población obstétrica. Sin embargo, la incidencia parece ser mucho mayor en la población de edad avanzada sometida a cirugía de cadera o rodilla, en el rango de 1 en 4 500. Esta observación se reprodujo en otros ensayos. Tal vez la causa más importante del hematoma neuraxial sea la asociación con la coagulopatía. Cualquier anomalía en la cascada de coagulación, ya sea hereditaria o adquirida, podría dar lugar a la formación de un hematoma epidural. El espacio epidural, al ser un espacio más compliciente, podría acumular un mayor volumen de sangre, y este hematoma podría ejercer un efecto de masa local que provocara una lesión del tejido neural, ya sea directamente a través de la presión directa o por el deterioro de la perfusión del cordón.

Cuando se introdujo la heparina de bajo peso molecular en la práctica clínica, empezaron a aparecer múltiples informes de casos que sugerían la asociación con el hematoma epidural. Esto impulsó a las sociedades internacionales de anestesia regional a publicar directrices pertinentes al uso de la anestesia neuraxial en el entorno de los anticoagulantes. La directriz de la ASRA es uno de esos ejemplos en los que hay recomendaciones específicas sobre la inserción del catéter epidural, la colocación de la anestesia espinal y la retirada del catéter epidural. Parece que los momentos de mayor riesgo son la inserción y la retirada del catéter epidural. Consulte las últimas directrices de la ASRA para obtener más detalles.[26] Se ha observado que múltiples intentos traumáticos de epidural o espinal se asocian a una mayor probabilidad de hematoma neuraxial. Los pacientes con una anatomía espinal anormal, como la escoliosis y la cirugía de espalda previa, también tienen un mayor riesgo de formación de hematomas. El riesgo de hematoma neuraxial en el entorno de los anticoagulantes ha llamado aún más la atención en la última década desde la introducción de los nuevos anticoagulantes orales. De estos últimos, algunos tienen efectos directos e indirectos sobre la coagulación y a menudo son difíciles de revertir en la práctica clínica. Adherirse a las directrices aceptadas en la práctica clínica puede ser mucho más importante en estos pacientes por la razón anterior. Es fundamental tener en cuenta que la duración de la acción de los nuevos anticoagulantes puede prolongarse en los pacientes con disfunción renal y hepática. Las pruebas de coagulación estándar, como el TPT/TP/INR, por lo regular se realizan en pacientes que reciben anticoagulantes orales tradicionales como la warfarina. Tenga en cuenta que estas pruebas pueden no ser útiles en el caso de los nuevos anticoagulantes orales. Aunque las pruebas de coagulación avanzadas como la TEG y el ensayo del factor Xa pueden ser útiles en pacientes seleccionados, no se recomiendan de forma rutinaria.

La trombocitopenia suele considerarse una contraindicación relativa para el bloqueo neuraxial. Sin embargo, no existe un valor universalmente aceptado de plaquetas antes de la colocación neuraxial. Es una práctica clínica habitual en la población obstétrica no realizar el bloqueo neuraxial en pacientes con un recuento de plaquetas inferior a 70 000. Aunque se trata de una práctica habitual, hay poca o ninguna evidencia que sugiera que la incidencia de un hematoma epidural clínicamente significativo sea mayor en pacientes con un recuento de plaquetas inferior a 70 000.[7] Es importante señalar que no solo el número absoluto de plaquetas sino la calidad de las mismas es también importante cuando se trata de la coagulación. El momento de realizar estas pruebas de coagulación, incluido el recuento de plaquetas, también es importante, ya que el nivel de los factores de coagulación podría cambiar de forma significativa con el tiempo. La práctica clínica más habitual es obtener las pruebas de coagulación y el recuento de plaquetas más cerca de la colocación del bloqueo neuraxial, en especial si se sospecha un estado de coagulopatía.

Cualquier paciente con sospecha de hematoma espinal o epidural necesita una evaluación inmediata. Estos pacientes podrían presentar un dolor de espalda agudo seguido de déficits sensoriales/motores o disfunción vesical. Estos pacientes deben someterse de inmediato a estudios de imagen como la TC o la IRM para evaluar el hematoma. El tratamiento de elección es la descompresión quirúrgica inmediata que suele incluir una laminectomía. La reversión de la coagulopatía se inicia de manera simultánea mientras se evalúa al paciente. El pronóstico de recuperación neurológica es mucho peor cuando el retraso en la intervención es superior a 8 horas. Por desgracia, los síntomas y signos del hematoma epidural suelen detectarse tarde durante la evolución, lo que provoca un daño nervioso permanente.

La estenosis espinal ha surgido como un factor de riesgo importante para la isquemia de la médula espinal en pacientes que reciben bloqueo neuraxial. Esto se debe a que cantidades menores de sangre en el entorno de la estenosis espinal podrían causar un síndrome compartimental de la médula espinal que resultaría en una lesión medular. Los pacientes de edad avanzada que se someten a una operación de cadera y rodilla entran en esta categoría, y hay que tener cuidado al colocar el bloqueo neuraxial. Los riesgos y beneficios deben sopesarse con cuidado en los pacientes con estenosis espinal al considerar la posibilidad de aplicar anestesia epidural o espinal.

El dolor de espalda tras la anestesia espinal y epidural es una queja común. Aunque se asocia más con la epidural, el dolor de espalda también puede ser consecuencia de la anestesia espinal, en especial cuando se realizan múltiples intentos. Se cree que la lesión de las estructuras locales y la respuesta inflamatoria posterior son la causa del dolor de espalda, el cual suele durar entre 10 y 14 días. Si persiste durante más tiempo, deben descartarse otras causas. En el pasado, el uso de la cloroprocaína que contenía conservantes se asociaba a un fuerte dolor de espalda. No se ha informado de esta complicación con el uso de cloroprocaína sin conservantes. El tratamiento conservador con paracetamol y AINE suele ser eficaz para el dolor de espalda. Hay que tener en cuenta que cualquier empeoramiento de este dolor debe suscitar la preocupación por una patología subyacente más grave, como un hematoma neuraxial o una infección.

Cefalea posdural

La cefalea por punción dural (CPD) es una complicación frecuente de la anestesia neuraxial. El mecanismo parece ser la fuga de LCR a través de la duramadre hacia el espacio epidural. Esto da lugar a una pérdida repentina de volumen de LCR dentro del neuraxis y el espacio intracraneal, lo que provoca una tracción sobre la duramadre, los vasos puente y los nervios craneales. La pérdida de volumen de LCR también desencadena una vasodilatación compensatoria. También se reporta que esta vasodilatación cerebral contribuye a la gravedad de la cefalea, la cual suele estar relacionada con el tamaño de la aguja; cuanto mayor sea el calibre de la aguja espinal o epidural, mayor será la probabilidad de sufrir una cefalea por punción postural. Las pacientes obstétricas de parto parecen tener la mayor incidencia de cefalea posdural tras una punción dural accidental, en torno a 70-90%. Los síntomas más comunes son la cefalea pulsátil frontal, que es en gran medida posicional y postural. Hay síntomas menos clásicos asociados, como parálisis de los nervios craneales, síndrome de Horner y espasmos musculares paraespinales. La cefalea por lo regular comienza en las 48 horas siguientes a la punción dural. Lo más habitual es que dure entre 10 y 14 días, tras los cuales su intensidad suele remitir. El tratamiento más eficaz para una cefalea posdural es el parche sanguíneo epidural. Se realiza extrayendo una muestra de sangre estéril e inyectándola en el espacio epidural. Por lo general, se accede al espacio epidural a nivel caudal de la punción epidural anterior y se inyecta lentamente sangre estéril. Si el paciente informa de un empeoramiento de la presión en la espalda o de un dolor que se irradia hacia la extremidad, se debe interrumpir la inyección. Se recomienda un volumen total inferior a 20 mL, ya que uno mayor parece ser menos eficaz. La sangre epidural tiene una tasa de éxito de 80-90% en la terminación de la CPD y los pacientes suelen informar de un alivio inmediato de la cefalea.

La CPD se confunde a menudo con la cefalea por neumocefalia tras la inyección de aire en el espacio intratecal. La colocación de un parche sanguíneo epidural (PSE) en las 48 horas siguientes a una punción dural accidental ha demostrado ser menos eficaz. Las pruebas limitadas muestran que es prometedor dejar un catéter intratecal durante 24 horas tras una punción dural accidental. Más recientemente, el bloqueo esfenopalatino ha demostrado ser beneficioso para proporcionar un alivio sintomático a corto plazo en pacientes con CPD. Las medidas conservadoras como el reposo en cama, la hidratación, la faja abdominal y la farmacoterapia (cafeína, teofilina y ACTH) han demostrado ser beneficiosas en una pequeña proporción de pacientes. Se deben sopesar los riesgos frente a los beneficios de colocar una segunda epidural para el parche sanguíneo epidural antes de realizarla.

Complicaciones cardiovasculares

La anestesia espinal total suele ser el resultado de la inyección accidental de un gran volumen de anestésico local destinado a la inyección epidural. Esto da lugar a una propagación craneal de los anestésicos locales que a veces se extiende cerca del tronco cerebral. El paciente suele presentar un inicio repentino de bloqueo sensitivo-motor seguido de un grave compromiso hemodinámico y apnea. Se cree que el mecanismo de la anestesia espinal total está relacionado sobre todo con la hipoperfusión del centro respiratorio y los centros vasomotores del tronco cerebral. Esto también podría ser resultado del efecto directo de los anestésicos locales sobre el tronco cerebral. Se recomienda un apoyo ventilatorio y circulatorio inmediato. El apoyo con fluidos, vasopresores y ocasionalmente inótropos suele devolver la conciencia al paciente.

La toxicidad sistémica de los anestésicos locales (TSAL) podría resultar de la inyección intravascular accidental de una gran dosis de anestésico local. Esto ocurre típicamente con un catéter epidural mal colocado por vía intravascular. Una dosis epidural de prueba que contenga epinefrina y una pequeña dosis de lidocaína es una forma fiable de descartar la TSAL, la cual se presenta con síntomas del SNC de inicio agudo seguidos de colapso cardiovascular. La bupivacaína es la más cardiotóxica entre los anestésicos locales. La ropivacaína y la levobupivacaína son menos cardiotóxicas que la bupivacaína. Si se sospecha que se trata de una lesión, los pacientes deben ser reanimados de inmediato de acuerdo con las directrices del ACLS. Tenga en cuenta que el uso temprano de Intralipid es útil para reducir la gravedad de la afectación cardiaca. La dosis de epinefrina durante la RCP se reduce a 1 mcg/kg en estos pacientes.

Complicaciones infecciosas

Las complicaciones infecciosas de la anestesia neuraxial son raras; el absceso epidural es la más importante tras la colocación de un catéter epidural. Se observa con frecuencia en pacientes inmunodeprimidos y se asocia al uso prolongado de catéteres epidurales. El empeoramiento del dolor de espalda con síntomas sistémicos como la fiebre debe hacer sospechar un absceso epidural. En los casos graves, puede haber déficits motores sensoriales con disfunción vesical e intestinal. Hay que tener en cuenta que el absceso epidural también puede producir signos y síntomas localizados, como secreción purulenta del lugar de inserción del catéter y eritema local. Los pacientes con cirugía e instrumentación espinal previa tienen un alto riesgo. Si se sospecha, se recomienda la obtención urgente de imágenes, seguida de la descompresión quirúrgica y el drenaje del absceso. Los pacientes menos sintomáticos con pequeños volúmenes de absceso pueden ser tratados con medidas conservadoras como los antibióticos sistémicos y la retirada del catéter permanente. La flora microbiana asociada al absceso epidural y espinal tiende a ser mayoritariamente del espectro grampositivo y rara vez gramnegativo. La colocación de un catéter epidural en el marco de una infección sistémica activa es controvertida. La mayoría de los médicos no lo realizaría en la epidural si el paciente tiene una bacteriemia activa, por la preocupación de introducir la infección en el espacio epidural.

Se han notificado casos de meningitis bacteriana tras la anestesia espinal, aunque es rara su incidencia. Los microorganismos parecen ser en su mayoría estreptococos y enterococos, lo que indica una posible contaminación a partir de la flora nasal del operador, lo cual muestra la falta de una barrera estéril. La meningitis tras la anestesia neuraxial presenta signos y síntomas similares a los de la meningitis bacteriana y vírica, como fiebre, rigidez de cuello y cefalea. El diagnóstico precoz mediante imágenes y examen del LCR es importante para una terapia antibiótica sistémica temprana.

Es frecuente que los pacientes informen de una alergia a los anestésicos locales de tipo éster o amida. La mayoría de estas reacciones no es una verdadera alergia, sino una hipersensibilidad de tipo 1 mediada por IgE. Históricamente, la mayoría de los informes de casos sobre la alergia a los AL estaban relacionados con los ésteres. Esto puede deberse a la similitud estructural de los metabolitos de los ésteres con el PABA. El metilparabeno y el metabisulfito también podrían contribuir a la reacción alérgica. A menudo los pacientes informan de los efectos secundarios de los complementos de AL, como la epinefrina, como una reacción alérgica. Si se sospecha una verdadera alergia, sería prudente evitar el uso de anestésicos locales. La remisión a un especialista en alergias puede ser útil para identificar y diferenciar el alérgeno.

REFERENCIAS

1. Bier A. Versuche über Cocainisirung des Rückenmarkes. *Deutsche Zeitschrift für Chirurgie*. 1899;51(3):361-369. doi:10.1007/BF02792160
2. Schwarz GA, Bevilacqua JE. Paraplegia following spinal anesthesia: clinicopathologic report and review of literature. *Arch Neurol*. 1964;10(3):308-321. doi:10.1001/archneur.1964.00460150078008
3. Hebert CL, Tetirick CE, Ziemba JF. Complications of spinal anesthesia: an evaluation of the complications encountered in 5,763 consecutive spinal anesthesias. *JAMA*. 1950;142(8):551-557. doi:10.1001/jama.1950.02910260025006
4. Martinez Curbelo M. Continuous peridural segmental anesthesia by means of a ureteral catheter (en inglés). *Curr Res Anesth Analg*. 1949;28(1):13-23.
5. Helander EM, Webb MP, Bias M, Whang EE, Kaye AD, Urman RD. Use of regional anesthesia techniques: analysis of institutional enhanced recovery after surgery protocols for colorectal surgery (en inglés). *J Laparoendosc Adv Surg Tech A*. 2017;27(9):898-902. doi:10.1089/lap.2017.0339
6. Rodgers A, et al. Reduction of postoperative mortality and morbidity with epidural or spinal anaesthesia: results from overview of randomised trials (en inglés). *BMJ*. 2000;321(7275):1493. doi:10.1136/bmj.321.7275.1493
7. Lee LO, et al. Risk of epidural hematoma after neuraxial techniques in thrombocytopenic parturients: a report from the multicenter perioperative outcomes group (en inglés). *Anesthesiology*. 2017;126(6):1053-1063. doi:10.1097/ALN.0000000000001630
8. Johansson S, Lind MN. Central regional anaesthesia in patients with aortic stenosis—a systematic review (en inglés). *Dan Med J*. 2017;64(9):A5407.
9. Vercauteren M, Heytens L. Anaesthetic considerations for patients with a pre-existing neurological deficit: are neuraxial techniques safe? (en inglés). *Acta Anaesthesiol Scand*. 2007;51(7):831-838. doi:10.1111/j.1399-6576.2007.01325.x
10. Singh B, Sharma P. Subdural block complicating spinal anesthesia? *Anesth Analg*. 2002;94(4):1007-1009. doi:10.1097/00000539-200204000-00043
11. Wink J, Veering BT, Aarts LPHJ, Wouters PF. Effects of thoracic epidural anesthesia on neuronal cardiac regulation and cardiac function. *Anesthesiology*. 2019;130(3):472-491. doi:10.1097/aln.0000000000002558
12. Clemente A, Carli F. The physiological effects of thoracic epidural anesthesia and analgesia on the cardiovascular, respiratory and gastrointestinal systems (en inglés). *Minerva Anestesiol*. 2008;4(10):549-563.

13. Bajwa SJ, Kulshrestha A, Jindal R. Co-loading or pre-loading for prevention of hypotension after spinal anaesthesia! A therapeutic dilemma (en inglés). *Anesth Essays Res.* 2013;7(2):155-159. doi:10.4103/0259-1162.118943

14. Choi S, Mahon P, Awad IT. Neuraxial anesthesia and bladder dysfunction in the perioperative period: a systematic review. *Can J Anesth.* 2012;59(7):681-703. doi:10.1007/s12630-012-9717-5

15. Baldini G, Bagry H, Aprikian A, Carli F, Warner DS, Warner MA. Postoperative urinary retention: anesthetic and perioperative considerations. *Anesthesiology.* 2009;110(5):1139-1157. doi:10.1097/ALN.0b013e31819f7aea

16. Arevalo-Rodriguez I, et al. Needle gauge and tip designs for preventing post-dural puncture headache (CPD) (en inglés). *Cochrane Database Syst Rev.* 2017;4:CD010807. doi:10.1002/14651858.CD010807.pub2

17. Perna P, Gioia A, Ragazzi R, Volta CA, Innamorato M. Can pre-procedure neuroaxial ultrasound improve the identification of the potential epidural space when compared with anatomical landmarks? A prospective randomized study (en inglés). *Minerva Anestesiol.* 2017;83(1):41-49. doi:10.23736/S0375-9393.16.11399-9

18. Gupta K, Rastogi B, Gupta PK, Rastogi A, Jain M, Singh VP. Subarachnoid block with Taylor's approach for surgery of lower half of the body and lower limbs: a clinical teaching study (en inglés). *Anesth Essays Res.* 2012;6(1):38-41. doi:10.4103/0259-1162.103370

19. Hashimoto K, Hampl KF, Nakamura Y, Bollen AW, Feiner J, Drasner K. Epinephrine increases the neurotoxic potential of intrathecally administered lidocaine in the rat (en inglés). *Anesthesiology.* 2001;94(5):876-881. doi:10.1097/00000542-200105000-00022

20. Charghi R, Chan SY, Kardash KJ, Tran DQ. Electrical stimulation of the epidural space using a catheter with a removable stylet (en inglés). *Reg Anesth Pain Med.* 2007;32(2):152-156. doi:10.1016/j.rapm.2006.10.006.

21. Tangjitbampenbun A, et al. Randomized comparison between epidural waveform analysis through the needle versus the catheter for thoracic epidural blocks (en inglés). *Reg Anesth Pain Med.* 2019. doi:10.1136/rapm-2019-100478

22. Leurcharusmee P, et al. Reliability of waveform analysis as an adjunct to loss of resistance for thoracic epidural blocks (en inglés). *Reg Anesth Pain Med.* 2015;40(6):694-697. doi:10.1097/AAP.0000000000000313

23. Crespo S, Dangelser G, Haller G. Intrathecal clonidine as an adjuvant for neuraxial anaesthesia during caesarean delivery: a systematic review and meta-analysis of randomised trials (en inglés). *Int J Obstet Anesth* 2017;32:64-76. doi:10.1016/j.ijoa.2017.06.009

24. Hewson DW, Bedforth NM, Hardman JG. Spinal cord injury arising in anaesthesia practice (en inglés). *Anaesthesia.* 2018;73(Suppl 1):43-50. doi:10.1111/anae.14139

25. Ortiz de la Tabla González R, Martínez Navas A, Echevarría Moreno M. [Neurologic complications of central neuraxial blocks] (en español). *Rev Esp Anestesiol Reanim.* 2011;58(7):434-443. doi:10.1016/s0034-9356(11)70108-6

26. Horlocker TT, Vandermeulen E, Kopp SL, Gogarten W, Leffert LR, Benzon HT. Regional anesthesia in the patient receiving antithrombotic or thrombolytic therapy: American Society of Regional Anesthesia and Pain Medicine evidence-based guidelines (Fourth Edition) (en inglés). *Reg Anesth Pain Med.* 2018;43(3):263-309. doi:10.1097/AAP.0000000000000763

40

Aspectos cognitivos y conductuales del dolor

Anna M. Formanek, Vijay Kata y Alan D. Kaye

Introducción

El dolor comenzó a ser explorado a través de una lente cognitiva y conductual en la última parte de la década de 1960. En esa época, los científicos se dieron cuenta de que el dolor se relaciona tanto con las sensaciones incómodas dentro del cuerpo como con las experiencias emocionales desagradables relacionadas con estas sensaciones físicas.[1] El dolor que sienten los individuos modifica los pensamientos que experimentan, y estos, a su vez, influyen en la experiencia del dolor.

En este capítulo se explorarán los aspectos cognitivos y conductuales relacionados con el dolor. Se describirán tanto las distorsiones y sesgos cognitivos como los comportamientos comunes que los perpetúan. Se explorarán las herramientas disponibles para combatir estos cambios cognitivos y conductuales.

Distorsiones cognitivas y sesgos comunes que perpetúan el dolor y que se observan en los pacientes con dolor crónico

Las distorsiones y sesgos cognitivos se describieron por primera vez en la década de 1970 y se utilizaron para caracterizar los patrones de pensamiento en los pacientes con depresión.[2] Estas distorsiones son errores de pensamiento en pacientes con depresión y que conducen a un empeoramiento de su estado depresivo. También se observan distorsiones similares en pacientes con dolor crónico y son aptas para empeorar la gravedad del dolor crónico. Los sesgos cognitivos son como las distorsiones cognitivas pero se aplican a un marco más amplio de relación con el mundo que cada distorsión específica. Son similares a las "lentes" con las que se ve el mundo, mientras que las distorsiones son las anomalías del pensamiento que contribuyen a la visión global del mundo. Estas distorsiones y sesgos son:

- *Pensamiento en blanco y negro*: la tendencia a interpretar una situación como TODO malo o TODO bueno, es decir, "el dolor nunca desaparecerá, no hay ninguna posibilidad de que lo haga" o "todo en mi vida es horrible a causa de mi dolor" o "no puedo vivir una vida plena si no puedo participar en esta actividad debido a mi dolor".
- *Filtrado mental y descuento de lo positivo*: esto ocurre cuando los individuos prestan atención a características de su realidad que solo son congruentes con su visión del mundo. Por ejemplo, si tienen dolor al subir un tramo de escaleras, pueden pensar "nunca me pondré mejor, este dolor continuará para siempre". Sin embargo, cuando el mismo individuo camina al día siguiente durante 10 minutos sin dolor, puede decirse a sí mismo "aunque no haya tenido dolor esta vez que solo fueron 10 minutos, no puedo subir las escaleras, nunca mejoraré".
- *Catastrofización*: una distorsión muy común que se observa en los pacientes con dolor crónico, cuando el estímulo del dolor conduce a una predicción negativa de cómo se desarrollará

el dolor, por lo regular con pensamientos del tipo "el dolor nunca desaparecerá, esto me quitará todas las cosas que me gusta hacer, nunca volveré a ser feliz".

- *Personalización*: distorsión que se produce cuando un individuo llega a la conclusión de que él es la causa de su destino/dolor y que este dolor no es algo que pueda ocurrirle a nadie más. Por ejemplo, el individuo puede pensar "tengo dolor porque soy una mala persona, y todo esto es culpa mía, esto no le pasa a nadie más".

- *Sobregeneralización*: cuando un individuo predice que, como algo malo ha sucedido antes en una situación similar, lo malo volverá a suceder. Por ejemplo, si a un paciente con dolor crónico se le ha exacerbado el dolor al realizar una determinada actividad en el pasado, predice que volverá a ocurrir y lo aplica a toda situación similar. Esto exacerba la conducta de evitación, que se describirá en la siguiente sección.

- *Razonamiento emocional*: se produce cuando la respuesta emocional a un acontecimiento se valora más que el propio acontecimiento objetivo. Por ejemplo, el paciente puede decir "me sentí muy mal cuando caminé durante 10 minutos, lo hice muy mal, fue un evento malo en general", en lugar de decir "caminé durante 10 minutos, y también tuve un estado emocional negativo durante ese momento".

- *Declaraciones de "debería"*: el hábito de pensar que algo "debería" ir de cierta manera, o que el resultado "debería" ser esto o aquello. Puede observarse en pacientes con dolor crónico como "ya debería sentirme mejor, no debería seguir teniendo dolor, debe haber algo terriblemente malo en mí".

- *Sesgo de recuerdo*: en este sesgo, los pacientes con dolor crónico interpretarán los estímulos relacionados con la salud y la enfermedad de forma más aguda y recordarán las situaciones dolorosas como más dolorosas o más angustiosas que las cohortes emparejadas que no experimentan dolor crónico. Esta narración perjudica a los pacientes con dolor crónico y hace que sus futuras experiencias con el dolor sean más dolorosas.

- *Sesgo atencional*: en este sesgo, los pacientes prestan más atención a los estímulos relacionados con el dolor que a los que no lo están. Esto se ha demostrado comparando pacientes con dolor crónico y sin dolor crónico, y viendo la diferencia en la atención prestada a las palabras o imágenes relacionadas con el dolor frente a aquellas no relacionadas.[3] Al hacer esto, los pacientes acaban experimentando su dolor como más penetrante y más intenso, simplemente debido a su mayor atención al dolor.

- *Sesgos de interpretación*: en este sesgo, los pacientes con dolor crónico interpretan las situaciones de forma más negativa que aquellos sin dolor crónico. Por ejemplo, interpretarán un periodo de aumento del dolor como una señal de que siempre tendrán dolor. Interpretan el dolor para alinearse con su distorsión cognitiva de que siempre tendrán dolor y que están condenados a tenerlo de por vida.

Comportamientos comunes que perpetúan el dolor en pacientes con dolor crónico

Uno de cada cinco individuos en Europa y Estados Unidos declara tener un historial de dolor crónico.[4] Los episodios de dolor crónico dan lugar a manifestaciones conductuales que expresan los sentimientos relacionados con el dolor o adoptan medidas de protección para evitar daños corporales. Estos comportamientos son indicativos de la gravedad del dolor que experimenta cada persona y sus efectos a nivel personal y profesional. Las conductas relacionadas con el dolor crónico se presentan de forma diferente en cada persona. Los patrones de comportamiento son el resultado de los aspectos cognitivos, emocionales, psicológicos y físicos del dolor. Los pacientes con dolor crónico y sus médicos deben distinguir entre los comportamientos que son habituales y los que están asociados al dolor.[4] A continuación se describen los comportamientos habituales en pacientes con dolor crónico:

- *Evitación*: son acciones que impiden la interacción con un estímulo desagradable.[4] Las percepciones de dolor crean miedo y una necesidad de escapar, induciendo comportamientos de protección. Esta es una respuesta evolutiva natural al dolor y es fundamental para la supervivencia de la especie. Los tratamientos basados en la exposición, han mostrado resultados prometedores para remediar estas conductas de evitación en individuos con dolor crónico. La evitación puede proporcionar un alivio a corto plazo de las emociones negativas, pero a largo plazo dará lugar a hábitos poco saludables.

- *Miedo al movimiento*: este miedo surge de la reticencia a realizar un movimiento que podría provocar más dolor o sentimientos de ansiedad. Si este miedo continúa, puede dar lugar a respuestas desadaptativas que provocan un aumento del miedo, la limitación del ejercicio o la actividad física y la coacción mental.[5] Además, el aumento del miedo relacionado con el dolor en los pacientes puede elevar las sensaciones físicas ambiguas, lo que tal vez conduzca a una nueva aparición de dolor.[5] Los pacientes que siguen experimentando dolor pueden dejar de realizar actividades que antes disfrutaban. Esto inicia un círculo vicioso de desacondicionamiento físico que acabará exacerbando el dolor.[5]
- *Retirada de las actividades*: retraerse de las actividades es común en los pacientes con dolor crónico. A menudo es el resultado tanto de la evitación como del miedo al movimiento, como se ha descrito antes. Cuando los individuos se apartan de las actividades significativas, son propensos a sufrir episodios de tristeza, vacío, ira, pánico y resentimiento.[6]
- *Inactividad*: muchos estudios establecen que la actividad física es una forma económica, útil y constructiva de controlar el dolor crónico.[7] Un estilo de vida inactivo provoca problemas como diabetes, obesidad, hipertensión, enfermedades cardiacas y otras dolencias.[7] El médico debe preparar a los pacientes para los peligros de la inactividad prolongada haciendo hincapié en cómo se puede controlar el dolor mediante cambios en el estilo de vida. El aumento de actividad alimenta la modulación fisiológica del dolor que experimenta una persona, disminuyendo los niveles de preocupación, ansiedad y conductas de evitación.
- *Inmovilidad*: la inmovilidad implica la incapacidad de realizar movimientos corporales normales sin la ayuda de dispositivos de asistencia o de personas. El dolor crónico contribuye a limitar la movilidad de los pacientes, creando un entorno que compromete la accesibilidad a los especialistas, los cuidados de seguimiento y los servicios de atención sanitaria preventiva.[8] La inmovilidad supone una amenaza para la exploración de nuevos intereses y aumenta la sensación de malestar relacionada con el dolor.

Herramientas cognitivas para abordar el dolor crónico

Identificar las distorsiones y sesgos cognitivos en los pacientes con dolor crónico es el primer paso para ayudar a aliviar los patrones cognitivos desadaptativos; el siguiente paso es desarrollar herramientas para abordarlos. A continuación se describen tres herramientas cognitivas comunes dirigidas a los pacientes con dolor crónico: la educación sobre el dolor, la terapia cognitivo-conductual (TCC) y la terapia de aceptación-compromiso (TAC).

Educación sobre el dolor

La educación sobre la naturaleza del dolor crónico y su comparación con el dolor agudo es una estrategia muy empleada para el tratamiento del dolor crónico. Describir cómo está programado evolutivamente el cuerpo para responder al dolor ayuda a comprender esta diferencia en la respuesta al dolor crónico frente al agudo. En el entorno del dolor agudo, los seres humanos están diseñados para responder siempre al dolor con evitación, miedo e hiperactivación, mientras que en el entorno del dolor crónico, esta respuesta no es útil. Cuando los pacientes con dolor crónico comprenden cómo el dolor agudo puede ser útil y cómo puede convertirse en un proceso no útil, pueden sentirse más en control de su dolor. En otras palabras, tal y como escriben Harrison y cols. "la educación sobre la ciencia del dolor enseña a las personas los mecanismos biopsicosociales subyacentes del dolor, incluido el modo en que el cerebro produce el dolor y que el dolor suele estar presente sin daño tisular o de forma desproporcionada" y que "comprender el dolor disminuye su valor de amenaza, lo que, a su vez, conduce a estrategias de afrontamiento del dolor más eficaces".[9]

Terapia cognitivo-conductual

La terapia cognitivo-conductual (TCC) se originó a finales de la década de 1960 a partir del avance de la terapia racional emotiva del comportamiento (TREC) de Ellis y la terapia cognitiva (TC) de Beck.[10] La TCC es un enfoque práctico orientado a la consecución de objetivos que ayuda a resolver los problemas personales en la vida de un individuo. En términos sencillos, la TCC afirma que los pensamientos, las emociones y los comportamientos de las personas influyen en sus percepciones de los acontecimientos.[11] Este enfoque psicoterapéutico recién se ha aplicado al dolor, ya que las investigaciones han demostrado que las creencias de los pacientes respecto al dolor o la discapacidad predicen en gran medida su nivel de malestar. Las intervenciones de la TCC dotan a los pacientes de herramientas para modificar los pensamientos disfuncionales que empeoran las percepciones del dolor.

El dolor es una respuesta subjetiva a la experiencia física y emocional de una persona. La TCC ofrece intervenciones estratégicas individualizadas mediante (1) la obtención de una visión de todos los hechos presentes en el caso de un paciente, (2) la formación de un proceso de pensamiento bidireccional que planifica objetivos obtenibles, (3) el establecimiento de horarios y la motivación de los pacientes para que sigan las recomendaciones del tratamiento, y (4) la evaluación de toda la información que el paciente proporciona para encontrar un régimen que funcione.[12] Beck utilizó los resultados de la investigación y los meticulosos estudios de los pacientes para proporcionar un enfoque de TCC que se centra en una variedad de temas basados en el dolor: aceptación, fusión cognitiva, compromiso y regulación emocional.[10]

- *Aceptación*: cuando un individuo está de acuerdo en que su dolor crónico perjudica su bienestar general y que es necesario disminuir las respuestas cognitivas y emocionales automáticas naturales al dolor. El objetivo de la aceptación es que el estado de dolor crónico no domine la autoestima y la capacidad de enfrentarse al dolor. La aceptación permite al individuo crecer a partir de su estado actual de dolor sin juicios severos ni autocríticas negativas.[13]
- *Fusión cognitiva*: se trata de un proceso desadaptativo que da lugar a la fijación a patrones específicos de pensamiento. Cuando los pacientes experimentan una fusión cognitiva, no pueden distinguirse de sus pensamientos. Con respecto al dolor, los pensamientos pueden fijarse en la angustia y el sufrimiento asociados al dolor crónico. El pensamiento impulsado por reglas rígidas puede provocar una inflexibilidad a la hora de afrontar el dolor crónico que puede conducir a la angustia. El pensamiento impulsado por la razón puede provocar una fijación en el motivo por el que se experimenta el dolor y puede impedir que la persona realice cambios significativos para abordar ese dolor. La fusión cognitiva que se produce con los juicios sobre uno mismo en respuesta al dolor puede conducir a la decepción. Los pensamientos perjudiciales relacionados con el dolor pueden impulsar las percepciones y las reacciones a las situaciones, lo que perpetúa el dolor crónico. Existe una correlación significativa entre la fusión cognitiva y la catastrofización del dolor.[13]
- *Compromiso*: la eficacia de la TCC en el dolor crónico implica una dedicación continua por parte del individuo para modificar sus pensamientos y comportamientos desadaptativos. Cuanto mayor sea el nivel de compromiso, más probabilidades tendrá la persona de que el dolor disminuya. El compromiso implica la participación regular en actividades, sesiones de terapia, tareas, ejercicio físico, entrenamiento mental, etcétera.[13]
- *Regulación emocional*: es la práctica de contrarrestar los comportamientos relacionados con el dolor crónico con técnicas de atención plena que aumentan la conciencia y la aceptación. También es la aceptación de que las emociones son temporales y que las dificultades derivadas del dolor crónico no deben determinar el resultado de la vida del paciente. La regulación emocional puede reforzarse a través de las interacciones con profesionales autorizados y con otras personas que hayan experimentado episodios similares de dolor crónico.[13]

Los enfoques de la TCC difieren según las necesidades de cada paciente. Sus objetivos para el tratamiento del dolor incluyen el cambio del enfoque natural de los pensamientos angustiosos, la disminución de los comportamientos que evitan enfrentarse al problema, la mejora del funcionamiento del paciente dentro de la sociedad y el aumento de la autoeficacia del paciente. Los terapeutas formados en TCC utilizan estrategias como la reestructuración cognitiva, la activación conductual, la terapia de exposición y la resolución de problemas para reducir el dolor crónico que experimentan los pacientes.[12] Estos métodos se describen a continuación:

- *Reestructuración cognitiva*: capacidad de reconocer, evaluar y cambiar el pensamiento inadaptado. Esta estrategia de la TCC aborda los patrones de pensamiento específicos de cada situación. Una herramienta por lo común utilizada para la reestructuración cognitiva es el registro de pensamientos, que es una herramienta en la que los individuos registran las situaciones angustiosas de su vida, los pensamientos automáticos que se producen durante los episodios de dolor y los tipos de emociones basadas en el dolor crónico que experimentan. Por ejemplo, un hombre recibe una invitación para ir a una fiesta, pero siente que su dolor crónico le impide relacionarse con los demás. Esta experiencia provoca sentimientos automáticos de reducción de la autoestima, con frases como "mi dolor crónico arruina mi vida" y "no puedo hacer amigos debido a mi dolor crónico". La reestructuración cognitiva permite una alteración de los pensamientos basada en el paciente y el terapeuta que refleja una perspectiva más razonable como "mi dolor crónico es un reto, pero no dejaré que domine mi vida" y "tengo muchos amigos que se preocupan por mí, incluso con mi dolor crónico".
- *Activación conductual*: reintegración de los individuos con actividades o cambios de comportamiento que tienen como objetivo la satisfacción personal y el placer. Estas actividades crean sentimientos de disfrute y trabajan para minimizar los enfoques basados en la evitación hacia las situaciones inducidas por el dolor. El objetivo general de la activación conductual es evaluar las debilidades individuales y encontrar formas significativas en las que los individuos puedan contribuir a sus familias, sus profesiones y sus comunidades mientras viven con dolor crónico. Dos componentes de la TCC de la activación conductual son el "seguimiento de la actividad" y la "programación de la actividad". El monitoreo de la actividad se basa en que los pacientes hagan un seguimiento de las actividades que realizan dentro de su vida diaria e invoquen sentimientos de logro o productividad. La programación de actividades implica asistir a las actividades sociales en lugar de evitarlas por miedo a las exacerbaciones del dolor.[12]
- *Terapia de exposición*: esta terapia de exposición ha mostrado resultados prometedores para la ansiedad, el trastorno obsesivo-compulsivo, el estrés, los traumas y otras afecciones mentales. La terapia de exposición integra un enfoque gradual para introducir en la vida de los pacientes las situaciones que provocan más dolor o emociones negativas de forma segura. Estas resoluciones basadas en el dolor crónico se integran después en la terapia del paciente, haciendo hincapié en que los pacientes corrijan el proceso de pensamiento y los comportamientos mal adaptados. Este enfoque condicionará a los pacientes para que resuelvan mejor el malestar que sienten en presencia de esos factores estresantes. Por ejemplo, una persona puede sentir que el dolor crónico empeora en presencia de una multitud. El terapeuta tratará de condicionar al individuo para que acepte o se habitúe (permanecer expuesto a la multitud hasta que la situación se normalice) a la terapia de exposición relacionada con el dolor.[12]
- *Resolución de problemas*: el enfoque de resolución de problemas de la TCC potencia la identificación de soluciones prácticas a los problemas mediante la obtención de información y la petición de ayuda a otras personas. Es importante que el paciente defina los problemas que le causan un estrés crónico importante y que exacerban su dolor y que aborde los obstáculos que pueden impedir el éxito en la superación de estos factores de estrés. Por ejemplo, un paciente podría tener un problema con subir a montañas rusas debido a la creencia de que el viaje empeorará su dolor de espalda. Esta mentalidad cognitiva puede provenir de un ejemplo personal de un amigo que se lesionó tras subir a una montaña rusa hace años. Sin embargo, un enfoque de resolución de problemas puede permitir a la persona abordar que varios amigos se han subido a montañas rusas sin sufrir ninguna lesión. Mediante una evaluación de los pros y los contras, el paciente decide subirse a una pequeña montaña rusa para ganar confianza y resolver el desafío inducido por el dolor.[12]

En resumen, la TCC ayuda a los pacientes a reconstruir sus valoraciones negativas del dolor crónico y el efecto que este tiene en sus vidas. Un enfoque destacado de la TCC implica la psicoeducación, que incluye la educación de los pacientes sobre el impacto de sus pensamientos y comportamientos automáticos hacia los estímulos dolorosos.[14] Con la expansión del campo de la psicología, los investigadores encontrarán nuevas formas de integrar y aprovechar el enfoque de la TCC de Beck para obtener resultados óptimos en el alivio del dolor.

Terapia de aceptación y compromiso

La terapia de aceptación y compromiso (TAC) comenzó a surgir como un modo para el cambio de conducta en la década de 1980; al principio se utilizó para centrarse en el cambio de dieta y la tolerancia al dolor físico.[15] Fue en años más recientes cuando se empezó a pensar en la TAC como un enfoque potencialmente superior al de la TCC para disminuir el sufrimiento en los pacientes con dolor crónico. La TAC es diferente de la TCC en el sentido de que el objetivo de la TAC no es alterar los pensamientos y las experiencias de los pacientes con dolor crónico, sino cambiar la forma en que estos se relacionan con su dolor.

Los pacientes con dolor crónico pueden "dedicar un enorme esfuerzo a luchar contra su experiencia del dolor", que incluye sensaciones físicas, emociones, recuerdos, imágenes y pensamientos sobre el dolor. Pueden "reducir su actividad física, distraerse, evitar los pensamientos sobre el dolor o dedicarse a pensar en exceso en él, evitar a otras personas, comprobar de manera constante los cambios corporales, rumiar las causas del dolor, quejarse, buscar información sin cesar, obsesionarse con la medicación o solicitar repetidamente segundas opiniones o atención médica adicional".[16] Estos comportamientos no disminuyen la experiencia del dolor crónico, sino que la empeoran. El reto inherente al dolor crónico es que los seres humanos están evolutivamente programados para evitar el dolor y para practicar muchos de los comportamientos de evitación del dolor ya citados, con el fin de protegerse de una futura recurrencia del dolor. En el dolor crónico, el individuo debe esforzarse por recablear su respuesta evolutivamente programada al dolor hacia algo más adaptativo. Aquí es donde entra en juego la TAC.

La TAC se basa en el objetivo de disminuir el papel central que desempeña el dolor en la vida diaria de un paciente con dolor crónico mediante la disminución del impacto de las respuestas emocionales y conductuales negativas al dolor. Este objetivo se operativiza mediante un modelo de aumento de la flexibilidad psicológica, la cual se divide a su vez en seis brazos separados: defusión, aceptación, el yo como contexto, contacto con el momento presente, valores y acción comprometida.[15] Estos brazos se consideran los objetivos necesarios para aumentar la flexibilidad psicológica.

- *Defusión*: es lo contrario de la fusión, donde el pensamiento o la emoción se interpretan como la realidad. Al intentar practicar la defusión, el paciente con dolor crónico debe intentar mirar sus pensamientos emocionales en reacción al dolor desde un punto de vista externo. Esto es un intento de "diferenciar entre los pensamientos y las experiencias con las que estos se relacionan".[16]
- *Aceptación*: muchos pacientes con dolor crónico tienen aversión a ciertas emociones o pensamientos, por lo regular los relacionados con el dolor. En el modelo de aceptación, se anima a los pacientes a que observen los pensamientos y las emociones a medida que surgen y acepten que existen, sin reaccionar ante ellos de una manera conductualmente poco útil. Por ejemplo, puede provocar miedo contemplar la posibilidad de dar una vuelta a la manzana. Este miedo puede sentirse y reconocerse, y dar el paseo de todos modos. Esto sería un ejemplo de aceptación. Que el paciente con dolor crónico prefiera alejarse de ese miedo, y evitar el paseo, sería un ejemplo de no practicar la aceptación. Esta aceptación de pensamientos y emociones no deseados y desagradables se tolera cuando las emociones están conectadas a experiencias que no deben evitarse porque "están conectadas a parte de nuestros objetivos".[16] En este ejemplo, el objetivo del paciente es dar una vuelta a la manzana o, a mayor escala, aumentar el movimiento físico diario.
- *Atención flexible al momento presente, o atención flexible centrada en el presente*: se trata de una práctica similar a las filosofías occidentales del budismo y el taoísmo; estar en el momento, y practicar la conciencia de las sensaciones, los sonidos y las realidades actuales. El objetivo de esta práctica es ayudar a "los individuos a responder mientras [están] en contacto con las demandas actuales del entorno" en lugar de estar reflexionando sobre las experiencias pasadas o ansiosos por las experiencias futuras.[15]

- *El yo como contexto*: intentar separar los "pensamientos" de la persona que realmente experimenta esos pensamientos; de manera alternativa, que una persona no es los pensamientos que experimenta. Pueden ver sus pensamientos como un observador. Por ejemplo, los pacientes con dolor crónico pueden sentir que son incapaces de hacer algo y que sus vidas se han vuelto pequeñas y sin sentido debido a la disminución de la calidad de vida. La herramienta "el yo como contexto" los desafiaría a observar este pensamiento y separar la idea de que son inútiles y sin sentido, de ellos mismos; la persona que existe detrás del pensamiento. Esto crea cierta distancia psicológica con respecto al pensamiento desencadenante y la emoción resultante. Por ejemplo, el paciente puede pensar "soy un humano condenado que siempre tendrá dolor y no podrá participar en las cosas que quiera". Una forma de replantear esto es decir "estoy experimentando un pensamiento de que soy un humano condenado que siempre tendrá dolor y no podrá participar en las cosas que quiero hacer".
- *Valores*: son únicos para cada paciente con dolor crónico y se elaboran con cuidado para que reflejen los valores fundamentales que tiene el paciente. Por ejemplo, podrían incluir "ser un buen amigo", "ser un marido cariñoso", "ser digno de confianza y fiable", "respetar mi cuerpo y construir un cuerpo más sano".
- *Acción comprometida*: el proceso por el que los individuos que han identificado sus valores fundamentales los extrapolan luego a acciones que los ponen en práctica. En los ejemplos citados antes para los valores, la acción comprometida podría parecerse a "tomar el teléfono cuando me llama un amigo" o "decirle a mi mujer que la quiero al menos una vez al día" o "terminar a tiempo mis compromisos de trabajo" o "caminar durante 10 minutos todos los días".

A menudo, estos inquilinos de TAC se emparejan y se colocan en un diagrama llamado "Hexaflex"; se describen como su tema general: "**abierto** (aceptación y defusión), **consciente** (contacto con el presente y el yo como contexto) y **comprometido** (valores y acción comprometida)".[16]

Herramientas conductuales para abordar el dolor crónico

Tras identificar las respuestas conductuales inadaptadas que se observan en los pacientes con dolor crónico, es importante identificar las herramientas para combatirlas. A continuación se describen las herramientas conductuales para abordar el dolor crónico, entre las que se incluyen el ritmo, el entrenamiento en relajación, la biorretroalimentación y la exposición *in vivo*.

- *El ritmo*: esta herramienta es una combinación de estrategias conductuales y cognitivas. El concepto de marcapasos implica un patrón desadaptativo por lo común observado en los pacientes con dolor crónico en el que la infraactividad va seguida de periodos de sobreactividad. Esto conduce a la exacerbación del dolor y, a continuación, a una mayor infraactividad. El objetivo del marcapasos es romper este ciclo e incorporar movimientos regulares en pequeñas cantidades que generen confianza en lo que el cuerpo del paciente puede hacer. Cuando un paciente practica el marcapasos, añadirá de manera muy gradual tiempo o distancia a su régimen, comenzando con objetivos pequeños (p. ej., caminar 400 metros diario). El paciente debe clasificar su nivel de dolor percibido entre el 1 y el 5, donde el 5 es insoportable, el 1 es soportable y el 3 es la zona en la que el paciente debe tomarse un breve descanso. Si alcanza un nivel de 3 durante su paseo corto, se tomará un breve descanso y lo reanudará cuando el dolor vuelva a estar por debajo del nivel de 3. De este modo, el paciente puede completar el paseo corto sin superar el nivel de dolor de 3. No importa el tiempo que tarde en completar su actividad objetivo; solo importa que la complete con regularidad y sin que el dolor supere el nivel de 3. Esta herramienta permite desarrollar la fuerza física, la competencia cognitiva y la confianza.
- *Entrenamiento de relajación*: este entrenamiento abarca prácticas como el tai chi, la meditación de atención plena, los ejercicios de visualización y la biorretroalimentación. El objetivo de estas prácticas es aumentar la atención plena para "facilitar una postura atencional de observación desapegada".[17] Una teoría predominante sugiere que este tipo de estado aten-

cional ayuda al individuo con dolor crónico a separar su experiencia de dolor de la realidad actual, restando así importancia a la sensación de dolor en el contexto de otras sensaciones que se observan. Se cree que esto "vuelve a centrar la mente en el presente... permitiendo al individuo dar un paso atrás y replantear las experiencias".[17]

- *Biorretroalimentación*: se trata de un enfoque similar al del entrenamiento en relajación; sin embargo, este incluye la retroalimentación en tiempo real de varios parámetros fisiológicos como la frecuencia cardiaca, la conductancia, la temperatura de la piel y la frecuencia respiratoria. El objetivo de la biorretroalimentación es enseñar de manera gradual a los pacientes con dolor crónico a reconocer primero en qué estado autonómico de excitación se encuentran y a modular su propio estado emocional y autonómico con herramientas de relajación.[9]

- *Exposición in vivo*: es un tratamiento que se realiza con cuidado para evitar que se refuerce aún más el ciclo común que se observa en los pacientes con dolor crónico de sobreactividad, que lleva a la infraactividad y luego a un empeoramiento del dolor. Esta exposición *in vivo* está graduada en intensidad y se realiza bajo el cuidado de un fisioterapeuta o terapeuta ocupacional, y del equipo psicológico. El objetivo es disminuir la conducta de evitación relacionada con el dolor y la catastrofización que a menudo acompaña a las actividades temidas.[9] Esta terapia se basa en las teorías conductuales operantes de la evitación del miedo, que "describen cómo el aumento del miedo al dolor y la evitación continuada de las actividades que podrían exacerbar el dolor conducen a una discapacidad prolongada".[9]

REFERENCIAS

1. Gorczyca R, Filip R, Walczak E. Psychological aspects of pain. *Ann Agric Environ Med*. 2013;Spec no. 1:23-27.
2. Rnic K, Dozois DJA, Martin RA. Cognitive distortions, humor styles, and depression. *Eur J Psychol*. 2016;12(3):348-362.
3. Lau JYF, Heathcote LC, Beale S, et al. Cognitive biases in children and adolescents with chronic pain: a review of findings and a call for developmental research. *J Pain*. 2018;19(6):589-598.
4. Volders S, Boddez Y, De Peuter S, Meulders A, Vlaeyen JWS. Avoidance behavior in chronic pain research: a cold case revisited. *Behav Res Ther*. 2015;64:31-37.
5. Turk DC, Wilson HD. Fear of pain as a prognostic factor in chronic pain: conceptual models, assessment, and treatment implications. *Curr Pain Headache Rep*. 2010;14(2):88-95.
6. Harris RA. Chronic pain, social withdrawal, and depression. *J Pain Res*. 2014;7:555-556.
7. Senba E, Kami K. A new aspect of chronic pain as a lifestyle-related disease. *Neurobiol Pain*. 2017;1:6-15.
8. Musich S, Wang SS, Ruiz J, Hawkins K, Wicker E. The impact of mobility limitations on health outcomes among older adults. *Geriatr Nurs*. 2018;39(2):162-169.
9. Harrison LE, Pate JW, Richardson PA, Ickmans K, Wicksell RK, Simons LE. Best-evidence for the rehabilitation of chronic pain part 1: pediatric pain. *J Clin Med*. 2019;8(9):E1267.
10. Ruggiero GM, Spada MM, Caselli G, Sassaroli S. A historical and theoretical review of cognitive behavioral therapies: from structural self-knowledge to functional processes. *J Ration Emot Cogn Behav Ther*. 2018;36(4):378-403.
11. Fenn K, Byrne M. The key principles of cognitive behavioural therapy. 2013;6(9):579-585. [Internet]. [citado el 1 de noviembre de 2021]. https://journals.sagepub.com/doi/full/10.1177/1755738012471029
12. Wenzel A. Basic strategies of cognitive behavioral therapy. *Psychiatr Clin North Am*. 2017;40(4):597-609.
13. Davis MC, Zautra AJ, Wolf LD, Tennen H, Yeung EW. Mindfulness and cognitive-behavioral interventions for chronic pain: differential effects on daily pain reactivity and stress reactivity. *J Consult Clin Psychol*. 2015;83(1):24-35.
14. Telekes A. [Approaching new pharmacotherapy options in pain treatment]. *Magy Onkol*. 2017;61(3):238-245.
15. Zhang C-Q, Leeming E, Smith P, Chung P-K, Hagger MS, Hayes SC. Acceptance and commitment therapy for health behavior change: a contextually-driven approach. *Front Psychol*. 2018;8:2350. https://pubmed.ncbi.nlm.nih.gov/29375451/
16. Feliu-Soler A, Montesinos F, Gutiérrez-Martínez O, Scott W, McCracken LM, Luciano JV. Current status of acceptance and commitment therapy for chronic pain: a narrative review. *J Pain Res*. 2018;11:2145-2159.
17. Hilton L, Hempel S, Ewing BA, et al. Mindfulness meditation for chronic pain: systematic review and meta-analysis. *Ann Behav Med*. 2017;51(2):199-213.

41

Modalidades de estimulación periférica

Eileen A. Wang, Priya Agrawal, Karina Gritsenko y Fadi Farah

Avance del dolor agudo a crónico

Con los avances en la gestión y la tecnología de la atención sanitaria, el volumen quirúrgico ha aumentado de forma espectacular en las últimas décadas. Se calcula que en 2012 se realizaron 313 millones de intervenciones en todo el mundo.[1] Esto supuso un aumento respecto a los 226 millones de operaciones realizadas en 2004.[2] En Estados Unidos se registraron 28 millones de procedimientos quirúrgicos en régimen de hospitalización y 48 millones de cirugías ambulatorias en 2006 y 2010, respectivamente.[3,4] El dolor posoperatorio es normal y esperado durante un periodo temporal después de los procedimientos quirúrgicos. Sin embargo, un dolor posoperatorio mal controlado y persistente puede tener graves consecuencias. Según el U.S. Institute of Medicine, 80% de los pacientes que se someten a una intervención quirúrgica declaran tener dolor posoperatorio, y 88% de este grupo declara tener niveles de dolor moderados, graves o extremos.[5] Se espera que estas cifras aumenten con el creciente volumen quirúrgico.

El dolor posoperatorio agudo mal manejado conduce al desarrollo de dolor crónico, al retraso en la recuperación de la cirugía, al uso prolongado de opiáceos, al aumento de la morbilidad, al deterioro de la función, a la disminución de la calidad de vida y al aumento de la carga económica de la atención sanitaria.[6] La incidencia del dolor posquirúrgico crónico (DPC) varía según el tipo de cirugía. En un estudio prospectivo español de 2 años de duración con 2 929 pacientes sometidos a reparación de hernias, histerectomía vaginal, histerectomía abdominal y toracotomía, osciló entre 37.6% en el caso de la toracotomía y 11.8% en el de la histerectomía vaginal a los 4 meses del posoperatorio.[7] En un estudio prospectivo francés de 2 397 pacientes sometidos a colecistectomía, herniorrafia inguinal, safenectomía, esternotomía, toracotomía, artroscopia de rodilla, cirugía de cáncer de mama o cesárea electiva, los pacientes informaron de las puntuaciones medias de dolor más altas después de la artroscopia de rodilla y la toracotomía, y las más bajas después de la herniorrafia y la cesárea.[8]

Las cirugías ortopédicas son procedimientos que se realizan de manera habitual tanto en el ámbito hospitalario como en el ambulatorio. Estos procedimientos pueden abarcar desde artroscopias electivas de rodilla y hombro, cirugías de sustitución de articulaciones hasta la reparación urgente de fracturas y la extirpación de tumores primarios benignos o malignos de huesos y tejidos blandos. Las cirugías de las extremidades superiores e inferiores ofrecen la ventaja única de realizar bloqueos nerviosos periféricos para proporcionar analgesia posoperatoria en el entorno agudo. Dado que el mal manejo del dolor posoperatorio agudo se asocia con la progresión a un dolor crónico persistente, debe hacerse todo lo posible para controlar de forma adecuada el dolor agudo. Además del tipo de cirugía, otros factores de riesgo para el DPC son la edad temprana, el sexo femenino, un índice de masa corporal elevado (≥ 25) y condiciones psicológicas preexistentes como la ansiedad o la depresión. Además, la técnica quirúrgica intraoperatoria, el grado de lesión nerviosa e isquemia tisular y las complicaciones posoperatorias aumentan el riesgo de DPC.[9]

Los síndromes de DPC son difíciles de tratar. Por lo tanto, la prevención y la intervención temprana son fundamentales para mantener al mínimo las tasas de progresión del dolor agudo al dolor crónico. Los bloqueos nerviosos periféricos, ya sean técnicas de dosis única o continuas con un catéter; el bloqueo neuraxial central, como la anestesia epidural o espinal; la neuromodulación con estimulación de los nervios periféricos (ENP) o la estimulación de la médula espinal son todas ellas posibles modalidades preventivas o terapéuticas para gestionar de forma óptima el dolor en el entorno posoperatorio agudo para minimizar la progresión del dolor crónico persistente.

Mecanismo de acción

Comprender el mecanismo de acción de la ENP es importante para la aplicación y el desarrollo de nuevas modalidades de tratamiento mediante la ENP. Este es un tema de investigación en curso, con probables efectos mediados tanto central como periféricamente. La ENP es un método de estimulación ortodrómica de las fibras AB no nociceptivas. Una teoría sugiere que el efecto de la ENP puede llevarse a cabo a través de la teoría del control de la compuerta, similar a la estimulación de la columna dorsal.[10] El SNP activa las fibras A-beta en el lugar de las derivaciones periféricas.[10] Esto conduce a la excitación de las interneuronas inhibidoras del asta dorsal, que a su vez inhiben la transmisión de las fibras nerviosas nociceptivas A-delta y C de pequeño diámetro.[10]

Otras teorías intentan explicar el alivio del dolor que proporciona la ENP. Entre ellas se encuentran las siguientes:

1. Fallo de excitación en los nociceptores de fibra C y supresión de la actividad del asta dorsal.
2. El bloqueo inducido por la estimulación de la despolarización de la membrana celular impide la propagación de la conducción del axón.
3. Disminución de la hiperexcitabilidad y de la potenciación a largo plazo de las neuronas del asta dorsal.
4. Agotamiento de aminoácidos excitadores (glutamato, aspartato) y aumento de la liberación de transmisores inhibidores (GABA).[11]

Un segundo paradigma se centra en los efectos locales en el lugar de la estimulación periférica.[10] Los mediadores químicos, como los neurotransmisores y las endorfinas, pueden desempeñar un papel clave en la transmisión de las señales de dolor al aumentar el flujo sanguíneo local.[10] Los modelos animales han demostrado que la lesión nerviosa provoca cambios inflamatorios localizados, como edema, isquemia y aumento de la permeabilidad vascular.[10] Los estudios han sugerido que la ENP puede reducir los niveles de estos mediadores bioquímicos produciendo así su efecto analgésico.[10] Esta teoría está respaldada por un estudio que demostró un aumento de la latencia de las señales aferentes a través de las fibras nerviosas A y C cuando se las estimula con electricidad.[10] Este efecto fue más significativo en las fibras de pequeño diámetro que transportan principalmente señales nociceptivas.[10]

Varios estudios han analizado diferentes modelos para comprender la eficacia de la ENP en la reducción del dolor. Los modelos en gatos han demostrado que la estimulación directa repetida de los nervios ciático y tibial disminuye la respuesta de las fibras C dentro de la médula espinal.[12] Además, utilizando un modelo de rata, los investigadores descubrieron que la estimulación del campo eléctrico en el ganglio de la raíz dorsal desempeña un papel clave en la modulación de las vías del dolor crónico.[12] En las ratas, la exposición del ganglio de la raíz dorsal a la estimulación del campo eléctrico durante 90 segundos a 60 Hz provoca una disminución medida de la excitabilidad somática y del potencial de acción a través de la modulación del flujo de calcio.[12] La afluencia de calcio se modula a través de vías que incluyen los canales de potasio sensibles al calcio, las quinasas y las fosfatasas.[12]

Hoy día se desconoce cuál es la frecuencia, la duración y el patrón de modulación óptimos para producir analgesia en el SNP. Los diferentes ajustes de los dispositivos disponibles en el mercado se titulan en función del afecto del paciente en el entorno clínico.

Papel de la estimulación nerviosa periférica en el dolor crónico

La estimulación nerviosa periférica consiste en el uso de corriente eléctrica a través de un electrodo similar a un cable para estimular un nervio con el fin de eliminar o reducir la percepción del dolor de la zona afectada. Julius Althaus realizó el primer uso reportado de la estimulación eléctrica directa del nervio periférico en 1859.[13] Descubrió que la estimulación eléctrica de un nervio periférico en una extremidad aliviaba el dolor quirúrgico.[13] La ENP ha estado tradicionalmente limitada por su carácter invasivo y sus complicaciones. Sin embargo, los nuevos avances en los dispositivos de la ENP han permitido aumentar su uso en los últimos 20 años. Gracias a los nuevos implantes mínimamente invasivos, sus aplicaciones en el tratamiento del dolor nervioso periférico se han ampliado en el tratamiento del dolor crónico. Estos nuevos dispositivos utilizan la neuromodulación mediante la alteración de los impulsos nerviosos a través de mecanismos eléctricos o químicos y permiten la implantación de estimuladores nerviosos permanentes en el lugar afectado.

Un estudio prospectivo, multicéntrico, aleatorizado, doble ciego y parcialmente cruzado realizado por Deer y sus colegas demostró la eficacia de la ENP en el tratamiento del dolor axilar de hombro.[14] Deer y cols. también descubrieron que en 14 ensayos de control aleatorios para una variedad de afecciones dolorosas, como la cefalea, de hombro, de pelvis, de extremidades y de tronco, había pruebas entre moderadas y fuertes que apoyaban el uso de la ENP para tratar el dolor.[14] Otros estudios han mostrado efectos analgésicos duraderos que persisten a pesar del cese de la estimulación que se produce de minutos a horas.[10]

Los dispositivos de estimulación nerviosa periférica han demostrado ser eficaces en el tratamiento del dolor del miembro fantasma. Los estudios indican que más de 85% de los miembros del servicio estadounidense con amputaciones traumáticas relacionadas con el combate sufre un dolor posamputación de moderado a grave. En un ensayo aleatorio doble ciego controlado con placebo, en los pacientes a los que se les colocaron cables percutáneos en el nervio femoral y ciático, 67% de ellos informó de una reducción superior a 50% del dolor medio semanal a los 12 meses, en comparación con 0% del grupo de placebo.[15] Los pacientes con implantes de SNP también informaron de una disminución de las tasas de depresión.[15]

Aunque los estudios antes citados se centran en la extremidad inferior, en los nervios femoral y ciático, la ENP se ha utilizado con éxito en multitud de nervios de la extremidad superior, incluido el plexo braquial y sus ramas, como los nervios radial, mediano y cubital. En una serie de 26 pacientes que sufrían dolor neuropático crónico refractario de la extremidad superior, incluido el síndrome de dolor regional complejo, se colocaron implantes percutáneos guiados por ecografía cerca del nervio supraescapular o de las raíces nerviosas cervicales del plexo braquial, según la topología del dolor de los pacientes.[16] Diecisiete pacientes mejoraron en > 50%, incluidos los 12 que mejoraron en > 70%, con un tiempo medio de seguimiento de 27.5 meses.[16]

La estimulación de los nervios periféricos también tiene implicaciones clínicas en el tratamiento de la incontinencia urinaria. McGuire y cols. describieron por primera vez la estimulación del nervio tibial posterior para el tratamiento de la inestabilidad del detrusor, pero descubrieron que los pacientes presentaban también una mejora concomitante del dolor pélvico.[17] En un ensayo de control aleatorio para el dolor pélvico crónico de la ENP del nervio tibial posterior frente al grupo de tratamiento simulado, 40% de la ENP del nervio tibial posterior mostró una reducción del dolor superior a 50%.[11] Además, la ENP se ha utilizado en el tratamiento de la neuralgia genitofemoral, la cual se caracteriza por un dolor neuropático crónico que incluye síntomas como dolor inguinal, parestesias y sensación de ardor desde la parte inferior del abdomen hasta la cara medial de la pierna y dentro de la región genital. A menudo se produce de forma iatrogénica por la cirugía de reparación de la hernia inguinal o de la hernia femoral. Rosendal y cols. informaron de un caso en el que un paciente pudo reducir la intensidad del dolor de un 9/10 a un 2/10, 7 meses después de la implantación de dos cables percutáneos en la ingle y la estimulación de baja frecuencia de la rama cutánea de los nervios inguinales y genitales del genitofemoral.[18]

Papel de la estimulación nerviosa periférica en el dolor agudo y el dolor perioperatorio

Para muchos pacientes sometidos a una intervención quirúrgica, el dolor posoperatorio es el más elevado justo después de la operación y disminuye con el tiempo.[19] Por ello, la mayoría de las modalidades de intervención aplicadas hasta la fecha para tratar el dolor posoperatorio se centran en el posoperatorio inmediato en combinación con la analgesia multimodal. Estas modalidades incluyen los bloqueos nerviosos de una sola dosis y los catéteres de bloqueo nervioso. Sin embargo, las trayectorias del dolor posoperatorio son variables y el dolor puede persistir más allá de la primera semana después de la cirugía. El catéter perineural es una excelente opción para tratar el dolor posoperatorio intenso. Sin embargo, sus limitaciones incluyen una duración de acción limitada, hasta unas pocas semanas después de la cirugía, así como un riesgo de infección y desprendimiento. Además, los bloqueos nerviosos se asocian a déficits sensoriales, de propiocepción y de debilidad que pueden dificultar la participación en la fisioterapia y la reanudación de la función diaria. Por el contrario, la ENP ofrece la oportunidad de proporcionar al paciente analgesia al tiempo que se minimizan los riesgos de déficits sensoriales o motores y de caídas. Además, como técnica que ahorra opioides, la ENP tiene el potencial de reducir la duración de la estancia en función de la reducción de los efectos secundarios relacionados con los opiáceos. La ENP también tiene el potencial de proporcionar analgesia incluso después del alta hospitalaria mientras los pacientes se recuperan en casa.[20]

El uso de la neuromodulación para tratar el dolor agudo posoperatorio es relativamente novedoso. La naturaleza invasiva de los sistemas implantados dificultó en un inicio la aplicación de la ENP al dolor agudo. Las nuevas tecnologías que permiten baterías más pequeñas hicieron que la ENP fuera más atractiva.[21] Varios estudios han detallado el uso de la ENP en el entorno perioperatorio (tabla 41.1). Estos estudios demostraron que el efecto analgésico de la ENP no era inmediato. La reducción significativa de las puntuaciones de dolor y del consumo de opioides se produjo con un retraso respecto al inicio de la estimulación.[22] Además, los estudios mostraron un efecto aditivo de la ENP a la analgesia oral y a los bloqueos nerviosos periféricos. Otra ventaja de la ENP se deriva de la analgesia sostenida tras la extracción de los cables de la ENP hasta 12 meses.[23] Por lo tanto, los pacientes en los que se ha identificado un alto riesgo de desarrollar un dolor posoperatorio persistente pueden beneficiarse de esta tecnología.

Ilfeld y cols., en su estudio piloto, describieron el uso de una ENP insertada cerca del nervio femoral y del nervio ciático para la analgesia posoperatoria tras una artroplastia total de rodilla en cinco pacientes.[24] La ENP logró la resolución completa del dolor en 4/5 de los pacientes en reposo

TABLA 41.1 ESTIMULADOR NERVIOSO PERIFÉRICO PARA EL DOLOR PERIOPERATORIO

Autores	Año	Revista	Cirugía	Nervios estimulados	Número de pacientes	Resultados
Ilfeld	2017	*Pain Practice*	Artroplastia total de rodilla	Femoral + ciática	5	El dolor disminuyó una media de 63% en reposo
Ilfed	2018	*Regional Anesthesia and Pain Medicine*	Osteotomía del hallux valgus	Ciática	7	Reducción del dolor en un 50% y disminución del consumo de opioides
Ilfed	2019	*Neuromodulation*	Reconstrucción del ligamento cruzado anterior	Femoral	10	Disminución del dolor en un 84%
Finneran	2019	*Regional Anesthesia and Pain Medicine*	Reparación del manguito de los rotadores	Nervio supraescapular o plexo braquial	16	Reducción significativa del dolor y disminución del consumo de opioides desde el día 1 al 14 del posoperatorio

y un alivio del dolor de 90% con el movimiento. El mismo grupo publicó un estudio controlado y aleatorio sobre el uso de la ENP para la analgesia posoperatoria de la cirugía de reparación del hallux valgus ambulatoria. El estimulador se colocó junto al nervio ciático a nivel del hueco poplíteo. Siete pacientes recibieron 5 minutos de estimulación o un simulacro, seguido de una estimulación cruzada y continua durante 14-28 días. En el periodo inicial de tratamiento de 5 minutos, los del grupo de estimulación activa experimentaron una mejora de su dolor a lo largo de 5 minutos, mientras que los del grupo simulado no. Tras este periodo de 10 minutos, ambas cohortes fueron sometidas a 30 minutos de estimulación activa, en los que las puntuaciones de dolor disminuyeron hasta ~ 50% del valor inicial. El estudio demostró una reducción del dolor de 50% en el brazo de tratamiento y una disminución del consumo de opioides.

Además, Ilfeld y cols. publicaron un estudio sobre el efecto de la ENP para la cirugía de reconstrucción ambulatoria del ligamento cruzado anterior.[25] El estimulador nervioso periférico se colocó a nivel del nervio femoral. Al igual que en el estudio mencionado antes, 10 pacientes recibieron primero 5 minutos de estimulación activa seguida de estimulación simulada o bien 5 minutos de estimulación simulada seguida de estimulación activa. En el posoperatorio, 80% de los pacientes necesitó un bloqueo adicional del nervio del canal aductor continuo para la analgesia de rescate durante los 2 primeros días después de la cirugía. Posteriormente, tanto las puntuaciones de dolor como el uso de opioides fueron mínimos en el grupo de tratamiento activo.

Finneran y cols. describieron el uso de la ENP para inducir la neuromodulación del nervio supraescapular o del plexo braquial para la analgesia posoperatoria tras la reparación del manguito rotador.[20] Asignaron aleatoriamente a 16 pacientes a la ENP frente a la estimulación simulada. Los cables se colocaron una semana antes de la cirugía, pero no se activaron. Tras la cirugía, los pacientes fueron aleatorizados a estímulo o simulacro, y el estímulo se activó durante 30 minutos; después, dispusieron de opioides y bloqueos nerviosos. El estimulador nervioso periférico no proporcionó una reducción del dolor en la UCPA. Sin embargo, consiguió una reducción significativa del dolor y disminuyó el consumo de opioides en los días posoperatorios 1-14, durante los cuales la mediana de la puntuación del dolor en la escala de calificación numérica fue de 1 o menos, y el consumo de opioides fue de media inferior a 5 mg/día de oxicodona. Esto sugiere que la analgesia puede no ser inmediata sino que requiere una duración prolongada del estímulo.

No existen estudios que evalúen el riesgo de complicación asociado a las ENP en el periodo perioperatorio. En el entorno del dolor crónico, el riesgo se evalúa en < 1 infección por cada 320 000 días de permanencia. Los otros riesgos relevantes son el desprendimiento y la fractura del cable.

REFERENCIAS

1. Meara JG, Leather AJ, Hagander L, et al. Global Surgery 2030: evidence and solutions for achieving health, welfare, and economic development. *Lancet.* 2015;386(9993):569-624. doi:10.1016/S0140-6736(15)60160-X

2. Weiser TG, Haynes AB, Molina G, et al. Size and distribution of the global volume of surgery in 2012. *Bull World Health Organ.* 2016;94(3):201-209. doi:10.2471/BLT.15.159293

3. Buie VC, Owings MF, DeFrances CJ, Golosinskiy A. National hospital discharge survey: 2006 annual summary. *Vital Health Stat 13.* 2010;(168):1-79.

4. Hall MJ, Schwartzman A, Zhang J, Liu X. Ambulatory surgery data from hospitals and ambulatory surgery centers: United States, 2010. *Natl Health Stat Report.* 2017;(102):1-15.

5. Institute of Medicine. Relieving Pain in America: A Blueprint for Transforming Prevention, Care, Education, and Research. *National Academies Press;* 2011.

6. Gan TJ. Poorly controlled postoperative pain: prevalence, consequences, and prevention. *J Pain Res.* 2017;10:2287-2298. doi:10.2147/JPR.S144066

7. Montes A, Roca G, Sabate S, et al. Genetic and clinical factors associated with chronic postsurgical pain after hernia repair, hysterectomy, and thoracotomy: a two-year multicenter cohort study. *Anesthesiology.* 2015;122:1123-1141. doi:https://doi.org/10.1097/ALN.0000000000000611

8. Dualé C, Ouchchane L, Schoeffler P. Neuropathic aspects of persistent postsurgical pain: a French multicenter survey with a 6-month prospective follow-up. *J Pain.* 2014;15(1):24.e21-e24.e20.

9. McGreevy K, Bottros MM, Raja SN. Preventing chronic pain following acute pain: risk factors, preventive strategies, and their efficacy. *Eur J Pain Suppl.* 2011;5(2):365-372.

10. Chakravarthy K, Nava A, Christo PJ, Williams K. Review of recent advances in peripheral nerve stimulation (PNS). *Curr Pain Headache Rep.* 2016;20(11):60. doi:10.1007/s11916-016-0590-8

11. Kabay S, Kabay SC, Yucel M, Ozden H. Efficiency of posterior tibial nerve stimulation in category IIIB chronic prostatitis/chronic pelvic pain: a Sham-Controlled Comparative Study. *Urol Int.* 2009;83(1):33-38. doi:10.1159/000224865

12. Du J, Zhen G, Chen H, et al. Optimal electrical stimulation boosts stem cell therapy in nerve regeneration. *Biomaterials.* 2018;181:347-359. doi:10.1016/j.biomaterials.2018.07.015

13. Huntoon MA, Burgher AH. Ultrasound-guided permanent implantation of peripheral nerve stimulation (PNS) system for neuropathic pain of the extremities: original cases and outcomes. *Pain Med.* 2009;10(8):1369-1377. doi:10.1111/j.1526-4637.2009.00745.

14. Deer TR, Esposito MF, McRoberts WP, et al. A systematic literature review of peripheral nerve stimulation therapies for the treatment of pain. *Pain Med.* 2020;21(8):1590-1603. doi:10.1093/pm/pnaa030

15. Cohen SP, Gilmore CA, Rauck RL, et al. Percutaneous peripheral nerve stimulation for the treatment of chronic pain following amputation. *Mil Med.* 2019;184(7-8):e267-e274. doi:10.1093/milmed/usz114

16. Bouche B, Manfiotto M, Rigoard P, et al. Peripheral nerve stimulation of brachial plexus nerve roots and supra-scapular nerve for chronic refractory neuropathic pain of the upper limb. *Neuromodulation.* 2017;20(7):684-689. doi:10.1111/ner.12573

17. Roy H, Offiah I, Dua A. Neuromodulation for pelvic and urogenital pain. *Brain Sci.* 2018;8(10):180. doi:10.3390/brainsci8100180

18. Rosendal F, Moir L, de Pennington N, Green AL, Aziz TZ. Successful treatment of testicular pain with peripheral nerve stimulation of the cutaneous branch of the ilioinguinal and genital branch of the genitofemoral nerves. *Neuromodulation.* 2013;16(2):121-124. doi:10.1111/j.1525-1403.2011.00421

19. Tiippana E, Hamunen K, Heiskanen T, Nieminen T, Kalso E, Kontinen VK. New approach for treatment of prolonged postoperative pain: APS Out-Patient Clinic. *Scand J Pain.* 2016;12:19-24. doi:10.1016/j.sjpain.2016.02.008

20. Ilfeld BM, Finneran JJ IV, Gabriel RA, et al. Ultrasound-guided percutaneous peripheral nerve stimulation: neuromodulation of the suprascapular nerve and brachial plexus for postoperative analgesia following ambulatory rotator cuff repair. A proof-of-concept study. *Reg Anesth Pain Med.* 2019;44(3):310-318. doi:10.1136/rapm-2018-100121

21. Gilmore C, Ilfeld B, et al. Percutaneous peripheral nerve stimulation for the treatment of chronic neuropathic postamputation pain: a multicenter, randomized, placebo-controlled trial. *Reg Anesth Pain Med.* 2019;44(6):637-645. doi:10.1136/rapm-2018-100109

22. Ilfeld BM, Gabriel RA, Said ET, et al. Ultrasound-guided percutaneous peripheral nerve stimulation: neuromodulation of the sciatic nerve for postoperative analgesia following ambulatory foot surgery, a proof-of-concept study. *Reg Anesth Pain Med.* 2018;43(6):580-589. doi:10.1097/AAP.0000000000000819

23. Gilmore CA, Kapural L, McGee MJ, Boggs JW. Percutaneous peripheral nerve stimulation for chronic low back pain: prospective case series with 1 year of sustained relief following short-term implant. *Pain Pract.* 2020;20(3):310-320. doi:10.1111/papr.12856

24. Ilfeld BM, Gilmore CA, Grant SA, et al. Ultrasound-guided percutaneous peripheral nerve stimulation for analgesia following total knee arthroplasty: a prospective feasibility study. *J Orthop Surg Res.* 2017;12(1):4. doi:10.1186/s13018-016-0506-7.

25. Ilfeld BM, Said ET, Finneran JJ IV, et al. Ultrasound-guided percutaneous peripheral nerve stimulation: neuromodulation of the femoral nerve for postoperative analgesia following ambulatory anterior cruciate ligament reconstruction: a proof of concept study. *Neuromodulation.* 2019;22(5):621-629. doi: 10.1111/ner.12851

42

Inyecciones articulares para el dolor agudo

Chikezie N. Okeagu, Alex D. Pham, Scott A. Scharfenstein y Alan David Kaye

Introducción

Las articulaciones, uniones entre dos o más huesos del cuerpo, son fuentes frecuentes de dolor. Este puede emanar de la propia articulación, lo que se denomina artralgia, o de los tejidos adyacentes, como los músculos y los tendones. El dolor articular puede ser agudo o crónico y surgir de una gran variedad de causas, como la inflamación, la infección, el depósito de cristales, la degeneración del cartílago y los traumatismos. El abordaje inicial de un paciente con dolor articular implica la elaboración de un diagnóstico diferencial que ayude a identificar el proceso fisiopatológico subyacente. Es imprescindible realizar una anamnesis y una exploración física minuciosas junto con pruebas de laboratorio realizadas con criterio. Detalles como el número de articulaciones afectadas, el tipo de articulación, la cronicidad del dolor y los síntomas asociados pueden ayudar a indicar un diagnóstico y guiar el tratamiento. El dolor que se produce como resultado de una enfermedad sistémica, como la gota o la artritis reumatoide (AR), requiere un tratamiento dirigido a la causa subyacente. El dolor articular inducido por una infección requiere la erradicación del patógeno culpable. Lo más habitual es que el dolor articular sea el resultado de una degeneración, un uso excesivo o una lesión aguda. Existen diversas opciones de tratamiento; las intervenciones de primera línea incluyen la modificación de la actividad, la fisioterapia y los analgésicos, como el paracetamol y los antiinflamatorios no esteroideos. Si estos tratamientos son inadecuados, pueden considerarse medidas más invasivas. Una de ellas, la inyección intraarticular, consiste en introducir medicamentos u otras sustancias en la articulación para modular el entorno local con la esperanza de aliviar los síntomas. Las inyecciones intraarticulares se utilizan en numerosas articulaciones del cuerpo, incluidas las de las extremidades, el pie/tobillo, las manos y la columna vertebral. Aunque se utilizan con mayor frecuencia en el tratamiento de afecciones de dolor crónico, como la osteoartritis (OA) que han sido refractarias a otros tratamientos, las inyecciones intraarticulares también suelen ser útiles como complementos en el tratamiento de exacerbaciones agudas de afecciones crónicas, como la OA, la gota o la AR, y para ayudar a aliviar el dolor agudo causado por una lesión o una intervención quirúrgica. Este capítulo presentará una visión general de los agentes disponibles para su uso en la inyección intraarticular y su utilidad para una variedad de afecciones de dolor agudo.

Agentes de inyección intraarticulares

Corticosteroides

Las inyecciones de corticosteroides son un método por lo común utilizado para tratar afecciones musculoesqueléticas dolorosas como la OA y la AR de la rodilla, la mano, el hombro, la cadera y otras articulaciones. Los corticosteroides son un grupo de análogos sintéticos de las hormonas esteroides naturales producidas y liberadas por la corteza suprarrenal, los glucocorticoides y los mineralocorticoides; regulan una variedad de procesos fisiológicos en nuestro cuerpo, desempeñando papeles en la homeostasis, el metabolismo y la cognición. Tienen importantes efectos antiinflamatorios e inmunomoduladores y son importantes en el tratamiento de los trastornos alérgicos e inflamatorios para suprimir las acciones indeseables del sistema inmunitario.[1] El mecanismo de acción por el que los corticosteroides producen sus efectos es complejo. El mecanismo clásico que conduce a la mayoría de los efectos antiinflamatorios e inmunosupresores está mediado a través del receptor de glucocorticoides en el núcleo de las células, donde se altera la transcripción de los genes, lo que provoca la inhibición de la expresión genética y la traducción de los productos inflamatorios. Esto conduce a una reducción de los mediadores proinflamatorios como la fosfolipasa A2, la ciclooxigenasa-2, los macrófagos, los eosinófilos, los linfocitos, los mastocitos y otros mediadores inflamatorios.[2]

Tipos de corticosteroides utilizados

Hay cinco tipos principales de corticosteroides aprobados por la FDA para inyecciones intraarticulares: acetato de metilprednisolona, acetónido de triamcinolona, dexametasona, fosfato sódico de betametasona y acetato de betametasona.[3] Los corticosteroides se clasifican como solubles o insolubles en agua. Las formulaciones de acetato/acetónido son insolubles debido a sus grupos de ésteres de esteroides hidrofóbicos. Los esteroides insolubles requieren una hidrólisis por parte de las esterasas celulares para convertirse en sus formas activas, por lo que estos tienen teóricamente una mayor duración de acción en el lugar de la inyección. Las formulaciones de fosfato de sodio son solubles en agua y no requieren la conversión a una forma activa; por lo tanto, el inicio de la acción es rápido. Las preparaciones solubles también tienen una potencia cinco veces mayor que las formulaciones de ésteres, por lo que requieren una dosis mucho menor para conseguir efectos similares. Los compuestos de ésteres también contienen partículas de mayor tamaño y tienden a coalescer y formar "cristales" agregados más grandes. Los compuestos no ésteres son libremente solubles en agua y no se agregan.[4] Las formulaciones solubles en agua también pueden difundirse rápidamente desde las articulaciones inyectadas y tienden a ejercer efectos más sistémicos que sus homólogos. Por lo tanto, la duración del efecto está inversamente relacionada con la solubilidad de la preparación.[5] Según múltiples ensayos, no hay diferencia en la eficacia de utilizar cualquiera de los corticosteroides mencionados para las inyecciones intraarticulares, siempre que cada uno se utilice para la indicación, la dosis y el momento correctos.[1]

Efectos secundarios y contraindicaciones

Los efectos secundarios de los corticosteroides son numerosos y suelen estar relacionados con la dosis, la duración de la administración, los contaminantes añadidos y el tamaño de las partículas. Se ha demostrado que la administración crónica de corticosteroides provoca efectos fisiológicos adversos, siendo el más significativo la supresión del eje HHS (hipotálamo-hipófisis-suprarrenal). Otras secuelas a largo plazo son la osteoporosis, la inmunosupresión, la supresión del crecimiento, el acné, la atrofia cutánea, las cataratas, la disminución de la cicatrización de las heridas y el aumento de peso. La terapia a corto plazo con corticosteroides se asocia a efectos adversos, pero no suele tener complicaciones a largo plazo. Algunos efectos a corto plazo son la hiperglucemia, la hipertensión, la mala cicatrización de las heridas, el edema, las secuelas psiquiátricas y las alteraciones electrolíticas. Las inyecciones intraarticulares son una forma excelente de proporcionar concentraciones prolongadas del esteroide en el líquido sinovial y la membrana sinovial, limitando las concentraciones plasmáticas elevadas y los efectos sistémicos.[2]

En general, las inyecciones articulares de corticoides son relativamente seguras, pero existen contraindicaciones. La principal preocupación de la inyección en una articulación es la introducción de bacterias en ella, lo que podría provocar una artritis séptica. El *Staphylococcus aureus* es el organismo más comúnmente implicado, con otros como los estafilococos coagulasa-negativos y los anaerobios presentes ocasionalmente.[6] La celulitis local, la artritis séptica activa, la fractura aguda, la bacteriemia y las prótesis articulares son contraindicaciones absolutas. Algunas contraindicaciones relativas son el alivio mínimo tras dos inyecciones anteriores, el riesgo de hemorragia debido a una coagulopatía o a un paciente que esté tomando anticoagulantes, la osteoporosis de la articulación circundante y la diabetes no controlada. Si un paciente está tomando anticoagulantes, debe obtenerse la autorización de cardiología antes de suspender o hacer un puente con los anticoagulantes.[5]

Indicaciones

Los efectos antiinflamatorios de los corticosteroides intraarticulares están bien establecidos en el tratamiento de los trastornos inflamatorios. La OA es la indicación más común para las inyecciones intraarticulares de esteroides, en especial en las articulaciones grandes que soportan peso con dolor hueso contra hueso, como las rodillas y las caderas. La AR, en especial con actividad persistente en articulaciones grandes o medianas, puede frenar la erosión articular. Otras afecciones inflamatorias indicadas son la artritis reactiva, la gota, la artritis psoriásica y otras espondiloartropatías.[5]

Eficacia

La eficacia clínica de las inyecciones intraarticulares de corticoides es muy discutible, y muchos estudios mostraron mejoras limitadas, si es que las hubo, en el dolor y la funcionalidad a largo plazo. Una revisión de Cato examinó múltiples estudios realizados sobre la eficacia de las inyecciones de esteroides en la rodilla osteoartrítica y concluyó que las inyecciones intraarticulares de esteroides en la rodilla sí muestran resultados estadísticamente significativos. Sin embargo, el alivio del dolor solo fue estadísticamente significativo en las dos primeras semanas. Hubo un pequeño beneficio a las 8 semanas y poco o ningún beneficio a las 12-26 semanas.[7] Otros estudios han mostrado mejores resultados para otros procesos de la enfermedad como la sinovitis en pacientes con AR.[8] En general, es probable que los esteroides intraarticulares tengan un efecto clínico significativo a pesar de los diversos resultados de una multitud de estudios. Sin embargo, quizá muchos factores contribuyan a la eficacia clínica, como el tipo de esteroide utilizado, la dosis, los componentes psicosociales y la técnica. Además, los pacientes con mayor dolor, presencia de derrame y menos daño estructural tienen más probabilidades de beneficiarse de los esteroides intraarticulares.[7]

No se recomienda el uso frecuente de inyecciones intraarticulares de esteroides. Un ensayo aleatorio en pacientes con OA de rodilla sintomática inyectó a sus sujetos cada 12 semanas durante 2 años y descubrió que había una diferencia mínima en la disminución de su dolor. La terapia a largo plazo también se relacionó con el daño estructural intraarticular. Se encontró una pérdida de volumen del cartílago mucho mayor en las articulaciones de la rodilla del paciente.[9]

Ácido hialurónico

Es un compuesto que puede considerarse para su inyección en el tratamiento del dolor articular. Aunque se ha utilizado para el dolor crónico en el pasado, puede tener cierta utilidad en el dolor articular agudo o exacerbaciones agudas del dolor articular crónico.[10] Este ácido puede fijarse en diversos tejidos, con una alta concentración en el líquido sinovial y el cartílago articular; es un glicosaminoglicano no proteico y no sulfatado. Se produce de forma natural y es creado por diversos tipos de células, como los fibroblastos, los condrocitos y los sinoviocitos. El papel del ácido hialurónico es diverso e incluye propiedades como la lubricación, la viscoelasticidad, la absorción de impactos y la estabilización de las articulaciones.[11] Con determinadas enfermedades, como la OA, este ácido disminuye notablemente en número y peso molecular.[11] El desarrollo de la OA se ha asociado a la apoptosis de los condrocitos, que conduce a la degradación de la matriz del cartílago articular.[11]

La osteoartrosis afecta a varias articulaciones, con más frecuencia los pies, las manos, el codo, las rodillas, las caderas y los hombros.[11] Se ha observado que la administración de ácido hialurónico intraarticular es más eficaz que la vía IV u oral.[11] Se ha informado de que el ácido hialurónico fisiológico humano normal es de unos 0.35 g/100 mL con un PM de 4 000 000-10 000 000 Da en el líquido particular. En la OA, el ácido hialurónico del líquido sinovial se degrada y se elimina a mayor velocidad que en las articulaciones no artrósicas.[11]

La eficacia de la inyección de ácido hialurónico de menor peso molecular frente a la de mayor peso molecular se estudió antes. Los estudios realizados por Gigis y cols.[12] habían demostrado que tanto el ácido hialurónico de alto como el de bajo peso molecular producían efectos beneficiosos similares. Otros estudios habían demostrado que ambos eran igualmente eficaces. Migliore y cols.[13] habían informado que la inyección en las articulaciones de ácido hialurónico de mayor peso molecular (6 000 000-7 000 000 Da) había dado lugar a una mejora de la retención del líquido articular y, al parecer, a una mejora del proceso antiinflamatorio.[11] Concoff y cols. realizaron una revisión sistémica y un metaanálisis y descubrieron que los pacientes con OA de rodilla que habían recibido múltiples inyecciones de ácido hialurónico (2-4 y > 5 incrementos semanales) habían mejorado las puntuaciones de dolor frente al grupo de inyección única y de solución salina.[14]

Se han realizado estudios sobre las inyecciones intraarticulares de ácido hialurónico en pacientes con OA de cadera. Wu y cols. realizaron un metaanálisis de ensayos controlados aleatorios sobre inyecciones intraarticulares de ácido hialurónico en la cadera.[15] Descubrieron que estas conducen a una reducción del dolor y mejoran la recuperación; sin embargo, no se observó que estos efectos fueran muy diferentes del grupo de solución salina o de los otros tratamientos estudiados.

Mecanismo de acción

Se sabe que el ácido hialurónico ejerce sus efectos a través de diversos mecanismos de acción, entre los que se incluyen (1) reducción del óxido nítrico, el superóxido y los radicales hidroxilos, lo que conduce a la disminución del daño celular; (2) efecto protector sobre las mitocondrias, que evita la apoptosis de los condrocitos; (3) reducción de la peroxidación lipídica y reducción del TNF-α con la combinación de condroitín sulfato; (4) reducción del dolor a través de la inhibición de la PGE2; (5) propiedades mecánicas elastoviscosas; (6) propiedades condroprotectoras a través de la atenuación de la expresión de IL-1β de las enzimas líticas, así como la reducción de MMP-14 y ADAMTS4, y (7) promoción de la reparación del cartílago a través de la síntesis de proteoglicanos.[11] El ácido hialurónico tiene propiedades antioxidantes, antidropoptosis, analgésicas, condroprotectoras y promotoras del cartílago[11] (fig. 42.1).

Indicaciones

Walker y cols. informaron de que las únicas indicaciones sancionadas por la FDA para las inyecciones conjuntas de ácido hialurónico incluyen el alivio del dolor en pacientes que padecen OA leve o moderada en las rodillas y que han fracasado en la terapia conservadora[16] (tabla 42.1). La FDA no aprobó la inyección en otras articulaciones,[16] aunque se han utilizado inyecciones para la cadera fuera de indicación.[16]

Contraindicaciones

Las contraindicaciones para las inyecciones intraarticulares de ácido hialurónico incluyen la hipersensibilidad, la anafilaxia/reacción alérgica perjudicial, la hipersensibilidad a las proteínas bacterianas grampositivas, la hipersensibilidad a la lidocaína y los trastornos de la coagulación.[16]

Efectos adversos

Según Walker y cols., los efectos adversos de las inyecciones intraarticulares de ácido hialurónico se han comunicado como "leves y autolimitados".[16] El acontecimiento más común es la irritación y las reacciones en el lugar de la zona inyectada. Se ha observado que hasta 2% de los pacientes puede experimentar hinchazón y dolor tras la inyección.[16] Estas reacciones pueden mitigarse con hielo, reposo y medicamentos. El líquido intraarticular obtenido de estos pacientes resultó ser aséptico. En el pasado se notificaron reacciones de angioedema y anafilácticas, y algunos pacientes experimentaron náusea, calambres musculares y dolores articulares.[16]

Plasma rico en plaquetas

El plasma rico en plaquetas (PRP) es un agente biológico que se deriva de la propia sangre del paciente. Se extrae sangre autóloga y se centrifuga para obtener una muestra que contenga concentraciones de plaquetas entre cuatro y cinco veces superiores a las de referencia. Las plaquetas contienen un medio de factores como el factor de crecimiento transformante (TGF, por sus siglas en inglés)-β1, el factor de crecimiento derivado de las plaquetas, el factor de crecimiento básico de los fibroblastos, el factor de crecimiento endotelial vascular, el factor de crecimiento epidérmico y el factor de crecimiento similar a la insulina (IGF, por sus siglas en inglés)-1, que participan en el crecimiento y la reparación de los tejidos. El mecanismo propuesto detrás del PRP es que la administración de cantidades suprafisiológicas de estos factores directamente en los lugares de la lesión puede aumentar la respuesta natural del cuerpo y mejorar la curación.[17,18] Los principios en los que se basa el PRP se remontan al siglo I a.C., cuando Aulus Cornelius Celsus describió el proceso de inflamación y postuló su importancia en el proceso de curación.[19] En los años siguientes, los continuos intentos de aprovechar el poder de la respuesta natural del cuerpo a las lesiones condujeron al desarrollo del PRP y, a principios de la década de 2000, su uso se había convertido en algo habitual para ayudar a la cicatrización en la cirugía maxilofacial.[19] Recién se ha despertado un ferviente interés por el uso del PRP para una multitud de dolencias musculoesqueléticas. Se han realizado varios estudios para evaluar la utilidad del PRP en el alivio del dolor articular; sin embargo, los resultados han sido dispares.

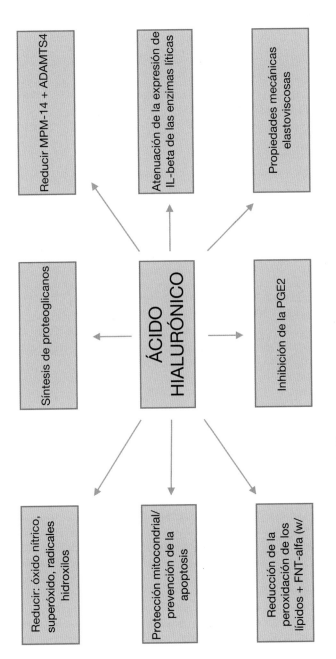

*FNT-Alfa: Factor de Necrosis Tumoral-Alfa

*PGE2: Prostaglandina E2

*MPM-14: Metaloproteinasa de la matriz-14

*ADAMTS4: ADAM Metalopeptidasa con Motivo Trombospondina Tipo 14

*IL-Beta: Interleucina Beta

FIGURA 42.1 MOA del ácido hialurónico. (De Williams DM. Clinical pharmacology of corticosteroids. *Respir Care.* 2018;63:655-670).

TABLA 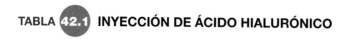 42.1 INYECCIÓN DE ÁCIDO HIALURÓNICO

Indicaciones:
- Alivio del dolor en la osteoartritis de rodilla de leve a moderada en pacientes a los que les falla la terapia conservadora

Contraindicaciones:
- Reacciones alérgicas anafilácticas a la exposición previa al ácido hialurónico
- Hipersensibilidad a las proteínas de las bacterias grampositivas
- Hipersensibilidad a la lidocaína
- Patología hemorrágica

Efectos secundarios:
- Reacciones en el lugar de la inyección e irritación
- Hinchazón y dolor
- Náusea
- Calambres musculares
- Angioedema reportado

De Cardone DA, Tallia AF. Joint and soft tissue injection. *Am Fam Phys*. 2002;66:283-288; Charalambous CP, Tryfonidis M, Sadiq S, Hirst P, Paul A. Septic arthritis following intra-articular steroid injection of the knee—a survey of current practice regarding antiseptic technique used during intra-articular steroid injection of the knee. *Clin Rheumatol*. 2003;22:386-390.

Mishra y cols. realizaron un ensayo controlado, doble ciego, prospectivo, multicéntrico y aleatorio con 230 pacientes con tendinopatía epicondilar lateral crónica en el que los pacientes recibieron una inyección de PRP o un control activo con anestesia local. A las 24 semanas, los pacientes del grupo de PRP informaron de una mejora del dolor de 71.5%, en comparación con una mejora de 56.1% en el grupo de control. Además, el porcentaje de pacientes que informó de una sensibilidad residual significativa en el codo fue de 29.1% en el grupo de PRP y de 54% en el grupo de control.[20] También hay pruebas de que el PRP proporciona un alivio del dolor más sostenido que el conseguido con la inyección intraarticular de otros agentes. Los ensayos controlados aleatorizados y doblemente ciegos que examinan el PRP frente a los corticosteroides en la epicondilitis lateral han demostrado una mejora duradera del dolor de hasta 2 años en los tratados con PRP, mientras que los tratados con corticosteroides empezaron a experimentar una reaparición de los síntomas alrededor de las 12 semanas.[21,22]

En contraste con el relativo éxito que el PRP ha mostrado en la epicondilitis lateral, los resultados han sido equívocos cuando se ha utilizado para otras afecciones de dolor articular. Los estudios sobre el uso de PRP en la tendinopatía del manguito de los rotadores no han aportado pruebas sólidas que sugieran su uso rutinario. Aunque el PRP ha demostrado su eficacia en el tratamiento de la osteoartritis de rodilla y cadera, no se ha mostrado sistemáticamente superior a otros tratamientos e inyecciones. El PRP se ha examinado como tratamiento de los esguinces agudos de tobillo como medio para aliviar el dolor y acelerar la vuelta a la actividad. Los estudios sobre el PRP para esta indicación son limitados y no presentan pruebas sólidas a favor de su uso.[18]

La falta de estandarización entre las fórmulas de PRP ofrece una posible explicación de los resultados en los distintos estudios. Existen más de 16 sistemas comerciales de PRP en el mercado; cada uno es único y produce PRP con diferentes niveles de plaquetas, factores de crecimiento y otras células. Los protocolos de recolección, preparación y almacenamiento difieren entre los sistemas. Por otra parte, pueden observarse variaciones incluso dentro de las muestras de PRP producidas por el mismo individuo, ya que los factores del paciente, como la medicación, pueden influir en la composición.[18] Aunque la inyección intraarticular de PRP se ha mostrado algo prometedora como tratamiento del dolor articular, está justificada la investigación continua de su preparación y de su aplicación.

Inyecciones novedosas y experimentales

Las inyecciones articulares de corticosteroides y de hialuronato son, con mucho, las más utilizadas para el dolor articular. Sin embargo, hay otros agentes en investigación que se utilizan con poca frecuencia. Se han investigado varios fármacos antirreumáticos modificadores de la enfermedad, como el metotrexato y los inhibidores del factor de necrosis tumoral, en el uso de la AR inflamatoria. En un estudio en el que se comparó la eficacia del metotrexato intraarticular con los glucocorticoides intraarticulares durante un periodo de 5 años, ambos tratamientos detuvieron la progresión radiográfica e indujeron la remisión en la mayoría de los pacientes con AR temprana.[23] También se han probado microesferas de gelatina, condroitina y liposomas en modelos animales para intentar controlar la liberación de fármacos proteicos dentro de la articulación inyectada. En un estudio, los investigadores trataron de crear una nueva proteína reguladora del complemento dirigida a la membrana que inhibiera la activación del complemento dentro de la articulación, que es un factor conocido en la patogénesis de la sinovitis crónica. Aunque se realizó en ratas, el estudio mostró un efecto terapéutico dependiente de la dosis, con una enfermedad clínica e histológica significativamente más leve en comparación con el placebo.[24]

Las células madre han ido ganando popularidad en las artropatías articulares. Hasta ahora se han investigado las inyecciones intraarticulares para la OA utilizando células madre derivadas de la médula ósea y del tejido adiposo. Se trata de extraer la grasa o la médula ósea del paciente, aislar las células madre y regenerativas y regresar las células al paciente. Se cree que las células madre pueden participar en el recrecimiento de nuevos cartílagos, hueso subcondral y sinovial. El procedimiento se realiza con la misma técnica que otras inyecciones intraarticulares y puede ser ambulatorio. Algunos estudios han demostrado ser prometedores con este método de tratamiento. Según un estudio, la inyección de células madre de médula ósea aisladas mejoró las puntuaciones de dolor y aumentó la amplitud de movimiento hasta los 12 meses. También se observaron aumentos en el crecimiento y el grosor del cartílago con disminuciones en el tamaño del cartílago deficiente y del hueso subcondral edematoso mediante resonancia magnética.[25] Aunque existe un gran potencial, los estudios son todavía muy limitados y se necesitan más ensayos controlados aleatorios para determinar su verdadera eficacia.

Técnica de intervención

La técnica de intervención para las inyecciones en la articulación de la rodilla implica primero la preparación.[26] Esto incluye el uso de guantes estériles, una funda de sonda estéril con gel para la ecografía si se utiliza, la descontaminación de la piel con alcohol o clorhexidina, una aguja de 1.5 pulgadas de calibre 22-25, lidocaína al 1% o un espray de cloruro de etilo para adormecer el lugar de la inyección, ácido hialurónico y un apósito.[26] Se puede utilizar la fluoroscopia o la ecografía. Si se utiliza la fluoroscopia, se coloca al paciente en posición supina para un abordaje retropatelar y superolateral.[26] Marque la piel al palpar el tercio superior y la rótula lateral. Aplique la solución anestésica. Aplique presión medial para mover la rótula en dirección lateral, lo que lleva a abrir el espacio rotuliano lateralmente.[26] A través de la fluoroscopia, se puede entonces dirigir la aguja medialmente en un plano transversal entre el cóndilo femoral lateral y la rótula. Avance la aguja mientras aspira la sangre para evitar la inyección intravenosa.[26] Una vez confirmada la posición, inyecte la medicación.[26]

Si se hace con ultrasonidos, tenga al paciente en posición supina. De nuevo, palpe el tercio superior de la rótula en el lado lateral. Aplique una solución desinfectante y adormezca con espray tópico o lidocaína.[26] A continuación, se puede colocar el ultrasonido por encima de la rótula en un plano transversal. Observe, mientras lo hace, confirmar la profundidad de la aguja con el ultrasonido.[26] Manteniendo una visión paralela del eje largo, el operador debe utilizar un abordaje en el plano para insertar la aguja en dirección medial. Este abordaje requiere que el punto de inserción de la aguja sea superior y lateral a la rótula.[26] Una vez confirmado en la articulación, compruebe con la aspiración que la administración no es intravascular y luego inyecte la solución.[26]

Conclusión

El dolor agudo, en especial en las articulaciones, puede ser perjudicial e insoportable. Puede ser de naturaleza aguda o crónica y surgir de una variedad de mecanismos: inflamación, infección, depósito de cristales, degeneración del cartílago y trauma. Dada la etiología, existen diversos enfoques para el tratamiento del dolor articular. Hay inyecciones intraarticulares que incluyen corticosteroides, PRP, ácido hialurónico y componentes novedosos como las inyecciones de matriz de tejido placentario, entre otros. Esperamos poder arrojar más luz sobre la investigación actual de las inyecciones intraarticulares disponibles y novedosas para el dolor articular agudo.

REFERENCIAS

1. Ayhan E, Kesmezacar H, Akgun I. Intraarticular injections (corticosteroid, hyaluronic acid, platelet rich plasma) for the knee osteoarthritis. *World J Orthop.* 2014;5:351-361.
2. Williams DM. Clinical pharmacology of corticosteroids. *Respir Care.* 2018;63:655-670.
3. Pekarek B, Osher L, Buck S, Bowen M. Intra-articular corticosteroid injections: a critical literature review with up-to-date findings. *Foot.* 2011;21:66-70.
4. Freire V, Bureau NJ. Injectable corticosteroids: take precautions and use caution. S*emin Musculoskelet Radiol.* 2016;20:401-408.
5. Cardone DA, Tallia AF. Joint and soft tissue injection. *Am Fam Physician.* 2002;66:283-288.
6. Charalambous CP, Tryfonidis M, Sadiq S, Hirst P, Paul A. Septic arthritis following intra-articular steroid injection of the knee—a survey of current practice regarding antiseptic technique used during intra-articular steroid injection of the knee. *Clin Rheumatol.* 2003;22:386-390.
7. Arroll B, Goodyear-Smith F. Corticosteroid injections for osteoarthritis of the knee: meta-analysis. *Br Med J.* 2004;328:869.
8. Blyth T, Hunter JA, Stirling A. Pain relief in the rheumatoid knee after steroid injection a single-blind comparison of hydrocortisone succinate, and triamcinolone acetonide or hexacetonide. *Rheumatology.* 1994;33:461-463.
9. Maricar N, Callaghan MJ, Felson DT, O'Neill TW. Predictors of response to intra-articular steroid injections in knee osteoarthritis-a systematic review. *Rheumatol (United Kingdom).* 2013;52:1022-1032.
10. Migliore A, Procopio S. Effectiveness and utility of hyaluronic acid in osteoarthritis. *Clin Cases Miner Bone Metab.* 2015;12(1):31-33.
11. Gupta RC, Lall R, Srivastava A, Sinha A. Hyaluronic acid: molecular mechanisms and therapeutic trajectory. *Front Vet Sci.* 2019;6:1-24.
12. Gigis I, Fotiadis E, Nenopoulos A, Tsitas K, Hatzokos I. Comparison of two different molecular weight intra-articular injections of hyaluronic acid for the treatment of knee osteoarthritis. *Hippokratia.* 2016;29:26-31. http://www.artosyal.it
13. Migliore A, Giovannangeli F, Granata M, Laganá B. Hylan g-f 20: review of its safety and efficacy in the management of joint pain in osteoarthritis. *Clin Med Insights Arthr Musculoskelet Disord.* 2010;20:55-68. doi:10.1177/117954411000300001
14. Concoff A, Sancheti P, Niazi F, Shaw P, Rosen J. The efficacy of multiple versus single hyaluronic acid injections: a systematic review and meta-analysis. *BMC Musculoskelet Disord.* 2017;18(1):1-15.
15. Wu B, Li YM, Liu YC. Efficacy of intra-articular hyaluronic acid injections in hip osteoarthritis: a meta-analysis of randomized controlled trials. *Oncotarget.* 2017;8(49):86865-86876.
16. Walker K, Basehore BM, Goyal A, Bansal P, Zito PM. Hyaluronic acid. En: *StatPearls* [Internet]. StatPearls Publishing; 2021.
17. Werner BC, Cancienne JM, Browning R, Verma NN, Cole BJ. An analysis of current treatment trends in platelet-rich plasma therapy in the Medicare database. *Orthop J Sports Med* 2020;8.
18. Le ADK, Enweze L, Debaun MR, Dragoo JL. Platelet-rich plasma. *Clin Sports Med.* 2020;38(1):17-44. doi:10.1016/j.csm.2018.08.001
19. Bashir J, Panero AJ, Sherman AL. The emerging use of platelet-rich plasma in musculoskeletal medicine. *J Am Osteopath Assoc.* 2015;115:24-31.
20. Mishra AK, Skrepnik NV, Edwards SG, et al. Efficacy of platelet-rich plasma for chronic tennis elbow: a double-blind, prospective, multicenter, randomized controlled trial of 230 patients. *Am J Sports Med.* 2014;42(2):463-471.
21. Gosens T, Peerbooms JC, Van Laar W, Den Oudsten BL. Ongoing positive effect of platelet-rich plasma versus corticosteroid injection in lateral epicondylitis: a double-blind randomized controlled trial with 2 year follow-up. *Am J Sports Med.* 2011;39(6):1200-1208.
22. Peerbooms JC, Sluimer J, Bruijn DJ, Gosens T. Positive effect of an autologous platelet concentrate in lateral epicondylitis in a double-blind randomized controlled trial: platelet-rich plasma versus corticosteroid injection with a 1-year follow-up. *Am J Sports Med.* 2010;38(2):255-262.
23. Hetland ML, Hørslev-Petersen K. The CIMESTRA study: intra-articular glucocorticosteroids and synthetic DMARDs in a treat-to-target strategy in early rheumatoid arthritis. *Clin Exp Rheumatol.* 2012;30:S44-S49.
24. Linton SM, Williams AS, Dodd I, Smith R, Williams BD, Paul Morgan B. Therapeutic efficacy of a novel membrane-targeted complement regulator in antigen-induced arthritis in the rat. *Arthritis Rheum.* 2000;43:2590-2597.
25. Orth P, Rey-Rico A, Venkatesan JK, Madry H, Cucchiarini M. Current perspectives in stem cell research for knee cartilage repair. *Stem Cells Cloning.* 2014;7:1-17.
26. Manchikanti L, Kaye AD, Falco FJE, et al. *Essentials of Interventional Techniques in Managing Chronic Pain.* Springer International Publishing AG; 2018:645-655.

43

Acupuntura

Olabisi Lane, Jamie Kitzman y Anna Woodbury

Introducción

La acupuntura se practica desde hace más de 2 000 años. Su origen sigue siendo objeto de debate, pero en general se considera un componente importante de la medicina tradicional china (MTC). La palabra *acupuntura* tiene raíces latinas que significan "penetración de la aguja" e implica el acto de insertar agujas metálicas y sólidas a través de la piel para estimular puntos específicos del cuerpo. La aguja puede manipularse manualmente o mediante estimulación eléctrica para mejorar el dolor. Suele utilizarse para aliviar el dolor, pero también se ha empleado en el tratamiento de una amplia gama de afecciones.[1] Se cree que provoca la estimulación de pequeñas terminaciones nerviosas y otras estructuras alrededor de los puntos de acupuntura, lo que provoca cambios tanto locales como a distancia en el organismo.

La acupuntura tradicional se basa en las antiguas creencias chinas de que el "qi" (fuerza o energía vital) circula por todo el cuerpo a través de unas vías de transporte de energía llamadas meridianos. Se cree que los doce meridianos principales permanecen en flujo continuo y en equilibrio con dos polaridades, el yin y el yang, que reflejan la buena salud y el bienestar. La enfermedad se produce como resultado de un desequilibrio entre el yin y el yang debido a una alteración del qi. Se cree que la acupuntura restablece el flujo y el equilibrio estimulando puntos anatómicos a lo largo de los meridianos del cuerpo. Las agujas suelen ser de acero inoxidable, pero pueden ser de oro y plata; la mayoría de ellas tienen entre 1.3 y 12.7 cm de longitud y un diámetro de entre 26 y 36 de calibre. Se introducen de 3 a 15 mm bajo la piel.[2] Se dice que se siente una sensación, de-qi, cuando se inserta la aguja de acupuntura. Esta sensación puede describirse como entumecimiento, hormigueo por presión, pesadez, dolor o molestia por naturaleza. El procedimentalista también percibe la sensación como un agarre de la aguja con una sensación de plenitud, tirantez o incluso tensión.[3] La mayoría de los acupuntores cree que esta sensación es necesaria para proporcionar el efecto completo de la acupuntura.

Acupuntura manual frente a la electroacupuntura

La acupuntura puede administrarse mediante la acupuntura manual (AM) o la electroacupuntura (EA). La AM consiste en la inserción de agujas en los puntos de acupuntura y el posterior giro manual de la aguja hacia arriba y hacia abajo, mientras que en la EA se administra una corriente estimulante a través de pequeñas pinzas en los puntos de acupuntura. La estimulación puede ser alta (100-200 Hz), media (15-30 Hz) o baja (2-4 Hz).

La frecuencia y la intensidad pueden modificarse en función del objetivo del tratamiento. Las agujas pueden estimularse por parejas durante < 30 minutos. La EA también puede administrarse sin el uso de agujas en forma de estimulación nerviosa eléctrica transcutánea (ENET), mediante la cual se aplican electrodos en la piel para estimular puntos identificados. La EA también tiene la ventaja de que no es necesario introducir las agujas en puntos precisos, ya que la estimulación de la aguja afecta a una zona más amplia.

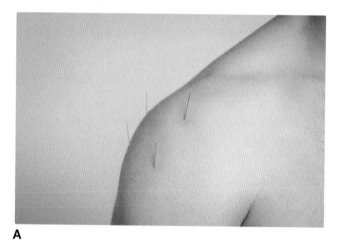

A

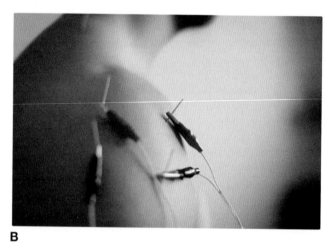

B

Electroacupuntura frente a acupuntura manual del hombro. Se ha demostrado que la electroacupuntura tiene mayor eficacia que la acupuntura manual en el tratamiento de diversas afecciones musculoesqueléticas. La figura muestra (**A**) la acupuntura manual en el SI 12, el SI 10, el LI 16 y el LI 15 y (**B**) la electroacupuntura, en la que se aplican electrodos en los mismos puntos de acupuntura utilizados en la acupuntura manual, pero la corriente se suministra a las agujas mediante una máquina que crea una forma de onda de corriente alterna (CA) a partir de una batería de corriente continua (CC). Al ser CA, la colocación de las pinzas negras y rojas no debería importar, aunque algunos acupuntores prefieren colocar las pinzas rojas más cerca del torso y las negras más en la periferia. La frecuencia y la amplitud de la corriente pueden ajustarse para estimular la liberación de diversas endorfinas endógenas y producir una sensación de hormigueo, zumbido o pulsación. Un tratamiento habitual dura alrededor de 20 minutos. (Crédito: foto médica creada por wavebreakmedia_micro).

Existen varias técnicas y metodologías para la práctica de la acupuntura debido a las diferentes tradiciones de países como China, Japón, Corea y Vietnam. El pensamiento general es que las orejas, las manos y los pies son "micromodelos" del cuerpo y denotan puntos de acupuntura, meridianos, órganos y partes del cuerpo. El principio unificador de esta práctica sigue siendo la aplicación de la acupuntura en puntos anatómicos específicos para obtener una reducción del dolor e inducir otros efectos beneficiosos.[2]

Acupuntura auricular

Descrita por primera vez en Francia por Paul Nogier, la acupuntura auricular (AA) es similar a la reflexología, ya que también utiliza una técnica de microacupuntura. Se cree que los órganos están representados en el pabellón auricular humano y que la estimulación de los puntos identificados tendrá efectos en los respectivos órganos distantes. Las investigaciones han demostrado que puede utilizarse para tratar el dolor y la ansiedad, pero se necesita una mayor exploración para confirmar su uso en el tratamiento del tabaquismo y el abuso de sustancias. Se han utilizado diversos materiales, como el acero inoxidable, las agujas de acupuntura estériles, las agujas de presión, las semillas de rábano (SR), los pequeños gránulos metálicos o los gránulos magnetizados. Quizás uno de los protocolos de acupuntura auricular mejor estudiados para el dolor agudo sea el denominado en el campo de batalla (BFA, por sus siglas en inglés), diseñado por el Dr. Richard Niemtzow.[4,5] Los médicos pueden formarse en acupuntura en el campo de batalla como complemento fuera de la formación en medicina tradicional china o de la acreditación completa en acupuntura.[6] Una preocupación entre los investigadores es la capacidad de estandarizar los puntos identificados en la oreja y la falta de correlación con estas áreas identificadas y el conocimiento de la anatomía y la fisiología. Wirx-Ridolfi habla de la probabilidad de que aumente la credibilidad de esta práctica si se dispusiera de mejores tablas comparables, lo que podría ser ventajoso para extender la aceptación de la práctica en el mundo científico, y para conseguir mejores resultados para los pacientes.[7-9]

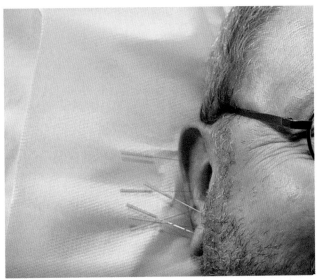

Acupuntura auricular. Consiste en la inserción de agujas de acupuntura en puntos predefinidos a lo largo de la oreja externa. Los profesionales pueden utilizar un nanómetro o "buscador de puntos" para medir la resistencia en la oreja. El punto llamado "shen men" se suele utilizar como punto cero. La acupuntura auricular suele ser bien tolerada y se presta a una colocación más rápida debido a la accesibilidad de la oreja sin necesidad de quitarse la ropa. Aunque en la foto se utilizan agujas de acupuntura tradicionales, también pueden colocarse agujas semipermanentes, tachuelas de presión, semillas de vaccaria o pellets con adhesivo, lo que permite al paciente recibir un tratamiento rápido y agujas/semillas/pellets con los que puede irse a casa, sin la típica espera de 20-30 minutos para la retirada de las agujas. (Crédito: foto médica creada por Walti Goehner. Con licencia vía Pixabay).

Acupuntura del cuero cabelludo

La acupuntura china del cuero cabelludo es una técnica que integra los métodos tradicionales chinos con los conocimientos médicos occidentales de zonas representativas de la corteza cerebral. Esta técnica ha demostrado ser un tratamiento eficaz de los trastornos agudos y crónicos del sistema nervioso central. Produce resultados excelentes y casi inmediatos con solo unas pocas agujas. Las zonas identificadas en el cuero cabelludo se basan en el sistema somatotópico reflejo de la medicina occidental, en el que las agujas se insertan por vía subcutánea en zonas específicas en lugar de en puntos de acupuntura. Estas zonas son áreas dentro del cerebro y el cerebelo que desempeñan funciones motoras y sensoriales, ayudan a la visión, la audición, el habla y el equilibrio. La acupuntura del cuero cabelludo se ha utilizado para una serie de afecciones neurológicas, como la enfermedad de Parkinson, el derrame cerebral y la esclerosis múltiple. Se necesita un profesional experimentado para realizar esta técnica.[10]

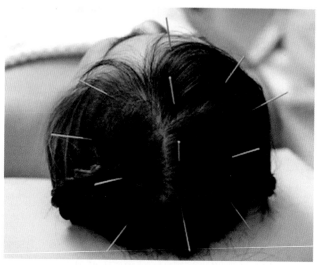

Acupuntura del cuero cabelludo. Esta acupuntura, al igual que la auricular, ofrece la ventaja de permitir al paciente permanecer vestido durante el proceso de tratamiento. (Crédito: PK Studio con licencia vía Adobe Stock Photo).

Terapia de acupuntura de manos coreana

Esta forma de acupuntura fue desarrollada en Corea en 1971 por el Dr. Tae-woo Yoo. La terapia de acupuntura de mano coreana (TAMC) se basa en los mismos principios de la acupuntura china, como el yin y el yang, los sistemas de meridianos y el flujo de energía. En la acupuntura de mano coreana, la mano se considera un microcosmos del cuerpo, y todas las partes y los órganos del cuerpo tienen asignado un punto específico en ella. La TAMC utiliza agujas cortas y de diámetro estrecho, que se insertan de 1 a 3 mm en puntos de la mano. La TAMC también puede realizarse aplicando presión en puntos precisos de la mano o utilizando bolitas metálicas de polaridades opuestas; tiene la ventaja de que pueden utilizarse técnicas menos invasivas.[11,12]

La acupuntura se introdujo en Estados Unidos en los años 70, tras la visita del presidente Nixon a China. Durante ese viaje, un miembro del cuerpo de prensa, James Reston, reportero del *New York Times*, necesitó una apendicectomía. El dolor posoperatorio de Reston se trató con acupuntura y su experiencia fue muy publicitada.[13,14] El interés por esta modalidad de tratamiento creció en los años 70, siendo California el primer estado en establecer la necesidad de una licencia para practicarla, y varios estados le siguieron. La investigación sobre esta terapia amplió aún más el interés, con estudios que profundizaban en su mecanismo de acción, como la hipótesis de las endorfinas, y el uso de modalidades de imagen, como la IRMf y la tomografía por emisión de positrones. Los National Institutes of Health (NIH) siguen apoyando los estudios de acupuntura experimental y clínica y publicaron una declaración de consenso en 1997, en la que se mostraban prometedores con el uso de la acupuntura en el dolor posoperatorio en adultos, la náusea y el vómito inducidos por la quimioterapia, así como para el dolor dental posoperatorio. También se habló de la posibilidad de utilizar la acupuntura como parte de un régimen de tratamiento multimodal en pacientes con cefalea, dolor miofascial y fibromialgia, por nombrar algunos. Los NIH crearon una Oficina de

Medicina Alternativa, ahora conocida como National Center for Complementary and Integrative Health (NCCIH), que sigue financiando ensayos clínicos para evaluar la eficacia de la acupuntura. La Organización Mundial de la Salud también describe una serie de afecciones médicas que pueden beneficiarse de la acupuntura, como la prevención y el tratamiento de la náusea y el vómito; el tratamiento de la adicción al tabaco, el alcohol y otras drogas, y el tratamiento de afecciones pulmonares. Puede utilizarse para ayudar a la rehabilitación después de daños neurológicos como los causados por una apoplejía. Se destacaron las preocupaciones relativas a los diseños de los estudios, el tamaño de las muestras y la capacidad de controlar adecuadamente los estudios (placebo frente a acupuntura simulada, inserción de la aguja en puntos no acupunturales).[15] Durante muchos años, las agujas de acupuntura se clasificaron como productos sanitarios de clase III, que se consideran dispositivos de alto riesgo para el paciente o el usuario. En la década de 1990, un grupo de abogados y acupuntores solicitó a la Food and Drug Administration (FDA) de Estados Unidos que designara a las agujas como dispositivos médicos de clase II.

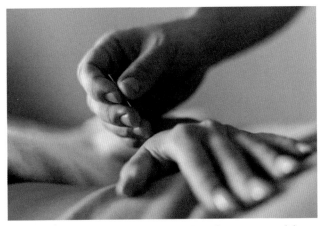

Acupuntura de la mano. Al igual que la acupuntura auricular y la acupuntura del cuero cabelludo, la acupuntura de la mano utiliza una parte del cuerpo de fácil acceso y también tiene su propio mapa somatotópico para las regiones del cuerpo que pueden tratarse a través de la mano. La foto muestra la inserción de la aguja en LI4, uno de los puntos de acupuntura más utilizados. El LI4 se utiliza tradicionalmente para el tratamiento de las cefaleas, el dolor de muelas y de la parte superior del cuerpo, así como de otra sintomatología. (Crédito de la foto: https://www.freepik.com/photos/health">Foto de salud creada por freepik-www.freepik.com).

Mecanismo de acción

Como ya se ha dicho, la acupuntura puede aplicarse mediante AM o EA. James Kennedy describe la AM como la inserción de agujas en los puntos de acupuntura y el posterior giro manual de la aguja hacia arriba y hacia abajo. La AM produce la estimulación de las fibras A-β, A-δ y C. La EA implica la aplicación de una corriente estimulante en los acupuntos y se cree que excita las fibras A-β y una parte de las A-δ. La EA ha sido ampliamente estudiada en la IRMf, comparada con la teoría del control de la compuerta, así como estudiada por su papel con los receptores NMDA y la sensibilización central.[16] A pesar de las investigaciones en curso, el mecanismo exacto de los efectos de la acupuntura sigue siendo objeto de debate, y la teoría de las endorfinas parece ser la más aceptada. Chernyak y cols. describieron un mecanismo de acción propuesto por Pomeranz y Stux que implica tres componentes que contribuyen a las propiedades analgésicas, con efectos a nivel de la médula espinal, el cerebro medio y en el complejo hipofisario-hipotalámico. A nivel de la médula espinal, se cree que provoca la liberación de encefalina y dinorfina, inhibiendo las señales de dolor que ascienden al tracto espinotalámico. En el cerebro medio, estimula las células de la materia gris periacueductal y el núcleo del rafe, lo que da lugar a señales descendentes que provocan la liberación de serotonina y norepinefrina, que disminuyen el dolor al reducir la transmisión de señales a través del tracto espinotalámico. Por último, en el complejo hipofisario-hipotalámico, provoca la liberación de endorfinas y de la hormona adrenocorticotrópica.[2,17] Kawakita y Okada describieron un estudio farmacológico realizado por un grupo de la Universidad de Pekín que describía que los péptidos opioides endógenos tenían un papel importante en la analgesia por electroacupuntura (AEA). Esta teoría se refuerza aún más porque se dice que la EA es antagonizada por la naloxona, un antagonista de los receptores opioides. El grupo de Han demostró que la AEA de baja frecuencia (2 Hz) provocaba la liberación de encefalina, β-endorfina y endomorfina, que a su vez activaban los receptores μ- y δ-opioides, mientras que la EA de alta frecuencia (100 Hz) provocaba la liberación de dinorfinas, que afectaban a los receptores κ-opioides de la médula espinal.[18,19] Lin y Chen se refirieron a la respuesta de los animales con hiperalgesia a la acupuntura, señalando que estos pueden responder de forma diferente a la EA. Este estudio además destacó el papel del reflejo inflamatorio y del sistema nervioso autónomo en lo que respecta a las propiedades antihiperalgésicas observadas con el tratamiento de acupuntura. Este reflejo también modula el sistema inmunológico y puede explicar el papel de la acupuntura en los estados inflamatorios.[20] Se necesitan más investigaciones para determinar el mecanismo exacto por el que la acupuntura ejerce su efecto analgésico, aunque las pruebas actuales apoyan la respuesta opioide endógena, la modulación de la potenciación a largo plazo y la plasticidad neuronal a través de la activación a nivel del cerebro, así como de los nervios periféricos, y la liberación de diversas hormonas antiinflamatorias y neurológicas.

Seguridad de la acupuntura

El uso de la acupuntura sigue creciendo, por lo que es importante hacer un seguimiento de su perfil de seguridad. En 2016, Chan y cols. evaluaron todas las revisiones sistemáticas (RS) en relación con los efectos adversos asociados a la acupuntura y las terapias relacionadas. Se identificaron 17 revisiones sistemáticas y los efectos adversos se clasificaron en función de las lesiones de órganos o tejidos, las infecciones, los acontecimientos o reacciones adversas locales y otras complicaciones como mareos o síncopes. La lesión de órgano o tejido más común fue el neumotórax. Las infecciones incluyeron hepatitis, tétanos, infección auricular, artritis séptica e infección estafilocócica. También se notificaron efectos o reacciones adversas locales, como dermatitis de contacto, hemorragias locales y dolor, así como quemaduras y hematomas, efectos más sistémicos como náusea y vómito, mareos o síncopes y reacciones vasovagales. Chan y cols. concluyeron que se producen efectos adversos graves y leves, aunque son poco frecuentes. Sin embargo, al ser poco frecuentes, es importante poder identificarlos con prontitud, ya que algunos pueden provocar un aumento de la mortalidad. También se destacó la importancia de remitir a los pacientes a un acupuntor de confianza.[21] Asimismo, Park y cols. investigaron los acontecimientos adversos asociados a la acupuntura. De los 2 226 pacientes inscritos en el estudio, 99 informaron de acontecimientos adversos que incluían hemorragias (32%), hematomas (28%) y dolor en el lugar de la aguja (13%). Sesenta y cuatro pacientes terminaron el tratamiento y 62 de ellos con acontecimientos adversos informaron de una disminución o desaparición de los síntomas. De los 35 casos restantes de acontecimientos adversos en los que se continuó el tratamiento, 28 pacientes informaron de una reducción o desaparición de los síntomas. Park y cols. también reconocieron que la acupuntura está asociada a acontecimientos adversos, pero los pacientes de este estudio no experimentaron acontecimientos adversos graves. Una vez más, los autores destacaron la importancia de remitir a los profesionales con experiencia que puedan realizar esta técnica de acuerdo con las directrices establecidas.[22]

Uso como parte del plan de tratamiento multimodal perioperatorio

El dolor posoperatorio no controlado sigue siendo un problema difícil y se ha demostrado que conduce al dolor crónico. El estándar de atención para el tratamiento del dolor posoperatorio se está alejando lentamente del uso de opioides como único agente para adoptar un enfoque de tratamiento multimodal. Wang y cols. realizaron un estudio de seguimiento en el que se revisó el uso de medicinas complementarias y alternativas (MCA) por parte de los pacientes de cirugía y descubrieron que la mayoría de ellos estaba dispuesta a utilizar MCA, y que 7% de estos pacientes estaba de acuerdo con el uso de la acupuntura para la reducción del dolor posoperatorio. Los autores determinaron que la acupuntura es una parte eficaz de la atención habitual, es segura y rara vez causa efectos adversos significativos.[23] Wu y cols. realizaron una revisión sistemática y un metaanálisis para determinar la eficacia de la acupuntura y de las técnicas relacionadas con ella en el tratamiento del dolor posoperatorio. En comparación con el grupo de control, los pacientes que recibieron acupuntura tradicional y estimulación eléctrica transcutánea de puntos de acupuntura (EETPA) informaron de menos dolor el primer día después de la cirugía. Se informó que el grupo de EETPA utilizó mucho menos opioides. Basándose en estos resultados, los autores apoyan el uso de la acupuntura para el tratamiento del dolor posquirúrgico.[24] Del mismo modo, Sun y cols. realizaron una revisión sistemática para evaluar cuantitativamente las pruebas disponibles sobre la eficacia de la acupuntura y las técnicas relacionadas en el tratamiento del dolor posoperatorio. Los resultados mostraron una reducción en el uso de opioides posoperatorios más evidente en la marca de 72 horas, así como una reducción en las puntuaciones de dolor posperatorio en la marca de 8 y 72 horas. Tanto la reducción de la intensidad del dolor como la del consumo absoluto de opioides se consideraron modestas. En general, los autores determinaron que la acupuntura puede ser un buen complemento para la analgesia posoperatoria.[25] Hendawy y Abuelnaga trataron de determinar la eficacia de la acupuntura en la oreja en pacientes sometidas a histerectomía abdominal, clasificando a las pacientes en función de quiénes recibían solo analgesia espinal (grupo de control) y analgesia espinal y acupuntura eléctrica en la oreja (AEO). Sus resultados revelaron un aumento del umbral del dolor somático cuando se emplean la acupuntura y la ENET. El estudio también reveló una reducción del uso de la PCA en las primeras 24 horas después de la cirugía en el grupo de tratamiento y un retraso en el tiempo para solicitar la primera analgesia suplementaria. De nuevo, los autores concluyeron que la acupuntura es una parte útil de un régimen de tratamiento multimodal y mejora la satisfacción del paciente con un riesgo mínimo asociado a su uso.[26]

Acupuntura para el parto

La seguridad de la acupuntura en el embarazo está relativamente bien aceptada. Los estudios han demostrado que puede ser beneficiosa durante el embarazo y el parto. Los efectos favorables durante el embarazo incluyen la mejora de la náusea y el vómito, el sueño, el dolor de espalda y la depresión. Durante el parto y el alumbramiento, se ha informado de que previene el parto prolongado, favorece la maduración del cuello uterino, acorta el tiempo del parto y reduce las hemorragias posparto. En un reciente metaanálisis sobre la acupresión que incluía 13 ensayos controlados aleatorios y 1 586 pacientes, Chen y cols. concluyeron que existen datos de calidad moderada que apoyan los efectos de la acupresión para aliviar el dolor del parto.[27] Su uso para promover la inducción no está respaldado.[28] Allais y cols. destacaron que la acupuntura es una terapia potencial para la náusea, el vómito y los ataques de migraña durante el primer trimestre del embarazo y debe considerarse un tratamiento.[29] Park y cols. realizaron una revisión sistémica en la que se evaluó la seguridad de la acupuntura en el embarazo, ya que se cree que algunos de sus efectos periparto están relacionados con la liberación de oxitocina a partir de la estimulación en puntos de acupuntura específicos, incluidos los situados alrededor del tobillo y el sacro. La revisión concluyó que la acupuntura se asocia a acontecimientos adversos leves y transitorios, como dolor no especificado, dolor en el lugar de la punción y hemorragias. De los acontecimientos adversos graves identificados, se consideró que tal vez no estaban relacionados con la terapia de acupuntura.[22] Carr retomó el debate en torno a la posibilidad de que la acupuntura sea perjudicial en puntos prohibidos, como la región sacra y el bajo vientre. Esta preocupación es muy grande entre los acupunturistas tradicionales y menos en la acupuntura de la medicina occidental, ya que no se basa en pruebas. Se ha considerado que estos puntos están contraindicados antes de las 37 semanas de embarazo, dada la preocupación que suscita la maduración cervical, la contracción uterina y el riesgo de penetración uterina. Carr resumió que la acupuntura en estos puntos identificados no está asociada ni aumentó el riesgo de acontecimientos adversos en los ensayos controlados y de observación ni indujo el aborto o el parto. Se mostró convencido de que otros factores pueden contribuir a los resultados adversos del embarazo.[30] Además, Asher y cols. realizaron un estudio en el que determinaron que la acupuntura, en comparación con la atención médica normal o la acupuntura simulada, no era eficaz para inducir el parto ni afectaba la tasa de partos por cesárea.[31] Mansu y cols. concluyeron que la acupuntura parece ser segura y bien tolerada por las mujeres en todos los trimestres. Los autores instan a los profesionales a utilizar su criterio a la hora de seleccionar a las pacientes adecuadas, elegir los puntos de acupuntura, la combinación y el orden, así como la fuerza de la estimulación.[32]

Acupuntura para el dolor pediátrico agudo

La acupuntura es ampliamente aceptada por los pacientes pediátricos y sus padres, incluso en el ámbito perioperatorio y de urgencias.[33-36] En un estudio en el que se investigó la aceptabilidad y la viabilidad de la acupuntura para el dolor posoperatorio agudo, Wu y cols. descubrieron que 86% de los pacientes aceptaban el tratamiento, con una tasa de rechazo de 14%, y que la sesión de acupuntura era bien tolerada.[36] Además, 70% tanto de los padres como de los pacientes consideró que la acupuntura ayudaba al dolor del niño, y 85% de los padres sugirió que estarían dispuestos a pagar de su bolsillo la acupuntura en el futuro. Del mismo modo, en un pequeño estudio realizado en la sala de urgencias, 96% de los pacientes que recibió acupuntura para el dolor se mostró satisfecho con el alivio del dolor e informó que volverían a someterse a la acupuntura.[35]

Se ha estudiado la seguridad y la eficacia de la acupuntura en la población pediátrica.[36-38] En una revisión bibliográfica de 2007, Jindal y cols. concluyeron que se trata de un procedimiento de bajo riesgo que es más eficaz en la prevención de las NVPO, seguido del tratamiento del dolor. En una revisión bibliográfica más reciente, Lin y cols. concluyeron que la acupuntura está bien respaldada como tratamiento eficaz en el dolor de procedimientos pediátricos, con literatura que apoya su uso en la punción del talón en bebés, la venopunción, la odontología, la amigdalectomía y la adenoidectomía, la colocación de tubos de miringotomía y la biopsia renal.[38] En un pequeño estudio, Wu y cols. informaron de que las puntuaciones del dolor posoperatorio disminuían a las 4 y 24 horas del tratamiento con acupuntura en niños sometidos a procedimientos quirúrgicos con ingreso hospitalario previsto, la mayoría de los cuales era de fusiones espinales posteriores.[36]

Teniendo en cuenta los retos del control del dolor y las NVPO en la cirugía ORL pediátrica, existe un interés creciente por la acupuntura para estos pacientes debido al perfil de bajo riesgo de la acupuntura en comparación con los tratamientos farmacológicos existentes. Gran parte de esta literatura se centra en la acupuntura para la amigdalectomía, investigando en específico el control del dolor, la prevención de las NVPO y la prevención de la agitación a la emersión. Una revisión de la literatura sobre el uso de MCA después de la amigdalectomía encontró la mayor evidencia para el uso de la acupuntura para el dolor y la náusea en comparación con otras MCA, pero observó limitaciones metodológicas en los estudios.[39] En un metaanálisis de ECA, Cho y cols.[40] hallaron que los pacientes que recibieron tratamientos de acupuntura presentaron una disminución del dolor posoperatorio hasta 48 horas después de la amigdalectomía, una disminución de las necesidades de analgésicos y una menor incidencia de NVPO en comparación con el control (tratamiento farmacológico convencional o tratamiento simulado). Concluyeron que la acupuntura perioperatoria puede proporcionar un alivio del dolor, pero la eficacia no pudo determinarse debido a la heterogeneidad de los estudios. Otro metaanálisis que incluyó ECA y no ECA halló una disminución de las NVPO de 23% con el uso de PC-6 en comparación con el control (terapia farmacológica convencional o sin terapia farmacológica).[41] Estos hallazgos se confirmaron en un reciente ensayo aleatorizado doble ciego.[42] Moen informó de que la acupuntura proporciona un efecto antiemético similar al de la dexametasona en pacientes pediátricos sometidos a una amigdalectomía.[43] Sin embargo, se cuestionó la potencia del estudio.[44] Se descubrió que los emplastos de calcio aplicados a los puntos de acupuntura disminuían la incidencia de la agitación a la emersión, pero no el dolor tras la amigdalectomía.[45] Se ha comprobado que la electroacupuntura disminuye las necesidades de analgésicos, las puntuaciones de dolor y la puntuación de agitación en pacientes sometidos a miringotomía y colocación de tubos de timpanostomía.[46]

Se están empezando a explorar otros usos potenciales de la acupuntura en el dolor agudo pediátrico. La acupuntura se ha utilizado para el tratamiento del dolor agudo en los servicios de urgencias pediátricas. También existe un conjunto importante de publicaciones que apoyan el uso de la acupuntura para el dolor dental agudo, demostrando una disminución de la puntuación de la EVA y del edema, aunque la mayoría son en poblaciones adultas.[47-50] No obstante, el uso de la acupuntura puede ser beneficioso para aquellos niños que se presentan habitualmente en un entorno quirúrgico para restauraciones dentales. Tsai y cols. informaron de la mejora del dolor lumbar agudo, el dolor del túnel carpiano, el dolor de las articulaciones, los esguinces, el dolor abdominal agudo por apendicitis, la otitis externa, la dismenorrea y la parafimosis con el uso de BFA y acupuntura tradicional.[35,51] Dada la clara relación entre el malestar físico y el emocional, en especial en los niños, el uso de la acupuntura para la ansiolisis podría facilitar el tratamiento del dolor. Wang y cols. descubrieron que la acupresión en un solo punto de Yin Tang disminuía la ansiedad preoperatoria reportada por el cuestionario STAIC (State Trait Anxiety Inventory for Children) en pacientes pediátricos sometidos a endoscopia.[52]

La práctica real de la acupuntura pediátrica requiere consideraciones especiales, como abordar el miedo del niño a las agujas o su incapacidad para permanecer quieto una vez colocadas estas. La fobia a las agujas puede mitigarse desarrollando una relación con el paciente mediante un diálogo adecuado a su edad o realizando un único punto de prueba (en el paciente o en los padres, si están dispuestos). La distracción, ya sea mediante una conversación o un dispositivo eléctrico, puede facilitar el proceso de colocación de la aguja y la quietud del niño durante la sesión de tratamiento. Si no es posible que el niño acepte la colocación de las agujas, pueden utilizarse la acupresión y los complementos sin agujas, como las perlas de acupuntura, las microagujas adhesivas y el láser. Puede ser necesario disminuir la duración del tratamiento en los niños que tienen tendencia a inquietarse. Como con cualquier procedimiento en un paciente pediátrico, es importante obtener el consentimiento del niño para minimizar el estrés emocional o el TEPT.

La literatura actual se muestra prometedora para la acupuntura en el tratamiento del dolor. Sin embargo, en general, la fuerza de los estudios está limitada por el pequeño tamaño de la muestra, y las revisiones de la literatura lo están por la heterogeneidad del diseño de los estudios y la técnica de acupuntura. Se necesitan ECA más grandes y con un diseño más riguroso. Dada la interdependencia del control del dolor y la ansiedad, es razonable utilizar la acupuntura como complemento seguro y rentable del tratamiento tradicional. Con un acupuntor cualificado que se adapte, la acupuntura puede ser un complemento eficaz y sin tensiones para el cuidado del paciente pediátrico.

Acupuntura para lesiones agudas (clínica del dolor)

En 2001, la acupuntura en el campo de batalla fue desarrollada por el Dr. Richard Niemtzow, el nombre fue inspirado por los acontecimientos que rodearon el 11 de septiembre y las esperanzas de

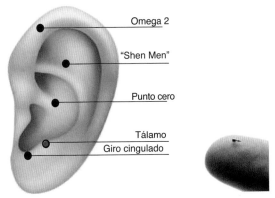

Acupuntura en el campo de batalla. Los médicos que deseen aplicar esta terapia pueden recibir una certificación para realizarla sin la exhaustiva formación adicional y la licencia requerida para realizar otros tipos de acupuntura. En la esquina inferior derecha se representa una aguja dorada semipermanente ASP en un dedo índice; se utiliza en la aplicación de la acupuntura en el campo de batalla porque puede aplicarse rápido y permanecer en la oreja hasta 2 semanas. Los puntos de acupuntura en el campo de batalla se muestran en la oreja. El protocolo de esta acupuntura consiste en la colocación rápida de agujas en 5 puntos (giro cingulado, núcleos talámicos, omega 2, punto cero y "shen men"), representados en *negro*, en la oreja externa para aliviar el dolor. El *punto rojo* está en la parte posterior de la zona visualizada. (Ilustración original de la oreja por tigatelu, con licencia de Adobe Stock photos. Modificada por los autores).

su aplicación en el campo de batalla militar. Se trata de un procedimiento AA de 5 puntos que utiliza agujas de acupuntura semipermanentes (ASP). Las agujas ASP son muy cortas, solo penetran unos 2 mm y tienen pequeñas púas y extremos exteriores romos. Están diseñadas para permanecer en la piel durante 3 o 4 días para obtener una respuesta terapéutica prolongada, pero pueden retirarse antes.[53] La colocación implica el posicionamiento secuencial de las agujas de acupuntura en determinadas zonas dentro de las orejas, como el giro cingulado, los núcleos talámicos (anteriores), el omega2, el punto cero y el "shen men", con periodos de deambulación permitida, durante los cuales se evalúa el dolor. Se ha demostrado que promueve efectos beneficiosos al afectar al procesamiento del dolor en el sistema nervioso central con una mejora de los síntomas de dolor a los pocos minutos de la aplicación con una duración variable según la modalidad utilizada. El Dr. Niemtzow demostró la eficacia de esta terapia en una clínica ambulatoria y en un entorno de atención de urgencias.[54]

Aguja de oído ASP

Cada vez hay más interés en el uso de la acupuntura para los estados de dolor agudo de las lesiones, como en el servicio de urgencias, y para las lesiones deportivas comunes, la "acupuntura de campo". Fox y cols. realizaron un estudio piloto de viabilidad que reveló la posibilidad de utilizar la acupuntura de campo para el tratamiento del dolor lumbar agudo en el servicio de urgencias.[55] Liu y cols. llegaron a la conclusión de que la acupuntura sola o en combinación con el reposo, el hielo, la compresión y la elevación (RHCE) puede ser beneficiosa para el esguince agudo de tobillo al disminuir significativamente el dolor y aumentar la tasa de curación en comparación con el RHCE solamente. El estudio también demostró que la acupuntura más el masaje también podía aliviar el dolor de forma más significativa que el masaje solo.[56] DeWeber y cols. describieron los resultados de la AA (acupuntura en el campo de batalla) en ocho atletas veteranos afectados por diversas lesiones, como amputaciones de miembros, lesiones medulares, lesiones cerebrales traumáticas y trastorno de estrés postraumático, que participaron en los juegos de los guerreros de 2010 (deportes paralímpicos). Las lesiones agudas abordadas con esta modalidad de tratamiento incluían la rotura del ligamento cruzado anterior (LCA), el dolor crónico de rodilla con exacerbación debido a una lesión del cartílago rotuliano con derrame, la exacerbación del dolor lumbar crónico con y sin radiculopatía, y tres pacientes con diversos grados de esguince de isquiotibiales. Todos los pacientes fueron tratados al inicio por un equipo de medicina multidisciplinar. A los que no mejoraron con los tratamientos tradicionales, como la fisioterapia, el quiropráctico y las terapias estándar, se les ofreció la acupuntura. Demostraron una respuesta positiva abrumadora a la acupuntura y pudieron continuar en la competencia.[53] Goertz y cols. realizaron un estudio piloto en el servicio de urgencias consistente en un ensayo clínico controlado y aleatorizado para comparar los efectos de la atención médica de urgencias estándar en comparación con la atención estándar y la AA. Estos autores revelaron que ambos grupos tuvieron reducciones similares del dolor 24 horas después del tratamiento y recomiendan que se realicen más investigaciones para evaluar esta opción de tratamiento.[57]

En cuanto al dolor crónico, Zeliadt y cols. determinaron que la acupuntura en el campo de batalla era eficaz, segura y que reducía la intensidad del dolor crónico en una amplia población de veteranos. Los autores señalan que se debe investigar más para determinar la duración de sus efectos.[58]

Estudios en animales y ciencias básicas para el dolor agudo

Los animales ofrecen una oportunidad única para el estudio de la acupuntura debido a (1) la menor susceptibilidad al placebo y (2) la capacidad de medir y cuantificar los cambios en los biomarcadores y los tejidos biológicos que, de otro modo, serían difíciles de recoger en muestras humanas. La acupuntura se ha utilizado cada vez más en la medicina veterinaria, sobre todo para el dolor y las afecciones musculoesqueléticas.[59] A pesar de su amplio empleo en el ámbito veterinario para perros, caballos y algunos animales pequeños, la utilización de la acupuntura en el ámbito del laboratorio presenta retos únicos, como el tamaño de los animales y su aceptación del procedimiento.

Algunos estudios sobre los mecanismos de la acupuntura utilizan un modelo de conejo. En 1973, el Dr. Han, del Peking Acupuncture Anesthesia Coordinating Group, descubrió que la acupuntura aplicada a una extremidad trasera de conejo durante 30 minutos podía lograr un efecto analgésico y que este podía transferirse a un conejo *naive* (no sometido antes a experimentación) en acupuntura a través del LCR (este efecto no se encontró al infundir solución salina normal o LCR de un control sin acupuntura en un conejo *naive*), lo que sugiere que la analgesia inducida por la acupuntura era resultado de sustancias neuromoduladoras liberadas a nivel central.[60] Hsieh y cols. estudiaron los efectos de la acupuntura en puntos gatillo miofasciales en conejos y descubrieron que la acupuntura aplicada en un punto gatillo del gastrocnemio aumentaba de manera significativa la expresión de encefalina espinal y los niveles de β-endorfina en suero, y que una dosis mayor elevaba los niveles de β-endorfina en un punto gatillo distal del bíceps femoral, así como en los ganglios de la raíz dorsal de la columna; sugirieron este mecanismo como una vía potencial para los efectos analgésicos distales de la acupuntura para el tratamiento del dolor de los puntos gatillo miofasciales.[61]

Las características morfológicas de los acupuntos también se han estudiado en roedores, revelando un número significativamente mayor de fibras nerviosas subepidérmicas con una alta expresión de TRPV1. Curiosamente, Abraham y cols. demostraron que la expresión del TRPV1 aumentaba tras la estimulación de la EA en las fibras nerviosas que se proyectan a la médula espinal, lo que podría modular las respuestas neuronales centrales.[62] Estos puntos se han cartografiado mediante la estimulación antidrómica nociva del nervio tibial de las ratas, lo que ha dado lugar a la extravasación del colorante azul de Evans en los campos receptivos de las fibras C del pie que coincidían en gran medida con la distribución de los puntos de acupuntura humanos, lo que vuelve a poner de manifiesto la alta densidad de fibras nerviosas en los puntos de acupuntura.[63]

Se ha estudiado la acupuntura en modelos animales de osteoartritis clínicamente relevantes, utilizando la estimulación de puntos sujetados con hilo dental u otros dispositivos. Un grupo entrenó con éxito a los chimpancés para que aceptaran la acupuntura y midió un beneficio en la artrosis

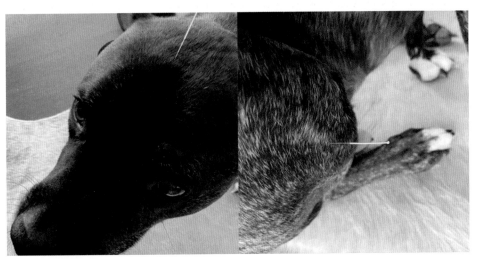

Acupuntura veterinaria. Este tipo de acupuntura requiere una formación adicional en medicina veterinaria. Suele ser bien tolerada y se utiliza para el tratamiento de la artrosis y otras afecciones dolorosas en los animales. El perro del Dr. Woodbury aparece en la foto recibiendo acupuntura en GV 20, un punto comúnmente utilizado para las cefaleas y la ansiedad, y en el ST31 para el dolor de cadera/muslo. La acupuntura administrada a animales de laboratorio también ha servido para avanzar en la investigación en este campo, ya que es menos probable que los animales respondan al placebo.

utilizando los puntos ST34, ST35 y ST36 que se supone alivian la inflamación.[64] En un modelo de dolor artrítico en roedores, la electroacupuntura (EA) aplicada a Zusanli (ST36), Yinlingquan (SP9) y Taichong (LR3 o LV3) mejoró significativamente la carga de peso en ratas, en comparación con los controles.[65] El punto en común de estos dos estudios es el acupunto ST36, del que se sabe que produce un efecto inmunomodulador. Un estudio mecanicista en roedores en el que se aplicó la EA en el ST36 descubrió que la estimulación de este punto regulaba la producción de las citocinas IFN-γ, IL-2 e IL-17 y la activación de las células T esplénicas. Los investigadores observaron que la regulación de las concentraciones extracelulares e intracelulares de Ca^{2+} mediaba este efecto y sugirieron que la EA en ST36 induce la afluencia de Ca^{2+} en las células del bazo a través de los canales TRPV.[66] También se ha descubierto que la EA en ST36 y LV3 aumenta la liberación de células madre mesenquimales en ratones, lo que podría ejercer efectos antiinflamatorios y promover la curación.[67]

Debido a la posibilidad de aplicar agujas permanentes y semipermanentes en una zona concentrada, la auriculoterapia, también conocida como acupuntura de la oreja o AA, puede ofrecer un método único para estudiar los efectos de la acupuntura en los animales. En un estudio de 30 perros con enfermedad discal toracolumbar, 73% se recuperó o mejoró tras la auriculoterapia.[68] La AA también se ha estudiado en modelos de hipersensibilidad gástrica (dispepsia) y epilepsia en roedores.[69,70]

Conclusiones y recursos adicionales

Se ha realizado una cantidad importante de investigaciones sobre la acupuntura para el dolor agudo, desde estudios de laboratorio y mecanísticos hasta ensayos clínicos sobre el dolor traumático y posoperatorio en animales, niños y adultos. Aunque existen retos en el diseño de los ensayos de acupuntura, los investigadores han superado muchos de estos obstáculos para aportar pruebas de los efectos analgésicos de la acupuntura. Existen diferentes modalidades de acupuntura, y estas modalidades individuales (AA, electroacupuntura, AM, acupuntura del cuero cabelludo) y las permutaciones de las combinaciones de puntos ofrecen un inmenso potencial para seguir estudiando. La electroacupuntura es la que ha demostrado un mayor potencial de efecto positivo, y la AA es quizá la modalidad más accesible de aplicación de la acupuntura. En general, la acupuntura ofrece una opción mínimamente invasiva, no farmacológica, de bajo riesgo y que ahorra opioides a los pacientes, y debería considerarse como parte de un enfoque integrador del tratamiento del dolor.

Los ensayos clínicos en curso relativos a la acupuntura para el dolor agudo incluyen investigaciones sobre la acupuntura en el campo de batalla para el dolor musculoesquelético agudo,[71] acupuntura para el dolor lumbar agudo,[72] analgesia por acupuntura para las fracturas de costillas,[73] AA para el alivio del dolor tras una artroscopia de rodilla,[74] y acupuntura frente a morfina para el dolor agudo en el servicio de urgencias.[75] Para obtener más detalles sobre los ensayos de acupuntura en curso que están reclutando activamente, los participantes interesados y los médicos remitentes pueden realizar una búsqueda avanzada en clinicaltrials.gov.

Otros recursos para que los médicos y los pacientes recuperen información actualizada y basada en pruebas sobre la acupuntura son el National Center for Complementary and Integrative Health (https://www.nccih.nih.gov/health/acupuncture-in-depth), la American Academy of Medical Acupuncture (https://www.medicalacupuncture.org/), la World Federation of Acupuncture-Moxibustion Societies (http://en.wfas.org.cn/) y la International Association for the Study of Pain (https://www.iasp-pain.org/). Las sociedades locales y regionales de acupuntura y dolor, así como las juntas médicas, también pueden ofrecer recursos e información sobre las normas de práctica y formación de las distintas áreas.

REFERENCIAS

1. Acupuncture—UpToDate. n.d. Acceso el 12 de abril de 2020. https://www.uptodate.com/contents/acupuncture?sear ch=acupuncture&source=search_result&selectedTitle=1~150&usa ge_type=default&display_rank=1
2. Chernyak GV, Sessler DI, Warltier DC. Perioperative acupuncture and related techniques. *Anesthesiology.* 2005;102:1031–1049. https://doi.org/10.1097/00000542-200505000-00024
3. Yang X-Y, Shi G-X, Li Q-Q, Zhang Z-H, Xu Q, Liu C-Z. Characterization of deqi sensation and acupuncture effect. *Evid Based Complement Alternat Med.* 2013;2013:319734. https://doi.org/10.1155/2013/319734
4. Salamone FJ, Federman DG. Battlefield acupuncture as a treatment for pain. *South Med J.* 2021;114(4): 239-245. doi:10.14423/SMJ.0000000000001232

5. Yang J, Ganesh R, Wu Q, et al. Battlefield acupuncture for adult pain: a systematic review and meta-analysis of randomized controlled trials. *Am J Chin Med.* 2021;49(1):25-40. doi:10.1142/S0192415X21500026

6. Niemtzow RC. Implementing battlefield acupuncture through a large medical system: overcoming barriers. *Med Acupunct.* 2020;32(6):377-380. doi:10.1089/acu.2020.1470

7. Gori L, Firenzuoli F. Ear acupuncture in European traditional medicine. *Evid Based Complement Alternat Med.* 2007;4:13-16. https://doi.org/10.1093/ecam/nem106

8. Lee MS, Shin B-C, Suen LKP, Park T-Y, Ernst E. Auricular acupuncture for insomnia: a systematic review. *Int J Clin Pract.* 2008;62:1744-1752. https://doi.org/10.1111/j.1742-1241.2008.01876.x

9. Wirz-Ridolfi A. The history of ear acupuncture and ear cartography: why precise mapping of auricular points is important. *Med Acupunct.* 2019;31:145-156. https://doi.org/10.1089/acu.2019.1349

10. Hao JJ, Hao LL. Review of clinical applications of scalp acupuncture for paralysis: an excerpt from Chinese scalp acupuncture. *Glob Adv Health Med.* 2012;1:102-121. https://doi.org/10.7453/gahmj.2012.1.1.017

11. KHT: Korean Hand Therapy—Simple, Fast & Effective. n.d. Acceso el 1 de noviembre de 2020. https://www.easterncurrents.ca/for-practitioners/practitioners'-news/eastern-currents-news/2015/02/27/kht-korean-hand-therapy

12. Dan Lobash. Korean Hand Therapy: Micro-meridians. n.d. Acceso el 1 de noviembre de 2020. https://www.easterncurrents.ca/for-practitioners/practitioners'-news/eastern-currents-news/2016/08/03/korean-hand-therapy-micro-meridians

13. Now, About My Operation in Peking. The New York Times. n.d. Acceso el 1 de noviembre de 2020. https://www.nytimes.com/1971/07/26/archives/now-about-my-operation-in-peking-now-let-me-tell-you-about-my.html

14. Patil S, Sen S, Bral M, et al. The role of acupuncture in pain management. *Curr Pain Headache Rep.* 2016;20:22. https://doi.org/10.1007/s11916-016-0552-1

15. The National Institutes of Health (NIH) Consensus Development Program: Acupuncture. n.d. Accesso el 1 de noviembre de 2020. https://consensus.nih.gov/1997/1997acupuncture107html.htm

16. Kenney JD. Acupuncture and pain management. *Integrative Medicine.* AAEP proceedings. 2011;57:121-137.

17. Pomeranz B, Stux G, eds. *Scientific Bases of Acupuncture.* Springer-Verlag; 1989. https://doi.org/10.1007/978-3-642-73757-2

18. Han J-S. Acupuncture: neuropeptide release produced by electrical stimulation of different frequencies. *Trends Neurosci.* 2003;26:17-22. https://doi.org/10.1016/s0166-2236(02)00006-1

19. Kawakita K, Okada K. Acupuncture therapy: mechanism of action, efficacy, and safety: a potential intervention for psychogenic disorders? *Biopsychosoc Med.* 2014;8:4. https://doi.org/10.1186/1751-0759-8-4

20. Lin J-G, Chen W-L. Acupuncture analgesia: a review of its mechanisms of actions. *Am J Chin Med.* 2008;36:635-645. https://doi.org/10.1142/S0192415X08006107

21. Chan MWC, Wu XY, Wu JCY, Wong SYS, Chung VCH. Safety of acupuncture: overview of systematic reviews. *Sci Rep.* 2017;7. https://doi.org/10.1038/s41598-017-03272-0

22. Park J-E, Lee MS, Choi J-Y, Kim B-Y, Choi S-M. Adverse events associated with acupuncture: a prospective survey. *J Altern Complement Med.* 2010;16:959-963. https://doi.org/10.1089/acm.2009.0415

23. Wang S-M, Caldwell-Andrews A, Kain Z. The use of complementary and alternative medicines by surgical patients: a follow-up survey study. *Anesth Analg.* 2003;97:1010-1015. https://doi.org/10.1213/01.ANE.0000078578.75597.F3

24. Wu M-S, Chen K-H, Chen I-F, et al. The efficacy of acupuncture in post-operative pain management: a systematic review and meta-analysis. *PLoS One.* 2016;11(3):e0150367. https://doi.org/10.1371/journal.pone.0150367

25. Sun Y, Gan TJ, Dubose JW, Habib AS. Acupuncture and related techniques for postoperative pain: a systematic review of randomized controlled trials. *Br J Anaesth.* 2008;101:151-160. https://doi.org/10.1093/bja/aen146

26. Hendawy HA, Abuelnaga ME. Postoperative analgesic efficacy of ear acupuncture in patients undergoing abdominal hysterectomy: a randomized controlled trial. *BMC Anesthesiol.* 2020;20:279. https://doi.org/10.1186/s12871-020-01187-4

27. Chen Y, Xiang XY, Chin KHR, et al. Acupressure for labor pain management: a systematic review and meta-analysis of randomized controlled trials. *Acupunct Med.* 2021;39(4):243-252. doi:10.1177/0964528420946044

28. Handayani S, Balgis. Pre-labor acupuncture for delivery preparation in multiparous women past age 40. *Med Acupunct.* 2019;31:310-314. https://doi.org/10.1089/acu.2019.1357

29. Allais G, Chiarle G, Sinigaglia S, et al. Acupuncture treatment of migraine, nausea, and vomiting in pregnancy. *Neurol Sci.* 2019;40:213-215. https://doi.org/10.1007/s10072-019-03799-2

30. Carr DJ. The safety of obstetric acupuncture: forbidden points revisited. *Acupunct Med.* 2015;33:413-419. https://doi.org/10.1136/acupmed-2015-010936

31. Asher GN, Coeytaux RR, Chen W, Reilly AC, Loh YL, Harper TC. Acupuncture to initiate labor (Acumoms 2): a randomized, sham-controlled clinical trial. *J Matern Fetal Neonatal Med.* 2009;22:843-848. https://doi.org/10.1080/14767050902906386

32. Mansu S, Layton J, Shergis J. Forbidden acupuncture points and implications for inducing labor. *Integr Med Res.* 2016;5:336-337. https://doi.org/10.1016/j.imr.2016.10.003

33. Kemper KJ, Sarah R, Silver-Highfield E, Xiarhos E, Barnes L, Berde C. On pins and needles? Pediatric pain patients' experience with acupuncture. *Pediatrics.* 2000;105:941-947.

34. Ochi JW, Richardson AC. Intraoperative pediatric acupuncture is widely accepted by parents. *Int J Pediatr Otorhinolaryngol.* 2018;110:12-15. https://doi.org/10.1016/j.ijporl.2018.04.014

35. Tsai S-L, Reynoso E, Shin DW, Tsung JW. Acupuncture as a nonpharmacologic treatment for pain in a pediatric emergency department. *Pediatr Emerg Care.* 2021;37(7):e360-e366. https://doi.org/10.1097/PEC.0000000000001619

36. Wu S, Sapru A, Stewart AM, et al. Using acupuncture for acute pain in hospitalized children. *Pediatr Crit Care Med.* 2009;10:291-296. https://doi.org/10.1097/PCC.0b013e318198afd6

37. Jindal V, Ge A, Mansky PJ. Safety and efficacy of acupuncture in children: a review of the evidence. *J Pediatr Hematol Oncol.* 2008;30(6):431-442.

38. Lin Y-C, Perez S, Tung C. Acupuncture for pediatric pain: the trend of evidence-based research. *J Tradit Complement Med.* 2019;10:315-319. https://doi.org/10.1016/j.jtcme.2019.08.004

39. Keefe KR, Byrne KJ, Levi JR. Treating pediatric post-tonsillectomy pain and nausea with complementary and alternative medicine. *Laryngoscope.* 2018;128(11):2625-2634. doi:10.1002/lary.27231

40. Cho HK, Park IJ, Jeong YM, Lee YJ, Hwang SH. Can perioperative acupuncture reduce the pain and vomiting experienced after tonsillectomy? A meta-analysis. *Laryngoscope.* 2016;126(3):608-615. doi:10.1002/lary.25721

41. Shin HC, Kim JS, Lee SK, et al. The effect of acupuncture on postoperative nausea and vomiting after pediatric tonsillectomy: a meta-analysis and systematic review. *Laryngoscope.* 2016;126:1761-1767. https://doi.org/10.1002/lary.25883

42. Martin CS, Deverman SE, Norvell DC, Cusick JC, Kendrick A, Koh J. Randomized trial of acupuncture with antiemetics for reducing postoperative nausea in children. *Acta Anaesthesiol Scand.* 2019;63:292-297. https://doi.org/10.1111/aas.13288

43. Moeen SM. Could acupuncture be an adequate alternative to dexamethasone in pediatric tonsillectomy? *Paediatr Anaesth.* 2016;26:807-814. https://doi.org/10.1111/pan.12933

44. Xin J, Zhang Y, Zhou X, Liu B. Acupuncture may be an effective supplement treatment for dexamethasone in pediatric tonsillectomy. *Paediatr Anesth.* 2016;26:1213-1214. https://doi.org/10.1111/pan.13017

45. Acar HV, Yilmaz A, Demir G, Eruyar SG, Dikmen B. Capsicum plasters on acupoints decrease the incidence of emergence agitation in pediatric patients. *Paediatr Anesth.* 2012;22:1105-1109. https://doi.org/10.1111/j.1460-9592.2012.03876.x

46. Lin Y-C, Tassone RF, Jahng S. Acupuncture management of pain and emergence agitation in children after bilateral myringotomy and tympanostomy tube insertion. *Paediatr Anesth.* 2009;19:1096-1101. https://doi.org/10.1111/j.1460-9592.2009.03129.x

47. Armond ACV, Glória JCR, dos Santos CRR, Galo R, Falci SGM. Acupuncture on anxiety and inflammatory events following surgery of mandibular third molars: a split-mouth, randomized, triple-blind clinical trial. *Int J Oral Maxillofac Surg.* 2019;48:274-281. https://doi.org/10.1016/j.ijom.2018.07.016

48. Ernst E, Pittler MH. The effectiveness of acupuncture in treating acute dental pain: a systematic review. *Br Dent J.* 1998;184:443-447. https://doi.org/10.1038/sj.bdj.4809654

49. Grillo CM, Wada RS, de Sousa M, da LR. Acupuncture in the management of acute dental pain. *J Acupunct Meridian Stud.* 2014;7:65-70. https://doi.org/10.1016/j.jams.2013.03.005

50. Kitade T, Ohyabu H. Analgesic effects of acupuncture on pain after mandibular wisdom tooth extraction. *Acupunct Electrother Res.* 2000;25:109. https://doi.org/10.3727/036012900816356172

51. Tsai S-L, Fox LM, Murakami M, Tsung JW. Auricular acupuncture in emergency department treatment of acute pain. *Ann Emerg Med.* 2016;68:583-585. https://doi.org/10.1016/j.annemergmed.2016.05.006

52. Wang S-M, Escalera S, Lin EC, Maranets I, Kain ZN. Extra-1 acupressure for children undergoing anesthesia. *Anesth Analg.* 2008;107:811-816. https://doi.org/10.1213/ane.0b013e3181804441

53. deWeber K, Lynch JH. Sideline acupuncture for acute pain control: a case series. *Curr Sports Med Rep.* 2011;10:320-323. https://doi.org/10.1249/JSR.0b013e318237be0f

54. Jan AL, Aldridge ES, Rogers IR, Visser EJ, Bulsara MK, Niemtzow RC. Does ear acupuncture have a role for pain relief in the emergency setting? A systematic review and meta-analysis. *Med Acupunct.* 2017;29(5): 276-289. doi:10.1089/acu.2017.1237

55. Fox LM, Murakami M, Danesh H, Manini AF. Battlefield acupuncture to treat low back pain in the emergency department. *Am J Emerg Med.* 2018;36:1045-1048. https://doi.org/10.1016/j.ajem.2018.02.038

56. Liu A-F, Gong S-W, Chen J-X, Zhai J-B. Efficacy and safety of acupuncture therapy for patients with acute ankle sprain: a systematic review and meta-analysis of randomized controlled trials. *Evid Based Complement Alternat Med.* 2020;2020:9109531. https://doi.org/10.1155/2020/9109531

57. Goertz CMH, Niemtzow R, Burns SM, Fritts MJ, Crawford CC, Jonas WB. Auricular acupuncture in the treatment of acute pain syndromes: a pilot study. *Mil Med.* 2006;171:1010-1014. https://doi.org/10.7205/MILMED.171.10.1010

58. Zeliadt SB, Thomas ER, Olson J, et al. Patient feedback on the effectiveness of auricular acupuncture on pain in routine clinical care. *Med Care.* 2020;58:S101-S107. https://doi.org/10.1097/MLR.0000000000001368

59. Magden ER. Spotlight on acupuncture in laboratory animal medicine. *Vet Med (Auckl).* 2017;8:53-58. https://doi.org/10.2147/VMRR.S125609

60. McGregor M, Becklake MR. Basic research in acupuncture analgesia. *Can Med Assoc J.* 1974;110:328-329.

61. Hsieh Y-L, Hong C-Z, Liu S-Y, Chou L-W, Yang C-C. Acupuncture at distant myofascial trigger spots enhances endogenous opioids in rabbits: a possible mechanism for managing myofascial pain. *Acupunct Med.* 2016;34:302-309. https://doi.org/10.1136/acupmed-2015-011026

62. Abraham TS, Chen M-L, Ma S-X. TRPV1 expression in acupuncture points: response to electroacupuncture stimulation. *J Chem Neuroanat.* 2011;41:129-136. https://doi.org/10.1016/j.jchemneu.2011.01.001

63. Li A-H, Zhang J-M, Xie Y-K. Human acupuncture points mapped in rats are associated with excitable muscle/skin-nerve complexes with enriched nerve endings. *Brain Res.* 2004;1012:154-159. https://doi.org/10.1016/j.brainres.2004.04.009

64. Magden ER, Haller RL, Thiele EJ, Buchl SJ, Lambeth SP, Schapiro SJ. Acupuncture as an adjunct therapy for osteoarthritis in chimpanzees (Pan troglodytes). *J Am Assoc Lab Anim* Sci. 2013;52:475-480.

65. Oh JH, Bai SJ, Cho Z-H, et al. Pain-relieving effects of acupuncture and electroacupuncture in an animal model of arthritic pain. *Int J Neurosci.* 2006;116:1139-1156. https://doi.org/10.1080/00207450500513948

66. Chen L, Xu A, Yin N, et al. Enhancement of immune cytokines and splenic CD4+ T cells by electroacupuncture at ST36 acupoint of SD rats. *PLoS One.* 2017;12:e0175568. https://doi.org/10.1371/journal.pone.0175568

67. Salazar TE, Richardson MR, Beli E, et al. Electroacupuncture promotes CNS-dependent release of mesenchymal stem cells. *Stem Cells.* 2017;35:1303-1315. https://doi.org/10.1002/stem.2613

68. Stephen J, Hernandez-Divers Bv. *World Small Animal Veterinary Association World Congress Proceedings,* 2005. 2015. VIN.com

69. Liao E-T, Tang N-Y, Lin Y-W, Liang Hsieh C. Long-term electrical stimulation at ear and electro-acupuncture at ST36-ST37 attenuated COX-2 in the CA1 of hippocampus in kainic acid-induced epileptic seizure rats. *Sci Rep.* 2017;7:472. https://doi.org/10.1038/s41598-017-00601-1

70. Zhou J, Li S, Wang Y, et al. Effects and mechanisms of auricular electroacupuncture on gastric hypersensitivity in a rodent model of functional dyspepsia. *PLoS One.* 2017;12:e0174568. https://doi.org/10.1371/journal.pone.0174568

71. Crawford P. Pilot Study: Effect of Battlefield Acupuncture Needle Selection on Symptom Relief and Patient Tolerance in the Treatment of Acute Musculoskeletal Pain (Clinical trial registration No. NCT04464954). 2020. clinicaltrials.gov

72. Wallace L. Accessible Acupuncture for the Warrior with Acute Low Back Pain (Clinical trial registration No. NCT04236908). 2020. clinicaltrials.gov

73. Liu C-T. Analgesic Effect of Acupuncture for Patients with Rib Fractures: an Open-label, Randomized-controlled Trial (Clinical trial registration No. NCT03822273). 2020. clinicaltrials.gov

74. University Medicine Greifswald. Auricular Acupuncture Versus Placebo (Sham Acupuncture) for Postoperative Pain Relief After Ambulatory Knee Arthroscopy - a Randomized Controlled Trial (Clinical trial registration No. NCT00233857). 2011. clinicaltrials.gov

75. Nouira PS. Acupuncture Versus Intravenous Morphine in the Management of Acute Pain in the Emergency Department. An Efficacy and Safety Study (Clinical trial registration No. NCT02460913). 2020. clinicaltrials. gov

Consideraciones sobre la subespecialidad y otros temas

44

Dolor dental y facial

Ahmad Elsharydah

Antecedentes

El dolor orofacial es generado por las diferentes estructuras de la cara y la cabeza. Es la razón más común por la que los pacientes buscan atención médica. La principal fuente de dolor orofacial es la región dental y periodontal.[1] El dolor oral en general puede dividirse en odontogénico (dolor de dientes) y no odontogénico. El dolor odontogénico se origina en las diferentes estructuras dentales, como la pulpa del diente y las estructuras periodontales. Por otro lado, el dolor no odontogénico puede proceder de diversas estructuras intraorales como las encías y la mucosa. La inervación de estos componentes es compleja, por lo que puede generar dolor con diferentes tipos de mecanismos. Una anamnesis detallada, una exploración física y la revisión de los estudios de laboratorio e imagen disponibles ayudarían a diferenciar los distintos tipos de dolor orofacial y a realizar un diagnóstico. El primer paso para tratar el dolor orofacial agudo es el tratamiento de la enfermedad o afección de origen. Las terapias sintomáticas incluyen el uso de agentes farmacológicos, el tratamiento no farmacológico, como el calor o el frío, y los bloqueos nerviosos. La tabla 44.1 recoge el diagnóstico diferencial del dolor orofacial (clasificación de la American Academy of Orofacial Pain).

Este capítulo es un resumen conciso para la evaluación y el tratamiento de los pacientes con dolor orofacial agudo basado en las pruebas científicas disponibles.

Epidemiología del dolor orofacial

El dolor orofacial es un problema de dolor muy común. Algunos estudios demográficos han demostrado que más de 39 millones de personas, 22% de la población estadounidense, declara tener dolor en la región orofacial.[2] Un estudio informó de que más de 81% de la población tiene algún tipo de dolor mandibular importante en su vida.[3] El dolor orofacial rara vez es una queja aislada, sino que suele formar parte de otras afecciones. La prevalencia global comunicada del dolor orofacial es de 1.9 a 26%.[4,5] El dolor orofacial es más frecuente en mujeres y adultos jóvenes (18-25)[4] que en hombres y adultos mayores.

Neurofisiología y neuroanatomía para el dolor orofacial

Es importante que el médico que trata a los pacientes con dolor orofacial agudo o crónico comprenda la neuroanatomía y neurofisiología básicas de este tipo de dolor. La mayoría de las vías del dolor orofacial se comunica a través del nervio trigémino,[6] el nervio craneal más grande y complejo. Se transmite principalmente por redes nerviosas sensoriales, motoras y autonómicas. Para comprender mejor el dolor orofacial, es imprescindible entender la conexión periférica y central del sistema nervioso del trigémino. Está fuera del alcance de este capítulo para describir los detalles de estas conexiones. En general, los nociceptores de las regiones facial y oral son responsables

TABLA **DIAGNÓSTICO DIFERENCIAL DEL DOLOR OROFACIAL (CLASIFICACIÓN DEL DOLOR OROFACIAL DE LA AMERICAN ACADEMY OF OROFACIAL PAIN)**

Trastornos de dolor intracraneal	Neoplasia, aneurisma, absceso, hemorragia, hematoma, edema
Trastornos primarios de la cefalea (trastornos neurovasculares)	Migraña, variantes de la migraña, cefalea en racimos, hemicránea paroxística, arteritis craneal Carotidinia, cefalea tensional
Trastornos de dolor neurogénico	Neuralgias paroxísticas (trigémino, glosofaríngeo, nervio intermedio, laríngeo superior) Trastornos de dolor continuo (desaferentación, neuritis, neuralgia posherpética, neuralgia postraumática y posquirúrgica) Dolor por mantenimiento simpático
Trastornos de dolor intraoral	Pulpa dental, periodoncio, tejidos mucogingivales, lengua
Trastornos temporomandibulares	Músculo masticatorio, articulación temporomandibular, estructuras asociadas
Estructuras asociadas	Oídos, ojos, nariz, senos paranasales, garganta, ganglios linfáticos, glándulas salivales, cuello

del reconocimiento de la propiocepción, los estímulos mecánicos, los estímulos térmicos y la percepción del dolor.[7] El nervio trigémino (a través de las fibras aferentes A, B y C) es el nervio dominante que transmite los impulsos sensoriales de la zona orofacial al sistema nervioso central. El nervio facial, el nervio glosofaríngeo, el nervio vago y los nervios cervicales superiores (C2 y C3) también transmiten información sensorial de la cara y la zona circundante. Los nervios cervicales superiores proporcionan inervación a la parte posterior de la cabeza, la parte inferior de la cara y el cuello. Y lo que es más importante, convergen en el tronco cerebral en el núcleo del trigémino. La mayoría de los impulsos nociceptivos del dolor orofacial son transmitidos por los nervios somáticos, una parte importante es transmitida por los nervios autonómicos y una pequeña parte puede ser transmitida por los nervios motores.

El dolor heterotópico y el dolor referido son comunes en las condiciones de dolor orofacial agudo y crónico. El dolor orofacial heterotópico se produce cuando la fuente de dolor no está localizada en la región de percepción del dolor; y el dolor referido describe el dolor que se siente en un lugar inervado por un nervio, pero la fuente de nocicepción llega al subnúcleo caudal del nervio trigémino por un nervio diferente. Los fenómenos heterotópico y referido se explican por la complejidad de la red del trigémino y la convergencia de múltiples nervios sensoriales que llevan la entrada a los núcleos espinales del trigémino desde los tejidos cutáneos y profundos situados en toda la cabeza y el cuello, lo que sienta las bases del dolor referido.[8]

Dolor orofacial agudo

El dolor orofacial agudo es una dolencia muy común. En la mayoría de los casos, es un síntoma de otras afecciones que afectan a la cara o a la cavidad oral, como traumatismos, cirugías o infecciones. La mayoría de las afecciones de dolor orofacial crónico se deriva de un dolor orofacial agudo no tratado y mal controlado. El tratamiento del dolor orofacial posoperatorio es similar a otros tratamientos posoperatorios agudos, incluyendo el uso de agentes farmacológicos, terapias no farmacológicas como el calor o el frío y bloqueos nerviosos. En esta sección, mencionaremos brevemente las diferentes afecciones que causan dolor orofacial agudo y el tratamiento específico para ellas. La tabla 44.2 resume los medicamentos tópicos más comunes utilizados para el tratamiento del dolor orofacial.

TABLA 44.2 MEDICAMENTOS TÓPICOS UTILIZADOS PARA TRATAR EL DOLOR OROFACIAL

Tipo	Nombre genérico	Dosificación	Presentación
Anestésicos locales tópicos	Lidocaína	2%	Gel Solución viscosa Pomada Espray Pastillas
		4 o 5%	Parche adhesivo
	Benzocaína	20%	Aerosol Gel Pastillas Líquido Ungüento Banda bucal Intercambio bucal
	Lidocaína/prilocaína	2.5% de lidocaína/2.5% de prilocaína	Crema Gel periodontal
Medicamentos antiinflamatorios no esteroideos	Ketoprofeno	10-20%	Crema Parche
	Diclofenaco	10-20%	Gel Parche Solución
Neuropéptido	Capsaicina	0.025 o 0.075%	Crema Líquido Gel Parche Loción
Agente simpaticomimético	Clonidina	0.01%	Gel Crema Parche
Antagonista del NMDA	Ketamina	0.5%	Crema
Anticonvulsivo	Carbamazepina	2%	Crema
Antidepresivos	Amitriptilina	2%	Gel Crema

NMDA: *N*-metil-D-aspartato.
Modificado de Halpern L, Willis P. Orofacial pain: pharmacologic paradigms for therapeutic intervention. *Dent Clin North Am*. 2016;60:381-405.

Dolor oral agudo (dolores odontogénico y no odontogénico)

El dolor odontogénico se divide en dolor pulpar y dolor periodontal. El dolor pulpar se origina por una afección o una enfermedad que afecta a la pulpa del diente, como la caries dental, la pulpitis y el síndrome del diente fisurado.[9] En cambio, el dolor periodontal suele estar originado por una condición que afecta al entorno del diente como la periodontitis (absceso, granuloma, quiste o traumatismo). El manejo del dolor odontogénico incluye el tratamiento del origen del dolor (p. ej., antibióticos para la infección y drenaje para el absceso periodontal). También suele ser necesario el tratamiento sintomático del dolor, que incluye antiinflamatorios no esteroideos, paracetamol y, en algunos casos, infiltración de anestésicos locales y bloqueos nerviosos. En la tabla 44.3 se resumen los diferentes bloqueos nerviosos utilizados para la anestesia y la analgesia en los procedimientos bucodentales.[10,11]

TABLA 44.3 **BLOQUEOS NERVIOSOS UTILIZADOS PARA ANESTESIA O ANALGESIA PARA PROCEDIMIENTOS ORALES Y DENTALES Y PARA EL DOLOR**

Bloqueo de nervios	Área de cobertura
Infiltraciones supraperiósticas	Dientes individuales
Bloqueo del nervio alveolar superior anterior, medio o posterior	
Bloqueo del nervio infraorbitario	Párpado inferior, mejilla superior, parte de la nariz y labio superior
Bloqueo del nervio palatino mayor	Dos tercios posteriores del paladar duro
Bloqueo del nervio nasopalatino	Paladar duro anterior y tejidos blandos asociados
Bloqueo del nervio alveolar inferior	Todos los dientes del lado ipsilateral de la mandíbula, así como el labio y el mentón ipsilaterales a través del nervio mental
Bloqueo de los nervios mentales	Labio inferior ipsilateral y piel del mentón (no los dientes)
Bloqueo del nervio lingual	Dos tercios anteriores de la lengua
Bloqueo del nervio bucal	Mucosa de la mejilla y del vestíbulo y, en menor medida, una pequeña mancha de piel en la cara

El dolor oral no odontogénico suele tener su origen en una gran variedad de afecciones, entre ellas las úlceras orales (bacterianas, virales, fúngicas, neoplasias, enfermedades inmunológicas, reacciones adversas a medicamentos, etc.).[9] El manejo del dolor oral ulceroso incluye el tratamiento inicial de la enfermedad que causa la úlcera. La terapia sintomática del dolor incluye el uso de agentes anestésicos de venta libre (como benzocaína al 20%) o esteroides locales. Algunas úlceras orales responden a los enjuagues que contienen tetraciclina. Otras causas del dolor oral no odontogénico son la pericoronitis aguda (inflamación de los tejidos del colgajo que rodean al diente en erupción) y la osteítis alveolar aguda (por lo regular llamada alvéolo seco, una complicación tras la extracción dental). El alvéolo seco está causado por la exposición del hueso y el nervio tras la formación inadecuada del coágulo sanguíneo en el alvéolo del diente extraído o el desprendimiento del coágulo sanguíneo formado. Minimizar el traumatismo relacionado con el procedimiento es un factor importante para prevenir la alveolitis seca. La mucositis oral secundaria al tratamiento anticanceroso, como la quimioterapia o la radioterapia, puede generar dolor oral. Diferentes tipos de gingivitis también pueden causar este tipo de dolor, como la gingivitis ulcerosa necrotizante aguda (infección aguda grave de la gingiva asociada a necrosis gingival, fiebre y, en ocasiones, sangrado).

Síndrome de la boca ardiente

El síndrome de boca ardiente (SBA) se presenta como una sensación de ardor dentro de la cavidad oral que afecta a la mucosa, la lengua, la encía y los labios. Esta sensación es continua y aumenta a lo largo del día. Este trastorno es más frecuente en las mujeres (6:1) durante la premenopausia y la posmenopausia. Su incidencia es de 1 a 3% de la población general. Es peor y más frecuente en la parte anterior de la cavidad oral, incluyendo el primer tercio de la lengua, el paladar y la encía. Su diagnóstico es de exclusión. Los síntomas asociados son la sequedad de boca y la disgeusia. Es fundamental excluir otros trastornos sistémicos como la enfermedad por reflujo gastroesofágico, la diabetes y las deficiencias vitamínicas (como la vitamina B12 y el ácido fólico) antes de iniciar el tratamiento sintomático del SBA.[12]

Dolor orofacial musculoesquelético

Las articulaciones temporomandibulares (ATM) y los ligamentos, músculos masticatorios y tendones asociados son una de las causas más comunes de dolor facial. Se calcula que entre 40 y 75% de las personas tiene al menos un signo de disfunción articular.[13] El dolor facial secundario a la disfunción de la ATM suele sentirse en los músculos de la masticación, en la parte delantera de la oreja o en la propia articulación. Este tipo de dolor suele ser leve y se resuelve con el tiempo sin intervención. Es más frecuente en mujeres en edad fértil. En los casos graves, este dolor puede limitar de manera importante el rango de movimiento de la ATM. Los trastornos temporomandibulares en general generan tres tipos principales de dolor orofacial agudo o crónico que incluyen el dolor miofascial, el dolor artrítico y el dolor más común causado por la disfunción de la ATM (como chasquidos, crepitación y bloqueo).[14] Se ha informado de una amplia gama de etiologías para este trastorno, desde la teoría mecanicista pura hasta las etiologías biopsicosociales y multifactoriales más recientes. Se han desarrollado herramientas de diagnóstico específicas para el diagnóstico.

Dolor neuropático orofacial

El dolor neuropático orofacial se define como un dolor causado por una lesión o herida de los nervios somatosensoriales que inervan la región orofacial. Para efectos clínicos, puede manifestarse como continuo o episódico en función de su presentación temporal. El dolor neuropático continuo es un dolor constante, continuo e incesante. Los pacientes suelen experimentar intensidades de dolor variables y fluctuantes, a menudo sin remisión total. Algunos ejemplos de dolor neuropático orofacial continuo son la neuritis periférica, la neuritis periférica del trigémino, el herpes zóster/la neuralgia posherpética, la odontalgia atípica/dolor de muelas no odontogénico y el SBA. Por otro lado, el dolor neuropático episódico (neuralgia) es un dolor súbito, intenso y punzante, de tipo eléctrico, que dura desde unos segundos hasta varios minutos. A menudo, existe una zona perioral o intraoral desencadenante por la que estímulos no traumáticos, como un ligero toque, provocan un dolor paroxístico intenso.[15] Entre los ejemplos habituales de dolor neuropático orofacial se encuentran la neuralgia del trigémino (NT), la neuralgia glosofaríngea y la neuralgia occipital. Para los propósitos de este capítulo, hablaremos de la NT con más detalle.

Neuralgia del trigémino

La neuralgia del trigémino, llamada también *tic douloureux*, se define como un dolor orofacial súbito, intenso, breve, punzante, parecido a un choque, generalmente unilateral y recurrente en una o varias ramas del nervio trigémino. La NT es una afección de dolor crónico; sin embargo, los clínicos de los entornos de atención aguda, como los servicios de urgencias, pueden encontrarse con estos pacientes con dolor incontrolado. Los desencadenantes más comunes son la masticación, el tacto, la comida, el habla, el aire frío en la cara y el cepillado de dientes. El dolor se distribuye con mayor frecuencia a lo largo de las ramas V2 y V3 del nervio trigémino.[16] Este trastorno es más común en las mujeres y, en general, es una afección rara (12/100 000).[17] Se produce sobre todo después de los 50 años. Los criterios diagnósticos de la International Classification of Headache Disorders (ICHD-3) para la NT incluyen un dolor que dura de una fracción de segundo a 2 minutos, que es grave en intensidad y con una cualidad de choque, punzante o agudo. Este dolor debe ser precipitado por estímulos inocuos dentro de la distribución trigeminal afectada. El último criterio es que este dolor no se explique mejor por otro diagnóstico que el ICHD-3.

La etiología y la fisiopatología de la NT no están muy claras; sin embargo, la teoría de la compresión vascular del nervio trigémino parece ser la principal en este momento.[18] El dolor de la NT es consistente en dos tipos de dolor: el tipo 1 como dolor intermitente y el tipo 2 como dolor constante representan entidades clínicas, patológicas y pronósticas distintas.[19] Aunque podrían intervenir múltiples mecanismos que implican patologías periféricas en la raíz (compresión o tracción) y disfunciones del tronco cerebral, el ganglio basal y los mecanismos corticales de modulación del dolor, el origen neurovascular es la teoría más aceptada.

Los estudios de imagen como la IRM (imagen por resonancia magnética) y la ARM (angiografía por resonancia magnética) pueden ayudar a confirmar el diagnóstico, detectar cambios patológicos en la raíz afectada y la compresión neurovascular (CNV), y descartar causas secundarias y otros trastornos de dolor orofacial similares. En la mayoría de los pacientes se necesitan terapias médicas contra el dolor. Los objetivos del tratamiento son disminuir la intensidad del dolor y reducir la frecuencia y la duración de los episodios de dolor. Además, el tratamiento médico puede ayudar a aliviar los síntomas asociados, como la cefalea y la depresión. El fármaco de elección para tratar la NT es la carbamazepina (CBZ). Es el único fármaco aprobado por la Food and Drug Administration para tratar la NT. Es un anticonvulsivo e inhibe la actividad del canal de sodio y también modula los canales de calcio. La dosis inicial suele ser de 100 mg dos veces al día, que puede aumentar de forma gradual hasta 200 mg dos veces al día o una dosis mayor según tolere el paciente para alcanzar el alivio del dolor, sin superar los 1 200 mg/día. Algunos de sus efectos secundarios comunes son mareos, somnolencia y náusea. Las reacciones adversas graves son infrecuentes, como la anemia aplásica, la hiponatremia y las pruebas de función hepática anormales; por lo tanto, se recomienda controlar de manera rutinaria las pruebas de función hepática, el nivel de sodio y los recuentos sanguíneos en estos pacientes. Otros fármacos utilizados para tratar la NT son la oxcarbazepina (análogo de la CBZ); sin embargo, tiene un mejor perfil de seguridad y una eficacia similar a la CBZ. También son útiles la pregabalina, la gabapentina, el topiramato, el ácido valproico, el baclofeno, la lamotrigina y la fenitoína. Los regímenes de medicamentos múltiples y los enfoques multidisciplinarios son útiles en pacientes seleccionados. La anestesia local, los esteroides, el fenol, el glicerol, el alcohol y la toxina botulínica tipo A se han utilizado para tratar y diagnosticar la NT. Los pacientes que no responden o no toleran la terapia médica y las inyecciones pueden considerar otras terapias de intervención, como la rizotomía percutánea de compresión del ganglio del trigémino, la gangliolisis percutánea por radiofrecuencia, la descompresión microvascular o la radiocirugía.

Dolor orofacial neurovascular

El dolor remitido a la zona orofacial desde otros trastornos neurovasculares que producen dolor craneofacial es frecuente. Los clínicos pueden encontrar este dolor en su fase aguda; sin embargo, la mayoría de los pacientes buscan atención cuando el dolor se convierte en recurrente y crónico. Este dolor suele localizarse alrededor de los ojos y las regiones frontales de la cara. Los trastornos de dolor más comunes en este grupo son la migraña y las cefalalgias autonómicas del trigémino. También existe un dolor orofacial neurovascular diferenciado; sin embargo, es bastante menos común que el dolor referido descrito antes. El médico debe ser consciente de estos diferentes tipos de dolor y ser capaz de diferenciarlos de aquel producido por la patología dental o del referido de la migraña o de las cefalalgias autonómicas del trigémino. La migraña facial se ha descrito en la literatura médica como un dolor facial inferior asociado a náusea, vómito, fonofobia, fotofobia u otros síntomas autonómicos por lo regular asociados a la migraña.[20] El tratamiento es similar al de la migraña común, e incluye mediaciones preventivas, terapias médicas abortivas y cambios de comportamiento que incluyen una buena higiene del sueño.

REFERENCIAS

1. Renton T. Chronic orofacial pain. *Oral Dis.* 2017;23:566-571.
2. Hargreaves KM. Orofacial pain *Pain* 2011;152(3 Suppl):S25 S32.
3. James FR, Large RG, Bushnell JA, et al. Epidemiology of pain in New Zealand. *Pain.* 1991;44:279-283.
4. Macfarlane TV, Blinkhorn AS, Davies RM, et al. Oro-facial pain in the community: prevalence and associated impact. *Community Dent Oral Epidemiol.* 2002;30:52-60.
5. Macfarlane TV, Beasley M, Macfarlane GJ. Self-reported facial pain in UK Biobank study: prevalence and associated factors. *J Oral Maxillofac Res.* 2014;5:e2.
6. Halpern L, Willis P. Orofacial pain: pharmacologic paradigms for therapeutic intervention. *Dent Clin North Am.* 2016;60:381-405.
7. Sacerdote P, Levrini L. Peripheral mechanisms of dental pain: the role of substance P. *Mediators Inflamm.* 2012;2012:951920.
8. De Rossi SS. Orofacial pain: a primer. *Dent Clin North Am.* 2013;57:383-392.
9. Patel B. Pain of odontogenic and non-odontogenic origin. En: Patel B, ed. *Endodontic Diagnosis, Pathology and Treatment Planning.* Springer International Publishing; 2015:1-18.
10. Reichman E, Kern K. Dental anesthesia and analgesia. En: Reichman E, Simon R, eds. *Emergency Medicine Procedures.* McGraw-Hill; 2004:1353-1367.

11. Larrabee W, Makielski K, Henderson J. Facial sensory innervation. En: *Surgical Anatomy of the Face.* 2nd ed. Lippincott Williams & Wilkins; 2003:85-95.
12. Balasubramaniam R, Klasser GD. Orofacial pain syndromes: evaluation and management. *Med Clin North Am.* 2014;98:1385-1405.
13. De Leeuw R, Klasser GD, eds. *Orofacial Pain: Guidelines for Assessment, Diagnosis, and Management.* 5th ed. Quintessence Publishing Co.; 2013:312.
14. Schiffman E, Ohrbach R. Executive summary of the diagnostic criteria for temporomandibular disorders for clinical and research applications. *J Am Dent Assoc.* 2016;147:438-445.
15. Christoforou J, Balasubramaniam R, Klasser GD. Neuropathic orofacial Pain. *Curr Oral Health Rep.* 2015;2:148-157.
16. Cruccu G, Finnerup NB, Jensen TS, et al. Trigeminal neuralgia: new classification and diagnostic grading for practice and research. *Neurology.* 2016;87:220-228.
17. Majeed MH, Arooj S, Khokhar MA, et al. Trigeminal neuralgia: a clinical review for the general physician. Cureus. 2018;10:e3750.
18. Love S, Coakham HB. Trigeminal neuralgia pathology and pathogenesis. *Brain.* 2001;124:2347-2360.
19. Yadav YR, Nishtha Y, Sonjjay P, et al. Trigeminal neuralgia. *Asian J Neurosurg.* 2017;12:585-597.
20. Penarrocha M, Bandres A, Penarrocha M, et al. Lower-half facial migraine: a report of 11 cases. *J Oral Maxillofac Surg.* 2004;62:1453-1456.

45

Dolor agudo en el servicio de urgencias

Stephanie Guzman, Aimee Homra, Franciscka Macieiski y Alan David Kaye

Introducción

La queja más común que da lugar a una visita al servicio de urgencias (SU) es el dolor. Este puede subdividirse en dolor agudo, en el que se centrará este capítulo, o dolor crónico. El dolor agudo suele ser de menor duración (por lo regular < 30 días) y a menudo se produce como parte de un evento único y tratable. Cuando se evalúa a los pacientes para las condiciones de dolor agudo, hay que tener en cuenta no solo la comodidad del paciente y las puntuaciones de dolor autodetermina-das, sino también la funcionalidad del mismo. Además, el dolor agudo puede reconocerse a menudo con una respuesta fisiológica como taquicardia, hipertensión o diaforesis que puede ayudar a guiar el tratamiento.[1] El tratamiento adecuado del dolor mejora la satisfacción y el estado de ánimo del paciente, disminuye la duración de la estancia hospitalaria y reduce la mortalidad.[2]

Los cuadros de dolor agudo en el servicio de urgencias pueden ser traumáticos o no traumáticos, incluyendo fracturas óseas, quemaduras, dolor de procedimiento, dolor visceral (es decir, apendi-citis, nefrolitiasis) o exacerbaciones agudas de cuadros de dolor recurrentes, como ocurre con las crisis de células falciformes y las migrañas. La analgesia en el servicio de urgencias debe estar centrada en el paciente y dirigida al síndrome del dolor.[1] Los objetivos del tratamiento incluyen no solo el alivio del dolor agudo sino también la disminución de las complicaciones, incluida la dependencia de los opioides; se anima a los médicos a utilizar un enfoque multimodal que incluya tratamientos farmacológicos y no farmacológicos siempre que sea posible.[3]

Analgésicos opioides y epidemia de opioides

Como se comentó en el capítulo 31, los analgésicos opioides, aunque al parecer son eficaces en el control del dolor agudo, tienen muchos efectos secundarios negativos. Son altamente adictivos y se asocian a la depresión respiratoria y del SNC, así como al riesgo de tolerancia y al desarrollo de hiperalgesia. Otros efectos secundarios son la euforia, el estreñimiento y el prurito y la hipotensión por la degranulación de los mastocitos. No obstante, los opioides pueden ser apropiados para el tratamiento de lesiones traumáticas, crisis vasooclusivas y dolor agudo o crónico relacionado con el cáncer.[4]

Uno de los opioides más utilizados es la morfina, que se utiliza como referencia para medir otros opioides.[4] La dosis de morfina parenteral oscila entre 0.1 y 0.15 mg/kg, con reevaluación del dolor cada 5-15 minutos, inicio en 5-10 minutos y duración de la acción de 3-6 horas.[2] La morfina oral tiene una biodisponibilidad de 20-25% y es metabolizada por el hígado a través de la glucuronida-ción a metabolitos activos, morfina-6-glucurónido y morfina-3-glucurónido, siendo el M6G más potente que la morfina y el M3G con riesgo de efectos neuroexcitatorios. Los metabolitos de la mor-fina se excretan por vía renal y pueden acumularse en pacientes ancianos y con insuficiencia renal.[4]

El fentanilo es metabolizado por el hígado, que utiliza el CYP3A4 para producir metabolitos inactivos que se excretan por vía renal; por esta razón, el fentanilo es más seguro de utilizar en pacientes con insuficiencia renal.[4] La dosis IV inicial es de 1-1.5 µg/kg, con un tiempo de inicio de

1-2 minutos y una duración de acción típica de unos 30 minutos. Provoca una mínima liberación de histamina, lo que le confiere un perfil hemodinámico favorable, pero debe tenerse precaución con las dosis más altas debido al riesgo de rigidez de la pared torácica.[2]

La hidromorfona es un derivado semisintético de la morfina que es siete veces más potente que esta.[2] Sufre una glucuronidación hepática a su metabolito primario, la hidromorfona-3-glucuró-nido, que tiene riesgos de efectos neuroexcitatorios, similares a la M3G, y se excreta por vía renal; la hidromorfona debe utilizarse con precaución en pacientes con insuficiencia renal.[4] La dosis inicial IV es de 0.25-0.5 mg con un inicio en 5-10 minutos, y una duración de acción de 3-6 horas.[2]

Hasta hace poco, el tratamiento del dolor agudo en el servicio de urgencias con analgésicos opioides se consideraba un estándar de atención; sin embargo, desde 1999 hasta 2018, casi 450 000 personas murieron por una sobredosis de opioides, tanto de los recetados como de los ilícitos.[5,6] Debido a los efectos adversos de los opioides y al empeoramiento de la epidemia de opioides, ahora se anima a los médicos de urgencias a evitar la prescripción de estos medicamentos para el tratamiento del dolor agudo cuando sea posible. Es importante que el médico reconozca para quiénes los opioides pueden ser útiles, así como evitar su prescripción a pacientes con alto riesgo de tolerancia o abuso.

Algunos pacientes son considerados de mayor riesgo de sufrir acontecimientos adversos con la administración de opioides. Entre ellos se encuentran aquellos de mayor edad (65 años o más), los que toman de manera concomitante otros medicamentos depresores del SNC (es decir, benzodiacepinas, relajantes musculares, somníferos), los pacientes con antecedentes de abuso de drogas o sobredosis, así como quienes tienen problemas de salud mental o apnea del sueño.[6]

Las directrices actuales del Center for Disease Control (CDC) para el tratamiento del dolor con analgésicos opioides son las siguientes:

- Los prescriptores deben establecer objetivos de tratamiento con todos los pacientes que reciban analgésicos opioides, incluyendo objetivos realistas para el control del dolor y la función.
- Los médicos deben discutir los riesgos de la terapia con opioides y a menudo evaluar si el beneficio del tratamiento supera el riesgo a lo largo del mismo.
- Al iniciar la terapia con opioides, los médicos deben prescribir aquellos de liberación inmediata (evitando los de liberación prolongada/acción prolongada), al tiempo que utilizan la dosis efectiva más baja durante la menor duración que se considere razonable (se recomienda 3 días o menos para el dolor agudo).[6]

Además, se anima a los médicos de urgencias a solicitar pruebas de detección de drogas en orina antes de prescribir opioides, así como a revisar el programa de seguimiento de prescripciones. El programa de monitorización de prescripciones permite a los proveedores de urgencias identificar a los pacientes con patrones de uso frecuente de opioides/probable abuso de opioides, lo que en última instancia ayuda al médico a limitar el potencial de abuso, así como a reconocer a los pacientes con un comportamiento de búsqueda de drogas que pueden beneficiarse de los centros de tratamiento para la adicción.[6]

Debido a los riesgos que conlleva la analgesia con opioides y al rápido crecimiento de la epidemia, se anima a todos los médicos, en especial a los que trabajan en urgencias, a utilizar analgésicos no opioides cuando sea apropiado antes de recurrir a los opioides para tratar el dolor agudo. Por este motivo, el resto de este capítulo se centrará en los analgésicos no opioides.

Analgésicos no opioides

Inhibidores de la COX

El paracetamol tiene efectos antipiréticos y analgésicos mediante la inhibición selectiva de la COX-3, presente en el cerebro en la médula espinal.[4] Es apropiado como agente único para el dolor de leve a moderado y está disponible en formulaciones orales, intravenosas y rectales, con dosis que van de 325 a 1 000 mg (la dosis máxima no debe superar los 4 000 mg en un periodo de 24 horas), y una duración de acción de 4 a 6 horas.[4]

Los antiinflamatorios no esteroideos tradicionales proporcionan analgesia para el dolor inflamatorio de leve a moderado mediante la inhibición no selectiva de los receptores COX-1 y COX-2, impidiendo la conversión del ácido araquidónico en prostaglandinas inflamatorias.[4] La reducción de los niveles de prostaglandinas en el sistema nervioso central y periférico alivia el dolor y la inflamación y evita la estimulación del hipotálamo mediada por las prostaglandinas, lo que da lugar a una disminución de la temperatura corporal.[4] Algunos ejemplos son el ácido acetilsalicílico, el ibuprofeno, el naproxeno y el ketorolaco. Otro grupo de agentes sigue siendo no selectivo pero tiene mayor afinidad por los receptores COX-2 e incluye la indometacina, el meloxicam y el diclofenaco.

Los antiinflamatorios no esteroideos (AINE) de segunda generación son inhibidores selectivos de la COX-2, lo que mejora el perfil de seguridad gástrica, pero aumenta el riesgo de infarto de miocardio, ictus e insuficiencia cardiaca como consecuencia de la inducción de un estado protrombótico (disminución de la prostaglandina I2 y aumento del tromboxano A2).[4] El celecoxib es el único AINE selectivo de la COX-2 actualmente disponible. Todos los AINE presentan una dosis máxima analgésica, que es inferior a la dosis máxima antiinflamatoria.[4] Dependiendo de la afinidad del receptor, los efectos secundarios incluyen irritación GI, disfunción plaquetaria y renal, broncoespasmo y retraso en la cicatrización de las heridas.[2]

El ibuprofeno tiene una dosis inicial de 400 mg por vía oral con una duración de acción de 8 horas y una dosis máxima de 1 200 mg/día. El naproxeno tiene una dosis inicial de 250 mg por vía oral o 500 mg por vía oral con una duración de acción de 8-12 horas, respectivamente, y una dosis máxima de 1 000 mg/día. El ketorolaco tiene una dosis inicial de 10-15 mg IV con una duración de acción de 6 horas y una dosis máxima de 60 mg/día. El diclofenaco tiene una dosis inicial de 50 mg por vía oral con una duración de acción de 8 horas y una dosis máxima de 150 mg/día.[4] Los AINE tópicos, que limitan la distribución sistémica y los efectos secundarios, también pueden considerarse para la analgesia transdérmica localizada para el dolor agudo asociado a esguinces, distensiones, tendinopatías, bursitis y exacerbaciones de la artrosis.[4] Pueden acumularse de manera preferente en las zonas objetivo, como el cartílago y el menisco, con concentraciones entre cuatro y siete veces superiores a las plasmáticas, y en los tendones, con concentraciones 100 veces superiores a las plasmáticas. Algunos ejemplos son el diclofenaco, el ketoprofeno y el ibuprofeno, con una duración de acción del parche similar a la de la administración parenteral y oral.[4]

Antagonistas del receptor NMDA

La ketamina en dosis subdisociativas es un complemento analgésico útil para el dolor intratable, el dolor neuropático y los estados de hiperalgesia inducida o tolerante a los opioides.[4] Una vez en el torrente sanguíneo, tiene un inicio de acción muy rápido, en 30-45 segundos. Debe emplearse una dosis única de 0.1-0.3 mg/kg IV administrada durante 10-15 minutos o una infusión continua de 0.15 mg/kg/h.[4] A dosis inferiores a la disociación, actúa como un antagonista no competitivo de los receptores NMDA en el cerebro y la médula espinal con propiedades adicionales de agonista de los receptores mu.[4] Debe aconsejarse a los pacientes sobre la probabilidad de que se produzcan efectos secundarios psicoperceptivos, sedación y mareos, que han demostrado disminuir cuando se administra en infusión frente a un bolo único.[5]

Bloqueadores de los canales de sodio

Estos bloqueadores funcionan como analgésicos a través de la inhibición no competitiva de los canales de sodio, que a su vez, inhiben la propagación de la señal nerviosa al ralentizar el flujo de sodio a través de las membranas celulares, disminuyendo la entrada de iones de calcio en las terminales nerviosas e inhibiendo la liberación de glutamato.[4] Constan de dos clases, los ésteres y las amidas. La lidocaína intravenosa tiene propiedades analgésicas, antihiperalgésicas y antiinflamatorias cuando se administra en una dosis única en bolo de 1-2 mg/kg o en infusión continua de 0.5-3 mg/kg/h.[4]

Antagonistas de los receptores de la dopamina

Estos medicamentos incluyen la metoclopramida, el haloperidol, la clorpromazina y el droperidol y actúan como analgésicos mediante la modulación de las vías de señalización del dolor centradas en la dopamina.[4] Se utilizan habitualmente para tratar las migrañas agudas en sus respectivas dosis: metoclopramida 10 mg IV, proclorperazina 10 mg IV y clorpromazina 10 mg IV. Los efectos secundarios incluyen prolongación del QT, efectos secundarios extrapiramidales (que pueden disminuirse con difenhidramina 25 mg IV), efectos antimuscarínicos y síndrome neuroléptico maligno.[4]

Agonistas del receptor alfa-2

La dexmedetomidina, utilizada por lo regular en el entorno de la UCI para la sedación, produce analgesia al embotar la vía simpática adrenérgica activada centralmente. Se suele administrar por vía intravenosa o intranasal con dosis de 0.5-1.0 µg/kg IV o 1-2 µg/kg IN.[4]

Anticonvulsivos

Tanto la gabapentina como la pregabalina se unen al mismo sitio en los canales de calcio presinápticos dependientes de voltaje situados en todo el sistema nervioso periférico y central. Son eficaces para el tratamiento de la neuralgia poshepática, el dolor del miembro fantasma, la neuropatía periférica y el dolor por compresión nerviosa.[4] Aunque ambos se unen al mismo receptor, la afinidad de unión y la potencia de la pregabalina es seis veces más potente que la gabapentina.[4] Aunque pueden iniciarse en urgencias, el inicio del alivio del dolor no suele verse de inmediato, por lo que se suele utilizar una titulación lenta hasta conseguir el efecto durante varias semanas.[4]

Antidepresivos

Los antidepresivos tricíclicos y los inhibidores de la recaptación de serotonina y norepinefrina a dosis más bajas que las administradas para los efectos antidepresivos pueden utilizarse para el dolor neuropático crónico. Algunos de los más utilizados son la amitriptilina, la nortriptilina y la duloxetina, que actúan, en teoría, potenciando las vías inhibitorias descendentes al inhibir la recaptación de serotonina y norepinefrina y aumentar la liberación de opioides endógenos.[4] Hay que tener precaución con los antidepresivos tricíclicos y los ancianos debido a sus efectos anticolinérgicos (mareos, sequedad de boca, estreñimiento y cardiotoxicidad).[4]

Anestesia regional

La anestesia regional ofrece la oportunidad de controlar el dolor, así como la anestesia para procedimientos sencillos en el servicio de urgencias. Este tipo de anestesia es útil sobre todo para los pacientes que no pueden tolerar la sedación para los procedimientos, como los que tienen apnea obstructiva del sueño, edad avanzada y múltiples comorbilidades médicas. También es útil para minimizar el uso de opioides. Las contraindicaciones de la anestesia regional incluyen la infección en el lugar de la inyección, las coagulopatías y el déficit neural conocido en la distribución del bloqueo.[7]

En este capítulo, hablaremos de los bloqueos digitales, y todos los demás bloqueos se tratarán en el capítulo sobre anestesia regional. Los bloqueos nerviosos digitales se utilizan en los dedos de las manos y los pies y son útiles para la reparación de laceraciones, lesiones del lecho ungueal y cuerpos extraños de la uña o el dedo. Las contraindicaciones de los bloqueos digitales incluyen la infección del tejido blando donde se administrará el bloqueo, el compromiso de la circulación digital y el rechazo del paciente.[8]

Anatomía

Cada dedo está inervado por cuatro nervios digitales, y los cuatro nervios deben ser bloqueados. Los nervios digitales de los dedos surgen de los nervios mediano y cubital, y los nervios digitales de los dedos del pie surgen de los nervios tibial y peroneo.[8]

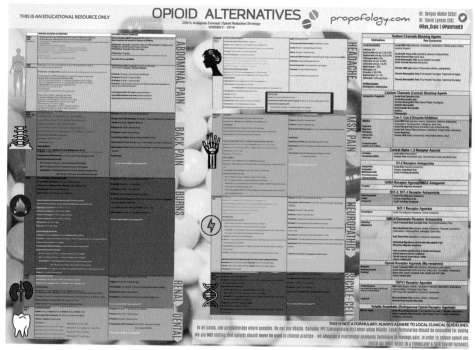

FIGURA 45.1 Alternativas a los opioides — Concepto de analgesia CERTA | Estrategia de reducción de opioides — Versión 2-2018. Tomada de: Motov S, Lyness D. Opioid alternatives. CERTA Analgesic Concept | Opioid Reduction Strategy. Version 2 - 2018. [Recurso en línea]. Propofology.com; 2018. Disponible en: https://www.propofology.com/uploads/7/5/8/3/75831043/certa-2.pdf

Medicación

Normalmente se utiliza lidocaína para los bloqueos digitales, pero en este libro se tratarán por separado varios tipos de anestésicos locales. El uso de epinefrina provoca una vasoconstricción local, que mantiene el anestésico local en el tejido blando durante más tiempo y disminuye la hemorragia. La epinefrina se utiliza en general en los bloqueos digitales, excepto en situaciones en las que el paciente tiene una enfermedad vascular periférica o corre un riesgo mayor de compromiso vascular. Utilice 3-4 mL de anestésico local.[7]

Realización del bloqueo de espacio dorsal de los dedos (bloqueo digital tradicional)

El paciente debe ser monitoreado con oximetría de pulso, de la presión sanguínea y electrocardiografía para la colocación del bloqueo. Coloque la mano o el pie del paciente con la palma o el lado plantar hacia abajo en un paño estéril. Prepare la piel con clorhexidina o povidona yodada para disminuir el riesgo de infección. Con una aguja de calibre pequeño (por lo regular 25 o mayor), inyecte anestesia local en el tejido subcutáneo en el espacio dorsal de la cintilla del dedo de la mano o del dedo del pie, justo distal a la articulación metacarpofalángica o a la articulación metatarsofalángica, respectivamente. Introduzca la aguja más profundamente en el tejido hacia la superficie palmar e infiltre el tejido alrededor del nervio palmar. Retire la aguja y repita la operación en el lado opuesto del dedo de la mano o del pie.[8]

Analgesia dirigida a canales-enzimas-receptores

Se anima a los médicos de los servicios de urgencias a incorporar la analgesia multimodal siempre que traten a pacientes con dolor agudo. La analgesia multimodal, conocida como analgesia dirigida a canales-enzimas-receptores (CERTA, por sus siglas en inglés), es un método de tratamiento del dolor que se centra en tratar el dolor en función de las distintas vías fisiológicas de transmisión del dolor.[9] Dirigirse a las vías individuales del dolor permite a los médicos utilizar múltiples analgésicos no opioides, lo que conduce a una menor cantidad de opioides en general. Al dirigirse al dolor a través de múltiples vías, los médicos también pueden utilizar dosis más bajas de cada medicamento, lo que permite reducir el perfil de efectos secundarios para el paciente. La figura 45.1 es un ejemplo del uso de CERTA para tratar una variedad de síndromes de dolor que se ven en el servicio de urgencias.* El mecanismo de acción de estos medicamentos se explica en otra parte de este capítulo.

Los médicos de los servicios de urgencias se enfrentan diariamente a la presentación de muchos síndromes de dolor agudo diferentes. El tratamiento actual se centra en la causa del dolor y en descifrar el tratamiento adecuado para el síndrome de dolor específico con el fin de optimizar el control del dolor y la función, evitando la analgesia con opioides cuando sea posible. Para maximizar los efectos terapéuticos no opioides, debe aplicarse el concepto CERTA. Al incorporar analgésicos no opioides con múltiples mecanismos de acción, los médicos de urgencias pueden ser capaces de reducir la cantidad de opioides prescritos, lo que los posiciona no solo a la vanguardia del control de las presentaciones de dolor agudo, sino que también los convierte en líderes en la lucha contra la epidemia de opioides.

REFERENCIAS

1. American College of Physicians, American Academy of Emergency Nurse Practitioners, Emergency Nurses Association, Society of Emergency Medicine Physicians Assistants. *Optimizing the Treatment of Acute Pain Win the Emergency Department.* Policy Statement 2017.
2. Samcam I, Papa L. Acute pain management in the emergency department. En: Prostran M, ed. *Pain Management.* 1st ed. InTech Open; 2016.
3. Motov S, Strayer R, Hayes B, et al. The treatment of acute pain in the emergency department: a white paper position statement prepared for the American Academy of Emergency Medicine. *J Emerg Med.* 2018;54(5):731-736. doi:10.1016/j.jemermed.2018.01.020
4. Koehl J. Pharmacology of Pain. Julio de 2020. Obtenido el 19 de septiembre de 2020, de https://www.emra.org/ books/ pain-management/pharmacology-of-pain/
5. Sin B, et al. Comparing nonopioids versus opioids for acute pain in the emergency department: a literature review. *Am J Ther.* 2019;28:e52-e86.
6. Cdc.gov. *Opioid Overdose Drug Overdose CDC Injury Center.* 2020. Acceso el 19 de septiembre de 2020. https:// www.cdc.gov/drugoverdose/index.html
7. Pardo M, Miller RD. *Basics of Anesthesia.* Elsevier; 2018.
8. Kaye A, Urman R, Vadivelu N, eds. *Essentials of Regional Anesthesia.* 2nd ed. Springer; 2018.
9. Cisewski D, Motov S. Essential pharmacologic options for acute pain management in the emergency setting. *Turk J Emerg Med.* 2018;19(1):1-11.

*Basado en un trabajo del Dr. David Lyness y el Dr. Sergey Motov..

46

Anestesia y evaluación del dolor en la cirugía de pie, tobillo, rodilla y cadera

Melinda Aquino, Kevin A. Elaahi, Benjamin Cole Miller, Sumitra Miriyala, Matthew R. Eng, Elyse M. Cornett y Alan David Kaye

Introducción

El dolor suele considerarse una variable subjetiva que puede ser difícil de cuantificar. Sin embargo, es una variable que se considera cada vez más importante en lo que respecta a los cuidados posoperatorios. Se ha demostrado que los pacientes que admiten un mayor nivel de dolor posoperatorio equiparan su cirugía con un menor nivel de satisfacción. En un estudio que evaluó las prótesis totales de rodilla, se descubrió que el dolor era el motivo más elevado de insatisfacción de los pacientes en el posoperatorio.[1] El dolor posoperatorio no solo afecta el resultado de la operación, el bienestar y la satisfacción de los pacientes con la atención médica, sino que también influye directamente en el desarrollo de taquicardia, hiperventilación, disminución de la ventilación alveolar, transición al dolor crónico, mala cicatrización de las heridas e insomnio. Los pacientes suelen someterse a una cirugía ortopédica de las extremidades inferiores debido al dolor y a la falta de funcionalidad. En el preoperatorio es importante que los cirujanos discutan con el paciente las expectativas del resultado quirúrgico y estén preparados para mitigar cualquier expectativa poco realista que tenga el paciente relacionada con el alivio del dolor y la ganancia de función. Sobre todo porque el dolor puede empeorar, antes de mejorar, poco después de la cirugía. El dolor posoperatorio grave tiene un impacto adverso en la recuperación física temprana, en especial en el entorno agudo (los primeros 2 días posoperatorios). Los pacientes que informan de un menor dolor tienen un proceso de recuperación y una vuelta a la actividad más rápidos. El dolor posoperatorio también es costoso, ya que alarga la estancia en el hospital y requiere más cuidados intensivos. Después de la somnolencia y las molestias digestivas, el dolor es la causa más común de retraso en el alta. El fracaso a la hora de proporcionar una buena analgesia posoperatoria es multifactorial. Una educación insuficiente, el miedo a las complicaciones asociadas a los fármacos analgésicos, una mala evaluación del dolor y una dotación de personal inadecuada son algunas de las causas más comunes.[2] Para lograr el máximo control del dolor, la evaluación y la planificación preoperatorias deben ser tan importantes como los cuidados posoperatorios.[3] Esto incluye una historia del dolor dirigida, un examen físico y un plan de control. Para lograr una adecuada evaluación del dolor posoperatorio, se ha implementado una escala de evaluación del dolor de 10 puntos, siendo 1 la ausencia de dolor y 10 el peor dolor imaginable. La clave para un control suficiente es volver a evaluar al paciente y determinar si está satisfecho con el resultado. Juntos, los índices de dolor y satisfacción minimizan que el dolor tratado inadecuadamente pase desapercibido. Un enfoque multimodal que combine tratamientos analgésicos localizados con la inyección sistémica de fármacos analgésicos da como resultado un mejor control del dolor. Se está demostrando que en la cirugía ortopédica la analgesia regional está acortando significativamente el periodo de recuperación tras las cirugías de rodilla y pie. Al tratar de manera eficaz el dolor posoperatorio, los médicos podrán evitar que sus pacientes desarrollen cosas como el síndrome de dolor crónico.[4] Al proporcionar a los pacientes el acceso a una evaluación del dolor por parte de su equipo médico y, a su vez, hacer que eso determine la forma en que son atendidos, le permite al paciente sentirse como si fuera una parte más importante de su equipo de atención y también proporciona al personal una mejor comprensión del nivel de dolor del paciente. Una verdadera evaluación del dolor requiere no solo el punto de vista del equipo médico, sino también la aportación del paciente. De este modo, se puede ofrecer la opción de un tratamiento adecuado del dolor y, al mismo tiempo, permitir a los pacientes la oportunidad de formar parte de su atención médica. Al dar a los pacientes la oportunidad de tomar decisiones en su propio nombre, ellos son capaces de sentirse más en control de su dolor, lo que demuestra actuar también como una especie de terapia psicológica.[3]

Barreras y soluciones para mejorar las prácticas de tratamiento del dolor en pacientes operados de pie, tobillo, rodilla y cadera

La mayoría de los pacientes que se somete a procedimientos quirúrgicos experimenta un dolor posoperatorio agudo, pero los datos indican que menos de la mitad informa de un alivio adecuado del dolor posoperatorio.[5] El manejo inadecuado del dolor afecta a 80% de la población mundial y hasta 50% de la población general podría estar afectada por el dolor crónico. Las barreras para el manejo del dolor son multifactoriales y pueden tener implicaciones significativas para los resultados funcionales.[6] Los profesionales sanitarios informan de que una de las principales barreras es el sentimiento de aprehensión hacia el uso adecuado de diversos medicamentos para el dolor. Debido a la constante evolución del campo del tratamiento del dolor, muchos profesionales sanitarios no administran los tratamientos más avanzados.[7] Por este motivo, estar al día resulta aún más vital, y puede tener un enorme resultado en el manejo de los pacientes. Otro obstáculo puede ser la falta de comunicación entre el paciente y el equipo médico, así como entre el propio equipo. La participación del paciente en la toma de decisiones sobre el tratamiento del dolor se asocia con un menor tiempo de dolor intenso, un mejor alivio del dolor, una menor gravedad del mismo y una mejor calidad de la atención. Con el creciente acceso de los consumidores a la información sobre la atención sanitaria, los pacientes están más informados y exigen una mayor participación en las decisiones clínicas. Es entonces, a través de la educación del paciente, cuando el equipo médico puede proporcionarle la comprensión de lo que ocurre para poder ayudarle en su cuidado. Mediante la educación del paciente antes de la cirugía, así como la identificación y planificación de un objetivo de dolor, esta barrera puede mitigarse.[8] Sin embargo, con la necesidad de una mayor comunicación y educación del paciente, los miembros del equipo de atención médica pueden encontrarse con dificultades para tener el tiempo necesario para llevar a cabo estas discusiones cruciales. Una forma crítica de ayudar con este asunto es adoptar una actitud de vigilancia hacia los pacientes para confirmar que los medicamentos rutinarios se administran en los momentos especificados. Además, es fundamental que se eduque a todos los miembros del equipo sobre lo importante que es controlar el dolor en estos pacientes para proporcionarles los mejores cuidados. En cuanto a la falta de comunicación entre el equipo médico, es importante que todos los miembros del equipo, desde el médico hasta el farmacéutico y el paciente, discutan los objetivos del control del dolor y estén de acuerdo en cómo tratarlo. Los factores culturales son una barrera que puede afectar en gran medida el tratamiento. En los ancianos, el dolor puede ser un reto por múltiples razones, entre ellas los problemas médicos que contribuyen al dolor y la incapacidad de autoinformar debido al deterioro cognitivo. Debido a las creencias culturales, algunos pacientes pueden preferir tratamientos no farmacológicos, lo que puede dificultar el manejo del dolor. Estos casos enfatizan aún más la necesidad de que los médicos y los miembros del equipo médico se mantengan al día sobre los abordajes alternativos para el tratamiento del dolor y mantengan un diálogo abierto en su manejo. A medida que el tratamiento del dolor sigue evolucionando, también lo hacen los medicamentos. Muchos de estos nuevos medicamentos pueden desempeñar un gran papel para ayudar a aliviar el dolor. Sin embargo, a menudo vienen con sus propios riesgos adversos y pueden hacer que administrarlos a ciertos pacientes con mayor riesgo de efectos secundarios sea un reto. El hecho de que cada vez se creen más medicamentos para ayudar a tratar el dolor hace que la elección de los adecuados para el paciente correcto sea un proceso aún más delicado. Esto puede llevar a los médicos a dudar a la hora de recetar nuevos medicamentos y puede hacer que determinados grupos vulnerables, como los ancianos, las mujeres embarazadas o en periodo de lactancia, los niños, las personas que abusan de las sustancias y los enfermos mentales, corran un mayor riesgo de sufrir un tratamiento inadecuado del dolor. La educación es la piedra angular de cualquier estrategia eficaz para eliminar las barreras hacia el tratamiento óptimo del dolor. El tratamiento del dolor debe introducirse como un tema central y principal del plan de estudios en cualquier facultad de medicina y en los programas de residencia, con el fin de incorporar la importancia de abordar el dolor en las primeras etapas de la carrera de un médico.[9]

Reducción del dolor intenso y de los efectos adversos graves durante el transporte de pacientes de cirugía ortopédica de las extremidades inferiores

Durante el periodo preoperatorio y posoperatorio, el dolor grave y los eventos adversos serios son comunes y están fuertemente asociados mientras se traslada a los pacientes de la UCI para los procedimientos.[10] Es responsabilidad del equipo quirúrgico y de anestesia de la sala de operaciones trasladar al paciente de la sala de operaciones a la de recuperación. Esto se suele hacer mientras se monitorea y se realizan simultáneamente tareas terapéuticas adicionales, como la ventilación manual.[11] Durante este tiempo, es importante evitar que el paciente se haga daño tras la anestesia y reducir los movimientos a la zona fijada quirúrgicamente. El anestesiólogo suele ser uno de los primeros miembros del equipo médico que habla con los pacientes después de una intervención quirúrgica y puede administrar rápida y eficazmente medicación para el dolor o bloqueos nerviosos en función del dolor de los pacientes. El hecho de que un miembro del equipo de anestesia se desplace con el paciente permite controlar el dolor de este de forma inmediata y, por lo tanto, disminuir el dolor antes de que sea demasiado intenso.[12] Esta es una parte vital del proceso, ya que se ha demostrado que la mitigación temprana del dolor se correlaciona con mejores resultados posoperatorios. Los estudios han demostrado que un mejor manejo del dolor se asocia con mejores resultados para los pacientes; sin embargo, el dolor sigue estando infravalorado e infratratado. Se ha descubierto que un factor esencial para mitigar el dolor causado en el traslado es cuando se proporcionan informes preliminares a los miembros del equipo receptor, lo que les permite prepararse mejor para la llegada del paciente. Esto no solo permite una atención más segura a la llegada, sino que también maximiza la seguridad del paciente durante el viaje. Una de las causas más comunes de dolor en el entorno hospitalario con pacientes con lesiones de rodilla, tobillo y pie es el traslado de los pacientes y el giro de los mismos para diversos procedimientos de cuidados de enfermería.[13] Otros efectos adversos graves asociados al traslado de pacientes son el paro cardiaco, las arritmias, la taquicardia, la bradicardia, la hipertensión, la hipotensión, la desaturación, la bradipnea o la dificultad respiratoria. Se ha demostrado que se producen acontecimientos adversos graves en hasta una de cada tres experiencias de traslado de pacientes. Este último puede causar a menudo dolor al paciente, lo que puede dar lugar a estos acontecimientos adversos que se han señalado como asociados al traslado de pacientes. Al mejorar el tratamiento del dolor antes de trasladar a los pacientes, se ha observado una disminución de la cantidad de efectos adversos graves. Esto quizá puede atribuirse al hecho de que el dolor induce respuestas reflejas que pueden alterar la mecánica respiratoria y aumentar la demanda cardiaca a través de la taquicardia y el mayor consumo de oxígeno del miocardio. Para garantizar que los traslados asistenciales sean seguros y eficaces, se necesitan estrategias para mejorar el conocimiento compartido de la situación, el trabajo en equipo, el flujo de pacientes y la eficiencia de los recursos. Los traslados seguros implican la coordinación, el momento óptimo, la movilización temprana, la participación y el abordaje multidisciplinar. Se ha demostrado que existen diferencias en la apreciación del dolor entre los distintos miembros del equipo médico. Y también, que los médicos infravaloran el dolor de los pacientes en comparación con las enfermeras, mientras que estos lo hacen en comparación con las auxiliares de enfermería.[14] Es con este conocimiento que se incorpora la educación médica en una etapa temprana del proceso educativo de las distintas disciplinas para que los miembros del equipo médico sean más conscientes del manejo del dolor y del impacto que puede causar en la recuperación de un paciente.[15]

Anestesia para la cirugía ortopédica de las extremidades inferiores

Las cirugías de cadera, pie, rodilla y tobillo son procedimientos ortopédicos comunes. Las fracturas de tobillo son cirugías comunes, mientras que la artrodesis de tobillo, la reparación de tendones y la sustitución de tobillos son menos frecuentes. Las cirugías del pie que se suelen ver en entornos ambulatorios incluyen las bunionectomías, la reparación del dedo en martillo y las fracturas de metatarsos. Las operaciones de rodilla más comunes incluyen artroscopias de rodilla, reparaciones del ligamento cruzado anterior (LCA) y sustituciones totales de rodilla. La cirugía ortopédica de la cadera incluye la artroscopia de cadera, así como las sustituciones de cadera tanto electivas como traumáticas. La anestesia para estas operaciones ortopédicas puede realizarse mediante anestesia general, anestesia neuroaxial, anestesia regional o anestesia local.[16] Si se prefiere una anestesia general, se puede realizar una anestesia regional con el fin de aliviar el dolor posoperatorio. La anestesia regional guiada por ultrasonido proporciona una excelente analgesia posoperatoria, reduciendo las necesidades de analgésicos sistémicos. Para decidir qué bloqueo nervioso es apropiado para el tipo de cirugía que se va a realizar, es fundamental comprender la anatomía de la extremidad inferior. El suministro de nervios sensoriales a la extremidad inferior se distribuye entre las ramas del nervio femoral y el nervio ciático.[17]

El nervio femoral surge de las ramas L2, L3 y L4. El nervio safeno, que surge de L3 a L4, da lugar a ramas terminales que inervan la piel sobre el maléolo medial y la cara medial del pie, así como la cabeza del primer metatarsiano. El nervio ciático se divide en los nervios peroneo común y tibial en una localización variable entre la nalga y el hueco poplíteo. Por lo común, la división puede situarse entre 6 y 10 cm por encima del hueco poplíteo. En hasta 30% de los pacientes, esta división puede producirse más proximalmente. El nervio peroneo común serpentea alrededor de la cabeza del peroné y se divide en dos ramas, el nervio peroneo superficial, que inerva el dorso del pie y el tobillo, y el nervio peroneo profundo, que inerva el espacio dorsal del primer dedo. El nervio tibial suministra la función motora a los músculos flexores de la pantorrilla y el pie, y se divide en dos ramas, el nervio sural y el nervio tibial posterior. El nervio sural suministra sensibilidad a la parte lateral del pie y del talón. La rama calcánea del nervio tibial inerva el resto de las partes del talón. El nervio tibial posterior viaja por detrás del maléolo medial, inmediatamente posterior a la arteria tibial. A continuación se divide en los nervios plantares medial y lateral del pie, que propor-

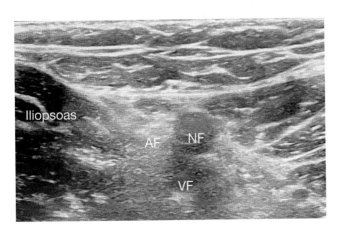

FIGURA 46.1 Bloqueo del nervio femoral: el músculo iliopsoas está delimitado por la fascia iliaca, que puede apreciarse durante la inserción de la aguja. El nervio femoral (NF) puede verse situado entre la arteria femoral (AF) y el músculo iliopsoas.

cionan inervación motora al pie e inervación sensitiva a las estructuras internas del pie y a la piel de la planta del pie. Ver la figura 46.1.

Anestesia para operaciones de pie y tobillo

Existen varias combinaciones de técnicas anestésicas que pueden utilizarse para las operaciones de los pies. La anestesia general puede utilizarse en combinación con bloqueos de tobillo para el alivio del dolor posoperatorio. La anestesia espinal es apropiada para quienes no son candidatos a la anestesia general. Los bloqueos de nervios periféricos (poplíteo y safeno) o de tobillo pueden utilizarse como único anestésico con sedación en entornos ambulatorios. Hay varios factores que deben tenerse en cuenta al realizar bloqueos de nervios periféricos o de tobillo. El tiempo de inicio si se utiliza ropivacaína o bupivacaína suele ser de 10 a 30 minutos, por lo que debe colocar el bloqueo en el momento oportuno. Dicha colocación puede ser incómoda, por lo que puede ser necesaria la sedación durante el bloqueo. La ropivacaína y la bupivacaína pueden durar hasta 12 horas o más, por lo que cualquiera de los dos anestésicos locales es una excelente opción cuando se prefiere la analgesia posoperatoria. Debido al potencial de toxicidad intravascular, la ropivacaína sería una opción más segura en todas las situaciones. La dosis máxima de bupivacaína para evitar la toxicidad es de 3 mg/kg, pero la absorción es diferente según el bloqueo nervioso empleado, mientras que la ropivacaína es generalmente más segura debido a la menor toxicidad cardiaca con la inyección intravascular inadvertida. Además, no es aconsejable añadir epinefrina en los bloqueos de tobillo por el riesgo de provocar isquemia en el pie. Debe disponerse de todo el equipo de reanimación y de suministros para las vías respiratorias en caso de reacción tóxica y en el contexto de la bupivacaína, la cual incluiría la emulsión lipídica. Debe haber monitores completos, con acceso intravenoso tanto para la sedación como para la reanimación.

Hay cinco nervios que se inyectan en un bloqueo de tobillo: tibial posterior, sural, peroneo superficial, peroneo profundo y safeno. El paciente se coloca en posición supina con la pantorrilla sobre un soporte acolchado. Debe administrarse sedación y oxígeno. Debe haber una preparación y un vendaje estériles para prevenir la infección. Se prefiere la clorhexidina, que es más eficaz que los antisépticos anteriores, como la yodo-povidona. Algunos profesionales prefieren empezar por el nervio tibial posterior primero. La pierna debe rotarse externamente con la rodilla un poco flexionada para permitir la rotación externa del pie. La técnica consiste en localizar el pulso de la arteria tibial justo posterior e inferior al maléolo medial. La aguja debe introducirse en un ángulo de 30° respecto al maléolo para pasar 2-3 mm por detrás de la arteria. Se debe hacer contacto con la tibia y luego retirar la aguja 0.5 cm. Deben inyectarse cinco mililitros de anestésico local tras una aspiración negativa de sangre. También se puede utilizar un estimulador nervioso, ya que el nervio tibial es el único nervio del tobillo que tiene un suministro nervioso motor importante. Utilizando una aguja estimulante de 50 mm, se busca la flexión del dedo gordo del pie o, con menos frecuencia, la flexión de los otros dedos.

El bloqueo del nervio sural se realiza localizando el borde lateral del tendón de Aquiles a nivel del borde inferior del maléolo lateral. La aguja se avanza anteriormente hacia el peroné. Si se siente una parestesia, se inyectan 3-5 mL de anestésico local. Si no es así, inyecte 5-7 mL mientras se retira la aguja para asegurar una infiltración adecuada del nervio. Un bloqueo del tobillo cubre los procedimientos de los dedos del pie y del pie distal al tobillo. No es suficiente para procedimientos que incluyan cirugías en el tobillo y proximales al mismo. En muchos casos, es probable que los lugares de inyección para el bloqueo del tobillo se encuentren en el lugar de la incisión quirúrgica. Un abordaje más apropiado para los procedimientos en el tobillo sería realizar bloqueos de los nervios femoral y ciático, o de la rama inferior en función del procedimiento quirúrgico específico, como utilizar un bloqueo del nervio poplíteo, etc. Una combinación de estos bloqueos anestesiará la pierna por debajo de la rodilla. Un bloqueo del nervio ciático proximal (p. ej., por encima de la rodilla) provocará una profunda debilidad motora y puede evitarse realizando un bloqueo de los nervios tibial y peroneo común en el hueco poplíteo. Este bloqueo es una opción excelente para la cirugía del tobillo y del mediopié cuando se combina con un bloqueo del canal aductor.

El bloqueo del nervio ciático (también conocido como bloqueo del nervio poplíteo) en el hueco poplíteo está indicado para la cirugía de tobillo y pie, y proporciona anestesia en combinación con un bloqueo del nervio safeno para todas las operaciones de pie/tobillo. Anatómicamente, el nervio ciático se encuentra lateral a la arteria y la vena poplíteas, y se divide en los nervios peroneo común y tibial entre 6 y 10 cm por encima del pliegue poplíteo. En 30% de la población, la división se produce por encima de los 10 cm sobre el pliegue. El nervio ciático en el hueco poplíteo se encuentra en un triángulo: está limitado superomedialmente por los músculos semimembranoso y semitendinoso, y superolateralmente por la cabeza larga del músculo bíceps femoral. La base del triángulo es el pliegue poplíteo. Lo más habitual es utilizar la ecografía para el abordaje lateral.[18] Con la rodilla del paciente flexionada, se coloca la sonda en el hueco poplíteo. Se identifica el fémur y luego se utiliza la sonda para localizar la arteria poplítea por pulsación. El nervio ciático es hiperecoico y se localiza superficial al fémur y lateral a la arteria poplítea. Para asegurarse de no perforar por accidente el nervio peroneo común, se debe explorar en sentido distal para observar la división del nervio ciático en ambas ramas y, a continuación, explorar hacia arriba para localizar el punto en el que se forma el nervio ciático. La visualización del nervio mejora cuando se inyecta la hidrodisección con el anestésico local debido al contraste mejorado entre el nervio hiperecoico y la colección de líquido hipoecoico. Se pueden utilizar técnicas tanto en el plano como fuera de él, y también la estimulación eléctrica del nervio para confirmar la colocación de la aguja. Se administran 20 mililitros de anestésico local bajo visualización directa, con el objetivo de ver la propagación circunferencial alrededor del nervio, conocida como el "signo de dona". Si la propagación es inadecuada, se puede reposicionar la aguja para asegurar el bloqueo completo del nervio. El paciente debe estar mínimamente sedado, de modo que si se produce una inyección intraneural y una parestesia, pueda informar de la sensación anormal y se pueda reposicionar la aguja. Una vez completado el bloqueo, es aconsejable explorar en sentido proximal y distal para garantizar la propagación vertical del anestésico local. Las complicaciones del bloqueo incluyen la hemorragia, la infección, el daño nervioso, el fallo de la inyección y la inyección parcial. La toxicidad del anestésico local también es una complicación. Ver la figura 46.2.

El bloqueo del nervio ciático preserva la cara medial de la pantorrilla y el pie. Para una anestesia regional completa, debemos realizar un bloqueo del nervio safeno. El nervio safeno es una rama terminal del nervio femoral y es un nervio sensorial puro. Suministra inervación en la cara medial de la pierna al tobillo y al pie. También hay ramas terminales, los nervios infrapatelares, que se envían a la articulación de la rodilla. El bloqueo del canal aductor, que bloquea el nervio safeno, se realiza en la mitad del muslo con un gran volumen (20 mL) de anestesia local utilizando la técnica de ultrasonido.[19] Anatómicamente, el músculo sartorio cruza la parte anterior del muslo en dirección lateral a medial y forma un techo sobre el canal aductor en la mitad inferior del muslo. Los tres lados

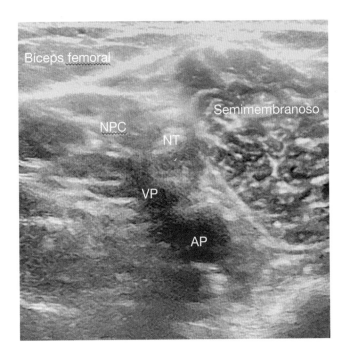

FIGURA 46.2 Bloque ciático poplíteo: en esta imagen capturada desde arriba del pliegue poplíteo se pueden ver los nervios peroneo común (NPC) y tibial (NT). Es clave identificar la arteria poplítea (AP), la cual se encuentra en la profundidad de los nervios.

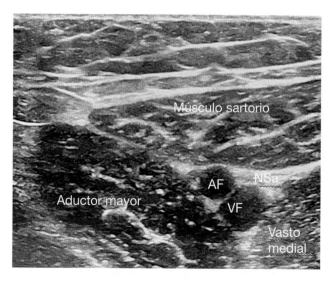

FIGURA 46.3 Bloqueo del canal aductor: en esta imagen ecográfica se puede ver el haz neurovascular compuesto por el nervio safeno (NSa), la arteria femoral (AF) y la vena femoral (VF) rodeado de músculo. El músculo sartorio es superficial, mientras que el vasto medial es anatómicamente medial y el aductor mayor anatómicamente lateral.

del canal están formados por el músculo sartorio, el vasto medio lateralmente y el aductor largo medialmente. La arteria y la vena femorales se encuentran en el canal y nos ayudan a localizar el nervio. El nervio es una pequeña estructura hiperecoica anterior a la arteria. Tras la preparación y el vendaje adecuados, se coloca una sonda de ultrasonido lineal en la parte anterior del muslo en posición transversal al eje longitudinal a medio camino entre la rótula y la espina iliaca anterosuperior. Se identifica la pulsación de la arteria femoral y la vena femoral es inferior. El nervio safeno está justo al lado de la arteria.[6] Se utiliza la técnica en plano para inyectar anestesia local alrededor del nervio. El volumen recomendado para inyectar es de 10-20 mL. Los riesgos de este bloqueo nervioso son los mismos que los de otros bloqueos nerviosos. Ver la figura 46.3.

Anestesia para operaciones de rodilla

Las operaciones ortopédicas más comunes en la rodilla incluyen la artroscopia de rodilla, la reparación del LCA y la artroplastia de rodilla. Cada una de estas operaciones tiene sus propios retos. En los pacientes que se someten a una artroscopia de rodilla, la deambulación temprana y la reanudación de la actividad normal son primordiales. La manipulación quirúrgica es mínimamente invasiva para lograr estos objetivos, y se utiliza una anestesia general para proporcionar unas condiciones operativas óptimas. Estos pacientes se benefician de un enfoque multimodal, utilizando fármacos antiinflamatorios no esteroideos para el alivio del dolor posoperatorio, así como un bloqueo nervioso regional en la distribución safena si se prevé un dolor posoperatorio.

Es probable que los pacientes que se someten a una reparación del LCA sientan más dolor que con la artroscopia de rodilla. Los pacientes son fijados en un inmovilizador de rodilla durante varias semanas, por lo que puede estar indicado un bloqueo del nervio femoral o del nervio safeno. Se debate si los bloqueos del canal aductor o del nervio femoral pueden contribuir a la función del cuádriceps varias semanas después de la operación.[20,21]

Los pacientes sometidos a operaciones de artroplastia total de rodilla se han convertido en el centro de atención de las vías de recuperación ortopédica. Se han estudiado bien los modelos para reducir la duración de la estancia, reducir las complicaciones quirúrgicas, mejorar el control del dolor y la satisfacción del paciente.[22] A menos que esté contraindicado, los pacientes que se someten a una artroplastia de rodilla deben recibir un anestésico neuroaxial, bloqueos nerviosos regionales, así como un cóctel de analgésicos multimodales. Un bloqueo del nervio safeno reducirá el dolor en la parte medial de la rodilla en el posoperatorio y dará lugar a una reducción del dolor de entre 30 y 70%. Además, se ha demostrado que un bloqueo iPACK (espacio interno a la arteria poplítea y la cápsula de la rodilla) reduce el dolor posoperatorio. También se utiliza una combinación de opioides orales, anticonvulsivos (pregabalina o gabapentina), ibuprofeno y celecoxib en un enfoque multimodal del dolor posoperatorio.

Anestesia para operaciones de cadera

Los pacientes que se presentan para operaciones de cadera incluyen la artroscopia de cadera y la artroplastia de cadera electiva o traumática. Para el paciente que se somete a una artroscopia de cadera, el dolor posoperatorio puede ser muy complicado. A menudo, una reparación del labrum puede provocar una gran cantidad de dolor en la distribución nerviosa L1-L4. Por lo tanto, a menudo se emplea un bloqueo del plexo lumbar en combinación con la anestesia general para tratar a estos pacientes durante el periodo perioperatorio. Los pacientes que se someten a una artroplastia de cadera electiva o traumática han sido bien estudiados en el protocolo de recuperación acelerada de forma similar a los pacientes de artroplastia de rodilla.[22] Tanto las operaciones de artroplastia de cadera electivas como las traumáticas deben manejarse con anestésicos neuroaxiales si no están contraindicados. Debe prestarse una atención especial a los pacientes que hayan tomado recientemente anticoagulantes, ya que esta es la contraindicación más común para una anestesia neuroaxial. En coordinación con los médicos de urgencias, los internistas y los cirujanos ortopédicos, también debe administrarse un bloqueo de la fascia iliaca a los pacientes que se presentan en el hospital con fracturas de cadera. El bloqueo de la fascia iliaca debe realizarse lo antes posible y a menudo se hace de forma preoperatoria para reducir el total de opioides administrados a un paciente de edad a menudo geriátrica. La reducción de los opioides disminuye en gran medida la incidencia de delirio y otras complicaciones graves relacionadas con los opioides.

Conclusión

Las molestias posoperatorias son muy costosas, ya que prolongan las estancias en el hospital y exigen una atención más cuidadosa. Tras la somnolencia y los problemas estomacales, el dolor es la razón más citada para retrasar el alta. La incapacidad de administrar una analgesia posoperatoria adecuada tiene varias causas. La educación inadecuada, el miedo a los problemas de medicación analgésica, la mala evaluación del dolor y la insuficiencia de personal son algunas de las causas más destacadas. Un abordaje multimodal que combina los tratamientos analgésicos localizados con la inyección sistémica de fármacos analgésicos da como resultado un mejor manejo del dolor. Se demuestra que la analgesia localizada reduce considerablemente el tiempo necesario para recuperarse de los procedimientos de rodilla y pie en cirugía ortopédica. Al manejar de manera adecuada el dolor posoperatorio, los médicos pueden ayudar a sus pacientes a evitar el desarrollo del síndrome de dolor crónico. Por último, existen varias opciones para el control del dolor y la anestesia en las cirugías de pie, tobillo y rodilla. La anestesia regional es una opción excelente, ya que proporciona una anestesia sólida para el procedimiento y dará un alivio del dolor posoperatorio superior. La analgesia multimodal, que incluye antiinflamatorios no esteroideos, gabapentina y analgésicos preventivos, también puede mejorar los resultados. La satisfacción del paciente, la deambulación precoz y el alta temprana son ventajas de la anestesia regional. La anestesia general debe reservarse para aquellos que no sean susceptibles de recibir anestesia regional o en los que esta esté contraindicada.

Al proporcionar a los pacientes acceso a una evaluación del dolor realizada por su equipo médico y utilizar esa evaluación para decidir cómo se les atiende, el paciente se siente más conectado con su equipo de atención y el personal tiene una mejor comprensión del nivel de dolor del paciente. La verdadera evaluación del dolor implica no solo la perspectiva del equipo médico, sino también la aportación del paciente. De este modo, los pacientes pueden recibir un excelente tratamiento del dolor y, al mismo tiempo, tener voz y voto en su atención médica. Al permitir que los pacientes tomen sus propias decisiones, estos obtienen una sensación de control sobre su sufrimiento, lo que actúa también como una forma de tratamiento psicológico.

REFERENCIAS

1. Baker PN, van der Meulen JH, Lewsey J, Gregg PJ. The role of pain and function in determining patient satisfaction after total knee replacement. *J Bone Joint Surg Br.* 2007;89-B(7):893-900.
2. Eriksson K, Broström A, Fridlund B, et al. *Postoperative Pain Assessment and Impact of Pain on Early Physical Recovery, From the Patients' Perspective.* Jönköping University, School of Health and Welfare; 2017.

3. Gan TJ. Poorly controlled postoperative pain: prevalence, consequences, and prevention. *J Pain Res.* 2017;10:2287-2298.

4. Shoar S, Esmaeili S, Safari S. Pain management after surgery: a brief review. *Anesthesiol Pain Med.* 2012;1(3):184-186.

5. Akbar N, Teo SP, Hj-Abdul-Rahman HNA, Hj-Husaini HA, Venkatasalu MR. Barriers and solutions for improving pain management practices in acute hospital settings: perspectives of healthcare practitioners for a pain-free hospital initiative. *Ann Geriatr Med Res.* 2019;23(4):190-196.

6. Al-Mahrezi A. Towards effective pain management: breaking the barriers. *Oman Med J.* 2017;32(5):357-358.

7. Thakur AC. Barriers to optimal pain management in the general surgery population. En: Narayan D, Kaye AD, Vadivelu N, eds. *Perioperative Pain Management for General and Plastic Surgery.* Oxford University Press; 2018. https://oxfordmedicine.com/view/10.1093/med/9780190457006.001.0001/med-9780190457006-chapter-3

8. Chou R, Gordon DB, de Leon-Casasola OA, et al. Management of postoperative pain: a clinical practice guideline from the American Pain Society, the American Society of Regional Anesthesia and Pain Medicine, and the American Society of Anesthesiologists' Committee on Regional Anesthesia, Executive Committee. *J Pain.* 2016;17(2).131-157.

9. Clarke H, Woodhouse LJ, Kennedy D, Stratford P, Katz J. Strategies aimed at preventing chronic post-surgical pain: comprehensive perioperative pain management after total joint replacement surgery. *Physiother Can.* 2011;63(3):289-304.

10. de Jong A, Molinari N, de Lattre S, et al. Decreasing severe pain and serious adverse events while moving intensive care unit patients: a prospective interventional study (the NURSE-DO project). *Crit Care.* 2013;17(2):R74.

11. Nearman HS, Popple CG. How to transfer a postoperative patient to the intensive care unit. Strategies for documentation, evaluation, and management. *J Crit Illn.* 1995;10(4):275-280.

12. Segall N, Bonifacio AS, Schroeder RA, et al. Can we make postoperative patient handovers safer? A systematic review of the literature. *Anesth Analg.* 2012;115(1):102-115.

13. Segall N, Bonifacio AS, Barbeito A, et al. Operating Room–to-ICU patient handovers: a multidisciplinary human-centered design approach. *Jt Comm J Qual Patient Saf.* 2016;42(9):400-414.

14. Manias E, Bucknall T, Botti M. Nurses' strategies for managing pain in the postoperative setting. *Pain Manag Nurs.* 2005;6(1):18-29.

15. Medrzycka-Dabrowka W, Dąbrowski S, Gutysz-Wojnicka A, Gawroska-Krzemińska A, Ozga D. Barriers perceived by nurses in the optimal treatment of postoperative pain. *Open Med.* 2017;12:239-246.

16. Lee TH, Wapner KL, Hecht PJ, Hunt PJ. Regional anesthesia in foot and ankle surgery. *Orthopedics.* 1996;19(7):577-580.

17. Shah S, Tsai T, Iwata T, Hadzic A. Outpatient regional anesthesia for foot and ankle surgery. *Int Anesthesiol Clin.* 2005;43(3):143-151.

18. Saranteas T, Chantzi C, Zogogiannis J, et al. Lateral sciatic nerve examination and localization at the mid-femoral level: an imaging study with ultrasound. *Acta Anaesthesiol Scand.* 2007;51(3):387-388.

19. Tsui BCH, Finucane BT. The importance of ultrasound landmarks: a "traceback" approach using the popliteal blood vessels for identification of the sciatic nerve. *Reg Anesth Pain Med.* 2006;31(5):481-482.

20. Christensen JE, Taylor NE, Hetzel SJ, Shepler JA, Scerpella TA. Isokinetic strength deficit 6 months after adductor canal blockade for anterior cruciate ligament reconstruction. *Orthop J Sports Med.* 2017;5(11):2325967117736249.

21. Xerogeanes JW, Premkumar A, Godfrey W, et al. Adductor canal vs. femoral nerve block in anterior cruciate ligament reconstruction: a randomized controlled trial. *Orthop J Sports Med.* 2017;5(7 suppl 6).

22. Kaye A, Urman R, Cornett E, Hart B, et al. Enhanced recovery pathways in orthopedic surgery. *J Anaesthesiol Clin Pharmacol.* 2019;35(5):35-39.

47

Dolor agudo en la atención primaria

Madelyn K. Craig, Devin S. Reed y Justin Y. Yan

Introducción

El dolor es una de las quejas más comunes que se ven en las consultas de atención primaria; sin embargo, sigue siendo una de las dolencias peor manejadas. El dolor de espalda y cuello, las cefaleas y migrañas, los dolores articular, musculoesquelético, facial, torácico y abdominal son varios tipos de dolor agudo que suelen encontrar los médicos de cabecera. Por lo regular, la fisiopatología del dolor agudo no es compleja. Es la percepción del dolor, que puede estar influida por una serie de factores psicológicos, cognitivos, hormonales o biológicos, lo que hace que el tratamiento del dolor sea menos sencillo. Numerosas instituciones consideran que el tratamiento del dolor es un derecho humano fundamental y que ofrecer uno eficaz es una obligación moral del profesional sanitario.[1] La iniciativa de convertir el dolor en el "quinto signo vital" atrajo una merecida atención sobre la necesidad de mejorar la evaluación y el tratamiento del dolor; sin embargo, también condujo a un énfasis excesivo en las escalas unidimensionales de intensidad del dolor que conducen a un uso excesivo de opioides para el tratamiento y a acontecimientos adversos como la sobresedación por opioides y la muerte.[2] Debemos cambiar nuestra atención del dolor como quinto signo vital para ampliar nuestra educación y formación en la evaluación del dolor para mejorar nuestras estrategias de tratamiento.[3] El dolor que no se trata puede conducir a un dolor crónico, también tiene efectos en la salud mental y física. El primer paso de todo plan de tratamiento del dolor debe ser una evaluación exhaustiva del dolor multidimensional.[4] Este capítulo incluye una discusión sobre la evaluación y la educación sobre el dolor, así como sobre los tratamientos farmacológicos y no farmacológicos del dolor agudo en el ámbito de la atención primaria.

Evaluación del dolor

La evaluación del dolor puede ser un reto, ya que depende de la comunicación por parte del paciente de una percepción subjetiva de una experiencia sensorial y emocional desagradable. La percepción del dolor varía mucho entre los pacientes y no puede cuantificarse de manera objetiva. La finalidad de la evaluación del dolor es recopilar información del paciente de forma estandarizada para ayudar a determinar el tipo de dolor, el efecto que está teniendo en el paciente y en sus actividades diarias, y una causa del dolor para que el personal sanitario pueda desarrollar un plan de tratamiento adecuado. La estandarización de las evaluaciones del dolor es importante para obtener datos fiables y reproducibles que puedan utilizarse para guiar el tratamiento y determinar cuándo se necesitan cambios. La intensidad y el alivio del dolor son las dos características que suelen evaluarse en el dolor agudo. Existen varias escalas de dolor unidimensionales que los médicos pueden utilizar para evaluar su intensidad.[1] Las escalas de valoración numérica (EVN), las escalas de valoración verbal (EVV), las escalas visuales análogas (EVA) y la escala de dolor facial (EDF) son las herramientas de evaluación de la intensidad más utilizadas para el dolor agudo. En la figura 47.1 se muestran ejemplos de estas escalas de dolor. Las escalas EVN, EVV y EDF son relativamente autoexplicativas. La EVA requiere que el paciente señale una zona en la línea, que luego se registra en milímetros como su calificación del dolor. Al determinar qué escala utilizar, el médico debe tener en cuenta la edad del paciente, su estado cognitivo y las barreras de comunicación. La evalua-

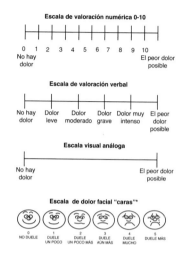

FIGURA 47.1 Escalas de dolor de intensidad unidimensional.

ción del dolor en pacientes con deterioro cognitivo o incapaces de informar, como aquellos inconscientes o sedados, presenta desafíos únicos. Las herramientas recomendadas para estos pacientes utilizan indicadores conductuales y fisiológicos para evaluar el dolor. La herramienta de observación del dolor en cuidados críticos que se muestra en la tabla 47.1 incorpora la expresión facial, los movimientos corporales, la conformidad del ventilador en los pacientes intubados y la vocalización

TABLA 47.1 HERRAMIENTA DE OBSERVACIÓN DEL DOLOR EN CUIDADOS CRÍTICOS

Expresión facial	Relajado/neutral	No se observa tensión muscular	0
	Tenso	Presencia de ceño fruncido, descenso de las cejas, tensión de la órbita y contracción de los elevadores	1
	Hace muecas	Todo lo anterior más los párpados bien cerrados	2
Movimientos corporales	Ausencia de movimientos o posición normal	No se mueve en absoluto o en posición normal	0
	Protección	Movimientos lentos y cautelosos, tocando o frotando el lugar del dolor, buscando atención a través de los movimientos	1
	Inquietud/agitación	Tirar del tubo, intentar sentarse, mover las extremidades/chocar, no seguir las órdenes, golpear al personal, intentar salir de la cama	2
Tensión muscular	Relajado	No hay resistencia a los movimientos pasivos	0
	Tenso, rigido	Resistencia a los movimientos pasivos	1
	Muy tenso o rígido	Fuerte resistencia a los movimientos pasivos o incapacidad para completarlos	2
Conformidad con el ventilador (intubado)	Tolerancia al ventilador/ movimiento	Alarmas no activadas, fácil ventilación	0
	Toser pero tolerar	Tos, las alarmas pueden activarse pero se detienen espontáneamente	1
	Ventilador de combate	Asincronía: bloqueo de la ventilación, alarmas activadas con frecuencia	2
Vocalización (extubado)	Hablar en tono normal o sin sonido		0
	Suspiros, gemidos		1
	Llorando, sollozando		2

TABLA **47.2** ESCALA DE DOLOR CONDUCTUAL[5-8]

Expresión facial	Relajado	1
	Parcialmente apretado	2
	Totalmente apretado	3
	Hace muecas	4
Movimientos de las extremidades superiores	No hay movimiento	1
	Parcialmente doblado	2
	Totalmente doblado con la flexión de los dedos	3
	Permanentemente retraído	4
Tolerancia a la ventilación mecánica	Tolerar el movimiento	1
	Toser, pero tolerar la ventilación durante la mayor parte del tiempo	2
	Luchar con el ventilador	3
	No se puede controlar la ventilación	4

en los pacientes extubados, y la tensión muscular para determinar una puntuación de dolor entre 0 y 8. La escala de dolor conductual utiliza la expresión facial, los movimientos de las extremidades superiores y la tolerancia de la ventilación mecánica para elaborar una puntuación de dolor entre 0 y 12 (tabla 47.2). Los lactantes y los niños son otro grupo que requiere indicadores conductuales y fisiológicos para evaluar el dolor. Para evaluar el dolor en niños mayores de 3 años se recomiendan la escala de dolor de caras, piernas, la actividad, llanto y consolación (FLACC, por sus siglas en inglés) o la escala de dolor del Children's Hospital of Eastern Ontario Pain. Se recomienda utilizar indicadores como las expresiones faciales, los movimientos corporales, la frecuencia cardiaca y la saturación de oxígeno al evaluar el dolor agudo en los bebés.

También es importante evaluar la intensidad del dolor en reposo y durante la actividad. La evaluación en reposo indica el nivel de confort del paciente, mientras que la evaluación durante la actividad indica la capacidad funcional. Es importante reunir información más allá de la intensidad del dolor. Las escalas de dolor multidimensional evalúan el impacto que este dolor está teniendo en el estado emocional del paciente y en su funcionalidad, como el sueño y las actividades diarias.[1,2] La herramienta Clinically Aligned Pain Assessment (CAPA) que se muestra en la tabla 47.3 se diseñó para evaluar el dolor de forma más exhaustiva e identificar el impacto que está teniendo en la calidad de vida. Va más allá de la mera identificación de la intensidad del dolor. También es importante hacer una historia detallada e identificar otras características relacionadas con el inicio, la localización, la calidad y las características modificadoras del dolor. En la tabla 47.4 hay varias mnemotecnias (por los términos en inglés) que se utilizan para obtener una evaluación más completa del dolor del paciente.[2]

Tratamientos no farmacológicos

El tratamiento del dolor agudo en atención primaria se ha centrado cada vez más en las opciones no farmacológicas junto con los fármacos, en lugar de limitarse a los opioides y otros medicamentos orales. Estas opciones no farmacológicas incluyen cambios en el estilo de vida, terapia cognitivo-conductual (TCC), estimulación eléctrica, fisioterapia (FT), terapia de acupuntura y terapia de masaje.

Los cambios en el estilo de vida incluyen recomendaciones como la mejora de los hábitos nutricionales, los regímenes de ejercicio, la higiene del sueño y el manejo del estrés. Se recomiendan alimentos antiinflamatorios, como las verduras sin almidón, las legumbres, las frutas, las hortalizas, los aceites saludables, los cereales integrales y una dieta baja en proteínas de mamíferos. Se

TABLA 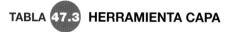 47.3 HERRAMIENTA CAPA

Confort	Intolerable Tolerable con molestias Cómodamente manejable Dolor insignificante
Carga en el dolor	Empeorando Más o menos lo mismo Mejora
Control del dolor	Control inadecuado del dolor Parcialmente efectivo Totalmente efectivo
Funcionamiento	No puede hacer nada a causa del dolor El dolor le impide hacer la mayoría de las cosas que necesita hacer Puede hacer la mayoría de las cosas, pero el dolor se interpone en algunas Puede hacer todo lo que necesita
Dormir	Despertar con dolor la mayor parte de la noche Despertar con dolor ocasional Sueño normal

ha demostrado que la administración de suplementos de micronutrientes como la vitamina D, el magnesio, los aceites de pescado ricos en ácidos grasos omega 3 y la vitamina B12 disminuyen el dolor en general. Se recomienda reducir el consumo de alimentos muy procesados. Aunque las mejoras nutricionales pueden tener una utilidad limitada para mitigar el dolor agudo, la nutrición

TABLA 47.4 HERRAMIENTAS MNEMOTÉCNICAS PARA LA EVALUACIÓN INTEGRAL DEL DOLOR

SOCRATES	Sitio: ¿dónde está el dolor? Inicio: ¿cuándo comenzó el dolor?, ¿súbito o gradual? Carácter: describa el dolor. Radiación: ¿el dolor se extiende por alguna parte? Asociaciones: ¿hay otros signos o síntomas asociados al dolor? Evolución temporal: ¿el dolor sigue algún patrón o varía a lo largo del día? Factores de exacerbación/alivio: ¿hay algo que mejore o empeore el dolor? Gravedad: intensidad del dolor en la escala de graduación.
OPQRSTUV	Inicio: ¿cuándo comenzó?, ¿cuánto dura?, ¿con qué frecuencia se produce? Provocar/paliar: ¿qué lo provoca?, ¿qué hace que mejore?, ¿qué lo empeora? Calidad: ¿qué se siente?, ¿puede describirlo? Región/radiación: ¿dónde está?, ¿se extiende por alguna parte? Gravedad: ¿cuál es la intensidad (escala de graduación)?, ¿en el mejor de los casos?, ¿en el peor de los casos? Tratamiento: ¿qué medicamentos y tratamientos ha probado o está tomando?, ¿qué grado de eficacia tienen? Comprenda cómo le afecta a usted: ¿qué cree que está causando este síntoma?, ¿cómo le afecta a usted y a su familia? Valores: ¿cuál es su objetivo de comodidad o nivel de dolor aceptable?
QISS-TAPED	Calidad Impacto Lugar Gravedad Características temporales Factores agravantes/alivio Tratamiento anterior, respuesta y preferencias del paciente Expectativas y significado Diagnóstico y examen físico

puede ayudar a mejorar el dolor crónico o actuar como medida preventiva.[1] Se ha demostrado que el ejercicio físico mejora el estado de ánimo de los pacientes y disminuye el dolor. Los regímenes de ejercicio deben aumentarse lentamente, con objetivos de estímulos aeróbicos diarios. La falta de sueño y el aumento del estrés se han relacionado con ciertos trastornos del dolor y se ha demostrado que lo agravan.[2]

La TCC implica el proceso de aprender a cambiar la forma en que el paciente piensa sobre el dolor de una manera más constructiva. El paciente acabará cambiando su forma de sentir el dolor para minimizar sus efectos.[3] La TCC, combinada con su contrapartida de terapias basadas en la atención plena y la meditación, diseñadas para centrar la atención sin prejuicios en el dolor, ha demostrado ser un método rentable y económico para reducir el dolor.[2] La estimulación eléctrica nerviosa transcutánea (TENS, por sus siglas en inglés) utiliza corrientes eléctricas de bajo voltaje para estimular la piel y las fibras nerviosas subyacentes. La estimulación reduce el dolor al activar los receptores del dolor inhibitorios. Se ha demostrado que la TENS reduce el dolor agudo cuando se aplica una frecuencia de estimulación adecuada.[4]

La fisioterapia tiene como objetivo atacar las fuentes de dolor a través de ejercicios y fortalecimiento con la esperanza de aliviar las áreas de debilidad o rigidez.[4,9] La fisioterapia es eficaz en el tratamiento del dolor al dirigirse a múltiples mecanismos de dolor como el nociceptivo, el nociplástico y el neuropático. También espera mejorar la función motora y los factores psicosociales.[10] La crioterapia es un método en el que una fuente externa de frío reduce la temperatura del tejido para disminuir el edema tisular y la permeabilidad vascular. Se ha teorizado que esto disminuye el dolor al reducir la inflamación del tejido y la lesión hipóxica. Sin embargo, por el momento solo existe un apoyo preliminar a la crioterapia.[4]

La acupuntura consiste en la inserción y manipulación de agujas en puntos específicos de todo el cuerpo. Se teoriza que la acupuntura mejora el dolor mediante la manipulación de la interconexión de los órganos y ciertos puntos del cuerpo con el fin de reducir el dolor. Los estudios han demostrado que el dolor disminuye con la acupuntura frente a los controles.[2] La terapia de masaje ayuda al dolor mediante la manipulación de los tejidos blandos alrededor de las zonas dolorosas para reducir la tensión, el estrés o los espasmos. Los estudios y las revisiones han demostrado el beneficio de la terapia de masaje para reducir el dolor y la ansiedad de los pacientes con dolor.[2]

Tratamientos farmacológicos

Estos tratamientos pueden ser controvertidos en los debates sobre el tratamiento del dolor, pero no obstante son un elemento crucial en los regímenes de tratamiento del dolor. El mejor abordaje es incorporar los tratamientos farmacológicos a una estrategia de analgesia multimodal. Los tratamientos no farmacológicos combinados con opciones orales opioides y no opioides han demostrado dar los mejores resultados en los pacientes.[2]

Las opciones iniciales de agentes farmacológicos son los analgésicos orales no opioides. Entre ellos se encuentran los AINE, el paracetamol, los relajantes musculares, los anticonvulsivos y los antidepresivos. El mecanismo de los AINE es la inhibición de la ciclooxigenasa (COX). La ciclooxigenasa produce mediadores descendentes que aumentan la señalización de la inflamación y el dolor, por lo que se reduce con el uso regular de AINE.[11] Ejemplos de AINE son el ketorolaco y el ibuprofeno. Algunos estudios han demostrado incluso que los AINE tienen respuestas equivalentes de reducción del dolor cuando se comparan con los opioides.[4] El paracetamol actúa mediante la inhibición de la nocicepción del SNC. Los AINE y el paracetamol se consideran en general una terapia no opioide de primera línea para el dolor agudo y cuentan con sólidas pruebas de su eficacia.[4,11]

La gabapentina actúa a través de la unión de los canales neuronales, lo que disminuye la entrada de calcio en las neuronas e inhibe su funcionamiento. Se ha demostrado que la gabapentina disminuye las puntuaciones de dolor pero no el consumo de opioides en regímenes multimodales.[4,12] Los relajantes musculares —como la ciclobenzaprina y la tizanidina— se han utilizado para tratar el dolor agudo. Los datos que los respaldan no son concluyentes, por lo que los relajantes musculares siguen siendo un tratamiento de segunda línea e inferior a los AINE y los opioides.[13] Los relajantes musculares han demostrado ser superiores al placebo en ciertos estudios.[13]

Los antidepresivos también se han añadido a los regímenes de tratamiento del dolor agudo. Se ha demostrado que son superiores a los relajantes musculares en el tratamiento de ciertos trastornos del dolor.[14] Los antidepresivos tienen efectos antinociceptivos intrínsecos. Junto con los opioides, los antidepresivos tricíclicos han demostrado tener resultados superiores. Se ha demostrado que la correlación entre el tratamiento antidepresivo y el tratamiento con opioides concurrente tiene una mejora de la analgesia con opioides, una atenuación de la tolerancia a los opioides y una atenuación de la dependencia de los mismos.[14] Se ha demostrado que los antidepresivos disminuyen el consumo de opioides pero no las puntuaciones de dolor en los regímenes de tratamiento multimodal.[4,14] La analgesia IV no opioide ha demostrado ser una opción adecuada cuando se intenta evitar los opioides. La ketamina IV, el paracetamol y los AINE pueden reducir el dolor en un grado similar al de los opioides.[15]

Los opioides son el tratamiento más prescrito para el dolor agudo grave. Hay que tener precaución a la hora de prescribir opioides, ya que existe el riesgo de abuso, adicción y sobredosis. Se han aplicado directrices y recomendaciones para permitir una práctica de prescripción más segura. Entre ellas se encuentra la prescripción de opioides de liberación inmediata en lugar de los de liberación prolongada, tener un único prescriptor por paciente garantizado por las bases de datos estatales y utilizar una estrategia de tratamiento multimodal en lugar de la monoterapia con opioides.[16] Se ha descubierto que los opioides de liberación prolongada tienen una tasa de abuso 4.6 veces mayor y una tasa de potencial de desviación 6.1 veces mayor en comparación con los opioides de acción corta.[16] Los opioides actúan activando los receptores acoplados a la proteína G en las neuronas, lo que provoca la inhibición de la señalización neuronal del dolor. Ejemplos de opioides comúnmente recetados son la oxicodona/acetaminofén, la hidromorfona y el tramadol.[4,16,17] Los límites máximos de dosificación de los opioides se definen por la dosis equivalente de morfina por día (mg EQM/d). Los médicos de cabecera no deben prescribir a los pacientes más de 50 mg EQM/d. Los especialistas no deben prescribir más de 90 mg EQM/d. Las prescripciones de más de 100 mg de EQM/d están relacionadas con un aumento de siete a nueve veces del riesgo de sobredosis.[16,17] Las muertes relacionadas con los opioides se producen cuando se prescriben dosis excesivas, sobre todo en pacientes que no toman opioides, con aumentos excesivos de la dosis prescrita y con un seguimiento inadecuado del paciente.[17]

En los últimos años existe una tendencia hacia el uso de los opioides tramadol y metadona para tratar el dolor. El tramadol trata el dolor mediante la inhibición de la unión débil a los sitios del receptor opioide mu. También tiene la acción única de inhibir la recaptación de norepinefrina y serotonina.[18] Esto puede reducir el dolor de la misma manera que los antidepresivos. La metadona y el medicamento similar, la buprenorfina, actúan como agonistas parciales de los receptores opioides.[19] Esto evita el síndrome de abstinencia y previene el consumo de opioides más fuertes. Estos medicamentos alternativos permiten a los pacientes con problemas de adicción y abuso de opioides funcionar con normalidad. La tendencia al aumento de las prescripciones de tramadol y metadona muestra una tendencia a alejarse del tratamiento con opioides fuertes para el dolor y dirigirse hacia alternativas más seguras.[18,19]

Puede considerarse la posibilidad de acudir a un especialista en dolor intervencionista cuando el tratamiento conservador del dolor no alivie los síntomas en un plazo de 2 a 3 semanas. Antes de consultar a un especialista en dolor, deben cumplirse algunos pasos: que las terapias conservadoras hayan fracasado, que el paciente esté completamente despejado desde el punto de vista psicológico, que no esté indicada ninguna otra intervención quirúrgica, que no tenga un comportamiento de búsqueda de medicamentos y que el dolor sea coherente con la patología observada. Los especialistas en dolor pueden ofrecer una variedad de procedimientos intervencionistas que diagnostican y tratan el dolor. Las inyecciones con corticosteroides, anestésicos locales o una combinación de ambos pueden actuar para bloquear la señalización nerviosa y sofocar la inflamación en estructuras específicas que se cree que contribuyen al origen del dolor. La ablación neuronal por radiofrecuencia puede proporcionar un alivio prolongado de hasta 6 meses a 1 año. También pueden aplicarse inyecciones epidurales de esteroides para aliviar el dolor de espalda causado por la neuroclaudicación. Otros procedimientos son la estimulación de la médula espinal y la terapia intratecal, ambas formas de neuromodulación. Esta se utiliza para reducir el dolor crónico —probablemente mediante la inhibición de las interneuronas en el asta dorsal de la médula espinal— así como para mejorar la función neurológica mediante la alteración de las comunicaciones eléctricas y químicas dentro del sistema nervioso central.

REFERENCIAS

1. de Gregori M, Muscoli C, Schatman ME, et al. Combining pain therapy with lifestyle: the role of personalized nutrition and nutritional supplements according to the simpar feed your destiny approach. *J Pain Res.* 2016;9:1179-1189. https://doi.org/10.2147/JPR.S115068
2. Tick H, Nielsen A, Pelletier KR, et al. Evidence-based nonpharmacologic strategies for comprehensive pain care: the Consortium Pain Task Force White Paper. *Explore (NY).* 2018;14:177-211. https://doi.org/10.1016/j.explore.2018.02.001
3. Cognitive-Behavioral Therapy for Pain Management. n.d. Acceso el 25 de octubre de 2020. https://wa.kaiserpermanente.org/kbase/topic.jhtml?docId=tv3092
4. Hsu JR, Mir H, Wally MK, Seymour RB. Clinical practice guidelines for pain management in acute musculoskeletal injury. *J Orthop Trauma.* 2019;33:e158e182. https://doi.org/10.1097/BOT.0000000000001430
5. Koch K. Assessing pain in primary care. *South African Fam Pract.* 2012;54:21-24. https://doi.org/10.1080/20786204.2012.10874169
6. Gordon DB. Acute pain assessment tools: let us move beyond simple pain ratings. *Curr Opin Anaesthesiol.* 2015;28:565-569. https://doi.org/10.1097/ACO.0000000000000225
7. Morone NE, Weiner DK. Pain as the fifth vital sign: exposing the vital need for pain education. *Clin Ther.* 2013;35:1728-1732. https://doi.org/10.1016/j.clinthera.2013.10.001
8. Scher C, Meador L, Van Cleave JH, Reid MC. Moving beyond pain as the fifth vital sign and patient satisfaction scores to improve pain care in the 21st century. *Pain Manag Nurs.* 2018;19:125-129. https://doi.org/10.1016/j.pmn.2017.10.010
9. Physical Therapy in Pain Management. n.d. Acceso el 25 de octubre de 2020. https://www.practicalpainmanagement.com/treatments/rehabilitation/physical-therapy/physical-therapy-pain-management
10. Chimenti RL, Frey-Law LA, Sluka KA. A mechanism-based approach to physical therapist management of pain. *Phys Ther.* 2018;98:302-314. https://doi.org/10.1093/ptj/pzy030
11. Tolba R. *Nonsteroidal anti-inflammatory drugs (NSAIDs). Treatment of Chronic Pain Conditions: A Comprehensive Handbook.* Springer New York; 2017:77-79. https://doi.org/10.1007/978-1-4939-6976-0_21
12. Chang CY, Challa CK, Shah J, Eloy JD. Gabapentin in acute postoperative pain management. *Biomed Res Int.* 2014;2014:631756. https://doi.org/10.1155/2014/631756
13. See S, Ginzburg R. Choosing a skeletal muscle relaxant. *Am Fam Physician.* 2008;78(3):365-370.
14. Barakat A, Hamdy MM, Elbadr MM. Uses of fluoxetine in nociceptive pain management: a literature overview. *Eur J Pharmacol.* 2018;829:12-25. https://doi.org/10.1016/j.ejphar.2018.03.042
15. Sobieraj DM, Martinez BK, Miao B, et al. Comparative effectiveness of analgesics to reduce acute pain in the prehospital setting. *Prehosp Emerg Care.* 2020;24:163-174. https://doi.org/10.1080/10903127.2019.1657213
16. Pathan H, Williams J. Basic opioid pharmacology: an update. *Br J Pain.* 2012;6:11-16. https://doi.org/10.1177/2049463712438493
17. Shipton EA, Shipton EE, Shipton AJ. A review of the opioid epidemic: what do we do about it? *Pain Ther.* 2018;7:23-36. https://doi.org/10.1007/s40122-018-0096-7
18. Miotto K, Cho AK, Khalil MA, Blanco K, Sasaki JD, Rawson R. Trends in tramadol. *Anesth Analg.* 2017;124:44-51. https://doi.org/10.1213/ANE.0000000000001683
19. Trends in the Use of Methadone, Buprenorphine, and Extended-release Naltrexone at Substance Abuse Treatment Facilities: 2003-2015 (Update). n.d. Acceso el 25 de octubre de 2020. https://www.samhsa.gov/data/sites/default/files/report_3192/ShortReport-3192.html

48

Consideraciones de enfermería y analgesia controlada por agente autorizado

Taylor L. Powell, Erica V. Chemtob, Elyse M. Cornett y Alan David Kaye

Introducción

Desde 1971, los pacientes han utilizado la analgesia controlada por agente autorizado (ACAA) para maximizar el tratamiento del dolor, y la primera bomba de ACAA comercializada apareció en 1976. El objetivo de la ACAA es proporcionar un alivio eficaz del dolor con la dosis y el horario deseados por el paciente, permitiéndole administrar una dosis de medicamento en bolo a la carta con solo pulsar un botón. Cada bolo puede suministrarse solo o junto con una infusión continua de medicamento. La analgesia controlada por agente se utiliza para controlar el dolor agudo y crónico, y el dolor posoperatorio y de parto. Estos fármacos pueden inyectarse por vía intravenosa, epidural o transdérmica mediante un catéter nervioso periférico. Con frecuencia se utilizan opioides y anestésicos locales; sin embargo, también pueden emplearse agentes disociadores u otros analgésicos. La analgesia controlada por agente tiene más éxito que las inyecciones de opioides para controlar el dolor y mejorar la satisfacción del paciente.[1]

Las enfermeras son responsables de la instalación de la línea intravenosa periférica, la configuración de la bomba de ACP, la inyección de medicamentos en las bombas, la supervisión del dolor, la sedación y la respiración del paciente. Verifican que la bomba funciona correctamente y que los medicamentos se administran de la manera más eficaz posible, al tiempo que evitan las dificultades y minimizan los efectos adversos.

Aunque la ACP puede aliviar la necesidad de hacer rondas y responder a las demandas de los pacientes para la administración de analgésicos, no alivia su carga; esto se debe al tiempo y al esfuerzo necesarios para educar al paciente, configurar la máquina y evaluar su eficacia y sus efectos adversos. Sin embargo, se ha demostrado que es la forma preferida, ya que tanto las enfermeras como los pacientes tienen un mayor control sobre su trabajo y su sufrimiento.[1]

Indicaciones y contraindicaciones

La analgesia controlada por agente autorizado puede ser una opción para las personas con dolor agudo, crónico, posoperatorio o de parto, en particular para las que no aceptan los fármacos orales. La ACAA puede utilizarse para aliviar la tensión del personal de enfermería y de los pacientes asociada al cumplimiento de un programa de dosis establecido de analgésicos según necesidad que puede no corresponder eficazmente al dolor fluctuante del paciente. La ACAA puede ser beneficiosa en el contexto del dolor agudo cuando la primera dosis de opioides administrada en la sala de urgencias es insuficiente para controlar el dolor, y se ha demostrado que la dosificación continua de opioides mejora los resultados del paciente. Las crisis de dolor vasooclusivo, los traumatismos, la pancreatitis y las quemaduras son casos habituales. La ACAA se utilizaría junto con otras terapias para aliviar el dolor mientras se identifica y aborda la causa subyacente. Los pacientes con afecciones crónicas que presentan un dolor crónico menos consistente pueden beneficiarse potencialmente de la ACAA. El cáncer metastásico, el síndrome del miembro fantasma y el síndrome de dolor regional complejo son los casos más frecuentes. La ACAA es también una excelente opción para los pacientes posquirúrgicos, en particular los que tienen catéteres nerviosos o epidurales permanentes. La capacidad de un paciente posoperatorio de titular y administrar su propia medicación para el dolor permite un mayor control del dolor en comparación con las dosis programadas por las enfermeras. Además, mejora la satisfacción del paciente y reduce la necesidad de intervención del personal de la sala de recuperación y del tratamiento del dolor agudo. Las pacientes que experimentan molestias en el parto también son adecuadas para la ACAA epidural. El dolor por contracción, que empeora con los fármacos de inducción como la oxitocina, puede minimizarse suficientemente y ser regulado por la paciente.[1] Las contraindicaciones se enumeran en la tabla 48.1.

El concepto de ACP y, por extensión, de ACAA tiene muchos aspectos (fig. 48.1). Sin embargo, las consideraciones éticas y legales se han hecho prevalentes debido a los casos en los que el paciente que se autoadministra la medicación es demasiado joven para comprender la acción o no tiene capacidad para hacerlo.[2] En muchos estados de Estados Unidos, las enfermeras de familia tienen "autoridad prescriptiva", y la intención del tratamiento junto con quién está autorizado a administrarlo deben estar claramente definido.[3] La autorización de quién administrará el tratamiento al paciente debe determinarse para minimizar cualquier riesgo involuntario para el paciente. Los métodos de administración incluyen al propio paciente (analgesia controlada por el paciente o ACP), la analgesia controlada por un agente autorizado (un cuidador autorizado o un trabajador sanitario que ha sido educado en los riesgos y métodos), o si los medicamentos son administrados por alguien no informado sobre los riesgos y métodos ("ACP por delegación"). La "ACP por delegación" no está respaldada por la American Society for Pain Management Nursing (ASPMN), ya que no es segura y aumenta el riesgo de daño para el paciente.[2] Para que la administración de fármacos se considere ACAA y no "ACP por delegación", la responsabilidad de la educación recae en el personal de enfermería para "autorizar" y educar a los cuidadores sobre los métodos y riesgos de la administración de fármacos.[4] La ASPMN determina que la ACAA es una opción aceptable para el alivio del dolor. ACAA es un término general que engloba tanto la analgesia controlada por la enfermera como aquella controlada por el cuidador. Aunque los beneficios de la ACAA/ACP son claros (como la autonomía del paciente, el menor costo de la atención sanitaria y la disminución de la estancia hospitalaria), el candidato debe ser elegido adecuadamente para mitigar cualquier riesgo para el paciente.[1,3] Se ha demostrado que la ACAA es un método seguro y eficaz para el tratamiento del dolor en pacientes desde niños hasta adultos.[2] Los candidatos a la ACP y quienes vayan a participar en ella deben comprender la relación entre el dolor, la presión (activación) de la administración de analgésicos y tener claro el objetivo del alivio del dolor.[2] Además, los fárma-

TABLA 48.1 CONTRAINDICACIONES DE LA ANALGESIA CONTROLADA POR EL PACIENTE. CONSIDERACIONES LEGALES Y ÉTICAS

Contraindicaciones absolutas de la ACAA	Contraindicaciones relativas de la ACAA
El paciente no comprende la noción de ACAA	Insuficiencia renal crónica
Enfermedades en todo el cuerpo o infecciones en el lugar elegido para la instalación de la ACAA	El paciente está recibiendo ahora un tratamiento antitrombótico
Respuestas alérgicas al medicamento elegido	Se sabe que el paciente tiene una enfermedad hemorrágica
Quemaduras o daños en la región donde se colocó la ACAA	Apnea del sueño
Deterioros neurológicos preexistentes en la ubicación de un catéter nervioso permanente propuesto	
Aumento de la presión intracraneal (PIC) con la inserción del catéter epidural	

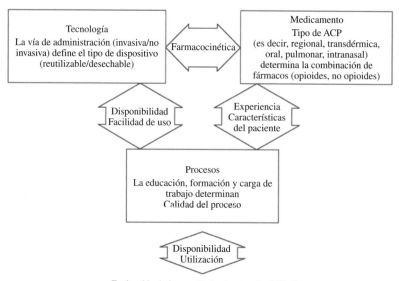

FIGURA 48.1 Esquema de la ACP.

cos deben ser cuidadosamente considerados, por ejemplo, los antieméticos o añadir anestésicos locales de acción prolongada en combinación con opioides.[4] El riesgo de incluir opioides no es solo la manifestación física (depresión respiratoria), sino que también debe considerarse a través del ámbito de la crisis de opioides.[4] Por lo tanto, los investigadores están evaluando opciones de fármacos no opioides para utilizar en la ACAA y la ACP, pero hoy día los opioides se siguen utilizando en cantidades reducidas o en combinación con analgésicos no opioides.[4] Como la ACAA y la ACP tienen un impacto positivo en la satisfacción del paciente, se prefieren los opioides debido al tiempo de aparición.[4]

Apoyo ético al uso de la ACAA

El Código Deontológico de la Enfermería establece que las enfermeras no solo deben proporcionar, sino también abogar por unos cuidados humanos y apropiados para el paciente, ya sea para ayudar a restablecer su salud o para proporcionar cuidados de apoyo al final de la vida. La ACAA tiene el potencial de tener un "doble efecto", ya que el tratamiento que se utiliza para aliviar el sufrimiento y proporcionar consuelo también puede causar involuntariamente la muerte. Ética y legalmente, el personal sanitario no es culpable de la muerte involuntaria, ya que la intención del tratamiento era aliviar el dolor experimentado por el paciente.[2] Para garantizar la administración ética y legal de medicamentos para el tratamiento del dolor, la Joint Commission on the Accreditation of Health Care Organizations (JCAHO) en Estados Unidos emitió una alerta en 2004, validando la práctica humanitaria de la ACP y declarando los peligros de la ACP por delegación. Sin embargo, la respuesta tuvo un impacto negativo en la ACAA a través de la eliminación de la identificación de los agentes autorizados. La JCAHO afirma que esta no era la intención de la alerta y que la ASPMN la consideró como la pérdida de un método viable de tratamiento del dolor.[4]

Recomendaciones prácticas

Indicaciones: la ACP puede utilizarse para tratar el dolor agudo, crónico, posoperatorio y de parto. Las guías de práctica clínica de la American Pain Society y la American Society of Anesthesiologists recomiendan encarecidamente el uso de la analgesia controlada por el paciente (ACP) para

TABLA **48.2** **PARÁMETROS ESTÁNDAR DE LA ACP**

Medicamento	Dosis de carga	Dosis de bolo	Intervalo de bloqueo	Infusión continua[a]
Morfina	3 mg	1-2 mg	10 min	< 0.5 mg/h
Fentanilo	20 µg	10-50 µg	10 min	< 50 µg/h
Hidromorfona	0.3 mg	0.2 mg	10 min	< 0.4 mg/h

[a]No se recomienda la infusión continua (basal) en adultos sin opioides o en adultos mayores.
Adaptado de: Momeni M, Crucitti M, De Kock M. Patient-controlled analgesia in the management of postoperative pain. *Drugs.* 2006;66(18):2321-2337; Craft J. Patient-controlled analgesia: is it worth the painful prescribing process? *Proc Bayl Univ Med Cent.* 2010;23(4):434-438; Hutchison RW, Anastassopoulos K, Vallow S, et al. Intravenous patient-controlled analgesia pump and reservoir logistics: results from a multicenter questionnaire. *Hosp Pharm.* 2007;42(11):1036-1044. Ref.[10-12]

el dolor posoperatorio cuando se requiere la vía parenteral.[5] Sus recomendaciones afirman que la ACP es adecuada para pacientes de 6 años o más que requieran analgesia durante más de unas horas y que tengan la función cognitiva necesaria para comprender y utilizar el dispositivo. La ACP también puede utilizarse en un entorno de dolor agudo, como el servicio de urgencias, en el que los pacientes requieren una dosis continua de opioides, como los que sufren traumatismos o quemaduras.[6] Los pacientes con enfermedades crónicas, como el cáncer metastásico, también pueden beneficiarse de la ACP.[7]

Medicamentos utilizados: los opioides y los anestésicos locales son los más utilizados, incluyendo la morfina, la hidromorfona y el fentanilo.

Vía: los analgésicos pueden administrarse por vía intravenosa, transdérmica, a través de un catéter nervioso periférico o por vía epidural.[8] Los opioides pueden utilizarse solos por vía intravenosa ACP o como complemento de los anestésicos locales administrados por vía epidural con catéter ACP.

Evaluaciones: debe realizarse una evaluación cognitiva previa al procedimiento para garantizar que el paciente tiene la función cognitiva necesaria para comprender y utilizar la ACP. Las evaluaciones del dolor, por lo regular realizadas por el personal de enfermería, se hacen periódicamente durante la administración de la medicación para valorar el grado de control del dolor conseguido. Una evaluación de la sedación es importante para evitar el exceso de efectos sedantes y la sobredosis.[9]

Configuración de la bomba: por lo regular se administra una dosis de carga inicial para alcanzar la concentración mínima eficaz del analgésico. Para mantener la CAM, puede administrarse una tasa de infusión continua (basal) además de la ACP; sin embargo, no se recomienda en adultos sin opioides o en adultos mayores. Se administra una dosis en bolo (a demanda) cuando el paciente pulsa el botón. Para evitar la sobredosis, un intervalo de bloqueo garantiza que haya transcurrido un tiempo determinado entre cada dosis.[10] Los límites de tiempo de 1 o 4 horas pueden limitar la cantidad total de medicación administrada, proporcionando una seguridad adicional para evitar la sobredosis. Ver la tabla 48.2.

Conclusión

La ACP está indicada para el tratamiento del dolor agudo, crónico, posoperatorio y del parto. Tanto la American Pain Society como las recomendaciones de práctica clínica de la American Society of Anesthesiologists recomiendan encarecidamente el uso de la analgesia controlada por el paciente (ACP) para el dolor posoperatorio cuando es necesaria la vía parenteral. Los opioides y los anestésicos tópicos, como la morfina, la hidromorfona y el fentanilo, son los medicamentos más utilizados. Pueden administrarse analgésicos por vía intravenosa, transdérmica, a través de un catéter nervioso periférico o por vía epidural. Debe realizarse un examen cognitivo antes de la intervención para verificar que el paciente tiene la capacidad cognitiva de comprender y utilizar la ACP. Las evaluaciones del dolor, que suelen llevar a cabo los profesionales de enfermería, se realizan con frecuencia durante la administración de los fármacos para determinar el grado de control del dolor alcanzado. El personal de enfermería debe hacer un seguimiento estrecho y frecuente del paciente durante las primeras 24-48 horas, evaluando los niveles de dolor y sedación cada 1 o 2 horas, ya que el paciente corre más riesgo de hipoventilación e hipoxemia nocturna durante este periodo. La analgesia controlada por agentes es un método eficaz para tratar el dolor agudo, crónico, posoperatorio y de parto. Sin embargo, necesita la formación de un equipo sanitario interprofesional competente compuesto por un médico, un farmacéutico, una enfermera y un paciente. Es fundamental educar a los miembros del equipo sanitario sobre las distintas vías, los fármacos, los regímenes de dosificación, los problemas, las evaluaciones previas y posteriores al procedimiento, los efectos secundarios y los resultados previstos asociados a estos procedimientos.

REFERENCIAS

1. Pastino A, Lakra A. Patient controlled analgesia. En: *StatPearls* [Internet]. StatPearls Publishing; 2021. http://www.ncbi.nlm.nih.gov/books/NBK551610/

2. Wuhrman E, Cooney MF, Dunwoody CJ, et al. Authorized and Unauthorized ("PCA by Proxy") Dosing of Analgesic Infusion Pumps: position statement with clinical practice recommendations. *Pain Manag Nurs.* 2007;8(1):4-11.

3. *APRN's Role in Ethical Prescribing Duquesne University* [Internet]. Duquesne University School of Nursing; 2018. https://onlinenursing.duq.edu/blog/aprns-role-responsibility-ethical-prescribing/

4. Nardi-Hiebl S, Eberhart LHJ, Gehling M, Koch T, Schlesinger T, Kranke P. Quo Vadis PCA? A review on current concepts, economic considerations, patient-related aspects, and future development with respect to patient-controlled analgesia. *Anesthesiol Res Pract.* 2020;2020:9201967.

5. Chou R, Gordon DB, de Leon-Casasola OA, et al. Management of postoperative pain: a clinical practice guideline from the American Pain Society, the American Society of Regional Anesthesia and Pain Medicine, and the American Society of Anesthesiologists' Committee on Regional Anesthesia, Executive Committee, and Administrative Council. *J Pain.* 2016;17(2):131-157.

6. Grass JA. Patient-controlled analgesia. *Anesth Analg.* 2005;101(5 Suppl):S44-S61.

7. Pastino A, Lakra A. Patient controlled analgesia. En: *StatPearls* [Internet]. StatPearls Publishing; 2021. http://www.ncbi.nlm.nih.gov/books/NBK551610/

8. Aguirre J, Del Moral A, Cobo I, Borgeat A, Blumenthal S. The role of continuous peripheral nerve blocks. *Anesthesiol Res Pract.* 2012;2012:560879.

9. Overdyk FJ, Carter R, Maddox RR, Callura J, Herrin AE, Henriquez C. Continuous oximetry/capnometry monitoring reveals frequent desaturation and bradypnea during patient-controlled analgesia. *Anesth Analg.* 2007;105(2):412-418.

10. Momeni M, Crucitti M, De Kock M. Patient-controlled analgesia in the management of postoperative pain. *Drugs.* 2006;66(18):2321-2337.

11. Craft J. Patient-controlled analgesia: is it worth the painful prescribing process? *Proc Bayl Univ Med Cent.* 2010;23(4):434-438.

12. Hutchison RW, Anastassopoulos K, Vallow S, et al. Intravenous patient-controlled analgesia pump and reservoir logistics: results from a multicenter questionnaire. *Hosp Pharm.* 2007;42(11):1036-1044.

49

Terapia física y medicina de rehabilitación

Hannah W. Haddad, Linh T. Nguyen, Randi E. Domingue, Elyse M. Cornett y Alan David Kaye

Introducción

El dolor afecta a casi todo el mundo y es uno de los principales responsables de la discapacidad, la morbilidad, la mortalidad, la calidad de vida y los costos de la atención sanitaria. El aumento de la prevalencia del dolor se ha atribuido a numerosos factores, como el envejecimiento de la población, el aumento de la obesidad, los tratamientos para salvar la vida en las lesiones traumáticas y la mejora de los tratamientos quirúrgicos y médicos. Con la prevalencia del dolor y la creciente incidencia del dolor crónico, es esencial desarrollar planes de tratamiento que prevengan la progresión del dolor agudo a crónico.[1] Las opciones actuales de tratamiento del dolor incluyen medicamentos orales, medidas de rehabilitación, opciones de procedimiento y, por último, procedimientos quirúrgicos.[2] Las intervenciones farmacológicas solo proporcionan un alivio temporal y conllevan efectos secundarios indeseables.[3] En el caso del uso de opioides, los riesgos pueden ser el abuso posterior de sustancias o la adicción. Las inyecciones, los bloqueos nerviosos, las ablaciones tisulares, los estimuladores de la médula espinal y las bombas para el dolor son algunas opciones de procedimiento para el dolor. La cirugía suele ser el último recurso para el dolor incontrolado, pero es costosa y puede no proporcionar los resultados esperados.[2]

En la fase aguda del dolor, la medicina de rehabilitación se aplica con los objetivos de controlar el dolor, restaurar la funcionalidad para mantener la productividad y prevenir el desarrollo del dolor crónico. Las intervenciones habituales incluyen la fisioterapia (FT), el ejercicio, la manipulación de la columna vertebral, la terapia cognitivo-conductual, la meditación, la acupuntura y la terapia de masaje.[4] La FT y la rehabilitación se han utilizado para el tratamiento del dolor lumbar, el dolor articular, el dolor de cuello y la cefalea, que son algunos de los tipos de dolor más comunes en Estados Unidos. La FT y la rehabilitación son opciones de tratamiento seguras y eficaces que deberían considerarse e incorporarse al plan de tratamiento para controlar el dolor.[3]

Por lo tanto, este capítulo revisa la epidemiología, la etiología, los factores de riesgo y la fisiopatología del dolor. También se discute la eficacia de la medicina de rehabilitación para el dolor agudo y se revisan los efectos de estas opciones de tratamiento sobre la necesidad del uso de opioides para el control del dolor.

Epidemiología, etiología, factores de riesgo, fisiopatología

Epidemiología

El dolor agudo es una de las razones más comunes por las que las personas buscan cuidados de rehabilitación, a menudo a través de la FT.[5] Esto puede atribuirse a la considerable prevalencia de quienes padecen síntomas de dolor agudo. Dado que el dolor es una experiencia individual y subjetiva en la que influyen muchos factores, su prevalencia exacta es en especial difícil de cuantificar. Se han utilizado encuestas autodeclaradas por los pacientes para intentar definir el dolor de forma epidemiológica. Uno de estos estudios en Estados Unidos documentó que 126.1 millones (55.7%) de adultos declararon tener algún dolor cuando fueron encuestados.[5] Además, las tendencias del dolor entre los estadounidenses han mostrado un aumento de 10% (lo que representa 10.5 millones de adultos) entre 2002 y 2018.[5]

Los trastornos de dolor musculoesquelético son los que más influyen en la necesidad de medicina de rehabilitación en todo el mundo. Se calcula que 1.710 millones de personas en todo el mundo sufren dolor musculoesquelético. Alrededor de 79% de la fisioterapia en Estados Unidos se ocupa de los síndromes de dolor musculoesquelético (SDM).[6] El dolor musculoesquelético abarca una gran variedad de patologías. Entre las regiones de dolor que se tratan con frecuencia se encuentran la columna vertebral, la cadera, la rodilla y el hombro.[7] Los trastornos de dolor musculoesquelético más comunes que se tratan en un entorno clínico se resumen en la tabla 49.1. Otros trastornos de dolor agudo que se tratan de forma habitual con rehabilitación musculoesquelética son las amputaciones, los esguinces, las distensiones, las dislocaciones articulares, los desgarros y las fracturas.[5]

TABLA 49.1 LISTA DE TRASTORNOS COMUNES DE DOLOR MUSCULOESQUELÉTICO LOCALIZADO POR REGIÓN ANATÓMICA

Cabeza y cuello

Dolor de cuello inespecífico	Trastorno temporomandibular
Dolor de cabeza por contracción muscular	Radiculopatía cervical
Tortícolis	Síndrome de la salida del tórax

Tórax

Costocondritis	Xifodinia
Síndromes de dolor en las costillas inferiores	Síndrome de Tietze

Miembro superior

Síndrome del túnel carpiano	Patología del manguito de los rotadores	Bursitis subacromial	Epicondilitis
Tendinopatía deltoidea	Tendinopatía bicipital	Bursitis del olécranon	Contracción de Dupuytren
Capsulitis adhesiva	Síndrome del túnel cubital	Tenosinovitis estenosante	

Miembro inferior

Bursitis prepatelar	Síndrome de dolor patelofemoral	Tendinopatía de Aquiles	Síndrome del túnel tarsiano
Síndrome de la banda iliotibial	Periostitis tibial	Fascitis plantar	Neuroma de Morton
Quiste de Baker	Bursitis del pie anserino	Metatarsalgia	Enfermedad de Osgood-Schlatter

Cadera y espalda

Síndrome del piriforme	Bursitis trocantérica	Bursitis iliopectínea
Meralgia parestésica	Bursitis isquiática	Dolor lumbar inespecífico

Otros

Osteoartritis	Fibromialgia
Artritis reumatoide	Síndrome de dolor miofascial

De Cieza A, Causey K, Kamenov K, Hanson SW, Chatterji S, Vos T. Global estimates of the need for rehabilitation based on the Global Burden of Disease study 2019: a systematic analysis for the Global Burden of Disease Study 2019. *Lancet*. 2020;396(10267):2006-2017, Ref.[8]

Etiología

Se hipotetiza que varios factores contribuyen al aumento del dolor musculoesquelético agudo que requiere rehabilitación. El enfoque actual en el aumento de la participación en la actividad física ha conducido, en consecuencia, a un aumento de los dolores musculoesqueléticos. Estos cuadros de dolor relacionados con el ejercicio suelen ser el resultado de un uso excesivo o de una lesión accidental.[9] La expansión de los trabajos de escritorio y el aumento del tiempo frente a la pantalla en la oficina también ha provocado una mayor incidencia de dolor musculoesquelético, en particular de la extremidad superior. El trabajo prolongado de escritorio y la computadora se ha relacionado con el dolor de cuello, muñeca y espalda, así como con el síndrome del túnel carpiano.[10] De la misma forma, el uso creciente y excesivo del teléfono móvil se ha asociado a tasas más altas de dolor de cuello y de la parte superior de la espalda.[11] Además, el aumento de la esperanza de vida media ha hecho que un mayor número de personas de edad avanzada busquen rehabilitación para el SDM asociado al cambio degenerativo.[12]

Factores de riesgo

La medicina de rehabilitación multidisciplinar tiene como objetivo abordar tanto los principales generadores del dolor agudo, la patología anatómica o fisiológica, como otros factores de riesgo psicológico que contribuyen.[13] La ocupación y el lugar de trabajo presentan un riesgo biomecánico potencial, ya que se ha indicado que la permanencia prolongada en el puesto de trabajo, los movimientos repetitivos, las posturas incómodas y el uso excesivo de la fuerza son riesgos laborales que contribuyen al dolor musculoesquelético agudo.[14] La actividad física y la participación en deportes es un factor de riesgo comúnmente asociado a las lesiones biomecánicas que provocan dolor agudo.[15] La cirugía provoca con frecuencia dolor posoperatorio y constituye un factor de riesgo para los dolores agudo y crónico.[16] Otros factores de riesgo comunes de los trastornos de dolor agudo tratados con la medicina de rehabilitación son la obesidad, el embarazo, el parto, las enfermedades reumáticas, la fibromialgia y el cáncer.[17]

La influencia de factores psicológicos como la depresión, el estrés, la ansiedad, el miedo y la catastrofización son un factor que intensifica y prolonga el dolor.[18] Además, algunos estudios han implicado las dificultades psicosociales y los comportamientos adversos para la salud en los adolescentes como un riesgo para desarrollar dolor musculoesquelético en la edad adulta. Estos comportamientos de riesgo incluyen síntomas de exteriorización (poco control de los impulsos, incumplimiento, agresividad), síntomas de interiorización (ansiedad, tristeza, retraimiento social), tabaquismo, consumo de alcohol e inactividad física.[18] Las nuevas pruebas demuestran que una sólida alianza terapéutica entre el paciente y el profesional puede ayudar a mediar los síntomas psicológicos negativos y mejorar los resultados del dolor durante la rehabilitación.[19]

Fisiopatología

Los trastornos musculoesqueléticos engloban patologías degenerativas e inflamatorias, que a menudo ejercen impactos adversos en una variedad de funciones biológicas que dan lugar a dolor agudo. Por lo general, estos trastornos provocan una reducción de la movilidad, la productividad, la interacción social y la calidad de vida en general. El dolor agudo tratado de forma inadecuada puede inducir adaptaciones neurales fisiopatológicas que promueven la progresión hacia el dolor crónico. Aquí, discutimos brevemente la patogénesis hipotética de un síndrome, altamente implicado en el SDM, tratado por lo regular con rehabilitación musculoesquelética.

Se calcula que entre 30 y 93% de los dolores musculoesqueléticos son supuestamente de origen miofascial, lo que da lugar a un trastorno colectivo conocido como síndrome de dolor miofascial. La patogénesis exacta de este síndrome sigue siendo desconocida; sin embargo, existe una teoría basada en los efectos de la acumulación anormal de acetilcolina en las placas terminales motoras. Se dice que esta acumulación provoca una contracción muscular persistente, lo que altera el equilibrio de la energía local disponible y provoca una isquemia local. El consiguiente aumento de la expresión de mediadores nociceptivos, como la sustancia P y los péptidos relacionados con el gen de la calcitonina, promueven la hipersensibilidad al dolor. La excitabilidad central resultante de las neuronas puede manejarse mediante una serie de tratamientos de rehabilitación diferentes que se comentan más adelante con más detalle.[20]

Fisioterapia y rehabilitación para el dolor agudo

La rehabilitación es una rama de la medicina que se dedica a restablecer la salud y recuperar las funciones. La medicina de rehabilitación suele abarcar muchas ramas de la atención sanitaria mediante la práctica de un equipo interdisciplinar de profesionales médicos, entre los que se encuentran un fisiatra, neurólogos, psicólogos, fisioterapeutas, terapeutas ocupacionales y logoterapeutas. Esta rama de la medicina ofrece intervenciones específicas que alivian los dolores musculoesqueléticos agudo y crónico, y optimizan la calidad de vida. Las estrategias de rehabilitación pueden describirse en las siguientes categorías: manipulación de la percepción del dolor, estabilización de las estructuras dolorosas, modulación de las vías nociceptivas y reducción del dolor en los tejidos blandos. La integración de las estrategias de rehabilitación en el tratamiento del dolor mediante un abordaje multidisciplinar e integral puede permitir un tratamiento más eficaz de los cuadros de dolor agudo.[12]

Fisiatría

La medicina física y la rehabilitación (MFR), un campo multifacético, incluye un abordaje subespecializado en el tratamiento del dolor. Los fisiatras, médicos que practican la MFR, diagnostican y manejan los trastornos de dolor agudo de los sistemas musculoesquelético y neurológico mediante procedimientos de intervención para el dolor, medicamentos analgésicos, terapias físicas y la promoción de la rehabilitación integradora. Los fisiatras son expertos formados para dirigir el equipo de rehabilitación integrado y multidisciplinar que trabaja para restablecer la salud y recuperar la función del paciente.[21]

Un programa de rehabilitación bien organizado y orquestado por los fisiatras ofrece mejores resultados a los pacientes, con recuperaciones más rápidas y menores costos. Las pruebas indican que una consulta de fisiatría en la fase aguda del dolor lumbar reduce de manera significativa la tasa de intervención quirúrgica y mejora la rentabilidad. Además, cuando se integran en el servicio de urgencias para tratar el dolor de espalda, los fisiatras se han relacionado con una mayor detección y diagnóstico de afecciones críticas y con un número mucho menor de regresos al servicio de urgencias. La MFR proporciona un paso intermedio que ofrece una visión holística del tratamiento del dolor y subraya la importancia de la toma de decisiones compartida durante la rehabilitación.[21]

Terapia física

Los pacientes con dolor agudo o crónico a menudo temen que el movimiento y el ejercicio provoquen una nueva lesión o una exacerbación de la misma y, en consecuencia, empeoren su dolor. Sin embargo, esto no siempre es así. La FT, una división de la rehabilitación que incorpora de forma rutinaria el movimiento físico, ha demostrado tener éxito en el manejo de varios tipos de dolor y debería considerarse como parte de un plan de tratamiento integral para el manejo del dolor agudo.

Un objetivo pertinente de la FT es minimizar la discapacidad, la angustia y el sufrimiento mediante el alivio de los síntomas de dolor y el aumento de la tolerancia al movimiento. Algunas de las modalidades utilizadas por los fisioterapeutas para modular el dolor incluyen la terapia de ejercicios, la terapia manual, los ultrasonidos, la diatermia de onda corta, la estimulación nerviosa eléctrica transcutánea y las técnicas de neuroestimulación. Un abordaje novedoso para identificar la modalidad de FT más eficaz a aplicar se basa en la identificación de la categoría mecanicista del dolor de un paciente. Los cinco mecanismos de dolor reconocidos en este abordaje basado en el mecanicismo incluyen el nociceptivo, el neuropático, el nociplástico, el psicosocial y el motor. El mecanismo de dolor implicado se determina mediante la historia clínica del paciente, cuestionarios y pruebas sensoriales cuantitativas. La evaluación de los mecanismos del dolor por parte de un fisioterapeuta favorece la atención individualizada del paciente y ofrece una medicina de precisión a quienes padecen dolor.[22]

Ejercicio y terapias manuales de rehabilitación

El ejercicio y la terapia manual son dos de las modalidades de tratamiento de FT más empleadas. Aquí se discute brevemente el mecanismo que subyace al beneficio clínico observado en estas terapias. La tabla 49.2 ofrece resúmenes de las pruebas de la literatura sobre ambas modalidades.

La terapia de ejercicio ha demostrado ser eficaz en el tratamiento del dolor derivado de los cinco mecanismos del dolor.[22] Existen muchas teorías propuestas sobre cómo el ejercicio terapéutico influye en el dolor. Estudios recientes han documentado que el ejercicio disminuye la excitabilidad de los nociceptores a través de la reducción de la expresión de los canales iónicos y la liberación ampliada de la citocina antiinflamatoria interleucina-10 junto con elementos analgésicos endógenos 57 (59-61). También se ha demostrado que el ejercicio reduce la excitabilidad central implicada en el dolor nociplástico a través de la estimulación mecánica de los sistemas inhibitorios descendentes y la expresión de opioides endógenos.[27] Los estudios en animales han indicado que el entrenamiento regular con ejercicio puede mejorar el dolor neuropático mediante la modulación del sistema serotoninérgico, la promoción de la curación de los nervios y los tejidos, y la inducción de analgesia a través del aumento de la expresión de marcadores antiinflamatorios como la interleucina-4 y los macrófagos M2. Además, la mejora de muchos factores implicados en el dolor psicosocial (catastrofismo, depresión, ansiedad) es un beneficio bien establecido de la actividad física regular.[5]

La terapia manual abarca técnicas como el masaje de tejidos blandos, la manipulación muscular, la movilización de las articulaciones y los estiramientos. Se ha demostrado que estas técnicas promueven la expresión de mediadores antiinflamatorios, reducen los elementos proinflamatorios, estimulan el sistema analgésico endógeno y promueven la reparación de los tejidos. El beneficio clínico de la acción mecánica de las terapias manuales se ha documentado en forma de alivio del dolor, mejora de la función y aumento de la amplitud de movimiento en diversos trastornos de dolor musculoesquelético.[27]

Conclusión

Se calcula que 126 millones de estadounidenses experimentan algún nivel de dolor en un año, y la prevalencia sigue aumentando debido al envejecimiento de la población, la obesidad y la mejora de los tratamientos médicos y quirúrgicos. El dolor tiene importantes efectos en el bienestar físico, además de impactos psicológicos y sociales. Tan solo en Estados Unidos, cada año se pierden entre 560 y 635 mil millones de dólares a causa del dolor crónico. Esto incluye el costo del tratamiento, así como la pérdida de ingresos debido a la interferencia con la productividad y el trabajo. Aparte de la carga económica, el dolor se ha asociado con la incapacidad o el deterioro para llevar a cabo las actividades de la vida diaria, la disminución de la calidad de vida y el aumento del riesgo de suicidio. Por ello, es importante que el dolor agudo se controle rápido para evitar el desarrollo del dolor crónico y sus efectos adicionales en el individuo.

Debido a la heterogeneidad del dolor, el desarrollo de un plan de tratamiento para los pacientes debe ser personalizado para satisfacer las necesidades individuales. El enfoque multimodal actual para el tratamiento del dolor implica el uso de procedimientos farmacológicos, no farmacológicos y quirúrgicos. Ha surgido un gran impulso para las opciones no farmacológicas en respuesta a la crisis de los opioides, los procedimientos ineficaces y las cirugías. Estas opciones incluyen la FT y la medicina de rehabilitación, que abarca la manipulación de la columna vertebral, la acupuntura, la terapia cognitivo-conductual, la meditación y la terapia de masaje. Estos métodos han demostrado ser seguros, eficaces, rentables y reducen la necesidad de utilizar opioides en el tratamiento del dolor. En general, las técnicas de FT y rehabilitación deben utilizarse junto con las opciones farmacológicas para el control del dolor, y los métodos aplicados deben adaptarse a las necesidades del individuo.

TABLA 49.2 REVISIONES SISTEMÁTICAS Y METAANÁLISIS SOBRE EL EJERCICIO Y LA TERAPIA MANUAL PARA LAS CONDICIONES DE DOLOR AGUDO

Primer autor y año	Objetivo	Base de datos y periodos de búsqueda	Número de estudios incluidos y criterios de inclusión	Principales hallazgos	Conclusiones
Haik y cols. (2016)[23]	Evaluar las evidencias sobre la eficacia de la FT en el dolor, la función y la ADM en quienes padecen el síndrome de dolor subacromial	PubMed, Web of Science, CINAHL, Cochrane, EMBASE, LILACS, IBECS, SCIELO Inicio: abril 2015	64 **Diseño del estudio:** ECA y cuasi-ECA **Población:** hombres y mujeres ≥ 18 años diagnosticados de síndrome de dolor subacromial por medio de imágenes, un arco doloroso + la prueba de Neer, Hawkins o Jobe, o dolor con la rotación externa del hombro **Intervención:** todo tipo de intervenciones de FT activas o pasivas **Comparaciones:** ninguna intervención, simulacro, placebo, otras modalidades de FP o intervención quirúrgica **Resultados:** ≥ 1 de dolor, función/ incapacidad, ADM	La TE mostró una fuerte evidencia de eficacia, igual que la intervención quirúrgica y superior al placebo, para mejorar el dolor, la función y la ADM a corto y largo plazos. La combinación de MA y TE mostró una alta evidencia para reducir el dolor y aumentar la función a corto plazo. Existen pruebas limitadas sobre los efectos beneficiosos de la TM aislada, la diatermia y la TENS. Se concluyó un nivel de evidencia de moderado a alto sobre la falta de beneficios del láser de bajo nivel, los ultrasonidos y el taping.	La TE debe ser la terapia de primera línea para mejorar el dolor, la función y la ADM. La combinación de MA y TE puede acelerar los beneficios clínicos a corto plazo. Terapia con láser de bajo nivel, terapia con ultrasonidos, y no se puede recomendar el encintado basándose en los resultados.
Steuri y cols. (2017)[24]	Evaluar la eficacia del tratamiento conservador para el dolor, la función y la DAM en aquellos con pinzamiento de hombro	MEDLINE, CENTRAL, CINAHL, EMBASE, PEDro Inicio: enero 2017	200 **Diseño del estudio:** ECA **Población:** hombres y mujeres ≥ 18 años con pinzamiento de hombro diagnosticado mediante imagen o que cumplan ≥ 1 criterio diagnóstico de "quejas de dolor de hombro" **Intervención:** ≥ 1 intervención conservadora **Comparación:** cualquier otra intervención **Resultados:** dolor, función, DAM	Hallazgos sobre el dolor: la TE fue mejor que los grupos de control sin ejercicios (DME −0.94; IC de 95%: −1.69 a −0.19). Los ejercicios específicos fueron mejores que los genéricos (DME −0.65; IC de 95%: −0.99 a −0.32). La TM fue mejor que el placebo (DME −0.35; IC de 95%: −0.69 a −0.01). La TE + TM fue mejor que la TE aislada a corto plazo (DME −0.32, IC de 95%: −0.62 a −0.01).	La TE debe considerarse para el pinzamiento del hombro. Puede ser beneficioso añadir la TM.

	Objetivo	Fuentes	n	Diseño del estudio	Resultados del dolor agudo/subagudo:	Conclusión
Hidalgo y cols. (2017)[25]	Evaluar la evidencia de los diferentes métodos de TM y TE para aquellos con dolor de cuello inespecífico	MEDLINE, Registro Cochrane de Ensayos Controlados (Cochrane Register of Controlled Trials), PEDro, EMBASE Enero de 2000 a diciembre de 2015	23	**Diseño del estudio:** ECA **Población:** hombres y mujeres de 18 a 60 años con dolor de cuello de grado I o II agudo (< 6 semanas), subagudo (6-12 semanas) o crónico (> 12 semanas) localizado en la parte posterior del cuello entre la línea nucal superior y la apófisis espinosa de la 1a. vértebra torácica **Intervención:** ≥ 1 de las cuatro categorías de TM: TM1 = manipulación espinal con AVBA; TM2 = movilización de baja velocidad, MET, técnicas de tejidos blandos; TM3 = combinación de TM1 y TM2; TM4 = MCM con DANS cervicales **Comparación:** ningún tratamiento, placebo u otro tratamiento conservador habitual para el dolor de cuello **Resultados:** dolor, función, CdV	La TM1 + TE en la columna cervical produjo una mejora significativa del dolor (P < 0.005, DME > 2), la discapacidad (P < 0.05, DME > 1) y la CdV (P < 0.005; DME de 1.14). La TM2 simple y la completa al músculo trapecio mostraron mejoras significativas en el dolor, la función y la flexión lateral en comparación con la línea de base. Se observó una diferencia significativa en el dolor (P < 0.001, DMS de 0.96) y la discapacidad (P < 0.001, DMS de 1.11) entre la TM3 + TE frente a la TM2 + TE a la columna cervical y torácica a favor de la TM3 + TE. La TM2 + TE, la TM4 + TE y la TE aislada mejoraron el dolor y la discapacidad a lo largo de 4 semanas en comparación con la línea de base, sin diferencias significativas entre los grupos.	El estudio concluye que la combinación de varias formas de TMT con TE es mejor que la TM o la TE por sí solas y que no es necesario que la manipulación se realice en el nivel o niveles sintomáticos para mejorar el dolor de cuello.
Østerås y cols. (2017)[26]	Evaluar la eficacia de la TE en comparación con otras intervenciones en quienes tienen OA de mano	Registro Cochrane Central de Ensayos Controlados, MEDLINE, EMBASE, CINAHL, PEDro, OTseeker Inicio: septiembre 2015	7	**Diseño del estudio:** ECA **Población:** hombres o mujeres > 18 años con OA diagnosticada por el médico **Intervención:** ≥ 1 TE definida como tratamientos dirigidos a la fuerza muscular, la movilidad articular y la estabilidad articular **Comparación:** ningún ejercicio, diferentes programas de ejercicios **Resultados:** dolor de la mano, función de la mano, calidad de vida, cambio articular radiográfico, rigidez de la articulación del dedo	La TE mejoró el dolor de manos (cinco ensayos, DME −0.27, IC de 95%: −0.47 a −0.07), la función de la mano (cuatro ensayos, DME −0.28, IC de 95%: −0.58 a 0.02) y la rigidez de las articulaciones de los dedos (cuatro ensayos, DME −0.36, IC de 95%: −0.58 a −0.15) en comparación con la no TE. La CdV se evaluó en un estudio (113 participantes) que proporcionó que el efecto de la TE sobre la CdV era incierto (DME 0.30, IC de 95%: −3.72 a 4.32).	Este estudio presentó pruebas de baja calidad procedentes de cinco estudios con bajo riesgo de sesgo que apoyaban que la TE era moderadamente beneficiosa para el dolor, la función y la rigidez de las articulaciones de los dedos.

(Continúa)

TABLA 49.2 **REVISIONES SISTEMÁTICAS Y METAANÁLISIS SOBRE EL EJERCICIO Y LA TERAPIA MANUAL PARA LAS CONDICIONES DE DOLOR AGUDO** *(Continuación)*

Primer autor y año	Objetivo	Base de datos y periodos de búsqueda	Número de estudios incluidos y criterios de inclusión	Principales hallazgos	Conclusiones
Fredin y cols. (2017)[27]	Evaluar si el tratamiento combinado con TM y TE es más eficaz que la TM o la TE por sí solas para aliviar el dolor y mejorar la función en aquellas personas con dolor de cuello de grados I-II	EMBASE, MEDLINE, AMED, CENTRAL, PEDro Inicio: junio 2017	7 **Diseño del estudio:** ECA **Población:** hombres y mujeres > 18 años con dolor de cuello de grado I o II sin patología subyacente conocida **Intervención:** combinación de ≥ 1 TM con ≥ 1 TE **Comparación:** TM o TE aisladas **Resultados:** intensidad del dolor +/− discapacidad del cuello	No se encontraron diferencias significativas entre los grupos de TE solo y TE + TM en cuanto a la intensidad del dolor en reposo, la discapacidad del cuello y la CdV en cualquier momento dentro de los 12 meses posteriores al tratamiento. Se informó de pruebas de calidad moderada para los resultados de dolor en reposo, y de pruebas de calidad baja-moderada para la discapacidad del cuello y la CdV.	Este estudio concluye que el tratamiento conjunto de la TE con la TM no parece ser más eficaz que la TE sola para mejorar la intensidad del dolor de cuello, la discapacidad del cuello o la CdV en adultos con dolor de cuello.
Weerasekara y cols. (2018)[28]	Evaluar los beneficios de la MA para los esguinces de tobillo	MEDLINE, MEDLINE In-Process, EMBASE, AMED, PsycINFO, CINAHL, Cochrane Library, PEDro, Scopus, SPORTDiscus y disertaciones y tesis Inicio: junio 2017	23 **Diseño del estudio:** ECA, estudios cruzados, estudios transversales, estudios de cohortes, series de casos **Población:** hombres y mujeres de cualquier edad con esguinces de tobillo agudos o crónicos, laterales o mediales, de grado I o II, tratados con MA **Intervención:** MA a la articulación talocrural, subtalar o talofibular inferior por un terapeuta **Comparación:** cualquier intervención conservadora (TE, elevación, aplicación de hielo, colocación de correas), simulacro o ninguna intervención **Resultados primarios:** dolor, ADM del tobillo, CdV, función	Beneficio inmediato significativo de la MA en comparación con otros tratamientos conservadores en la mejora del equilibrio dinámico posteromedial ($P = 0.0004$); no hay diferencias significativas para la mejora a corto plazo en el rango de dorsiflexión ($P = 0.16$), el equilibrio estático ($P = 0.96$) o la intensidad del dolor ($P = 0.45$). MA mejoró el rango de dorsiflexión con peso ($P = 0.003$) en comparación con un control en el corto plazo.	La MA puede ser beneficiosa para mejorar el equilibrio dinámico y el rango de dorsiflexión a corto plazo. La MA no parece ser superior a otras medidas conservadoras en el tratamiento del dolor.

	Eckenrode y cols. (2018)[29]	Karlsson y cols. (2020)[30]
Objetivo	Evaluar la eficacia de la TM aislada o adyacente, en comparación con el tratamiento estándar o el simulacro para mejorar la función autoinformada del dolor en quienes padecen dolor patelofemoral	Revisión sistemática de revisiones sistemáticas sobre el efecto del tratamiento con ejercicios en el dolor lumbar agudo
Bases de datos	PubMed, Ovid, Registro Central Cochrane de Ensayos Controlados, CINAHL. Inicio: agosto 2017	PubMed, la biblioteca Cochrane, CINAHL, PEDro, Open Grey, Web of Science, PROSPERO. Inicio: septiembre 2019
Número / diseño	9. **Diseño del estudio:** ECA con > 10 participantes y < 20% de abandonos. **Población:** pacientes de cualquier edad o sexo con diagnóstico de dolor anterior de rodilla o dolor patelofemoral sin otras patologías de rodilla. **Intervención:** ≥ 1 tipo de TM dirigida a la articulación patelofemoral, El o lumbosacra utilizada sola o como complemento de otro tratamiento de FT. **Comparación:** tratamiento estándar o intervención simulada. **Resultados:** dolor +/− cuestionario funcional autoinformado	24 revisiones sistemáticas con 21 ECA sobre poblaciones agudas. **Diseño del estudio:** revisiones sistemáticas de ECA. **Población:** hombres y mujeres de 18 a 65 años con dolor lumbar agudo inespecífico. **Intervención:** intervenciones clasificadas como TE utilizadas por los fisioterapeutas. **Comparaciones:** placebo, simulacro, sin tratamiento, atención habitual, intervención mínima, medicación, otras terapias físicas. **Resultados:** dolor, discapacidad, recurrencia, efectos adversos
Resultados	La TM en la región de la rodilla mostró una mejora a corto plazo en la función y el dolor autodeclarados en comparación con una intervención de control o simulada. Los efectos solo fueron clínicamente significativos para el dolor. Basándose en tres estudios, las pruebas de la mejora del dolor mediante la TM lumbopélvica no fueron concluyentes.	Hallazgos de dolor: TE general: la evidencia de baja a moderada muestra que la TE general probablemente causa poca o ninguna diferencia relevante en el dolor cuando se compara con cualquier tratamiento de control. TE de estabilización: la evidencia de baja a moderada muestra que no hay diferencias relevantes en el dolor posterior al tratamiento entre la TE de estabilización y otras TE. TE de McKenzie: la evidencia de baja a moderada muestra que no hay diferencias relevantes en el dolor entre la TE de McKenzie frente a la atención habitual, la manipulación espinal, la orientación educativa y los AINE.
Conclusión	Este estudio concluye que la TM puede ser beneficiosa para reducir el dolor patelofemoral a corto plazo. La mejora de la función autodeclarada por la TM fue significativa, pero no es clínicamente significativa.	Este estudio concluyó que la TE produce una diferencia mínima en el dolor o la discapacidad en los pacientes que sufren dolor lumbar agudo en comparación con otros tratamientos. La preferencia del paciente y la capacidad del profesional deben tenerse en cuenta a la hora de determinar si debe aplicarse la TE.

(Continúa)

TABLA **49.2** REVISIONES SISTEMÁTICAS Y METAANÁLISIS SOBRE EL EJERCICIO Y LA TERAPIA MANUAL PARA LAS CONDICIONES DE DOLOR AGUDO *(continuación)*

Primer autor y año	Objetivo	Base de datos y periodos de búsqueda	Número de estudios incluidos y criterios de inclusión	Principales hallazgos	Conclusiones
de Melo y cols. (2020)[31]	Evaluar la eficacia de la TM para el tratamiento del dolor miofascial relacionado con el TTM	Biblioteca Cochrane, MEDLINE, Web of Science, Scopus, LILACS, SciELO	5 **Diseño del estudio:** ECA **Población:** pacientes de cualquier edad o sexo con dolor miofascial según los criterios de diagnóstico de investigación para los TTM **Intervención:** ≥ 1 TM (movilización, tejido blando, estiramiento, masaje, tensión isométrica suave o técnicas de movimiento guiadas) **Comparación:** grupo de control con cualquier otro tratamiento (medicación, FT, dispositivo oclusal) **Resultados:** dolor	De los 279 pacientes evaluados, 156 individuos fueron tratados con TM sola o TM + asesoramiento, y los 123 restantes se consideraron parte del grupo de control (*n* = 15 inyección de toxina botulínica, *n* = 20 FT en casa, *n* = 31 ningún tratamiento, *n* = 57 asesoramiento). Las pruebas de alta calidad mostraron que la TM produjo un alivio eficaz del dolor y una mejora de la función mandibular en todos los estudios incluidos. La TM no fue superior al asesoramiento educativo o a la toxina botulínica para el alivio del dolor en dos de los cinco estudios. No se observaron diferencias significativas entre los grupos de solo asesoramiento y de asesoramiento + TM para el alivio del dolor.	Aunque se demostró que la TM está asociada a un mayor alivio del dolor, este estudio concluye que es necesario realizar investigaciones adicionales antes de recomendar la TM como tratamiento para los TTM.

PFT: fisioterapia; ADM: amplitud de movimiento; ECA: ensayo de control aleatorio; TE: terapia de ejercicio; TM: terapia manual; MA: movilización articular; TENS: estimulación nerviosa eléctrica transcutánea; DME: diferencia de medias estandarizada; IC: intervalo de confianza; AVBA: alta velocidad y baja amplitud; TEM: técnica de energía muscular; MCM: movilización con movimiento; DANS: deslizamientos apofisarios naturales sostenidos; CdV: calidad de vida; OA: osteoartritis; EI: extremidad inferior; AINE: medicamento antiinflamatorio no esteroideo; TTM: trastorno temporomandibular.

REFERENCIAS

1. Institute of Medicine (US) Committee on Advancing Pain Research, Care, and Education. Pain as a public health challenge. En: *Relieving Pain in America: A Blueprint for Transforming Prevention, Care, Education, and Research* [Internet]. National Academies Press (US); 2011. https://www.ncbi.nlm.nih.gov/books/NBK92516/

2. Tick H, Nielsen A, Pelletier KR, et al. Evidence-based nonpharmacologic strategies for comprehensive pain care: the consortium pain task force white paper. *Explore (NY)*. 2018;14(3):177-211.

3. Nahin RL, Boineau R, Khalsa PS, Stussman BJ, Weber WJ. Evidence-based evaluation of complementary health approaches for pain management in the United States. *Mayo Clin Proc*. 2016;91(9):1292-1306.

4. Pergolizzi JV, LeQuang JA. Rehabilitation for low back pain: a narrative review for managing pain and improving function in acute and chronic conditions. *Pain Ther*. 2020;9(1):83-96.

5. Chimenti RL, Frey-Law LA, Sluka KA. A mechanism-based approach to physical therapist management of pain. *Phys Ther*. 2018;98(5):302-314.

6. Nahin RL. Estimates of pain prevalence and severity in adults: United States, 2012. *J Pain*. 2015;16(8):769-780.

7. Zajacova A, Grol-Prokopczyk H, Zimmer Z. Pain trends among American adults, 2002-2018: patterns, disparities, and correlates. *Demography*. 2021;58(2):711-738.

8. Cieza A, Causey K, Kamenov K, Hanson SW, Chatterji S, Vos T. Global estimates of the need for rehabilitation based on the Global Burden of Disease study 2019: a systematic analysis for the Global Burden of Disease Study 2019. *Lancet*. 2020;396(10267):2006-2017.

9. Tschopp M, Brunner F. Erkrankungen und Überlastungsschäden an der unteren Extremität bei Langstreckenläufern. *Z Für Rheumatol*. 2017;76(5):443-450.

10. Ye S, Jing Q, Wei C, Lu J. Risk factors of non-specific neck pain and low back pain in computer-using office workers in China: a cross-sectional study. *BMJ Open*. 2017;7(4):e014914.

11. Zirek E, Mustafaoglu R, Yasaci Z, Griffiths MD. A systematic review of musculoskeletal complaints, symptoms, and pathologies related to mobile phone usage. *Musculoskelet Sci Pract*. 2020;49:102196.

12. Briggs AM, Cross MJ, Hoy DG, et al. Musculoskeletal health conditions represent a global threat to healthy aging: a report for the 2015 World Health Organization World Report on Ageing and Health. *Gerontologist*. 2016;56(Suppl_2):S243-S255.

13. Marin TJ, Eerd DV, Irvin E, et al. Multidisciplinary biopsychosocial rehabilitation for subacute low back pain. *Cochrane Database Syst Rev*. 2017;6(6):CD002193. https://www.cochranelibrary.com/cdsr/doi/10.1002/14651858.CD002193.pub2/full

14. Nakatsuka K, Tsuboi Y, Okumura M, et al. Association between comprehensive workstation and neck and upper-limb pain among office worker. *J Occup Health*. 2021;63(1):e12194.

15. Igolnikov I, Gallagher RM, Hainline B. Chapter 39: Sport-related injury and pain classification. En: Hainline B, Stern RA, eds. *Handbook of Clinical Neurology*. Elsevier; 2018:423-430. https://www.sciencedirect.com/science/article/pii/B9780444639547000392

16. Rawal N. Current issues in postoperative pain management. *Eur J Anaesthesiol*. 2016;33:160-171. https://journals.lww.com/ejanaesthesiology/Fulltext/2016/03000/Current_issues_in_postoperative_pain_management.2.aspx

17. Torensma B, Oudejans L, van Velzen M, et al. Pain sensitivity and pain scoring in patients with morbid obesity. *Surg Obes Relat Dis*. 2017;13:788-795. https://www.clinicalkey.com/#!/content/playContent/1-s2.0-S1550728917300291?returnurl=https:%2F%2Flinkinghub.elsevier.com%2Fretrieve%2Fpii%2FS1550728917300291%3Fshowall%3Dtrue&referrer=

18. Michaelides A, Zis P. Depression, anxiety and acute pain: links and management challenges. *Postgrad Med*. 2019;131(7):438-444.

19. Kinney M, Seider J, Beaty AF, Coughlin K, Dyal M, Clewley D. The impact of therapeutic alliance in physical therapy for chronic musculoskeletal pain: a systematic review of the literature. *Physiother Theory Pract*. 2020;36(8):886-898.

20. Cao Q-W, Peng B-G, Wang L, et al. Expert consensus on the diagnosis and treatment of myofascial pain syndrome. *World J Clin Cases*. 2021;9(9):2077-2089.

21. Pavlinich M, Perret D, Rivers WE, et al. Physiatry, pain management, and the opioid crisis: a focus on function. *Am J Phys Med Rehabil*. 2018;97:856-860.

22. Gatchel RJ, Neblett R, Kishino N, Ray CT. Fear-avoidance beliefs and chronic pain. *J Orthop Sports Phys Ther*. 2016;46(2):38-43.

23. Haik MN, Alburquerque-Sendín F, Moreira RFC, et al. Effectiveness of physical therapy treatment of clearly defined subacromial pain: a systematic review of randomised controlled trials. *Br J Sports Med*. 2016;50:1124-1134.

24. Steuri R, Sattelmayer M, Elsig S, et al. Effectiveness of conservative interventions including exercise, manual therapy and medical management in adults with shoulder impingement: a systematic review and meta-analysis of RCTs. *Br J Sports Med.* 2017;51(18):1340-1347.

25. Hidalgo B, Hall T, Bossert J, Dugeny A, Cagnie B, Pitance L. The efficacy of manual therapy and exercise for treating non-specific neck pain: a systematic review. *J Back Musculoskelet Rehabil.* 2017;30:1149-1169.

26. Østerås N, Kjeken I, Smedslund G, et al. Exercise for hand osteoarthritis: a Cochrane systematic review. *J Rheumatol.* 2017;44:1850-1858.

27. Fredin K, Lorås H. Manual therapy, exercise therapy or combined treatment in the management of adult neck pain—A systematic review and meta-analysis. *Musculoskelet Sci Pract.* 2017;31:62-71. doi:10.1016/j.msksp.2017.07.005

28. Weerasekara I, Osmotherly P, Snodgrass S, Marquez J, de Zoete R, Rivett DA. Clinical benefits of joint mobilization on ankle sprains: a systematic review and meta-analysis. *Arch Phys Med Rehabil.* 2018;99(7):1395-1412.e5.

29. Eckenrode BJ, Kietrys DM, Parrott JS. Effectiveness of manual therapy for pain and self-reported function in individuals with patellofemoral pain: systematic review and meta-analysis. *J Orthop Sports Phys Ther.* 2018;48:358-371.

30. Karlsson M, Bergenheim A, Larsson MEH, Nordeman L, van Tulder M, Bernhardsson S. Effects of exercise therapy in patients with acute low back pain: a systematic review of systematic reviews. *Syst Rev.* 2020;9(1):182.

31. de Melo LA, Bezerra de Medeiros AK, Trindade Pinto Campos M De F, et al. Manual therapy in the treatment of myofascial pain related to temporomandibular disorders: a systematic review. *J Oral Facial Pain Headache.* 2020;34:141-148.

50

Protocolos de recuperación acelerada (ERAS) y anestesia regional

Simrat Kaur, Bryant W. Tran, Marissa Webber, Melissa Chao y Anis Dizdarevic

Historia de la ERAS

La recuperación acelerada después de la cirugía (ERAS, por sus siglas en inglés) es un abordaje de atención perioperatoria multimodal y multidisciplinar basado en la evidencia, desarrollado para mejorar la recuperación de los pacientes sometidos a cirugía mayor. El Dr. Henrik Kehlet, cirujano colorrectal danés, al estudiar las prácticas perioperatorias de disminuir la duración de la estancia y mejorar los resultados después de la cirugía, planteó que las intervenciones multimodales pueden conducir a una importante reducción de los efectos indeseables de la lesión por estrés quirúrgico, con una recuperación acelerada y una reducción de la morbilidad posoperatoria y de los costos globales.[1,2] En 2001, un grupo de cirujanos académicos europeos, liderados por Ken Fearon y Olle Ljungqvist, fundaron un Grupo de Estudio ERAS, el cual tenía como objetivo desarrollar un protocolo de atención quirúrgica multimodal, basado en la evidencia bibliográfica, con el fin de mejorar la calidad de la práctica y reducir las complicaciones en sus respectivos centros académicos. La Sociedad ERAS se estableció en 2010 en Suecia para promover y compartir la investigación sobre ERAS, mejorar los protocolos de práctica, ampliar la educación en torno a los cuidados perioperatorios y ayudar a la implementación y la auditoría del programa. Esta Sociedad ha organizado numerosos simposios y ha facilitado los primeros programas de implantación en instituciones médicas suecas, a los que siguieron los de Suiza, Canadá, Estados Unidos y España. A partir de 2016, los programas de implementación y el Sistema Interactivo de Auditoría ERAS se han extendido a Francia, Alemania, Noruega, Portugal, Países Bajos, Reino Unido, México, Brasil, Colombia, Argentina, Singapur, Filipinas, Nueva Zelanda, Israel, Uruguay y Sudáfrica.[3]

Componentes de la ERAS y objetivos

Los protocolos de la ERAS incluyen aquellos de atención perioperatoria multimodal integral destinada a atenuar la respuesta al estrés quirúrgico y a reducir la disfunción de los órganos finales mediante vías perioperatorias. Sus diversos componentes se agrupan según el momento de la intervención en preoperatorio, intraoperatorio y posoperatorio.[4] Los elementos clave son el asesoramiento y las estrategias nutricionales, la carga de fluidos y carbohidratos y evitar el ayuno prolongado, los regímenes anestésicos y analgésicos estandarizados con terapias multimodales y regionales, el equilibrio de fluidos perioperatorio y el mantenimiento de la normotermia, la movilización y la nutrición tempranas en el posoperatorio y la tromboprofilaxis adecuada. Los detalles de los protocolos ERAS se diseñan según el procedimiento quirúrgico específico a realizar y suelen derivarse de la literatura publicada de alta calidad.

La optimización del estado nutricional con la corrección de las deficiencias nutricionales son componentes críticos de los protocolos de ERAS, ya que un estado nutricional deficiente es perjudicial para los resultados posoperatorios. Un manejo adecuado puede evitar la hiperglucemia y atenuar la resistencia a la insulina posoperatoria, reducir la pérdida de proteínas y mejorar la función muscular, así como reducir las complicaciones como la duración de la estancia hospitalaria y el costo.[5] Los regímenes intraoperatorios emplean agentes anestésicos de acción corta con técnicas de tratamiento del dolor epidural, regional y sin opioides, cuando es apropiado. Otros componentes adicionales son evitar la sobrecarga de líquidos o sal, prevenir la náusea y el vómito, retirar pronto los catéteres permanentes, evitar la colocación de drenajes, utilizar de manera adecuada la profilaxis antibiótica y la tromboprofilaxis, y mantener la normotermia con el uso de calentadores de líquidos y dispositivos de calentamiento corporal. Los objetivos de estos abordajes incluyen la optimización de la analgesia y la recuperación para mitigar las respuestas de estrés continuas inducidas por la nocicepción, al tiempo que se permite la movilización temprana en la unidad de recuperación, el retorno de la función intestinal y la prevención del íleo posoperatorio prolongado.

Educación preoperatoria del paciente, preparación/acondicionamiento

La educación del paciente desempeña un papel importante en la optimización del resultado posquirúrgico. Los pacientes deben ser informados sobre el estrés y el desacondicionamiento asociados a la cirugía. Los protocolos ERAS fomentan un papel activo en la preparación y el acondicionamiento.[6] La higiene del sueño, el ejercicio y la carga preoperatoria de carbohidratos han demostrado sus beneficios, y si se educa a los pacientes sobre el beneficio de estas modalidades, es más probable que participen en su cuidado y en el resultado de la cirugía. Con respecto a estas intervenciones, la carga de carbohidratos disminuye la náusea preoperatoria, la resistencia a la insulina perioperatoria y la duración de la estancia hospitalaria.[6] Dejar de fumar durante 4-6 semanas antes de la cirugía disminuye la reactividad de las vías respiratorias y las secreciones; también disminuye las complicaciones, como las infecciones de las heridas que provocan una hospitalización prolongada o un reingreso.[6] El abuso del alcohol de igual forma se asocia a complicaciones y a una mayor duración de la estancia hospitalaria.[6] Por lo tanto, deberían utilizarse intervenciones para dejar el alcohol antes de la cirugía electiva. Los pacientes deben recibir educación respecto a la rehabilitación posoperatoria y los pasos que deberán dar para retomar su nivel de actividad prequirúrgico. Si la anestesia de un paciente incluye anestesia regional, se le debe educar sobre los beneficios y las posibles complicaciones asociadas a ella. En ocasiones, cuando un paciente recibe anestesia regional continua, puede ser enviado a casa con un catéter nervioso periférico, que puede dar lugar a complicaciones como el desprendimiento del catéter y la infección si no se cuida de forma adecuada. Además, hay que educar a los pacientes sobre las expectativas respecto al control del dolor asociado a los catéteres nerviosos. Todas estas preguntas y preocupaciones pueden abordarse en la visita preoperatoria inicial para preparar de manera adecuada a los pacientes para que participen de forma activa en sus cuidados.

Optimización preoperatoria de la condición médica del paciente

Además de la educación del paciente, es importante su historial médico. Varias condiciones médicas crónicas se asocian con malos resultados perioperatorios si no se optimizan antes de la cirugía, por ejemplo: diabetes mal controlada, hipertensión, angina inestable, insuficiencia cardiaca, EPOC, anemia y enfermedades renales o hepáticas. La hiperglucemia se asocia a una mala cicatrización de las heridas y a la resistencia perioperatoria a la insulina, y la hipertensión puede aumentar de manera significativa el riesgo de accidente vascular cerebral. La EPOC grave puede conducir a una ventilación mecánica prolongada. La disfunción renal y hepática puede repercutir negativamente en el metabolismo de varios medicamentos administrados en el periodo perioperatorio. Así, el historial de un candidato a la cirugía puede guiar cualquier prueba o intervención adicional que se requiera para su optimización. Algunos ejemplos de pruebas e intervenciones son un ecocardiograma transtorácico, una prueba de esfuerzo, un cateterismo cardiaco o pruebas de función pulmonar. Aunque estas opciones están disponibles antes de la cirugía electiva, un paciente puede presentarse en circunstancias de emergencia que no permiten la optimización.

Los antecedentes médicos de un paciente pueden excluirle de un determinado tipo de anestesia. Aquellos con estenosis aórtica grave programados para una artroplastia total de rodilla tienden a recibir anestesia general debido a los riesgos de una pérdida más profunda del tono simpático y del gasto cardiaco asociados a la anestesia espinal. En cambio, los pacientes con enfermedad renal terminal programados para la reparación de fístulas arteriovenosas pueden beneficiarse de la anestesia regional, ya que ha demostrado mejorar los resultados debido a la mejora de la permeabilidad de la fístula y la reducción de las tasas de fracaso.[7] Se ha planteado la hipótesis de que la mejora de dicha permeabilidad puede deberse a la vasodilatación secundaria a la simpatectomía causada por los anestésicos regionales.[7] La recopilación de los antecedentes médicos de los pacientes en relación con el tipo de cirugía a la que se van a someter abre conversaciones sobre cuál puede ser el anestésico más beneficioso en su situación.

Optimización del dolor preoperatorio y reducción de la ansiedad

La preparación mental y emocional es el siguiente paso. A menudo, el proceso de someterse a una cirugía provoca ansiedad. Esto puede ser más notorio en pacientes con ansiedad preexistente y dolor crónico. Algunos pueden haber tenido malas experiencias con el personal sanitario de atención médica y también otras condiciones comórbidas como el abuso de sustancias. Si estos problemas no se abordan en el preoperatorio, puede producirse un retraso en el alta, un dolor mal controlado y reingresos.[8] Una visita preoperatoria adaptada proporciona a los pacientes mecanismos para afrontar el estrés, educación sobre el dolor esperado con la cirugía y estrategias de control del dolor posoperatorio. Estos ayudan a establecer expectativas reales sobre el dolor asociado a la cirugía, las medidas que pueden tomarse para abordarlo, e informan al paciente de que no estará por completo libre de dolor con estas intervenciones, pero el objetivo es tratar el dolor hasta un nivel tolerable. También se debe educar a los pacientes sobre los efectos adversos de los opioides y las consecuencias de la dependencia y la adicción a los mismos. Si los pacientes padecen trastornos por consumo de sustancias, pueden ser citados en una clínica de medicina de la adicción para que les receten medicamentos como la metadona y la buprenorfina, que pueden reducir el riesgo de abstinencia de opioides. Estos medicamentos deben continuarse mientras el paciente está hospitalizado para tratar su nivel de dolor de base, y deben programarse medicamentos adicionales para el dolor quirúrgico. La ansiedad o la depresión preexistentes aumentan el riesgo de dolor posoperatorio.[8] Es imperativo que estas condiciones sean examinadas y tratadas de manera adecuada antes de la cirugía electiva. La Escala de Ansiedad y Depresión del Hospital es un cuestionario que puede utilizarse durante la visita preoperatoria para detectar trastornos psicológicos que puedan beneficiarse de una terapia no farmacológica, como la atención plena y la terapia cognitiva conductual.[8] Una visita preoperatoria reflexiva y dirigida proporciona a los pacientes recursos adicionales antes de la cirugía y tiene un impacto positivo tanto en la recuperación posoperatoria como en el bienestar a largo plazo.

Reducción y optimización del tiempo de ayuno preoperatorio

Las directrices sobre el ayuno preoperatorio se desarrollaron con el fin de reducir el riesgo de aspiración pulmonar, las complicaciones asociadas a la aspiración, la gravedad y el alcance de la hipoglucemia, y mejorar la comodidad y la satisfacción del paciente. Las directrices se centran en determinar el tiempo adecuado requerido para el ayuno y en utilizar agentes farmacológicos conocidos por disminuir el volumen gástrico y la acidez cuando esté indicado. Las directrices actuales exigen esperar 2 horas después de la ingestión de líquidos claros antes de la sedación que puede alterar los reflejos protectores de las vías respiratorias superiores. Las directrices exigen 4 horas

TABLA 50.1 AGENTES FARMACOLÓGICOS UTILIZADOS PARA LA PROFILAXIS DE LA ASPIRACIÓN

Medicamento	Ruta	Inicio	Duración	Efecto
Cimetidina	VO, IV	1-2 h	4-8 h	Disminuir la acidez y el volumen
Ranitidina	VO, IV	1-2 h	10-12 h	Disminuir la acidez y el volumen
Famotidina	VO, IV	1-2 h	10-12 h	Disminuir la acidez y el volumen
Antiácidos no particulados	VO	5-10 minutos	30-60 minutos	Disminuir la acidez, aumentar el volumen
Metoclopramida	VO, IV	1-3 minutos	1-2 h	No tiene efecto sobre la acidez, disminuye el volumen

De Butterworth JF, Wasnick JD, Mackey DC. En: Malley J, Naglieri C, eds. *Clinical Anesthesiology*. 6th ed. McGraw-Hill Education; 2018.

después de la ingestión de leche materna, 6 horas después de líquidos completos, leche no humana, fórmula infantil y comidas ligeras, y 8 horas después de comidas pesadas. Se han realizado varios estudios para determinar estas directrices.[9] No se encontró un mayor beneficio cuando se ayuna durante 2 horas después de ingerir líquidos claros frente a 4 horas, pero los participantes en el estudio tuvieron más sed y hambre con 4 horas de ayuno.[9] Los agentes utilizados para ayudar a disminuir el volumen gástrico o el pH incluyen los antagonistas de la dopamina, los antagonistas de la histamina, los inhibidores de la bomba de protones y los antiácidos. Las recomendaciones actuales indican que estos agentes no deben administrarse de forma rutinaria, pero pueden darse si el paciente tiene factores de riesgo de aspiración.[9] Es importante conocer la farmacocinética de estos agentes, tal y como se resume en la tabla 50.1, para asegurarse de que se administran con suficiente antelación al procedimiento programado para que tengan el efecto deseado. La aspiración pulmonar puede provocar neumonía por aspiración, compromiso respiratorio y una morbilidad y mortalidad significativas para el paciente. Por lo tanto, es muy importante evaluarlo antes de la operación y prepararlo adecuadamente para que tenga éxito. Es importante reconocer qué pacientes tienen una mayor probabilidad de desarrollar una aspiración en función de sus comorbilidades, como ascitis, diabetes, ERGE, hernia de hiato e íleo. Estos pacientes en particular necesitan ser educados sobre su riesgo de aspiración y los pasos que pueden tomar para ayudar a minimizar este riesgo.

Respuesta metabólica al estrés quirúrgico

La cirugía da lugar a una respuesta de estrés, que provoca varios cambios hormonales y metabólicos. Estos cambios hormonales se resumen en la tabla 50.2; los importantes incluyen niveles elevados de cortisol, resistencia a la insulina, vasopresina elevada y hormonas tiroideas bajas.[10] El cortisol provoca el catabolismo de las proteínas y la lipólisis que conduce a la gluconeogénesis.[10] La glucosa es incapaz de ser utilizada en estas condiciones, lo que conduce a la hiperglucemia y a una mala cicatrización de las heridas. Esta respuesta al estrés activa el eje HPA, que ahora ya no tiene mecanismos de retroalimentación negativa.[10] Los niveles elevados de cortisol no suprimen la liberación de ACTH, lo que agrava aún más la lesión. Otros cambios incluyen la activación del sistema nervioso simpático que conduce a la liberación de catecolaminas, lo que provoca taquicardia e hipertensión. Esto puede tener profundas consecuencias para los pacientes con cardiopatía isquémica. La salida simpática da lugar a un aumento de la liberación de renina que conduce a la retención de sodio y agua, lo que puede ser problemático para los pacientes con sobrecarga de volumen.[10] Así, la respuesta al estrés quirúrgico puede tener efectos adversos en la cicatrización de las heridas y conducir a una mayor morbilidad y mortalidad posoperatorias. Aquí es donde la anestesia desempeña un gran papel; varias de sus modalidades pueden ayudar a modificar esta respuesta de estrés quirúrgico. Las técnicas de anestesia regional, como los bloqueos paravertebrales, han permitido disminuir la respuesta al estrés durante la mastectomía por cáncer de mama. Su uso da lugar a un mejor control del dolor, lo que se traduce en un menor consumo de opioides.[11]

TABLA **50.2** RESPUESTAS HORMONALES A LA CIRUGÍA

Hormona	Cambio en la detección
ACTH	Aumenta
GH	Aumenta
TSH	Puede aumentar o disminuir
FSH y LH	Puede aumentar o disminuir
AVP	Aumenta
Cortisol	Aumenta
Aldosterona	Aumenta
Insulina	Disminuye
Glucagón	Aumenta
Tiroxina, triyodotironina	Disminuye

ACTH: hormona adrenocorticotrópica; GH: hormona del crecimiento; TSH: hormona estimulante del tiroides; FSH: hormona estimulante del folículo; LH: hormona luteinizante; AVP: arginina vasopresina.
De Desborough JP. The stress response to trauma and surgery. *Br J Anaesth*. 2000;85(1):109-117. doi:10.1093/bja/85.1.109

Manejo de la anestesia perioperatoria

La anestesia puede ayudar a reducir algunos aspectos de la respuesta al estrés quirúrgico. Los anestesiólogos determinan qué tipo de anestesia será la más beneficiosa para su paciente. Aunque la anestesia regional es útil para varias cirugías, como la sustitución de hombros, la reducción abierta y fijación interna de varios huesos largos y las cirugías abdominales abiertas, su uso está contraindicado en pacientes con infecciones locales, coagulopatía grave, alergia a los anestésicos locales y rechazo del paciente. En estos casos, la anestesia general puede ser una mejor alternativa.

El siguiente paso consiste en determinar un plan analgésico eficaz para el paciente. Tradicionalmente, los opioides se utilizaban para ayudar a atenuar la estimulación simpática asociada a la percepción del dolor. Sin embargo, las investigaciones en curso demostraron múltiples efectos adversos de los opioides, como depresión respiratoria posoperatoria, depresión de la conciencia, delirio, hipomotilidad intestinal e íleo. Esto condujo al desarrollo de la analgesia multimodal mediante el uso de lidocaína, dexmedetomidina, ketamina, bloqueos nerviosos regionales y analgesia epidural con el fin de reducir el uso de opioides, sin dejar de tratar de manera adecuada el dolor del paciente. Las infusiones de lidocaína se han estudiado en pacientes quemados para reducir la respuesta inflamatoria asociada a las quemaduras y a la cirugía.[12] Actúa sobre los receptores de sodio para alterar la percepción cerebral del dolor, actúa periféricamente sobre los receptores muscarínicos y de glicina, lo que aumenta la producción de opioides endógenos, y reduce la producción de tromboxano limitando la cascada inflamatoria.[12] En la tabla 50.3 se pueden encontrar varios de los analgésicos IV y VO empleados de manera habitual. El protocolo ERAS utilizado para la cirugía colorrectal laparoscópica pediátrica dio como resultado una reducción del uso de opioides perioperatorios sin empeorar las puntuaciones de dolor, un retorno más rápido de la función intestinal, estancias hospitalarias más cortas y menores tasas de reingresos hospitalarios a los 30 días.[14]

Las sondas nerviosas periféricas funcionan mediante la deposición de anestésicos locales, ya sea perineuralmente o en un plano muscular que contenga ramas distales de los nervios. Algunos de los bloqueos de nervios periféricos más empleados son: el interescalénico, supraclavicular, infraclavicular, femoral, poplíteo, safeno y del plano transverso del abdomen. Estos se resumen en la tabla 50.4. Su mecanismo de acción es el bloqueo de los canales de sodio, impidiendo la propagación de la señal nerviosa. Estos bloqueos nerviosos pueden utilizarse en la cirugía localizada en una zona específica proporcionando analgesia tanto intraoperatoria como posoperatoria. Los catéteres epidurales funcionan mediante la administracion de anestésicos locales u opioides en el espacio epidural. El anestésico local actúa bloqueando los canales de sodio en el nervio espinal.

TABLA **50.3** **ANALGÉSICOS COMUNES NO OPIOIDES UTILIZADOS EN EL PROTOCOLO ERAS**

Agente analgésico	Vía de administración	Mecanismo de acción
Lidocaína	IV, SC	Bloquear los canales de sodio
Ketamina	IV, IM	Antagonista del NMDA
Dexmedetomidina	IV	Alfa-2-agonista
Acetaminofeno	VO, IV, rectal	Mecanismo de acción poco claro, cierta actividad como inhibidor de la ciclooxigenasa
AINE	VO, IV	Inhibidores de la ciclooxigenasa
Gabapentinoides	VO	Bloqueadores de los canales de calcio
SSRI	VO	Inhibidores selectivos de la recaptación de serotonina

De Beverly A, Kaye AD, Ljungqvist O, et al. Essential elements of multimodal analgesia in enhanced recovery after surgery (ERAS) guidelines. *Anesthesiol Clin.* 2017;35(2):115-143. doi:10.1016/j.anclin.2017.01.018. Ref.[13]

Los opioides actúan en el receptor mu de la médula espinal. Estos catéteres también promueven la analgesia intra y posoperatoria permitiendo una movilización temprana, una mecánica respiratoria mejorada que reduce la atelectasia y la neumonía. Los pacientes sometidos a una cirugía de resección hepática según el protocolo ERAS con analgesia epidural tuvieron reducciones significativas de las necesidades equivalentes de morfina a las 24, 48 y 72 horas del posoperatorio.[15] Los bloqueos nerviosos periféricos nos permiten dirigirnos a la zona de interés sin provocar los efectos secundarios sistémicos asociados a los opioides. Los catéteres nerviosos y epidurales pueden colocarse en previsión de una intervención quirúrgica dolorosa, como la cirugía abdominal abierta de gran tamaño o la de sustitución de articulaciones. Estos procedimientos ayudan a disminuir el uso de opioides durante varios días mientras el catéter está colocado. A menudo, la primera semana después de la cirugía es el periodo más doloroso, y los bloqueos nerviosos y epidurales ayudan significativamente durante este tiempo.

TABLA **50.4** **BLOQUEOS NERVIOSOS PERIFÉRICOS MÁS UTILIZADOS**

Bloqueo interescalénico	• Bloquea las raíces nerviosas del plexo braquial • Se utiliza para la cirugía del hombro y la parte superior del brazo
Bloqueo supraclavicular	• Bloquea el plexo braquial a nivel de las divisiones • Se utiliza para la cirugía del codo o por debajo de él
Bloqueo paravertebral	• Bloquea los nervios espinales • Se utiliza para la esternotomía, la toracotomía, la cirugía mamaria y diversas cirugías que afectan al tórax o al abdomen
Bloqueo del plano transverso del abdomen	• Bloquea los nervios intercostales, subcostales, iliohipogástricos e ilioinguinales • Se utiliza para la cirugía abdominal abierta
Bloqueo del canal aductor	• Bloquea el nervio safeno y el vasto medial • Se utiliza para la cirugía de rodilla o por debajo de la rodilla que cubre la cara medial de la parte inferior de la pierna
Bloqueo poplíteo	• Bloquea los nervios peroneo común y tibial • Se utiliza para la cirugía por debajo de la rodilla

De Butterworth JF, Wasnick JD, Mackey DC. En: Malley J, Naglieri C, eds. *Clinical Anesthesiology.* 6th ed. McGraw-Hill Education; 2018.

TABLA 50.5 AGENTES PROFILÁCTICOS DE USO COMÚN PARA EL NVPO

Agente	Vía de administración	Mecanismo de acción
Ondansetrón	IV, VO	Antagonistas del receptor 5-HT$_3$
Dexametasona	IV, VO	No está claro
Proclorperazina	IV, IM, VO, rectal	Antagonistas de los receptores D$_2$
Escopolamina	Transdérmico	Antagonista del receptor muscarínico
Aprepitant	IV, VO	Antagonista del receptor NK-1
Propofol	IV	No está claro

De Butterworth JF, Wasnick JD, Mackey DC. En: Malley J, Naglieri C, eds. *Clinical Anesthesiology*. 6th ed. McGraw-Hill Education; 2018.

Otros factores importantes a tener en cuenta son el mantenimiento de la normotermia y la prevención de la náusea y el vómito posoperatorios (NVPO). La anestesia general induce un descenso de 1-2 °C durante la fase uno en la primera hora, seguido de un descenso gradual en la fase dos durante las siguientes 3-4 horas, alcanzando un estado estable durante la fase tres.[16] La hipotermia tiene múltiples efectos adversos, como arritmias cardiacas, aumento de la resistencia vascular periférica, desplazamiento hacia la izquierda de la curva de oxihemoglobina, coagulopatía, alteración del estado mental, deterioro del metabolismo de los fármacos, alteración de la cicatrización de las heridas y aumento del riesgo de infección.[16] Por ello, es imprescindible emplear mecanismos para mantener la normotermia intraoperatoria. Las NVPO retrasan la ingesta nutricional temprana y causan un malestar importante, y el riesgo debe minimizarse con una profilaxis adecuada. Se pueden utilizar varios agentes en función de los factores de riesgo del paciente. Estos agentes se muestran en la tabla 50.5. Los factores de riesgo para las NVPO son la edad joven, el sexo femenino, no ser fumador, los antecedentes de NVPO, las cirugías oculares o ginecológicas y la cirugía de más de 30 minutos de duración. Si un paciente tiene un riesgo moderado, deben utilizarse una o dos intervenciones para la profilaxis; si tiene un riesgo alto, deben utilizarse más de dos intervenciones.[16]

Manejo posoperatorio: analgesia, ingesta oral temprana, movilización

En el posoperatorio es necesario abordar varios factores para preparar el alta a tiempo y evitar complicaciones relacionadas con la hospitalización prolongada, como la infección y el desacondicionamiento. Deben emplearse estrategias multimodales de tratamiento del dolor para reducir el uso de opioides y las complicaciones relacionadas con ellos, como la depresión respiratoria y la dependencia. El uso de medicamentos multimodales para el dolor permite dirigirse a múltiples receptores diferentes implicados en las vías del dolor, todos ellos trabajando de forma sinérgica para mejorar su alivio. Igual de importante es la ingesta nutricional temprana. Esto evita la resistencia a la insulina, reduce la pérdida de nitrógeno y disminuye la pérdida de tejido muscular. La movilización temprana es primordial para promover ejercicios de respiración profunda que eviten la atelectasia y la infección asociada, fortalecer el tejido muscular y promover la rehabilitación física para dar el alta a casa de forma segura y oportuna.

Se ha demostrado que los bloqueos de los nervios periféricos no impiden la movilización temprana y, por lo tanto, deberían incorporarse a los protocolos de ERAS siempre que sea posible. Al comparar la anestesia general frente a la anestesia regional, los pacientes tuvieron una tasa menor de caídas en el grupo de anestesia regional.[17]

TABLA 50.6 INTERVENCIONES ERAS QUE PUEDEN MEJORAR LOS RESULTADOS QUIRÚRGICOS

Preoperatorio	• Educación del paciente • Optimización de las condiciones médicas del paciente • Reducción del dolor y la ansiedad • Dejar de fumar y de consumir alcohol • Carga de carbohidratos y ayuno
Intraoperatorio	• Cirugía mínimamente invasiva • Uso de anestesia regional cuando sea posible • Uso de analgésicos multimodales • Mantener la normotermia • Profilaxis de las NVPO • Mantener la euvolemia
Posoperatorio	• Movilización temprana • Nutrición temprana • Uso de analgésicos multimodales • Profilaxis de la TVP • Retirada oportuna de catéteres y drenajes

De Butterworth JF, Wasnick JD, Mackey DC. En: Malley J, Naglieri C, eds. *Clinical Anesthesiology*. 6th ed. McGraw-Hill Education; 2018.

Conclusión

En conclusión, la evaluación preoperatoria es la herramienta más importante para preparar de manera adecuada a los pacientes para la cirugía electiva. Educarlos les permite tener la oportunidad de participar en su cuidado y ser sus propios defensores. Se necesitan varios pasos para garantizar que un paciente tenga el mejor resultado posible después de la cirugía, y todo comienza con una evaluación preoperatoria bien hecha. En lo que respecta a la anestesia regional, a menudo los pacientes están despiertos durante el procedimiento y las expectativas deben establecerse de antemano. La tabla 50.6 resume las intervenciones de ERAS que pueden mejorar los resultados quirúrgicos.

En conclusión, se ha observado que la anestesia regional disminuye el consumo de opioides intraoperatorio y posoperatorio, y que el tratamiento del dolor es óptimo y mejora la satisfacción del paciente. Por lo tanto, debería emplearse siempre que sea posible junto con varias intervenciones de ERAS que han demostrado mejorar los resultados quirúrgicos.

REFERENCIAS

1. Kehlet H. Multimodal approach to control postoperative pathophysiology and rehabilitation. *Br J Anaesth.* 1997;78(5):606-617. doi:10.1093/bja/78.5.606
2. Kehlet H, Mogensen T. Hospital stay of 2 days after open sigmoidectomy with a multimodal rehabilitation programme. *Br J Surg.* 1999;86(2):227-230. doi:10.1046/j.1365-2168.1999.01023.x
3. Tanious MK, Ljungqvist O, Urman RD. Enhanced recovery after surgery: history, evolution, guidelines, and future directions. *Int Anesthesiol Clin.* 2017;55(4):1-11. doi:10.1097/AIA.0000000000000167
4. Varadhan KK, Lobo DN, Ljungqvist O. Enhanced recovery after surgery: the future of improving surgical care. *Crit Care Clin.* 2010;26(3):527-547.
5. Melnyk M, Casey RG, Black P, et al. Enhanced recovery after surgery (ERAS) protocols: time to change practice? *Can Urol Assoc J.* 2011;5(5):342-348. doi:10.5489/cuaj.11002
6. Wainwright TW, Gill M, McDonald DA, et al. Consensus statement for perioperative care in total hip replacement and total knee replacement surgery: enhanced recovery after surgery (ERAS) society recommendations. *Acta Orthop.* 2019;91(1):3-19. doi:10.1080/17453674.2019.1683790
7. Jorgensen MS, Farres H, James BLW, et al. The role of regional versus general anesthesia on arteriovenous fistula and graft outcomes: a single-institution experience and literature review. *Ann Vasc Surg.* 2020;62:287-294. doi:10.1016/j.avsg.2019.05.016

8. Doan LV, Blitz J. Preoperative assessment and management of patients with pain and anxiety disorders. *Curr Anesthesiol Rep.* 2020;10(1):28-34. doi:10.1007/s40140-020-00367-9

9. Abe K, Adelhoj B, Andersson H, et al. Practice guidelines for preoperative fasting and the use of pharmacologic agents to reduce the risk of pulmonary aspiration: application to healthy patients undergoing elective procedures. *Anesthesiology.* 2017;126(3):376-393. doi:10.1097/ALN.0000000000001452

10. Desborough JP. The stress response to trauma and surgery. *Br J Anaesth.* 2000;85(1):109-117. doi:10.1093/bja/85.1.109

11. Sessler DI, Pei L, Huang Y, et al. Recurrence of breast cancer after regional or general anaesthesia: a randomised controlled trial. *Lancet.* 2019;394(10211):1807-1815. doi:10.1016/S0140-6736(19)32313-X

12. Abdelrahman I, Steinvall I, Elmasry M, et al. Lidocaine infusion has a 25% opioid-sparing effect on background pain after burns: a prospective, randomised, double-blind, controlled trial. *Burns.* 2020;46(2):465-471. doi:10.1016/j.burns.2019.08.010

13. Beverly A, Kaye AD, Ljungqvist O, et al. Essential elements of multimodal analgesia in enhanced recovery after surgery (ERAS) guidelines. *Anesthesiol Clin.* 2017;35(2):115-143. doi:10.1016/j.anclin.2017.01.018

14. Edney JC, Lam H, Raval MV, et al. Implementation of an enhanced recovery program in pediatric laparoscopic colorectal patients does not worsen analgesia despite reduced perioperative opioids: a retrospective, matched, non-inferiority study. *Reg Anesth Pain Med.* 2019;44(1):123-129. doi:10.1136/rapm-2018-000017

15. Grant MC, Sommer PM, He C, et al. Preserved analgesia with reduction in opioids through the use of an acute pain protocol in enhanced recovery after surgery for open hepatectomy. *Reg Anesth Pain Med.* 2017;42(4):451-457. doi:10.1097/AAP0000000000000615

16. Butterworth JF, Wasnick JD, Mackey DC. En: Malley J, Naglieri C, eds. *Clinical Anesthesiology.* 6th ed. McGraw-Hill Education; 2018.

17. Memtsoudis SG, Danninger T, Rasul R, et al. Inpatient falls after total knee arthroplasty: the role of anesthesia type and peripheral nerve blocks. *Anesthesiology.* 2014;120(3):551-563. doi:10.1097/ALN.0000000000000120

51

Consideraciones de calidad y seguridad en el tratamiento del dolor agudo

John N. Cefalu y Brett L. Arron

Introducción

El dolor es una experiencia individual que debe traducirse en términos cuantificables que los clínicos puedan utilizar para evaluar y dirigir la atención médica para mejorarla de forma segura. Las consecuencias adversas del dolor agudo aumentan el estrés fisiológico, se asocian a resultados cardiovasculares adversos y limitan la capacidad de los pacientes para cooperar en su recuperación y rehabilitación posoperatoria. El tratamiento está dirigido a disminuir la percepción del dolor y, al mismo tiempo, a minimizar las posibles consecuencias adversas de una atención médica eficaz. Tras una revisión de las modalidades de evaluación para medir el éxito terapéutico, se consideran los enfoques estratégicos para el tratamiento del dolor.

Definir la seguridad del paciente y la calidad de la atención

El Centro de Práctica Basada en la Evidencia de la Universidad de California en San Francisco y la Universidad de Stanford ha definido antes la seguridad del paciente como "aquella que reduce el riesgo de eventos adversos relacionados con la exposición a la atención médica en una serie de diagnósticos o condiciones".[1] Esta definición enfatizaba la importancia de reducir el daño en los pacientes para proporcionar una atención segura y se ha demostrado en prácticas actuales como "El uso apropiado de la profilaxis para prevenir el tromboembolismo venoso en pacientes de riesgo" y "El uso de betabloqueantes perioperatorios en pacientes apropiados para prevenir la morbilidad y la mortalidad perioperatorias".[1] La Organización Mundial de la Salud afirma que para lograr la calidad de la atención, "la atención sanitaria debe ser segura, eficaz, oportuna, eficiente, equitativa y centrada en las personas".[2]

Desde el año 2000, el Institute of Medicine de Estados Unidos ha descrito la seguridad y la calidad de la atención como "indistinguibles" y, desde entonces, la seguridad del paciente durante la prestación de la atención sanitaria ha ido ganando cada vez más impulso.[2] Los modelos basados en la evidencia para mejorar la prestación de la atención sanitaria y el avance de la tecnología de la información han mejorado de manera significativa la comunicación y la prestación de una atención segura y eficaz entre los profesionales de atención sanitaria. Uno de estos modelos, el de Donabedian, se desarrolló para proporcionar un marco para examinar los servicios sanitarios y evaluar la calidad de la atención sanitaria extrayendo información sobre la calidad de la atención de tres categorías denominadas estructura, proceso y resultados.[3,4] Aunque esto ha sido útil para evaluar la calidad de la atención, el modelo no tiene en cuenta los factores del paciente, económicos o sociales.[3] No obstante, el modelo de Donabedian se ha utilizado con éxito para evaluar la seguridad y la calidad de la atención.

El campo del tratamiento del dolor agudo ha experimentado un crecimiento exponencial en el avance de las opciones de tratamiento; sin embargo, el dolor sigue estando mal manejado y las preocupaciones sobre la calidad y la seguridad siguen planteando obstáculos a los profesionales de atención sanitaria.

Manejo del dolor agudo

El tratamiento eficaz del dolor comienza con una evaluación precisa del dolor que experimenta el paciente. Solo a partir de aquí puede el profesional iniciar estrategias para aliviar el dolor, así como evaluar la calidad del tratamiento. Una evaluación inexacta de la calidad del dolor puede conducir a una mala calidad de las medidas de control del dolor, a un mayor riesgo de delirio, a un aumento de la morbilidad y la mortalidad, a una prolongación de la estancia hospitalaria y a un empeoramiento de la satisfacción del paciente.

Existen varias barreras para el tratamiento seguro y eficaz del dolor y se identifican como relacionadas con el sistema (falta de protocolos de tratamiento del dolor basados en la evidencia y estandarizados, de especialistas en dolor y de agentes farmacéuticos), vinculadas con el personal (comunicación ineficaz y falta de conocimientos y habilidades), relacionadas con el médico (falta de conocimientos y falsa preocupación por la adicción y la sobredosis), enlazadas con el paciente (reticencia a tomar analgésicos, miedo a los efectos secundarios y a la adicción) y relacionadas con enfermería.[5,6] Además, el dolor en sí mismo es complejo, multidimensional y de naturaleza subjetiva, y a menudo requiere un abordaje multidisciplinar para su tratamiento eficaz.

En la actualidad, las organizaciones sanitarias están obligadas a recopilar y revisar los datos relativos a la evaluación y el tratamiento del dolor, al tiempo que instalan protocolos para minimizar el riesgo asociado a las opciones de tratamiento, lo que permite una mejora continua de la seguridad y la calidad del tratamiento del dolor agudo.[7]

Las enfermeras desempeñan un papel fundamental en la evaluación del dolor, ya que mantienen la relación más estrecha con el paciente dentro del entorno hospitalario. De hecho, ellas pueden desempeñar el papel clave más fundamental en la seguridad y la evaluación adecuadas en el entorno del dolor agudo. Se han identificado algunas barreras relacionadas con las enfermeras para el tratamiento eficaz del dolor, como los conocimientos inadecuados, la gran carga de trabajo, la falta de tiempo y la insuficiencia de órdenes del médico antes de los procedimientos.[5,6,8]

El dolor es multidimensional y de naturaleza subjetiva. La evaluación del dolor es un reto porque el clínico debe integrar los aspectos relevantes de las contribuciones psicológicas, sensoriales, sociales y culturales a las experiencias de los pacientes. Para que el personal de enfermería evalúe de forma exhaustiva y aplique el plan de tratamiento, debe tener en cuenta los informes de los pacientes sobre la localización del dolor, los factores agravantes y aliviantes, el momento, la duración, la intensidad, la eficacia de cualquier tratamiento previo del dolor y los efectos de la capacidad de los pacientes para cooperar con su plan de rehabilitación. La frecuencia de la evaluación del dolor agudo debe estar estandarizada. Esto puede variar mucho entre las instituciones, llegando a realizarse varias veces por hora en las unidades de cuidados intensivos y hasta tan solo una vez por turno en las unidades médico-quirúrgicas.[9] Es importante que se realice una revaluación oportuna del dolor después de cada intervención para ayudar a guiar el tratamiento, ya que algunas intervenciones intermedias pueden ser inadecuadas. Un método uniforme de evaluación del dolor es la base de las actividades de mejora de la calidad. Un programa ideal arroja datos de alta sensibilidad y especificidad, está automatizado para facilitar su uso y proporciona un útil bucle de retroalimentación a los clínicos y a la dirección del hospital. Las herramientas y los programas de evaluación del dolor agudo no se trasladan al manejo de los pacientes con dolor crónico y viceversa, ya que el origen del dolor agudo por lo general es conocido y suele ser menos complejo de entender y manejar.

Debe obtenerse un historial de dolor completo y exhaustivo y compartirse entre los miembros del equipo que comparten las responsabilidades de atención al paciente que experimenta dolor agudo. Un historial exhaustivo de los planes de tratamiento anteriores, de las modalidades farmacológicas y no farmacológicas, y de su eficacia, ayudará a orientar el tratamiento futuro. El profesional de atención sanitaria debe comprender las ramificaciones físicas y psicosociales de

TABLA 51.1 HERRAMIENTAS COMUNES DE EVALUACIÓN DEL DOLOR

Escala Visual Análoga (EVA)
Escala Numérica de Valoración del Dolor (ENVD)
Escala de Valoración Verbal (EVV)
Escala de Dolor Facial Revisada (EDF-R)
Escala FACES de Wong-Baker
Cuestionario de Dolor de McGill
Escala de Evaluación en la Demencia Avanzada (PAIN-AD, por sus siglas en inglés)

la experiencia de dolor agudo de los pacientes, su actitud hacia los opioides, ansiolíticos u otros agentes farmacéuticos para el dolor utilizados, la respuesta de afrontamiento para el dolor agudo y los antecedentes de trastornos psicológicos actuales. Por último, es importante que el médico comprenda las creencias, el conocimiento y las expectativas del paciente y su familia respecto a los planes de tratamiento anteriores, actuales y futuros.[9]

El estándar de oro actual para la evaluación del dolor sigue siendo la información directa del paciente, al margen de los signos vitales como la frecuencia respiratoria, la presión arterial y el ritmo cardiaco. Las evaluaciones del dolor comúnmente utilizadas para el tratamiento del dolor agudo incluyen la Escala Visual Análoga (EVA), la Escala Numérica de Valoración del Dolor (ENVD), la Escala de Valoración Verbal (EVV), la Escala de Dolor Facial Revisada (EDF-R) la Escala FACES de Wong-Baker, el Cuestionario de Dolor de McGill, y la Escala de Evaluación de la Demencia Avanzada (PAIN-AD) se revisan a continuación (ver tabla 51.1).

Escala Visual Análoga

La EVA es muy similar a la ENVD como medida del dolor agudo y crónico en la que los pacientes seleccionarán una medida entre una línea trazada entre 1 y 10 cm. Una marca hecha en cero representa "ningún dolor", mientras que una marca hecha en 10 representa el "peor dolor". El punto fuerte de esta evaluación es la capacidad de realizar un seguimiento de las mediciones del dolor a lo largo del tiempo, similar a la ENVD. La EVA ha demostrado ser la prueba más utilizada para calificar el dolor relacionado con la endometriosis, incluyendo la dismenorrea, la dispareunia y el dolor pélvico crónico no menstrual.[10] También ha demostrado su importancia clínica para evaluar el dolor relacionado con el lugar del injerto de piel.[10] Además, la EVA de Adamchic y cols. también se ha utilizado para evaluar la intensidad y la molestia del tinnitus agudo y crónico.[11]

Escala Numérica de Valoración del Dolor

La ENVD es una escala de dolor comúnmente utilizada y consiste en una versión numérica de la EVA. La ENVD es una evaluación subjetiva en la que el paciente selecciona de manera verbal o por escrito un valor de dolor que ha experimentado en las últimas 24 horas en una línea horizontal que muestra una escala de 11 puntos desde ningún dolor (puntuación de 0) hasta el peor dolor imaginable (puntuación de 10). La prueba se utiliza para adultos y niños de 10 años o más. Entre sus ventajas se encuentran la rapidez de la prueba (< 3 minutos para completarla y puntuarla) y la posibilidad de administrarla verbalmente y por escrito, además de que puede utilizarse sin necesidad de traducción entre idiomas. Los estudios han demostrado que la ENVD es un método preciso y fiable para calificar el dolor agudo con una alta sensibilidad en la que los datos pueden analizarse de forma estadística.[12,13] Sin embargo, hay que tener en cuenta que este método solo puede calificar de forma fiable la intensidad del dolor y no tiene en cuenta las experiencias de dolor anteriores ni las variaciones de la intensidad del dolor a lo largo del tiempo. De hecho, es posible que la prueba solo promedie la intensidad del dolor experimentado en el transcurso de 24 horas.[12,13] Con el uso de la ENVD en el transcurso de días o semanas, se puede hacer un seguimiento de la progresión del dolor de un paciente a lo largo del tiempo entre los profesionales de atención sanitaria, lo que permite mejorar los diagnósticos, el tratamiento y, además, la comunicación entre dichos profesionales.

Escala de Valoración Verbal

La EVV presenta diferentes adjetivos al paciente para que elija el que mejor se ajusta a la intensidad del dolor que experimenta en ese momento. Los adjetivos se utilizan para describir diferentes niveles de intensidad del dolor en orden desde "ningún dolor" hasta "dolor extremadamente intenso".[14] Se cree que la ventaja de que los adjetivos describan los niveles de intensidad del dolor es que ayudan a los pacientes y a los médicos a comprender la naturaleza del dolor agudo o crónico con la esperanza de que conduzcan a un tratamiento más eficaz.

Y aunque es muy diferente de la EVA y la ENVD, varios estudios han demostrado una estrecha correlación con estas, así como con otras evaluaciones del dolor.[15,16] Además, la EVV presenta descriptores de la intensidad del dolor que son fáciles de interpretar y pueden dar a los investigadores más información sobre la compleja naturaleza del dolor que experimenta el paciente. Aunque los adjetivos utilizados pueden oscilar entre 4 y 15 descriptores y la lista debe leerse por completo antes de dar una respuesta, los participantes han demostrado estar conformes. Se ha comprobado que la EVV es una evaluación fiable del dolor en las poblaciones geriátricas cognitivamente intacta y en la deficiente.[17]

Las ventajas de la EVV son la rapidez de administración y la facilidad de interpretación. Esta evaluación puede tener la desventaja de que la interpretación de los adjetivos puede verse influida por la edad, el sexo, la educación y otros factores psicológicos presentes en el paciente antes de la evaluación. Además, los pacientes con antecedentes de enfermedad mental o con un vocabulario deficiente pueden dar lugar a una evaluación inexacta del dolor, por lo que es necesario utilizar factores demográficos y clínicos para ajustar las puntuaciones. Por último, la EVV tiene un número limitado de adjetivos que puede no ser suficiente para determinadas poblaciones y, a diferencia de la ENVD, puede no ser fácilmente traducible a otros idiomas que requieran un ajuste.

Escalas de dolor pictóricas

Escala de Dolor Facial Revisada (EDF-R) y escala FACES de Wong-Baker

Desarrolladas originalmente para la población pediátrica, la EDF-R y la escala FACES de Wong-Baker están demostrando un uso creciente en la población adulta y geriátrica.[18] La EDF-R utiliza expresiones faciales particulares designadas a puntuaciones de dolor concretas, de 0 (sin dolor) a 10 (mucho dolor), en las que el paciente elegirá la cara que considere más relacionada con su dolor. Es una adaptación de la Escala de Dolor de las Caras (EDC) con puntuaciones añadidas a las caras que representan la sensación de dolor percibida. Del mismo modo, la escala FACES de Wong-Baker utiliza una serie de seis caras que van desde una cara feliz (puntuación de 0 o ningún dolor) hasta una cara de llanto (puntuación de 10 o el peor dolor imaginable). Las expresiones faciales emocionales del dolor aportan la ventaja de su uso en pediatría y en pacientes con disfunción cognitiva, ya que pueden no entender cómo calificar su dolor en una escala lineal. Las investigaciones han demostrado que la EDF-R es una evaluación fiable del dolor en niños y adultos, pero la validez y fiabilidad de la escala FACES de WONG-Baker se ha limitado a niños de hasta 18 años.[19-21]

Cuestionario del Dolor de McGill

También conocido como Índice del dolor de McGill, el Cuestionario del dolor de McGill (MPQ, por sus siglas en inglés) se desarrolló en 1971 como un cuestionario sobre el dolor que proporciona al médico una descripción más explícita de su dolor, ya que consta de 78 palabras de descripción del dolor dentro de 20 secciones.[22] De este modo, los pacientes pueden ofrecer al médico una descripción exhaustiva de la calidad e intensidad de su dolor e intentar responder a las siguientes preguntas:[22]

> ¿Cómo se siente el dolor?
> ¿Cómo cambia el dolor con el tiempo?
> ¿Qué tan fuerte es su dolor?

El cuestionario consiste en un índice de calificación del dolor que se divide a su vez en cuatro secciones de preguntas que representan diferentes componentes del dolor, incluyendo los sensoriales, afectivos, evaluativos e incluso una sección miscelánea.[22] Aunque esta evaluación puede proporcionar una mayor descripción y una mejor comprensión de la naturaleza del dolor agudo, la prueba puede ser larga y requerir hasta 30 minutos para aplicarla.[23] Además, los pacientes con un vocabulario limitado pueden tener dificultades para comprender los distintos descriptores que ofrece el cuestionario. Sin embargo, se puede resolver este problema definiendo determinados descriptores durante la evaluación.[23] Dado que el dolor se había evaluado anteriormente en términos de intensidad, el Cuestionario del Dolor de McGill llamó la atención sobre el aspecto cualitativo del dolor. El MPQ ha demostrado ser una evaluación válida y fiable del dolor oncológico.[24]

Casi una década después, en 1987 se desarrolló la forma corta del MPQ (SF-MPQ), que consta de 15 descriptores relacionados con una escala de intensidad de 0 = ninguno, 1 = leve, 2 = moderado o 3 = grave, y se comprobó que tenía una alta correlación con el MPQ original.[25,26] Aunque el SF-MPQ se había desarrollado para adultos con afecciones de dolor crónico, se revisó en 2009 para su uso en afecciones de dolor neuropático y no neuropático añadiendo síntomas de dolor neuropático y cambiando la escala a una calificación numérica de 0 a 10.[27] Se denominó SF-MPQ-2 y desde entonces ha demostrado ser una prueba válida y fiable en las afecciones de dolor agudo, incluido el dolor lumbar agudo.[28]

Escala de Evaluación en la Demencia Avanzada (PAIN-AD)

La evaluación del dolor agudo en pacientes con demencia avanzada y delirio puede presentar una dificultad extrema. Un tratamiento subóptimo del dolor agudo puede conducir a un nuevo delirio o a un empeoramiento del mismo, o incluso a estancias hospitalarias prolongadas.[29] Por este motivo, se ideó la escala de Evaluación en la Demencia Avanzada (PAIN-AD, por sus siglas en inglés). El uso adecuado de la escala PAIN-AD como parte de un plan integral de tratamiento del dolor puede ayudar a reducir la probabilidad de que un paciente experimente un dolor no reconocido y no tratado.[30] La PAIN-AD puede utilizarse porque permite puntuar los comportamientos del paciente en una escala de 0 a 2 que incluye la respiración independiente de la vocalización, la vocalización negativa, la expresión facial, el lenguaje corporal y la consolabilidad. Las puntuaciones de 1 a 3 representan un dolor leve, las de 4 a 6 un dolor moderado y las de 7 a 10 un dolor intenso.[31] Varios estudios demuestran la validez y fiabilidad de la PAIN-AD en pacientes incapaces de autoinformar debido a un deterioro cognitivo o a una demencia avanzada.[32,33]

Mejora de la calidad en el tratamiento del dolor agudo

La Joint Commission estadounidense exige que las organizaciones sanitarias supervisen los resultados del tratamiento del dolor agudo y apliquen medidas de mejora de la calidad para garantizar que se cumplan tanto la seguridad como la calidad de la atención. En 1995, la American Pain Society (APS) elaboró las directrices iniciales de mejora de la calidad que incluían lo siguiente:[34]

1. Reconocer y tratar el dolor con prontitud.
2. Implicar a los pacientes y a las familias en el plan de manejo del dolor.

3. Mejorar las pautas de tratamiento.
4. Revaluar y ajustar el plan de tratamiento del dolor según sea necesario.
5. Supervisar los procesos y los resultados del tratamiento del dolor.

Estas directrices se publicaron para enfatizar la importancia de la evaluación integral del paciente, el tratamiento preventivo y el tratamiento rápido. Además, se basaron en la evidencia del papel que tiene la neuroplasticidad en la recuperación del paciente, haciendo hincapié en la personalización de los cuidados, la participación del paciente en el plan de tratamiento, la eliminación de prácticas inadecuadas y la provisión de una terapia multimodal. Por último, los médicos deben responder a la intensidad del dolor, el estado funcional y los efectos secundarios e incluir nuevos indicadores estandarizados de mejora de la calidad (MC) y comentarios sobre los próximos indicadores nacionales de rendimiento. Estas directrices se revisaron después, en 2005, utilizando los estudios realizados sobre la mejora de la calidad del dolor.[34] Desde entonces, las directrices de mejora de la calidad se han vuelto a actualizar para incluir seis indicadores de calidad, entre los que se incluye la intensidad del dolor que debe documentarse con una escala de valoración numérica o descriptiva; intensidad del dolor documentado en intervalos frecuentes; dolor tratado por una vía distinta de la intramuscular; dolor tratado con analgésicos administrados regularmente, un enfoque multimodal utilizado; dolor que debe prevenirse y controlarse en un grado que facilite la función y la calidad de vida, y que los pacientes estén adecuadamente informados y conozcan el tratamiento del dolor.[35] El cuestionario APS actualizado se conoce ahora como APS-POQ-R y podría aportar datos valiosos necesarios para la mejora de la calidad del tratamiento del dolor en el ámbito hospitalario.

Una institución sanitaria eficaz podría utilizar un abordaje multidisciplinar para el tratamiento del dolor agudo con protocolos claramente definidos, medidas de seguridad y recolección de datos para la mejora de la calidad de los distintos tipos de dolor agudo. Este abordaje debería implicar una comunicación clara entre los médicos, las enfermeras y otros profesionales de servicios médicos involucrados en el cuidado del paciente y la familia. Además, debe existir un sistema para vigilar el manejo del dolor mal controlado con el fin de corregirlo en el futuro y mejorar de manera continua la calidad y la seguridad.

Uso seguro de los opioides

En 2017, 47 600 personas murieron por sobredosis relacionadas con los opioides. La prescripción excesiva de narcóticos ha seguido aumentando desde la década de 1990, pero los pacientes siguen estando poco educados sobre el almacenamiento, el uso y la eliminación adecuados en casa.[36] El almacenamiento, el uso y la eliminación inadecuados de los opioides recetados pueden dar lugar a su desviación y abuso, así como a la sobredosis. Los profesionales de atención sanitaria que participan en el cuidado del paciente con dolor agudo desempeñan un papel fundamental a la hora de facilitar el uso adecuado de los analgésicos opioides, en especial aquellos en los que han surgido más problemas de seguridad, como la morfina, la hidromorfona y el fentanilo. Debido a los problemas de seguridad que plantea el uso de estos opioides en el tratamiento del dolor agudo, los profesionales sanitarios pueden dudar en administrar dosis suficientes por temor a una depresión respiratoria que ponga en peligro la vida del paciente y conduzca a un tratamiento ineficaz del dolor. Las guías de práctica clínica basadas en la evidencia pueden ayudar a facilitar la toma de decisiones seguras y eficaces para prevenir los efectos adversos relacionados con la respiración, así como ayudar a educar al profesional en el entorno del dolor agudo.

Se sabe que la depresión respiratoria inducida por opioides (DRIO) varía entre los pacientes y es el resultado de una multitud de factores, como la farmacogenética, la historia previa de uso de opioides y otros agentes que pueden proporcionar efectos aditivos o sinérgicos, como las benzodiacepinas. Y dado que la sedación precede a la depresión respiratoria durante la administración de opioides, la monitorización de la sedación mediante escalas de sedación como la Escala de Agitación y Sedación de Richmond (EASR) y la Escala de Sedación Inducida por Opioides de Pasero (ESIOP) podría proporcionar una valiosa información sobre la sedación y la depresión respiratoria inducida por opioides en pacientes *naïve* y *no naïve* que experimentan un dolor moderado o grave. Estas escalas proporcionan al personal de enfermería el momento seguro de iniciar la administración de opioides, de redistribuirlos y de decidir si se debe suspender un opioide concreto. Tanto la EASR como la ESIOP han demostrado su fiabilidad y validez para la monitorización de la sedación durante el tratamiento del dolor agudo.[37] Pasero y cols. sugieren el uso de otra escala, la Pasero-Mc-Caffery, que puede utilizarse para evaluar la sedación y la OIRD, y presenta una escala que va de S (dormido, fácil de despertar) a 4 (somnoliento, respuesta mínima o nula a la exploración física). Para S, 1 (despierto y alerta) y 2 (ligeramente somnoliento, fácil de despertar), se puede administrar un opioide suplementario. Para el 3 (frecuentemente somnoliento, se despierta, se duerme durante la conversación), este nivel de sedación se considera inaceptable y se recomienda disminuir la dosis de opioides en 25-50%, administrar acetaminofén o antiinflamatorios no esteroideos (AINE) si no están contraindicados, y vigilar la sedación y el estado respiratorio hasta que el nivel de sedación sea < 3. En el nivel 4, se debe suspender el opioide, notificar al profesional de anestesia, administrar naloxona, proveer paracetamol o AINE para controlar el dolor y vigilar la sedación y el estado respiratorio hasta que sea inferior al nivel 3.[38] Utilizando esta escala, las enfermeras pueden saber cuándo es seguro administrar más opioides, disminuir la dosis o suspenderlos.

Un problema que surge con la administración de opioides es la falta de conocimiento preciso del inicio, los efectos máximos y la duración de la acción de cada paciente en una serie de edades y estados de enfermedad. La hidromorfona, por ejemplo, cuando se administra por vía intravenosa (IV), tiene un inicio de 5 minutos con un pico de efecto analgésico entre 10 y 20 minutos.[40] Si se comparan estos resultados con los del fentanilo por vía IV, que tiene un inicio de aproximadamente 60 segundos y un pico de efecto de entre 2 y 5 minutos, se puede entender cómo las órdenes particulares del médico de un paciente pueden sobredosificar a un paciente sin esperar el máximo efecto antes de volver a dosificar.[41]

La capnografía puede ser un gran complemento a la monitorización de la sedación para la OIRD, ya que permite la observación continua del dióxido de carbono al final de la espiracion (ETCO2) y la frecuencia respiratoria. La monitorización continua del ETCO2 puede permitir al personal de enfermería detectar la depresión respiratoria antes que la saturación de oxígeno por pulsioximetría (SpO$_2$) y las comprobaciones intermitentes de la frecuencia respiratoria y permitir un tratamiento adecuado de forma más oportuna, ya que las alarmas pueden ajustarse a una frecuencia respiratoria concreta de elección. Las desaturaciones de SpO$_2$ pueden ser un signo posterior de depresión respiratoria, cuando puede ser demasiado tarde para tratar en algunas circunstancias. Sin embargo, en la mayoría de las instituciones sanitarias, la capnografía solo está disponible durante las 24 horas posteriores a la extubación y no para la monitorización de los opioides, a menos que los pacientes presenten factores de riesgo como la apnea obstructiva del sueño (AOS) o la enfermedad pulmonar obstructiva crónica. De hecho, un estudio descubrió que las personas mayores, el sexo femenino, la presencia de AOS, enfermedad pulmonar obstructiva crónica, enfermedad cardiaca, diabetes mellitus (DM), hipertensión, enfermedad neurológica, enfermedad renal, obesidad, dependencia de opioides, analgesia controlada por el paciente (ACP) y coadministración de otros sedantes eran factores de riesgo significativos para la DRIO y que estos pacientes siguen estando mal monitorizados en cuanto a sedación y depresión respiratoria.[42] Se recomienda una mayor supervisión de la sedación, la frecuencia respiratoria, la SpO$_2$ y la capnografía en los pacientes con estos factores de riesgo para prevenir los acontecimientos adversos.[42]

La naloxona, un antagonista de los opioides para la DRIO que pone en peligro la vida, debe ser instruida sobre su uso adecuado. Debe administrarse una titulación lenta de dosis bajas de naloxona para evitar reacciones adversas. El edema pulmonar no cardiogénico grave se ha asociado con dosis de reversión rápidas y grandes de naloxona e incluso se han observado a dosis tan bajas como 0.08 mg.[43] Se cree que esto se debe a una liberación excesiva de catecolaminas al revertir los opioides. Otros efectos adversos de la administración de naloxona son la hipertensión, las arritmias ventriculares, el paro cardiaco y las convulsiones. Por lo tanto, una administración cuidadosa de naloxona puede reducir los efectos adversos asociados a la naloxona administrando pequeñas dosis de 0.04 mg cada vez.

El primer paso estratégico, y quizás el más importante, en el tratamiento del dolor es prevenir o modular su percepción. El cambio a modalidades terapéuticas que logran estos objetivos está ganando reconocimiento por sus beneficios preventivos. Abarcan desde la modulación de la percepción del dolor en el sistema nervioso central con ketamina intravenosa preincisional hasta la anestesia regional guiada por ultrasonido conductiva y neuronal y los bloqueos de campo con infiltración de anestésicos locales de acción prolongada. Estas intervenciones que ahorran opioides han demostrado reducciones del dolor que persisten mucho tiempo después de que hayan desaparecido los efectos de los anestésicos regionales.[44]

Analgesia multimodal; calidad y seguridad

El objetivo de la analgesia multimodal es dirigirse a múltiples vías del dolor para reducir la percepción del dolor durante una mayor duración, efectuar una reducción de las necesidades de opioides y mantener los niveles deseados de calidad y seguridad. Las reducciones exitosas del uso de opioides mejoran el perfil de seguridad de la mayoría de los planes de tratamiento. Ha habido variaciones en los protocolos de dolor multimodal diseñados para procedimientos quirúrgicos específicos e intervenciones quirúrgicas generales anatómicas específicas, como la cirugía intraabdominal. La creación del programa analgésico multimodal ideal para una variedad de cirugías es un trabajo en curso ya que los protocolos están sujetos a estudios de investigación. Muchos protocolos también abordan de forma preventiva los efectos adversos de los opioides, como la náusea y el vómito posoperatorios y posteriores al alta (NVPO, NPA), el prurito, la retención urinaria y las reacciones alérgicas. Hay que elegir cuidadosamente los analgésicos no opioides para evitar la depresión respiratoria sinérgica observada, por ejemplo, con la coadministración de benzodiacepinas y opioides. La utilización de complementos analgésicos como los AINE, el paracetamol, los agonistas alfa-2, los antagonistas NMDA (ketamina, magnesio), los esteroides (dexametasona) y las técnicas de anestesia regional y neuraxial pueden minimizar el uso de opioides en contextos de dolor agudo.

Anestésicos conductivos

Epidurales para la cirugía torácica y abdominal

Las cirugías torácicas y abdominales mayores han encontrado éxito con el uso de la anestesia epidural torácica (AET) en el curso perioperatorio y posoperatorio para proporcionar una analgesia adecuada. Además de reducir de manera significativa el uso perioperatorio y posoperatorio de opioides, también se cree que esta técnica anestésica proporciona al paciente una gran cantidad de beneficios, entre los que se incluyen la reducción de la activación simpática de la respuesta al estrés, la reducción de la isquemia en la cirugía cardiaca y no cardiaca, el aumento de la irrigación sanguínea intestinal y la reducción de la propagación del tumor.[44] Para el cirujano, estos beneficios incluyen el aumento de la motilidad intestinal durante la cirugía y la posible mejora de la perfusión y la permeabilidad de la anastomosis.[44] Sin embargo, la AET no viene sin riesgos asociados, y hay que tener un cuidado extremo para prevenir sus complicaciones catastróficas. La AET debe ser realizada por clínicos altamente capacitados con el conocimiento de sus contraindicaciones relativas y absolutas. Los riesgos de la AET incluyen la lesión directa de la médula espinal, el hematoma epidural y el absceso epidural, y pueden evitarse mediante una técnica estéril adecuada, un conocimiento vigilante del paciente que toma terapia antiplaquetaria y anticoagulante, el recuento de plaquetas, la coagulopatía preexistente y una colocación epidural cuidadosa con intentos mínimos.

Anestesia opioide intratecal para cesáreas

La anestesia con opioide intratecal (AOIT) es una práctica popular para la cesárea y proporciona un alivio significativo del dolor posoperatorio al tiempo que permite una movilización más temprana. La mayor duración de la acción del opioide, la disminución de la dosis total administrada junto con una menor sedación de la madre y el retorno más temprano de la función intestinal son beneficios de la AOIT.[45] Sin embargo, se ha considerado que la AOIT es inferior a la anestesia opioide epidural, ya que se ha informado de una mayor incidencia de depresión respiratoria.[46] Se cree que la migración ascendente de los opioides a los centros respiratorios del tronco cerebral es la causa de la depresión respiratoria con la AOIT. Los efectos analgésicos máximos de la morfina intratecal, por ejemplo, se producen entre 45 y 60 minutos y duran entre 14 y 36 horas, mientras que la depresión respiratoria puede producirse en dos picos entre 3.5 y 12 horas.[45] Aunque permite una reducción total de la dosis global de opioides y una disminución de los efectos secundarios sistémicos, los pacientes con enfermedades preexistentes como la AOS y la obesidad mórbida deben ser vigilados en el periodo posoperatorio tras la AOIT, en especial con la administración de morfina.

Ingeniería de factores humanos, seguridad del sistema y compromiso con la excelencia

Las continuas, espectaculares y múltiples mejoras en la seguridad perioperatoria de los pacientes se fomentan de manera continua mediante la identificación de riesgos y el desarrollo de tecnología de reducción de riesgos para mejorar la información clínica y reducir la carga de trabajo de los médicos y del equipo de enfermería. Esto hace que el tiempo de las tareas manuales pase a estar disponible para la evaluación cognitiva. Desarrolladas en las últimas décadas, entre ellas se encuentran la monitorización del dióxido de carbono al final de la espiracion, la oximetría de pulso, la monitorización automatizada de la presión arterial no invasiva, las unidades de suministro de anestesia con control de seguridad automatizado, los sistemas de ventilación mejorados con monitores de rendimiento de flujo y la tecnología de ultrasonidos en el punto de atención y el análisis de sangre. Todo ello permite al médico disponer del espacio cognitivo necesario para analizar los flujos de datos y realizar evaluaciones y decisiones clínicas mejor informadas.

Los estudios de la interfaz entre el hombre y la tecnología permiten perfeccionar la monitorización, las prácticas de manejo de alarmas y el rendimiento clínico en entornos controlados. El ser humano sigue siendo el monitor más importante en las salas perioperatorias y el más sujeto a la degradación del rendimiento.[47,48]

Los factores que afectan al rendimiento humano, bien conocidos por el análisis de la seguridad en curso en las industrias de la aviación, la industria aeroespacial y el transporte, se aplican al examen del rendimiento en el entorno sanitario. La presión de la producción, la fatiga y la distracción suponen importantes retos personales y de manejo para garantizar la prestación segura de la atención clínica a nuestros pacientes.

La presión de la producción premia de forma explícita la eficiencia a expensas de recortar las medidas de seguridad, incluidas las comprobaciones de seguridad de las máquinas preoperatorias, la evaluación preoperatoria exhaustiva y un registro perioperatorio detallado. El tiempo de rotación entre los procedimientos operativos y las estancias en la sala de recuperación se tabulan estrechamente, mientras que la realización de las comprobaciones de seguridad de las máquinas preanestésicas y las auditorías de los registros perioperatorios precisos, las evaluaciones del dolor y el tratamiento adecuado son poco frecuentes. La presión de la producción fomenta la reducción de la analgesia perioperatoria para lograr una salida más rápida de la anestesia.

Los comunicadores de bolsillo y las computadoras utilizados para la introducción de datos en la historia clínica electrónica perioperatoria proporcionan tanto un acceso instantáneo a la información clínicamente relevante como la distracción de los mensajes personales y la navegación web no clínica. Pueden suponer una distracción para la atención al paciente, incluidas las evaluaciones del manejo del dolor.

Las herramientas de evaluación y manejo del dolor solo son eficaces si se utilizan de forma efectiva y coherente. La evaluación de los resultados tiene que ser reproducible y verificable. Las evaluaciones del dolor cuando los pacientes salen de las unidades de cuidados posanestésicos deben compararse con las evaluaciones del dolor a su llegada a las unidades de enfermería. Los sistemas utilizados para evaluar el dolor deben ser idénticos entre las unidades de enfermería. Las diferencias sustanciales en las evaluaciones del dolor comunicadas deben abordarse dentro de los sistemas de revisión de la calidad.

El desarrollo de culturas de seguridad aporta enormes beneficios a los pacientes y a las organizaciones. Los resultados adversos, mayores o menores, son inevitables en cualquier sistema complejo en el que participen pacientes y sistemas sanitarios complejos. Recompensar la notificación de resultados adversos para mejorar los sistemas de seguridad es mucho más productivo que irritar a los médicos individuales en la mejora continua de la atención. Reducir de forma adecuada y segura el dolor perioperatorio para conseguir resultados consistentes es un reto continuo en un amplio espectro de pacientes.[49,50]

Los sistemas de notificación de sucesos críticos, cuasi accidentes y sucesos adversos deben contar con un sistema de notificación que permita informar sin necesidad de entrar en un sistema informático. Esta salvaguarda fomenta la notificación de eventos, protegiendo el anonimato del individuo o del familiar del paciente frente a la amenaza o las represalias reales. Un liderazgo consistente y no punitivo, un refuerzo positivo y un enfoque de seguridad del sistema para entender los resultados adversos conducen a una atención más segura, a mejores resultados y a unos médicos intrínsecamente motivados.

El acceso rápido a los productos farmacéuticos y a los suministros médicos es necesario para una atención de calidad al paciente. La desviación y el desperdicio innecesario amenazan el acceso a una atención de alta calidad. El desvío de medicamentos para uso personal puede suponer la sustitución de los analgésicos que necesitan los pacientes por suero salino u otros fluidos. Los sistemas de seguridad deben equilibrar razonablemente el acceso rápido legítimo y la facilidad de rendición de cuentas para la atención al paciente con los procesos de seguridad y responsabilidad de los medicamentos.[48]

Capital humano

Una plantilla de médicos y personal sano e intrínsecamente motivado es el activo más valioso de los sistemas sanitarios. La excesiva rotación de personal resulta cara si se tienen en cuenta los costos de contratación, formación, integración y retención del nuevo personal. Mantener la salud, la seguridad y el sentido del valor es primordial. El desarrollo de valores compartidos en relación con el tratamiento del dolor requiere tiempo, inversiones institucionales en la formación del personal y un control comparativo del rendimiento.[50]

Conclusiones

Existen varios métodos para evaluar el dolor, como la EVA, la ENVD, la EVV, la EDF-R, la escala FACES de Wong-Baker, el cuestionario del dolor de McGill y las escalas PAIN-AD, que demuestran la complejidad de la evaluación y el tratamiento del dolor por parte del médico. La mejora de la calidad de la evaluación y el tratamiento del dolor seguirá presentando un gran obstáculo; sin embargo, los hospitales acreditados por la Joint Commission estadounidense siguen mejorando los estándares de atención, ya que esto suele ser un requisito. La mejora continua de la calidad en la evaluación y el tratamiento del dolor agudo por parte de los hospitales acreditados sigue mejorando la actual crisis de opioides. El tratamiento del dolor agudo de alta calidad implica utilizar las herramientas más eficaces para la evaluación del dolor, tratar el dolor con el agente farmacológico o el procedimiento más eficaz con el menor riesgo de daño para el paciente, y seguir mejorando los protocolos de tratamiento actuales con la mejora de la calidad. Además, el tratamiento eficaz del dolor agudo implica un enfoque multidisciplinario con las intervenciones más eficaces y una comunicación clara entre los médicos que participan en el cuidado del paciente. Utilizando una comunicación eficaz entre los médicos se puede determinar la evaluación y el tratamiento adecuados analizando las intervenciones y los tratamientos anteriores que han fracasado, así como los que han tenido éxito. La educación de los pacientes sobre el manejo seguro del dolor con agentes farmacológicos y su condición subyacente también puede ser importante para mejorar la calidad del manejo del dolor, ya que los pacientes pueden reportar una educación inadecuada sobre el agente farmacológico particular o la intervención que se utiliza en el plan de tratamiento. Por último, dado que el personal de enfermería desempeña un papel fundamental en la prevención del tratamiento insuficiente o excesivo del dolor agudo, la supervisión por parte del personal de enfermería de los niveles de sedación cuando se utilizan opioides u otros agentes coadyuvantes puede mejorar la seguridad del paciente en el ámbito hospitalario. Lograr resultados analgésicos de alta calidad y consistentes requiere la creación de equipos, inversiones en educación y evaluaciones continuas de resultados de calidad, reproducibles en todas las unidades de atención al paciente.

REFERENCIAS

1. Shojania KG, Duncan BW, McDonald KM, Wachter RM, Markowitz AJ. Making health care safer: a critical analysis of patient safety practices. *Evid Rep Technol Assess (Summ)*. 2001;(43):i-x, 1-668.
2. Institute of Medicine (US) Committee on Data Standards for Patient Safety; Aspden P, Corrigan JM, Wolcott J, Erickson SM, eds. *Patient Safety: Achieving a New Standard for Care*. National Academies Press (US); 2004.
3. McDonald KM, Sundaram V, Bravata DM, et al. *Closing the Quality Gap: A Critical Analysis of Quality Improvement Strategies (Vol. 7: Care Coordination)*. Agency for Healthcare Research and Quality (US); 2007. (Revisiones técnicas, núm. 9.7). https://www.ncbi.nlm.nih.gov/books/NBK44015/
4. Donabedian A. The quality of care. How can it be assessed? *JAMA*. 1988;260(12):1743-1748. doi:10.1001/jama.260.12.1743
5. Mędrzycka-Dąbrowska W, Dąbrowski S, Basiński A. Problems and barriers in ensuring effective acute and post-operative pain management—an International perspective. *Adv Clin Exp Med*. 2015;24(5):905-910. doi:10.17219/acem/26394
6. Al-Mahrezi A. Towards effective pain management: breaking the barriers. *Oman Med J*. 2017;32(5):357-358. doi:10.5001/omj.2017.69
7. Tighe P, Buckenmaier CC III, Boezaart AP, et al. Acute pain medicine in the United States: a status report. *Pain Med*. 2015;16(9):1806-1826. doi:10.1111/pme.12760
8. Czarnecki ML, Simon K, Thompson JJ, et al. Barriers to pediatric pain management: a nursing perspective. *Pain Manag Nurs*. 2011;12(3):154-162. doi:10.1016/j.pmn.2010.07.001
9. Wells N, Pasero C, McCaffery M. Improving the quality of care through pain assessment and management. En: Hughes RG, ed. *Patient Safety and Quality: An Evidence-Based Handbook for Nurses*. Agency for Healthcare Research and Quality (US); 2008. Chapter 17. https://www.ncbi.nlm.nih.gov/books/NBK2658/
10. Sinha S, Schreiner AJ, Biernaskie J, Nickerson D, Gabriel VA. Treating pain on skin graft donor sites: review and clinical recommendations. *J Trauma Acute Care Surg*. 2017;83(5):954-964. doi:10.1097/TA.0000000000001615
11. Adamchic I, Langguth B, Hauptmann C, Tass PA. Psychometric evaluation of visual analog scale for the assessment of chronic tinnitus. *Am J Audiol*. 2012;21(2):215-225. doi:10.1044/1059-0889(2012/12-0010)
12. Williamson A, Hoggart B. Pain: a review of three commonly used pain rating scales. *J Clin Nurs*. 2005;14(7):798-804. doi:10.1111/j.1365-2702.2005.01121.x
13. Ferreira-Valente MA, Pais-Ribeiro JL, Jensen MP. Validity of four pain intensity rating scales. *Pain*. 2011;152(10):2399-2404. doi:10.1016/j.pain.2011.07.005
14. Haefeli M, Elfering A. Pain assessment. *Eur Spine J*. 2006;15(Suppl 1):S17-S24. doi:10.1007/ s00586-005-1044-x
15. Ohnhaus EE, Adler R. Methodological problems in the measurement of pain: a comparison between the verbal rating scale and the visual analogue scale. *Pain*. 1975;1(4):379-384. doi:10.1016/0304-3959(75)90075-5
16. Jensen MP, Karoly P, Braver S. The measurement of clinical pain intensity: a comparison of six methods. *Pain*. 1986;27(1):117-126. doi:10.1016/0304-3959(86)90228-9
17. Bech RD, Lauritsen J, Ovesen O, Overgaard S. The verbal rating scale is reliable for assessment of postoperative pain in hip fracture patients. *Pain Res Treat*. 2015;2015:676212. doi:10.1155/2015/676212
18. Herr KA, Garand L. Assessment and measurement of pain in older adults. *Clin Geriatr Med*. 2001;17(3):457-478. doi:10.1016/s0749-0690(05)70080-x
19. Kim EJ, Buschmann MT. Reliability and validity of the Faces Pain Scale with older adults. *Int J Nurs Stud*. 2006;43(4):447-456. doi:10.1016/j.ijnurstu.2006.01.001
20. Hicks CL, von Baeyer CL, Spafford PA, van Korlaar I, Goodenough B. The Faces Pain Scale-Revised: toward a common metric in pediatric pain measurement. *Pain*. 2001;93(2):173-183. doi:10.1016/s0304-3959(01)00314-1
21. Drendel AL, Kelly BT, Ali S. Pain assessment for children: overcoming challenges and optimizing care. *Pediatr Emerg Care*. 2011;27(8):773-781. doi:10.1097/PEC.0b013e31822877f7
22. Melzack R. The McGill pain questionnaire: from description to measurement. *Anesthesiology*. 2005;103(1):199-202. doi:10.1097/00000542-200507000-00028
23. Guttman O, Shilling M, Murali A, Mendelson AM. Quality and safety in acute pain management. En: Noe C, eds. *Pain Management for Clinicians*. Springer; 2020. https://doi.org/10.1007/978-3-030-39982-5_30

24. Ngamkham S, Vincent C, Finnegan L, Holden JE, Wang ZJ, Wilkie DJ. The McGill Pain Questionnaire as a multidimensional measure in people with cancer: an integrative review. *Pain Manag Nurs.* 2012;13(1):27-51. doi:10.1016/j.pmn.2010.12.003

25. Melzack R. The short-form McGill Pain Questionnaire. *Pain.* 1987;30(2):191-197. doi:10.1016/0304-3959(87)91074-8

26. Hawker GA, Mian S, Kendzerska T, French M. Measures of adult pain: Visual Analog Scale for Pain (VAS Pain), Numeric Rating Scale for Pain (NRS Pain), McGill Pain Questionnaire (MPQ), Short-Form McGill Pain Questionnaire (SF-MPQ), Chronic Pain Grade Scale (CPGS), Short Form-36 Bodily Pain Scale (SF-36 BPS), and Measure of Intermittent and Constant Osteoarthritis Pain (ICOAP). *Arthritis Care Res (Hoboken).* 2011;63(Suppl 11):S240-S252. doi:10.1002/acr.20543

27. Dworkin RH, Turk DC, Revicki DA, et al. Development and initial validation of an expanded and revised version of the Short-form McGill Pain Questionnaire (SF-MPQ-2). *Pain.* 2009;144(1–2):35-42. doi:10.1016/j.pain.2009.02.007

28. Dworkin RH, Turk DC, Trudeau JJ, et al. Validation of the Short-form McGill Pain Questionnaire-2 (SF-MPQ-2) in acute low back pain. *J Pain.* 2015;16(4):357-366. doi:10.1016/j.jpain.2015.01.012

29. Schreier AM. Nursing care, delirium, and pain management for the hospitalized older adult. *Pain Manag Nurs.* 2010;11(3):177-185. doi:10.1016/j.pmn.2009.07.002

30. Paulson CM, Monroe T, Mion LC. Pain assessment in hospitalized older adults with dementia and delirium. *J Gerontol Nurs.* 2014;40(6):10-15. doi:10.3928/00989134-20140428-02

31. Warden V, Hurley AC, Volicer L. Development and psychometric evaluation of the Pain Assessment in Advanced Dementia (PAINAD) scale. *J Am Med Dir Assoc.* 2003;4(1):9-15. doi:10.1097/01.JAM.0000043422.31640.F7

32. Hutchison RW, Tucker WF Jr, Kim S, Gilder R. Evaluation of a behavioral assessment tool for the individual unable to self-report pain. *Am J Hosp Palliat Care.* 2006;23(4):328-331. doi:10.1177/1049909106290244

33. DeWaters T, Faut-Callahan M, McCann JJ, et al. Comparison of self-reported pain and the PAINAD scale in hospitalized cognitively impaired and intact older adults after hip fracture surgery. *Orthop Nurs.* 2008;27(1):21-28. doi:10.1097/01.NOR.0000310607.62624.74

34. Gordon DB, Dahl JL, Miaskowski C, et al. American pain society recommendations for improving the quality of acute and cancer pain management: American Pain Society Quality of Care Task Force. *Arch Intern Med.* 2005;165(14):1574-1580. doi:10.1001/archinte.165.14.1574

35. Gordon DB, Pellino TA, Miaskowski C, et al. A 10-year review of quality improvement monitoring in pain management: recommendations for standardized outcome measures. *Pain Manag Nurs.* 2002;3(4):116-130. doi:10.1053/jpmn.2002.127570

36. Reddy A, de la Cruz M, Rodriguez EM, et al. Patterns of storage, use, and disposal of opioids among cancer outpatients. *Oncologist.* 2014;19(7):780-785. doi:10.1634/theoncologist.2014-0071

37. Nisbet AT, Mooney-Cotter F. Comparison of selected sedation scales for reporting opioid-induced sedation assessment. *Pain Manag Nurs.* 2009;10(3):154-164. doi:10.1016/j.pmn.2009.03.001

38. Pasero C. *Acute Pain Service: Policy and Procedure Guideline Manual.* Academy Medical Systems; 1994.

39. Pasero C, Portenoy RK, McCaffery M. Opioid analgesics. En: McCaffery M, Pasero C, eds. *Pain: Clinical Manual.* 2nd ed. Mosby; 1999:161-299.

40. Coda B, Tanaka A, Jacobson RC, Donaldson G, Chapman CR. Hydromorphone analgesia after intravenous bolus administration. *Pain.* 1997;71(1):41-48. doi:10.1016/s0304-3959(97)03336-8

41. Vahedi HSM, Hajebi H, Vahidi E, Nejati A, Saeedi M. Comparison between intravenous morphine versus fentanyl in acute pain relief in drug abusers with acute limb traumatic injury. *World J Emerg Med.* 2019;10(1):27-32. doi:10.5847/wjem.j.1920-8642.2019.01.004

42. Gupta K, Prasad A, Nagappa M, Wong J, Abrahamyan L, Chung FF. Risk factors for opioid-induced respiratory depression and failure to rescue: a review. *Curr Opin Anaesthesiol.* 2018;31(1):110-119. doi:10.1097/ACO.0000000000000541

43. Jiwa N, Sheth H, Silverman R. Naloxone-induced non-cardiogenic pulmonary edema: a case report. *Drug Saf Case Rep.* 2018;5(1):20. doi:10.1007/s40800-018-0088-x

44. Freise H, Van Aken HK. Risks and benefits of thoracic epidural anaesthesia. *Br J Anaesth.* 2011;107(6):859-868. doi:10.1093/bja/aer339

45. Gwirtz KH, Young JV, Byers RS, et al. The safety and efficacy of intrathecal opioid analgesia for acute postoperative pain. *Anesth Analg.* 1999;88(3):599-604 doi:10.1213/00000539-199903000-00026

46. Farsi SH. Apnea 6 h after a cesarean section. *Saudi J Anaesth.* 2018;12(1):115-117. doi:10.4103/sja.SJA_252_17

47. Petersen D. *Safety by Objectives, What Gets Measured and Rewarded Gets Done.* 2nd ed. John Wiley and Sons, Inc.; 1996.

48. Hardy TL. *The Safety System Skeptic, Lessons Learned in Safety Management and Engineering.* AuthorHouse; 2010.

49. Crutchfield N, Roughton J. *Safety Culture: An Innovative Leadership Approach.* Elsevier; 2014.

50. McSween TE. *The Values-Based Safety Process.* 2nd ed. Wiley Interscience; 2003.

Índice alfabético de materias